M. ARTHUS

# PRÉCIS DE PHYSIOLOGIE

COLLECTION DE PRÉCIS MÉDICAUX
MASSON & Cie ÉDITEURS, PARIS
1918

MASSON & Cie, ÉDITEURS, 120, BOUL^D S^T GERMAIN, PARIS, VI^E

Majoration **temporaire**

10% du prix marqué

(Décision du Syndicat des Éditeurs du 27 Juin 1917)

831-17. — Coulommiers. Imp. PAUL BRODARD. — 11-18.

# PRÉCIS
DE
# PHYSIOLOGIE

# PRÉCIS

DE

# PHYSIOLOGIE

PAR

MAURICE ARTHUS

Professeur de physiologie à l'Université de Lausanne,
Correspondant national de l'Académie de médecine de Paris.

CINQUIÈME ÉDITION

REVUE ET CORRIGÉE

AVEC 326 FIGURES EN NOIR ET EN COULEURS

PARIS

MASSON ET C^ie^, ÉDITEURS

LIBRAIRES DE L'ACADÉMIE DE MÉDECINE

120, BOULEVARD SAINT-GERMAIN, 120

1918

# PRÉFACE

Le *Précis de physiologie* pourrait s'appeler *Notes d'un cours de physiologie* : il est en effet le résumé fidèle de l'enseignement physiologique que je donne à l'Université de Lausanne.

Je n'insiste pas dans ce livre sur les faits anatomiques, histologiques, physiques, chimiques, etc., auxquels le physiologiste doit avoir recours pour élucider les phénomènes qu'il étudie. Les étudiants, en effet, n'abordent l'étude de la physiologie qu'après avoir acquis ces notions élémentaires, auxquelles il est fait appel à l'occasion; un physiologiste peut les rappeler, pour en raviver le souvenir; il ne lui appartient pas de les enseigner. Trop souvent, les traités de physiologie sont surchargés par l'exposé de faits appartenant à l'anatomie, à la chimie, etc., au point que l'étudiant peut croire que la physiologie n'existe pas, en tant que science autonome, mais qu'elle est un simple mélange, en proportions variables, de toutes les sciences, anatomiques, physico-chimiques, etc. Un physiologiste, écrivant un livre de physiologie, devait lutter contre cette conception inexacte; il devait se débarrasser du cortège des sciences accessoires, qui dissimulent et étouffent la physiologie.

Je n'insiste pas davantage sur la technique physiologique, descriptions d'appareils, procédés d'opérations et d'expérimentations, etc. Tous nos étudiants en physiologie peuvent et doivent fréquenter le laboratoire; c'est là, et non dans un livre, qu'on apprend la technique : une description, si parfaite, si complète, si illustrée de figures qu'elle soit, est toujours insuffisante; elle devient dangereuse dans un livre élémentaire, car l'étudiant, après l'avoir lue, s'imagine connaître, dans ses détails, une technique délicate, dont il ignore en réalité les premiers éléments.

J'ai omis toute indication bibliographique, et, autant que possible, les noms des physiologistes, auteurs des recherches et des théories classiques. Qu'importe à l'étudiant que les travaux, dont on lui donne le résumé, aient été publiés dans un journal ou dans un autre, qu'ils aient été faits par celui-ci ou par celui-là? La physiologie, comme la physique et la chimie, est une science positive; il n'est nul besoin d'abriter les résultats sous un nom plus ou moins illustre, pour leur donner de la valeur. Seuls, les physiologistes, qui par leurs recherches font progresser la science, ont besoin de recourir aux mémoires originaux et d'en connaître les auteurs; mais ce livre n'a pas été écrit à leur intention.

Je me suis efforcé de faire un partage rigoureux et inflexible entre les faits expérimentaux bien et maintes fois contrôlés, que j'ai seuls retenus dans cet ouvrage, et les observations superficielles et discordantes, ou les hypothèses artificielles, que j'ai impitoyablement éliminées. Certains ont prétendu que ce livre revêtait, dès lors, un caractère trop géométrique, en désaccord avec le caractère réel de la physiologie. La physiologie est-elle donc une science vague et imprécise? Si elle a pu sembler être telle, la faute en est uniquement à certains physiologistes, qui n'ont pas su, par un examen sérieux des expériences et par une étude attentive des théories, discerner les faits des hypothèses et le vrai du douteux. Écrivant pour des étudiants, j'ai accentué, le plus possible, ce caractère de précision de mon livre, convaincu que, sans m'éloigner de la vérité, je fais ainsi œuvre éminemment utile pour mes lecteurs, car je leur facilite assurément, au plus haut degré, l'étude de la physiologie.

Ce précis de physiologie étant un livre d'enseignement et non un livre de lectures scientifiques, je me suis efforcé, tout en restant clair, de réunir, sous le plus petit volume, le plus grand nombre de faits, exprimés avec le plus petit nombre de mots possible, afin d'habituer le lecteur à exprimer la vérité physiologique avec la précision, la clarté et la concision qui conviennent à une science positive.

La physiologie étant une science éminemment éducatrice de l'esprit, je me suis appliqué dans cet ouvrage, — comme, d'ailleurs, dans mon enseignement — non seulement à faire connaître des faits, mais encore et surtout à analyser la valeur des méthodes de recherche, à indiquer l'importance relative, l'enchaînement et la signification des faits d'expérience, à en tirer les conclusions théoriques qu'ils comportent, à discuter les théories proposées pour les interpréter, à discerner le fait de son interprétation, à montrer, enfin, comment la physiologie progresse d'expériences en hypothèses et d'hypothèses en expériences, chaque expérience conduisant à une hypothèse, chaque hypothèse conduisant à une expérience destinée à en fixer la valeur. Je me suis appliqué, avant tout, à développer chez mes lecteurs, comme chez mes élèves, l'esprit scientifique expérimental, et à leur faire connaître, admirer et aimer la méthode expérimentale, pour qu'ils en soient, dans l'avenir, les serviteurs passionnés.

Certains ont prétendu que ce livre n'a d'élémentaire que le nom, et que le niveau en est trop élevé pour les étudiants auxquels il est destiné. Il comprend en réalité deux ouvrages : un *premier traité de physiologie* — imprimé en grand texte — destiné aux commençants, contenant les notions les plus élémentaires et représentant un premier degré de l'enseignement physiologique; et un *second traité de physiologie* — comprenant l'ensemble de l'ouvrage, grand texte et petit texte, — destiné aux étudiants plus avancés et représentant un second degré de l'enseignement physiologique.

Je ne suppose pas qu'un physiologiste, un biologiste ou un médecin prétende que le petit traité soit trop élevé pour des étudiants en médecine.

Quant à l'ouvrage complet, il ne dépasse pas, à mon humble avis, le minimum de ce que doit connaître un étudiant en médecine, pour aborder avec profit l'étude de la pathologie. Sans doute, plusieurs des traités qui sont entre les mains des étudiants sont infiniment plus élémentaires que celui-ci; mais de leur insufsance résulte manifestement l'insuffisance physiologique évidente, indéniable, dans la vie médicale, de ceux qui s'en sont contentés.

Les étudiants en physiologie de l'Université de Lausanne assimilent d'ailleurs jusque dans leurs détails toutes les notions physiologiques contenues dans ce précis, et ils arrivent à ce résultat sans avoir à fournir un effort surhumain.

Chacune des quatre premières éditions de ce précis de physiologie a été rapidement épuisée. N'est-ce pas là une indication très nette que je ne m'étais mépris ni sur le niveau, ni sur l'esprit qu'il convenait d'adopter pour un traité de physiologie destiné aux étudiants?

MAURICE ARTHUS.

# TABLE DES MATIÈRES


Préface . . . . . . . . . . . . . . . . . . . . . . . . . . . . . vii

Chap. I. — **La cellule. Notions élémentaires de physiologie générale** . . . . . . . . . . . . . . . . . . . . . 1

— II. — **Le sang** . . . . . . . . . . . . . . . . . . . . . . . 10
1. Les hématies. . . . . . . . . . . . . . . . . . . . . . . 10
*a*. Notions d'histologie . . . . . . . . . . . . . 10
*b*. Les propriétés physiques des hématies . . . 12
*c*. — physiologiques des hématies. 15
*d*. La numération des hématies . . . . . . . . 17
*e*. La qualité des hématies . . . . . . . . . . 19
2. Les leucocytes . . . . . . . . . . . . . . . . . . . 23
*a*. Les catégories des leucocytes . . . . . . . 23
*b*. Les propriétés des leucocytes . . . . . . . 24
3. Les globulins . . . . . . . . . . . . . . . . . . . 28
4. L'hématopoïèse . . . . . . . . . . . . . . . . . . 29
*a*. La formation des hématies. . . . . . . . . 29
*b*. — des leucocytes . . . . . . . . 30
5. Les globules et le plasma . . . . . . . . . . . 31
*a*. Rapports de volume . . . . . . . . . . . . 31
*b*. — coagulation . . . . . . . . . . 33
*c*. Pouvoir hématolytique du sérum . . . . . . 38
*d*. Masse totale du sang . . . . . . . . . . . . 40

— III. — **La lymphe et la lymphogénèse** . . . . . . . . . 43

— IV. — **Le cœur**. . . . . . . . . . . . . . . . . . . . . . . 54
1. Le rythme cardiaque. . . . . . . . . . . . . . . 56
*a*. L'observation directe . . . . . . . . . . . 58
*b*. Les sondes cardiographiques. . . . . . . . 61
*c*. La pompe cardiaque . . . . . . . . . . . . 68
*d*. Le choc du cœur . . . . . . . . . . . . . . 69
*e*. Les bruits du cœur . . . . . . . . . . . . . 71
*f*. Le travail du cœur . . . . . . . . . . . . . 74
2. Le muscle cardiaque. . . . . . . . . . . . . . . 75
3. Le cœur appareil neuro-musculaire. . . . . . . 82
*a*. Le cœur autonome. . . . . . . . . . . . . 82
*b*. Les ganglions intracardiaques . . . . . . 86

4. Le système nerveux extracardiaque. . . . . . 90
a. Le nerf vague . . . . . . . . . . . . . . . 91
b. Les nerfs accélérateurs. . . . . . . . . . . 99
c. Les réflexes cardiaques . . . . . . . . . . 100
5. Les poisons du cœur. . . . . . . . . . . . . . 103

CHAP. V. — **La circulation artérielle** . . . . . . . . . . . . 104
1. Les phénomènes mécaniques de la circulation artérielle . . . . . . . . . . . . . . . . . . 107
a. Notions d'hydrodynamique . . . . . . . . 107
b. La pression artérielle . . . . . . . . . . . 110
c. La vitesse du sang. . . . . . . . . . . . . 124
d. Le pouls. . . . . . . . . . . . . . . . . . 128
2. Les phénomènes physiologiques de la circulation artérielle . . . . . . . . . . . . . . . . 132
a. Les nerfs vaso-constricteurs . . . . . . . . 132
b. — vaso-dilatateurs . . . . . . . . . 146

— VI. — **Les circulations capillaire, veineuse, lymphatique. Les circulations locales**. . . . . . . . 155
1. La circulation capillaire . . . . . . . . . . . 155
2. — veineuse . . . . . . . . . . . 157
3. La durée de la circulation. . . . . . . . . . . 166
4. Les circulations locales . . . . . . . . . . . 166
a. La circulation pulmonaire. . . . . . . . . 166
b. — cardiaque. . . . . . . . . 169
c. — cérébrale. . . . . . . . . 170
5. La circulation lymphatique . . . . . . . . . . 171

— VII. — **La salive** . . . . . . . . . . . . . . . . . . . 172

— VIII. — **Le suc gastrique**. . . . . . . . . . . . . . . . 184
1. Notions anatomiques et procédés d'obtention du suc gastrique . . . . . . . . . . . . . . . 184
2. L'origine des éléments du suc gastrique . . . . 188
a. L'acide chlorhydrique . . . . . . . . . . . 189
b. La pepsine. . . . . . . . . . . . . . . . . 193
3. La sécrétion du suc gastrique . . . . . . . . . 196
4. La digestion gastrique . . . . . . . . . . . . 207

— IX. — **Le suc pancréatique** . . . . . . . . . . . . . . 210
1. La sécrétion du suc pancréatique . . . . . . . 213
2. La trypsinogénèse . . . . . . . . . . . . . . 219

— X. — **La bile** . . . . . . . . . . . . . . . . . . . . 223
1. Les substances biliaires . . . . . . . . . . . . 223
2. Les fistules biliaires . . . . . . . . . . . . . 225
3. La sécrétion biliaire . . . . . . . . . . . . . 226
4. L'écoulement biliaire. . . . . . . . . . . . . 229
5. Le rôle de la bile . . . . . . . . . . . . . . 232

— XI. — **Le suc intestinal**. . . . . . . . . . . . . . . 234

— XII. — **Les microorganismes et la digestion** . . . . . 240

CHAP. XIII. — **Les mouvements du tube digestif.** . . . . . . . 243
1. Préhension, mastication, formation du bol alimentaire . . . . . . . . . . . . . . . . . . . . 243
2. La déglutition. . . . . . . . . . . . . . . . . 245
*a.* Analyse d'une déglutition . . . . . . . . 246
*b.* L'appareil nerveux de la déglutition . . . 256
3. Les mouvements de l'estomac . . . . . . . . 258
4. — de l'intestin grêle. . . . . . 265
5. — du gros intestin . . . . . . 270
6. La défécation . . . . . . . . . . . . . . . . . 271

— XIV. — **L'absorption digestive** . . . . . . . . . . . . 274
1. Les voies de l'absorption. . . . . . . . . . . 276
2. L'absorption des protéines . . . . . . . . . . 278
3. — hydrocarbones . . . . . . . 284
4. — graisses. . . . . . . . . . . 285
5. Les causes de l'absorption . . . . . . . . . . 290

— XV. — **Les échanges gazeux pulmonaires et les échanges gazeux des tissus** . . . . . . . . 293
1. Les échanges gazeux pulmonaires . . . . . . 293
*a.* L'air alvéolaire . . . . . . . . . . . . . 293
*b.* Les gaz du sang . . . . . . . . . . . . . 295
*c.* Les échanges pulmonaires . . . . . . . . 299
*d.* L'élimination d'eau pulmonaire . . . . . 303
*e.* La toxicité de l'air expiré . . . . . . . . 304
*f.* La pression barométrique . . . . . . . . 305
2. Les échanges gazeux des tissus . . . . . . . . 312

— XVI. **La ventilation pulmonaire**. . . . . . . . . . . 317
1. Les mouvements respiratoires . . . . . . . . 317
*a.* La mécanique respiratoire . . . . . . . . 317
*b.* La spirométrie. . . . . . . . . . . . . . . 327
*c.* Les types respiratoires. . . . . . . . . . 329
2. Le centre respiratoire . . . . . . . . . . . . 333
*a.* L'existence d'un centre respiratoire . . . 333
*b.* L'autochtonisme du centre respiratoire. . 343
*c.* L'action des nerfs centripètes sur le centre respiratoire. . . . . . . . . . . . . . . . 353
3. Apnée, polypnée, dyspnée et premier mouvement respiratoire. . . . . . . . . . . . . . . 360
*a.* L'apnée . . . . . . . . . . . . . . . . . . 360
*b.* La polypnée. . . . . . . . . . . . . . . . 363
*c.* La dypsnée et l'asphyxie . . . . . . . . . 365
*d.* Le premier mouvement respiratoire . . . 366

— XVII. — **La grandeur des échanges gazeux**. . . . . 369
1. Les méthodes . . . . . . . . . . . . . . . . . 369
2. Le quotient respiratoire . . . . . . . . . . . 375
3. Les résultats. . . . . . . . . . . . . . . . . . 377

— XVIII. — **Les organes urinaires**. . . . . . . . . . . . 383
1. Le rein . . . . . . . . . . . . . . . . . . . . 383
*a.* Le rein, organe d'élimination . . . . . . 386

*b.* Sécrétion rénale et filtration . . . . . . . 387
*c.* Les théories de Ludwig et de Bowman . . 393
*d.* Fonction glomérulaire et fonction tubulaire. 398
*e.* Le système nerveux et la sécrétion rénale. 400
2. Les uretères et la vessie . . . . . . . . . . . 401
*a.* Les uretères . . . . . . . . . . . . . . . 401
*b.* La vessie . . . . . . . . . . . . . . . 402

CHAP. XIX. — **L'origine des graisses de l'organisme** . . . . 406

— XX. — **Le glycogène et la glycogénèse.** . . . . . . 418
1. Le glycogène. . . . . . . . . . . . . . . . 419
*a.* Le glycogène et les protéines. . . . . . . 420
*b.* — hydrocarbones . . . . 421
*c.* — graisses . . . . . . . 424
2. La glycose. . . . . . . . . . . . . . . . . 427
*a.* La glycogénèse hépatique . . . . . . . . 427
*b.* La glycose et les protéines. . . . . . . 436
*c.* — graisses . . . . . . . . 439
3. Les troubles de la régulation glycémique. . . 442

— XXI. — **Le travail musculaire.** . . . . . . . . . . . . 450
1. Le travail musculaire et les oxydations. . . . 451
2. — — protéines . . . . 454
3. — — hydrocarbones. . 458
4. — — graisses . . . . . 460
5. Les théories isodyname et isoglycosique . . . 461

— XXII. — **La chaleur animale** . . . . . . . . . . . . . 464
1. Les calorimètres. . . . . . . . . . . . . . . 464
2. La thermogénèse. . . . . . . . . . . . . . . 469
*a.* La chaleur produite et l'énergie libérée . 469
*b.* Les variations physiologiques et la calorification. . . . . . . . . . . . . . . . . . 476
*c.* Les organes producteurs de chaleur . . . 478

— XXIII. — **La température animale.** . . . . . . . . . . 487
1. Les homéothermes. . . . . . . . . . . . . . 490
*a.* La distribution des températures. . . . . 492
*b.* La lutte contre le refroidissement . . . . 496
*c.* — l'échauffement. . . . . 508
*d.* L'appareil thermo-régulateur. . . . . . . 512
*e.* Les fièvres. . . . . . . . . . . . . . . 514
2. Les poïkilothermes. . . . . . . . . . . . . . 516

— XXIV. — **Les glandes sudoripares** . . . . . . . . . . 518

— XXV. — **Les cycles du carbone et de l'azote. Notions élémentaires de physiologie générale** . . 526
1. Les cycles du carbone . . . . . . . . . . . 526
2. — de l'azote. . . . . . . . . . . . . 528

— XXVI. — **Les produits de désassimilation des protéines** . . . . . . . . . . . . . . . . . . . . 531
1. L'urée. . . . . . . . . . . . . . . . . . . . 534
*a.* Les précurseurs possibles de l'urée . . 534

*b.* Les précurseurs réels de l'urée : les corps ammoniacaux, etc. . . . . . . . . . . . 539
*c.* La production extrahépatique d'urée . . 548
2. Les sels ammoniacaux . . . . . . . . . . . 551
3. L'acide urique . . . . . . . . . . . . . . . 553
*a.* L'acide urique chez les mammifères . . 553
*b.* — — oiseaux. . . . . 558
4. Produits divers . . . . . . . . . . . . . . 560

CHAP. XXVII. — **L'équilibre azoté.** . . . . . . . . . . . . . 563

— XXVIII. — **Les aliments nécessaires** . . . . . . . . . 578
1. L'inanition. . . . . . . . . . . . . . . . . 578
2. Les aliments nécessaires. . . . . . . . . . 580
*a.* L'eau . . . . . . . . . . . . . . . . . 581
*b.* Les protéines . . . . . . . . . . . . . 582
*c.* Les substances ternaires . . . . . . . . 583
*d.* Les matières minérales . . . . . . . . 584

— XXIX. — **La ration alimentaire, l'apport et la dépense d'énergie chez l'homme** . . . . 593
1. L'équilibre nutritif . . . . . . . . . . . . 593
2. La statistique alimentaire . . . . . . . . . 595
3. La consommation énergétique . . . . . . . 597
4. La ration alimentaire. . . . . . . . . . . . 605
5. La complexité du problème de l'alimentation pratique . . . . . . . . . . . . . . . . . . 609
6. L'alimentation du nouveau-né . . . . . . . 612
7. La question de l'alcool-aliment . . . . . . 615

— XXX. — **Les glandes à sécrétion interne.** . . . . . . 617
1. Le pancréas . . . . . . . . . . . . . . . . 618
2. Les capsules surrénales . . . . . . . . . . 620
3. Les thyroïdes et les parathyroïdes. . . . . 626
4. La rate . . . . . . . . . . . . . . . . . . 641
5. Les glandes génitales et leurs annexes. . . 642
6. Les hormones . . . . . . . . . . . . . . . 644

— XXXI. — **La reproduction** . . . . . . . . . . . . . 647

— XXXII. — **Le muscle** . . . . . . . . . . . . . . . . 655
1. Notions histologiques . . . . . . . . . . . 655
2. Les propriétés du muscle . . . . . . . . . 657
3. La secousse et le tétanos. . . . . . . . . . 662
4. L'onde contractile . . . . . . . . . . . . . 668
5. La fatigue et la rigidité du muscle. . . . . 670
6. Les modifications du muscle qui se contracte. 671
*a.* Phénomènes histologiques . . . . . . . 671
*b.* — calorifiques. . . . . . . . 672
*c.* — électriques . . . . . . . 673

— XXXIII. — **Le neurone.** . . . . . . . . . . . . . . . 678
1. L'unité histologique du neurone . . . . . . 678
2. L'excitabilité du neurone. . . . . . . . . . 683
3. La conductibilité équivoque du neurone . . 690

4. La vitesse de l'influx nerveux . . . . . . 694
5. Les modifications de l'excitabilité du neurone . . . . . . . . . . . . . . . . . . . . 696
6. Les excitations naturelles . . . . . . . . . 700

CHAP. XXXIV. — **Le système nerveux : préliminaires anatomiques et embryologiques** . . . . . . . 703

— XXXV. — **Le segment physiologique médullo-bulbo-protubérantiel, ou moelle physiologique.** 706
1. Anatomie de la moelle . . . . . . . . . . 706
2. Les faisceaux de la moelle . . . . . . . . 709
3. La moelle physiologique . . . . . . . . . 715

— XXXVI. — **Les réflexes** . . . . . . . . . . . . . . . . 716

— XXXVII. — **Les voies de la motricité volontaire et de la sensibilité consciente.** . . . . . . . . . 731
1. La loi de Magendie. . . . . . . . . . . . 732
2. Les voies de la motricité volontaire . . . 735
3. — sensibilité consciente. . . 741

— XXXVIII. — **Les fonctions du cerveau (hémisphères cérébraux)** . . . . . . . . . . . . . . . 750
1. Le cerveau est l'organe des fonctions psychiques . . . . . . . . . . . . . . . . . 750
2. Les animaux acérébrés. . . . . . . . . . 756

— XXXIX. — **Les localisations motrices ou sensitivo-motrices** . . . . . . . . . . . . . . . . . 760
1. Les expériences d'excitation . . . . . . . 761
2. — d'ablation . . . . . . . . 766
3. Les faits pathologiques. . . . . . . . . . 772

— XL. — **Les localisations sensorielles** . . . . . . . 776
1. Les expériences d'ablation . . . . . . . . 776
2. Les faits pathologiques . . . . . . . . . 780
3. Les expériences d'excitation . . . . . . . 781

— XLI. — **Les aphasies, notions très élémentaires.** . 785

— XLII. — **Le cervelet** . . . . . . . . . . . . . . . . 787

— XLIII. — **Le mésocéphale physiologique.** . . . . . . . 793

— XLIV. — **Les nerfs périphériques** . . . . . . . . . . 800
1. Le trijumeau . . . . . . . . . . . . . . . 801
2. Le facial . . . . . . . . . . . . . . . . . 806
3. Autres nerfs craniens . . . . . . . . . . 810

— XLV. — **Les systèmes sympathiques ou autonomes** . . . . . . . . . . . . . . . . . . 818
1. Le grand sympathique. . . . . . . . . . 818
2. Les systèmes autonomes complémentaires. 827

— XLVI. — **L'anesthésie** . . . . . . . . . . . . . . . . 830
1. Physiologie générale des anesthésiques . . 830
2. L'anesthésie chirurgicale. . . . . . . . . 832

3. Les accidents de l'anesthésie chirurgicale. 836
4. Les procédés d'administration des anesthésiques . . . . . . . . . . . . . . . 840
5. L'anesthésie mixte. . . . . . . . . . . . 842
6. Le protoxyde d'azote. . . . . . . . . . . 845
7. L'analgésie . . . . . . . . . . . . . . . 847
8. L'anesthésie locale. La cocaïne . . . . . . 848

Chap. XLVII. — **Généralités sur les sensations**. . . . . . . 854

— XLVIII. — **La vision** . . . . . . . . . . . . . . . . . 858
1. L'anatomie de l'œil . . . . . . . . . . . 859
2. L'appareil dioptrique oculaire . . . . . . 861
3. L'accommodation . . . . . . . . . . . . 866
4. L'iris . . . . . . . . . . . . . . . . . 872
5. La rétine . . . . . . . . . . . . . . . 875
6. Les conditions de la sensation . . . . . . 883
7. Les sensations de couleurs. . . . . . . . 886
8. Les mouvements de l'œil. . . . . . . . . 889
9. Les annexes. . . . . . . . . . . . . . . 894

— XLIX. — **L'audition**. . . . . . . . . . . . . . . . . 896
1. L'oreille. . . . . . . . . . . . . . . . 897
2. Les qualités du son . . . . . . . . . . . 902
3. Les canaux semi-circulaires . . . . . . . 906

— L. — **Le sens du toucher et le sens de la température** . . . . . . . . . . . . . . . 907
1. Le sens du toucher . . . . . . . . . . . 908
2. — de la température . . . . . . . . 911

— LI. — **La gustation** . . . . . . . . . . . . . . . 913

— LII. — **L'olfaction** . . . . . . . . . . . . . . . 919

— LIII. — **L'équilibration** . . . . . . . . . . . . . . 923
1. L'orientation. . . . . . . . . . . . . . 924
2. Le sens musculaire . . . . . . . . . . . 926
3. L'équilibre. . . . . . . . . . . . . . . 928
4. Les troubles de l'équilibration . . . . . . 930
5. L'appareil nerveux de l'équilibration . . . 932
6. Le vertige . . . . . . . . . . . . . . . 934

— LIV. — **La voix humaine** . . . . . . . . . . . . . 936

— LV. — **Les substances toxiques. Quelques définitions** . . . . . . . . . . . . . . . . . . 940

Table analytique. . . . . . . . . . . . . . . . . . . . . . . 947

# PRÉCIS

DE

# PHYSIOLOGIE

---

## CHAPITRE I

### LA CELLULE. — NOTIONS ÉLÉMENTAIRES DE PHYSIOLOGIE GÉNÉRALE

SOMMAIRE. — I. — La cellule histologique : protoplasma et noyau; organisation. Vie élémentaire et vie d'ensemble. L'irritabilité, propriété physiologique fondamentale des cellules. Mode de réaction des cellules : mouvement, sécrétion, absorption et assimilation, multiplication et division. Excitants. Les réactions cellulaires sont explosives. La cellule physiologique : protoplasma et noyau expériences de mérotomie. Caractères distinctifs des êtres vivants et des êtres non vivants. La mort : mort de l'ensemble, mort élémentaire.

II. — Les constituants chimiques de la cellule. Protéines, graisses, hydrocarbones, matières minérales. Les diastases : diastases endocellulaires et diastases exocellulaires; faits diastasiques et faits vitaux. Des propriétés physiques de la zone périphérique du protoplasma : hémiperméabilité des cellules. Composition chimique comparée des cellules et du milieu ambiant. Variations de volume des cellules et composition saline du milieu. De la perte de l'hémiperméabilité des cellules et de ses conséquences.

Les êtres vivants sont formés de *cellules* ou de *dérivés de cellules*. La cellule est l'unité de matière vivante, comme la molécule est l'unité de matière chimique. Tout être vivant est constitué par une ou plusieurs cellules.

Considérée d'abord comme une logette, limitée par une membrane, renfermant une matière azotée (*protoplasma*) granuleuse, une masse fortement réfringente (*noyau*) et des cavités remplies de liquide (*vacuoles*), la *cellule* est formée essentiellement par *une masse protoplasmique contenant un noyau*. Dans les cellules animales en général et dans les cellules végétales jeunes, il n'y a ni membrane, ni vacuoles; le protoplasma et le noyau existent dans toutes les cellules.

*Le protoplasma et le noyau* ne sont pas homogènes; ils sont *organisés. Dans le protoplasma*, on distingue un *réseau* (réseau cellulaire ou spongioplasma), formé par un ou plusieurs *filaments* (mitomes ou cytomitomes), constitués par une file de *granulations* (microsomes ou cytomicrosomes) : dans les mailles de ce réseau, est logée une *substance amorphe* (liquide cellulaire ou hyaloplasma). — *Dans le noyau*, on distingue de même un *réseau* (substance chromatique ou chromatine), formé par un ou plusieurs *filaments* (caryomitomes), constitués par une file de *granulations* (caryomicrosomes); dans les mailles de ce réseau, est logée une *substance amorphe* (suc nucléaire, substance achromatique, achromatine). Enfin, dans le noyau, on distingue quelquefois une ou plusieurs granulations spéciales (nucléoles), dont la signification morphologique n'est pas connue. Donc *la cellule possède une organisation*.

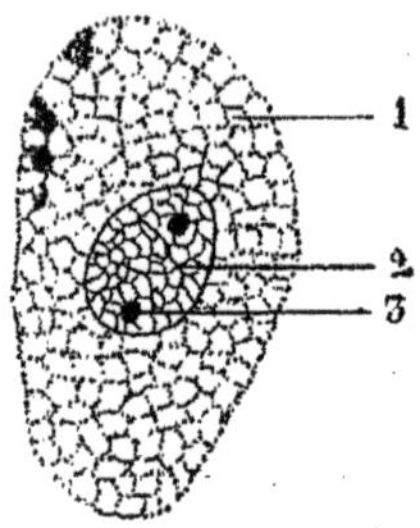


Fig. 1. — Cellule d'après les conceptions modernes.
1. Protoplasma. — 2. Noyau. 3. Nucléoles.

Les cellules, unités de substance vivante, présentent des propriétés qui sont les *propriétés de la vie élémentaire*. Chez les *êtres unicellulaires*, ce sont les propriétés mêmes de l'être; chez les *êtres pluricellulaires*, à ces propriétés élémentaires, s'ajoutent des propriétés supplémentaires, résultant de la réaction des cellules les unes sur les autres; on peut donc, chez ces derniers, considérer des *phénomènes de la vie d'ensemble*, superposés aux *manifestations élémentaires de la vie* des diverses cellules.

*La propriété fondamentale des cellules est l'irritabilité* : c'est la propriété que possède la cellule de *réagir activement, sous l'influence d'agents mécaniques, physiques, chimiques, convenables, suivant un mode dépendant de sa constitution histologique*.

Le *mode de réaction* varie d'une cellule à l'autre : l'une exécute des mouvements (fibre musculaire, cellule vibratile); l'autre sécrète (cellule glandulaire); l'autre se divise pour reproduire de nouvelles cellules (cellule ovulaire); l'autre conduit l'excitation (cellule nerveuse); l'autre assimile et accumule les réserves (cellule adipeuse).

Une *cellule réagit* quand elle manifeste la propriété spéciale qu'elle doit à son organisation. Chez les êtres unicellulaires, les divers modes de réaction indiqués existent d'ordinaire réunis; chez les êtres pluricellulaires, il y a généralement *division du travail physiologique* : chaque cellule est exclusivement ou plus spécialement *adaptée à une fonction déterminée*.

La cellule peut réagir par un *mouvement*. Un petit organisme microscopique qu'on rencontre dans les eaux stagnantes, l'amibe, dans des conditions convenables de milieu et de température, émet des prolongements qui s'étalent en constituant des *pseudopodes* irréguliers. — Des champignons qui vivent sur le tan, sur les feuilles ou les bois pourris, les myxomycètes, se déplacent par un glissement pseudopodique de leur protoplasma. — Enfin, dans l'intérieur de certaines cellules végétales, le protoplasma présente des mouvements de brassage. D'autres cellules possèdent le *mouvement ciliaire* (protozoaires ciliés, cellules vibratiles) ou *vibratile*. D'autres, enfin, possèdent la *contractilité* (fibres musculaires).

La cellule peut réagir par une *sécrétion*. La levure, placée dans un milieu nutritif convenable, fabrique de l'invertine qu'elle déverse dans le milieu; — le protozoaire, qui a englobé des particules solides, sécrète autour d'elles un liquide digestif. — Chez les êtres pluricellulaires, certaines cellules (cellules glandulaires) possèdent spécialement cette propriété, et, selon leur structure, fournissent un suc doué d'une composition et par suite de propriétés déterminées.

La cellule peut réagir par une *absorption* et une *assimilation*. Le protozoaire s'imbibe de certaines des substances du milieu, les fixe en son protoplasma, et, par un mécanisme obscur, en fait soit des substances de réserve, soit des substances vivantes. — La cellule

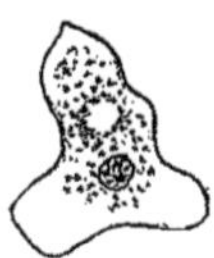
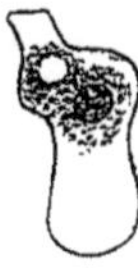
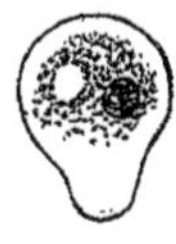
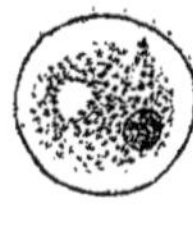

Fig. 2. — Formes successives d'un amibe rampant (d'après Verworn).

hépatique des animaux supérieurs fixe, sous forme de glycogène, le sucre qui lui est fourni; la cellule adipeuse accumule les graisses; les cellules en général se chargent de produits qui constituent les éléments de leur fonctionnement, de leur accroissement et de leur multiplication.

La cellule peut réagir par *multiplication* ou *division* : elle donne, par le mécanisme bien étudié de la *division caryocinétique* (ou *caryocinèse*), des cellules nouvelles, possédant chacune son protoplasma et son noyau et manifestant chacune ses propriétés vitales.

Telles sont les *manifestations principales de la vie élémentaire* : *mouvement, sécrétion, assimilation, division*. Une cellule possède toutes ces propriétés ou seulement une ou plusieurs d'entre elles, suivant son organisation et suivant la phase de son évolution.

Les agents qui, mettant en jeu l'irritabilité, provoquent les réactions cellulaires, sont dits *excitants*. Ce sont des agents *mécaniques* (choc, pression, section, tiraillement), *physiques* (chaleur, lumière, électricité), ou *chimiques*. Tantôt la cellule réagit quelle que soit la nature de l'excitant employé; tantôt la réaction ne se produit que pour un excitant déterminé, l'intensité de l'excitant ayant, dans l'un et l'autre cas, une grandeur convenable. Mais, dans tous les cas, le mode de réaction d'une cellule, quand la réaction se produit, est absolument indépendant de la nature de l'excitant, il ne dépend que de sa constitution.

*La cellule réagit activement*, avons-nous dit. Lorsqu'on soumet du fer à des chocs répétés, il peut réagir en s'échauffant, se courbant, se brisant; dans tous les cas, l'énergie mise en jeu provient toujours en totalité de l'énergie mécanique des chocs : le fer est passif, il peut recevoir, emmagasiner, transformer de l'énergie; il n'en fournit pas. Il en est autrement de la cellule vivante. En elle, il y a, ou il peut y avoir, *disproportion remarquable entre l'excitation et la réaction au point de vue énergétique*. On peut, par une excitation électrique ou mécanique représentant une quantité d'énergie infiniment petite (0,001 erg p. ex.), provoquer une contraction musculaire accomplissant un travail mécanique infiniment plus grand (100 000 ergs p. ex.). Sans doute, la matière vivante ne crée pas d'énergie, mais elle l'emprunte à des combinaisons chimiques, *réserves énergétiques*, accumulées dans son protoplasma. La cellule vivante se comporte comme un explosif : une excitation énergétiquement minime peut provoquer des effets très grands, grâce à la libération brusque de l'énergie accumulée dans les molécules de l'explosif : une étincelle électrique agissant sur un amas de poudre peut provoquer des phénomènes de destruction terribles. *Les réactions vitales sont explosives.* Ce mode de réaction de la cellule vivante explique la *nécessité de la nutrition* : il faut réparer l'usure chimique qui résulte nécessairement du fonctionnement de la cellule. Il ne saurait donc y avoir de vie prolongée sans nutrition, puisqu'il n'y a pas de manifestation vitale sans usure chimique. Dans un cas seulement, la nutrition n'est pas nécessaire, c'est dans le cas de *mort apparente*, alors que les manifestations vitales ne se produisent pas.

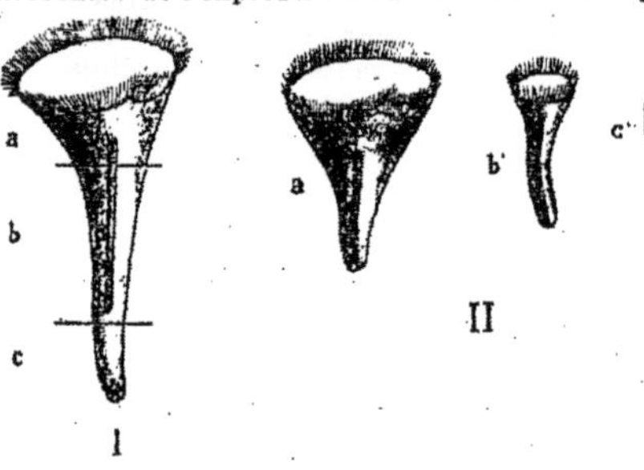


Fig. 3 (figure schématique). — Stentor : expérience de mérotomie.

I, Stentor sectionné en trois tronçons dont deux *a* et *b* contiennent un fragment de noyau, dont un *c* n'en contient pas. — II, transformations des tronçons : *a'* et *b'* en voie de reconstitution, *c'* inerte.

La cellule se définit histologiquement : *une masse protoplasmique nucléée*. Cette définition peut être transportée en physiologie. On démontre, par les *expériences de mérotomie*, qu'une cellule n'accomplit ses fonctions vitales qu'autant qu'elle possède protoplasma et noyau.

Divisons une amibe en deux parties, l'une contenant le noyau et une partie du protoplasma, l'autre ne contenant que du protoplasma; le premier fragment nucléé continue à se mouvoir, à se nourrir, à se diviser; le second, uniquement protoplasmique, après avoir, pendant quelque temps, présenté des mouvements, englobé et digéré les particules solides, demeure immobile, se désagrège et se dissout dans le milieu ambiant. — Chez les rhizopodes à coquille, une section mérotomique étant pratiquée, le fragment nucléé régénère sa coquille; le fragment anucléé se désagrège sans avoir reconstitué son enveloppe. — Le stentor, infusoire cilié, peut être divisé en plusieurs fragments, les uns contenant une partie du noyau avec du protoplasma, les autres ne contenant que du protoplasma; les premiers se reconstituent, chacun en un être semblable au stentor primitif; les seconds ne tardent pas à se désagréger et à disparaître. — Chez les animaux supérieurs, enfin, lorsqu'on sectionne une fibre nerveuse, on sépare la cellule à laquelle elle appartient en deux parties : l'une nucléée, l'autre anucléée; cette dernière (le bout périphérique de la fibre nerveuse) dégénère, la première (le bout central de la fibre nerveuse) conserve son organisation et pousse un bourgeon, reconstituant le filament séparé. — Inversement le noyau seul ne suffit pas pour reproduire la cellule à laquelle il appartient. On peut, chez un très gros infusoire, le Thalassicolla, enlever en totalité le noyau, sans lui faire subir d'altération. Or ce noyau ne régénère pas de protaplasma, et, après quelque temps, se désagrège et disparaît.

La *cellule physiologique* comprend donc les mêmes éléments que la cellule histologique, et, comme cette dernière, peut être définie *une masse de protoplasma avec un noyau. Les expressions protoplasma et noyau ont une valeur morphologique et physiologique, mais n'ont pas de signification chimique.* Le protoplasma en particulier ne peut être défini chimiquement : ce n'est pas une substance de composition déterminée, devant ses propriétés fondamentales à cette substance chimique déterminée; c'est un *organite*, formé par un certain nombre de substances chimiques, dont les proportions et peut-être la nature peuvent varier et varient d'une cellule à une autre, et, dans une même cellule, suivant les conditions de nutrition, d'évolution et de fonctionnement. *Le protoplasma et le noyau sont définis par leur organisation morphologique, non par leur constitution chimique.*

Les êtres vivants se distinguent des êtres non vivants par l'ensemble de leurs propriétés.

Les êtres vivants présentent une *organisation* : nous avons indiqué sommairement la complexité de la cellule. On a dit que le *cristal* est, lui aussi, organisé. C'est vrai; mais il y a loin de la *structure infiniment simple du cristal*, vraisemblablement formé par la juxtaposition, dans un ordre géométrique, de parties semblables entre elles, à la *structure infiniment complexe de la cellule.*

Les êtres vivants *dérivent d'un être semblable à eux*, soit directement, soit indirectement par une série de formes intermédiaires. Il n'y a pas de *génération spontanée*. Il n'en est pas de même des corps chimiques qu'on peut engendrer par synthèse ou décomposition de corps différents.

Les êtres vivants *sont irritables*, et nous avons indiqué les modes divers de manifestation de cette irritabilité : *mouvement, sécrétion, assimilation, division*, propriétés que ne présentent pas les êtres non vivants.

Tous les êtres vivants meurent. Définir la *mort* est chose aussi impossible que définir la *vie*. Nous avons distingué des phénomènes de vie d'ensemble, résultant des réactions des cellules les unes sur les autres, et des phénomènes de vie élémentaire, propres à la cellule. De même, nous distinguons la *mort de l'organisme*, par cessation des manifestations de la vie d'ensemble, et la *mort de la cellule*, par cessation des manifestations de la vie élémentaire.

Chez les animaux supérieurs, la mort élémentaire suit de près la mort d'ensemble, sans toutefois que les deux morts se superposent exactement. La dissociation est plus nette chez les animaux inférieurs et même chez les vertébrés à sang froid. Si on décapite une grenouille, on ne supprime pas immédiatement tous les phénomènes de la vie d'ensemble : les réactions réflexes se produisent encore pendant plusieurs heures; le cœur peut continuer à battre rythmiquement pendant plusieurs jours. Ce n'est que peu à peu, par degrés insensibles, que disparaissent ces phénomènes de la vie d'ensemble. Mais cette disparition ne constitue pas la mort absolue de l'organisme : les divers tissus conservent encore leurs propriétés spéciales pendant un temps plus ou moins long suivant les conditions ambiantes et suivant leur structure, de sorte qu'après avoir assisté à l'établissement progressif de la mort de l'organisme, on assiste à l'établissement progressif de la mort élémentaire. Il n'est pas plus possible de déterminer le moment de la mort physiologique (puisque la mort physiologique n'est pas un phénomène brusque) que de définir où la mort ou la vie.

---

Le protoplasma et le noyau ne sont pas des corps chimiquement définis; ils sont constitués par des mélanges en proportions variables (selon la cellule considérée et les conditions générales de son évolution) de substances diverses, dont les plus importantes sont *l'eau, les protéines, les graisses, les hydrocarbones, les matières minérales.*

Les *protéines* sont des corps colloïdaux de constitution complexe fort imparfaitement connue. On en distingue plusieurs groupes : les *substances albumineuses* ou *albuminoïdes*, protéines relativement simples; les *protéides*, combinaisons résultant de l'union d'une substance albumineuse avec un groupement moléculaire d'une autre nature, nucléine, hydrocarbone, hématine, etc.; les *albumoïdes*, protéines aberrantes par quelques détails de constitution et quelques propriétés spéciales.

Toutes les protéines renferment du carbone, de l'azote, de l'hydrogène, de l'oxygène et du soufre; quelques-unes renferment en outre du phosphore (nucléoprotéides), ou du fer (hémoglobine).

Les protéines sont considérées comme les *éléments fondamentaux de la cellule*, et cette opinion est fondée sur leur présence constante dans tous les éléments vivants et sur l'invariabilité presque absolue de leurs proportions dans les cellules, quelles que soient les conditions actuelles de leur activité.

Les *graisses* sont aussi des éléments constants du protoplasma : on en distingue deux groupes essentiels, les *graisses neutres* qui sont des triglycérides, et les *lécithines*, qui sont des graisses complexes, phosphorées et azotées. On admet que ces graisses représentent bien plutôt des *éléments de réserve* que des éléments constituants des cellules, parce que leur quantité varie dans des limites extrêmement étendues selon l'état de la nutrition et du fonctionnement des tissus.

Les *hydrocarbones*, sucres ou amyloses, sont, plus encore que les graisses, des substances de réserve, parce que leurs variations dans les tissus peuvent être très grandes et très rapides et parce que leur disparition presque totale ne provoque pas la déchéance irrémédiable de l'être vivant.

Les *matières minérales* de l'organisme sont des chlorures et des phosphates, des sels d'alcalis et des terres alcalines. Leur signification précise n'est pas parfaitement connue; on sait seulement qu'elles jouent un rôle très important dans les mécanismes psysico-chimiques qui président à la conservation de l'eau dans l'économie et à sa répartition entre les divers tissus et entre les éléments qui les constituent.

Les réactions chimiques qui s'accomplissent dans les cellules, dédoublements et oxydations notamment, ne sont pas, le plus souvent, des réactions directes, comme la plupart des réactions que les chimistes réalisent *in vitro*; ce sont des réactions qui dépendent de la présence d'agents, très mystérieux encore, les *diastases*, engendrées par les cellules vivantes. On ne connait rien de la nature chimique et de la constitution moléculaire des diastases; on sait seulement que ce sont des corps colloïdaux, destructibles par la chaleur d'ébullition, capables de provoquer des transformations chimiques infiniment grandes, étant eux-mêmes en quantité infiniment petite, ne se détruisant pas en agissant, etc.

De ces diastases, on peut faire actuellement deux groupes, peut-être artificiels : celui des diastases *endocellulaires* et celui des diastases *exocellulaires*. Ces dernières traversent facilement la zone périphérique du protoplasma pour diffuser dans le milieu ambiant, où on peut manifester leur présence par les transformations chimiques qu'elles font subir *in vitro* aux substances sensibles à leur action; — les premières ne franchissent pas les limites de la cellule qui les a engendrées, et il n'est possible d'en révéler l'existence qu'en détruisant mécaniquement ces cellules par des artifices appropriés.

Tous les actes de l'activité chimique des cellules vivantes ne sont pas nécessairement de nature diastasique : il en est qui relèvent directement de l'activité de ces cellules vivantes, sans qu'il soit d'ailleurs actuellement possible de préciser le mode de leur intervention (assimilation chlorophyllienne par les cellules végétales, synthèse de glycogène par les cellules hépatiques, etc.). On a coutume de distinguer en physiologie les *faits diastasiques* et les *faits vitaux*, et on s'appuie pour le faire sur les résultats fournis par des essais faits à l'aide de l'un ou de l'autre des trois procédés suivants : le *procédé de P. Bert* fondé sur la propriété que possède l'*oxygène* sous une pression minima de 3 atmosphères de tuer les cellules vivantes sans altérer les diastases; le *procédé de Salkowski* fondé sur la propriété que possèdent les *anesthésiques*, et notamment le chloroforme et l'éther, de suspendre les activités cellulaires, sans arrêter les actions diastasiques; le *procédé d'Arthus* fondé sur la propriété que possède le *fluorure de sodium* (à 1 p. 100) de supprimer immédiatement et totalement les manifestations de la vie des cellules, sans s'opposer aux transformations diastasiques. On considère dès lors comme phénomènes diastasiques celles des manifestations cellulaires qui persistent quand les tissus qui en sont le siège ont été soumis à l'action de l'oxygène sous pression, ou quand ils ont été saturés de chloroforme ou d'éther, ou quand ils ont été imprégnés de fluorure de sodium à 1 p. 100; on considère comme phénomènes vitaux celles des manifestations cellulaires qui disparaissent dans ces diverses conditions.

Peut-être l'avenir nous apprendra-t-il que cette distinction est plus artificielle que réelle; mais, à l'heure présente, elle permet de faire un classement, dont l'utilité pratique est incontestable.

La perméabilité des cellules pour certains éléments diastasiques, leur imperméabilité pour certains autres ne sont pas propres aux seules diastases : on les constate également pour les substances chimiques. Elles représentent alors des propriétés de la plus haute importance biologique, car elles président à la constitution et à la nutrition des cellules vivantes, leur permettant d'assimiler certains éléments et les mettant à l'abri de la pénétration de certains autres.

Les membranes perméables actuellement connues peuvent se rattacher à trois types : le papier-filtre, le parchemin-dialyseur, la paroi hémiperméable. Le *papier-filtre* retient les éléments solides en suspension dans un liquide et ne retient qu'eux seuls; le *parchemin-dialyseur* retient les éléments solides et les éléments colloïdaux, il laisse passer l'eau et les cristalloïdes qu'elle tient en solution; la *paroi hémiperméable* retient tous les éléments en suspension ou en dissolution, cristalloïdes comme colloïdes, et ne laisse passer que l'eau dissolvante.

De l'ensemble des études aujourd'hui faites, il semble bien résulter que la zone périphérique du protoplasma des cellules se comporte comme une membrane hémiperméable, mais pourtant comme une *membrane hémiperméable imparfaite*. Si en effet son hémiperméabilité était parfaite, les cellules ne pourraient recevoir ou perdre que de l'eau, et, leurs échanges avec le milieu ambiant se réduisant à des échanges d'eau, leur nutrition serait impossible. Les zones périphériques des cellules ne sont donc pas rigoureusement hémiperméables, mais pourtant leur perméabilité est très faible, si faible, surtout pour les matières salines, qu'on peut admettre qu'elles se comportent à leur égard à peu près exactement comme des membranes hémiperméables. Ce sont là des notions importantes, qui permettent de comprendre la signification de deux groupes de faits biologiques : les différences de composition, souvent frappantes, des cellules et du milieu dans lequel elles sont plongées; les variations de volume qu'elles présentent sous l'influence des variations de salure du milieu ambiant.

Ces faits sont particulièrement nets dans le cas des globules rouges du sang. — Le plasma sanguin est riche en sels sodiques et très pauvre en sels potassiques; les globules rouges, qu'il tient en suspension, sont riches en sels potassiques et très pauvres en sels sodiques : cette différence de constitution établit indiscutablement l'hémiperméabilité de la zone périphérique des globules rouges pour les sels sodiques et potassiques. — Le volume des globules rouges est essentiellement variable; il suit rigoureusement les variations de salure du milieu ambiant (il faut entendre par degré de salure le nombre total des molécules chimiques dissoutes dans un volume donné de la liqueur, indépendamment de la nature de ces molécules). Quand la salure du plasma augmente, le volume des globules rouges diminue : ils abandonnent de l'eau au milieu ambiant sans lui céder de sels, grâce à l'hémiperméabilité de leur zone périphérique, et ce passage de l'eau des globules dans le plasma se produit jusqu'à ce que la salure du milieu intérieur, qui augmente par suite de son appauvrissement en eau, soit égale à celle du milieu extérieur, qui diminue par suite de son enrichissement en eau. Quand la salure du plasma diminue, le volume des globules rouges augmente : ils empruntent de l'eau au milieu ambiant sans lui emprunter de sels, grâce à l'hémiperméabilité de leur zone périphérique et ce passage de l'eau du plasma dans les globules se poursuit jusqu'à ce que la salure du milieu intérieur, qui diminue par suite de son enrichissement en eau, soit égale à celle du milieu extérieur, qui augmente par suite de son appauvrissement en eau.

On admet que ces faits, nettement établis dans le cas particulier des globules rouges, sont généraux et se retrouvent dans toutes les cellules vivantes quelles qu'en soient l'origine et la nature.

Sous l'influence de causes diverses, mécaniques ou chimiques, les zones périphériques des cellules peuvent être profondément altérées : d'hémiperméables qu'elles étaient, elles deviennent perméables; dès lors, les cellules sont inhabiles à retenir leurs éléments constituants essentiels. Avant d'être altérées, les cellules étaient en équilibre physique, mais non pas chimique, avec le milieu ambiant; après avoir été altérées, elles se mettent en équilibre chimique aussi bien que physique avec le milieu ambiant, et, de ce moment, la vie est pour elles impossible.

La démonstration se fait très nettement avec les globules rouges : plongés dans de l'eau distillée, ou dans de l'eau très faiblement salée, les globules rouges commencent par se gonfler, comme il a été dit ci-dessus, puis ils laissent diffuser dans le plasma ou dans le sérum leur hémoglobine (hématolyse), soit que la zone périphérique de leur protoplasma se soit fissurée sous l'influence de la distension exagérée de la cellule fortement imbibée d'eau, soit que cette zone ait simplement perdu son hémiperméabilité; — traités par l'éther, par les venins, etc., les globules rouges, sans se gonfler, laissent passer dans le plasma ou dans le sérum leur hémoglobine, et ce phénomène est l'indice certain de la perte du caractère de l'hémiperméabilité de la zone d'enveloppe.

On admet que ces faits, nettement établis dans le cas particulier des globules rouges, sont généraux et se retrouvent dans toutes les cellules vivantes quelles qu'en soient l'origine et la nature.

# CHAPITRE II

## LE SANG[1]

SOMMAIRE. — **Les hématies.** — *a. Notions d'histologie.* Deux types, l'hématie anucléée et l'hématie nucléée. Constitution; anatomie comparée. — *b. Les propriétés physiques des hématies.* Élasticité et viscosité des hématies. Volume des hématies et composition chimique du milieu : liqueurs isotoniques, hypertoniques et hypotoniques. Hématolyse et solutions hypotoniques. — *c. Les propriétés physiologiques des hématies.* Origine et destruction de l'hémoglobine. — *d. La numération des hématies* : mélangeurs et hématimètres : résultats. — *e. La qualité des hématies* : méthodes de détermination de l'hémoglobine : colorimétrie, hémastoscopie, dosage de l'oxygène.
2. **Les leucocytes.** — *a. Les catégories des leucocytes.* Lymphocytes et myélocytes. — *b. Les propriétés des leucocytes* : motilité et chimiotaxisme, nutrition et phagocytose, division, migration et diapédèse. Numération des leucocytes.
3. **Les globulins.**
4. **L'hématopoïèse.** — *a. La formation des hématies.* Hématies primaires; hématies secondaires. — *b. La formation des leucocytes.* Lymphocytes et tissu lymphoïde. Myélocytes et moelle des os.
5. **Les globules et le plasma.** — Volumes respectifs du plasma et des globules; méthodes de détermination et résultats. La coagulation du sang, étude physiologique. Pouvoir hématolytique du sérum. Masse totale du sang : méthodes de détermination et résultats.

Le sang est constitué par un liquide, le *plasma sanguin*, tenant en suspension des éléments figurés, dont on a coutume de distinguer trois groupes : les *hématies*, les *leucocytes* et les *globulins*.

### 1. *Les hématies.*

Les *hématies* (*globules rouges* ou *érythrocytes*) sont caractéristiques du sang des vertébrés (seul l'amphioxus n'en possède pas[2]).

*a.* **Notions d'histologie.** — Un *premier type d'hématies* est celui de l'*homme*. Ce sont des disques excavés en leur centre

1. Nous n'exposerons ici que les faits se rapportant à la physiologie du sang, laissant de côté la plupart de ceux qui se rapportent à la chimie du sang. On trouvera ces derniers exposés dans *Précis de chimie physiologique*, par Maurice Arthus, 8e édition, p. 174.

2. On trouve de l'hémoglobine dans le sang de quelques invertébrés; mais elle y est dissoute dans la liqueur, et non fixée sur des éléments figurés.

(lentilles biconcaves); le plus grand nombre (les trois quarts) ont 7 μ, 5 de diamètre et environ 2 μ d'épaisseur (2 μ, 5 dans la

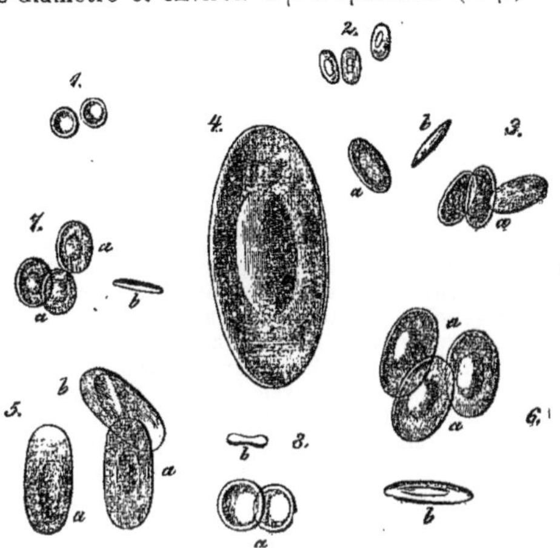


Fig. 4. — Divers types de globules rouges du sang.

1. De l'homme. — 2. Du chameau. — 3. Du pigeon. — 4. Du protée. — 5. Du triton. — 6. De la grenouille. — 7. Du cobitis. — 8. De l'ammocète ou de la lamproie. En *a*, ces globules sont vus de face; en *b*, de profil.

partie renflée; 1 μ, 8 au niveau de l'excavation); le reste est formé par parties égales de petites hématies de 6 μ, 5 et de grandes hématies de 8 μ, 6; il existe enfin quelques *globules nains* n'ayant pas plus de 6 μ [1].

Ces hématies sont *homogènes* : les réactifs nucléaires ne mettent pas de noyau en évidence; les agents capables de les gonfler ou de les ratatiner ne manifestent pas de membrane; quand on parvient à les briser, on ne distingue aucune structure dans les fragments. Les hématies sont constituées par l'*union intime, mais non indissoluble, de deux corps* : une *substance fondamentale* incolore (qui représente le dixième du poids de l'hématie dessé-

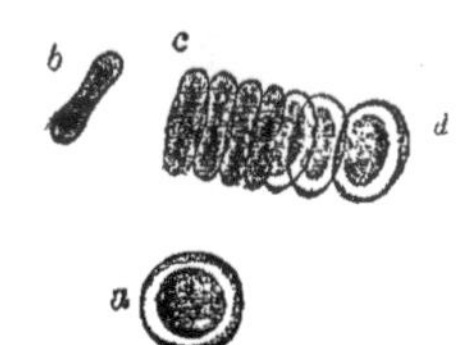


Fig. 5. — Globules rouges du sang de l'homme.

*a*, globule vu de face ; *b*, de profil *c*, en pile ; *d*, de trois-quarts.

1. Les pathologistes ont parfois observé des globules nains n'ayant pas plus de 3 μ, ou des globules géants ayant 10 μ et même 12 μ.

chée) et un *pigment*, l'*hémoglobine* (qui en représente les neuf dixièmes). La congélation du sang, l'addition au sang d'eau distillée, d'éther, de bile, de certains venins de serpents, de sérums hématolytiques, etc., permettent, en rompant l'union de ces deux principes, d'en manifester l'existence. On obtient ainsi (au moins quand l'action dissociante a été modérée) des hématies décolorées, ayant conservé leur forme, réduites à la substance fondamentale, qui en constitue la charpente (*stroma globulaire*).

Un *second type d'hématies* est celui de la *grenouille*. Ce sont des éléments elliptiques de face, fusiformes de profil (lentilles biconvexes). On distingue, en leur centre, un gros noyau ovalaire, non pigmenté, faisant une tache claire sur l'hématie vue de face.

Tous les mammifères (exceptés les caméliens) ont des hématies du 1er type, *discoïdes, biconcaves, anucléées*; les dimensions seules varient : les hématies ont comme diamètre moyen : 7 µ, 5 chez l'homme; — 7 µ chez le lapin; — 6 µ, 5 chez le chien et le cheval; — 5 µ, 5 chez le mouton et le bœuf; — 5 µ chez le chat; — 4 µ, 5 chez la chèvre; — 2 µ chez le chevrotain de Java; etc. Les hématies des seuls caméliens sont *elliptiques, biconcaves et anucléées*.

Tous les vertébrés autres que les mammifères ont des hématies du 2e type, *elliptiques, biconvexes, nucléées*. Les dimensions, chez les oiseaux, oscillent autour de 15 µ pour le grand diamètre, autour de 7 µ, 5 pour le petit (avec des écarts extrêmes de 17 µ sur 9 µ chez le casoar, et 9 µ sur 6 µ chez le colibri). Le grand axe atteint 22 µ chez la grenouille, 40 µ chez le triton, 80 µ chez le protée et 90 µ chez l'amphiuma. Les hématies des seuls poissons cyclostomes sont *discoïdes, biconvexes et nucléées*.

Chez les embryons de vertébrés, les premières hématies, ou *hématies primaires*, sont sphériques et nucléées; elles sont, déjà pendant la vie embryonnaire, progressivement remplacées par les *hématies secondaires*, qu'on trouve chez l'adulte. Les hématies sont sphériques et nucléées, chez l'embryon humain, jusqu'à la fin du 1er mois; à la fin du 3e mois, 10 à 20 p. 100 des hématies sont encore nucléées ; à la naissance, toutes les hématies sont anucléées[1].

**b. Les propriétés physiques des hématies.** — Les hématies présentent deux propriétés physiques à noter : l'*élasticité* et la *viscosité*.

Les hématies sont *élastiques* : elles se laissent déformer par des pressions légères et reprennent leur forme première, dès que la pression cesse d'agir. On le constate : 1° en exerçant une pression modérée sur la lame qui recouvre une préparation de sang; 2° en observant au microscope la circulation dans les capil-

1. On voit, chez l'homme adulte, réapparaître temporairement dans le sang des hématies nucléées, à la suite d'une saignée ou d'une hémorragie abondantes.

laires des membranes minces : on voit les hématies pénétrer, en s'étirant, dans de fins canalicules, buter contre les bifurcations, s'aplatir, s'incurver, puis reprendre leur forme normale.

Les hématies *adhèrent* parfois entre elles et constituent comme des *piles de monnaie* : ce phénomène, très manifeste dans les préparations microscopiques de sang, s'observerait aussi exceptionnellement dans les petits vaisseaux du vivant, quand la circulation y est très ralentie. Si on cherche à dissocier ces piles d'hématies, en exerçant une pression sur la lamelle, elle se séparent péniblement, en s'étirant comme des substances malléables et visqueuses. On a prétendu que c'est là une simple manifestation de l'attraction que subissent de petits corps en suspension dans un liquide : cette interprétation est inacceptable : 1° parce que les hématies fixées par les réactifs histologiques ne s'accolent pas entre elles ; 2° parce que les globules nains ne prennent pas part à la constitution des piles. Il faut donc admettre que la surface des hématies peut présenter une certaine *viscosité* ; mais il serait actuellement imprudent de considérer cette viscosité comme une propriété normale des hématies, elle n'est peut-être qu'une manifestation d'une altération de leur surface.

Les hématies *changent de volume*, quand elles sont plongées dans des solutions salines neutres, par exemple dans des solutions de chlorure de sodium, de concentrations différentes. Dans les solutions étendues, elles augmentent de volume, en absorbant une partie de l'eau de la solution et tendent à devenir sphériques ; dans les solutions fortes, elles diminuent de volume, en abandonnant à la solution une partie de l'eau qui imbibait leur stroma, tendent à exagérer leur forme aplatie et excavée et se ratatinent. Il s'établit entre l'hématie et la liqueur un équilibre aqueux, comme il s'en établit un entre deux liqueurs séparées par une paroi hémiperméable [1]. Pour chaque solution saline [2], il existe une concentration telle que le volume des hématies qu'on y plonge est le même que leur volume dans le sérum. On dit que ces solutions sont *isotoniques au sérum* et *isotoniques entre elles*. Toute solution plus concentrée (elle provoque une diminution de volume des

1. Voir ci-devant chap. I, p. 8.

2. Il s'agit bien entendu ici des solutions salines incapables de pénétrer dans le globule, des solutions de sels pour lesquels la zone périphérique du globule est hémiperméable. Ces considérations ne s'appliquent pas aux solutions de substances pénétrantes, telles que les sels d'ammonium, l'urée, etc.

hématies) est *hypertonique*; toute solution plus diluée (elle provoque une augmentation de volume des hématies) est *hypotonique*.

Les hématies anucléées et aplaties des mammifères représentent le type le plus parfait. Le noyau ne contenant pas d'hémoglobine, les hématies nucléées renferment pour un même volume, toutes autres conditions égales, une moindre proportion d'hémoglobine que les hématies anucléées. Ces hématies aplaties présentant, à volumes égaux, une surface plus grande que les hématies sphériques ou ovoïdes, fixeront, toutes autres conditions égales, plus rapidement l'oxygène que les hématies sphériques ou ovoïdes. Les hématies des mammifères sont par conséquent les mieux adaptées à leur fonction physiologique de fixatrices d'oxygène.

Les solutions hypotoniques de sels non pénétrants, tels que le chlorure de sodium, pourvu qu'elles soient assez diluées, et *a fortiori* l'eau distillée, peuvent détruire l'union du stroma et du pigment, et faire passer ce dernier en solution dans la liqueur (*hématolyse* ou *laquage du sang*). On peut déterminer, pour chaque sel, la concentration maxima de la solution pour laquelle le pigment commence à quitter le stroma (méthode d'Hamburger : dans le mélange soumis à la centrifugation, les hématies déposées sont surmontées d'une couche de liquide coloré en rouge par l'oxyhémoglobine libérée), ou bien la concentration minima de la solution, pour laquelle la totalité des hématies a abandonné le pigment au milieu ambiant (méthode de Mosso : les mélanges pour lesquels l'hématolyse est totale sont transparents; ils sont troubles quand l'hématolyse est seulement partielle). Les deux concentrations déterminées par ces deux méthodes ne coïncident pas; pour une concentration intermédiaire à ces deux concentrations limites, un certain nombre d'hématies seulement a perdu son pigment; les autres le conservent encore intégralement et ne le perdent qu'en présence de solutions moins concentrées : la résistance des hématies à l'hématolyse, ou, comme on dit plus simplement, la *résistance globulaire*, est donc variable. Les hématies qui ont perdu leur pigment ne le reprennent plus, même en présence de liqueurs fortement salées : la *dissociation*, une fois accomplie, est *définitive*.

La même dissociation hématolytique s'obtient avec les solutions pures des sels (ou plus généralement des susbtances) pénétrants, c'est-à-dire pour lesquels la zone périphérique du globule est perméable. Mis en suspension dans une solution aqueuse de chlorure d'ammonium ou d'urée de concentration quelconque, les globules rouges gonflent et perdent leur oxyhémoglobine, comme ils la perdraient dans l'eau distillée ou dans les solutions très diluées de chlorure de sodium. Mais l'action hématolytique de ces substances pénétrantes ne se manifeste plus quand elles sont employées dissoutes dans des solutions de chlorure de sodium inaptes à provoquer elles-mêmes l'hématolyse. On comprendra sans peine qu'il en soit ainsi. Supposons que des hématies soient plongées dans un égal volume d'une solution d'urée à 2 p. 100. L'urée pénètre dans les globules jusqu'à ce que sa proportion y soit égale à ce qu'elle est devenue dans le milieu ambiant, soit 1 p. 100 dans l'exemple choisi. Dans ces conditions, la concentration moléculaire intra-globulaire est plus grande que la concentration moléculaire extra-globulaire de la valeur de toutes les substances contenues dans les globules avant la pénétration de l'urée. C'est dire qu'au point de vue des échanges aqueux, les choses se passeront exactement comme si les globules rouges étaient d'emblée immergés dans l'eau pure : l'hématolyse se produira.

Mais si la solution d'urée employée était une solution salée (contenant par exemple 1 p. 100 de chlorure de sodium), après la pénétration de l'urée les choses se passeront comme si d'emblée les globules rouges avaient été immergés dans l'eau salée à 1 p. 100 : l'hématolyse ne se produira pas.

c. **Les propriétés physiologiques des hématies.** — Les propriétés physiologiques des hématies de l'homme et des animaux diffèrent, selon qu'on considère les hématies primaires ou les hématies secondaires, les hématies nucléées ou les hématies anucléées.

Les *hématies primaires*, véritables cellules, possèdent *toutes les propriétés de la vie élémentaire* : mouvements amiboïdes, nutrition et accroissement, production de l'hémoglobine qui les imprègne et qui n'existe pas dans le milieu ambiant, division caryocinétique. — Les *hématies secondaires nucléées* sont aussi des cellules, mais des cellules inaptes à remplir la totalité des fonctions de la vie élémentaire : les mouvements amiboïdes et la division sont supprimés. Les *hématies secondaires anucléées*, fragments de cellules, ont perdu la plupart des propriétés vitales, elles sont élastiques (propriété physique) mais non contractiles (propriétés vitales). Elles ne se divisent pas. Mais ce ne sont pas des éléments morts : au moins pendant leur développement, elles augmentent de volume, élaborent l'hémoglobine, acquièrent leurs dimensions et leurs formes définitives; on admet, sans d'ailleurs pouvoir le démontrer, qu'une fois leur développement achevé, elles sont encore des éléments vivants.

*Les hématies se détruisent* : il disparaît des hématies dans le foie et dans la rate. Le foie fabrique les pigments biliaires : on démontre que ces pigments dérivent du pigment sanguin; comme le sang ne contient pas d'hémoglobine en solution et qu'on n'observe pas d'hématies décolorées, on est conduit à supposer qu'il y a, dans le foie, destruction d'hématies, dont l'hémoglobine se transforme en pigment biliaire. Dans la pulpe splénique, on voit des cellules, qui sont peut-être des leucocytes, contenant, englobés dans leur protoplasma, des fragments d'hématies. La pulpe splénique, d'autre part, contient une quantité de fer double de celle que renferme le sang, comme si elle retenait, sous une forme d'ailleurs inconnue, le fer de l'hémoglobine des hématies détruites.

*Les hématies sont chargées d'hémoglobine* : ce pigment est fabriqué par l'hématie, car, à aucun moment, malgré la sensibilité très grande des réactions employées à cet effet, on ne peut déceler trace d'hémoglobine dans le plasma sanguin. D'où provient cette hémoglobine? Nous n'avons à ce sujet que de vagues indications. On trouve dans le jaune de l'œuf de poule une nucléoprotéide, l'*hématogène*, résultant de l'union d'une substance albumineuse et d'une nucléine ferrugineuse. L'hémoglobine étant ferrugineuse, on la considère comme dérivant de l'hématogène, chez l'embryon de poulet : mais on ne connaît pas l'évolution et les transformations chimiques subies par ce corps. Quant à l'origine de l'hémoglobine chez l'embryon de mammifère, on ne saurait émettre que des hypothèses absolument gratuites. On n'est pas mieux renseigné sur la matière qui fournit l'hémoglobine chez les adultes. On suppose qu'une partie de l'hémoglobine des vieilles hématies, disparaissant dans la rate, peut servir à charger les nouvelles, soit que cette hémoglobine n'ait pas été altérée, soit que, temporairement, elle ait pris une forme d'attente, du reste inconnue. Ce sont là des hypothèses; mais, même si elles étaient justifiées, il resterait à expliquer l'origine de l'hémoglobine qui remplace celle aux dépens de laquelle se forment les pigments biliaires. On suppose que l'alimentation fournit à l'organisme des composés ferrugineux organiques, comparables à l'hématogène, et capables de se transformer comme lui en hémoglobine. Ce ne sont là que des hypothèses[1].

*L'hémoglobine se détruit* dans l'organisme : dans le foie, elle donne naissance à la bilirubine. La parenté des pigments sanguins et biliaires résulte des faits suivants[2]. On a montré que, dans les vieux extravasa sanguins, l'hémoglobine se transforme lentement en hématoïdine, identique à la bilirubine. — Toutes les fois qu'il

1. Voir chap. XXVIII : Composés ferrugineux.

2. Il n'a pas été possible encore de préparer *in vitro* de la bilirubine en partant de l'hémoglobine : l'hématoporphyrine, qu'on peut préparer en partant de l'hémoglobine, est isomère de la bilirubine, mais elle n'est pas identique à la bilirubine. Toutefois, en partant soit de l'hématine, dérivé de l'hémoglobine, soit de la bilirubine, on a pu préparer deux composés pyroliques identiques dans les deux cas, les acides hématiniques : et ces résultats établissent d'indiscutable façon la parenté chimique de l'hémoglobine et des pigments biliaires.

se produit une grande destruction d'hématies dans l'organisme, on constate une abondante élimination de pigments urinaires, dérivés de la bilirubine. Mais la bilirubine n'est que l'un des termes de la décomposition de l'hémoglobine; elle n'est pas ferrugineuse. Que devient le fer? Nous ne le savons pas. On a trouvé, dans le foie et dans la rate, des dépôts ferrugineux, qui dérivent peut-être de l'hémoglobine. Que sont ces dépôts? Quelle est leur destinée? Nous l'ignorons.

*Les hématies absorbent et condensent l'oxygène et le transportent dans les tissus.* Plus le sang est riche en hématies, plus il peut transporter d'oxygène; plus les hématies sont riches en hémoglobine, plus elles peuvent fixer d'oxygène. Le physiologiste est ainsi nécessairement conduit à déterminer *la quantité et la qualité des hématies*; il doit pouvoir les compter; il doit pouvoir évaluer leur teneur en hémoglobine.

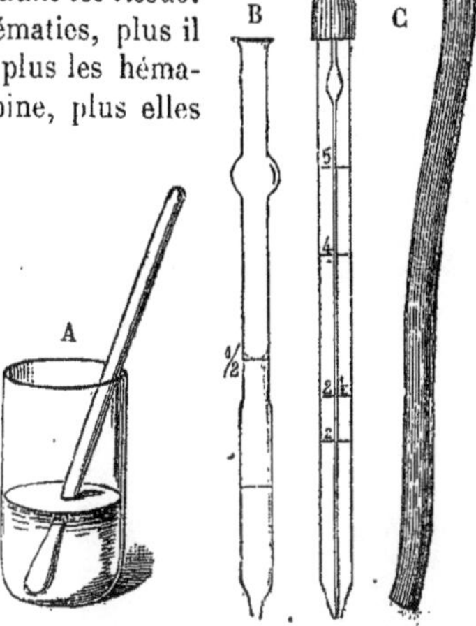

Fig. 6. — Pipettes d'Hayem.
A, éprouvette; B, pipette pour le sérum; C, pipette pour le sang (Hayem, *Du sang*).

*d.* **La numération des hématies.** — La méthode de *numération des hématies* consiste essentiellement à compter au microscope les hématies contenues dans un volume connu de sang dilué (dilué, parce que l'expérience démontre l'impossibilité de faire la numération dans le sang non dilué). La numération comprend deux opérations successives : la *dilution du sang* et la *numération proprement dite.*

La *dilution du sang* peut se faire avec toute liqueur qui n'altère pas les hématies et en permet la dispersion uniforme. On emploie plus particulièrement soit l'eau salée à 9 p. 1 000; — soit le liquide amniotique de mouton, qu'on se procure facilement aux abattoirs et qu'on conserve en l'additionnant de 6 p. 100 d'eau oxygénée; — soit le liquide d'Hayem (Eau 200 cm³. Chlorure de sodium 1 gramme. Sulfate de soude cristallisé 5 g.); — soit le liquide de Malassez (Solution de gomme arabique de densité 1,020 — 1 vol.; solution de sulfate de soude et de chlorure de sodium à parties égales de densité 1,020 — 3 vol.).

— Des appareils dits *mélangeurs* permettent de mélanger 1 vol. de sang avec 100, avec 200, avec 400 vol. de liqueur et d'assurer la répartition uniforme des hématies. — Les *pipettes d'Hayem* représentent le mélangeur le plus simple. Au moyen d'une pipette capillaire graduée (2; 2,5; 4 et 5 $mm^3$), on recueille une quantité connue de sang; au moyen d'une seconde pipette, jaugeant 500 millimètres cubes, on mesure

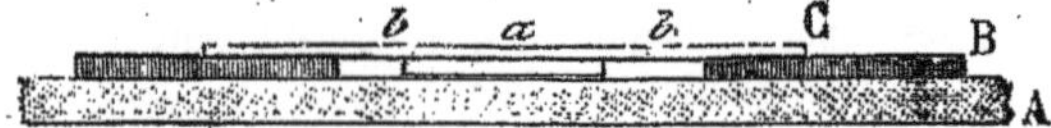


Fig. 7. — Coupe schématique de la cellule de l'hématimètre d'Hayem.

B, lame perforée à surface dépolie; C, lamelle plane; *a*, couche de sang dilué; *b*, anneau d'air autour du mélange sanguin.

le liquide additionnel. On fait écouler ces deux liquides dans une petite éprouvette; on aspire à plusieurs reprises ce mélange dans la pipette pour entraîner le sang qui humecte ses parois; enfin on assure l'homogénéité du mélange, en agitant avec une baguette. — Le *mélangeur de Potain* est constitué par un tube capillaire portant une graduation, surmonté d'une ampoule. Le volume de l'ampoule est égal à 100, à 200, à 400 fois le volume du tube capillaire jusqu'aux marques de la graduation. On aspire le sang jusqu'à l'un des traits marqués sur la tige capillaire, puis le liquide additionnel, de façon à remplir l'ampoule : ce liquide entraîne avec lui le sang dans l'ampoule : celle-ci renferme donc, pour 1 vol. de sang, 100 vol., 200 vol. ou 400 vol. du mélange de sang et de liquide additionnel. Une petite boule de verre contenue dans l'ampoule permet de réaliser l'homogénéité du mélange par agitation de l'appareil.

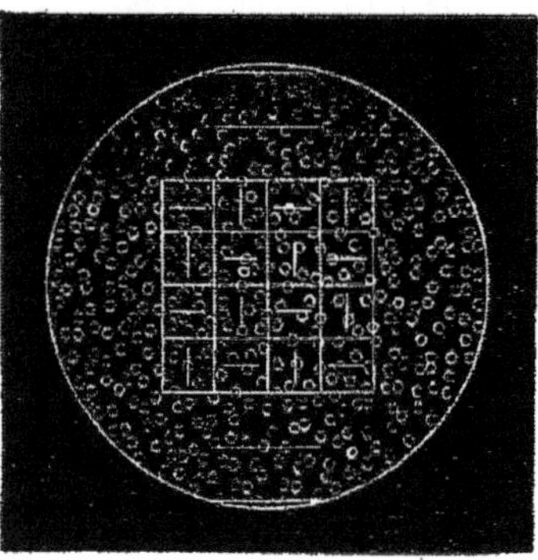

Fig. 8. — Examen du contenu de la cellule de l'hématimètre.

— La *numération proprement dite* se fait avec un appareil dit *hématimètre*. C'est une lame de verre plane creusée d'une cavité cylindrique, dont le fond, plan, est parallèle à la surface de la lame : la distance des deux surfaces parallèles étant de 1/5 de millimètre, une goutte de liquide déposée sur le fond de la cavité et recouverte d'une lamelle reposant sur la lame, constitue donc une couche liquide, à faces parallèles, de 1/5 de millimètre d'épaisseur. Si on a gravé sur le fond de la cavité deux séries de traits perpendiculaires entre eux et distants de 1/5 de millimètre, les carrés qui en résultent peuvent être considérés comme la base de cubes liquides ayant 1/5 de millimètre de côté. Il est facile de compter au microscope les hématies reposant sur un de ces carrés, ou sur un certain nombre d'entre eux, et d'en déduire, par une multiplication, le nombre des hématies contenues dans un millimètre cube.

Chez l'homme, le nombre des hématies est d'environ **5 500 000** par millimètre cube. Quand ce nombre diminue, tombe à **4 000 000** et au-dessous, on dit qu'il y a *anémie*; on devrait dire *anhématie*. Le nombre des hématies varie suivant l'espèce animale, ainsi qu'en témoigne le tableau suivant :

| | | | |
|---|---|---|---|
| Homme | 5 500 000 | Faucon | 2 500 000 |
| Singe | 5 000 000 | Poule | 2 400 000 |
| Chien | 6 500 000 | Lézard | 1 300 000 |
| Chat | 9 000 000 | Couleuvre | 800 000 |
| Cobaye | 5 800 000 | Tortue | 600 000 |
| Cheval | 7 400 000 | Grenouille | 400 000 |
| Chameau | 11 000 000 | Triton | 160 000 |
| Lama | 13 000 000 | | |

En général, le nombre des hématies, dans les différentes espèces animales, est d'autant plus grand que le volume d'une hématie est plus petit.

Si on compare le nombre des hématies, chez des animaux de même espèce, vivant, les uns dans les plaines basses, les autres sur la montagne, on constate qu'il est plus grand chez les derniers. Chez un animal donné, le nombre des hématies augmente, quand il passe des plaines basses sur les montagnes; il diminue, quand il passe des montagnes dans les plaines basses. Mais il s'agit, selon toutes probabilités, d'une augmentation et d'une diminution apparentes, la concentration du sang augmentant ou diminuant selon qu'on vit sur les montagnes ou dans les plaines basses, sans qu'on sache pourquoi, d'ailleurs.

Le nombre des globules rouges du sang de l'homme est en moyenne 5 000 000 à 5 500 000 dans les plaines basses; 6 000 000 à 1 000 mètres d'altitude; 6 500 000 à 1 500 mètres; 7 000 000 à 1 800 mètres; 8 000 000 à 4 000 mètres (Cordillère).

On peut expérimentalement provoquer une augmentation du nombre des hématies, en maintenant pendant quelques jours un animal dans une enceinte contenant un air raréfié ou un air pauvre en oxygène; — une diminution du nombre des hématies, en maintenant pendant quelques jours l'animal dans une enceinte contenant un air comprimé ou plus riche en oxygène que l'air normal. Il s'agit là également d'une variation apparente résultant d'une variation de la richesse du sang en eau.

*c*. **La qualité des hématies.** — La *qualité des hématies* dépend de leur richesse en hémoglobine. On est ainsi conduit à déterminer la proportion de ce pigment dans le sang ou dans une hématie.

L'hémoglobine est une *matière colorante*; elle peut être dosée *colorimétriquement*. L'hémoglobine *absorbe la lumière*; elle peut être dosée *spectrophotométriquement*. L'hémoglobine *fournit un spectre à bandes*; elle peut être dosée *hématoscopiquement*. L'hémoglobine est une *substance ferrugineuse*; elle peut être dosée par l'*analyse du fer*. L'hémoglobine *donne avec l'oxygène un composé défini dissociable*; elle peut être dosée par l'oxygène qu'elle abandonne dans le vide à 100°.

La méthode par détermination du fer est une méthode de chimistes; la méthode spectrophotométrique est une méthode de physiciens; les physiologistes emploient la méthode colorimétrique et parfois la méthode par détermination de l'oxygène dissociable; — la méthode hématoscopique est quelquefois employée par les cliniciens.

— 1° La *méthode colorimétrique* consiste, d'une façon générale, à comparer l'intensité de coloration de deux liqueurs, dont l'une contient une quantité connue de la matière colorante. Si l'on détermine les épaisseurs sous lesquelles il faut examiner les deux liqueurs pour qu'elles apparaissent également colorées, on peut calculer la quantité de pigment contenue dans la liqueur analysée : en effet des épaisseurs $e$ et $e'$ sont inversement proportionnelles aux quantités $h$ et $h'$ de pigment contenues dans un égal volume des deux liqueurs.

$$\frac{e}{e'} = \frac{h'}{h} \quad \text{d'où} \quad h' = \frac{e.h}{e'}.$$

On compare les colorations des deux liqueurs au moyen d'appareils appelés *colorimètres*. Ils sont disposés de telle sorte qu'il est possible de recevoir respectivement dans les moitiés droite et gauche du champ visuel la lumière qui a traversé les deux solutions considérées, et de modifier l'épaisseur des solutions traversées par la lumière de façon à obtenir l'égalité des colorations. Une simple lecture sur une graduation de l'appareil donne les valeurs $e$ et $e'$; on connaît $h$ si l'on emploie une solution titrée d'hémoglobine.

Pratiquement, on fait la détermination sur du sang oxygéné dilué et laqué par addition d'eau en quantité mesurée; et on se sert, comme solution titrée, d'une solution d'oxyhémoglobine, ou de carboxyhémoglobine, ou même de carmin. Le sang doit être oxygéné (il suffit de l'agiter au contact de l'air) à saturation, pour que tout son pigment soit à l'état d'oxyhémoglobine, seule comparable colorimétriquement aux solutions types; — le sang doit être dilué, car la quantité de pigment contenue dans le sang normal est trop considérable pour se laisser traverser par la lumière sous une épaisseur facilement mesurable; — le sang doit être laqué, car ce n'est qu'après laquage qu'il devient transparent. On peut, comme liqueur de comparaison, substituer avec avantage une solution de carboxyhémoglobine à une solution d'oxyhémoglobine, car tout en présentant rigoureusement la même coloration que l'oxyhémoglobine, elle est plus stable qu'elle. On peut même employer une solution ammoniacale de carmin, plus facile à préparer qu'une solution d'oxyhémoglobine pure, et titrée une fois pour toutes en valeur colorimétrique. On peut enfin substituer à ces liqueurs des verres colorés en rouge d'oxyhémoglobine et formant une échelle

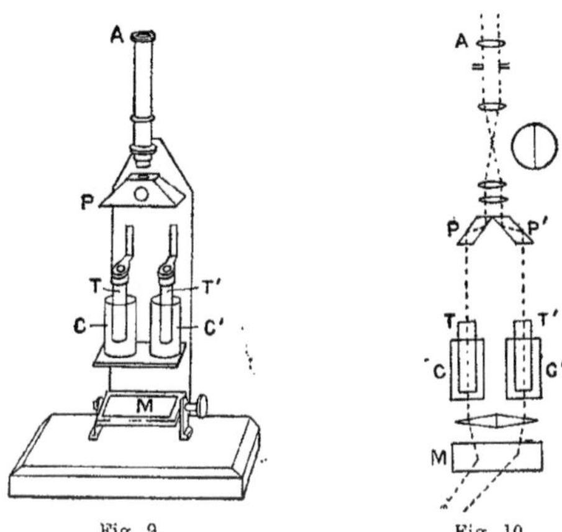


Fig. 9. Fig. 10.

Fig. 9. — Colorimètre; $cc'$, cuves destinées à recevoir des liqueurs colorées à comparer; TT, cylindres de verre terminés par des faces planes qu'on peut élever ou abaisser, de façon à modifier l'épaisseur de la couche liquide située entre leur face plane inférieure et le fond de la cuvette · une graduation portée sur le bâti de l'appareil donne cette épaisseur; P, système de prismes à réflexion totale destinés à rapprocher et à juxtaposer dans le champ de la lunette A les rayons lumineux ayant traversé les deux liqueurs; M, miroir plan d'éclairement.
Fig. 10. — Marche des rayons lumineux dans le colorimètre.

de teintes d'intensité croissante, dont chaque terme correspond colorimétriquement à une épaisseur donnée d'une solution titrée d'oxyhémoglobine.

La méthode colorimétrique n'est pas, sans doute, d'une rigueur mathématique, car on éprouve une certaine difficulté à apprécier rigoureusement l'égalité de deux colorations; mais elle est d'une exactitude assez grande, et en tout cas plus que suffisante pour les recherches physiologiques et cliniques, et elle a l'avantage de pouvoir être pratiquée avec une quantité de sang très petite : 1 centimètre cube et même moins.

— 2° La *méthode hématoscopique* consiste à déterminer l'épaisseur minima sous laquelle on doit examiner une solution d'oxyhémoglobine ou du sang dilué et laqué pour que les deux bandes d'absorption caractéristiques de l'oxyhémoglobine soient égales en largeur et en intensité. Les épaisseurs de deux solutions pour lesquelles se manifeste le phénomène sont inversement proportionnelles aux quantités d'oxyhémoglobine dissoutes dans un même volume des deux solutions. Pratiquement, on se sert de l'appareil appelé *hématoscope*, formé par deux lames de verre de 60 millimètres de longueur, en contact à une extrémité, distantes de 300 $\mu$ à l'autre extrémité, comprenant ainsi entre elles un espace angulaire dans lequel on fait pénétrer le sang dilué et laqué. On déplace l'appareil devant un spectroscope, ou mieux devant un microspectroscope, et on détermine l'épaisseur minima pour laquelle le spectre présente nettement les deux bandes égales en largeur et en intensité, séparées par un intervalle franchement éclairé. On procède de même avec la solution type titrée, et on a tous les éléments pour calculer la teneur en oxyhémoglobine du sang dilué et laqué. Cette méthode est beaucoup moins précise que la méthode colorimétrique, car la détermination du point où se manifeste le *phénomène des bandes* est chose délicate et peu précise. Insuffisante pour la plupart des recherches de physiologie, elle est parfaitement suffisante en clinique; elle a l'avantage de pouvoir être pratiquée avec des quantités extrêmement petites de sang.

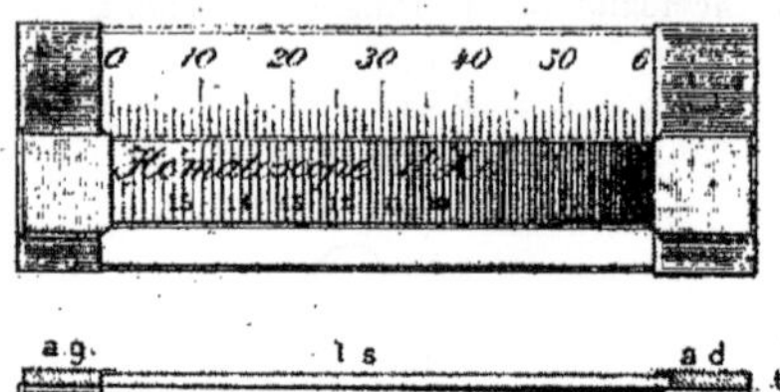


Fig. 11. — Hématoscope de Hénocque.

La lame inférieure *li* est séparée de la lame supérieure *ls* par un espace prismatique *s* représenté en noir. La lame inférieure porte à ses deux extrémités des agrafes de laiton. Celle de gauche *ag* maintient les lames en contact, celle de droite *ad* présente un talon *t* ayant 0mm,3 d'épaisseur, ce qui détermine l'écartement des lames.

— 3° La *méthode par détermination de l'oxygène dissociable* consiste essentiellement à saturer le sang d'oxygène en l'agitant au contact de l'air, à extraire par l'action combinée du vide et de la chaleur les gaz d'un volume connu de ce sang, et à déterminer la quantité de l'oxygène contenu dans les gaz extraits.

Cette méthode n'est pas parfaite : en effet, la quantité d'oxygène que peut fixer une quantité donnée d'hémoglobine varie avec la température; — une partie de l'oxygène est en solution dans la liqueur, non combiné à l'hémoglobine; — enfin les procédés absorptiométriques, adoptés par les physiologistes pour doser l'oxygène dans un mélange gazeux, sont peu précis. D'ailleurs, cette méthode nécessite l'emploi d'une grande quantité de sang : 30 à 40 centimètres cubes au minimum (ce qui rend son emploi impossible en clinique) et exige un appareil compliqué et d'un maniement délicat pour l'extraction des gaz.

En résumé, il convient de conseiller l'emploi de la méthode colorimétrique, qui réunit les avantages suivants : facilité et rapidité de la détermination, exactitude très satisfaisante, emploi d'une quantité très petite de sang.

On a trouvé, chez l'homme, dans 100 grammes de sang, environ 13 grammes d'hémoglobine. — En général, la *quantité d'hémoglobine* contenue dans le sang est proportionnelle, pour une espèce donnée, au nombre des hématies; c'est dire que la richesse des hématies en hémoglobine est en général constante.

La *valeur hémoglobinique d'une hématie* s'obtient en divisant la quantité d'hémoglobine contenue dans un volume donné de sang par le nombre des hématies contenues dans le même volume de sang. Chez l'homme, 100 centimètres cubes de sang contiennent 13 grammes d'hémoglobine; donc 1 millimètre cube contient 0 g. 00013. Le nombre des hématies contenues dans 1 millimètre cube est environ 5 000 000. Donc 1 hématie contient environ $\frac{0 \text{ g. } 00013}{5\,000\,000}$ soit 0 g. 000 000 000 026 d'hémoglobine.

## 2. *Les leucocytes.*

*a.* **Les catégories des leucocytes.** — Les *leucocytes*, ou *globules blancs*, étudiés dans le sang de l'homme, sont des cellules incolores nucléées, sans membrane d'enveloppe : on en distingue deux grands groupes : les *lymphocytes* et les *myélocytes*.

Les *lymphocytes*, ou *leucocytes non granuleux*, ou *mononucléaires* sont des cellules de 6 à 7 μ de diamètre environ, à noyau unique, volumineux, sphérique, ovalaire ou réniforme, entouré d'une couche protoplasmique, dans laquelle les réactifs colorants ne font apparaître aucune granulation colorée. On a souvent distingué deux catégories de lymphocytes, les *petits mononucléaires* et les *gros mononucléaires*, les premiers ne possédant qu'une mince couche protoplasmique autour du noyau, les seconds en possédant une beaucoup plus épaisse : ce ne sont là, au dire de certains observateurs, que des variétés morphologiques, entre lesquelles on trouverait tous les termes de passage.

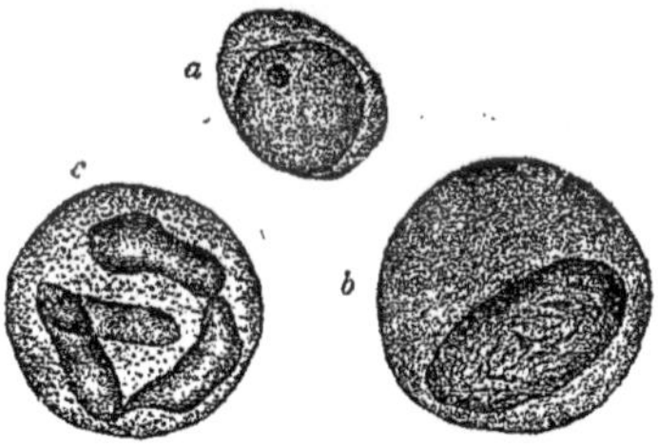

Fig. 12. — Les trois types de leucocytes.
*a*, lymphocyte ; *b*, leucocyte mononucléaire ; *c*, leucocyte polynucléaire (Metchnikoff).

Les *myélocytes*, ou *leucocytes granuleux*, ou *polynucléaires* (ou plus exactement *leucocytes à noyau polylobé*) sont des cellules de 9 à 10 μ de diamètre, ayant généralement des noyaux multiples, en forme de boudins, plongés dans une masse abondante de protoplasma, dans laquelle des réactifs colorants convenables font apparaître de nombreuses granulations colorées.

Les myélocytes comprennent trois catégories d'éléments : les leucocytes *basophiles*, *éosinophiles* et *neutrophiles*, selon que leurs granulations sont mises en évidence par l'action des couleurs basiques, des couleurs acides (et notamment de l'éosine), ou des mélanges neutres de couleurs basiques et acides.

Les lymphocytes et les myélocytes constituent deux groupes essentiellement distincts, par leur origine, par leur structure histologique, par leurs propriétés physiologiques; — par leur *origine* : les lymphocytes sont engendrés par les tissus lymphoïdes, ganglions lymphatiques, follicules de l'intestin et plaques de Peyer, rate; les myélocytes, par la moelle des os; — par leur *structure histologique* : les lymphocytes sont mononucléaires et non granuleux; les myélocytes sont généralement polynucléaires et toujours granuleux; — par leurs *propriétés et fonctions physiologiques* : les lymphocytes ne manifestent pas de mouvements amiboïdes, ou ne les manifestent que d'une façon extrêmement réduite; les myélocytes ont des mouvements amiboïdes très nets; — les lymphocytes ne présentent généralement pas de sensibilité chimiotaxique appréciable pour les sécrétions microbiennes; les myélocytes en ont une exquise; — enfin, il existe de nombreuses circonstances, expérimentales ou pathologiques, dans lesquelles on observe une invasion du sang par les leucocytes, une hyperleucocytose; selon les circonstances, cette hyperleucocytose est due à l'afflux de lymphocytes ou à l'afflux de myélocytes; les deux hyperleucocytoses, lymphocytique (lymphémie) et myélocytique (myélhémie) étant absolument indépendantes l'une de l'autre.

Les lymphocytes représentent environ chez l'homme sain, 40 p. 100 des leucocytes du sang; les myélocytes 60 p. 100. Les myélocytes neutrophiles représentent environ 58 p. 100, les éosinophiles, 1,5 p. 100 et les basophiles 0,5 p. 100 du nombre total des leucocytes. Les gros mononucléaires sont peu abondants : ils ne représentent pas plus de 1 p. 100 du nombre total des leucocytes.

*b.* **Les propriétés des leucocytes.** — On observe chez les leucocytes, éléments vivants, libres, les manifestations de la vie élémentaire; ces manifestations sont nettes chez les neutrophiles : elles sont fort atténuées dans les autres variétés.

*Les leucocytes se meuvent.* Si on les examine dans une chambre humide, à la température du corps, dans un sérum oxygéné, on constate des *changements de forme* et des *déplacements*. De leur surface partent des expansions protoplasmiques qui s'étendent et se rétractent : ces *pseudopodes* leur permettent de ramper sur la lame porte-objet. Leurs mouvements, identiques à ceux des amibes, sont dits *amiboïdes*. La reptation des leucocytes est facilitée par leur propriété d'*adhérer* aux corps solides : si on étale une goutte de sang sur une lame de verre, on peut, au moyen d'un mince filet d'eau salée, entraîner les hématies ; les leucocytes restent collés à la lame.

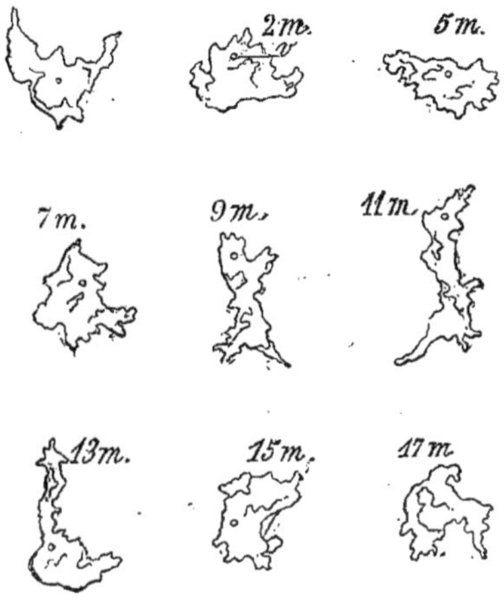

*Les leucocytes sont excitables*. Sous l'influence des décharges d'induction, des anesthésiques, etc., ils deviennent sphériques ; les solutions salines neutres étendues, par contre, leur font émettre des pseudopodes et produire des mouvements amiboïdes. Les leucocytes ont des *propriétés chimiotaxiques*, c'est-à-dire sont attirés ou repoussés par certaines substances : dans une préparation couverte d'une lamelle, ils quittent le centre et gagnent la périphérie où le liquide est plus oxygéné ; — ils sont attirés par la plupart des sécrétions microbiennes (*chimiotaxisme positif*) ; — ils sont repoussés par l'alcool, la glycérine, l'acide lactique, le chloroforme, la quinine, les sécrétions de quelques rares microbes (*chimiotaxisme négatif*).



Fig. 13. — Une cellule lymphatique de la grenouille observée à la température ambiante. Une vacuole *v* change de situation par rapport au centre de figure de l'élément et sert à apprécier les déplacements de sa masse (d'après Ranvier).

Les *leucocytes* (et plus particulièrement les myélocytes neutrophiles et les gros mononucléaires) *englobent* dans leur protoplasma les *particules* avec lesquelles ils sont en contact. On admet qu'il se produit des phénomènes de digestion analogues à ceux qu'on a étudiés chez quelques protozoaires. Les leucocytes englobent notamment les microbes, même vivants et virulents, et, dans certains cas au moins, les tuent et les digèrent : ils sont alors dits *phagocytes* (phénomène de *phagocytose*[1]). Les leucocytes englobent aussi et font disparaître soit certains organes dans le cours du développement, soit certains fragments de tissus altérés par des processus pathologiques.

Les phagocytes polynucléaires, ou *microphages*, absorbent plus particulièrement les microbes germes des infections aiguës. Les

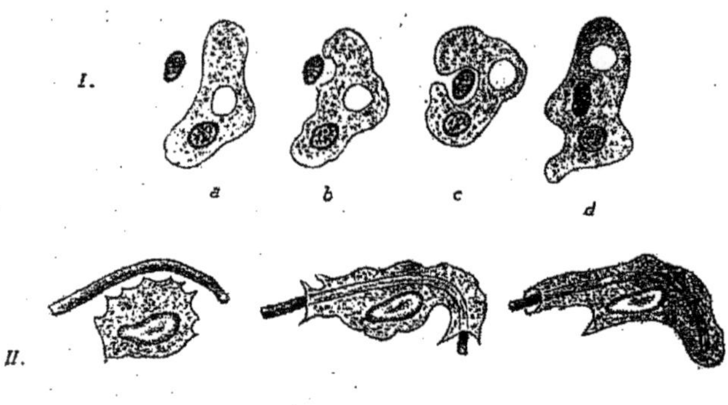


Fig. 14.

I. Amibe englobant une cellule d'algue (d'après Verworn).
II. Leucocyte de grenouille englobant une bactéridie charbonneuse (d'après Metchnikoff).

phagocytes gros mononucléaires ou *macrophages* absorbent plus particulièrement les germes de la lèpre, de la tuberculose, etc. ; — ils absorbent aussi les cellules animales étrangères (hématies, spermatozoïdes, etc., provenant d'un animal d'espèce différente, introduits expérimentalement dans l'organisme), ou les éléments histologiques morts ou altérés (hématies vieillies, polynucléaires ayant succombé à la suite de phagocytose de microbes virulents, etc.).

1. L'étude du rôle phagocytaire des leucocytes relève plus, à l'heure présente, de la pathologie que de la physiologie expérimentale. Il suffira d'indiquer ici que Metchnikoff a proposé une explication des faits d'immunité naturelle et d'immunité acquise contre les infections microbiennes, que possèdent les animaux, basée sur l'activité phagocytaire des leucocytes, et qu'il a indiqué, pour justifier sa conception, de nombreux faits qui doivent être retenus en vue de l'établissement de la doctrine définitive des mécanismes généraux de l'immunité, — il convient toutefois de noter que la phagocytose ne joue pas le rôle exclusif que certains théoriciens ont voulu lui faire jouer dans l'immunité, ni même peut-être le rôle essentiel.

*Les leucocytes peuvent se diviser* pour engendrer deux leucocytes : les lymphocytes présentent les phénomènes caryocinétiques; les myélocytes, d'après quelques auteurs, se diviseraient directement, les noyaux des cellules filles étant les noyaux mêmes de la cellule mère.

Les leucocytes peuvent traverser la paroi des capillaires (*phénomène de diapédèse*) et émigrer dans les mailles du tissu conjonctif. On admet que, parmi ces leucocytes émigrés, ou *cellules migratrices*, les uns pénètrent dans les lymphatiques et retournent au sang, tandis que les autres se fixent dans le tissu conjonctif. On admet que des cellules fixes du tissu conjonctif peuvent se mobiliser, et, *cellules migratrices*, gagner le sang par les lymphatiques.

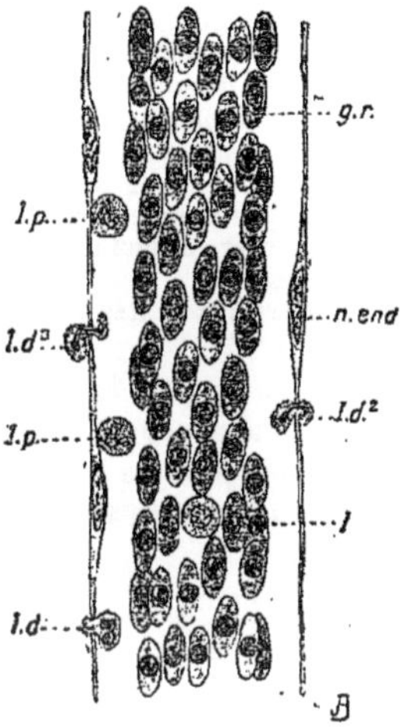

Dans les régions où se produit une irritation microbienne, traumatique, etc., les leucocytes, grâce à leur chimiotaxisme positif, affluent, traversant les parois capillaires. Ils forment ainsi des collections purulentes quand ils sont tués par les toxines microbiennes (les *globules du pus* sont des leucocytes ayant subi la dégénérescence graisseuse), ou se répandent à la surface des plaies et prennent part à la constitution du *tissu cicatriciel*.

Fig. 15. — Capillaire du mésentère de la grenouille. Sang circulant et diapédèse (schématique d'après Vialleton).

La majeure partie des globules forme une colonne serrée au centre du vaisseau, laissant un espace libre près des parois, rempli par une couche de plasma animée d'un mouvement moins rapide et renfermant des leucocytes presque immobiles (couche adhésive). Quelques leucocytes traversent la paroi. — *gr*, globules rouges; *l*, leucocytes; *dl'*, *dl'*, *dl*³, leucocytes à divers stades de la diapédèse; *l. p.*, leucocytes de la couche adhésive; *n. end.*, noyau de l'endothélium vasculaire.

On peut *compter les leucocytes* comme les hématies, mais les leucocytes étant relativement peu nombreux, on dilue le sang seulement au 10ᵉ ou au 20ᵉ et on fait la numération sur un plus grand nombre de carrés.

La présence des innombrables globules rouges accompagnant les quelques globules blancs qui se trouvent dans le champ du microscope numérateur, rend la numération pénible. Pour la faciliter, après avoir laissé les éléments de la préparation se déposer, on déplace le microscope à l'aide de la vis micrométrique, de façon que les globules rouges peu épais cessent d'être au point, tandis que les globules blancs y sont encore : leur reconnaissance et leur numération en sont considérablement facilitées.

On peut encore employer pour diluer le sang, au lieu des liquides qui conviennent dans la numération des globules rouges, d'autres liquides qui les dissolvent sans détruire les globules blancs. On emploie, par exemple, de l'acide acétique à 2 ou 3 p. 100. Les globules blancs restent seuls éléments figurés de la préparation, leur numération est très facile à faire.

On peut enfin traiter le sang par des liquides colorant les globules blancs sans colorer les globules rouges, ce qui permet de bien manifester les premiers.

On se reportera aux traités techniques pour les détails de l'opération.

On admet que le sang de l'homme contient 6 000 à 8 000 leucocytes par millimètre cube. Ces nombres ne sont que des moyennes : tel auteur admet qu'il y a 1 leucocyte pour 300 hématies ; tel autre en admet 1 pour 600, tel autre 1 pour 800, tel autre enfin 1 pour 1 200.

Chez les animaux, on a trouvé les résultats suivants, par millimètre cube de sang.

| | Leucocytes. | | Leucocytes. |
|---|---|---|---|
| | — | | — |
| Chez le chien. . . . | 10 000 | Chez la poule. . . . | 26 000 |
| — le chat. . . . . | 7 000 | — le lézard. . . . | 10 000 |
| — le cobaye . . . | 5 000 | — le triton. . . . | 8 000 |
| — le cheval . . . | 9 000 | — la grenouille. . | 6 000 |

## 3. *Les globulins.*

Les *globulins*, ou *hématoblastes*, ou *plaquettes sanguines* sont des éléments extrêmement altérables ; on ne peut les observer en état d'intégrité que dans des conditions très spéciales : il faut examiner, par exemple, le sang circulant dans les vaisseaux des membranes minces, ou bien faire des préparations de sang brusquement refroidies à 0°, ou brusquement desséchées, ou brusquement fixées par l'acide osmique. On peut encore les observer en état d'intégrité en examinant en goutte pendante, sous une lamelle huilée, dans une chambre humide, du plasma obtenu par sédimentation ou centrifugation de sang (particulièrement de sang d'âne) reçu dans des tubes paraffinés par l'intermédiaire de tubes intérieurement paraffinés (on sait qu'en tubes paraffinés, la coagulation du sang ne se fait qu'avec une extrême lenteur).

Les hématologistes sont en désaccord sur la morphologie, sur les dimensions, sur les réactions de coloration, sur la signification des globulins : le plus souvent, ils n'ont pas observé les globulins normaux, mais les globulins altérés en dehors de l'organisme (fig. 16), et c'est là la cause de leurs divergences. Examinés dans le sang circulant dans des membranes minces protégées contre le refroidissement et la dessiccation, les globulins sont des bâtonnets fusiformes, plus pâles que les leucocytes, longs comme les hématies, plus nombreux que les globules blancs, moins nombreux que les globules rouges (fig. 17).

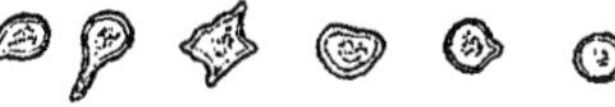
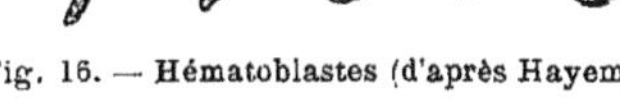

Fig. 16. — Hématoblastes (d'après Hayem).

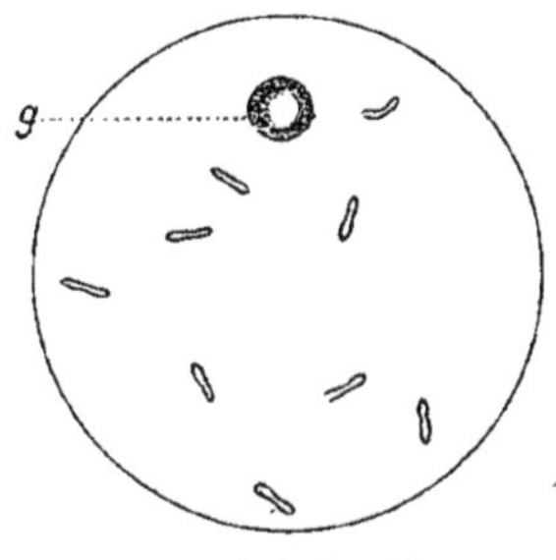


Fig. 17. — Globulins (d'après M. Aynaud).

Plasma d'âne sans aucune addition examiné à 38°. — En *g* un globule rouge comme comparaison.

On a attribué aux globulins un rôle dans la coagulation du sang, et dans la rétraction du caillot fibrineux. — Ils partageraient, au dire de certains auteurs, avec les leucocytes la propriété de fournir *in vitro* du fibrineferment. — Ils sont incontestablement les agents actifs de la rétraction du caillot fibrineux : on a établi en effet que le caillot ne se rétracte qu'en présence de globulins; là où les globulins manquent et là où ils sont altérés, il peut y avoir production de fibrine, il n'y a pas rétraction du caillot.

## 4. *L'hématopoïèse.*

L'histoire de l'hématopoïèse, c'est-à-dire de la genèse des éléments figurés du sang, n'est pas encore définitivement fixée. Nous nous contenterons donc de résumer ici les notions qui paraissent le mieux établies.

*a.* **La formation des hématies.** — Un grand nombre d'embryologistes admettent que, chez les embryons de tous les vertébrés, les premières hématies ont la même origine que les vaisseaux sanguins dans lesquels elles se différencient. Ces vaisseaux apparaissent sous forme de cordons cellulaires pleins, dont les éléments plongés dans le mésoderme ont une origine endodermique. Les cellules de ces cordons se différencient; les éléments périphériques s'aplatissent, s'allongent et se soudent pour former l'endothélium capillaire; les éléments centraux s'isolent dans un liquide qu'ils exsudent, se teintent peu à peu d'hémoglobine, pour former les *hématies primaires* sphériques et nucléées, immergées dans le *plasma primaire*. Ces hématies primaires se divisent par caryocinèse, particulièrement dans l'aire vasculaire périembryonnaire, dans le foie et dans la rate de l'embryon. Ce mode de production des hématies cesse quand l'appareil vasculaire est constitué.

L'origine des *hématies secondaires*, anucléées, de l'adulte n'est pas connue : c'est là une question d'histologie absolument obscure, à l'heure actuelle pour un physiologiste. Il semble cependant que ces hématies secondaires sont engendrées par des éléments d'origine mésodermique. Si cette conception était confirmée, il conviendrait de séparer encore plus nettement qu'on ne le fait présentement les hématies primaires et les hématies secondaires, celles-là étant endodermiques, celles-ci étant mésodermiques.

Chez les ovipares, les hématies sont des cellules; chez les mammifères, ce ne sont que des fragments uniquement protoplasmiques de cellules. Donc, dans la série des vertébrés, et, chez un même vertébré, aux divers stades de l'évolution, les hématies ne sont pas des éléments histologiquement et embryologiquement équivalents. Elles sont par contre physiologiquement équivalentes, car elles sont toutes adaptées à la *fonction hémoglobinique*. Le mot hématie n'a pas de valeur histologique ou embryologique; c'est un terme physiologique, désignant tous les éléments, quelles qu'en soient la nature et l'origine, qui, grâce à leur hémoglobine, sont *fixateurs, condensateurs et convoyeurs d'oxygène*.

*b*. **La formation des leucocytes.** — Si l'on admet les opinions de nombreux embryologistes (mais des divergences existent entre eux), les leucocytes de l'embryon apparaissent assez tardivement : ce n'est que vers le huitième jour de l'incubation qu'on les voit dans le sang du poulet; les hématies se forment beaucoup plus tôt (dans le courant du deuxième jour). Les leucocytes de l'embryon proviennent de la différenciation (c'est la première en date) de cellules mésodermiques, et pénètrent dans les vaisseaux par un mécanisme non connu. Ces premiers leucocytes se divisent par caryocinèse soit dans le mésoderme, soit dans le sang, plus particulièrement dans les parties du système circulatoire où la circulation est ralentie (aire vasculaire).

Après cette première phase de production (phase embryonnaire), on en distingue une seconde comprenant la période fœtale et la période de vie libre.

— L'origine des leucocytes du fœtus et de l'adulte est essentiellement différente, selon qu'il s'agit des lymphocytes ou des myélocytes.

*Les lymphocytes dérivent des ganglions lymphatiques et des autres tissus lymphoïdes* (plaques de Payer, follicules de l'intestin, rate). Le tissu folliculaire des ganglions lymphatiques est bourré de lymphocytes, dont un certain nombre présente les figures de la division caryocinétique : ces lymphocytes passent du tissu folliculaire dans les espaces lymphatiques des ganglions, selon les nécessités du moment, pour gagner le sang par la voie des gros troncs lymphatiques, entraînés par le lymphoplasma. Ce *rôle leucocyto-formateur des ganglions*, établi par l'observation histologique, est confirmé physiologiquement et pathologiquement : physiologiquement, le nombre des lymphocytes (les seuls leucocytes de la lymphe) est plus grand dans la lymphe efférente que dans la lymphe afférente; pathologiquement, les ganglions lymphatiques sont hypertrophiés dans la lymphocythémie (surabondance des lymphocytes dans le sang).

Expérimentalement, on peut exagérer le pouvoir lymphocyto-formateur des ganglions lymphatiques : si, chez un lapin adulte, on pratique, pendant huit à dix jours, une saignée quotidienne de 25 à 30 gr., on constate que les ganglions lymphatiques (et accessoirement les follicules clos de l'intestin et la rate) sont bourrés de lymphocytes, la plupart d'entre eux présentant les figures de la division caryocinétique. — *Les myélocytes, ou leucocytes granuleux dérivent de la moelle rouge des os*[1]. Dans ce tissu, on observe en abondance les leucocytes granuleux des trois catégories, et, d'autre part, des cellules volumineuses de 14 à 20 μ de diamètre à noyau régulier, rond ou ovalaire, à protoplasma contenant des granulations, qui sont soit neutrophiles, soit basophiles, soit éosinophiles : ce sont les myélocytes proprement dits. Comme il existe, dans cette moelle rouge, toutes les formes de passage entre ces myélocytes de la moelle des os et les leucocytes granuleux, on peut admettre que ces derniers dérivent des premiers.

Cette conclusion peut être contrôlée par l'expérimentation physiologique, et par l'observation pathologique. — Si on injecte, par exemple, chez un lapin, une culture staphylococcique, il se produit une augmentation considérable du nombre des leucocytes granuleux du sang, d'une part; et d'autre part, la moelle osseuse subit une transformation profonde : la moelle jaune repasse à l'état de moelle rouge ou embryonnaire : la graisse se résorbe et les éléments cellulaires nobles, myélocytes de la moelle et leucocytes granuleux, s'y développent à l'infini, présentant de nombreuses figures caryocinétiques

## 5. *Les globules et le plasma.*

Le sang circulant se compose de plasma et de globules; le sang défibriné, de sérum et de globules. On peut, entre les globules et le liquide sanguin, considérer des rapports de *volume*, de *coagulation*, de *toxicité*.

*a.* **Rapports de volume.** — Les cliniciens et les physiologistes ont besoin de connaître le rapport des volumes du plasma (ou du sérum) et des globules du sang. Ils emploient à cet effet les procédés suivants.

1° Si on bat le sang extrait des vaisseaux, on en retire, sous forme filamenteuse, toute la fibrine qu'il peut fournir aux dépens du fibrinogène contenu dans son plasma; cette fibrine peut être lavée, desséchée, pesée. Soit $f$ le poids de fibrine fourni par un vol. $v$ de sang : supposons qu'une portion du même sang ait été brusquement refroidie à 0°, au sortir du vaisseau, et abandonnée au repos pour permettre la séparation du plasma et des globules. Prélevons un vol. $p'$ de plasma, ramenons-le à la température ordinaire et, pendant qu'il

1. La moelle des os du fœtus est partout rouge : la moelle des os de l'adulte est, selon la région considérée, rouge ou jaune : elle est rouge dans le tissu des côtes et dans les épiphyses des os longs; elle est jaune (du fait de la prédominance de cellules graisseuses) dans la diaphyse des os longs.

coagule, battons-le, pour réunir la fibrine en filaments : soit $f'$ le poids de cette fibrine lavée, désséchée. Soient $p$ le vol. du plasma, $g$ le vol. des globules contenus dans un vol. $v$ de sang. La fibrine dérivant du fibrinogène exclusivement contenu dans le plasma, son poids est proportionnel au vol. de plasma dont elle provient : nous pouvons donc écrire les égalités suivantes :

$$v = p + g$$
$$p = kf \quad \text{et} \quad p' = kf'$$

d'où nous tirons :

$$g = v - p'\frac{f}{f'}$$

formule qui permet de calculer $g$ au moyen des 4 quantités $v$, $p'$, $f$ et $f'$ que nous avons déterminées.

On a signalé une cause d'erreur dans cette méthode : la fibrine fixe toujours, quand elle se produit dans le sang, quelques éléments figurés, dont on ne peut la débarrasser par lavages, son poids est de ce fait augmenté; — il n'en est pas de même de la fibrine provenant du plasma. Dès lors le vol. des globules, calculé d'après la formule donnée, est trop petit. En outre, la méthode nécessite des manipulations longues et délicates : réfrigération et conservation au froid du sang, lavages de fibrine, dessiccations, pesées. Elle demande à être pratiquée sur une quantité appréciable de sang, car 100 centimètres cubes de sang ne fournissent que 1 à 2 décig. de fibrine sèche, quantité à peine suffisante pour une détermination convenable.

— 2° Si on abandonne au repos du sang défibriné ou rendu non spontanément coagulable à l'aide d'oxalate de soude par exemple (1 p. 1 000 d'oxalate), les globules peuvent se déposer au fond du récipient, surmontés du plasma ou du sérum. Une simple lecture dans une éprouvette graduée fait connaître les volumes respectifs du plasma (ou du sérum) et des globules, lorsque le tassement des globules est achevé. Ce procédé, excellent pour le sang du cheval dont les globules se déposent vite, acceptable pour le sang de l'homme dont les globules se déposent lentement, est inapplicable aux sangs du bœuf, du mouton, et en général de la plupart des animaux domestiques, dont les globules restent indéfiniment en suspension. Lorsque le dépôt se produit lentement, comme pour le sang humain, un certain nombre de globules se détruisent en se dissolvant dans le sérum. On peut remédier à ces inconvénients en fixant les globules par la liqueur de Müller (solution à 2 p. 100 de bichromate de potasse et à 1 p. 100 de sulfate de soude), ajoutée au sang à volume égal, ou en activant, ou en déterminant le dépôt par la centrifugation du sang oxalaté à 1 p. 1 000 dans un tube gradué. L'ensemble des appareils employés pour cette opération (un tube de 35 millimètres de longueur, dont la lumière a 1 millimètre carré de section, gradué, et une petite centrifuge à main donnant 8 000 tours à la minute) constitue un *hématocrite*.

La méthode comporte des causes d'erreur : on ne peut admettre que les globules s'accolent entre eux de façon à expulser la totalité du sérum, étant donnée leur forme; — en outre, la liqueur de Müller gonfle les globules : le nombre lu est donc trop grand.

Le procédé hématocritique est simple, rapide, et s'il ne donne pas des nombres absolus exacts, il donne des nombres comparables entre eux, ce qui suffit presque toujours en physiologie, et toujours en clinique.

— 3° On peut, en ajoutant au sang une liqueur saline isotonique au plasma (ou au sérum), diluer le sang sans modifier le volume des globules. Si on détermine. dans le sérum d'un sang non dilué et dans le sérum du même sang dilué, la proportion d'une substance contenue dans le plasma (ou dans le sérum) seul, on a les éléments nécessaires à la détermination du volume des globules.

Supposons qu'on centrifuge du sang défibriné, et le même sang additionné de $n$ fois son volume d'eau salée à 9 p. 1000, et qu'on dose l'azote total dans les deux liqueurs séparées des globules par la centrifugation. Soient $v$ le volume de sang considéré, $s$ le volume du sérum qu'il contient, A la quantité d'azote contenue dans 1 centimètre cube de ce sérum, A' la quantité d'azote contenue dans 1 centimètre cube du sérum du sang dilué par $n$ volume d'eau salée. Écrivons que la quantité totale d'azote contenue dans un même volume $s$ de sérum ne change pas par dilution. Avant la dilution, si 1 centimètre cube de sérum contient A d'azote, la totalité du sérum, soit $s$ centimètre cube en contient $As$. Après dilution, si 1 centimètre cube de sérum dilué contient A' d'azote, la totalité du sérum dilué, soit $s + nv$, en contient $A'(s + nv)$. D'où.

$$As = A'(s + nv), \quad \text{d'où} \quad s = \frac{nvA'}{A - A'}.$$

Cette méthode comporte des causes d'erreur. Si en général la solution de chlorure de sodium à 9 p. 1000 est isotonique au sérum, il peut se présenter des cas où elle est hypertonique ou hypotonique, et où elle produit une diminution ou une augmentation du volume des globules. Il faudrait, pour éviter cette erreur possible, déterminer dans chaque cas la valeur de la solution isotonique au sérum, ce qui compliquerait les manipulations, et ce qu'on ne fait pas. On admet que, dans la dilution, il ne se produit pas d'échanges azotés entre les globules et le sérum dilué; cela n'est pas démontré, même quand on emploie une liqueur isotonique au sérum. Ces objections sont théoriques sans doute et peuvent paraître sans valeur : l'expérience en établit pourtant l'importance. Si, en effet, on imagine que le même sang est dilué en deux proportions différentes et qu'on dose l'azote dans les deux échantillons du sérum dilué et dans le sérum origine, on a des déterminations qui, prises deux à deux, permettent de calculer le volume du sérum et des globules : ces déterminations ne concordent pas, à beaucoup près : c'est démontrer l'imperfection de la méthode. D'ailleurs, cette méthode est longue et délicate, puisqu'elle comporte une détermination d'azote total.

De l'ensemble des déterminations faites, on peut conclure que 100 centim. cubes de sang humain contiennent environ 40 centim. cubes de globules rouges dans les conditions normales.

*b*. **Rapports de coagulation**. — Retiré des vaisseaux et abandonné au repos, le sang reste liquide pendant un temps variable suivant l'espèce animale, suivant les conditions physiologiques, etc. Après 5 à 10 minutes en général, chez les mammifères, il se transforme en une gelée tremblotante, se rompant entre les doigts en fragments irréguliers ; le sang a coagulé. Peu à peu le caillot primitif se rétracte et expulse hors de sa masse un liquide incolore ou légèrement jaunâtre suivant l'espèce animale qui a fourni le sang, le sérum (fig. 18).

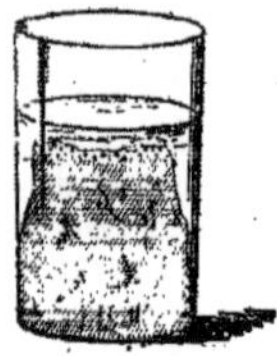

Fig. 18. — Sérum et caillot.

Dans ce phénomène de coagulation, le fibrinogène du plasma se transforme en une substance insoluble, filamenteuse, qui, en se précipitant, englobe les éléments figurés du sang dans les mailles de son réticulum, pour constituer le caillot. Cette transformation est produite par un agent possédant les propriétés générales des diastases, non contenu dans le plasma du sang circulant, engendré dans ce plasma, hors de l'organisme, par un mécanisme complexe, dans lequel les éléments figurés du sang jouent un rôle essentiel. On peut donc dire que *la coagulation du sang résulte de l'action* (*médiate*) *des globules sur le plasma*.

Cette proposition est établie par les faits suivants : 1° Si on refroidit brusquement à 0° le sang (sang de cheval) au moment de la prise, et si, le maintenant à 0°, on le centrifuge, pour séparer le plasma et les globules, le plasma décanté et ramené à la température ordinaire ne coagule qu'avec une extrême lenteur; il coagule rapidement, si on le mélange avec les globules qu'on en avait séparés. — 2° Si, au moyen d'une canule, introduite dans l'artère d'un mammifère (chien ou lapin par exemple) et d'un tube de caoutchouc, la canule et le tube étant paraffinés intérieurement, on fait arriver le sang dans un tube paraffiné, et si on pratique rapidement la centrifugation pour séparer le plasma des globules, ce plasma transvasé dans un tube non paraffiné, n'y coagule qu'avec une extrême lenteur; il y coagule au contraire très rapidement si on lui ajoute une certaine quantité des éléments figurés. — 3° Les transsudats (liquide d'hydrocèle, par exemple) qui, sans être identiques au plasma, présentent avec lui de frappantes analogies, qui ont notamment sa composition qualitative, ne coagulent pas spontanément; mais ils coagulent par addition des éléments figurés du sang.

On admet que, parmi les éléments figurés du sang, ce sont les leucocytes qui jouent le rôle actif. — 1° La lymphe qui ne contient que des leucocytes coagule : donc les leucocytes sont capables de faire coaguler les liqueurs fibrinogénées. — 2° Si, après avoir brusquement refroidi à 0° du sang (sang de cheval), au moment de la prise, on le centrifuge rapidement, en le maintenant à 0°, on constate que les couches profondes du dépôt globulaire ne peuvent faire coaguler les liqueurs fibrinogénées, tandis que les couches supérieures les font coaguler rapidement. Or l'examen microscopique établit que les couches profondes du dépôt ne contiennent que des hématies, tandis que les couches supérieures sont riches en leucocytes. Donc les leucocytes possèdent, à l'exclusion des hématies, le pouvoir de faire coaguler le plasma.

C'est en déversant dans le milieu ambiant une substance capable de transformer le fibrinogène en fibrine (ou un précurseur de cette substance transformable en substance active dans le plasma) que les leucocytes provoquent la coagulation du sang. En effet, après coagulation, le sérum, totalement débarrassé d'éléments figurés par une vigoureuse centrifugation, peut provoquer la coagulation des plasmas et des transsudats non spontanément coagulables. Le sérum contient donc en solution le principe coagulateur (on établit que c'est une substance possédant les propriétés générales des diastases; on le désigne sous le nom de thrombine ou de fibrineferment), que ne contenait pas le plasma.

Les leucocytes n'engendrent pas de fibrineferment dans le sang circulant; ils l'engendrent dans le sang extravasé. Deux hypothèses ont été proposées pour rendre compte de cette production en dehors de l'organisme. 1° On a supposé que, des leucocytes nombreux se désagrègent hors de l'organisme, et que le fibrineferment, partie constituante de leur protoplasma, est déversé dans le plasma, du fait de cette désagrégation. — 2° On a supposé que les leucocytes, éléments vivants, sécrètent le fibrineferment sous l'influence de l'excitation mécanique produite par le contact du vase.

La première hypothèse n'est pas soutenable : parce que, d'une part, les leucocytes ne se désagrègent pas hors des vaisseaux; tout au contraire, ils conservent leur intégrité anatomique et leurs propriétés physiologiques pendant longtemps; parce que, d'autre part, il est possible de désagréger les leucocytes (addition de plusieurs volumes d'eau distillée) sans engendrer de fibrineferment.

A l'appui de la seconde hypothèse, au contraire, on peut faire valoir les faits suivants. Le sang qui est reçu dans un système de vases paraffinés, ne coagule qu'avec une extrême lenteur. Or le sang ne mouille pas les parois paraffinées; l'excitation mécanique que nous supposons être la cause déterminante de la sécrétion du fibrineferment manque donc dans ce cas. — Le battage du sang après la prise, en multipliant les contacts des éléments du sang avec les corps étrangers, et par suite l'excitation mécanique, accélère notablement sa coagulation.

En fait, les leucocytes ne produisent pas le fibrineferment, mais bien un précurseur du fibrineferment, un profibrineferment, transformable en fibrineferment par les sels de chaux du plasma. Supposons en effet qu'on ait décalcifié le sang au moment de la prise, en lui ajoutant 1 à 2 p. 1000 d'oxalate de soude; on constate que ce sang est non spontanément coagulable : cette incoagulabilité est due à l'absence de fibrineferment et non à une autre cause, car le sang oxalaté coagule par addition de sérum décalcifié (c'est-à-dire oxalaté) ou de fibrineferment oxalaté. Toutefois ce sang non spontanément coagulable contient un précurseur du fibrineferment : supposons en effet que, par centrifugation, on en sépare le plasma absolument débarrassé d'éléments figurés, donc de générateurs de fibrineferment, on peut faire coaguler ce plasma oxalaté par addition de chlorure de calcium ou de sulfate de chaux : donc ces sels, inaptes à produire eux-mêmes la transformation fibrineuse du fibrinogène, ont déterminé, dans ce plasma oxalaté, la production du fibrineferment aux dépens d'une substance qu'y avaient auparavant déversée les globules blancs.

Quelques auteurs estiment, d'après leurs recherches, que cette conception de la genèse du fibrineferment que nous venons d'exposer doit être modifiée de la façon suivante. Les leucocytes n'interviendraient pas, d'après eux, en engendrant du profibrineferment, mais bien en déversant dans le plasma une *kinase* (on donne ce nom à des substances, mal définies d'ailleurs, sécrétées par les cellules, capables de transformer dans des milieux de constitution convenable les proferments en ferments), la trombokinase, qui, en agissant sur un élément préexistant dans le plasma, le thrombogène, en présence des sels de chaux, le transformerait en thrombine ou fibrineferment actif. Cette conception permettrait de rapprocher intimement la genèse du fibrineferment de la genèse de la trypsine (le trypsinogène du suc pancréatique pur étant transformé en trypsine active par l'entérokinase sécrétée par les cellules des glandes intestinales).

L'excitation mécanique que nous avons notée (nous acceptons cette hypothèse comme au moins vraisemblable) n'est pas seule à pouvoir provoquer la sécrétion du profibrineferment (ou de la thrombokinase). On peut lui substituer une excitation chimique. Si, dans une veine d'un animal, on injecte une solution de nucléoalbumine (ou, ce qui revient au même, le liquide de macération chlorurée sodique d'un tissu de l'organisme), on provoque généralement une coagulation intravasculaire massive. — Si, dans un vase paraffiné, contenant une petite quantité d'une solution chlorurée sodique de nucléoalbumine, on fait arriver par une canule et un tube paraffinés du sang directement, on en observe la coagulation rapide, tandis que ce même sang, recueilli dans les mêmes conditions dans un vase paraffiné contenant une solution de chlorure de sodium, ne coagule qu'avec une extrême lenteur. Comme les solutions de nucléoalbumines et les liquides de macérations de tissus ne contiennent pas de fibrineferment (car ils ne font pas coaguler les liquides de transsudats), il faut admettre que ces liqueurs ont provoqué la sécrétion du profibrineferment (ou de la thrombokinase) par les leucocytes.

La coagulation du sang représente un mode de défense de l'organisme contre les hémorragies. En dehors des conditions expérimentales, le sang épanché coule en baignant la surface de la plaie. Les leucocytes trouvent à ce contact la double excitation mécanique et chimique dont nous venons de parler : la surface de la plaie agit sur les leucocytes comme la paroi du vase dans lequel l'expérimentateur reçoit le sang; c'est là l'excitation mécanique; — d'autre part, la surface de la plaie abandonne aux liquides qui la baignent (que ce soit du sang ou de l'eau salée) une substance capable de provoquer dans un vase paraffiné la coagulation rapide du sang; c'est là l'excitation chimique.

Chez les oiseaux, et en général chez les vertébrés ovipares, cette excitation chimique est d'ailleurs la seule qui se puisse manifester. En effet, le sang des ovipares, amené directement du vaisseau dans un vase quelconque, sans toucher la plaie opératoire, ne coagule qu'avec une extrême lenteur. Au contraire, le sang des ovipares coulant en bavant sur la plaie, ou ce sang reçu directement dans un vase et additionné d'eau salée ayant coulé sur les bords de la plaie coagule presque instantanément. C'est donc que les leucocytes des ovipares sont inaptes à recevoir l'excitation mécanique, et que la seule excitation chimique due aux substances de la plaie peut en provoquer l'activité sécrétante[1].

1. L'étude des phénomènes chimiques de la coagulation du sang et celle de la genèse du fibrineferment appartiennent à la chimie physiologique. — Consulter Arthus, *Précis de chimie physiologique*, 8e éd.

Les cliniciens ont fait connaître des cas dans lesquels la coagulation du sang épanché ne se produit pas : il y a alors *hémophilie*, et la plus petite plaie entraîne des hémorragies graves et parfois mortelles. Le sang des hémophiles contient pourtant du fibrinogène et en contient une proportion normale ; il renferme des sels de chaux ; il coagule quand on l'additionne de sérum sanguin et fournit alors un caillot normal. On peut admettre que, dans l'hémophilie, les leucocytes sont inexcitables par les actions mécaniques ou chimiques qui déterminent, chez les sujets normaux, la sécrétion du profibrineferment (ou de la thrombokinase).

La production d'un caillot au niveau des blessures vasculaires est le premier stade de la réparation de ces blessures : le caillot représente là un *clou hémostatique* ou un *paquet hémostatique*, qui aveugle l'orifice vasculaire et sert de support et de direction aux tissus de nouvelle formation qui assureront l'*hémostase définitive*[1].

Notons, sans y insister, que le caillot, qui assure l'hémostase provisoire, se forme d'autant plus facilement et adhère d'autant plus solidement au vaisseau, que le cours du sang est plus réduit dans ce vaisseau : et cette notion évidente justifie la pratique de la compression temporaire, partielle ou totale, des artères au-dessus de la blessure (qui diminue la pression en aval) et la pratique des applications locales d'adrénaline (qui détermine le même résultat en provoquant la contraction des artérioles qu'elle a impressionnées).

c. **Pouvoir hématolytique[2] du sérum.** — Le sérum sanguin d'animaux d'une espèce déterminée possède la propriété de dissocier l'union de l'hémoglobine et du stroma des hématies d'animaux de certaines espèces, ou, comme on dit encore, d'hématolyser le sang d'animaux de certaines espèces : du sérum de chien ajouté à du sang d'homme, de cheval, de lapin, etc., en

1. Le caillot fibrineux adhère intimement, aux bords de la plaie vasculaire, et en se rétractant diminue les dimensions de cette plaie, ce qui permet à la réparation définitive de se parfaire plus rapidement. On a parfois eu recours à des substances chimiques, au perchlorure de fer, par exemple, pour provoquer à la surface des plaies saignantes des précipitations capables d'obturer les petits vaisseaux lésés. Mais ces précipités ne sont nullement équivalents au bouchon fibrineux, car ils ne sont ni adhérents aux bords de la plaie, ni rétractiles ; ils se détachent facilement et il en résulte des hémorragies secondaires ou tardives.

2. On a coutume de dire hémolyse, pouvoir hémolytique ; nous ne conserverons pas ces mots généralement admis, parce qu'il est plus correct de dire hématolyse, pouvoir hématolytique.

dissocie les hématies : l'hémoglobine passe en solution ; le sérum d'homme hématolyse le sang du lapin, du cobaye, etc. En outre, le sérum actif vis-à-vis des hématies est actif vis-à-vis des leucocytes de la même espèce : il supprime définitivement leurs mouvements amiboïdes et les tue sans les dissoudre. Cette *action*, ou *pouvoir hématolytique* ou *globulicide* du sérum, peut être rapprochée de son *action* ou *pouvoir microbicide*. Le sérum normal de certains animaux tue certains microbes : le sérum de chien tue le bacille typhique, le bacille cholérique, etc. Cette propriété microbicide, comme la propriété hématolytique, est d'ailleurs propre à certains sérums et ne s'exerce que vis-à-vis de certains microbes.

On admet que les propriétés microbicide et hématolytique sont dues à la présence dans le sérum d'une même substance, dite *alexine*, car les deux propriétés sont également présentes ou absentes, énergiques ou faibles, dans un même sérum ; elles sont toutes deux assez rapidement détruites à 52°, très rapidement à 55°, etc.

Les propriétés microbicide et hématolytique ne sont vraisemblablement que des manifestations particulières de la toxicité d'un sérum vis-à-vis des éléments vivants appartenant à une autre espèce. Cette toxité est considérable pour certains sérums, tels que le sérum d'anguille, qui, en injections intraveineuses, peuvent provoquer la mort d'animaux d'espèces différentes à doses extrêmement petites.

Au point de vue de la pratique de la *transfusion du sang*, il convient de ne transfuser que le sang d'un animal de même espèce, l'introduction, dans les veines d'un animal d'un sang d'espèce différente pouvant, en effet, provoquer soit la dissociation des globules du transfusé par le plasma ou le sérum du transfuseur, soit la dissociation des globules du transfuseur par le plasma du transfusé ; dès lors le but de la transfusion, qui est essentiellement d'augmenter la proportion d'hémoglobine du sang, ne serait pas atteint ; car l'hémoglobine dissoute dans le plasma circulant passe dans les urines, et, par suite, est perdue pour l'organisme.

— On peut communiquer au sérum d'un animal A donné, normalement inactif vis-à-vis d'hématies d'un animal B d'une autre espèce, un pouvoir hématolytique pour ces hématies, en injectant dans la cavité péritonéale de cet animal A des hématies ou du sang défibriné de B, 4 ou 5 fois au minimum, à intervalles de 8 jours.

Le sérum de cobaye, sans action sur les hématies du lapin, en acquiert une énergique dans ces conditions. La propriété globulicide acquise, comme la propriété globulicide normale, est détruite à 55°.

Le sérum de cobaye actif sur les hématies du lapin, et qui a perdu son activité par chauffage à 55°, a conservé une propriété remarquable. Ajouté aux hématies du lapin, il les rend attaquables par le sérum de cobaye normal (pourvu que ce sérum n'ait pas été chauffé à 55°), par lui-même inactif sur ces hématies. On est amené à admettre, dans le sérum normal comme dans le sérum actif, l'existence d'une substance capable de dissoudre les hématies du lapin, détruite à 55°, c'est une *alexine*. Cette alexine, toutefois, n'agit sur les hématies du lapin qu'à la condition que celles-ci aient été sensibilisées. Cette sensibilisation se fait dans le sérum de cobaye actif, même chauffé à 55° : la *substance sensibilisatrice* ou *hémato-immunisine* résiste à cette température; elle se produit dans le sang du cobaye sous l'influence des injections intrapéritonéales d'hématies de lapin.

Le sérum des animaux immunisés contre le vibrion cholérique détruit ces vibrions. On démontre qu'il doit cette propriété à l'action successive de deux substances sur les vibrions : l'une, qui n'existe pas dans le sang normal, qui apparaît dans le sang des vaccinés, qui résiste à 55°, capable de sensibiliser les vibrions et de les rendre attaquables par l'alexine dissolvante; l'autre, qui existe dans le sang normal comme dans le sang des vaccinés, qui est détruite à 55°, l'alexine dissolvante elle-même.

Si, dans les vaisseaux d'un lapin, on injecte du sérum de cobaye hématolytique, on provoque des accidents plus ou moins graves suivant la quantité injectée, parfois mortels. Si la dose injectée est petite, l'animal se rétablit. En pratiquant ainsi, à intervalles espacés, une série d'injections de sérum hématolytique, on parvient très facilement à immuniser le lapin contre des doses de sérum hématolytique primitivement mortelles. Les hématies d'un lapin ainsi immunisé ne sont plus hématolysées *in vitro* par le sérum actif du cobaye : l'organisme du lapin immunisé a engendré une *antisensibilisatrice* ou *antiimmunisine*.

On comprend l'intérêt que présente l'étude de ces questions d'*hématolyse*, qui se rattachent si évidemment aux questions d'immunité.

*d*. **Masse totale du sang.** — Pour déterminer la masse totale du sang contenu dans l'organisme, il faut avoir recours à des artifices; on ne peut, en effet, obtenir par la saignée qu'une fraction du sang, d'ailleurs essentiellement variable suivant le sujet et les conditions de la prise. (Cette fraction est en général comprise entre 1/2 et 2/3.)

Un premier procédé consiste à recueillir le sang qu'on peut obtenir par saignée à blanc, puis à laver le système vasculaire par un courant d'eau salée à 9 p. 1000, jusqu'à ce que l'eau de lavage sorte absolument incolore. En mesurant les volumes de sang et d'eau de lavage recueillis, en comparant le pouvoir colorant du sang et de l'eau de lavage, on a tous les éléments nécessaires à la détermination de la masse totale du sang. Soient V le volume du sang obtenu par la saignée à blanc, V' celui de l'eau de lavage; soit K le rapport des pouvoirs colorants (1/20 par exemple) de l'eau de lavage et du sang; le volume du sang contenu dans l'eau de lavage sera KV' (1/20 V' dans l'exemple choisi); et le volume total du sang V + KV' (V + 1/20 V' dans l'exemple choisi). — La méthode fournit de bons résultats pourvu que le lavage soit bien parfait; on parvient d'ailleurs à le faire tel à condition de le prolonger jusqu'à ce que le spectroscope ne révèle plus aucune bande d'absorption dans le liquide.

Un second procédé consiste à retirer de l'organisme un volume connu de sang, à le remplacer par un même volume d'eau salée ou de sérum, à retirer un nouveau volume quelconque de sang, et à comparer les pouvoirs colorants des sangs des deux prises à l'aide du colorimètre, ou les nombres d'hématies des sangs des deux prises à l'aide de l'hématimètre. Soit V le volume du sang de l'organisme, soit $v$ le volume de la première prise : après cette prise, il reste dans l'organisme $V - v$ de sang, que nous ramenons par injection d'eau salée au volume V. Les pouvoirs colorants ou les richesses en hématies des sangs des deux prises sont proportionnels par conséquent à V et à $V - v$. Le colorimètre ou l'hématimètre permettent de mesurer le rapport de ces pouvoirs colorants; soit A le nombre qui mesure ce rapport.

$$\frac{V}{V - v} = A \quad \text{d'où} \quad V = v \times \frac{A - 1}{A}.$$

On admet ici que le volume du sang n'est pas modifié par la saignée et par l'injection d'eau salée; hypothèse qui n'est pas rigoureusement vérifiée. — On admet en outre que l'eau injectée n'est pas éliminée rapidement par le rein ou par les glandes, ce qui est inexact dans une proportion inconnue.

On a établi que la masse du sang, assez constante pour les animaux d'une même espèce, varie suivant les espèces : elle serait en moyenne 1/12 du poids du corps chez la souris, 1/13 chez le chien, 1/20 chez le cobaye, le lapin, le chat, 1/10 à 1/13 chez les oiseaux, 1/15 à 1/20 chez la grenouille, 1/14 à 1/20 chez les poissons. On admet qu'elle est, chez l'homme, de 1/13 à 1/15 :

un homme de 70 kilogrammes posséderait donc environ 5 litres de sang; une femme de 60 kilogrammes en posséderait environ 4 litres.

On a enfin déterminé la masse du sang contenu dans les divers organes : la première méthode, applicable à l'organisme, est applicable aux organes : il suffit de poser simultanément une ligature sur les artères et sur les veines, d'enlever l'organe, et de procéder à la saignée et au lavage. — Le sang se répartit à peu près en parties égales entre elles et égales au quart de la masse totale — dans les viscères thoraciques, — dans le foie, — dans les muscles, — dans les autres organes.

# CHAPITRE III

## LA LYMPHE ET LA LYMPHOGÉNÈSE

SOMMAIRE. — Lymphe hématique et lymphe histique; quantité de la lymphe. Origine des leucocytes de la lymphe. Origine du plasma lymphatique. Théorie physique : filtration ou diffusion. Objection à l'hypothèse d'une filtration. Analyse de la production de la lymphe dans les cas d'oblitération vasculaire, et interprétation des résultats. Théorie physiologique : sécrétion de la lymphe. Faits à l'appui de la théorie physiologique; hypothèses les ramenant à la théorie physique. Activité physiologique et lymphogénèse. Lymphagogues généraux et lymphagogues locaux. Les lymphagogues cristalloïdes. Échanges entre le sang et les liquides interstitiels.

On appelle *lymphe* l'ensemble des liquides, situés en dehors des vaisseaux sanguins, dans lesquels sont baignés les éléments anatomiques. Le *système lymphatique* comprend : les *espaces* ou *fentes lymphatiques*, lacunes irrégulières, comprises entre les cellules des tissus, et les *vaisseaux lymphatiques*. La lymphe issue des capillaires se répand dans les espaces lymphatiques, pénètre dans les canaux lymphatiques et rentre dans le système veineux, au niveau des grosses veines de la base du cou. Les vaisseaux lymphatiques présentent, sur leur trajet, des *ganglions lymphatiques*. Chez l'homme et chez les mammifères servant aux expériences, les gros troncs lymphatiques qui s'abouchent dans les veines sont : le *canal thoracique*, ramenant la lymphe de toute la partie sous-diaphragmatique du corps, et la *grande veine lymphatique*, ramenant la lymphe de la moitié droite sus-diaphragmatique.

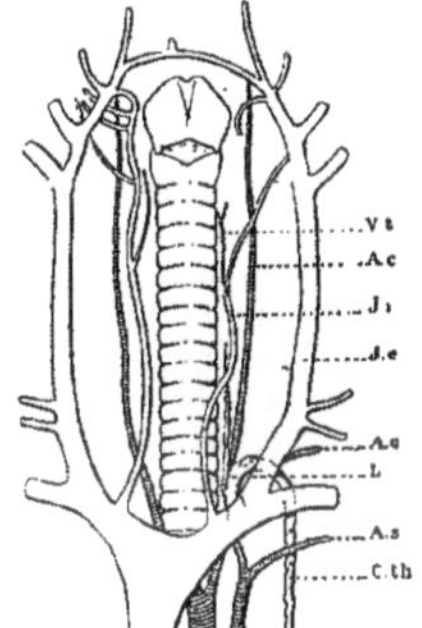


Fig. 19. — Canal thoracique chez le chien.

C. th., canal thoracique : A.s., sous-clavière, Ac., carotide Je. Ji, jugulaires externe et interne.

Issue des capillaires, dont elle traverse la paroi, reprise par les lymphatiques et ramenée par eux dans le système veineux, la lymphe est un intermédiaire entre le sang et les tissus. C'est par la lymphe que les matières nécessaires à la nutrition des tissus leur viennent du sang; c'est dans la lymphe que se déversent, pour aller au sang, les produits de l'activité des tissus. On pourrait schématiquement considérer une *lymphe hématique*, dérivée du sang et destinée aux tissus, et une *lymphe histique*, dérivée des tissus et destinée au sang. Ces deux lymphes ne sont pas séparables, puisque, dans les mêmes espaces lymphatiques, se déversent simultanément les produits d'origine sanguine et d'origine histique, en proportions inconnues, variables suivant les conditions. — La lymphe ne doit pas, ainsi que le sang, être considérée comme un tissu, car tout en elle est essentiellement variable, et elle n'a pas, ainsi que le sang, une partie fondamentale qualitativement et quantitativement constante. Il y a un sang, il y a une infinité de lymphes.

On ne connaît pas la quantité de la lymphe existant dans un organisme; mais on a déterminé la quantité de la lymphe qui rentre dans l'appareil sanguin, chez le cheval, chez la vache et chez le chien. On a trouvé, pour une période de vingt-quatre heures, 650 centimètres cubes de lymphe pour des chiens de 10 kilogrammes; 20 à 30 litres pour des taureaux de 250 kilogrammes, 100 litres pour une vache de 500 kilogrammes, 20 à 50 litres pour des chevaux de 400 kilogrammes. Ces nombres varient donc de 1/5 à 1/15 du poids du corps. Si l'on admet que les choses se passent de même chez l'homme, la quantité de la lymphe déversée dans les grosses veines de la base du cou serait, chez lui, de 6 à 7 litres par jour.

La lymphe des vaisseaux lymphatiques est constituée par un liquide, le *plasma lymphatique*, tenant en suspension des *leucocytes*. Ces leucocytes sont presque tous des lymphocytes et de gros mononucléaires; on trouve pourtant aussi quelques polynucléaires. La composition du plasma lymphatique rappelle celle du plasma sanguin : les deux plasmas contiennent les mêmes éléments, mais le plasma lymphatique est moins riche en substances protéiques, plus riche en produits d'excrétion que le plasma sanguin.

*Les leucocytes de la lymphe* des gros troncs lymphatiques *proviennent* de deux origines : *du sang* pour une faible part, surtout *des ganglions lymphatiques*. Au niveau des capillaires, les leucocytes polynucléaires traversent la paroi (*diapédèse*) émigrent dans les mailles du tissu conjonctif, puis pénètrent, par diapédèse inverse, dans les petits rameaux lymphatiques. — Les ganglions lymphatiques constituent un lieu d'origine ou de multiplication des lymphocytes. Dans le tissu folliculaire des ganglions lymphatiques, en effet, on observe de nombreux lymphocytes en division caryocinétique; ces lymphocytes passent de là dans les espaces lymphatiques, pour s'écouler avec le plasma lymphatique par le ou les canaux efférents. Ce *rôle lymphocyto-formateur des ganglions*, établi par l'observation histologique, est confirmé physiologiquement et pathologiquement : physiologiquement, le nombre des lymphocytes est plus grand dans la lymphe efférente que dans la lymphe afférente; pathologiquement, les ganglions lymphatiques sont hypertrophiés dans la lymphocythémie (surabondance des lymphocytes dans le sang).

— Le *plasma lymphatique* a une double origine : *il provient du sang et des tissus.*

Au niveau de la paroi des capillaires, il se produit une filtration du plasma sanguin. Ce n'est pas toutefois une véritable filtration, c'est-à-dire un passage de liquide, sans modification de composition, à travers une membrane perméable, car le plasma lymphatique n'est jamais identique au plasma sanguin : c'est une diffusion : comme dans la diffusion, en effet, le passage du dissolvant et des différentes substances dissoutes ne se fait pas avec la même vitesse; d'où la différence de composition des deux plasmas.

Pour établir le bien-fondé de cette conception de la lymphogénèse, on peut présenter les arguments suivants. On sait que la quantité de liquide, qui diffuse à travers une membrane perméable, augmente avec la pression exercée par le liquide soumis à la diffusion. On a constaté des faits de même nature dans la lymphogénèse. C'est ainsi qu'un testicule de taureau isolé du corps ou un membre inférieur désarticulé de chien, dans les vaisseaux sanguins desquels on fait circuler du sang défibriné, fournissent une quantité de lymphe (recueillie par cathétérisme des vaisseaux lymphatiques du cordon dans le premier cas, de la base du membre dans le second) augmentant avec la pression du sang circulant. C'est ainsi qu'en général la quantité de lymphe, qui s'écoule par une fistule du canal thoracique, augmente ou diminue quand la pression sanguine augmente ou diminue dans toute l'étendue ou dans une partie du système artériel. C'est ainsi que la lymphe, qui s'écoule par les lymphatiques d'un groupe de muscles ou d'une glande, augmente quand ce groupe de muscles se contracte ou quand cette glande sécrète, en même temps qu'augmente la pression du sang dans les capillaires de l'organe en activité.

A cette théorie physique de la lymphogénèse, on a fait des objections. On ne conteste pas, sans doute, l'existence d'une diffusion à travers la paroi capillaire : une membrane mince perméable sépare deux liquides soumis à des pressions différentes : une diffusion se produit nécessairement. Mais toutes les particularités de la lymphogénèse s'expliquent-elles, dans tous les cas, par l'hypothèse d'une simple diffusion?

— Voici un *premier groupe de faits* qu'on a opposés à la théorie physique. Pour maintenir en équilibre nutritif total, avec une alimentation purement protéique, un chien de 10 kilogrammes, il faut lui fournir journellement 280 grammes de protéines. Ces substances passent dans le sang, puis dans les tissus par la lymphe, car la composition du sang reste sensiblement constante. Le plasma sanguin du chien contient environ 7 p. 100 de protéines; la lymphe du canal thoracique en contient environ 4 p. 100; donc, si on admet que la lymphe est du plasma filtré, elle a cédé aux tissus 3 p. 100 de protéines. Les 280 grammes utilisés par jour représentent donc 9 lit. 33 de lymphe. Or, chez un chien de 10 kilogrammes, la quantité de lymphe du canal thoracique ne dépasse pas par jour 0 lit. 70. — Le lait de vache contient environ 2 grammes de chaux par litre; la lymphe qui s'écoule par le canal thoracique de la vache contient environ 0 g. 2 p. 100 de chaux; le plasma sanguin n'en contient pas davantage. Comment expliquer, par une filtration du plasma, la consommation énorme de chaux qui se fait à la mamelle, 40 grammes par jour, pour une vache qui donne 20 litres de lait, puisque la lymphe, supposée filtrat du plasma, ne s'appauvrit pas en chaux?

Ces faits, inexplicables dans l'hypothèse d'une filtration, sont explicables dans l'hypothèse d'une diffusion. La composition du liquide qui diffuse dépend de celle du liquide extérieur; si, à mesure que les sels de chaux diffusent dans les espaces lymphatiques de la mamelle, ils sont fixés par les cellules glandulaires, la liqueur s'appauvrit rapidement en chaux et la diffusion de cette chaux est de ce fait accélérée, tandis que la diffusion de l'eau est modérée, si les cellules ne l'utilisent pas dans une proportion suffisante. Il y a là, à la vérité, un phénomène vital; mais il ne se manifeste pas au moment de la formation de la lymphe hématique; il se manifeste au moment de l'utilisation des substances de la lymphe par les tissus. Les faits que nous venons d'exposer ne sont donc pas en désaccord avec l'hypothèse d'une diffusion.

— Voici un *second groupe de faits* qu'on a opposés à la théorie physique. On peut produire une augmentation ou une diminution de la pression sanguine dans les capillaires, lieu de la formation de la lymphe, en produisant une augmentation ou une diminution de pression dans les artères ou dans les veines. Demandons à l'expérience si la production de la lymphe suit les lois physiques dans tous les cas où la pression sanguine est ainsi modifiée.

1° Par la carotide droite d'un chien, on introduit un cathéter terminé par une ampoule de caoutchouc, et on le pousse vers l'aorte, puis dans l'aorte, jusqu'à ce que l'ampoule arrive au niveau du diaphragme; en insufflant l'ampoule, on supprime la circulation sous-diaphragmatique. L'écoulement de la lymphe diminue progressivement dans le canal thoracique, mais persiste encore pendant une à deux heures. La lymphe recueillie dans ces conditions n'a pas été produite avant l'obturation de l'aorte, car elle diffère de la lymphe normale par son aspect trouble et par sa richesse plus grande en protéines. — 2° Par la jugulaire droite d'un chien, on introduit le même cathéter dans la veine cave inférieure, jusqu'au niveau du diaphragme et on gonfle l'ampoule. On observe une hyperémie considérable du foie, une anémie intestinale, un abaissement de la pression artérielle générale (c'est-à-dire dans les gros troncs artériels de la tête et des membres). L'écoulement de la lymphe est accéléré dans le canal thoracique et la richesse de cette lymphe en protéines est augmentée. — 3° Enfin, on lie, chez le chien, la veine porte au hile du foie. On constate une hyperémie intestinale considérable et un abaissement de la pression artérielle générale, définie comme ci-dessus. L'écoulement de la lymphe par le canal thoracique est accéléré, et sa richesse en protéines est augmentée, sans l'être toutefois autant qu'après obturation de la veine cave inférieure. — Voilà les faits. S'accordent-ils avec l'hypothèse d'une formation physique de la lymphe?

Après obturation de l'aorte au niveau du diaphragme, la pression sanguine artérielle et capillaire tombe à zéro dans la région sous-diaphragmatique. La lymphe cesse de couler après une à deux heures; mais, pendant une à deux heures, elle continue à se former : c'est là le fait remarquable, qui semble être en contradiction avec l'hypothèse physique. Après obturations veineuses (veine cave inférieure et veine porte), la pression artérielle est diminuée; la quantité de lymphe est augmentée; c'est là un fait qui semble être en contradiction avec l'hypothèse physique.

D'autre part, les physiciens démontrent que si on fait diffuser à travers une membrane mince un liquide albumineux, la proportion des substances albumineuses, contenue dans le liquide diffusé, est petite quand la diffusion est rapide, et grande quand la diffusion est lente. — Après obturation de l'aorte, la quantité de lymphe diminue, et, conformément à la loi physique, sa concentration albumineuse augmente. Après obturation des veines, la quantité de lymphe augmente, et, contrairement à la loi physique, sa concentration albumineuse augmente.

Ces faits ont conduit certains physiologistes à *rapprocher la lymphogénèse de la sécrétion*. Comme dans les sécrétions, en effet, la quantité du liquide produit semble être, dans une certaine mesure, indépendante de la pression sanguine; sa composition semble être, dans une certaine mesure, indépendante de sa vitesse de formation. Les cellules endothéliales des capillaires joueraient, dans la lymphogénèse, le même rôle vital que les cellules glandulaires dans la production d'une sécrétion.

Pour choisir entre la théorie physique et la théorie physiologique de la lymphogénèse, il faut soumettre les faits d'observation et d'expérimentation à une analyse et à une critique sévères. Nous allons nous y employer.

Il se produit une augmentation de la lymphe après obturation de la veine cave inférieure, en même temps qu'un abaissement de la pression artérielle générale. Mais où est formée la lymphe qu'on recueille dans ces conditions? La ligature des lymphatiques du foie, au niveau du hile, en supprimant totalement l'écoulement de la lymphe dans le canal thoracique, démontre qu'il s'agit là d'une lymphe exclusivement hépatique. Or le foie est hyperémié au maximum; la pression est accrue dans ses capillaires; les phénomènes observés sont donc d'accord avec l'hypothèse physique.

Il se produit une augmentation de la lymphe après ligature de la veine porte, en même temps qu'un abaissement de la pression artérielle générale et probablement de la pression sanguine hépatique. Mais où est formée la lymphe qu'on recueille dans ces conditions? La ligature des lymphatiques du foie ne modifie pas l'écoulement de la lymphe dans le canal thoracique; la ligature du pédicule mésentérique de l'intestin le supprime; il s'agit donc d'une lymphe intestinale. Or l'intestin est hyperémié au maximum : la pression est accrue dans ses capillaires; les phénomènes observés sont donc d'accord avec l'hypothèse physique.

Il se produit encore de la lymphe après obturation de l'aorte au niveau du diaphragme, en même temps que la pression artérielle sous-diaphragmatique s'annule. Mais où est formée la lymphe qu'on recueille alors? La ligature des lymphatiques du foie arrête immédiatement l'écoulement de la lymphe dans le canal thoracique. Il s'agit donc d'une lymphe exclusivement hépatique. Or, après obturation de l'aorte au niveau du diaphragme, la pression sanguine n'est pas diminuée à l'embouchure de la veine cave inférieure et de la veine sus-hépatique; il est vraisemblable qu'elle est conservée sensiblement normale dans les capillaires du foie. La continuation de l'écoulement lymphatique observée est donc d'accord avec l'hypothèse physique.

Mais pourquoi cet écoulement se ralentit-il progressivement et cesse-t-il après une à deux heures? C'est là un fait qu'on ne peut comprendre, à la lumière de l'hypothèse physique, qu'à la condition d'admettre que, dans ces conditions anormales, la perméabilité des capillaires sanguins diminue progressivement, jusqu'à devenir nulle.

Une hypothèse est également nécessaire pour rendre compte des modifications de composition de la lymphe à la suite des obturations vasculaires. Il faut supposer que la perméabilité des capillaires pour les substances albumineuses n'est pas la même dans tous les organes, qu'elle est maxima dans le foie, moyenne dans l'intestin, minima dans les autres organes : nous avons vu en effet que la lymphe a une concentration maxima quand elle est d'origine hépatique, minima quand elle est d'origine générale, moyenne quand elle est d'origine intestinale.

En *résumé*, les faits observés à la suite des obturations vasculaires peuvent rentrer dans le cadre de la théorie physique, à condition de compléter cette théorie par *deux hypothèses* : 1° perméabilité de la paroi capillaire normale, imperméabilité de cette paroi privée de son irrigation sanguine; — 2° perméabilités différentes des parois capillaires, suivant l'organe considéré. Ce ne sont que des hypothèses, bien entendu, attendant une confirmation expérimentale; mais rien ne les rend *a priori* invraisemblables.

— Enfin un *dernier groupe de faits* a été opposé à la théorie physique.

Supposons qu'un cheval tire une charge, au moyen d'un harnais convenable, de telle sorte que les mouvements de la tête soient réduits au minimum et qu'elle ne prenne pas part au travail accompli. Nous constatons les faits suivants. — 1° La lymphe céphalique, qui s'écoule par une fistule de la veine lymphatique du cou, est 4 ou 5 fois plus abondante pendant le travail que pendant le repos. Or, pendant le repos, la pression sanguine dans la carotide et dans la jugulaire, donc aussi dans les capillaires de la tête, est plus élevée que pendant le travail. — 2° La lymphe céphalique du travail est plus alcaline que celle du repos, alors que le plasma de la jugulaire est moins alcalin pendant le travail que pendant le repos. — N'y a-t-il pas là une double contradiction avec l'hypothèse physique.

Non. Ces faits peuvent être conciliés avec l'hypothèse physique, si on admet que, sous l'influence du travail du corps (par l'intermédiaire, sans doute, de produits fabriqués par les muscles), la perméabilité des capillaires céphaliques est augmentée. C'est là une hypothèse qui attend confirmation, mais qui n'a rien d'invraisemblable. La perméabilité étant accrue, la quantité de lymphe peut augmenter malgré la diminution de la pression intravasculaire. — La lymphe devient plus alcaline, alors que le plasma devient moins alcalin : mais on établit que les phosphates alcalins d'une liqueur diffusent plus rapidement que les phosphates acides; si donc le liquide filtré est rapidement entraîné, et c'est le cas, l'équilibre de réaction avec le plasma ne s'établit plus et la lymphe peut devenir plus alcaline, bien que le plasma le soit moins.

On a pu établir d'une façon très générale que la quantité de lymphe produite par un organe, toutes autres conditions étant égales, augmente quand cet organe travaille et diminue quand il est au repos. La quantité de lymphe fournie par la glande sous-maxillaire augmente très notablement quand on en provoque l'activité par une excitation gustative (vinaigre) de la langue, et cette augmentation résulte de l'activité sécrétoire de la glande et non pas de la vaso-dilatation (entraînant une augmentation de la pression dans les capillaires) qui l'accompagne, car elle ne se produit pas quand, chez l'animal atropiné, on provoque la vaso-dilatation avec toutes ses conséquences circulatoires, sans provoquer la sécrétion. De même, la quantité de la lymphe hépatique augmente quand est augmentée l'activité fonctionnelle du foie : c'est ce qui se produit notamment quand on injecte dans une des veines d'origine du système porte soit une solution de tartrate d'ammoniaque (transformé en urée dans le foie), soit une solution de sucre (transformé et fixé sous forme de glycogène dans le foie).

Ces faits ne sont pas en opposition avec la théorie physique de la lymphogénèse : on sait que, sous l'influence de l'activité des tissus, des transformations chimiques, dédoublements ou autres, s'y produisent, qui, en augmentant le nombre des molécules présentes, augmentent le pouvoir osmotique du milieu lymphatique et, par conséquent, son pouvoir d'attraction pour l'eau : de l'eau est dès lors attirée du sang dans les espaces lymphatiques par le simple jeu de forces physiques et vient augmenter la quantité de la lymphe qu'ils évacuent. L'hypothèse de l'augmentation du pouvoir osmotique de la lymphe produite dans les organes en activité n'est d'ailleurs pas gratuite : le fait a été vérifié directement.

*En résumé, dans la formation de la lymphe, les faits observés peuvent être rattachés à des phénomènes purement*

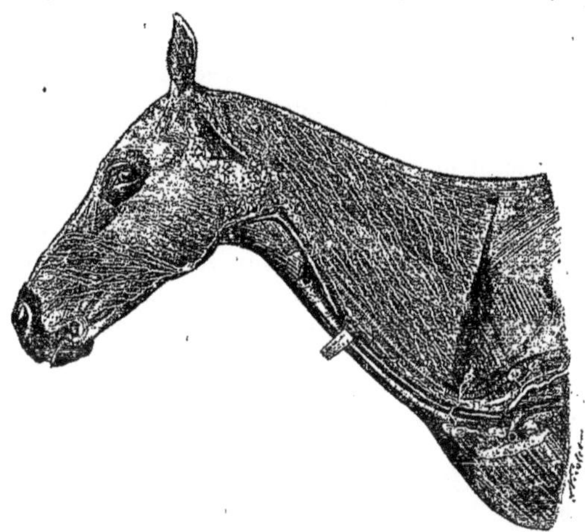

Fig. 20. — Répartition des lymphatiques de la tête et de l'encolure chez le cheva (Moussu).

*physiques, si l'on admet que la perméabilité de la paroi capillaire varie. C'est là une hypothèse qui attend sa vérification expérimentale.* La question de la lymphogénèse n'est donc pas définitivement résolue.

La lymphe se produit en surabondance dans la tête du cheval travaillant exclusivement avec le corps. On peut admettre que la cause en doit être recherchée dans le passage dans le sang de

1. Rappelons un fait bien connu des physiologistes qui ont expérimenté sur des animaux immobilisés par le curare. C'est la production d'une grande quantité de lymphe dans les membres malgré la résolution musculaire totale : des veines lymphatiques invisibles chez l'animal normal sont assez fortement gonflées de lymphe chez l'animal curarisé pour attirer l'attention de l'expérimentateur.

produits de l'activité musculaire, allant à distance modifier la perméabilité capillaire[1]. On a pu déterminer une lymphogénèse considérable en injectant dans les vaisseaux certains liquides d'ascite et certains produits microbiens. Sous ces actions, la *lymphogénèse* est *généralisée*.

D'autres substances *lymphagogues*, dites *lymphagogues de premier ordre*, provoquent une *lymphogénèse localisée*. Si on injecte dans les veines d'un chien des extraits de muscles d'écrevisses, des extraits d'anodontes, des extraits de têtes de sangsues, des solutions de protéoses, des macérations d'intestins ou de foies de chiens, etc., on note, dans le canal thoracique, un abondant écoulement (la quantité peut être sextuplée) d'une lymphe très riche en protéines. La lymphe ainsi produite en surabondance provient exclusivement du foie, car la ligature des lymphatiques hépatiques supprime l'effet lymphagogue de ces extraits et solutions. Aucune de ces substances n'augmente la pression sanguine; on sait tout au contraire que plusieurs d'entre elles, et notamment les protéoses, la diminuent considérablement (au moins chez le chien), dans toute l'étendue du système circulatoire; nous admettrons qu'elles augmentent considérablement la perméabilité des cellules endothéliales des capillaires hépatiques. — Ces lymphagogues agissent exclusivement au niveau du foie, bien que, contenus dans le sang, ils passent dans tous les tissus. On démontre que ces substances provoquent, dans le foie, l'élaboration d'une substance anticoagulante; ne peut-on supposer que, parmi les produits de l'activité hépatique, il en est qui, diffusant dans le tissu, arrivent au contact des capillaires et en modifient la perméabilité? Hypothèse assurément, qui attend une vérification expérimentale, mais qui n'est pas invraisemblable. D'ailleurs, le seul fait d'une activité hépatique provoquée par l'injection intraveineuse de ces substances lymphagogues suffirait à expliquer, au moins pour une part, l'augmentation de la lymphogénèse hépatique, par suite de l'augmentation probable du pouvoir osmotique des liquides interstitiels.

D'autres substances, cristalloïdes, dites *lymphagogues de second ordre*, peuvent augmenter la lymphogénèse : ce sont, par exemple, le sucre, les sels neutres, etc., qui, injectés en solution concentrée dans le sang, provoquent une accélération considérable de l'écoulement de la lymphe par le canal thoracique. Dans ce cas, il y a diminution de la concentration albuminoïde normale de la lymphe et du sang : c'est donc que l'excès d'eau, qu'on trouve dans la lymphe, ne provient pas du sang (il s'enrichit lui-même en eau), mais des tissus. L'injection du cristalloïde dans le sang en augmente le pouvoir osmotique : de l'eau, empruntée à la lymphe interstitielle, est attirée dans le sang à travers la paroi capillaire; en même temps, une partie du cristalloïde passe dans la lymphe; l'équilibre osmotique entre la lymphe et les tissus est rompu : de l'eau quitte les tissus pour passer dans la lymphe. Il s'établit ainsi un double équilibre osmotique : 1° entre le sang et la lymphe, celle-ci cédant de l'eau au sang et le diluant; 2° entre la lymphe et les tissus, ceux-ci cédant de l'eau à la lymphe et la diluant.

Des échanges de même nature se produisent quand on introduit dans une cavité séreuse (péritonéale, pleurale ou péricardique) d'un animal une solution saline non isotonique au plasma sanguin; si la solution est hypotonique, son volume diminue rapidement, en même temps que sa concentration saline augmente; la solution a donc cédé de l'eau au sang circulant dans les parois de la cavité, jusqu'à ce que l'isotonie du sang et de la solution soit réalisée; — si la solution est hypertonique, son volume augmente rapidement en même temps que sa concentration saline diminue; le sang a donc cédé de l'eau au liquide introduit dans la cavité séreuse, jusqu'à ce que l'isotonie du sang et de la solution soit réalisée[1].

On est ainsi amené à concevoir un double mouvement moléculaire entre le sang et les espaces lymphatiques, entraînant des éléments du sang vers les espaces lymphatiques, et des espaces lymphatiques vers le sang, à travers la paroi des capillaires sanguins.

1. Il est moins facile de comprendre comment se fait la résorption des liqueurs isotoniques au plasma sanguin contenues dans les cavités séreuses, qu'elles y aient été introduites telles, ou qu'elles le soient devenues à la suite de l'établissement de l'équilibre osmotique que nous avons analysé. Les recherches expérimentales et les conclusions qu'on en a tirées ne sont pas toujours concordantes C'est là une question qui attend encore sa solution définitive

# CHAPITRE IV

## LE CŒUR

Sommaire. — Un mot d'anatomie.

1. **Rythme cardiaque.** — Systoles et diastoles. — *a. L'observation directe.* Étude des contractions cardiaques, par l'examen du cœur en place ou extrait de l'organisme, chez les animaux à sang froid et chez les mammifères : renseignements élémentaires fournis par cette méthode. — *b. De la méthode des sondes cardiographiques*; les tracés cardiographiques et leur interprétation : analyse et critique. — *c. Mécanisme de la pompe foulante cardiaque* ; fermeture des valvules, progression et projection du sang, les phases de la révolution cardiaque. — *d. Le choc du cœur*; cardiographes; cause du choc du cœur. — *e. Les deux bruits du cœur*; leurs caractères, leur cause. — *f. Le travail du cœur*; la pression intra-cardiaque, le débit du cœur; mesure du travail du cœur fonctionnant hors de l'organisme.
2. **Le muscle cardiaque.** — La pointe du cœur. Méthodes myographique et manométrique. Les excitants du muscle cardiaque. Étude comparée de la contraction du muscle cardiaque et du muscle strié. De l'inexcitabilité périodique du muscle cardiaque. Notions sommaires sur les phénomènes électriques de la contraction cardiaque.
3. **Le cœur, appareil neuro-musculaire.** — *a. Le cœur autonome.* Le système nerveux intra-cardiaque, moteur du cœur; conditions nécessaires à la contraction cardiaque. — *b. Les ganglions intra-cardiaques.* Les expériences de Stannius : analyse du rôle des ganglions intra-cardiaques.
4. **Le système nerveux extra-cardiaque.** — *a. Le nerf vague.* Rôle des fibres du vague : fibres inhibitrices ou modératrices, fibres accélératrices. — *b. Les nerfs accélérateurs du cœur.* — *c. Les réflexes cardiaques.* Des centres cardiaques bulbaires; leur tonus, leur mise en activité.
5. Un mot sur *les poisons du cœur*.

Le cœur de l'homme[1] est une masse charnue, contenue dans le médiastin, à la partie antéro-inférieure du thorax, entre les poumons, en avant de l'œsophage et de l'aorte, au-dessus du diaphragme. Il est logé dans une séreuse, le péricarde ; il est appendu aux gros vaisseaux, aorte et artère pulmonaire, veines caves et veines pulmonaires, qui communiquent avec ses cavités.

Le cœur est sensiblement conique ; sa *base* est dirigée en haut, en arrière et à droite, son *sommet* (ou *pointe du cœur*) en bas, en avant et à gauche ; cette pointe est au niveau du cinquième espace intercostal, fortement en dehors de la ligne médiane. On distingue, à la base du cœur, deux petites poches molles à parois minces (*oreillettes*) : le reste du cœur est ferme, à parois épaisses (*ventricules*). À la surface du cœur, on voit des *sillons* : un sillon auriculo-ventriculaire, séparant les oreillettes des ventricules, et des sillons ventriculaires, dirigés de la base

1. Cette description convient aussi au cœur des mammifères.

vers la pointe, l'un à la face postérieure, l'autre à la face antérieure du cœur, qu'ils divisent en deux régions : droite (et postérieure) et gauche (et antérieure); ces sillons ventriculaires logent les vaisseaux propres du cœur, les *vaisseaux coronaires*. Les gros vaisseaux qui partent du cœur naissent, les uns des ventricules : *aorte* et *artère pulmonaire*; les autres des oreillettes : *veines caves* et *veines pulmonaires*.

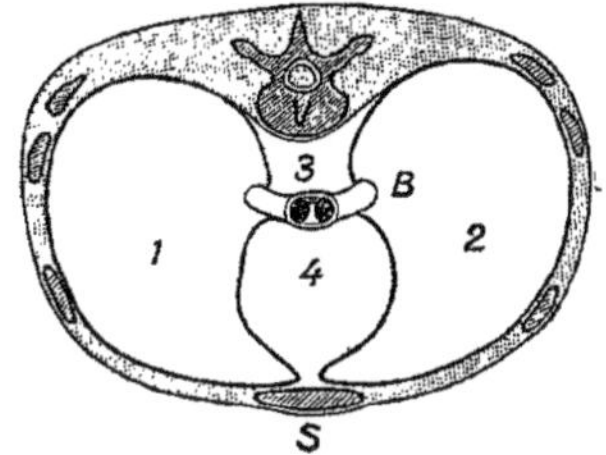


Fig. 21. — Coupe horizontale du thorax passant par les pédicules des poumons; figure schématique destinée à montrer la disposition et les rapports des loges pleurales et médiastines.

1 et 2, loges pleurales droite et gauche contenant les poumons; 3. loge médiastine postérieure contenant l'œsophage, l'aorte descendante, le canal thoracique, les nerfs vagues, etc.; 4. loge médiastine antérieure, contenant le cœur et l'origine des gros vaisseaux; V, 5e vertèbre dorsale. S, sternum. B, les grosses bronches.

Le cœur de l'homme est formé de deux cavités indépendantes, le *cœur droit* et le *cœur gauche*, séparés par une cloison musculaire qui correspond aux sillons coronaires. Chacune des cavités est divisée en deux loges (l'une supérieure, à parois minces, l'*oreillette*; l'autre inférieure, à parois épaisses, le *ventricule*) par un plancher fibro-musculaire percé en son centre d'un large *orifice auriculo-ventriculaire* (droit ou gauche, soit tricuspidien ou mitral), muni d'une valvule (valvule *tricuspide* à droite; valvule *mitrale* à gauche). Dans les ventricules, on distingue les orifices artériels (aortique à gauche, et pulmonaire à droite), munis de valvules (valvules à trois valves (ou *valvules sigmoïdes*). Dans les oreillettes, on distingue les orifices veineux (des veines caves à droite, des veines pulmonaires à gauche), sans valvules.

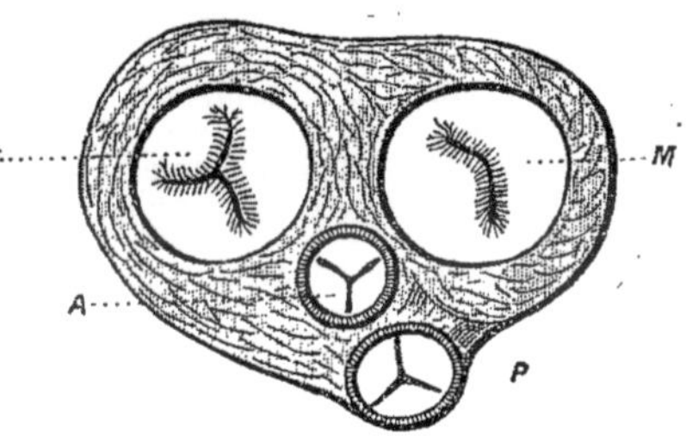


Fig. 22. — Section transversale du cœur au niveau du plancher auriculo-ventriculaire pour montrer les orifices et leurs valvules.

M, orifice auriculo-ventriculaire gauche et valvule mitrale; T, orifice auriculo-ventriculaire droit et valvule tricuspide. — A, aorte. — P, artère pulmonaire.

Les cavités auriculaires sont irrégulières et anfractueuses, les cavités ventriculaires sont plus régulières : la section perpendiculaire à l'axe est circulaire pour la cavité du ventricule gauche; elle est en croissant à concavité interne pour la cavité du ventricule droit; les parois du ventricule gauche ont une épaisseur triple de celle des parois de ventricule droit. A la surface interne des ventricules, on distingue des piliers musculaires, dont les plus volumineux, implantés par leur base sur la paroi ventriculaire, s'insèrent par leur sommet aux cordages tendineux des lames valvulaires auriculo-ventriculaires.

Les cœurs de grenouille et de tortue, dont on se sert fréquemment en physiologie, se distinguent des cœurs de mammifères en ce que les ventricules communiquent largement entre eux : ces cœurs sont doubles dans la région auriculaire; ils sont uniques dans la région ventriculaire.

Les parois du cœur sont musculaires (muscle à fibres striées, anastomosées, sans sarcolemme). Quatre anneaux fibreux forment la charpente du cœur : deux sont disposés autour des orifices auriculo-ventriculaires, et les valvules mitrale et tricuspide en sont une expansion; deux sont disposés autour des orifices artériels, et les valvules sigmoïdes en sont une expansion. Les fibres ventriculaires sont insérées sur ces anneaux fibreux : on distingue des fibres propres à chaque ventricule, qui, en s'accolant sur la ligne médiane, forment la cloison interventriculaire, et des fibres communes, qui descendent vers la pointe du cœur en recouvrant les fibres propres, se contournent au niveau de la pointe et remontent vers les anneaux fibreux en s'accolant intérieurement aux fibres propres. Les oreillettes possèdent des fibres communes s'étendant transversalement d'une oreillette à l'autre, et des fibres propres disposées en anneaux autour des orifices auriculo-ventriculaires et veineux.

## 1. *Le rythme cardiaque.*

Le cœur, qui est un muscle, se contracte. Le *rythme cardiaque* résulte de la succession régulière de ses contractions ou *systoles* et de ses relâchements ou *diastoles*.

Pour étudier ce rythme on a recours aux méthodes suivantes :

Chez les *batraciens* et chez les *tortues*, on incise ou on trépane les téguments et le sternum dans la région précordiale, on ouvre le péricarde, on examine le *cœur en place*. Le cœur continue à battre, et comme, chez ces animaux, les contractions ne sont pas très précipitées, on peut en reconnaître certaines particularités. On peut, d'ailleurs, ralentir considérablement ces contractions en refroidissant l'animal par immersion dans l'eau a basse température, 0° par exemple (eau contenant des fragments de glace).

Le cœur des mêmes animaux continue à se contracter hors de l'organisme, pendant un temps variant de quelques heures à quelques jours, selon les conditions de température, d'humidité, de milieu chimique, que le cœur soit ou ne soit pas traversé par un courant de sang défibriné de mammifère, plus ou moins dilué d'eau salée à 1 p. 100, ou de tout autre liquide équivalent. On peut, sur un cœur ainsi isolé faire de fructueuses observations.

Comme la contraction cardiaque se produit avec une certaine brusquerie, l'œil n'en peut saisir tous les détails; la *chronophotographie*, en permettant de prendre des images nombreuses du cœur, pendant la durée d'une contraction, fait connaître la succession et la forme des mouvements particulaires, constituant par leur ensemble la contraction cardiaque.

Chez les *mammifères*, l'*observation du cœur* en place est possible. Chez le lapin, on peut, par une trépanation convenable du sternum, arriver sur le péricarde sans toucher à la plèvre, donc sans provoquer l'affaissement des poumons; dès lors, on observe le cœur se contractant en place, sans avoir besoin de pratiquer la respiration artificielle. Chez les autres mammifères (chien, cheval, âne p. ex.), on ne peut atteindre le cœur sans ouvrir les plèvres : on doit donc, chez eux, pratiquer la respiration artificielle pour entretenir la vie (on a coutume d'immobiliser l'animal par le curare, ou d'immobiliser et d'insensibiliser le tronc et les membres par section sous-bulbaire de la moelle épinière). Pour saisir un plus grand nombre de détails de la contraction, il est avantageux de ralentir le cœur en refroidissant l'animal, ou d'opérer sur un animal dont le cœur se contracte lentement : les vieux chevaux sont particulièrement convenables; il en est dont le cœur ne fait que 40, 35 et même 30 contractions par minute.

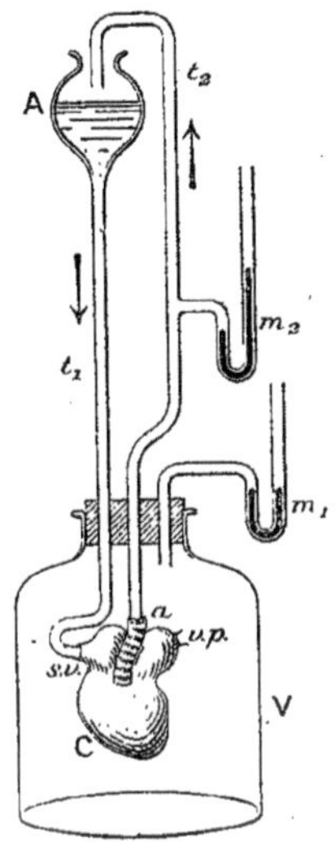


Fig. 23. — Disposition pour la circulation artificielle dans un cœur de tortue

C, cœur de tortue : les veines pulmonaires *v.p.*, ont été liées les veines caves ou plus exactement le sinus veineux *s.v.*, a été lié sur le tube $t_1$ et l'aorte sur le tube $t_2$. — A, ampoule contenant du sang défibriné ou du sérum de cheval : V, vase rempli de sérum de cheval. — $m_1$ et $m_2$, manomètres pour marquer ou inscrire les changements de pression dans le cœur (cardiographie) ou dans le vase V (pléthysmographie).

Chez l'homme, dans quelques cas tératologiques ou pathologiques, on a pu observer le cœur battant à la surface de la poitrine, et recueillir quelques observations intéressantes. Marey cite notamment le cas d'une femme présentant une ectopie congénitale du cœur : par une ouverture du diaphragme, le cœur était descendu dans la cavité abdominale, où une éraillure de la ligne blanche ne laissait plus que la peau de l'épigastre interposée entre le cœur et la main de l'observateur.

Les cliniciens se servent aujourd'hui des rayons Röntgen pour reconnaître sur l'homme divers caractères anatomiques et fonctionnels du cœur. En recueillant sur un écran phosphorescent les silhouettes des organes thoraciques illuminés orthodiagraphiquement (c'est-à-dire par des rayons parallèles) par les rayons Röntgen, ils ont pu noter la position et les rapports du cœur et des gros vaisseaux, leurs volumes, diverses particularités de leurs contractions ou pulsations et en tirer de précieuses indications médicales.

L'observation des contractions du cœur des mammifères isolé de l'organisme est possible. Sans doute, le cœur cesse de battre dès qu'il est séparé du corps, mais on peut faire réapparaître ses contractions, un quart d'heure et plus après leur arrêt, en général tant que la rigidité musculaire n'est pas établie, et les entretenir pendant plusieurs heures, en poussant par l'aorte, sous une pression de 9 à 10 cm. de mercure, un courant de sang défibriné oxygéné [1] et maintenu à 37-40° : ce courant ferme les valvules sigmoïdes et irrigue le tissu cardiaque, en passant par le système des vaisseaux coronaires, de l'aorte au voisinage immédiat du cœur, où naissent les artères coronaires, à l'oreillette droite dans laquelle s'ouvrent les veines coronaires. L'expérience a été faite sur des cœurs de chiens, de chats, de lapins et, chez l'homme, au moins une fois sur le cœur d'un supplicié. — *L'inscription à l'aide de manomètres enregistreurs* convenablement disposés ou la *chronophotographie* peuvent rendre ici d'utiles services, car la contraction du cœur des mammifères est plus brusque et plus précipitée que celle du cœur des animaux à sang froid [2].

*a*. **L'observation directe.** — Chez la grenouille et la tortue, les contractions se produisent à intervalles réguliers. Pendant le repos du cœur, les oreillettes se remplissent progressivement de sang et s'en gorgent au point d'avoir un volume supérieur à celui du ventricule qu'elles débordent de toutes parts; à ce moment, elles ont une coloration rouge foncé intense, contrastant avec la pâleur que présente le ventricule après sa propre contraction. Les oreillettes se contractent alors simultanément et avec une grande brusquerie (toutefois il est possible de constater, particulièrement sur des cœurs refroidis, que la contraction naît au milieu du sinus veineux, vestibule préauriculaire du cœur droit, pour, de là, se propager aux oreillettes). Le ventricule, gorgé du sang chassé par les oreillettes, devient volumineux et rouge foncé; aussitôt la contraction auriculaire achevée, il se contracte lui-même brusquement : son volume devient minime, sa couleur devient rose pâle. Puis c'est le repos de tout le cœur. La série des actes successifs de la contraction du cœur, systole auriculaire, systole ventriculaire, repos du cœur total, constitue *une révolution cardiaque*.

Chez les mammifères, on constate la succession régulière, des systoles et des diastoles [3]; le synchronisme des contractions auri-

1. On peut au sang défibriné substituer le *liquide de Ringer*, solution aqueuse contenant 0,02 p. 100 $CO^3NaH$ + 0,01 p. 100 $CaCl^2$ + 0,0075 p. 100 KCl + 0,85 p. 100 NaCl ; ou mieux le *liquide de Locke* solution aqueuse contenant 0,02 p. 100 $CO^3NaH$ + 0,02 p. 100 $CaCl^2$ + 0,02 p. 100 KCl + 0,90 p. 100 NaCl + 0,10 p. 100 glycose.

2. On a cherché à utiliser les *rayons Röntgen* pour l'observation des mouvements du cœur sur l'animal intact et sur l'homme. Mais l'image du cœur, projetée sur l'écran fluorescent au platinocyanure, est vague et partiellement dissimulée par l'ombre portée par les os du thorax.

*L'acupuncture du cœur* (on pique une aiguille dans la pointe du cœur en l'enfonçant à travers la paroi thoracique dans un espace intercostal) fournit quelques renseignements élémentaires sur les contractions du cœur, sur leur existence ou leur suppression, sur leur brusquerie, sur leur nombre, etc.

3. Le chien présente une remarquable exception : chez lui les contractions cardiaques se succèdent à intervalles irréguliers.

culaires, le synchronisme des contractions ventriculaires; la succession des contractions auriculaires, des contractions ventriculaires (sans pause intercalée) et du repos du cœur; la faiblesse et la brièveté de la systole auriculaire, l'énergie et la durée de la systole ventriculaire; la dureté extrême du ventricule pendant sa systole, sa mollesse pendant sa diastole.

Le refroidissement du cœur, isolé de l'organisme, ou le refroidissement de l'organisme déterminant un ralentissement du cœur,

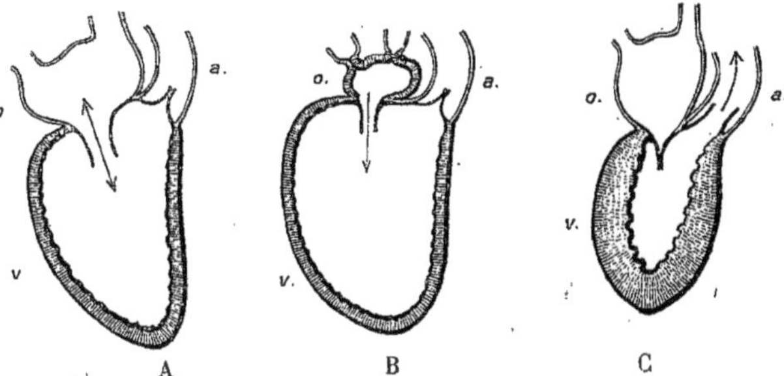


Fig. 24. — Schéma du cœur gauche, pour montrer la position des valvules et la direction du courant sanguin. En A, pendant la diastole; en B, pendant la systole auriculaire; en C, pendant la systole ventriculaire.
o, oreillette ; v, ventricule ; a, aorte.

on a avantage à faire ces observations directes sur un cœur ou sur un animal refroidis, car alors les diverses phases de la révolution cardiaque sont plus nettement séparées et par suite plus faciles à distinguer : dans ce cas, on constate que le début de la contraction auriculaire se manifeste dans la région de l'oreillette droite adjacente à l'embouchure des veines caves [1].

Entre le cœur du batracien et le cœur du mammifère, on peut, grâce à ces observations directes, relever une différence. — Le cœur du batracien se contracte sur place, sans se tordre sur son axe; le cœur du mammifère se tord sur son axe, au moins dans sa partie ventriculaire : pendant la contraction, le bord ventriculaire droit se porte légèrement en arrière, le bord ventriculaire gauche, légèrement en avant; on a très justement comparé ce

1. Dans la mort progressive du cœur, ce sont les parties au niveau desquelles débute la systole (sinus veineux des batraciens, région auriculaire voisine des veines caves des mammifères) qui conservent le plus longtemps leurs mouvements rythmiques.

mouvement à celui qu'exécuterait la main gauche en pronation moyenne passant à la position de pronation extrême.

De ces observations, on tire les conclusions suivantes : pendant le repos du cœur, le sang des veines caves et le sang des veines

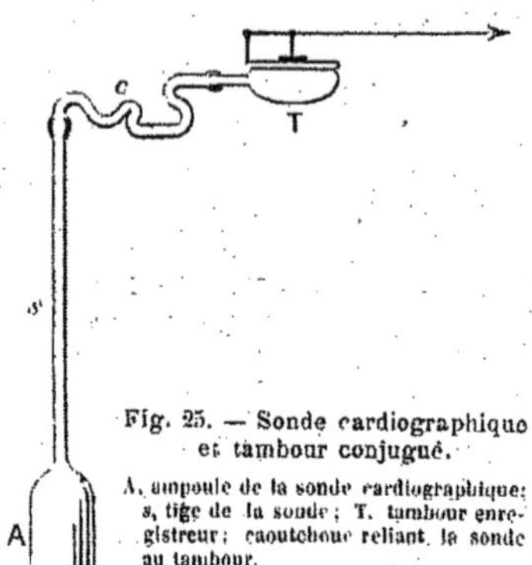


Fig. 25. — Sonde cardiographique et tambour conjugué.

A, ampoule de la sonde cardiographique; s, tige de la sonde; T, tambour enregistreur; caoutchouc reliant la sonde au tambour.

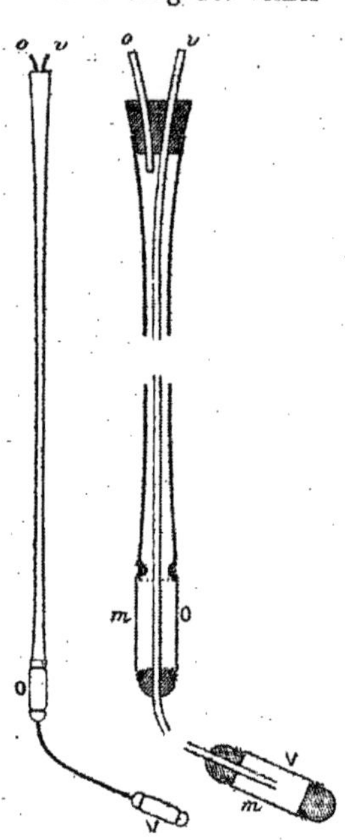


Fig. 26. — Sonde cardiographique destinée au cœur droit.

O, ampoule auriculaire; V, ampoule ventriculaire; m, membrane de caoutchouc; o, tube faisant communiquer la cavité de l'ampoule auriculaire avec un tambour enregistreur; v, tube faisant communiquer la cavité de l'ampoule ventriculaire avec un tambour enregistreur.

pulmonaires se déversent dans les oreillettes qu'ils dilatent et remplissent, les oreillettes se contractent et chassent le sang qui les gorge; ce sang passe dans le ventricule unique de la grenouille ou de la tortue, ou dans les ventricules des mammifères par les orifices auriculo-ventriculaires libres, mais il ne reflue pas notablement vers les veines : sans doute, les orifices veineux ne sont pas munis de valvules, mais la contraction auriculaire, débutant au niveau de ces orifices veineux, en détermine presque instantanément l'occlusion à peu près suffisante. Le ventricule de la grenouille ou de la tortue, les ventricules des mammifères se contractent; le sang ferme les valvules auriculo-ventriculaires, écarte les valvules sigmoïdes et pénètre dans les artères. La contraction cardiaque est terminée, le ventricule est au repos, le sang artériel ferme les valvules sigmoïdes et s'écoule vers la périphérie, *b*. **Les sondes cardiographiques.** — A la méthode d'observation directe, suffisante pour donner des indications sur le mécanisme du cœur, incapable de manifester les détails de sa contraction, il faut substituer, pour une étude précise, *la méthode cardiographique*, qui consiste essentiellement à faire inscrire au cœur lui-même ses mouvements. On emploie à cet effet les *sondes cardiographiques*. Le principe de la méthode est le suivant. Supposons contenue dans une des cavités du cœur une

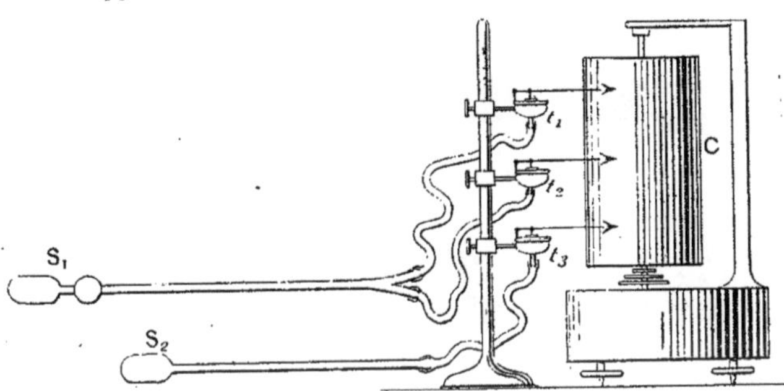


Fig. 27. — Les sondes cardiographiques et les tambours conjugués.

$S_1$, la sonde pour le cœur droit; $S_2$, la sonde pour le ventricule gauche : — $t_1$, $t_2$, $t_3$, les tambours enregistreurs : C, le cylindre noirci.

ampoule de caoutchouc A, communiquant par un tube non dépressible *c* avec un tambour enregistreur T (fig. 25) : les modifications de la pression, exercée par les parois de la cavité cardiaque sur le sang et sur l'ampoule qu'elle contient, se transmettront au tambour enregistreur et se traduiront par un mouvement du style.

Pratiquement, par une ouverture faite à la carotide droite, on introduit l'ampoule destinée au ventricule gauche, portée par le tube semi-rigide qui doit assurer sa communication avec le tambour; on pousse la sonde vers l'aorte et vers le cœur; on profite du moment où les valvules sigmoïdes sont effacées par l'ondée sanguine pour l'introduire dans le ventricule. Par un orifice pratiqué à la veine jugulaire droite, on pousse les sondes destinées au ventricule et à l'oreillette droits : les deux ampoules sont disposées l'une au-dessus de l'autre, à distance convenable pour occuper chacune une des cavités du cœur droit, et les deux tubes de communication sont plongés dans une gaine commune. — Le cheval supporte, sans troubles appréciables et sans manifester de douleur, les opérations nécessaires et le séjour des ampoules dans son cœur. — Les trois tambours conjugués aux trois ampoules sont disposés de telle sorte que les trois styles soient sur une même génératrice du cylindre noirci.

On obtient le graphique représenté par la figure 29 pour les *tracés cardiographiques* du cheval.

En graduant empiriquement les sondes et les tambours conjugués, on peut déterminer les valeurs absolues correspondant aux

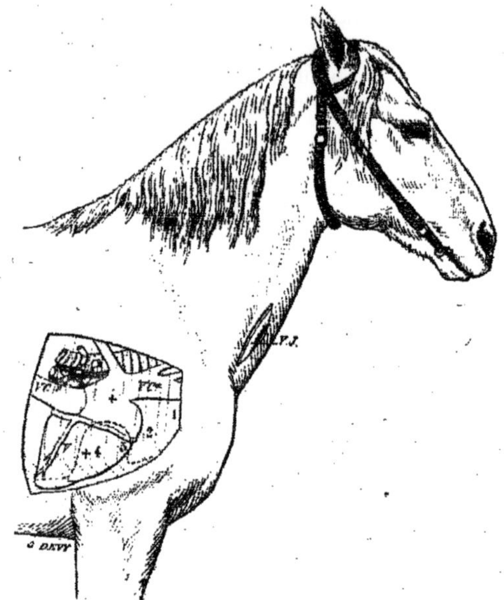

Fig. 28. — Cœur et vaisseaux du cheval. Position des ampoules dans les cavités cardiaques (Merat-Doyon).

Le cœur du cheval est vu par sa face droite et en place. La position des deux ampoules de la sonde cardiographique droite est indiquée par deux petites croix.

courbes obtenues. On a trouvé ainsi comme valeurs maxima des pressions pendant la révolution cardiaque, exprimées en millimètres de mercure [1].

| | | |
|---|---|---|
| Chez le cheval | Oreillette droite . . . . | 2 mm. 5 |
| | Ventricule droit . . . | 24,0 à 30,0 |
| | Ventricule gauche . . | 95,0 à 140,0 |
| Chez le chien | Ventricule droit . . . | 34,8 à 61,8 |
| | Ventricule gauche . . | 114,2 à 142,2 |

1. Ces nombres constituent une indication précieuse pour le choix des ampoules à introduire dans les diverses cavités du cœur : on choisit des appareils de sensibilité différente pour les diverses cavités, de façon que, sur le tracé, on ait des courbes d'amplitude convenable. Mais on ne doit pas oublier que ces courbes ne sont pas directement comparables entre elles.

Dans chaque tracé, on observe des oscillations principales, très amples, et des oscillations secondaires, moins développées. Examinons ces tracés et interprétons-les.

1° Chaque cavité cardiaque présente, pendant une révolution totale du cœur, une phase de contraction et une phase de repos.

En supposant que le cheval ait 50 contractions cardiaques par minute (une contraction durant 1 sec. 2), la contraction de l'oreillette dure 0 sec. 2, soit 2/12^es du temps total, et son repos 1 seconde ou 10/12^es; la contraction des ventricules dure 0 sec. 4 ou 4/12^es

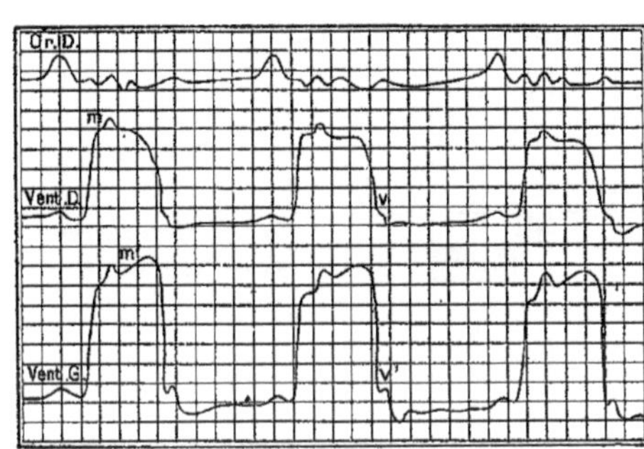


Fig. 29. — Tracés simultanés de l'oreillette droite, du ventricule droit et du ventricule gauche, recueillis chez le cheval (d'après Chauveau et Marey).

du temps total, et leur repos 0 sec. 8 ou 8/12^es. Le repos total du cœur dure 0 sec. 6 ou 6/12^es du temps total. Sous une autre forme, on peut dire que le cœur travaille 12 heures et se repose 12 heures, que l'oreillette travaille 4 heures et les ventricules 8 heures par jour.

2° On relève sur les tracés une différence entre la contraction auriculaire, brusque et courte, et la contraction ventriculaire plus brusque encore et plus prolongée, présentant un plateau à oscillations.

3° La contraction ventriculaire succède immédiatement à la contraction auriculaire; la révolution cardiaque comprend trois phases : contraction ou systole auriculaire, — contraction ou systole ventriculaire, — repos, pause ou diastole du cœur. Pendant la systole auriculaire, le ventricule est en repos ou diastole; pendant la systole ventriculaire, l'oreillette est en repos ou diastole.

4° Les contractions ventriculaires sont rigoureusement synchrones : elles débutent et se terminent en même temps.

5° Le graphique montre des amplitudes d'oscillations égales pour les ventricules : mais ce n'est qu'une apparence, car on emploie des sondes de sensibilités différentes, telles que, pour une même pression, l'oscillation soit trois fois plus grande pour l'appareil ventriculaire droit que pour l'appareil ventriculaire gauche. Donc l'amplitude des oscillations de deux appareils semblables, ou la force de contraction des deux ventricules est triple pour le ventricule gauche de ce qu'elle est pour le ventricule droit.

| Révol. cardiaque | | | Révol. cardiaque | | | |
|---|---|---|---|---|---|---|
| 1er Temps | 2e " | 3e " | 1er Temps | 2e " | 3e " | |
| ■ | | | ■ | | | Mouvts auriculaires |
| | ■ | | | ■ | | Mouvts ventriculaires |
| Syst. auriculaire | " ventriculaire | Diast. générale | Syst. auricul | " ventric | D génér. | |

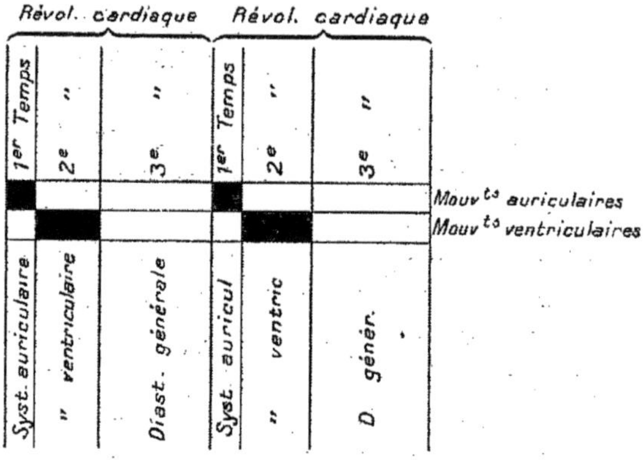

Fig. 30. — Notation des révolutions cardiaques (d'après Laulanié).

6° Il n'est pas possible d'inscrire la contraction de l'oreillette gauche, dans laquelle on ne peut introduire de sonde cardiographique; on ne peut donc pas démontrer directement le synchronisme des deux oreillettes, mais on peut le démontrer indirectement. Sur les tracés ventriculaires, on voit un léger ressaut, précédant la contraction ventriculaire, et synchrone, pour le ventricule droit, de la contraction auriculaire : on peut admettre que ce ressaut est produit par une augmentation de pression, transmise de l'oreillette au ventricule, à travers l'orifice auriculo-ventriculaire béant, et produite par la contraction de l'oreillette. On retrouve le même ressaut dans le tracé du ventricule gauche; on le rapporte à une cause semblable, la contraction de l'oreillette gauche. Or ces deux ressauts sont synchrones; ils se correspondent entre eux et ils correspondent à l'ondulation qui traduit, sur le tracé auriculaire, la contraction de l'oreillette; donc les deux oreillettes fonctionnent synchroniquement.

7° Dans les traces ventriculaires, on note un petit ressaut au bas de la ligne de chute de la pression ventriculaire, donc au commencement du repos ventriculaire. On l'attribue à la fermeture des valvules sigmoïdes, qui, brusquement poussées en arrière par le reflux des sangs artériels, au moment de la diastole cardiaque, font saillie dans les cavités ventriculaires; — et cette hypothèse est justifiée, car le ressaut disparaît des tracés, quand on a lacéré les valvules sigmoïdes. On retrouve le même ressaut dans le tracé auriculaire : le choc produit par le bombement des valvules sigmoïdes se transmet dans tous les sens à toute la masse du cœur, grâce à sa flaccidité, au moment de la diastole.

8° On distingue des ondulations dans los plateaux systoliques des ventricules, et, dans la courbe auriculaire, des ondulations correspondantes : ces dernières s'expliquent par la transmission des ondulations ventriculaires à la masse de l'oreillette en diastole.

9° On a noté enfin la descente du plateau ventriculaire pour le ventricule droit, son ascension pour le ventricule gauche.

Dans la discussion des résultats, qui viennent d'être analysés, on a examiné deux points principaux : la question du plateau systolique; — la question générale de l'interprétation des graphiques.

Le *plateau systolique* s'observe dans tous les tracés obtenus, chez le cheval et le chien, par la méthode des sondes cardiographiques; — il ne s'observe pas dans les tracés obtenus, chez ces animaux, par la méthode du manomètre élastique (la cavité d'un manomètre élastique est mise en communication avec une sonde cardiographique, dont l'ampoule est contenue dans l'intérieur de la cavité ventriculaire). L'une des deux méthodes fournit donc des indications inexactes. *A priori*, on peut penser que la méthode des sondes cardiographiques est la meilleure, car, la transmission se faisant par une masse d'air, l'appareil présente le maximum de sensibilité; le manomètre élastique, au contraire, est un appareil paresseux, excellent pour fournir des moyennes, mauvais pour fournir des détails. Si on diminue la sensibilité des sondes, en rétrécissant le tube de communication, ou en les mettant en rapport avec un enregistreur paresseux, on obtient une courbe ventriculaire sans plateau. Donc l'absence de plateau systolique est attribuable à une imperfection de l'appareil employé.

Cette conclusion est confirmée par les faits suivants : 1° A travers la paroi, on introduit dans le ventricule un fin trocart terminé extérieurement par une pointe fine, et on le fixe de façon qu'il soit parfaitement immobile. En recueillant sur une plaque mobile, se déplaçant d'un mouvement régulier, le jet de sang issu de cette pointe, on obtient une *courbe hémautographique*, dessinée par le sang lui-même, sans appareil autre que le trocart, qui n'est qu'un appareil d'écoulement.

La courbe présente le plateau systolique, à trois ondulations chez le chien, identique à celui de la courbe des sondes cardiographiques.

2° Par une carotide et par l'aorte, on fait pénétrer dans le ventricule gauche l'extrémité effilée et ouverte d'un tube de verre, partiellement rempli d'une solution saline neutre; l'extrémité opposée du tube, fermée à la lampe, contient une petite bulle d'air surmontant le ménisque liquide. Selon les variations de la pression intraventriculaire, le volume de cet air varie, la surface du ménisque se déplace, et on peut en recueillir l'image photographique sur un papier sensible, se déplaçant devant ce tube maintenu fixe; on obtient une courbe dans laquelle on retrouve, chez le chien, le plateau systolique à trois ondulations.

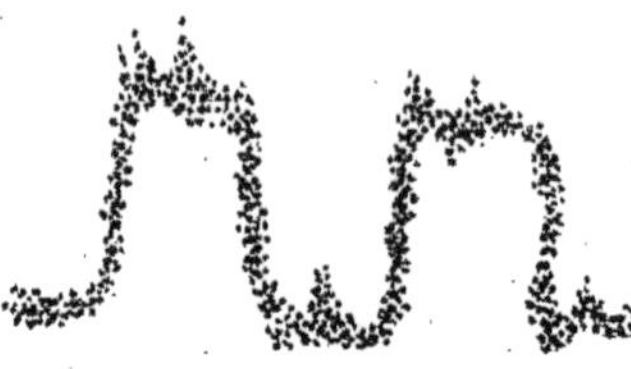

Fig. 31. — Courbe hémautographique du ventricule gauche du chien.

Toutefois le plateau systolique ne se retrouve pas dans la courbe myographique du cœur se contractant à vide; donc ce plateau est la conséquence des conditions spéciales que crée, pour le cœur, la présence du sang dans ses cavités.

On n'est pas définitivement d'accord sur la signification de ces ondulations. Les uns les considèrent comme produites par des ondes

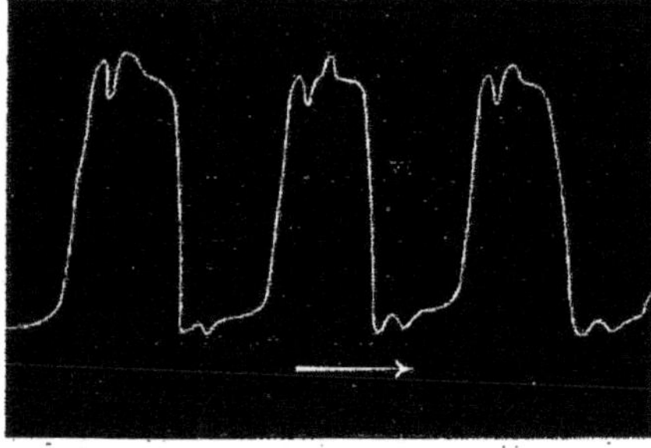

Fig. 32. — Courbe de pression ventriculaire gauche du chien (d'après Bayliss et Starling).

de pression, revenant des artères, mais c'est là une opinion inacceptable, car elles s'observent après la section juxta-cardiaque des grosses artères. Les autres les considèrent comme le témoin de la nature tétanique de la contraction cardiaque : la contraction ventriculaire devrait être assimilée à un court tétanos incomplet (à 3 secousses chez le chien, à 4 ou 5 secousses chez le cheval). D'autres enfin y voient l'indication que la contraction ventriculaire résulte de la contraction successive de plusieurs groupes de fibres musculaires. La question n'est pas encore résolue.

La fermeture des valvules auriculo-ventriculaires se fait immédiatement au début de la systole ventriculaire; car le sang ne reflue pas du tout du ventricule dans l'oreillette.

On a quelquefois admis que la fermeture des valvules sigmoïdes se fait à l'extrémité du plateau systolique, le ressaut situé au bas de la descente étant attribué à l'afflux du sang auriculaire qui se produit vers le ventricule, au moment de la diastole. Cette opinion est à rejeter, car : 1° le second bruit du cœur qui correspond à la fermeture des valvules sigmoïdes, se produit non au commencement mais à la fin de la chute de la courbe ventriculaire; — 2° si, par la carotide, on pousse vers le cœur, et jusqu'au voisinage immédiat des valvules sigmoïdes, une sonde cardiographique portant un contact électrique et mis en rapport avec un signal électro-magnétique, on constate que le courant est établi (les valvules sigmoïdes en s'ouvrant déterminent le contact) au début de l'ascension de la courbe ventriculaire, et qu'il cesse (les valvules sigmoïdes en se fermant rompent le contact) à la fin de la descente de cette courbe.

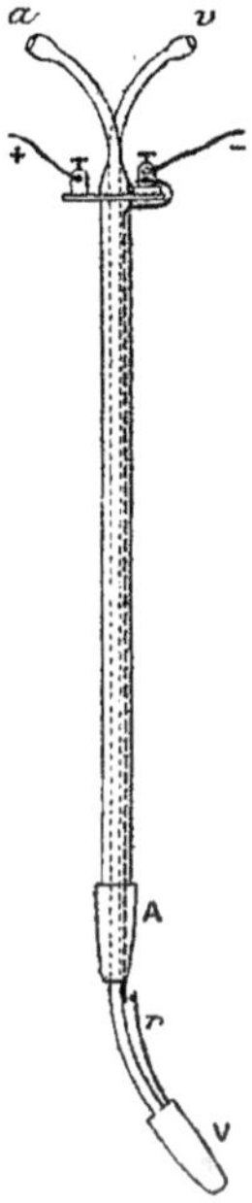

Fig. 33. — Sondes de Chauveau pour inscrire la fermeture des valvules aortiques.

A. ampoule destinée à être placée dans l'aorte; V. ampoule ventriculaire; r. ressort actionné par les valvules sigmoïdes.

On admet que la fermeture des orifices artériels se fait par suite de l'abaissement des valvules sigmoïdes et de leur accolement. — Deux hypothèses ont été proposées pour expliquer la fermeture des valvules auriculo-ventriculaires : les uns admettent que les valves, au moment de la contraction ventriculaire, se bombent vers l'oreillette comme des voiles brusquement enflées; les autres admettent que les valves sont attirées en bas dans le ventricule par la contraction des piliers musculaires qui s'insèrent sur leurs bords, la cavité auriculaire se prolongeant en entonnoir dans la cavité ventriculaire. L'expérience décide entre ces hypothèses. En ouvrant la cavité thoracique du cheval et en introduisant le doigt dans l'oreillette par l'auricule[1]

1. L'auricule est l'extrémité supérieure, terminée en pointe mousse, de l'oreillette.

incisée, on sent, au moment de la systole ventriculaire, le choc de la valvule tricuspide et son bombement dans l'oreillette. Donc la première hypothèse doit être considérée comme exacte : les piliers se contractent sans doute, mais comme le cœur en totalité se contracte, les rapports des diverses parties sont conservés, comme s'il ne se produisait aucune contraction.

*c*. **La pompe cardiaque.** — Le cœur détermine *la progression du sang par sa contraction, la direction du sang par le jeu de ses valvules* (voir fig. 24, p. 59).

A la fin de la pause cardiaque, les oreillettes sont gorgées de sang ; leur contraction, qui naît au niveau des orifices veineux,

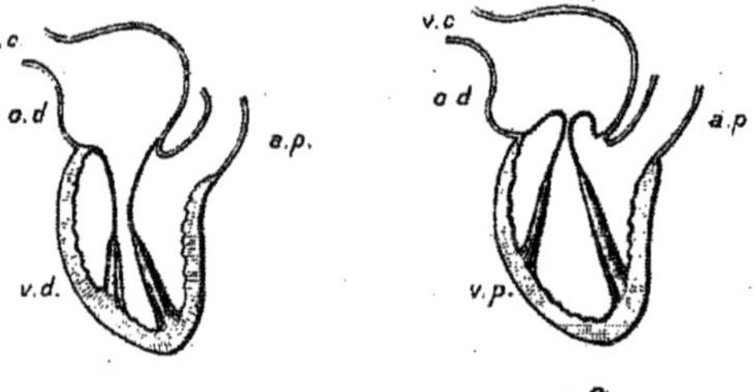


Fig. 34. — Les deux positions possibles des valves de la valvule tricuspide au moment de la systole ventriculaire. En 1, les valves sont attirées dans le ventricule ; en 2, elles bombent dans l'oreillette, attirées dans le cas 1, retenues dans le cas 2 par les piliers musculaires insérés sur leurs bords et sur les parois ventriculaires.

*v.c.*, veines caves ; *o.d.*, oreillette droite ; *v.d.*, ventricule droit ; *a.p.*, artère pulmonaire.

comprime le sang et le pousse, à travers l'orifice auriculo-ventriculaire, dans le ventricule, qui est, à ce moment, flasque. Le sang ne reflue pas, ou ne reflue pas sensiblement vers les veines, car s'il n'existe là aucune valvule, l'oreillette en se contractant ferme les orifices veineux : la fermeture n'est d'ailleurs pas absolue, car un manomètre enregistreur, mis en communication avec les veines caves, au voisinage du cœur, donne un tracé dans lequel on observe de petits ressauts, au moment de la systole auriculaire ; — car aussi on voit à l'œil nu, chez un animal à thorax ouvert, la paroi des grosses veines se gonfler au moment de la systole auriculaire, au voisinage du cœur. Ce reflux du sang vers les veines doit être cité, mais seulement pour mémoire ; au point de vue circulatoire, il est sans importance.

La systole auriculaire complète la réplétion du ventricule correspondant, car, pendant la diastole auriculo-ventriculaire, le sang pénètre aussi bien dans le ventricule que dans l'oreillette; et nous en trouvons la preuve dans l'observation d'une palette hémodromométrique introduite dans le ventricule au voisinage de l'orifice auriculo-ventriculaire : l'appareil indique l'existence d'un courant dès le début de la diastole ventriculaire : la systole auriculaire renforce simplement ce courant.

La systole ventriculaire se produit, comprimant le sang, et, par là, déterminant la fermeture des valvules auriculo-ventriculaires, l'écartement des valves des sigmoïdes et la projection du sang dans les artères. L'écartement des valves des sigmoïdes ne se produit que lorsque la pression du sang dans le ventricule devient supérieure à la pression du sang dans l'aorte : on est donc autorisé à considérer une phase pré-expulsive, d'ailleurs très courte, de la systole ventriculaire.

On peut distinguer trois phases dans la diastole ventriculaire : une décontraction brusque, une dilatation lente par le sang qui coule de l'oreillette en diastole, une dilatation rapide par le sang lancé par l'oreillette en systole.

Le rythme cardiaque est régulier chez l'homme et la plupart des animaux; il est irrégulier chez le chien. On observe cette irrégularité, ou *arythmie*, chez l'homme dans certaines affections cardiaques.

Le nombre des battements du cœur chez l'homme adulte est d'environ 70 par minute. Il varie avec l'âge.

| | | | | |
|---|---|---|---|---|
| De 0 à 1 an . . | 135 battements. | | De 5 à 8 ans. . | 96 battements. |
| — 1 à 2 — . . | 110 — | | — 8 à 20 — . . | 85 — |
| — 2 à 5 — . . | 105 — | | — 20 à 80 — . . | 70 — |

Le nombre des battements varie suivant l'espèce animale considérée; voici quelques données pour les mammifères.

| | | | | |
|---|---|---|---|---|
| Éléphant, chameau. . . . . | 30 en moyenne. | | Mouton, chèvre, porc . . . . . | 75 en moyenne. |
| Cheval . . . . . | 40 — | | Chien . . . . . | 90 — |
| Ane, mulet, bœuf. | 50 — | | Lapin . . . . . | 240 — |
| Homme. . . . . | 70 — | | Souris. . . . . | 700 — |

*d.* **Le choc du cœur**[1]. — La contraction cardiaque est accompagnée de deux phénomènes facilement reconnaissables : le *choc du cœur* et les *bruits du cœur*.

1. Quelques physiologistes désignent ce phénomène sous le nom de *pulsation cardiaque*.

Au moment de la systole ventriculaire, il se produit un soulèvement de la paroi thoracique, appréciable, chez l'homme, à l'œil et au toucher, au niveau du 5e espace intercostal, à gauche du sternum, au voisinage du mamelon. Ce point correspond à la position de la pointe du cœur : on le vérifie en notant, pendant la vie, le point où se fait le soulèvement, et en y enfonçant normalement à la surface, après la mort, une longue aiguille : on constate qu'elle va se fixer dans la pointe du cœur. La même vérification se fait sur l'animal vivant en pratiquant l'acupuncture (une

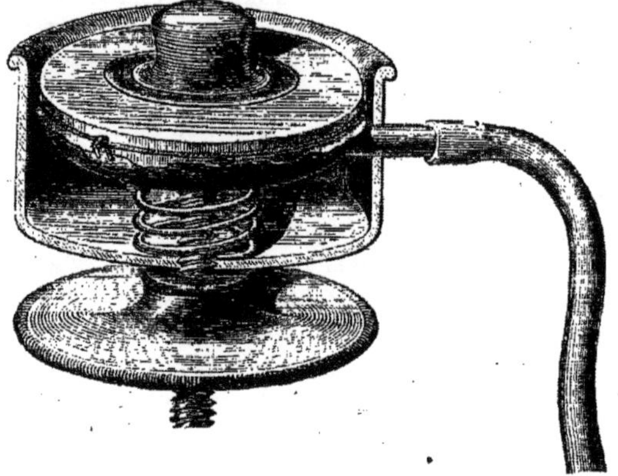

Fig. 35. — Cardiographe de Marey.

longue aiguille est piquée normalement à la paroi) au point où se fait le soulèvement ; l'animal étant sacrifié, on constate que l'aiguille est enfoncée dans la pointe du cœur.

On peut inscrire le choc du cœur au moyen d'*appareils cardiographiques* divers. On peut employer un levier à branches inégales, dont la branche courte s'appuie sur le thorax, au point où se fait le choc du cœur, dont la branche longue inscrit les oscillations du système. On peut employer un tambour, cuvette métallique recouverte d'une lame de caoutchouc, portant en son centre un bouton, et communiquant par un tube avec un tambour enregistreur ; le premier tambour est appliqué sur le thorax, de façon que le bouton repose sur le point où se fait le choc : le soulèvement se traduit par un mouvement des membranes élastiques et par suite par une oscillation du levier enregistreur.

En inscrivant simultanément le choc du cœur, recueilli au moyen d'un de ces appareils, et les pressions intra-cardiaques, recueillies au moyen des sondes cardiographiques, on obtient les

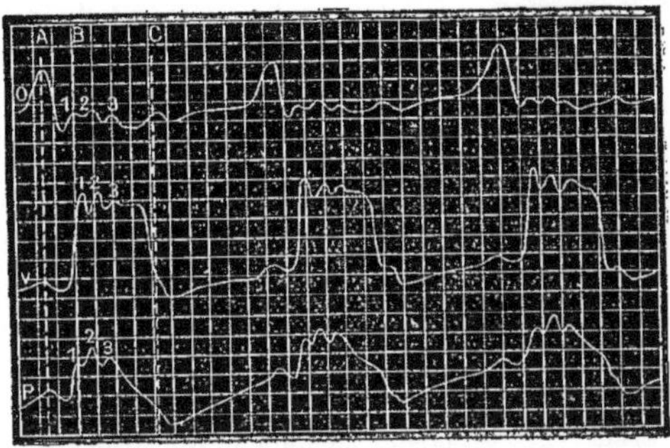


Fig. 36. — Tracés simultanés de l'oreillette droite et du ventricule droit O et V, fournis par des sondes cardiographiques et du choc du cœur P, fourni par un cardiographe.

tracés donnés par la figure 36. Ces tracés démontrent nettement que le choc du cœur se produit au début de la systole ventriculaire.

Deux causes interviennent dans la production du choc du cœur : le *changement de forme* et le *changement de consistance* du ventricule : pendant la contraction, en effet, ainsi qu'on s'en assure, par l'examen visuel ou par des mensurations, chez le chien dont le thorax a été ouvert, le diamètre transversal du cœur diminue, son diamètre antéro-postérieur augmente (la section transversale du cœur dans la région ventriculaire, est elliptique durant la diastole et circulaire durant la systole). En outre, le cœur devient dur, comme tout muscle qui se contracte. A travers la paroi, le doigt sent le soulèvement et le changement de consistance du cœur; c'est ce qui constitue l'impression du choc du cœur.

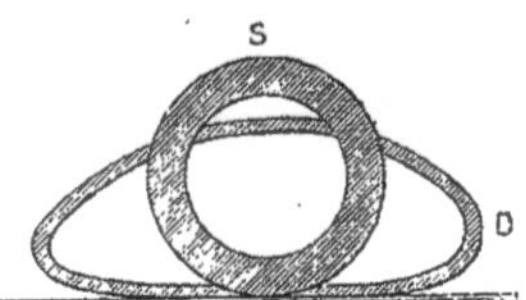


Fig. 37. — Schéma représentant la forme du cœur pendant la systole S et pendant la diastole D (d'après Longet).

*e*. **Les bruits du cœur**. — En auscultant la région précordiale, on perçoit à chaque contraction cardiaque deux *bruits* : le premier, grave, prolongé, avec maximum d'intensité au niveau de la pointe du cœur, se produisant au moment de la systole ventriculaire (*bruit systolique*); le second, clair, bref, avec maximum d'intensité au niveau de la base du cœur, se produisant au moment du début de la diastole (*bruit diastolique*).

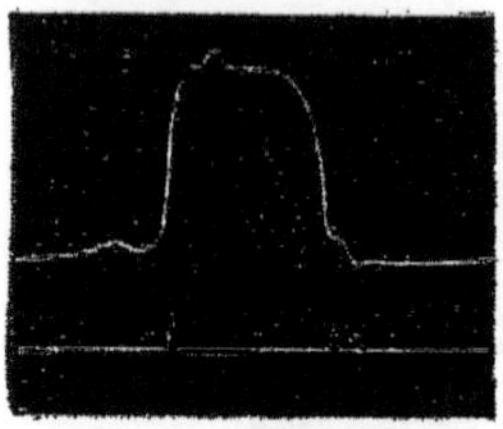

Fig. 38. — La ligne supérieure représente le tracé de la pression ventriculaire du cheval; — la ligne inférieure porte deux crochets correspondant aux deux bruits du cœur.

Pour placer exactement ces bruits dans le cours de la révolution cardiaque, on peut ausculter avec un stéthoscope le cœur du cheval à thorax ouvert, en même temps qu'on explore sa surface avec le doigt; — ou bien, inscrivant le choc du cœur à l'aide d'un appareil quelconque, on marque sur le tracé le moment exact où l'oreille, armée ou non d'un stéthoscope, perçoit les bruits.

Le premier bruit se produit au début de la systole ventriculaire; le second bruit se produit, comme la fermeture des valvules sig-

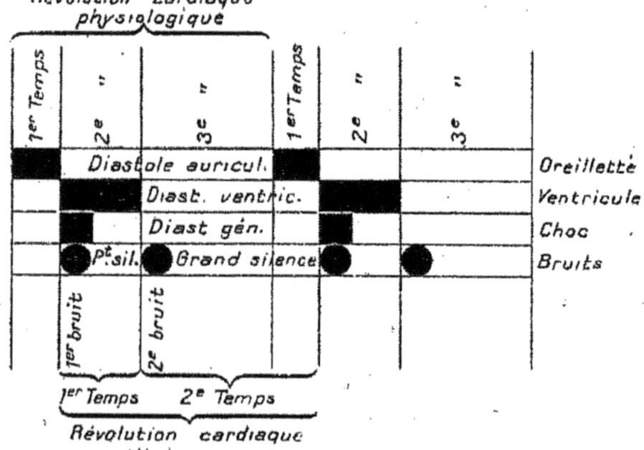


Fig. 39. — Schéma de la révolution cardiaque, d'après Laulanié.

moïdes, à la fin de cette systole, au moment où la courbe achève de descendre. — Si on divise en six parties égales la durée de la révolution cardiaque, le premier bruit en occupe les deux premiers sixièmes; le second bruit en occupe le quatrième sixième. Il y a par conséquent un silence occupant le troisième sixième, entre le premier et le second bruits, c'est le *petit silence* (ou *silence systolique*), et un silence occupant les deux derniers sixièmes, entre le second et le premier bruits : c'est le *grand silence* (ou *silence diastolique*).

Ces résultats ont été confirmés par des recherches faites au moyen de méthodes supprimant toute observation directe, donc toute erreur personnelle de l'observateur. On a imaginé des appareils compliqués et de manœuvre fort délicate, qui permettent d'inscrire automatiquement les bruits du cœur, en même temps que le tracé du choc ou des mouvements ventriculaires.

Le second bruit est dû au *claquement des valvules sigmoïdes*. Une première indication en est fournie par ce fait que le second bruit se produit au moment où se ferment ces valvules.

D'autre part, si on prépare l'aorte avec la partie voisine du ventricule, en conservant intactes les valvules sigmoïdes, si on fixe l'aorte sur un long tube de verre, et le fragment de ventricule sur une poire de caoutchouc remplie de liquide, et si on lance dans le tube aortique un jet de ce liquide, en comprimant la poire, on perçoit un bruit, semblable au second bruit du cœur, au moment où le jet s'arrête, c'est-à-dire au moment où se ferment les valvules. Ce bruit ne se produit plus si les valvules ont été détruites, ou sont maintenues appliquées contre les parois aortiques.

Au moyen de résonnateurs, on peut prouver que le premier bruit du cœur est formé de deux bruits : l'un élevé, l'autre grave. Il est attribuable, pour une part, à l'extension des valvules auriculo-ventriculaires, pour une autre part, à la contraction du muscle ventriculaire. Le rôle des valvules auriculo-ventriculaires est établi par les faits suivants : le bruit normal est remplacé par un souffle, si on sectionne avec un ténotome les valves des valvules auriculo-ventriculaires, ou si, par un anneau introduit par l'auricule incisée (sur le cheval à bulbe sectionné et à thorax ouvert), on empêche la fermeture de ces valvules. Le rôle de la contraction ventriculaire dans ce bruit est établi par ce fait que, dans le cœur de chien extrait du thorax et se contractant à vide pendant quelques instants, on perçoit, à l'auscultation, au moment de la contraction, un bruit extrêmement sourd.

Les bruits normaux du cœur se modifient dans certains cas

pathologiques : la modification peut porter sur leur caractère, leur durée, leur position dans le cours de la révolution cardiaque. Ces faits sont du domaine de la physiologie pathologique ; ils sont de la plus grande importance pour l'établissement du diagnostic des lésions cardiaques.

*f*. **Le travail du cœur.** — Le cœur, en se contractant, accomplit un travail : il fait circuler le sang. La pression exercée par les parois du cœur qui se contracte sur le sang contenu dans ses cavités, ce qu'on appelle la *force du cœur*, varie d'une cavité à l'autre. Avec des sondes cardiographiques, empiriquement graduées, on peut obtenir des tracés qui permettent de calculer la valeur de cette force à tous les moments de la systole. C'est ainsi qu'on a pu déterminer la valeur maxima de cette force pour trois cavités du cœur de cheval : on a trouvé

| | | |
|---|---|---|
| Pour l'oreillette droite. . . . . | 2 mm. 5 | (mercure). |
| — le ventricule droit . . . . | 25 0 | — |
| — — gauche. . . . | 128 0 | — |

Ces valeurs peuvent d'ailleurs devenir plus grandes quand certaines circonstances circulatoires sont réalisées : c'est le cas lorsqu'il y a un obstacle partiel à l'écoulement du sang, soit dans le cœur, soit dans les vaisseaux (le cœur s'hypertrophie en général quand ces circonstances sont permanentes).

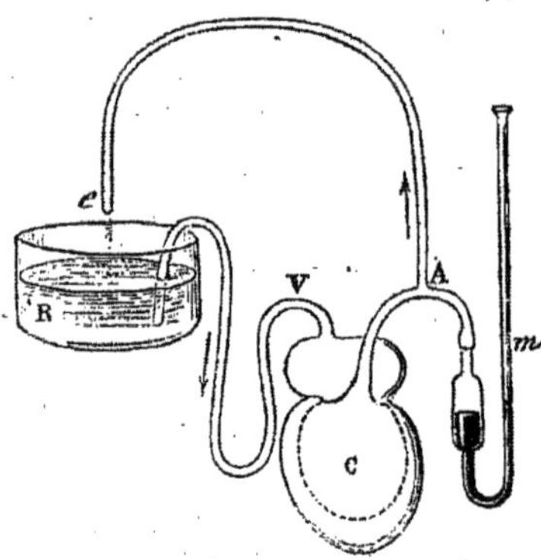

Fig. 40. — Schéma du dispositif pour l'étude des variations du travail du cœur de tortue.

C, cœur ; V, tronc veineux commun ; A, aorte ; e, orifice du tube adapté à la branche aortique ; R, réservoir contenant du sérum ; m, manomètre à mercure.

Les mécaniciens expriment le travail θ d'une pompe, accompli pendant un temps T, par le produit du débit D (quantité de liquide lancée par la pompe, exprimée en poids) pendant ce temps T, par la pression P du liquide au niveau du piston, et par le temps $t$ d'action de la pompe ($t$ est égal à T, si l'action de la pompe est continue ; il est plus petit, si son action est intermittente).

$$\theta = D \times P \times t.$$

Le travail du cœur s'exprime de même. Considérons le ventricule gauche. La *durée* de la systole ventriculaire est le tiers de la durée de la révolution cardiaque. — La *pression* exercée par le ventricule pendant la systole peut être considérée comme constante (plateau systolique) ; elle peut être connue, en vraie grandeur, au moyen des sondes cardiographiques graduées. — Le *débit* du ventricule est difficile à déterminer exactement; on a employé diverses méthodes, dont aucune n'est pleinement satisfaisante; les principales sont les suivantes : 1° On lie les carotides et les sous-clavières; on reçoit dans une éprouvette le sang qui s'écoule de l'aorte sectionnée pendant un temps correspondant à $n$ contractions cardiaques; on divise le volume par $n$. — 2° On détermine la surface de section transversale de l'aorte et la vitesse moyenne du sang dans l'aorte; on a ainsi les éléments du calcul du débit sanguin correspondant a une contraction cardiaque, pourvu qu'on connaisse la durée exacte d'une révolution. — 3° On mesure la quantité de liquide que peut admettre sur le cadavre le ventricule gauche non rigide. — On admet que l'ondée sanguine chez l'homme adulte de 70 kilogrammes est d'environ 160 centimètres cubes.

Sur le cœur d'animaux à sang froid, extrait de l'organisme, on peut déterminer facilement le travail accompli. On fait arriver dans l'oreillette droite du sang défibriné, provenant d'un réservoir disposé au-dessus du cœur; du ventricule part un tube qui va déverser le sang lancé par le ventricule dans un vase gradué; un manomètre branché sur ce tube à son origine indique la pression du liquide au niveau du cœur. On peut ainsi connaître le débit et la pression; le temps $t$ est déterminé facilement; il suffit de noter la durée relative de la systole et de la diastole. Dans ces conditions (d'ailleurs anormales), on peut connaître les variations du travail du cœur, quand varient les circonstances extérieures (température, composition du liquide circulant, etc.); mais il faut se garder de généraliser les résultats obtenus et de les considérer comme valables pour le cœur fonctionnant normalement sur l'animal sain.

## 2. *Le muscle cardiaque.*

Le cœur est un appareil complexe, *musculaire* et *nerveux*; il convient de dissocier ce qui, dans ses manifestations fonctionnelles, est le propre du muscle et ce qui est le propre de l'appareil nerveux. Cette dissociation n'est pas rigoureusement possible. En effet, le curare n'agissant pas sur les terminaisons nerveuses cardiaques, on ne peut songer à l'utiliser pour énerver le cœur, comme on l'utilise pour énerver les muscles striés. Sans doute, on peut, en séparant du cœur les deux tiers inférieurs du ventricule (*pointe du cœur*) de la grenouille et de la tortue, obtenir un fragment ne contenant pas de corps de neurone : mais ce fragment renferme des fibrilles nerveuses, de sorte qu'on ne peut dire que ses propriétés sont des propriétés exclusivement musculaires. Pratiquement, on *admet* que toute propriété de la pointe du cœur est une propriété musculaire. *C'est là*, nous le répétons, *une hypothèse*. — On

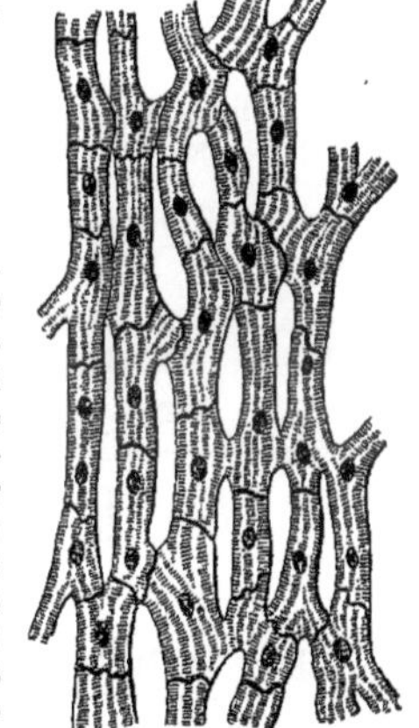

Fig. 41. — Segments de Weismann (d'après Renaut).

a fait des études sur le cœur d'embryons de mammifères ou d'oiseaux, à une époque où il ne contient aucun élément nerveux histologiquement reconnaissable. On *admet* que les propriétés de ce cœur embryonnaire sont des propriétés musculaires; mais c'est là encore une *hypo-*

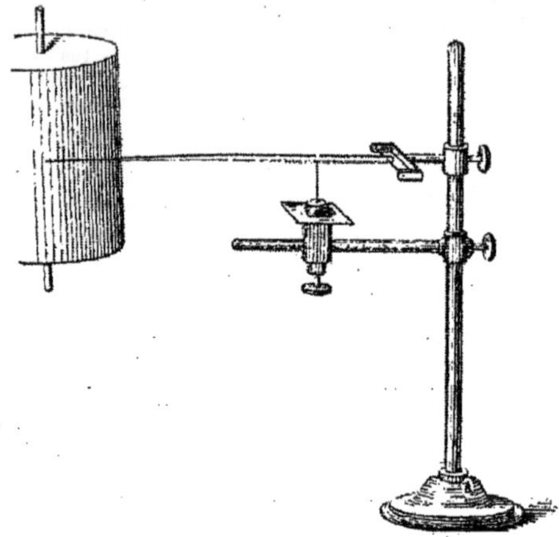

Fig. 42. — Cardiographe simple (d'après Marey).

*thèse*, car les cellules non différenciées de l'embryon ne peuvent être rigoureusement assimilées aux cellules différenciées de l'adulte.

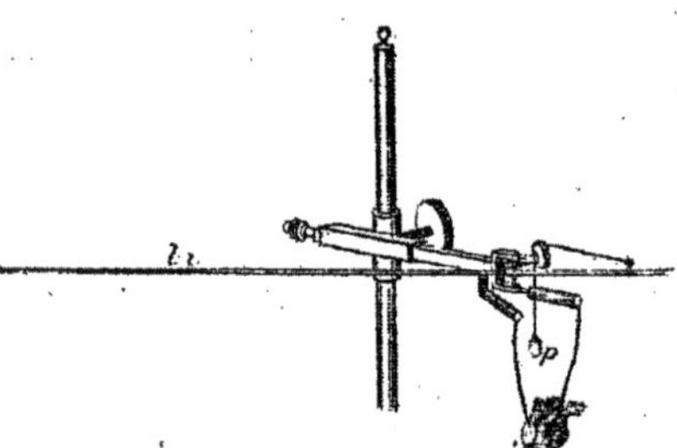

Fig. 43. — Pince cardiographique de Marey.
*ll*, levier inscripteur; *p*, poids destiné à ramener le cuilleron mobile à chaque diastole.

Le muscle cardiaque est formé de fibres striées, sans myolemme, anastomosées en réseau, différant par ces caractères des fibres striées proprement dites.

Pour étudier, sur la pointe du cœur de la grenouille, les propriétés du muscle cardiaque, on a recours à deux méthodes : 1° on enregistre les changements de forme de la pointe du cœur (*méthode myographique*); 2° on enregistre les pressions exercées par les parois de la pointe se contractant (*méthode manométrique*). — Un muscle, en se contractant, diminue de longueur et augmente d'épaisseur, sans changer de volume; on obtient des indications concordantes sur sa contraction, en inscrivant son raccourcissement ou son épaississement. On peut inscrire le raccourcissement des fibres cardiaques; il suffit de fixer un point de la pointe du cœur, et de mettre un autre point de cette pointe en rapport avec le levier inscripteur d'un myographe. En général, on inscrit le gonflement du cœur pendant sa contraction. On se sert à cet effet d'un *cardiographe à cuillerons* : l'appareil est essentiellement composé de deux cuillerons, l'un fixe, l'autre mobile, pouvant s'écarter ou se rapprocher du premier. Entre les cuillerons on place le cœur (isolé de l'organisme ou resté en place); un petit ressort, ou un petit contrepoids tend à rapprocher les cuillerons; le cœur, en s'épaississant pendant sa contraction, tend à les écarter; une longue tige, portée par le cuilleron mobile, inscrit ses déplacements en les amplifiant. Dans certains appareils, les deux cuillerons sont construits de façon à pouvoir être mis en rapport avec les deux pôles d'une pile ou d'un appareil d'induction, et, par suite, à servir d'électrodes pour l'excitation du cœur interposé.

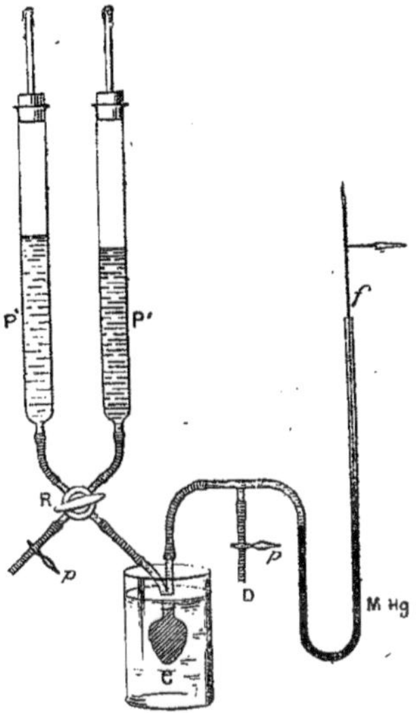


Fig. 44. — Schéma de l'appareil de Kronecker.

PP', Réservoirs contenant les liquides destinés à l'irrigation du cœur; R, robinet à 3 voies: MHg. manomètre à flotteur; D, tube de décharge; *p*, pince à pression. — Le cœur est lié sur une canule à double trajet.

Dans la méthode manométrique, on lie la base de section de la pointe du cœur sur une canule reliant la cavité de la pointe du cœur à un manomètre. On remplit de liquide convenable la pointe du cœur, les appareils de communication et le manomètre : on peut, au moyen d'un flotteur, reposant dans la branche libre du manomètre, inscrire les variations de la pression exercée par la pointe du cœur se contractant sur le liquide qu'elle contient.

Les résultats fournis par ces méthodes sont concordants. Voici les principaux.

La pointe du cœur isolée ne se contracte pas spontanément; mais on peut en provoquer la contraction par des agents mécaniques, physiques, chimiques. Si on exerce sur la pointe du cœur un choc, un pincement, elle se contracte. Si on exerce dans la cavité de la pointe du cœur une pression par l'intermédiaire de la canule remplie de liquide, sur laquelle on a lié la base de cette pointe, il se produit des contractions. Notons, c'est un fait fondamental, qu'*à cette pression constante le cœur répond par une série de contractions rythmiques.*

On provoque des contractions en déposant à la surface de la pointe du cœur des agents chimiques divers, ou en faisant circuler dans sa cavité des solutions de substances diverses.

Enfin, on provoque des contractions de la pointe du cœur par l'électricité, employée sous la forme de courants constants ou de courants induits. Si on lance dans la pointe du cœur une excitation brève, unique (courant d'induction, p. ex.), on constate que cette pointe répond par une contraction unique. Le muscle strié répond à une excitation de même nature par une *secousse*. Le myogramme cardiaque ainsi obtenu ressemble à celui de la secousse (l'ascension est suivie de la descente, sans plateau interposé); mais la durée de contraction et le temps perdu de l'excitation sont beaucoup plus grands pour le cœur que pour le muscle strié. *La contraction de la pointe du cœur est une secousse dont tous les éléments sont amplifiés dans le temps.*

La durée de la contraction de la pointe du cœur de la grenouille est de 0 sec. 20 à 0 sec. 25; celle du muscle strié peut être 10 fois plus petite. Le temps perdu de l'excitation est de 0 sec. 20 à 0 sec. 30 pour le muscle cardiaque; il ne dépasse pas 0 sec. 005 pour le muscle strié. — Mais ce ne sont là que des différences quantitatives et non qualitatives; et on peut les atténuer en choisissant les conditions de l'observation. On peut, pour le muscle strié, augmenter le temps perdu et la durée de la secousse en refroidissant le muscle, ou en le fatiguant par une longue série d'excitations (les contractions ultimes se distinguent des contractions primitives par l'allongement des différentes phases), sans toutefois arriver aux durées observées dans le cas de la pointe du cœur. La contraction de la pointe du cœur est d'ailleurs modifiée dans le même sens (allongement de ses différentes phases) que la contraction du muscle strié, par le froid et par la fatigue.

Excitons la pointe du cœur par des courants induits d'intensité croissante, en commençant par des courants trop faibles pour provoquer une contraction. Pour une certaine intensité, le courant devient efficace : le cœur réagit par une contraction qui est forte d'emblée. Augmentons l'intensité du courant, le cœur réagit par une contraction de même amplitude que la première : la grandeur de la contraction est indépendante de l'intensité de l'excitant. Le cœur donne *tout ou rien*.

Il y a là une différence entre le muscle cardiaque et le muscle strié, mais cette différence peut être atténuée par les considérations suivantes. Sans doute, pour le muscle strié, les premières excitations efficaces provoquent des secousses d'amplitude moindre que les excitations plus intenses; mais, à partir d'une certaine intensité de l'excitant, la grandeur de la secousse est indépendante de l'intensité de l'excitant. D'autre part, si la contraction cardiaque provoquée par l'excitant d'intensité minima est aussi ample que celle provoquée par un excitant plus intense quelconque, elle n'est pas la contraction maxima que puisse donner le cœur : elle n'est que *submaxima*. En effet, si, à intervalles rapprochés, on soumet la pointe du cœur à une même excitation d'intensité constante, on constate que les premières contractions (8 ou 10) croissent légèrement en amplitude, de la 1<sup>re</sup> à la 2<sup>e</sup>, de la 2<sup>e</sup> à la 3<sup>e</sup>, etc., puis qu'à partir de la 10<sup>e</sup> environ les contractions conservent une amplitude constante, supérieure à celle de la première contraction, et, par conséquent, véritablement maxima, la première n'étant que submaxima. C'est ce qu'on appelle le *phénomène de l'escalier*. On peut observer le même phénomène dans les muscles striés; il suffit, pour le produire, de chercher par tâtonnements l'intensité minima de l'excitant efficace et l'intervalle optimum des excitations.

En excitant le muscle strié par une série de courants induits, d'abord espacés, puis de plus en plus rapprochés, on obtient d'abord des secousses isolées, puis des secousses se fusionnant, puis le tétanos. Avec le cœur, on obtient d'abord des contractions isolées, en nombre égal au nombre des courants induits, puis des contractions se rapprochant et se fusionnant en partie sans jamais produire de tétanos : la courbe myographique ne présente pas de plateau, mais des ondulations correspondant chacune à une contraction interrompue pendant la descente; elle n'a pas le caractère ascensionnel de la courbe du tétanos imparfait. Si les excitations sont plus rapprochées, la courbe conserve le même caractère : le nombre des contractions est inférieur au nombre des excitations; il y a des *excitations inefficaces.* Le cœur ne se tétanise pas, le muscle strié se tétanise,

Toutefois cette proposition, qui exprime une différence absolue entre les deux catégories de muscles, n'est pas vraie dans tous les cas. On peut en effet observer un tétanos de la pointe du cœur en employant des courants induits extrêmement intenses et en opérant à une température élevée, 35° par exemple.

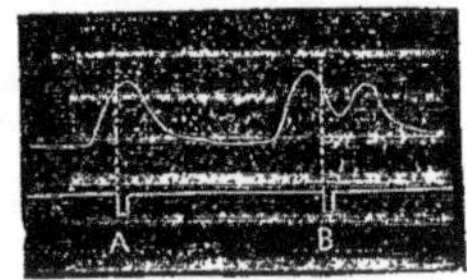


Fig. 45. — Inexcitabilité de la pointe du cœur pendant la systole.

Les battements de la pointe sont entretenus en rythme régulier par un courant d'induction engendré à intervalles réguliers, de seconde en seconde par exemple. En A, une décharge supplémentaire arrive vers la fin de la période systolique : pas d'effet. En B, la même décharge arrive quelque temps après le début de la phase diastolique et provoque une contraction intercalaire (d'après Dastre).

Si on excite par un courant induit d'intensité moyenne un cœur de grenouille, se contractant spontanément, en place sur l'animal, ou enlevé du corps, l'excitation est tantôt efficace et tantôt inefficace. Elle est efficace, quand elle se produit pendant la seconde phase de la systole (descente de la courbe), ou pendant la diastole (*période sensible*). Elle est inefficace, quand elle se produit pendant la première phase de la systole (ascension de la courbe; *période réfractaire*). Il en est de même pour la pointe du cœur, mais, comme celle-ci ne se contracte pas spontanément, il faut provoquer une contraction par un 1er courant induit et lancer le 2e courant aux différentes phases de la contraction produite par le 1er. Ces faits, dont l'ensemble constitue la *loi de l'inexcitabilite périodique du cœur*, sont d'ordre musculaire, puisqu'ils s'observent sur la pointe du cœur.

La phase réfractaire peut être réduite par l'emploi de courants induits de très grande intensité ou par une température élevée.

Pour des courants très intenses, la période réfractaire ne correspond plus qu'à une portion, plus ou moins étendue, suivant l'intensité du courant, de l'ascension de la courbe, cette portion étant toujours la plus voisine du début de la systole, Pour ces mêmes courants très intenses, la durée de la période réfractaire est d'autant moindre que la température s'approche plus de 37°. Ces faits expliquent pourquoi on ne peut tétaniser le cœur par les courants induits d'intensité moyenne, qu'on emploie d'ordinaire en physiologie, quelque rapprochés qu'ils soient. Parmi eux, en effet, il en est d'inefficaces, et ceux qui sont efficaces ne le sont que dans la phase de descente de la courbe, donc à un moment où il ne saurait être question de tétanos. — La loi de l'inexcitabilité périodique du cœur rend compte d'une différence qu'on a signalée entre les muscles striés et le muscle cardiaque. Par des courants continus extrêmement intenses, lancés dans le muscle strié, on en provoque le tétanos; par ces mêmes courants, lancés dans le muscle cardiaque, on en provoque la contraction rythmique : grâce à sa période d'inexcitabilité périodique, le cœur remanie l'excitation et rend le courant continu équivalent à un courant interrompu. — Dans le même ordre d'idées, nous avons vu le cœur répondre par une série de contractions rythmiques à l'excitation continue exercée dans sa cavité par un liquide soumis à une pression convenable.

Le rythme du cœur, série régulièrement alternante de systoles et de diastoles, est (avec les réserves nécessitées par la présence de fibrilles nerveuses dans la pointe du cœur) une propriété musculaire; le muscle cardiaque remanie l'excitation continue, pour la rendre adéquate aux fonctions qu'il remplit.

Cette conclusion au sujet de la nature musculaire de cette propriété cardiaque est appuyée par les observations suivantes. — Le cœur de certains mollusques et le cœur des ascidies ne contiennent aucun élément nerveux histologiquement démontrable : retirés de l'organisme, ils battent rythmiquement, comme dans l'organisme. — Le cœur de l'embryon de poulet, à la fin du troisième jour, ne contient aucun élément nerveux histologiquement démontrable; ce cœur bat rythmiquement, dans l'organisme, depuis la fin du deuxième jour, et, retiré de l'organisme au troisième jour, il continue à battre rythmiquement pendant une heure et plus. — La pointe du cœur est excitée par des agents chimiques, tels que les vapeurs ammoniacales ou l'eau de chaux, qui sont des excitants musculaires, mais non des excitants nerveux; elle n'est pas excitée par des agents, tels que la glycérine concentrée, qui sont des excitants nerveux, mais non des excitants musculaires.

Toutefois, si le rythme cardiaque est essentiellement (avec les réserves nécessitées par la présence de fibrilles nerveuses dans la pointe du cœur) une propriété musculaire, le système nerveux intervient accessoirement dans ce rythme, pour assurer la régularisation du travail du cœur. Si, dans un cœur de grenouille extrait de l'organisme et se contractant spontanément, on lance un courant induit au début de la période sensible, on provoque une systole anticipée; la systole spontanée qui suit se produit avec un retard — *retard compensateur* ou *pause compensatrice* — tel qu'elle se produit au moment même où elle se serait produite si aucune excitation n'avait été lancée dans le cœur : l'excitation n'a donc produit qu'un déplacement de la systole dans le temps. Ce phénomène, qui se manifeste sur le cœur entier, mais non pas sur la pointe (celle-ci battant rythmiquement sous l'influence d'une excitation continue, telle par exemple qu'une pression exercée dans sa cavité), doit être considéré comme placé sous la dépendance du système nerveux. Le système nerveux règle l'*uniformité du travail de cœur*.

On a généralisé les résultats obtenus dans ces expériences sur le cœur de la grenouille et on les a appliqués au cœur des mammifères.

On a pu d'ailleurs démontrer sur le cœur des mammifères, extirpé et irrigué par les coronaires, ou laissé en place et arrêté par l'excitation des vagues, la plupart des faits observés chez la grenouille : excitation du myocarde par des courants d'intensité variée, — tout ou rien, — contractions rythmiques sous l'influence d'excitants constants, etc.

— On a longuement discuté sur la nature de la contraction cardiaque; nous nous bornons aux quelques renseignements suivants.

La secousse musculaire est caractérisée par son myogramme et par la variation négative qui l'accompagne. La courbe de la contraction cardiaque spontanée ou provoquée, chez la grenouille, est une courbe de secousse, dont tous les éléments auraient été amplifiés dans le temps (temps perdu, durée de l'ascension et durée de la descente).

Si, sur un muscle cardiaque au repos, on réunit par un circuit métallique comprenant un galvanomètre, deux points quelconques de la surface, on constate qu'ils sont isoélectriques. Si on pratique une section du muscle cardiaque, et si on réunit par un circuit métallique comprenant un galvanomètre un point de la surface de section et un point de la surface naturelle, on constate que la surface de section est négative par rapport à la surface naturelle. Ces faits, observés sur le muscle cardiaque, s'observent sur le muscle strié.

Sur le cœur isolé se contractant spontanément, ou sur la pointe du cœur excitée par un agent quelconque, on constate une variation négative du courant traversant le circuit qui réunit la surface de section à la surface naturelle, cette variation négative se produisant à chaque contraction : la même chose s'observe pour le muscle strié à chaque secousse.

L'état électrique d'un point quelconque de la surface naturelle du cœur, qui se contracte spontanément ou sous l'influence d'un excitant, présente une variation négative à chaque contraction cardiaque. Dans le cas de la pointe du cœur se contractant sous l'influence d'un excitant, la variation négative se propage de la base vers la pointe : si donc on réunit par un circuit métallique comprenant un galvanomètre deux points de la surface du cœur, l'un voisin de la base, l'autre voisin de la pointe, on constate une double oscillation électrique : le point voisin de la base devenant d'abord négatif, puis positif par rapport au point voisin de la pointe[1].

Ces modifications électriques se produisent sur la pointe du cœur excitée, au moment de l'excitation, sans retard appréciable, donc avant la contraction de la pointe; sur le cœur se contractant spontanément, un peu avant la systole. On sait que, pour le muscle strié, le phénomène électrique précède de même la contraction.

1. On constate cette même oscillation électrique en mettant en rapport, soit avec un galvanomètre, soit avec un électromètre, soit avec tout autre appareil équivalent, deux points de la surface du corps situés de part et d'autre d'un plan perpendiculaire à l'axe du cœur, et passant par la base du cœur. Chez l'homme, un tel plan passe par l'épaule gauche et par le pli de l'aine droite : on pourra par conséquent, chez lui, mettre en rapport avec les deux pôles galvanométriques ou électrométriques soit la main droite et la main gauche, soit la main droite et le pied gauche, etc. Si, à l'aide de dispositions convenables, qu'il n'y a pas lieu de décrire ici, on enregistre les oscillations de l'aiguille galvanométrique ou du ménisque électrométrique, on obtient une courbe dite *Électrocardiogramme*, qui représente les variations de la différence de potentiel de la base et de la pointe du cœur aux divers moments de la révolution cardiaque.

En résumé, les phénomènes mécaniques et électriques de la contraction du cœur de la grenouille établissent que cette contraction doit être assimilée à une secousse. En ce qui concerne les mammifères, la question est controversée. Nous avons, en parlant des ondulations du plateau systolique ventriculaire, indiqué cette opinion que ces ondulations sont la preuve de l'existence d'un court tétanos à 3 ou 4 secousses non complètement fusionnées. Cette opinion est combattue : on peut en effet supprimer ces ondulations en forçant le cœur à se contracter à vide, ou en ralentissant son rythme par refroidissement de l'animal. — On a voulu trouver une autre preuve de la nature tétanique de la contraction du cœur des mammifères dans l'existence d'un plateau avec ondulations, dans la courbe de l'état électrique de ce cœur; mais l'existence de ce plateau peut être également expliquée, si l'on admet que la contraction du cœur résulte de contractions successives de plusieurs groupes de fibres entrant dans sa constitution. — La question de la nature de la contraction cardiaque chez les mammifères n'est pas définitivement résolue

### 3. *Le Cœur, appareil neuro-musculaire.*

*a.* **Le cœur autonome.** — *Le cœur possède en lui tous les éléments nécessaires à son fonctionnement* (ce qui ne veut pas dire que le fonctionnement du cœur ne soit jamais influencé par des éléments extra-cardiaques, — mais seulement que le cœur, séparé de toutes connexions avec le reste de l'organisme, peut se contracter rythmiquement).

On peut démontrer cette proposition chez la grenouille et chez les mammifères.

Chez la grenouille ou chez la tortue, on sectionne les gros vaisseaux de la base du cœur au delà du bulbe aortique et du sinus veineux; on place le cœur ainsi isolé dans un verre de montre contenant de l'eau salée à 9 p. 1000 : il continue à battre rythmiquement. Mieux encore, on peut établir dans ce cœur isolé une circulation artificielle : du sang défibriné ou du sérum de sang de cheval, ou de l'eau salée, contenus dans un réservoir placé au-dessus du cœur, sont amenés, au moyen d'un tube terminé par une canule, dans le sinus veineux; le cœur, en se contractant, chasse ce liquide dans un tube communiquant d'une part avec le cœur par une canule fixée dans le bulbe aortique, et d'autre part avec le réservoir. Ainsi disposé et plongé dans du sérum de sang de cheval, le cœur peut continuer à battre rythmiquement pendant plusieurs jours.

Si le cœur de grenouille extrait de l'organisme est divisé en deux fragments, l'un comprenant les 2/3 inférieurs du ventricule, l'autre le reste du cœur, le premier (*pointe physiologique du cœur*) demeure indéfiniment immobile si aucun excitant n'agit sur lui; le second (*base physiologique du cœur*) continue à se contracter rythmiquement pendant des heures.

Pour que le cœur de grenouille extrait de l'organisme, qu'il soit ou ne soit pas traversé par une circulation artificielle, conserve ses propriétés, il faut que certaines conditions soient remplies. — 1° Le cœur ne doit pas se dessécher : à cet effet, il convient de le maintenir dans une chambre humide saturée de vapeur d'eau, ou mieux encore de l'immerger dans un liquide non toxique; sang défibriné de cheval, sérum de cheval ou eau salée à 9 p. 1000. — 2° Le cœur doit être placé dans un milieu oxygéné : placé dans une atmosphère d'azote, d'hydrogène, d'acide carbonique, plongé dans un liquide ne contenant pas d'oxygène en solution, le cœur s'arrête en moins d'une heure; remis dans une atmosphère ou dans un liquide oxygénés, il ne tarde pas (10 à 15 min.) à reprendre ses battements spontanés : en l'absence d'oxygène, le cœur est en état de *mort apparente*. Dans les expériences de circulation artificielle prolongée, il convient donc que le liquide soit mis en contact avec l'air et si possible agité avec l'air. — 3° Le cœur doit être à une température moyenne (15 à 30° environ) : à température plus basse, ses mouvements sont très lents (à 0° il s'arrête en diastole); si la température s'élève, les mouvements s'accélèrent jusque vers 30° (pour le cœur de grenouille); au delà de 30°, ils diminuent de fréquence jusqu'à 37° à 38°, température à laquelle ils s'arrêtent; mais cet arrêt, produit à 37-38°, n'est pas définitif : la mort du cœur n'est qu'apparente ; il peut reprendre ses battements, s'il est traversé par un courant de liquide oxygéné à une température de 15° à 30°. A 40-45° le cœur perd définitivement la propriété de se contracter. — 4° Le cœur doit être placé dans un milieu de composition chimique convenable. Le cœur de grenouille, irrigué par du sang défibriné de cheval ou du sérum de cheval, se contracte très longtemps; irrigué par une solution salée à 9 p. 1000, il s'épuise rapidement : il cesse de battre spontanément, il cesse de réagir aux excitations mécaniques et électriques : il est en état de *mort apparente*; si, à ce moment, on le plonge dans du sérum de cheval ou dans du sang défibriné de cheval, et si on en remplit ses cavités, on lui rend ses mouvements spontanés et son excitabilité ; on obtient le même résultat soit en ajoutant à l'eau salée un peu de chlorure de calcium (1 p. 10 000), soit, mieux encore, en lui substituant le liquide de Locke ou le liquide de Ringer (p. 58).

Le cœur des mammifères cesse en général très rapidement de battre, quand il est extrait de l'organisme : à peine le ventricule donne-t-il quelques contractions; à peine l'oreillette survit-elle quelques minutes. Mais si on pratique dans les vaisseaux coronaires du cœur une circulation de sang défibriné, de sérum de cheval, ou d'une solution saline convenable (liquide de Locke, par exemple), en remplissant les conditions nécessaires d'humidité, d'oxygénation, de température et de milieu chimique ci-dessus notées, on parvient à entretenir les contractions pendant plusieurs heures. Pratiquement, on plonge le cœur dans l'eau salée à 9 p. 1000, à 37-40°, et on pousse, par l'aorte vers le cœur, un courant de sang défibriné, de cheval ou de liquide de Locke ou de liquide de Ringer (voir p. 58) qu'on oxygène par agitation énergique à l'air.

On peut même faire réapparaître et maintenir pendant plusieurs heures les contractions rythmiques du cœur d'un mammifère sacrifié ou mort de maladie, longtemps après la mort (24 h. et plus), surtout si le cadavre a été conservé à température très basse, et pourvu que la rigidité cadavérique du cœur ne soit pas établie. On procède de la même façon que pour le cœur extrait de l'organisme au moment de la mort. Les contractions apparaissent plus ou moins vite (2 ou 3 minutes en général, mais parfois plus tardivement); elles débutent par les oreillettes et se généralisent aux ventricules, elles sont d'abord faibles et irrégulières, elles ne tardent pas à devenir fortes et rythmiques.

On peut démontrer, sur le cœur du mammifère, en place, l'importance de la circulation au point de vue de la conservation du rythme cardiaque : on produit en effet des troubles plus ou moins graves de ce rythme, quand on supprime ou quand on diminue la circulation coronaire. Si on lie les artères ou les veines coronaires, ou si on injecte dans le système coronaire des poudres obturantes (lycopode p. ex.), il se produit d'abord des modifications du rythme et du caractère de la contraction cardiaque; puis (après un temps variant de quelques minutes à une h. et plus) une substitution de contractions fibrillaires aux systoles normales et enfin un arrêt du cœur. En général, pendant toute la période qui précède les contractions fibrillaires, on peut, en rétablissant la circulation coronaire, faire réapparaître le rythme normal du cœur; en général, quand les contractions fibrillaires se sont manifestées, le rétablissement de la circulation coronaire est inefficace à ramener les contractions normales.

La même démonstration de l'importance de la circulation coronaire pour la conservation des mouvements rythmiques du cœur peut se faire sur un cœur isolé de l'organisme, maintenu en activité par une circulation artificielle. Quand on suspend cette circulation coronaire, les mouvements du cœur s'affaiblissent progressivement jusqu'à cesser, si l'on maintient assez longtemps la suspension de la circulation; ils reprennent par contre toute leur énergie si on rétablit la circulation coronaire, même après plusieurs heures de suspension.

Le cœur se contracte spontanément hors de l'organisme, quand certaines conditions de milieu sont remplies : il possède en lui la cause de ses contractions. Dans le cas particulier des mammifères, on a pu donner la preuve de cette proposition sur le cœur en place : on a sectionné, chez le lapin, les nerfs vagues, les sympathiques, les accélérateurs, la moelle cervicale, en un mot tous les éléments nerveux qui peuvent unir le cœur au système nerveux central; on a constaté que le cœur continue à battre rythmiquement pendant quelques heures, et, dans quelques cas exceptionnels, pendant quelques jours.

Ainsi opéré, l'animal ne survit généralement pas longtemps; il en est autrement si on conserve au moins d'un côté les fibres pulmonaires, œsophagiennes et stomacales du vague. Or on peut respecter ces fibres et sectionner toutes les fibres cardiaques chez le chien, le chat, le lapin, le singe : il suffit de conserver les fibres radiculaires supérieures du vague, et d'arracher les fibres radiculaires inférieures. Les animaux ainsi opérés présentent un aspect normal et ont une survie indéfinie : leur cœur bat rythmiquement[1]. Donc les contractions rythmiques du cœur sont indépendantes de toute action nerveuse d'origine extra-cardiaque.

On arrive à la même conclusion en procédant de la façon suivante, chez le lapin ou chez le chien, par exemple. On introduit les deux branches d'un tube en U respectivement dans le bout central d'une artère carotide primitive et dans le bout central de la veine jugulaire externe du même côté; on lie l'aorte au delà de l'origine des carotides; on lie les deux artères sous-clavières; on met en rapport le bout central de la seconde carotide avec un manomètre. La circulation générale est totalement supprimée; la circulation coronaire et la circulation pulmonaire sont conservées. Le système nerveux extra-cardiaque n'étant plus irrigué devient inactif. Or il suffit d'assurer l'oxygénation du sang par la respiration artificielle, pour que, dans ces conditions, le cœur continue à battre et à battre avec son rythme normal et avec sa puissance normale (la pression mesurée dans la carotide a sa valeur normale). Donc le cœur contient en lui tous les éléments nécessaires à sa contraction[2].

1. Un chien, auquel on avait sectionné tous les nerfs se rendant au cœur continua à vivre pendant des mois.

2. On peut simplifier cette préparation : on lie l'aorte et les gros troncs artériels qui naissent de sa crosse, en conservant les artères coronaires; on lie les veines caves : le sang chassé par le ventricule gauche s'écoule par les artères coronaires, revient par les veines coronaires au cœur droit, passe dans les

*b*. **Les ganglions intra-cardiaques.** — Le rythme du cœur est entretenu par l'activité du système nerveux ganglionnaire du cœur : la pointe qui ne contient pas de cellules nerveuses ne bat pas spontanément; la base, qui en contient, continue à battre, quand elle a été isolée.

Les physiologistes ne sont pas d'accord sur l'origine et sur la propagation de la contraction dans le cœur. Les uns, partisans de la *théorie neurogène*, prétendent que le muscle cardiaque n'est pas doué d'automatisme, et que sa contraction est toujours provoquée par l'intervention des éléments nerveux intra-cardiaques. L'excitation qui déclanche la contraction du cœur naîtrait dans les cellules nerveuses du cœur et serait transmise aux éléments musculaires par les fibres nerveuses qui dérivent de ces cellules nerveuses. De même, la propagation de la contraction aux diverses parties du cœur, depuis la partie de l'oreillette droite voisine de l'orifice des veines caves jusqu'à la pointe des ventricules, serait réglée par le système nerveux intra-cardiaque. — Les autres, partisans de la *théorie myogène*, soutiennent que le muscle cardiaque est doué d'automatisme, c'est-à-dire est capable d'engendrer en soi, et sans intervention d'éléments nerveux, les excitations qui doivent déterminer sa contraction. De même la propagation de la contraction d'une région cardiaque aux régions voisines se ferait par le seul tissu musculaire. Les cellules et les fibres nerveuses intra-cardiaques, n'intervenant directement ni dans la production ni dans la propagation de la contraction, serviraient tout simplement d'intermédiaires entre les nerfs extra-cardiaques et le muscle cardiaque.

La discussion n'est pas close entre les deux partis, et nous n'avons aucun intérêt à y prendre part. Nous admettrons, au moins provisoirement, que la contraction cardiaque est provoquée par l'action des éléments nerveux intra-cardiaques, parce que les autres tissus musculaires de l'économie n'entrent en activité, dans les conditions normales, que sous l'influence du système nerveux, et parce qu'aucune des expériences présentées par les myogénistes à l'appui de leur doctrine ne paraît pleinement démonstrative. Nous admettrions par contre assez volontiers que la propagation de leur contraction de l'orifice auriculo-veineux à la pointe du ventricule se fait par le tissu musculaire, dont les éléments sont anastomosés partout entre eux, et parce que la propagation persiste dans des cœurs qui ont subi des traumatismes suffisants pour interrompre les conductibilités nerveuses.

Ces théories ont d'ailleurs un intérêt infiniment plus doctrinal que pratique. Il était bon de les noter; il est parfaitement inutile de s'y arrêter plus longtemps.

L'étude particulière du rôle des éléments nerveux intra-cardiaques a été faite sur le cœur de la grenouille, au moyen des *expériences ou ligatures de Stannius*.

poumons, où il s'hématose, si l'on pratique la respiration artificielle, et revient au cœur gauche. — C'est là la circulation cardio-pulmonaire la plus simple qui se puisse concevoir.

Dans le cœur de la grenouille, on trouve, en certains points, sous l'endocarde, des accumulations de cellules nerveuses, qu'on appelle les *ganglions cardiaques*, bien qu'il n'y ait pas là de véritables ganglions anatomiquement isolables. On distingue le *ganglion de Remak* dans la paroi du sinus veineux[1], au voisinage de l'oreillette; le *ganglion de Ludwig* dans la cloison inter-auriculaire, et le *ganglion de Bidder* dans la cloison auriculo-ventriculaire et dans la partie supérieure du ventricule.

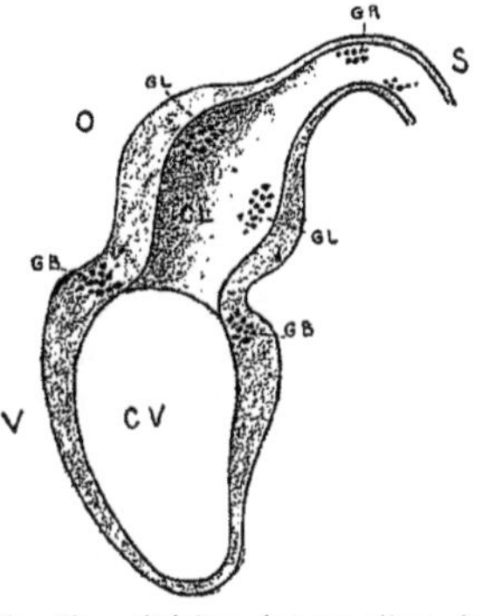


Fig. 46. — Schéma des ganglions du cœur de grenouille (imité de Pitres).

S, Sinus veineux; O. oreillettes; V, ventricule; Cl. Cloison inter-auriculaire; CV. cavité ventriculaire; GR, Gangl. de Remak; GL, Gangl. de Ludwig; GB, Gangl. de Bidder.

Un cœur de grenouille ou un cœur de tortue étant mis à nu : — 1° Si on pose une ligature sur le sinus veineux, exactement au point où il s'abouche dans l'oreillette, donc entre le ganglion de Remak et l'oreillette, les trois veines caves et le sinus veineux conservent leurs contractions rythmiques normales; le cœur s'arrête en diastole; cet arrêt n'est d'ailleurs pas définitif si le cœur est convenablement pourvu d'oxygène; après un temps variant d'une demi-heure à deux

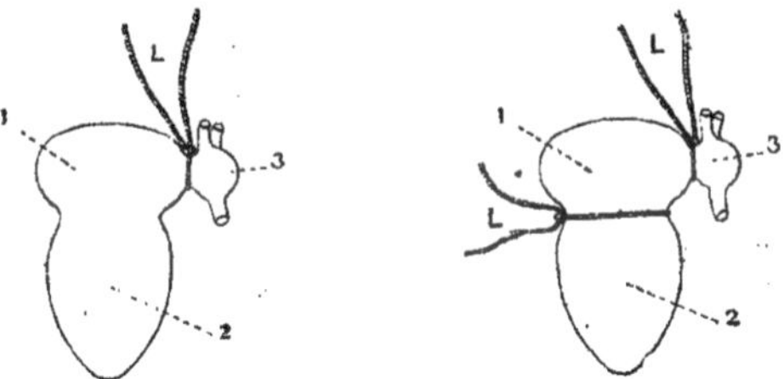


Fig. 47. — Ligatures de Stannius.

L. Ligature. — 1, Oreillette. — 2, Ventricule. — 3, Sinus veineux.

heures pour le cœur de grenouille, d'un quart d'heure à une demi-heure pour le cœur de tortue, il reprend ses battements spontanés et rythmiques, mais moins fréquents qu'avant la liga-

1. Il existe, chez les vertébrés inférieurs, batraciens, reptiles et poissons, un sinus veineux, c'est-à-dire une cavité à parois musculaires, distincte de l'oreillette, dans laquelle viennent se terminer les gros troncs veineux.

ture. — 2° Si, pendant l'arrêt du cœur, provoqué par la première ligature, on en pose une seconde sur le sillon auriculo-ventriculaire, en plein ganglion de Bidder, le ventricule se remet à battre rythmiquement, l'oreillette reste immobile. — 3° Si, sur un autre cœur, on pose une ligature sur le sinus veineux, à quelque distance de l'oreillette, en plein ganglion de Remak, le sinus veineux et les veines caves d'une part, le cœur d'autre part présentent des contractions rythmiques; mais la rythme n'est pas concordant de part et d'autre de la ligature.

On obtient les mêmes résultats, moins nettement pourtant, si on remplace les ligatures par des pincements ou par des sections.

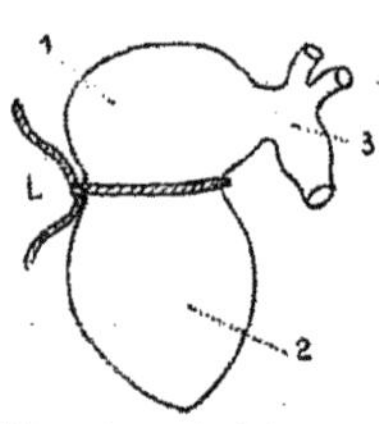

Fig. 48. — 3e Ligature de Stannius.
L. Ligature. — 1, Oreillette. — 2, Ventricule. — 3, Sinus veineux.

Les physiologistes ne sont pas unanimes dans l'interprétation de ces expériences. Une hypothèse permet de coordonner l'ensemble des faits que nous avons exposés et la majorité, tout au moins, des faits observés (nous n'avons signalé que les principaux); c'est la suivante : *Le ganglion de Remak est le moteur principal du cœur; le ganglion de Bidder est un moteur accessoire : le ganglion de Ludwig est un inhibiteur.*

Le ganglion de Remak est moteur : dans la première expérience de Stannius, le sinus veineux, qui conserve ses relations normales avec ce ganglion, se contracte; le cœur qui les a perdues ne se contracte pas; — dans la troisième expérience de Stannius, les deux parties séparées, qui ont conservé leurs relations avec une partie du ganglion de Remak, se contractent l'une et l'autre. — Par l'examen direct d'un cœur de grenouille refroidie (se contractant lentement), on constate que la contraction naît au niveau du sinus veineux et se propage aux oreillettes, puis au ventricule. — Quand un cœur épuisé cesse de se contracter, c'est d'abord le ventricule qui reste immobile, puis l'oreillette gauche, puis l'oreillette droite et enfin le sinus veineux. — Enfin, quand on échauffe ou quand on refroidit le seul sinus veineux, on provoque une accélération ou un ralentissement de la contraction cardiaque totale; tandis que, si on échauffe ou si on refroidit une région limitée du cœur, autre que le sinus veineux, on ne modifie pas le rythme cardiaque. On peut tirer de là la conclusion que le ganglion de Remak préside à la contraction du cœur.

Le ganglion de Remak n'est pourtant pas l'unique moteur du cœur. Si, après la seconde ligature de Stannius, le ventricule reprend ses battements, c'est qu'il contient, dans le ganglion de Bidder, des éléments moteurs. A l'appui de cette conclusion, on peut citer l'expérience suivante : si on pose une ligature sur le sillon auriculo-ventriculaire (comme pour la deuxième expérience de Stannius, mais sans avoir posé la première ligature sur le sinus veineux), l'ensemble du cœur continue à battre, mais le rythme des oreillettes est plus rapide et leurs contractions plus énergiques que le rythme et les contractions du ventricule. C'est dire que le ventricule ne reçoit pas une excitation équivalente à l'excitation qu'il reçoit normalement, et que, par suite, le ganglion de Remak joue un rôle dans la contraction normale du ventricule. Cette conclusion est d'autant mieux justifiée que la ligature posée a rompu les communications entre le ventricule et le ganglion inhibiteur de Ludwig : si donc le ganglion de Bidder était le moteur essentiel du cœur et non un moteur accessoire, les contractions ventriculaires devraient être plus rapides et plus énergiques que les contractions auriculaires après la ligature.

Le ganglion de Ludwig est inhibiteur. La première ligature de Stannius arrête le cœur, bien qu'il contienne encore un moteur accessoire dans le ganglion de Bidder ; donc le ganglion de Ludwig est inhibiteur. La seconde ligature ne provoque pas la contraction des oreillettes, donc le ganglion de Ludwig ne joue aucun rôle moteur. Enfin l'excitation de la cloison inter-auriculaire provoque un arrêt du cœur [1].

Nous avons admis que les ligatures de Stannius agissent en séparant des centres moteurs ou inhibiteurs certaines régions du cœur. En réalité, ces ligatures provoquent aussi des phénomènes temporaires d'excitation ou d'inhibition : nous en avons pour preuve l'arrêt temporaire du cœur après la première ligature de Stannius : c'est donc que cette ligature a produit soit l'excitation des ganglions inhibiteurs du cœur, soit l'inhibition des ganglions moteurs accessoires.

Bref, nous retiendrons de ces expériences le fait de l'existence

1. Le ganglion de Ludwig ne doit pas être considéré comme un simple relai recevant des excitations apportées par le nerf vague (voir ci-dessous l'action inhibitrice du nerf vague, p. 91). En effet les expériences de Stannius se font normalement, alors même que les nerfs vagues antérieurement sectionnés ont dégénéré jusqu'à leur terminaison périphérique.

dans le cœur d'un mécanisme nerveux double, possédant des moteurs et des freins, — chez les batraciens tout au moins, car aucune expérience ne nous éclaire aussi nettement sur l'organisation intime de l'appareil nerveux intra-cardiaque des mammifères[1].

### 4. *Le système nerveux extra-cardiaque.*

Le cœur possède en lui-même son moteur, c'est une proposition nettement établie par les expériences que nous avons sommairement rapportées. Mais il est pourtant soumis à l'action du système nerveux général, avec lequel il communique par l'intermédiaire du plexus cardiaque, constitué par l'intrication de fibres provenant des nerfs vagues et des sympathiques.

Chez l'homme, le *nerf vague ou pneumogastrique* s'anastomose, au niveau de son ganglion plexiforme, avec le *nerf spinal* dont il reçoit la branche interne; — il descend le long de la carotide, en émettant diverses branches, parmi lesquelles nous ne considérons que les suivantes, qui seules contiennent des filets cardiaques : — un rameau cardiaque issu du nerf laryngé supérieur (branche du nerf vague); — des rameaux cardiaques, et ce sont de beaucoup les plus importants, on peut dire les seuls importants, issus du nerf vague à divers niveaux dans les régions cervicale inférieure et thoracique supérieure. — Les *filets sympathiques* du plexus cardiaque proviennent principalement des ganglions cervical inférieur et premier thoracique et de l'anse de Vieussens interposée entre ces deux ganglions.

Chez le chien, les nerfs vague et sympathique sont confondus en un tronc commun (vago-sympathique) dans la région cervicale et ne sont distincts qu'à partir et au-dessus du ganglion cervical supérieur, à partir et au-dessous du ganglion cervical inférieur. Chez le chat et le lapin, les nerfs vague et sympathique sont distincts dans toute l'étendue du cou; un troisième nerf, le dépresseur, les accompagne dans les régions cervicales moyenne et inférieure.

L'étude du système nerveux extrinsèque du cœur a été faite plus particulièrement chez les mammifères; les résultats en ont été toutefois vérifiés chez la grenouille et chez la tortue.

1. Si, sur un cœur de mammifère se contractant rythmiquement, on sépare des ventricules par une forte ligature la majeure partie des oreillettes, on constate que les deux parties continuent à battre rythmiquement, mais indépendamment l'une de l'autre, le rythme des ventricules étant le plus lent. La ligature ne provoque ici qu'un arrêt des ventricules très court, si court souvent qu'il passe presque inaperçu.

*a*. **Le nerf vague.** — Sectionnons l'un des deux nerfs vagues, ou les deux nerfs vagues, chez le chat ou chez le lapin, nous n'observons aucune modification cardiaque. Sectionnons l'un des deux nerfs vago-sympathiques, chez le chien, nous n'obtenons

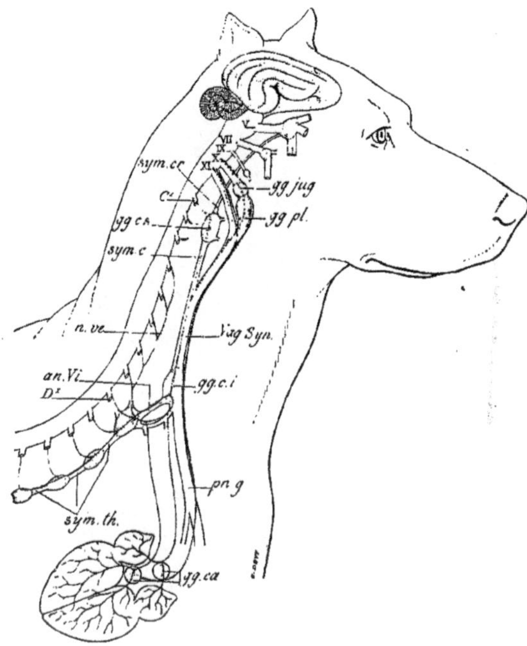


Fig. 49. — Schéma de l'innervation du cœur chez le chien (Morat-Doyon).

*gg.ca*, ganglions cardiaques; *n.c*, nerfs cardiaques: *gg.th*, ganglion premier thoracique; *gg.ci*, ganglion cervical inférieur: *gg.c.s*, ganglion cervical supérieur: *gg.pl*, ganglion plexiforme; *gg.jug*. ganglion jugulaire: *sym.th*, sympathique thoracique; *an. Vi*, anse de Vieussens; *pn.g*, pneumogastrique: *n.ve*, nerf vertébral; *Vag. Sym*, vago-sympathique; *sym. c*, sympathique cervical, *sym. cr*. prolongement du sympathique dans le crâne: *C¹*, première paire cervicale; *D*. première paire dorsale: X, origine du pneumogastrique: XI, origine bulbaire du spinal. (Les nerfs inhibiteurs sont indiqués en rouge, les nerfs moteurs en bleu.)

aucune modification cardiaque; sectionnons les deux nerfs vago-sympathiques, chez le chien, nous observons en général une faible accélération; notons incidemment que, chez le chien, dont le cœur est normalement arythmique, la section des deux nerfs vago-sympathiques supprime cette arythmie.

Excitons par des courants d'induction fréquents le bout périphérique du nerf vague sectionné dans la région cervicale, chez le chat ou chez le lapin, ou du nerf vago-sympathique sectionné, chez le chien; — et examinons les modifications de fonctionnement du cœur par l'un des procédés dont nous disposons (examen sur le thorax ouvert, acupuncture, sonde cardiaque, choc cardiaque,

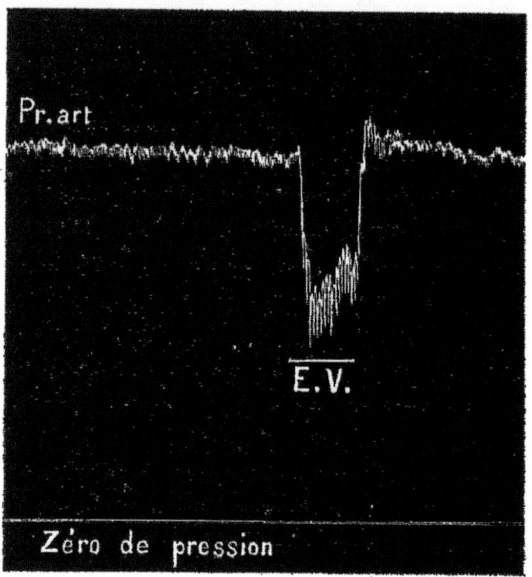


Fig. 50. — Ralentissement du cœur provoqué par l'excitation du bout périphérique du nerf vague en E.V. — Chute de pression carotidienne. Lapin. Pression en demi-vraie grandeur. — Le graphique se lit de gauche à droite.

pression artérielle, pouls), nous constatons les faits suivants : Pour un courant très faible, il ne se manifeste aucun effet appréciable. Augmentons progressivement l'intensité du courant, jusqu'à ce que nous percevions une modification du côté du cœur : c'est une très légère diminution du nombre des battements; la durée de la pause cardiaque est augmentée; les systoles sont moins rapprochées l'une de l'autre. Augmentons l'intensité de l'excitant, il se produit une aggravation des modifications observées; et, pour une intensité suffisante de l'excitant, il se produit un arrêt du cœur en diastole. En augmentant, avec une extrême lenteur, l'intensité de l'excitant, on peut provoquer des arrêts partiels du cœur : c'est d'abord le ventricule qui cesse de se contracter, tandis que les oreillettes présentent encore des mouvements faibles et rares; ce sont ensuite les oreillettes qui s'arrêtent : le cœur en totalité est en diastole.

On a montré, d'autre part, que le cœur arrêté en diastole par excitation du nerf vague est plus flasque que le cœur en diastole

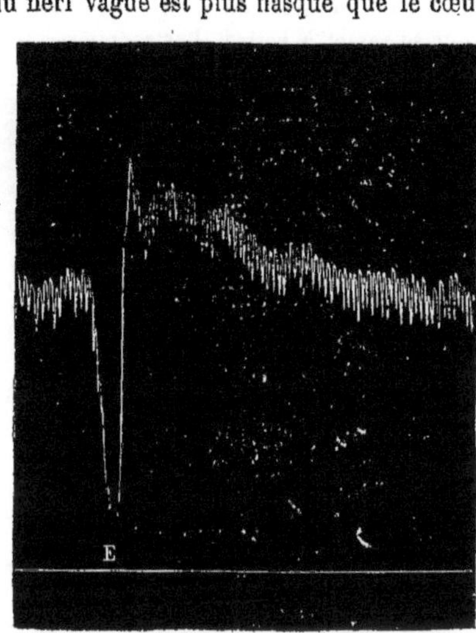


Fig. 51. — Arrêt du cœur provoqué par l'excitation du bout périphérique du nerf pneumogastrique. Chute de la pression artérielle. — Le graphique se lit de gauche à droite.

normale ; on a traduit ce fait en disant que le cœur est en *hypotonus* et que le nerf vague possède, vis-à-vis du cœur, une *action antitonique*.

Les effets de l'excitation du nerf vague sont les mêmes, qu'on excite le nerf vague droit ou le nerf vague gauche; mais l'intensité de l'excitant nécessaire pour obtenir un effet déterminé diffère généralement, selon qu'il est appliqué à l'un ou à l'autre des deux nerfs vagues; tantôt c'est le droit, tantôt c'est le gauche qui est plus excitable pour une même espèce animale.

L'arrêt du cœur, produit par l'excitation des nerfs vagues, n'est pas définitif. Si on cesse d'exciter, le cœur ne tarde pas à reprendre ses battements (toutefois la reprise n'est pas immédiate; il y a, pendant quelques secondes, *survivance de l'action inhibitrice*), et ses premières contractions sont remarquables par leur grande énergie. Même dans le cas où l'on continue à exciter le nerf vague après l'arrêt du cœur, cet arrêt n'est pas définitif : au bout d'un temps, qui ne dépasse pas une minute chez les mammifères (en général au bout de 15 à 30 secondes), une demi-heure chez les batraciens, le cœur se remet à battre. Les premières contractions

Fig. 52. — Arrêt du cœur par excitation du nerf vague chez la tortue. Temps de latence considérable de l'excitation. Exagération compensatrice de systoles après l'arrêt.

qui se produisent, pendant qu'on continue l'excitation du nerf vague, sont très espacées; elles se rapprochent de plus en plus, mais ne présentent leur fréquence normale que très tardivement si on ne cesse d'exciter le nerf vague.

Voici quelques indications destinées à illustrer ces propositions.

**Excitation du nerf vago-sympathique chez un chien.**

| Temps. | Rythme cardiaque par minute. | Pression carotidienne en millim.-mercure. |
|---|---|---|
| — | — | — |
| Avant l'excitation . . . . . . . . . . . | 84 | 160 |
| Aussitôt après le début de l'excitation. | 0 | 46 |
| 1 seconde — — . | 0 | 28 |
| 5 — — — . | 0 | 28 |
| 17 — — — . | 0 | 28 |
| 18 — — — . | 8 | 44 |
| 25 — — — . | 42 | 80 |
| 70 — — — . | 66 | 100 |
| 76 — — — . | 70 | 106 |

**Excitation du nerf vague chez un lapin.**

| Temps. | Rythme cardiaque par minute. | Pression carotidienne en millim.-mercure. |
|---|---|---|
| Avant l'excitation | 260 | 122 |
| Aussitôt après le début de l'excitation. | 0 | 50 |
| 1 seconde — — | 0 | 20 |
| 5 — — — | 0 | 20 |
| 13 — — — | 0 | 20 |
| 14 — — — | 6 | 30 |
| 30 — — — | 52 | 100 |
| 50 — — — | 210 | 110 |

Cette reprise des battements du cœur, pendant la continuation de l'excitation du nerf vague, est un phénomène de fatigue (par définition de la fatigue physiologique). Il doit être localisé non dans les nerfs vagues, mais dans l'appareil terminal, dans lequel se terminent ces nerfs. Supposons qu'on provoque l'arrêt du cœur par l'excitation d'un nerf vague et qu'on maintienne l'excitation jusqu'à réapparition des mouvements du cœur; si, à ce moment précis, on excite le second nerf vague, sans cesser d'exciter le premier, on constate que la réapparition des mouvements se produit exactement comme si on n'avait pas excité ce second nerf. C'est donc que le phénomène de fatigue doit être localisé dans un appareil terminal commun aux deux nerfs vagues. Si, avant d'exciter le second nerf vague, on a cessé pendant quelques secondes l'excitation du premier, on constate un nouvel arrêt du cœur : c'est donc que ces quelques secondes ont suffi pour que l'appareil terminal dissipe toute manifestation de fatigue.

Quelques milligrammes d'atropine ou d'un sel d'atropine (1 mg. suffit le plus souvent) suppriment complètement l'action cardiaque du nerf vague[1]; l'excitation cervicale de ce nerf devient absolument inefficace, quelles que soient la nature et l'intensité de l'excitant. On peut rendre au nerf vague son excitabilité et son action cardiaque chez l'animal atropiné par injection de quelques centigrammes (1 cg. suffit le plus souvent pour un animal ayant

1. Il en résulte que, chez les animaux, qui, comme le chien et le cheval, ont un tonus modérateur du cœur, l'atropine provoque une accélération légère de ses contractions. Chez le chien, l'atropine régularisant les battements du cœur, on en conclut que, chez lui, l'arythmie cardiaque dépend de l'action modératrice du nerf vague.

reçu 1 mg. d'atropine) de pilocarpine ou d'un sel de pilocarpine. Quelques auteurs ont affirmé que l'action cardiaque du nerf vague est aussi supprimée, ou tout au moins réduite, chez les animaux thyroïdectomisés et chez les animaux goitreux et qu'on peut la rétablir, chez ces animaux, par l'injection de substances extraites de certaines glandes vasculaires sanguines (thyroïdine extraite de la thyroïde et hypophysine extraite du corps pituitaire). Il convient de faire les plus expresses réserves sur ces propositions.

Certains auteurs ont considéré le nerf vague comme un nerf moteur du cœur, et ont admis que l'arrêt du cœur consécutif à son excitation est la conséquence de son épuisement et doit être considéré comme une manifestation de fatigue : le nerf vague se distinguerait, entre tous les nerfs, par la facilité et la rapidité de son épuisement. A l'appui de cette opinion, on a noté les faits suivants : 1° quand on excite le nerf vague avec un courant suffisant pour déterminer l'arrêt du cœur, il se produit toujours chez les mammifères, une contraction précédant l'arrêt[1] ; — 2° quand on cesse d'exciter le nerf vague, le cœur étant arrêté, il se produit un retard de quelques secondes dans la réapparition des contractions, et ce n'est qu'après quelques minutes que le rythme normal est rétabli.

Ces faits sont incontestables, mais ils n'ont pas la signification qu'on prétend leur attribuer. Nous ne pouvons accepter l'hypothèse du nerf vague moteur du cœur. Si, en effet, les nerfs vagues étaient nerfs moteurs du cœur, il serait assurément possible de trouver des excitants, convenables en qualité et en quantité, pour provoquer des effets moteurs ; or on n'observe jamais, sur l'animal normal, qu'une diminution du nombre des battements ou un arrêt du cœur. — D'ailleurs, si les nerfs vagues étaient des nerfs moteurs du cœur et si l'arrêt du cœur qui résulte de leur excitation était dû à leur épuisement, on devrait provoquer l'arrêt du cœur en sectionnant les nerfs vagues, la section étant évidemment équivalente physiologiquement à l'épuisemement. Or la section des nerfs vagues n'entraîne jamais ni l'arrêt, ni même le ralentissement du cœur. Donc les nerfs vagues ne sont pas des nerfs moteurs du cœur.

1. Si l'excitation se produit au moment de la systole, la systole commencée s'achève avant l'arrêt ; si elle se produit au moment de la diastole, il se produit encore une systole (c'est la *systole inévitable*). — Chez les batraciens et chez les reptiles (grenouilles et tortues, par exemple), il se produit généralement plusieurs systoles avant l'arrêt.

Certains auteurs ont prétendu que les nerfs vagues sont des nerfs vaso-constricteurs du cœur, et que leur excitation provoque un rétrécissement des artérioles coronaires, suffisant pour déterminer une anémie du cœur, incompatible avec son fonctionnement : d'où ralentissement ou arrêt du cœur. Cette opinion est inacceptable : 1° car l'excitation du nerf vague produit le ralentissement et l'arrêt du cœur chez la grenouille ; or, les cœurs de batraciens se contractent alors même qu'ils ont été extraits de l'organisme et qu'ils ne sont plus traversés par un courant sanguin ; — 2° car l'arrêt du cœur se produit rapidement après l'excitation du nerf (0 sec. 15 chez le lapin ; 0 sec. 20 chez le chien ; 0 sec. 30 chez le cheval), tandis que les phénomènes vaso-moteurs se manifestent beaucoup plus lentement (plusieurs secondes) ; — 3° car la ligature des artères coronaires ou leur oblitération par injection de cire ou de suif, ne détermine pas brusquement l'arrêt du cœur.

Le nerf vague doit être considéré comme un *nerf modérateur* ou *inhibiteur*. Son action s'exerce-t-elle directement sur la fibre musculaire? S'exerce-t-elle sur l'appareil nerveux intracardiaque? Nous ne le saurions dire de façon absolue. Mais *nous admettons* que cette action porte sur l'appareil nerveux intra-cardiaque, par analogie avec ce qui se passe dans tous les cas où le mécanisme d'une action inhibitrice a été élucidé (vaso-dilatation, relâchement des sphincters, p. ex.) ; — nous l'admettons, nous ne le démontrons pas.

L'action du nerf vague sur le cœur ne consiste pas dans une simple modification du nombre des battements : en même temps que ces battements s'espacent, ils deviennent plus énergiques ; le travail accompli par le cœur tend à rester constant, et reste constant pourvu que l'excitation du nerf vague ne soit pas trop intense et que le nombre des battements du cœur ne soit pas trop diminué. Donc, pour des excitations faibles du nerf vague, nous observons une modification de la distribution du travail du cœur dans le temps, sans modification de la somme totale de ce travail. Or ces excitations faibles sont celles qu'on a le droit de considérer comme équivalentes aux excitations physiologiques normales, les excitations fortes amenant des réactions qu'on n'observe pas chez l'animal en dehors d'une intervention expérimentale. Nous dirons donc que le *nerf vague est*, chez l'animal normal, *essentiellement affecté à la fonction de distribution du travail du cœur dans le temps.*

Les nerfs vagues possèdent normalement un tonus modérateur

cardiaque, au moins chez certains animaux, et en particulier chez le chien : chez ce dernier, en effet, la section des nerfs vagues, ou leur paralysie par l'atropine provoquent toujours une légère accélération du cœur. Les nerfs vagues ne possèdent pas de tonus modérateur cardiaque chez le lapin, chez la tortue, chez la grenouille.

Le nerf vague renferme au cou des fibres modératrices du cœur. Nous disons le nerf vague, même pour le chien, bien que, chez lui, les expériences soient faites sur le nerf vago-sympathique, parce que, les résultats observés sont les mêmes que l'excitation porte sur le nerf vago-sympathique ou sur le nerf vague séparé du sympathique au-dessous du ganglion cervical inférieur; — parce que, d'autre part, l'excitation du sympathique, au niveau des ganglions cervicaux supérieur et inférieur, est toujours sans action modératrice sur le cœur.

On admettait autrefois que les fibres modératrices du nerf vague ne lui appartiennent pas en propre, mais qu'elles lui sont fournies, au niveau de son ganglion plexiforme, par la branche interne du nerf spinal. Cette notion dérivait des résultats obtenus dans l'opération de l'arrachement du nerf spinal : si, en effet, chez le lapin, on arrache le nerf spinal au niveau de la base du crâne, et si, après dix à douze jours, temps suffisant pour que les fibres arrachées aient totalement dégénéré dans les troncs périphériques, on excite le nerf vague correspondant au milieu du cou, on ne provoque aucune modification du rythme cardiaque. Toutefois l'arrachement du nerf spinal est une opération grossière, et rien ne prouve qu'en la pratiquant on n'ait pas intéressé les fibres propres du nerf vague. La conclusion tirée de cette expérience ne doit donc être acceptée qu'avec réserve. — Récemment, d'ailleurs, en pratiquant, au ras de la moelle et du bulbe, la section de toutes les racines du nerf spinal, et laissant l'animal vivre jusqu'à ce que se soient accomplies les dégénérescences périphériques, on a constaté que l'excitation du nerf vague, au niveau du cou, détermine encore l'arrêt du cœur, comme chez l'animal normal. Les fibres cardio-modératrices appartiennent donc en propre au nerf vague, c'est-à-dire quittent l'axe nerveux par les racines de ce nerf. On a contrôlé cette conclusion en excitant électriquement les rameaux d'origine du nerf vague et ceux du nerf spinal, et les noyaux bulbaires d'origine de ces deux nerfs. On provoque l'inhibition cardiaque quand l'excitation porte sur le nerf vague, on ne la provoque pas quand elle porte sur le nerf spinal.

A côté des fibres modératrices, le nerf vague contient des fibres antagonistes, accélératrices; si l'excitation du nerf vague produit des phénomènes modérateurs, c'est que les fibres modératrices l'emportent toujours sur les fibres accélératrices. Si on injecte, chez le chien, une petite quantité d'atropine, on ne peut plus, par l'excitation du nerf vague, provoquer l'arrêt ou le ralentissement du cœur : l'appareil modérateur est paralysé. Dans ces conditions, l'excitation du nerf vague provoque toujours une légère accélération. Ainsi se trouve démontrée l'existence de fibres accélératrices dans le nerf vague.

Les fibres modératrices du nerf vague ne sont pas également réparties dans les deux nerfs vagues; même chez les animaux de même espèce, la répartition est le plus souvent inégale, et c'est tantôt l'un, tantôt l'autre nerf dont l'action est prédominante; on a même prétendu que l'action cardiaque de l'un des nerfs vagues peut, dans certains cas, d'ailleurs exceptionnels, être nulle.

Ces fibres modératrices provenant des racines des nerfs vagues, on peut placer les cellules d'origine de ces fibres dans les noyaux d'origine de ce nerf (voir ci-dessous, centre cardio-modérateur, p. 101).

*b.* **Les nerfs accélérateurs.** — Le nerf vague contient quelques fibres accélératrices; nous l'avons prouvé. Mais la majorité de ces fibres se trouve dans des nerfs distincts, dits *nerfs accélérateurs*, qui se détachent du sympathique au niveau du ganglion cervical inférieur, de l'anse de Vieussens et du ganglion premier thoracique. L'excitation de ces nerfs produit une augmentation du nombre des battements du cœur, par abréviation de la phase diastolique : pour les nerfs accélérateurs, comme pour les nerfs modérateurs, il y a une période de latence de l'excitation assez longue, et une période de survivance de l'excitation très longue; les phénomènes de fatigue sont moins précoces pour les nerfs accélérateurs que pour les nerfs modérateurs. Ces nerfs sont les antagonistes des nerfs modérateurs: comme ces derniers, ils jouent un rôle dans la distribution du travail du cœur dans le temps (le travail reste constant).

Ce ne sont pas des nerfs moteurs du cœur, car leur section ne modifie pas de façon sensible le rythme du cœur. Ce ne sont pas des nerfs vasculaires; ils ne sont pas en rapport avec le système coronaire, dont ils ne produisent pas de modification. — Leur tonus est nul ou très faible, comme le tonus du nerf vague est faible ou nul, selon l'espèce animale considérée. Ils constituent, comme les nerfs vagues, un mécanisme de perfectionnement, intervenant dans le fonctionnement du cœur.

En excitant les rameaux communicants (étendus des nerfs rachidiens aux ganglions sympathiques correspondants) des 1^re^, 2^e^, 3^e^, 4^e^ et 5^e^ paires dorsales, on provoque une accélération du cœur : les nerfs accélérateurs proviennent de la moelle, qu'ils abandonnent sur une grande longueur. — On peut démontrer leur existence dans la moelle cervicale et dorsale supérieure :

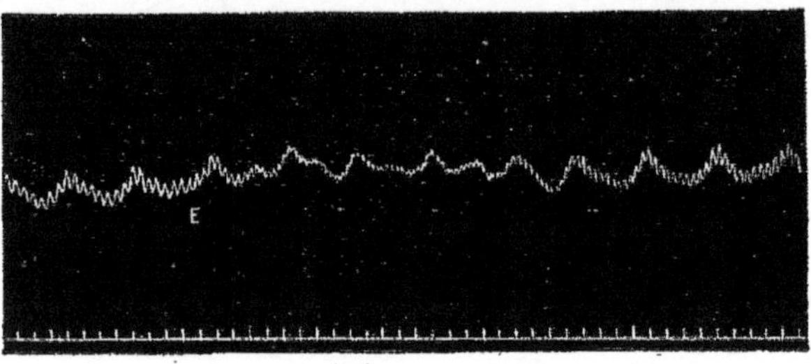


Fig. 53. — Accélération du cœur sous l'influence de l'excitation de l'anse de Vieussens (chien curarisé).

supposons la moelle sectionnée dans ces régions; excitons-en le bout inférieur, nous produisons une accélération du cœur, et, si nous avons pris soin de sectionner au préalable les nerfs splanchniques, nous ne pouvons attribuer cette accélération à une action secondaire exercée sur le cœur par les modifications de la pression artérielle; car, après cette section des nerfs splanchniques, l'excitation du segment inférieur de la moelle, sectionnée au-dessous du bulbe, ne provoque aucune modification de la pression artérielle.

Les nerfs accélérateurs possèdent parfois un tonus, mais un tonus faible; si, en effet, chez un animal à nerfs vagues sectionnés, on sectionne les nerfs accélérateurs, on provoque parfois une très légère diminution du nombre des battements.

c. **Les réflexes cardiaques.** — *Les nerfs modérateurs et accélérateurs du cœur peuvent être mis en activité par voie réflexe* : on sait que la douleur ou les émotions provoquent des modifications du rythme cardiaque. Au point de vue expérimental, on a, par l'excitation des nerfs sensitifs, provoqué des modifications du rythme, mais le sens de la modification peut varier selon le nerf excité et l'intensité de l'excitant. L'analyse de ces expériences ne permet pas d'établir la loi du phénomène; c'est qu'aussi ce phénomène est éminemment complexe, car l'excitation portée sur les nerfs sensitifs peut agir sur les centres modérateurs et accélérateurs du cœur, et sur les centres vaso-moteurs; la modification du rythme cardiaque peut dès lors résulter d'une action directe sur le cœur ou d'une action indirecte, par l'intermédiaire des modifications de la pression artérielle. Il nous suffit d'avoir signalé la possibilité de modifier par voie réflexe le rythme du cœur.

Parmi les cas les plus simples, nous signalons les suivants : un choc brusque sur le ventre ou sur le larynx de la grenouille arrête le cœur par l'entremise du système modérateur (le phénomène ne se produit que si les nerfs vagues sont intacts). L'inhalation de vapeurs excitantes (chloroforme, éther, etc.) provoque, chez le lapin, un ralentissemeut du cœur (le rythme passe de 240 à 60 par minute, par exemple) par l'entreprise du système modérateur (le phénomène ne se produit pas chez l'animal à nerfs vagues sectionnés, ou chez l'animal atropiné). — Pendant le travail musculaire intense, il y a une accélération cardiaque importante : elle se produit (ainsi que l'établit l'analyse expérimentale) par l'entremise des nerfs accélérateurs, etc.

Les centres nerveux qui président à ces réflexes modérateurs ou accélérateur sont situés au niveau du bulbe rachidien, ainsi qu'il résulte des faits suivants.

Les réflexes cardio-modérateurs qui se produisent quand on excite le bout central d'un des nerfs bulbo-protubérantiels (excitation du bout central du nerf trijumeau par des courants induits, irritation de la muqueuse nasale par des vapeurs chloroformiques, etc.) se produisent encore quand on a sectionné la moelle au niveau de l'atlas, la vie étant entretenue par la respiration artificielle : donc le centre cardio-modérateur est au-dessus de la moelle.

Les réflexes cardio-modérateurs qui se produisent quand on excite le bout central d'un nerf sensitif rachidien se produisent encore quand on a sectionné l'axe nerveux entre le bulbe et la protubérance : donc le centre cardio-modérateur est au-dessous de la protubérance.

Les réflexes cardio-modérateurs qui se produisent, quand on excite le bout central d'un nerf sensitif, bulbo-protubérantiel ou rachidien, ne se produisent plus quand on a suspendu l'activité du bulbe rachidien soit en déposant à la surface du plancher du quatrième ventricule mis à nu quelques cristaux de cocaïne, soit en injectant dans le quatrième ventricule une solution de cocaïne (la vie étant entretenue par la respiration artificielle); ils se produisent de nouveau quand cesse la cocaïnisation bulbaire, ce qu'on reconnaît à la reprise de la respiration spontanée. Donc le centre cardio-modérateur est situé dans le bulbe rachidien.

D'ailleurs l'excitation électrique du bulbe au niveau de la partie moyenne et latérale du plancher du quatrième ventricule provoque généralement un ralentissement, parfois même un arrêt du cœur.

Ce *centre cardio-modérateur bulbaire* n'est pas seulement un centre réflexe; il peut également fonctionner autochtoniquement ou automatiquement c'est-à-dire sous l'influence d'excitations agissant directement sur lui. Pendant les premières phases de l'asphyxie, on constate un ralentissement du cœur (chez le lapin, par exemple, le rythme cardiaque passe de 240 à 60 par minute) : on démontre que ce ralentissement résulte de l'action exercée sur le centre cardio-modérateur bulbaire par le sang asphyxique. Dans le cours de l'anesthésie chloroformique, on constate, au moment de l'envahissement bulbaire, un ralentissement et parfois un arrêt du cœur : on démontre que ce ralentissement résulte de l'action exercée sur le centre cardio-modérateur bulbaire par le chloroforme (excitation préparalytique — voir chap. XLVI. L'anesthésie, paragraphe 3. Les accidents de l'anesthésie chirurgicale). Le ralentissement asphyxique et le ralentissement chloroformique ne se produisent plus en effet chez l'animal à bulbe cocaïné, maintenu en vie par la respiration artificielle.

Les réflexes cardio-accélérateurs sont sous la dépendance d'un centre bulbaire. En effet, si on sectionne la moelle au-dessus du bulbe, la vie étant entretenue par la respiration artificielle, on ne peut plus provoquer, comme chez l'animal normal, les réflexes accélérateurs par l'excitation des nerfs rachidiens. Donc le *centre cardio-accélérateur* est au-dessus de la moelle.

On le localise dans le bulbe rachidien, en se fondant sur les effets de l'excitation électrique du bulbe chez l'animal dont on a sectionné les nerfs vagues (pour supprimer les effets modérateurs de cette excitation) et les nerfs splanchniques (pour supprimer au moins partiellement les effets vaso-moteurs de cette excitation). Il se produit dans ces conditions une accélération cardiaque.

Quelques physiologistes ont voulu analyser avec plus de détails que nous ne l'avons fait ici l'action exercée sur le cœur par le système nerveux extra-cardiaque : ils ont distingué des actions *chronotropes* (modifications du rythme), *inotropes* (modifications de la force de contraction), *dromotropes* (modifications de la vitesse de propagation des excitations) et *bathmotropes* (modifications de l'excitabilité cardiaque). Chacun de ces groupes d'actions présente des nerfs modérateurs et des nerfs augmentateurs. Ce sont là des questions trop fines et trop spéciales pour retenir notre attention.

## 5. *Les poisons du cœur.*

On appelle *poisons du cœur* les substances qui agissent sur le cœur pour en altérer le fonctionnement, à des doses où elles n'agissent pas sur les autres tissus.

L'étude de ces substances se fait par deux méthodes : 1° sur l'animal vivant, on injecte dans les vaisseaux, dans le péritoine, ou sous la peau, la substance à étudier, et on suit par la vue, ou par l'enregistrement des phénomènes cardiaques, les modifications qu'elle peut introduire dans le fonctionnement du cœur; — 2° sur un cœur isolé, se contractant spontanément hors du corps et traversé par un courant sanguin, on fait agir la substance considérée dissoute dans le sang circulant, et on note les modifications du rythme du cœur.

Le cœur, appareil neuro-musculaire, peut être touché dans son muscle ou dans ses nerfs.

Le type des *poisons musculaires* cardiaques est la *vératrine* : elle agit, en effet, sur la pointe du cœur liée sur une canule et traversée par un courant de sang. On démontre, en soumettant la pointe du cœur à des excitations électriques, que la vératrine, après en avoir provoqué temporairement l'hyperexcitabilité, diminue progressivement cette excitabilité jusqu'à la supprimer totalement.

Parmi les *poisons nerveux* cardiaques, signalons, d'une part, l'*atropine*, d'autre part la *pilocarpine* (à laquelle nous rattachons la muscarine et l'ésérine (ou physostigmine) qui agissent de même). L'injection de quelques milligrammes d'atropine provoque, chez le chien, une légère accélération et une régularisation du rythme; l'injection de quelques centigrammes de pilocarpine provoque un ralentissement du cœur. — L'atropine paralyse le système modérateur; la pilocarpine paralyse le système accélérateur.

— On a signalé, dans les produits qu'on peut retirer des glandes vasculaires sanguines (thyroïde, hypophyse, capsules surrénales), la présence de poisons cardiaques. — Il convient pourtant de faire d'expresses réserves à ce sujet.

L'*iodothyrine* ou *thyroïodine* produirait en injection intraveineuse, à dose de 2 mg., une augmentation de l'excitabilité du vague, et rétablirait cette excitabilité disparue à la suite de la thyroïdectomie ou dans le cas de goitre. — L'*hypophysine* agirait de même. Ces deux corps seraient antagonistes de l'atropine.

L'*extrait de capsules surrénales* exalterait au contraire l'appareil accélérateur et provoquerait une accélération cardiaque remarquable. Ce serait un antagoniste (vis-à-vis du cœur) de la pilocarpine.

Ces résultats ont été présentés sous forme dubitative, parce que les faits sur lesquels on s'appuie pour les énoncer auraient besoin de confirmation.

# CHAPITRE V

## LA CIRCULATION ARTÉRIELLE

Sommaire. — Structure des artères. Élasticité et régularisation du cours du sang. Contractilité et débit sanguin.

I. **Phénomènes mécaniques de la circulation artérielle.** — *a. Notions d'hydrodynamique*; pression et vitesse d'un liquide qui s'écoule dans un tube. — *b. La pression artérielle*; manomètres physiologiques; sphygmoscopes; — pression artérielle chez l'homme : méthode de la pression transmise; méthode de l'oblitération totale, appareil de Potain, méthode de l'oblitération artérielle maxima, oscillomètre sphygmographique. Élément constant et élément variable de la pression artérielle. Les oscillations de la pression et leur signification. — *c. La vitesse du sang* : hémodromomètres; élément constant et élément variable de la vitesse. — Variations simultanées de la pression et de la vitesse; leur signification. — *d. Le pouls* : sphygmographes; nature du phénomène du pouls.

2. **Phénomènes physiologiques de la circulation artérielle.** — Démonstration de la contractilité artérielle. — *a. Les nerfs vaso-constricteurs.* — Le sympathique cervical vaso-constricteur de l'oreille du lapin; analyse de l'expérience. Méthodes employées pour la recherche des nerfs vaso-constricteurs; observation directe, manométrie, hémodromométrie, pléthysmographie, thermométrie; conditions des expériences. Nerfs vaso-moteurs, juxta-médullaires, sympathiques, périphériques. — Vaso-motricité et vaso-tonicité. Centre vaso-constricteur et vaso-tonique bulbaire : localisation, unicité. Relations du centre vasculaire bulbaire avec les nerfs vasculaires périphériques. — Des centres vaso-toniques accessoires. — Réflexes vaso-constricteurs. — *b. Les nerfs vaso-dilatateurs.* Les nerfs vaso-dilatateurs de la glande sous-maxillaire du chien; analyse de l'expérience. Détermination d'un nerf vaso-dilatateur. Généralisation des nerfs vaso-dilatateurs. Mode d'action des nerfs vaso-dilatateurs. Topographie des nerfs vaso-dilatateurs : centre vaso-dilatateur bulbaire. Réflexes vaso-dilatateurs.

On appelle *artère* tout vaisseau dans lequel le sang va du cœur aux capillaires. On distingue deux système d'artères : le *système aortique* (aorte et ses branches), et le *système pulmonaire* (artère pulmonaire et ses ramifications).

Les artères possèdent deux éléments histologiques principaux : la *fibre élastique* et la *fibre musculaire lisse*. Les grosses artères sont riches en tissu élastique et pauvres en tissu musculaire; les artérioles précapillaires sont riches en tissu musculaire et pauvres en tissu élastique. Les fibres élastiques forment par leur enchevêtrement une trame irrégulière; les fibres musculaires sont disposées en anneaux autour du vaisseau On distingue des artères à type élastique (gros troncs), des artères à type musculaire (artérioles précapillaires), des artères à type mixte (artères moyennes).

Les artères possèdent des *éléments élastiques* (fibres élastiques des grosses artères et fibres musculaires des artères moyennes et petites); elles sont donc douées d'*élasticité*, et cette *propriété physique* se manifeste dans toute l'étendue du système artériel, avec cette seule différence qu'elle est due aux fibres élastiques dans les grosses artères, aux fibres musculaires dans les petites, et à la fois aux fibres élastiques et aux fibres musculaires dans les moyennes.

Les artères possèdent des *éléments contractiles* (fibres musculaires lisses); elles sont donc douées de *contractilité*, et cette *propriété physiologique* se manifeste dans les artères moyennes et petites, c'est-à-dire dans les artères de distribution aux organes.

*L'élasticité artérielle transforme le mouvement du sang, saccadé à la sortie du cœur, en un mouvement régulier dans les artérioles précapillaires et dans les capillaires. — La contractilité artérielle règle le débit sanguin dans les organes.* — Donc la régularisation du cours du sang est du ressort de toutes les artères, grosses, moyennes et petites, le débit sanguin est du ressort des artères moyennes et petites.

Supposons que deux tubes, l'un de verre, l'autre de caoutchouc, de même diamètre intérieur (8 à 10 mm., p. ex.) et de même longueur (4 à 5 m., p. ex.), soient branchés sur un même flacon de Mariotte dont la tubulure inférieure est munie d'un robinet (fig. 54). Ouvrons et fermons rythmiquement le robinet (faisons, p. ex., une ouverture et une fermeture par sec.), de façon à établir et à interrompre alternativement un écoulement de liquide dans les tubes : le jet qui sort du tube de verre est saccadé; le jet qui sort du tube de caoutchouc est régulier (pourvu que les tubes soient longs et les intermittences rapprochées).

Il en est dans le système artériel élastique comme dans le tube de caoutchouc. Si on sectionne une grosse ou une moyenne artère, le sang s'écoule d'un jet saccadé; si on sectionne un tissu ne contenant que de fines artérioles, le sang s'écoule d'un mouvement régulier. Si on examine au microscope une membrane mince, sur un animal vivant (membrane interdigitale de la grenouille, aile de la chauve-souris, mésentère du lapin, etc.), on constate que le cours du sang, saccadé dans certaines petites artères, est régulier dans les capillaires. — Au moment de l'ouverture du robinet, ou de la systole cardiaque, le tube élastique se laisse distendre sous l'influence de la pression; après la fermeture du robinet, ou pendant la diastole cardiaque, le tube entretient, grâce à son élasticité, l'écoulement du liquide emmagasiné.

On peut démontrer l'augmentation du volume des grosses artères (aorte, carotide, etc.) au moment de la systole cardiaque, en mesurant, au compas d'épaisseur, leur diamètre pendant la diastole et pendant la systole. On peut démontrer le rôle de l'élasticité artérielle dans la progression du sang; si on pose une double ligature sur un tronc artériel, au moment de la systole cardiaque, et si on incise ensuite la paroi du tronçon intermédiaire, on voit s'en échapper un jet liquide; — si on place sur un tronc artériel un hémodromètre (voir p. 125), et si on lie l'artère au-dessus, au moment de la systole, on constate que l'écoulement sanguin continue encore quelques instants, entretenu par l'élasticité artérielle.

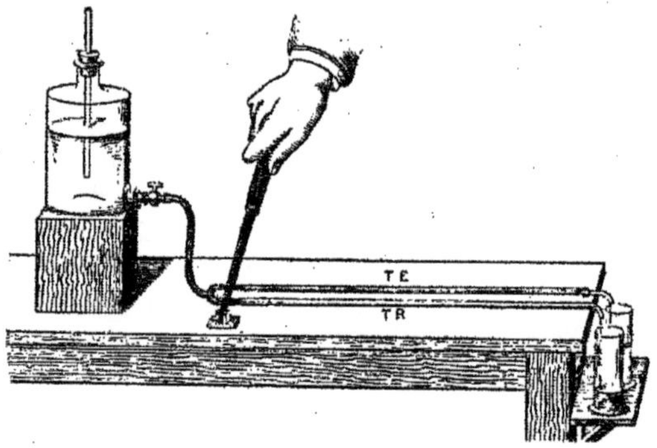


Fig. 54. — Appareil destiné à montrer comment l'élasticité artérielle modifie le mouvement du sang.

TD, tube élastique ; TR, tube rigide.

La contractilité artérielle règle le débit sanguin; l'artère qui se contracte est assimilable à un tube à robinet, dont le robinet se ferme partiellement : le débit du liquide diminue; il augmente, quand on ouvre le robinet, ou quand l'artère se dilate.

## 1. *Les phénomènes mécaniques de la circulation artérielle.*

*a.* **Notions d'hydrodynamique.** — L'écoulement du sang dans les vaisseaux, sous l'influence de la poussée cardiaque, peut être assimilé à celui d'un liquide dans un système de tubes élastiques ramifiés. Les mécaniciens, ont démontré qu'un liquide, contenu dans un vase percé d'un orifice, s'écoule par cet orifice sous l'influence d'une *force* représentée par une colonne de liquide ayant pour base la surface de l'orifice et pour hauteur la distance verticale séparant le centre de gravité de l'orifice de la surface libre du liquide. La *vitesse d'écoulement*, c'est-à-dire l'espace parcouru dans l'unité de temps par une molécule liquide,

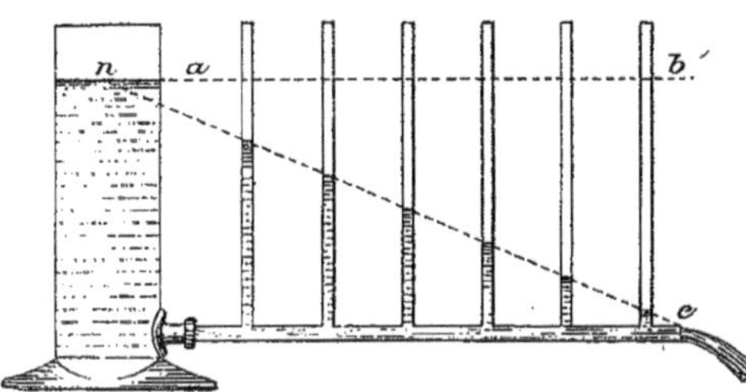


Fig. 55. — Décroissance de la pression dans les conduits de calibre régulier (d'après Marey).

est proportionnelle à la racine carrée de la force qui détermine l'écoulement. *Vitesse* et *débit* sont expressions pratiquement équivalentes, pour le cas d'un écoulement par un tube cylindrique : le débit dans l'unité de temps étant exprimé par le produit de la surface par la vitesse : si la surface est constante, le débit est proportionnel à la vitesse.

Si, à l'orifice d'écoulement du vase, on adapte un tube cylindrique de même diamètre que l'orifice, la vitesse ou le débit à l'extrémité du tube, et par suite dans tout le tube, sont diminués, comme ils le seraient, en l'absence du tube si la force motrice était diminuée. Les frottements du liquide contre les parois du tube diminuent donc la force d'écoulement et le débit dans tout le tube. — Cette diminution du débit est d'autant plus grande que le tube est plus long, ou plus étroit. — La vitesse d'écoulement dans toutes les parties d'un tube cylindrique est nécessairement constante, la quantité de liquide traversant une section quelconque d'un tube cylindrique dans un même temps étant nécessairement constante.

Si on branche sur la tubulure inférieure d'un vase de Mariotte un tube cylindrique de *n* m. de longueur, la force qui détermine la progression du liquide au niveau de la tubulure est représentée par la colonne liquide ayant pour base la surface de l'orifice de la tubulure et pour hauteur la distance verticale séparant le centre de gravité de cet orifice de la surface libre du liquide. S'il n'y avait pas de tube, cette force produirait un certain débit du liquide et une certaine vitesse de son écoulement : ce débit et cette vitesse sont diminués par le tube, c'est un fait d'observation. Au mètre 1 la pression est plus petite qu'au mètre 0, car, si elle était égale de proche en proche, jusqu'à l'extrémité du tube, ce serait comme si ce tube n'existait pas, ce qui est contraire à l'observation.

Pour connaître la pression du liquide qui s'écoule par un tube, aux différents points de son trajet, il suffit de brancher latéralement sur le tube de petits tubes manométriques. On constate que, lorsqu'il s'agit d'un tube cylindrique, la pression décroît régulièrement depuis l'origine jusqu'à l'extrémité du tube. La vitesse est constante en tous les points; la pression est variable et régulièrement décroissante. Soit $v_0$ la vitesse à l'origine, $v_a$ la vitesse en un point A quelconque. Soit P la pression à l'origine; soit H la pression en un point A situé à une distance $l$ de l'origine, $k$ étant une quantité numérique constante, dont la valeur dépend du diamètre du tube, etc.

$$v_a = v_0$$
$$H = P - kl.$$

La vitesse d'écoulement et la pression en un point quelconque du système dépendent évidemment de la grandeur de la force motrice et croissent ou décroissent avec elle.

Si le tube se divise, — la somme des surfaces des sections des divisions à égale distance de l'origine étant constante et égale à la surface de section du tube, — il se produit dans tout le système une diminution de la vitesse et une chute plus rapide de la pression, car les résistances croissent avec le rétrécissement des tubes.

Si le tube présente des rétrécissements et des élargissements, la quantité de liquide passant dans une tranche quelconque du système en un temps donné étant nécessairement constante, — soit $k$ cette valeur constante, — nous en concluons que les vitesses sont inversement proportionnelles aux sections : en effet, la quantité de liquide qui traverse une tranche du tube de section S en un temps $t$ est $Svt$, ($v$ représentant la vitesse).

$$Svt = k \quad \text{d'où} \quad v = \frac{k}{S.t}.$$

La vitesse est donc variable dans les segments du tube d'inégal diamètre; elle est d'autant plus grande que la section est plus petite.

La pression dans un tel système de tubes de diamètre variable décroît depuis l'origine jusqu'à la terminaison; mais sa décroissance n'est plus régulière : au niveau des élargissements, sa chute, pour une même longueur du tube, est plus petite; au niveau des étranglements, sa chute, pour une même longueur, est plus grande.

Dans un tube tronc-conique, dont la section droite croît à mesure qu'on s'éloigne de l'origine, la vitesse décroît régulièrement; la pression décroît aussi régulièrement, mais moins vite que dans un tube cylindrique. — Le système artériel représente un système tronc-conique.

Enfin, considérons le cas d'un tube à robinet; quand on ferme partiellement le robinet, la vitesse est diminuée dans tout le système en amont et en aval, le débit est diminué. La pression est également modifiée, mais la modification est de sens contraire en amont et en aval : — *en amont*, la pression est augmentée jusqu'au niveau du robinet, car, la vitesse ou le débit diminuant, les frottements sont moindres, la pression diminue moins vite suivant la longueur du tube; quand le robinet est fermé, la pression devient égale, dans tout le système en amont, à ce qu'elle est à l'origine; — *en aval*, la pression

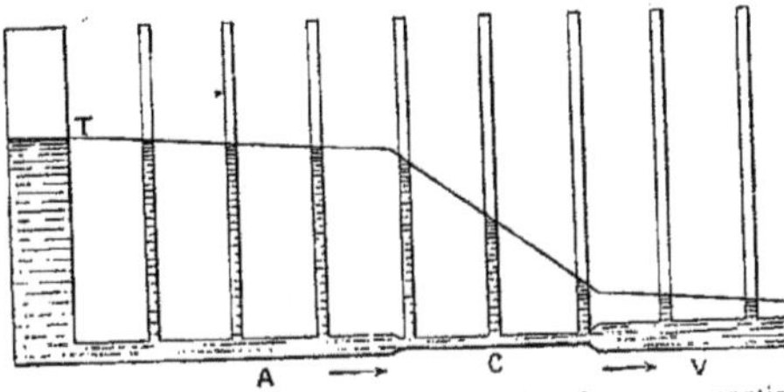


Fig. 56. — Décroissance graduelle de la pression dans une partie étroite, C, occupant une assez grande longueur d'un conduit (d'après Marey).

est diminuée par suite des frottements plus considérables au niveau du robinet partiellement fermé; elle devient nulle quand le robinet est complètement fermé.

Si une modification se produit dans le régime de l'écoulement liquide en un point du tube, elle peut reconnaître deux causes : une

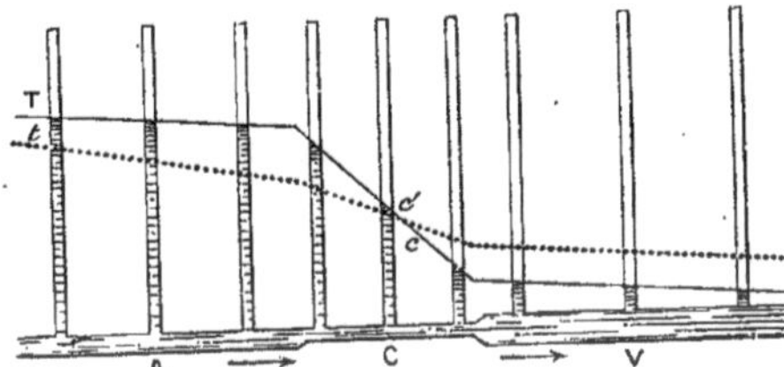


Fig. 57. — Changements inverses de la pression dans les capillaires artériels et dans les capillaires veineux sous l'influence d'un resserrement ou d'une dilatation de ces vaisseaux (d'après Marey).

modification de la force motrice (cause centrale), ou une modification de la résistance du tube (cause périphérique). Si on considère deux points A et B situés de part et d'autre de la région périphérique, où a pu se produire une modification (de part et d'autre du robinet, par exemple), les modifications de la vitesse et de la pression sont de même sens en A et en B, si la cause est centrale; — les modifications de la vitesse sont de même sens et les modifications de la pression sont de sens contraire en A et en B, si la cause est périphérique.

Ces notions trouvent leur application dans l'étude physique de la circulation artérielle. — Nous avons à étudier tout particulièrement la *pression* et la *vitesse* en un point déterminé du système vasculaire.

*b.* **Pression artérielle.** — La pression du sang en un point donné du système artériel est formée de trois éléments : la *pression hydrostatique* représentée par le poids de la colonne liquide qui surmonte la tranche considérée ; la *pression hydraulique* représentée par la tension de la paroi élastique des artères ; la *pression dynamique* produite par la contraction du cœur.

La *pression du sang* en un point d'une artère peut être déterminée au moyen d'un simple tube vertical communiquant avec l'artère : le sang s'élève dans le tube jusqu'à ce que la colonne sanguine équilibre la pression artérielle ; le tube peut être branché latéralement sur l'artère pour ne pas interrompre la circulation, ou abouché à plein canal à l'extrémité de l'artère sectionnée[1].

Cette disposition présente des inconvénients évidents. Une quantité importante de sang (car la colonne a environ 2 m.) s'échappe de l'organisme et il en peut résulter des modifications circulatoires et en particulier des modifications de pression. Le sang coagule dans le tube en quelques minutes, et le caillot, adhérant aux parois, ne permet plus d'observer les modifications possibles de la pression. Enfin un tube vertical de 2 mètres de hauteur au minimum est un appareil difficilement maniable.

On peut remédier à ces inconvénients en introduisant préalablement dans le tube vertical une colonne liquide, capable d'équilibrer sensiblement la pression artérielle : on évite ainsi la perte de sang. Si on choisit comme liquide le mercure, dont la densité est environ treize fois et demie plus grande que celle du sang, il suffit d'employer un tube treize fois et demie plus court, et l'appareil, qui n'a plus que 20 à 30 centimètres au maximum, devient maniable. Enfin si, entre le mercure et le sang, on interpose un liquide anticoagulant, sans action physiologique appréciable, on évite la production de caillots, sans modifier les phénomènes circulatoires. On emploie d'ordinaire soit une solution aqueuse de bicarbonate de soude et de sulfate de magnésie (65 bic. de Na. et 15 sulf. de Mg. p. 1000) soit une solution aqueuse d'oxalate de soude à 1 p. 1000.

Grâce à ces perfectionnements, le *manomètre à mercure* donne d'excellents résultats : on peut prolonger la détermination de la pression pendant une demi-heure au moins : au bout de ce temps, il se fait généralement un caillot (car les oscillations de la pression déterminent un va-et-vient du sang dans le tube de communication au voisinage de l'artère) qui arrête l'expérience. On emploie de coutume, pour établir la communication avec l'artère, des canules spéciales portant un tube latéral qu'on peut ouvrir et par lequel on peut faire passer un courant de la solution antihémostatique pour balayer les caillots : on peut ainsi prolonger indéfiniment l'expérience.

1. Cette obturation n'entraîne pas de changement de pression, parce qu'il existe de nombreux troncs artériels libres, par lesquels se fait l'écoulement sanguin : il en est de même au niveau d'un robinet placé sur une branche latérale d'une canalisation ; ce n'est que dans le cas d'un canal unique sans aucune ramification, ou dans le cas de canaux multiples, tous simultanément obturés, que la pression devient, au niveau des robinets, ce qu'elle est à l'origine.

La différence de niveau du mercure dans les deux branches du tube manométrique représente en vraie grandeur la valeur de la pression artérielle et de ses oscillations. — Si la branche du manomètre communiquant avec l'artère présente un élargissement considérable, et si la surface de séparation du mercure et du liquide antihémostatique se trouve dans cet élargissement, on peut admettre que cette surface de séparation est immobile et qu'il suffit de déterminer la hauteur et les oscillations de la colonne mercurielle dans la branche libre pour connaître la grandeur et les oscillations de la pression.

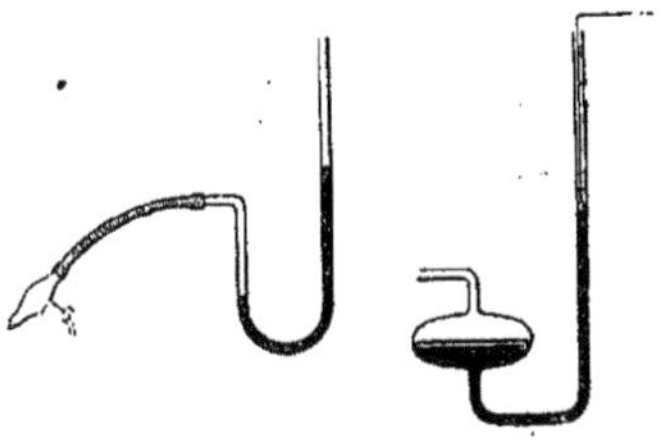

Fig. 58. — Schéma du manomètre à mercure physiologique.

Pour connaître la *valeur moyenne de la pression*, abstraction faite des oscillations rapides qu'elle présente, on dispose sur la branche libre du manomètre un rétrécissement capillaire, par lequel le mercure se meut très lentement, et grâce auquel les petites oscillations rapides ne se manifestent plus.

Pour transformer le manomètre en appareil enregistreur, on dépose sur le mercure une petite ampoule-flotteur portant une tige légère

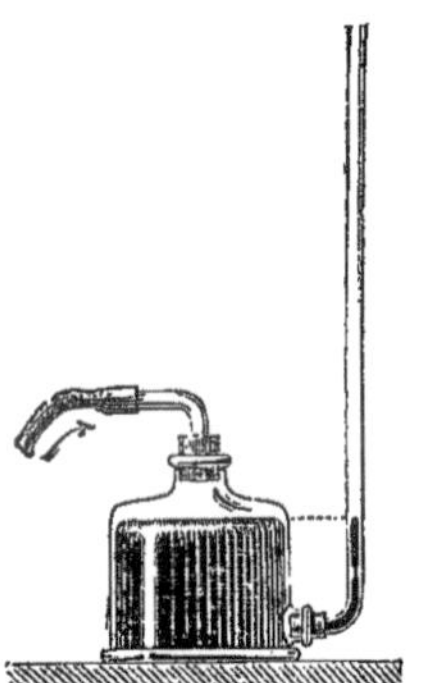

Fig. 59. — Manomètre de Guettet.

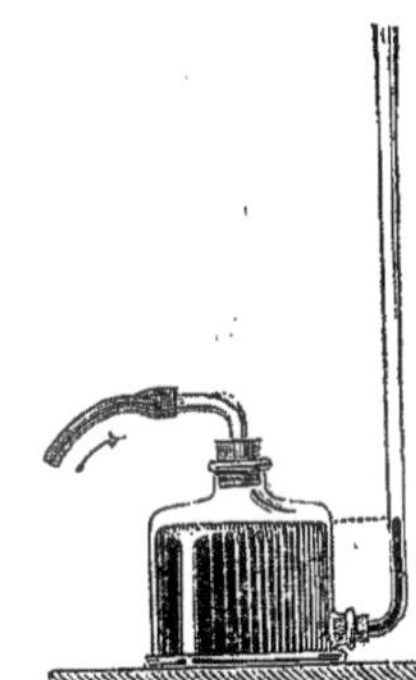

Fig. 60. — Manomètre compensateur de Marey.

verticale, se coudant à angle droit hors du manomètre pour venir, par sa pointe, tracer une ligne sur le cylindre noirci. Les élévations et les abaissements de cette ligne représentent les oscillations de la pression en vraie grandeur si le manomètre porte sur sa branche artérielle l'élargissement dont nous avons parlé, et en demi-vraie grandeur si les deux branches du manomètre ont le même diamètre intérieur.

Les manomètres à eau ou à mercure ne sont pas absolument parfaits : un appareil parfait doit indiquer la vraie grandeur, la vraie durée, la vraie forme des oscillations. Avec le manomètre à eau, les oscillations de la colonne sont fort étendues en un temps très court, et elles ne sont pas encore achevées que déjà la pression a changé : la colonne liquide se trouve ainsi sollicitée par deux forces opposées : la pression sanguine et son propre poids. Avec le manomètre à mercure, les oscillations sont moins étendues : mais le mercure, à cause de sa grande densité, est lent à se déplacer, et les oscillations de sa

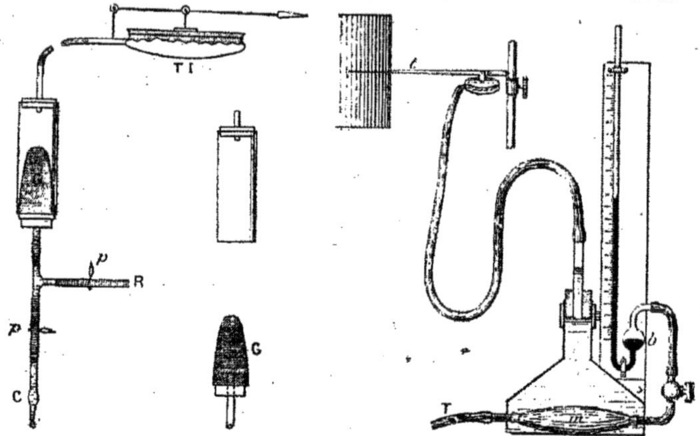


Fig. 61. — Schéma du sphygmoscope.

G, doigt de gant en caoutchouc ; C, canule destinée à être introduite dans l'artère ; TI, tambour enregistreur ; R, tube permettant de remplir l'appareil de liquide anticoagulant ; p, pince à pression.

Fig. 62. — Manomètre métallique inscripteur de Marey.

m, capsule de baromètre anéroïde munie d'un tube afférent T en communication avec l'artère et d'un tube efférent qui se rend à un manomètre à mercure b ; t, tambour enregistreur.

colonne ne traduisent pas rigoureusement, ni surtout sans retard, les oscillations de la pression. C'est pour cela que, dans certaines recherches spéciales tout au moins, on a substitué les *sphygmoscopes* aux manomètres.

Supposons que le tube introduit dans l'artère et contenant le liquide antihémostatique communique avec un doigt de gant en caoutchouc également rempli de liquide, et que ce doigt de gant soit enfermé dans un espace clos contenant de l'air et communiquant avec un tambour enregistreur. Sous l'influence de la pression artérielle, l'ampoule de caoutchouc se distend et comprime l'air qui va soulever la membrane du tambour ; les oscillations de la pression se traduisent par des oscillations de la membrane de caoutchouc et par suite de la membrane du tambour. La méthode fournit des renseignements précis sur la vraie durée et la vraie forme des oscillations ; elle n'en donne pas la vraie grandeur : pour obtenir celle-ci, il faut faire une graduation empirique de l'appareil ; d'ailleurs, le plus souvent, il importe plus de connaître le sens des variations de la pression que la vraie grandeur de ces variations. — Le *manomètre métallique* ou *anéroïde* n'est qu'un sphygmoscope. Il est essentiellement formé par un flacon métallique divisé en deux compartiments par une membrane gaufrée comme celle du baromètre anéroïde, le compartiment inférieur rempli de liquide, communiquant avec l'artère, représente le doigt de gant; le compartiment supérieur contenant de l'air, communiquant avec un tambour enregistreur, représente l'espace rempli d'eau du sphygmoscope. — Ces méthodes nécessitent une vivisection : la préparation d'une artère, son incision, et l'introduction d'une canule établissant la communication de la cavité artérielle avec le manomètre ou le sphygmoscope. Elles ne sont donc pas applicables à l'homme.

Chez l'homme, on peut employer les procédés suivants.

1. *Méthode de la pression transmise.* — Supposons qu'on ait posé sur un membre la bande d'Esmarch, comme on le fait pour une amputation, en chassant le sang de l'extrémité vers la racine du membre

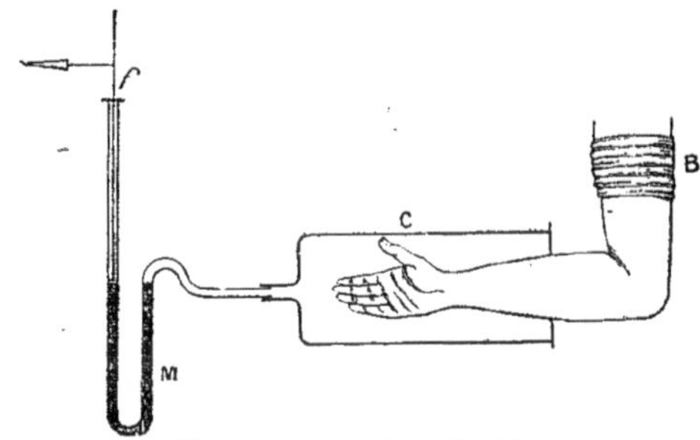


Fig. 63. — Appareil de Hürthle.

B, bande d'Esmarch ; C, espace rempli d'eau ; M, manomètre à mercure inscripteur.

et que, la bande étant maintenue à la racine du membre, on introduise celui-ci dans un grand cylindre solide rempli de liquide et pouvant s'adapter sur le membre au moyen d'un ajutage en caoutchouc : un manomètre en communication avec la cavité du cylindre indique la pression du liquide qu'il renferme. Enlevons la bande d'Esmarch, le sang afflue dans le membre et comprime le liquide du cylindre jusqu'à ce que sa pression soit égale à la pression du sang dans l'artère au point où elle pénètre dans le cylindre. Le manomètre indique donc cette pression et ses oscillations : en transformant par un flotteur le manomètre en appareil enregistreur, on peut obtenir une courbe des oscillations de la pression artérielle (*procédé de Hürthle et procédé de Mosso*). Le seul reproche qu'on puisse adresser à cette méthode, c'est d'employer un instrument peu maniable et de nécessiter une manœuvre compliquée.

2. *Méthode de l'oblitération totale.* — Les artères sont souples; on peut admettre que, pour les aplatir et par là même les obturer, il suffit d'exercer à leur surface une pression égale à la pression du sang qu'elles contiennent. Comme la pression du sang dans les artères

varie dans le cours d'une révolution cardiaque, entre un minimum diastolique et un maximum systolique, pour maintenir constamment aplaties les artères, il faut et il suffit que la pression exercée sur leur

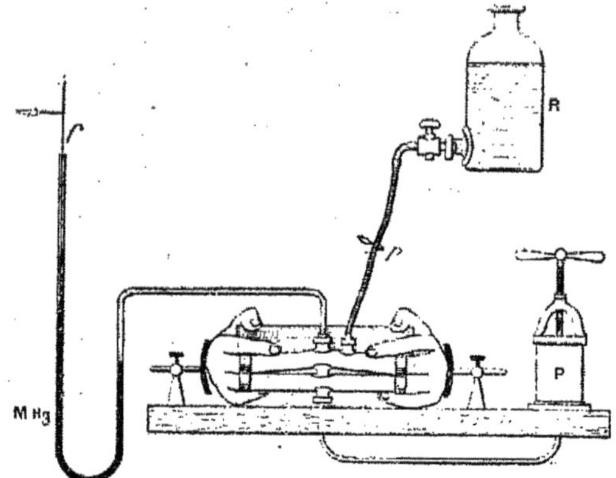


Fig. 64. — Appareil de Mosso.

R, réservoir pour charger l'appareil d'eau ; P, piston pour graduer la contre-pression externe ; MHg, Manomètre à mercure.

paroi soit égale ou supérieure à la pression artérielle maxima. On comprend dès lors qu'il sera possible d'évaluer cette pression artérielle maxima en déterminant la pression minima qu'il faut exercer sur l'artère pour la maintenir constamment aplatie ou oblitérée.

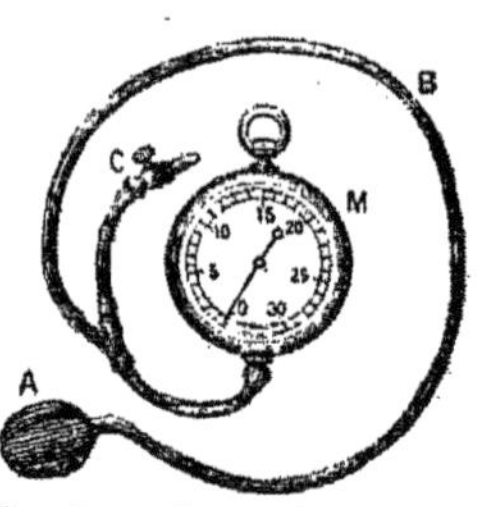


Fig. 65. — Appareil de Potain.

A, ampoule de caoutchouc ; B, tube de communication avec le manomètre M : C, tubulure à robinet pour charger l'appareil avec de l'air.

On reconnaîtra d'ailleurs que l'artère est et demeure oblitérée pendant toute la durée de la révolution cardiaque à ce que l'ondulation du pouls ne se transmet plus dans l'artère au delà du point où l'on en pratique la compression.

Pour comprimer l'artère, on peut employer l'*appareil de Potain*. Cet appareil est formé par une ampoule de caoutchouc ovoïde, dont un fuseau est formé de caoutchouc souple, les autres étant formés de caoutchouc durci ; l'ampoule communique avec un manomètre métallique donnant la valeur de la pression de l'air dans l'ampoule ; un tube C muni d'un robinet permet d'insuffler un peu d'air dans l'ampoule au début de la détermination de façon à la bien gonfler. Appliquons l'ampoule par sa face souple sur l'artère radiale, immédiatement au-dessus de la gouttière du pouls, et comprimons l'ampoule à l'aide d'un doigt pesant sur sa partie dure, jusqu'à ce que le pouls ne soit plus perçu par un doigt ou par un sphygmoscope appliqué sur l'artère dans la gouttière du pouls. Par tâtonnements, il est facile de produire la pression minima pour laquelle le pouls ne se perçoit plus. Le manomètre de l'appareil fait connaître cette pression, qui est égale à la pression artérielle maxima.

Pour comprimer l'artère, on peut substituer à l'appareil de Potain, des *manchettes* de caoutchouc. On en a construit de divers modèles : ce sont tantôt des tubes de caoutchouc analogues aux chambres à air des bicyclettes, tantôt des poches aplaties formées par deux lames soudées par leurs bords, tubes ou poches retenus et fixés par des brassards inextensibles permettant de les appliquer fermement autour de l'avant-bras. La cavité de ces tubes ou de ces poches communique, comme celle de l'ampoule de l'appareil de Potain, avec un manomètre métallique et un tube latéral à robinet (C de l'appareil de Potain, fig. 65) permet d'y comprimer de l'air à l'aide d'une petite pompe à main.

On emploiera, en particulier avec grand avantage la *manchette d'Amblard* : elle est constituée par deux manchettes de caoutchouc juxtaposées, ne communiquant pas directement entre elles et maintenues par un brassard unique; toutes deux sont reliées au manomètre et à la soufflerie, mais l'une d'entre elles, la supérieure, peut en être séparée par la fermeture d'un robinet.

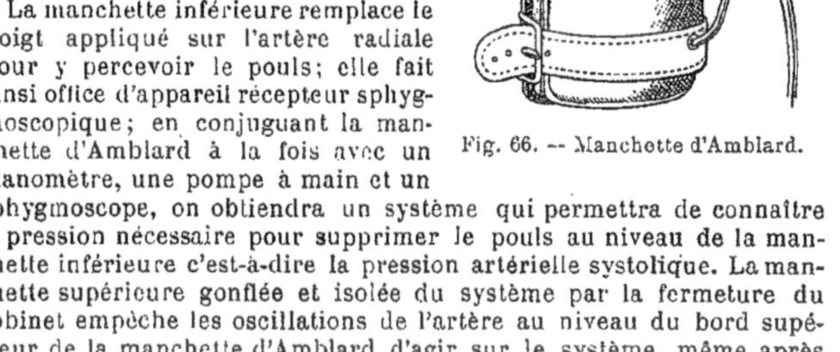

Fig. 66. — Manchette d'Amblard.

La manchette inférieure remplace le doigt appliqué sur l'artère radiale pour y percevoir le pouls; elle fait ainsi office d'appareil récepteur sphygmoscopique; en conjuguant la manchette d'Amblard à la fois avec un manomètre, une pompe à main et un sphygmoscope, on obtiendra un système qui permettra de connaître la pression nécessaire pour supprimer le pouls au niveau de la manchette inférieure c'est-à-dire la pression artérielle systolique. La manchette supérieure gonflée et isolée du système par la fermeture du robinet empêche les oscillations de l'artère au niveau du bord supérieur de la manchette d'Amblard d'agir sur le système, même après que la pression systolique y aurait été atteinte : la manchette supérieure est donc un organe de protection, nécessaire dans la détermination de la pression systolique.

3. *Méthode de l'expansion artérielle maxima.* — On peut démontrer que les ondulations de la paroi artérielle, sous l'influence de l'onde du pouls, sont d'autant plus étendues que la différence des pressions exercées de part et d'autre sur cette paroi est plus petite : elles sont maxima quand cette différence est nulle.

Supposons, par exemple, que l'avant-bras soit introduit dans un cylindre de verre rempli de liquide et qu'il y soit fixé par un ajutage de caoutchouc (comme dans l'appareil de Hürthle, ci-dessus p. 113, fig. 63), la cavité du cylindre de verre communiquant avec un manomètre. Si nous exerçons sur le liquide une pression progressivement croissante, jusqu'à ce que les oscillations manométriques soient maxima, nous aurons atteint la valeur de la pression artérielle.

Ce procédé peut paraître de prime abord peu recommandable, parce qu'il existe, au voisinage du maximum d'oscillations, une zone submaxima, dans laquelle les oscillations diffèrent peu de l'oscillation maxima, et qui rend très difficile la fixation rigoureuse du maximum. Mais la difficulté n'est pas insurmontable, et nous disposons aujourd'hui d'appareils qui permettent de reconnaître le maximum cherché avec une grande précision.

Une remarque s'impose ici. Pour que les oscillations de la paroi artérielle soient maxima, il faut que la pression exercée de part et d'autre de cette paroi soit la même. Mais la pression artérielle varie constamment durant le passage de l'onde du pouls, augmentant d'abord pour diminuer ensuite, de sorte qu'on peut prévoir que les grandes oscillations se produiront pour toutes les valeurs de la pression exercée sur l'artère comprises entre les deux valeurs de la pression artérielle maxima et de la pression artérielle minima. En fait l'observation des résultats obtenus établit que le maximum d'oscillations est obtenu pour une pression exercée égale à la pression artérielle minima ou diastolique; pour les pressions plus grandes, et jusqu'à la pression artérielle maxima ou systolique, les oscillations sont encore très étendues, mais un peu moins toutefois; pour les pressions supérieures à la pression systolique, les oscillations diminuent rapidement et ne tardent pas à disparaître.

Les appareils fondés sur ce principe permettraient donc, théoriquement, de déterminer la pression diastolique et la pression systolique, la première correspondant aux oscillations maxima, la seconde correspondant aux oscillations encore étendues et qui précèdent la chute brusque de l'amplitude des oscillations. Pratiquement, cette dernière détermination se fait très difficilement, et il est sage d'y renoncer. On se contente de déterminer la *pression diastolique*.

L'appareil le plus recommandable pour faire cette détermination

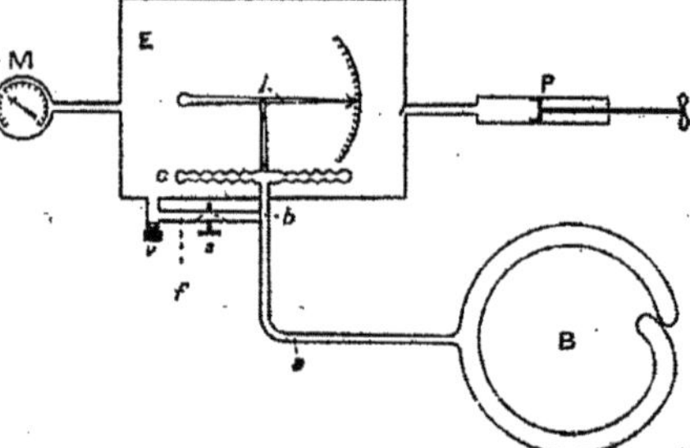


Fig. 67. — Schéma de l'oscillomètre de Pachon.

est l'*oscillomètre sphygmographique de Pachon*, conjugué avec la *Manchette d'Amblard* (voir ci-dessus, p. 115, fig. 66).

La figure schématique ci-dessus permet de comprendre les dispositions essentielles de l'oscillomètre de Pachon. Une boîte métallique E, munie d'un manomètre élastique M renferme une cuvette anéroïde c, commandant une aiguille *l*, mobile devant un cadrant gradué. La boîte métallique et la cuvette anéroïde sont en communication, la première par les tubes *f* et *a*, la seconde par le tube *ba*, avec la cavité de la manchette B. Une petite pompe P permet d'exercer une pression croissante dans tout le système de la boîte métallique, de la cuvette anéroïde et de la manchette. (En ouvrant l'orifice V, on peut d'ailleurs diminuer cette pression, si, en manœuvrant la pompe P, on avait par mégarde dépassé la valeur convenable, ou ramener purement et simplement la pression intérieure à la valeur de la pression extérieure.) Le bouton S sert à interrompre, quand on le désire, la communication entre la boîte E et la manchette, sans interrompre la communication de la cuvette anéroïde avec la manchette.

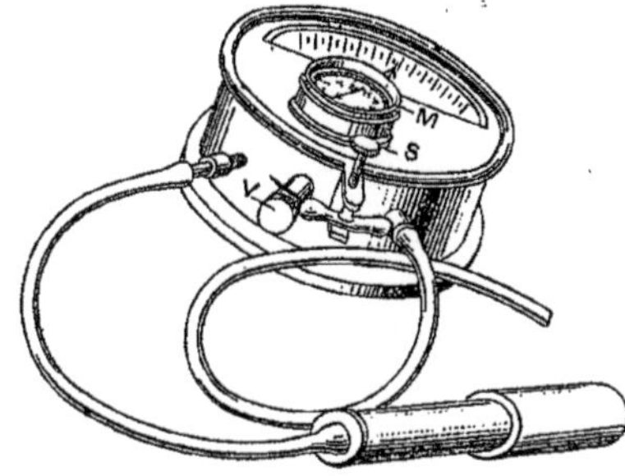

Fig. 68. — Oscillomètre de Pachon.

Supposons la manchette en place; avec la pompe P, exerçons une certaine pression, 5 centimètres de mercure, par exemple (le manomètre M indique cette pression), dans l'ensemble de l'appareil : l'aiguille *l* n'oscille pas, car les oscillations dues à l'action de l'artère sur la manchette se transmettant de part et d'autre de la membrane anéroïde, se neutralisent rigoureusement. Pressons sur le bouton S, les oscillations ne se transmettant plus dans la caisse, mais seulement dans la cuvette anéroïde, l'aiguille *l* oscille : nous notons l'amplitude de ces oscillations sur la cadran correspondant. Cessons de presser sur le bouton S, exerçons à l'aide de la pompe P une pression supplémentaire, dont la valeur est connue par la lecture du manomètre M; pressons sur le bouton S; notons l'amplitude des oscillations de l'aiguille *l*. Répétons ces manœuvres jusqu'à ce que l'amplitude des oscillations soit maxima ; la pression donnée par le manomètre M correspond à la pression diastolique.

Cet appareil est fort ingénieux, car sa sensibilité reste constante quelle que soit la pression à laquelle est soumis tout le système, puisque cette pression est toujours la même de part et d'autre de la membrane anéroïde. Cette constance de sensibilité est d'ailleurs indispensable dans la détermination de la pression diastolique, puisqu'il s'agit d'apprécier le maximum d'amplitude des oscillations, ce qui s'entend évidemment en supposant toutes conditions d'observation égales, et en particulier toutes conditions de sensibilité de l'appareil égales.

La valeur de la pression systolique chez l'homme normal oscille entre 15 à 18 centimètres de mercure; celle de la pression diastolique oscille entre 10 à 12 centimètres de mercure.

Voici quelques résultats de mesures de pressions moyennes

dans les grosses artères (aorte, carotide, fémorale et axillaire) chez divers animaux.

| | | | | |
|---|---|---|---|---|
| Homme. | 110 à 120 mm. (mercure). | | Poule. . . | 80 à 170 mm. (mercure). |
| Cheval. | 120 à 180 — — | | Canard . . | 150 — — |
| Chien. . | 140 à 160 — — | | Pigeon . . | 150 — — |
| Chat . . | 150 — — | | Corbeau. . | 155 — — |
| Chèvre. | 120 à 140 — — | | Moineau. . | 140 — — |
| Bœuf. . | 150 à 170 — — | | Tortue . . | 30 — — |
| Lapin. . | 90 à 110 — — | | Couleuvre. | 60 à 80 — — |
| Cobaye. | 95 — — | | Grenouille. | 20 à 50 — — |
| Rat. . . | 90 — — | | Anguille . | 70 — — |
| Oie. . . | 160 à 165 — — | | Brochet. . | 35 — — |

La pression moyenne diminue du cœur à la périphérie; mais cette diminution est faible dans les grosses artères. Voici, pour fixer les idées, des exemples pris chez deux chiens A et B.

| | A | B |
|---|---|---|
| Artère carotide. . . . . . | 116 mm. 3 | 165 mm. 5 |
| — métatarsienne. . . | 89 mm. 3 | 146 mm. 0 |

La pression artérielle varie aux diverses phases de la révolution cardiaque. Elle augmente pendant la systole ventriculaire, et diminue pendant la diastole ventriculaire; elle présente un maximum à la fin de la systole ventriculaire, un minimum à la fin de la diastole ventriculaire. On peut considérer dans la pression artérielle deux éléments : un *élément fondamental* (ou *élément constant*), représenté par la valeur minima de la pression pendant une révolution cardiaque; et un *élément supplémentaire* (ou *élément variable*), représenté par les oscillations de la pression. Le tableau suivant fournit quelques données numériques.

| | ÉLÉMENT constant. | ÉLÉMENT variable. | | ÉLÉMENT constant. | ÉLÉMENT variable. |
|---|---|---|---|---|---|
| Chien . . | 150 mm. | 10 mm. | Poule. . . | 155 mm. | 2 mm. |
| Lapin . . | 100 — | 5 — | Canard. . | 150 — | 5 — |
| Cobaye. . | 95 — | 4 — | Oie. . . . | 165 — | 6 — |
| Cheval . . | 110 — | 70 — | Tortue. . | 30 — | 6 — |
| Rat. . . . | 92 — | 2 — | Couleuvre. | 70 — | 5 — |
| Moineau . | 140 — | 0,5 | Grenouille. | 40 — | 0,5 |
| Pigeon . . | 150 — | 1,5 | Anguille . | 70 — | 5 — |
| Corbeau . | 150 — | 2 — | | | |

Pendant la systole ventriculaire, la pression artérielle est produite par la contraction cardiaque; pendant la diastole ventriculaire, la pression artérielle est entretenue par l'élasticité des artères, distendues au moment de la systole ventriculaire par l'ondée sanguine lancée par le cœur.

Les artères, comme tout tissu élastique, se laissent d'autant moins distendre qu'elles sont déjà plus distendues. C'est dire que, toutes autres conditions égales, les artères se distendent d'autant moins pendant une systole que la tension minima est plus grande; par suite, la réaction artérielle est d'autant moins grande que la pression minima est plus grande, c'est ce qu'on a traduit par cette formule : *A mesure que croît l'élément constant, l'élément variable décroît et inversement. Les éléments variable et constant ont des variations inverses.*

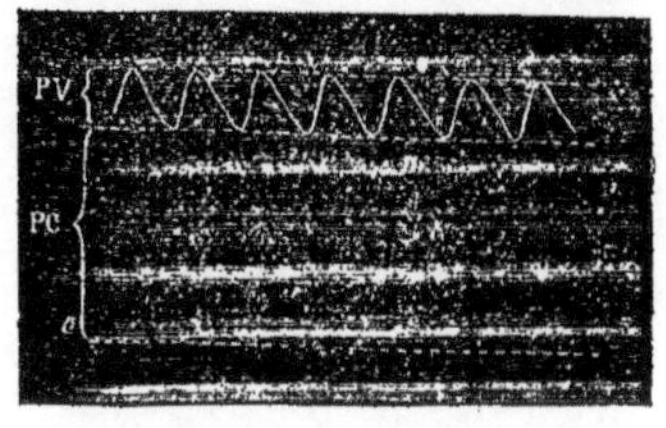


Fig. 69. — Élément constant et élément variable de la pression artérielle.

L'élément constant correspond à la hauteur qui sépare le *o* du manomètre du point minimum auquel s'arrêtent les oscillations du mercure (PC); l'élément variable correspond a la hauteur PV, c'est-à-dire à l'amplitude des oscillations (Marey).

L'abaissement de la pression pendant la diastole tient à ce que les artères, en revenant sur elles-mêmes, exercent une pression de moins en moins énergique. Donc plus longue est la période pendant laquelle s'exerce l'action artérielle, plus grande est la valeur de l'élément variable, plus petite est la valeur de l'élément constant. C'est ce qu'on traduit par cette formule : L'*amplitude des oscillations croît à mesure que décroît leur nombre.*

Enfin, nous avons signalé la régularisation du cours du sang par les artères; c'est donc que l'élément variable disparaît à la périphérie, l'élément constant y subsistant seul. C'est ce qu'on traduit par cette formule : *L'élément variable est d'autant plus faible qu'on s'éloigne davantage du cœur; il disparaît à la périphérie; l'élément constant subsiste seul à la périphérie.*

La courbe de la pression artérielle se présente sous la forme d'une ligne dentelée, chaque dentelure correspondant à une oscillation d'origine cardiaque.

On distingue en outre des oscillations de pression très régulières, plus étendues que les précédentes, embrassant 3, 4, 5, etc., petites oscillations : si, par exemple, on trace une ligne de pression moyenne entre les maxima et les minima des dentelures de la courbe, on constate des élévations et des abaissements se succédant avec régularité. Si on inscrit, en même temps que la pression sanguine, les mouvements de la respiration, on voit que les oscillations du second ordre de la courbe de pression ont la même durée que les oscillations de la courbe respiratoire. Aussi appelle-t-on ces oscillations de second ordre les *oscillations respiratoires*

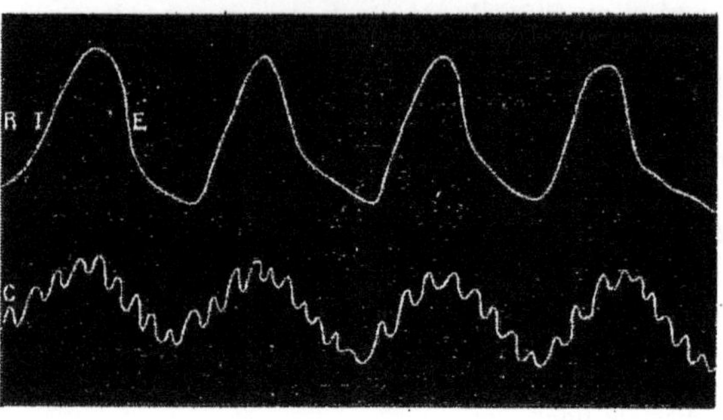


Fig. 70. — Courbes de respiration et de pression artérielle du chien.

R, Courbe respiratoire. — Les ascensions correspondent aux inspirations I, les descentes aux expirations E. C, courbe de pression artérielle.

*de la pression*, les oscillations de premier ordre étant dites *oscillations cardiaques* (fig. 70).

Chez le lapin et chez la majorité des mammifères et des oiseaux, la pression s'abaisse pendant l'inspiration et s'élève pendant l'expiration. Chez le chien, la pression s'élève pendant l'inspiration et s'abaisse pendant l'expiration. En réalité, le phénomène observé est la résultante de plusieurs phénomènes, dont la grandeur varie assez pour que la somme puisse avoir un signe différent, suivant les animaux observés.

Pendant l'inspiration, le vide thoracique diminue la pression dans tout le thorax, et en particulier dans l'aorte et dans les gros troncs artériels. Pendant l'expiration, le phénomène inverse se produit. De ce fait, il y a diminution de la pression pendant l'inspiration et augmentation pendant l'expiration.

Pendant l'expiration, la quantité de sang qui afflue au cœur droit par les troncs caves étant moindre que pendant l'inspiration (nous indiquerons, en étudiant la circulation veineuse, le rôle joué par le vide thoracique dans le mouvement du sang dans les gros troncs veineux) la, circulation pulmonaire est réduite. Pendant l'expiration, le poumon se tassant, sa circulation capillaire est réduite. Donc, sous l'influence de l'expiration, l'afflux du sang dans le cœur gauche est diminué, par suite de la réduction de la circulation pulmonaire; l'ondée sanguine lancée dans l'aorte est diminuée; donc la pression artérielle est diminuée. — Mais cette série de phénomènes ne se produit pas instantanément. Au début de l'expiration, le cœur droit et le poumon sont gorgés de sang au maximum; le poumon, se tassant alors, chasse son sang vers le cœur gauche : donc, au début de l'expiration, le cœur gauche reçoit du sang en surabondance et la pression aortique est, de ce fait, surélevée. Ce n'est que plus tard que se manifestent, dans le système aortique, les modifications de pression, conséquence de l'expiration. Il faut donc distinguer nettement les conséquences primaires et les conséquences secondaires de l'expiration : les conséquences primaires se traduisent par une augmentation de la pression aortique; les conséquences secondaires, par une diminution de cette pression. Si la respiration de l'animal est rapide (lapin) les conséquences primaires se manifestent pendant l'expiration, mais déjà l'inspiration suivante se produit au moment où se manifestent les conséquences secondaires. Aussi, constate-t-on, en réalité, une augmentation de pression pendant l'expiration et une diminution pendant l'inspiration. Ces résultats concordent avec ceux que nous avons rapportés à l'action du vide thoracique. — Si la respiration de l'animal est lente, les phénomènes secondaires se produisent pendant la fin de l'expiration; dès lors, pendant la première phase de l'expiration, les deux causes invoquées agissent dans le même sens, pour augmenter la pression artérielle; pendant la seconde phase de l'expiration, les deux causes invoquées agissent en sens contraire, et, selon que l'une ou l'autre prédomine, on peut observer une augmentation ou une diminution de la pression. On peut ainsi obtenir une courbe de pression augmentée pendant la fin de l'inspiration et le début de l'expiration et une courbe de pression diminuée pendant la fin de l'expiration et le début de l'inspiration.

Le cas particulier du chien nécessite des explications complémentaires. Chez le chien, le rythme cardiaque est modifié profondément par la respiration : il y a accélération du cœur pendant l'inspiration, ralentissement pendant l'expiration (on peut établir que, pendant l'expiration, il y a exagération du tonus du centre modérateur bulbaire, noyau d'origine des filets cardiaques du nerf vague). Cette accélération du cœur pendant l'inspiration peut masquer les effets mécaniques dont nous avons parlé. Si on sectionne les nerfs vagues chez le chien, on constate une interversion de la courbe de pression : il se produit alors, comme chez le lapin, un abaissement de la pression pendant l'inspiration, une élévation pendant l'expiration. C'est donc que le cas particulier du chien trouve son explication dans les modifications du tonus modérateur des nerfs vagues pendant la durée d'une respiration totale.

— On distingue encore quelquefois des oscillations de 3e ordre de la courbe de pression, comprenant un grand nombre d'oscillations de 2e ordre. Elles sont indépendantes de la mécanique respiratoire : elles ne dépendent pas de séries de respirations plus amples alternant avec des séries de respirations moins amples, car elles se produisent chez le chien curarisé soumis à une respiration artificielle constante. — On a tendance à les attribuer à des phénomènes vaso-moteurs, à admettre que les artérioles présentent des modifications rythmées de tonicité, entraînant des modifications rythmées de pression. Cette opinion se rattache à l'observation faite sur l'artère médiane de l'oreille du lapin : on voit parfois cette artère présenter alternativement des contractions et des dilatations. Mais ce n'est là qu'une hypothèse.

La pression artérielle a sa cause première dans les contractions du cœur; elle tombe à zéro, on le comprend aisément, quand le cœur cesse de battre; c'est ce qui arrive notamment quand on arrête le cœur par excitation du bout périphérique des nerfs vagues; quand, ensuite, le cœur se remet à battre, la pression s'élève.

La fréquence des battements du cœur n'a pas une action définie sur la hauteur de la pression ; en effet la pression dépend à la fois du nombre et de la force des contractions cardiaques : dans bien des circonstances, il se fait une compensation ; la force des contractions diminue quand leur nombre augmente, et la pression reste constante ; dans d'autres cas, il n'y a pas compensation et la pression varie.

La pression artérielle est modifiée par les variations de la quantité du sang. Si les vaisseaux formaient un système de canaux élastiques inertes, la pression diminuerait nécessairement quand diminue la quantité du sang et inversement ; mais l'appareil circulatoire adapte son calibre à la quantité du sang dans de larges proportions, de sorte que des variations importantes de la quantité du sang peuvent ne déterminer aucune variation de la pression sanguine. Ainsi, par une saignée, on peut enlever à un animal une quantité de sang égale à 2 p. 100 du poids du corps, soit environ un quart de la masse totale du sang, sans modifier sensiblement la pression artérielle; au delà de cette proportion, la pression baisse et baisse d'autant plus que la quantité de sang extraite est plus grande; elle tombe à zéro, quand cette quantité est égale à 4 p. 100 du poids du corps, soit environ la moitié de la masse totale du sang. Inversement, on peut injecter, même très brusquement (par exemple, en quelques minutes), dans les vaisseaux sanguins une très grande quantité d'eau salée physiologique ou de sang défibriné (au moins égale à la quantité du sang de l'animal) sans produire d'augmentation de pression. — On constate ainsi l'existence mécanisme d'un régulateur de la pression sanguine, veillant à ce que cette pression ne soit pas altérée par les variations de la quantité du sang ; mais on n'en connaît exactement ni les instruments, ni la manœuvre.

La pression artérielle est modifiée par les variations de calibre des vaisseaux et notamment des artères. Une contraction artérielle (pourvu qu'il ne se produise pas simultanément une dilatation artérielle dans un autre territoire) provoque une augmentation de la pression générale; une dilatation artérielle (pourvu qu'il ne se produise pas simultanément une contraction dans un autre territoire) provoque une diminution de la pression générale. Ainsi, la

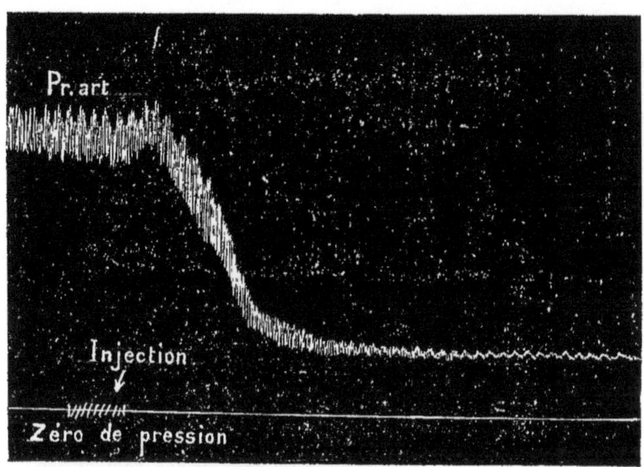


Fig. 71. — Chute de la pression carotidienne du chien à la suite de l'injection intraveineuse de peptone de Witte à la dose de 2 dg. par kilogramme. — Pression en demi-vraie grandeur.

section de la moelle, au niveau des dernières vertèbres cervicales, ou la section des nerfs grands splanchniques, en déterminant une vaso-dilatation, générale dans le premier cas, abdominale dans le second, provoque un abaissement de la pression générale; — ainsi, l'excitation des mêmes organes (moelle cervicale inférieure ou nerfs grands splanchniques), en déterminant une vaso-constriction, générale dans le premier cas, abdominale dans le second, provoque une élévation de la pression générale; — ainsi, l'excitation du bout central du nerf dépresseur, chez le lapin, ou l'injection intraveineuse de solutions de protéoses, chez le chien, provoquent un abaissement de la pression générale par vaso-dilatation, essentiellement mais non exclusivement abdominale (fig. 71).

*c.* **Vitesse du sang.** — Le second élément mécanique de l'écoulement du sang dans les vaisseaux est la *vitesse*.

La vitesse d'un moteur, en un point quelconque de sa trajectoire, est égale à la limite du rapport de l'espace parcouru au temps employé à le parcourir, quand ce temps devient infiniment petit. C'est ce qu'on exprime par le symbole mathématique

$$v = \frac{de}{dt}.$$

Il résulte de cette définition que, dans le cas particulier du mouvement uniforme, la vitesse est égale au rapport de l'espace au temps.

Les appareils employés pour mesurer la vitesse du sang dans les vaisseaux, *hémodromètres* ou *hémodromographes*, forment deux groupes : les uns font connaître la vitesse moyenne du sang; les autres, sa vitesse vraie à chaque instant.

Pour mesurer la *vitesse moyenne*, le procédé le plus simple consisterait à mesurer la surface de section d'un vaisseau et la quantité de sang qui s'écoule de ce vaisseau sectionné, pendant un temps déterminé. Le vol. V de sang recueilli est égal au produit de la section S du vaisseau par l'espace *e* parcouru par le sang pendant le temps considéré *t*.

$$V = S \times e \quad \text{d'où} \quad e = \frac{V}{S}.$$

La vitesse *v* est donnée par la formule suivante :

$$v = \frac{e}{t} = \frac{V}{S \times t}.$$

Cette méthode n'est pas rigoureuse, car l'ouverture d'une artère modifie les conditions de l'écoulement du sang qu'elle contient, en supprimant les résistances de la colonne sanguine périphérique : il y a de ce fait augmentation de la vitesse. En outre, l'expérience ne doit durer qu'un temps très court, difficile par conséquent à déterminer rigoureusement, sous peine de modifier les conditions de la circulation, par suite de l'évacuation partielle du sang.

Pour remédier à ces causes d'erreur, on a recours à l'artifice suivant. On sectionne une artère et on introduit dans ses deux bouts les extrémités d'un tube en U, portant une graduation en volume et rempli d'eau salée physiologique. On établit la communication du tube avec l'artère : le sang chasse devant lui l'eau salée dans le bout périphérique de l'artère et remplit le tube en U. On note, avec un chronomètre à bouton, le temps employé par le sang pour remplir le tube, dont on connaît le volume. Il suffit de mesurer la surface de section de l'artère, pour posséder tous les éléments nécessaires au calcul de la vitesse. En opérant ainsi, on ne supprime plus les résistances périphériques et on ne modifie plus le volume du sang contenu dans les vaisseaux, puisqu'on lui substitue un égal volume d'eau salée.

Différentes modifications apportées à cet appareil ont permis de rendre plus précises les données qu'il fournit; nous nous bornons ici à indiquer le principe de la méthode (hémodromètre de Volkmann, fig. 72).

On a trouvé, chez le chien, comme valeur de la vitesse moyenne du sang dans l'aorte, 50 cm. par seconde, et dans la carotide 30 cm. La vitesse moyenne diminue du cœur vers la périphérie : c'est donc que le système artériel a une forme tronc-conique à grande base périphérique. Ainsi, on a trouvé chez le cheval, comme valeurs de la vitesse moyenne : 50 centimètres dans l'aorte, 30 centimètres dans la carotide, 16 centimètres dans la maxiliaire, 6 centimètres dans la métatarsienne.

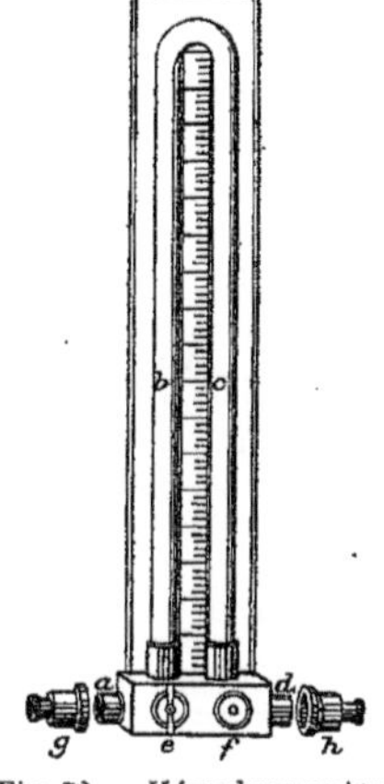


Fig. 72. — Hémodromomètre de Volkmann.

c, tube de verre rempli d'eau ; *gh*, ajutages auxquels on lie les bouts de l'artère coupée. Ces ajutages s'ajoutent aux extrémités *a* et *d* d'un tube droit portant le tube courbe *cb* ; *e*, robinet à trois voies permettant de laisser passer le sang par le tube *ef* ou de l'envoyer dans le tube *bc*.

Pour déterminer la *vitesse vraie*, on a recours à d'autres appareils. Une aiguille, piquée dans une artère normalement à sa paroi, s'incline sur l'axe du vaisseau et présente des oscillations isochrones aux contractions du chœur. L'inclinaison de l'aiguille est due au courant sanguin, animé d'une certaine vitesse, et les oscillations sont dues aux variations de cette vitesse : en effet, l'angle formé par l'aiguille et l'axe du tube est d'autant plus petit que la vitesse est plus grande. Dans la pratique, on emploie l'appareil schématisé dans la figure 73. Une tige métallique *t* terminée par une palette *p* est suspendue dans un tube T et peut osciller autour du point O devant un cadran C. Le tube T, fermé à sa partie supérieure O, est soudé à son extrémité inférieure sur un tube θ ouvert à ses extrémités et de diamètre connu. On introduit ce tube dans une artère de même diamètre intérieur que lui. Sous l'influence du courant sanguin, l'aiguille s'incline d'un angle plus ou moins grand suivant la vitesse du courant. Les physiciens établissent que cet angle est proportionnel au carré de la vitesse. Si l'appareil a été au préalable gradué (il suffit de faire passer dans θ un courant d'eau de vitesse connue et de noter l'inclinaison correspondante de l'aiguille), on connaitra la vitesse du courant sanguin qui le travese. Le diamètre du tube θ doit être égal au diamètre de l'artère au point considéré ; sinon, la vitesse dans le tube θ n'est pas égale à la vitesse dans l'artère : on sait que, dans les divers tronçons d'un même tube, traversé par un courant, les vitesses sont inversement proportionnelles aux surfaces des sections des tronçons.

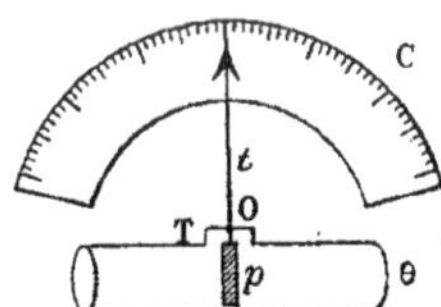


Fig. 73. — Schéma de l'hémodromomètre à cadran.

Dès lors, si le tube θ n'a pas le même diamètre que l'artère, il est nésessaire de faire subir une correction à la valeur trouvée pour la vitesse. Soit *v* la vitesse du sang dans l'artère de section *s*, soit V la vitesse donnée par l'appareil dont le tube θ a une section S.

$$\frac{V}{v} = \frac{s}{S} \quad \text{d'où} \quad v = V\frac{S}{s}.$$

Si, devant l'aiguille *a* de l'*hémodromomètre*, on substitue au cadran un cylindre noirci, ou si on met cette aiguille en rapport avec un système de tambours conjugués, on a un *hémodromographe*, qui fournit une courbe permettant de connaître les variations de la vitesse du sang aux différents moments de la révolution cardiaque et dans différentes circonstances, et d'en apprécier la vraie grandeur, au moyen d'une graduation préalable de l'appareil.

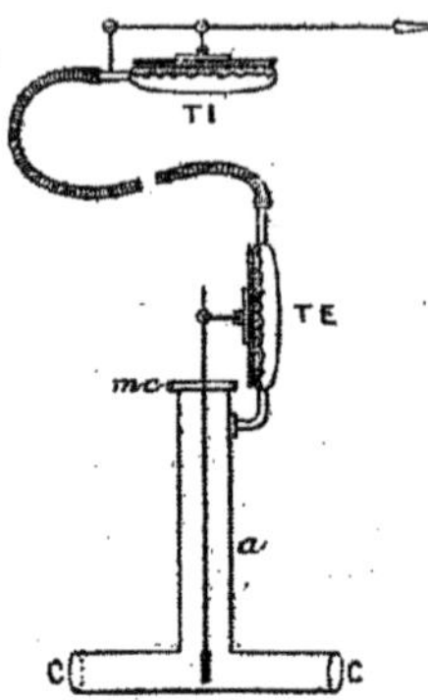

Fig. 74. — Schéma de l'hémodromographe de Chauveau.

*c*, canules placées dans l'artère; *a*, aiguillette portant la palette; *mc*, membrane de caoutchouc; TE, tambour explorateur actionné par l'aiguille *a*; TI, tambour inscripteur.

On peut encore mesurer la vitesse du sang au moyen d'un appareil basé sur le principe des tubes de Pitot. Supposons, branchés normalement sur un tube cylindrique T, des tubes verticalement disposés $t_1$ $t_2$ $t_3$... $t_n$. Si dans le tube T s'écoule un liquide, les sommets $s_1$ $s_2$ $s_3$ $s_n$ des colonnes liquides dans les tubes $t_1$ $t_2$ $t_3$... $t_n$ sont en ligne droite. Si les tubes t présentent à leur terminaison inférieure une coudure plongée dans le tube T et dirigée suivant l'axe du tube le sommet de la colonne liquide dans le tube sera plus élevé ou moins élevé qu'il n'eût été dans le tube sans coudure, placé au même point selon que l'orifice du tube sera dirigé contre le courant ou dans le sens du courant. Le déplacement du sommet sera d'autant plus grand que le courant sera plus rapide.

Si nous imaginons un tube T portant latéralement deux tubes à coudure inférieure, dirigée en sens contraire, la différence des hauteurs des sommets liquides permet de connaître les variations et la grandeur de la vitesse du liquide qui s'écoule dans le tube T. En plaçant sur les liquides des tubes et des flotteurs inscrivants, on pourra enregistrer le phénomène.

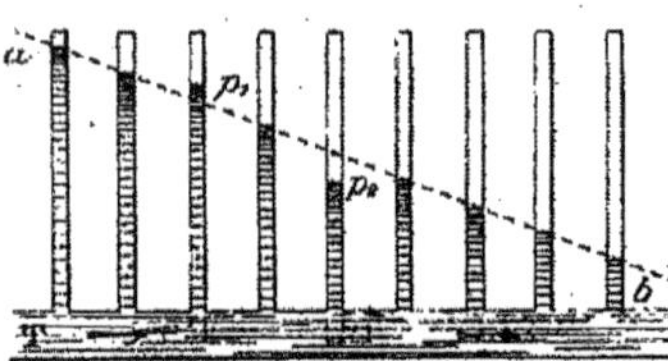

Fig. 75. — Schéma des tubes de Pitot.

Pratiquement, on n'emploie pas de tubes ouverts, parce qu'il faudrait leur donner une longueur de 2 à 3 mètres, mais des tubes fermés par un robinet et contenant une solution de chlorure de sodium et une colonne d'air à la partie supérieure, représentant de petits manomètres fermés. Si la solution salée est convenablement colorée, on peut, en projetant sur l'appareil un faisceau de rayons parallèles, photographier, sur une feuille sensible se déplaçant devant le tube, les oscillations du sommet liquide de la colonne et obtenir un graphique photographique, renseignant sur la grandeur et les variations de la vitesse.

La vitesse du sang présente des oscillations isochrones des révolutions cardiaques : elle augmente pendant la systole, diminue pendant la diastole, sans tomber à zéro dans les conditions ordinaires de la circulation. Il y a donc, pour la vitesse, comme pour la pression, un *élément fondamental* ou *constant* et un *élément variable*. On retrouve ici les lois énoncées pour la pression artérielle. En particulier, l'élément variable est d'autant plus grand qu'on est plus près du cœur : au voisinage des capillaires, l'élément constant subsiste seul.

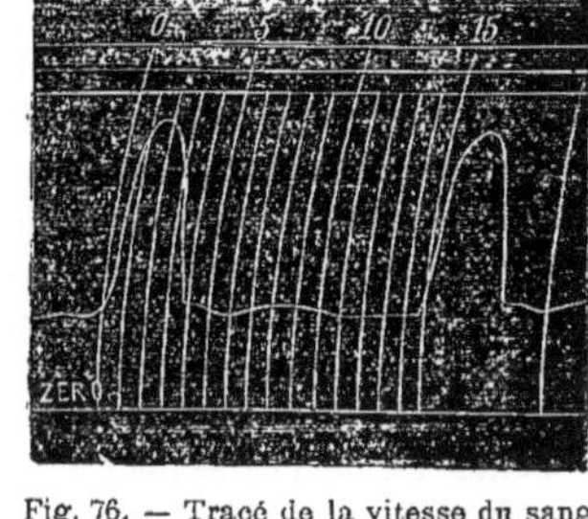


Fig. 76. — Tracé de la vitesse du sang dans la carotide d'un cheval, fourni par l'hémodromographe de Chauveau.

Dans la carotide du cheval, on trouve des maxima de vitesse de 320 mm. par seconde, et des minima de 150 mm.

L'examen simultané de la pression et de la vitesse dans un vaisseau peut fournir des renseignements importants. S'il se produit simultanément, en un point d'une artère, une modification de la pression et de la vitesse dans le même sens (pression et vitesse augmentées, ou pression et vitesse diminuées), la cause de la modification est en amont. Si les deux éléments varient en sens opposé (pression augmentée et vitesse diminuée, ou inversement), la cause de la variation est en aval. Si la pression augmente à mesure que la vitesse diminue, il s'est produit en aval un rétrécissement vasculaire ; si la pression diminue en même temps que la vitesse augmente, il s'est produit en aval une dilatation vasculaire.

*Exemple.* — L'excitation du nerf vague, suffisante pour arrêter le cœur, fait tomber à 0 la pression et la vitesse dans les artères ; — l'excitation du nerf vague, insuffisante pour arrêter le cœur, suffisante pour le ralentir, diminue la pression et la vitesse dans les artères. — La dilatation des petits vaisseaux céphaliques, consécutive à la section du sympathique cervical, diminue la pression et augmente la vitesse dans la carotide ; la constriction des petits vaisseaux céphaliques consécutive à l'excitation du sympathique cervical, augmente la pression et diminue la vitesse dans la carotide. La dilatation des petits vaisseaux intestinaux, consécutive à la section cervico-dorsale de la moelle ou à la section des nerfs splanchniques, diminue la pression et augmente la vitesse dans l'aorte; la constriction des petits vaisseaux abdominaux, consécutive à l'excitation cervico-dorsale de la moelle ou à l'excitation des nerfs splanchniques, augmente la pression et diminue la vitesse dans l'aorte.

*d.* **Le pouls.** — Un phénomène concomitant de la circulation artérielle peut être perçu avec la plus grande facilité et donner sur les variations de cette circulation de précieux renseignements. C'est le phénomène du *pouls*.

Si, avec le doigt, on déprime légèrement une artère superficielle, reposant sur un plan profond résistant, on perçoit une pulsation, correspondant à chaque contraction cardiaque (l'artère durcissant en même temps qu'elle bat). Dans certains cas même, et pour certaines artères très superficielles, *on voit* les pulsations de l'artère.

On peut, par le toucher, apprécier *certains caractères du pouls*, sa *fréquence*, son *intensité*, son *amplitude*, sa *dureté* et en tirer d'utiles renseignements sur l'état de la circulation et sur l'état anatomique et physiologique du cœur et des artères.

On a substitué au doigt percepteur d'innombrables appareils, appelés *sphygmographes*, pour recueillir et enregistrer les pulsations artérielles. Nous n'indiquerons que le principe de ces appareils. Supposons une petite plaquette appliquée par un ressort sur l'artère superficielle et exerçant, grâce au ressort, une très légère compression de l'artère. Si cette plaquette est articulée avec un levier inscrivant et amplifiant, oscillant devant une plaque noircie mue d'un mouvement régulier, on pourra recueillir sur cette plaque un tracé des pulsations artérielles avec leurs caractères les plus délicats. La figure 77 représente un appareil schématique.

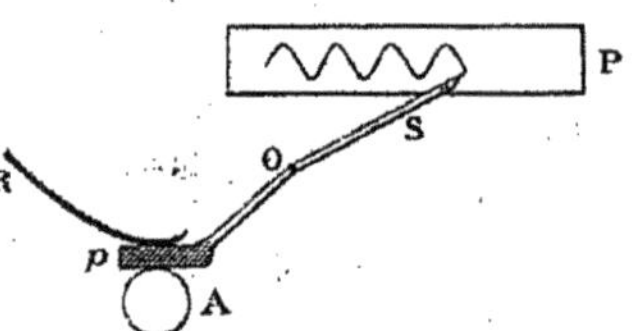

Fig. 77. — Schéma d'un sphygmographe.

A, section de l'artère; *p*, plaquette appliquée sur l'artère; R, ressort appliquant la plaquette; O, point d'oscillation du style S; P, plaque noircie se déplaçant devant la pointe du style.

Que représente le phénomène du pouls? — A chaque systole cardiaque, une ondée sanguine est lancée dans l'aorte. N'est-ce pas cette ondée qui, parcourant les artères, vient soulever le doigt et le levier? Plaçons deux sphygmographes sur une même artère, l'un à la base, l'autre à l'extrémité d'un membre, à une distance connue l'un de l'autre, et recueillons sur un même cylindre tournant les deux sphygmogrammes, en plaçant les deux styles sur une même génératrice du cylindre. Le sphygmogramme recueilli à l'extrémité du membre présente un retard sur le sphygmo-

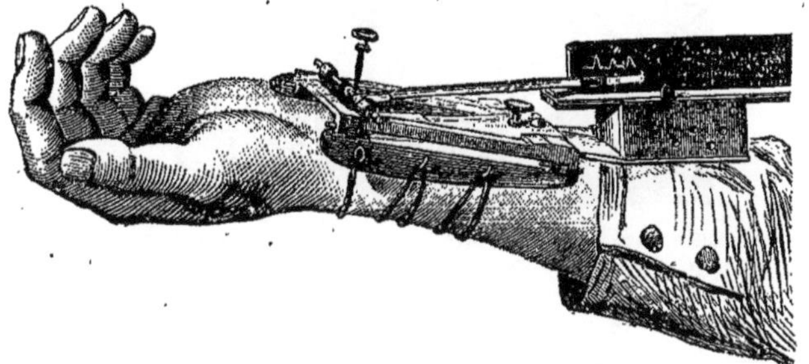

Fig. 78. — Sphygmographe de Marey (en position).

gramme recueilli à la base, et ce retard peut être connu en vraie grandeur, si l'on connaît la vitesse de rotation du cylindre. On a ainsi les éléments du calcul de la vitesse de propagation du pouls, à savoir : le retard des deux sphygmogrammes, représentant le temps de propagation, et la distance des deux points, au niveau

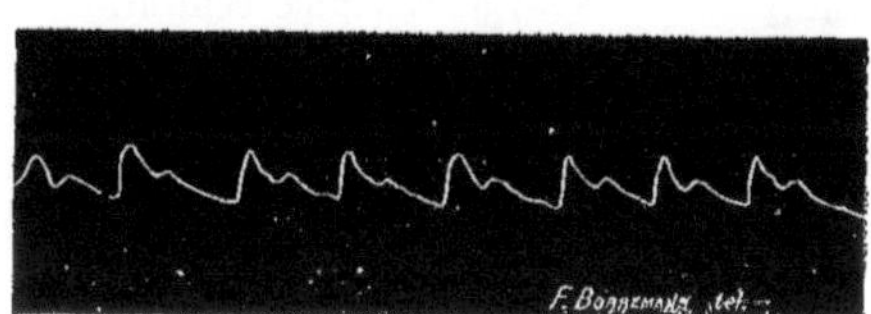

Fig. 79. — Tracé radial, pris avec le sphygmographe de Marey.

desquels on a placé les sphygmographes, représentant l'espace parcouru. On trouve 8 m. 50 à 9 m. 50 par sec. pour la vitesse de propagation du pouls. Or le courant sanguin n'est pas animé d'une vitesse supérieure à 0 m. 50. Le pouls n'est donc pas produit par l'ondée sanguine qui passe ; c'est une *onde*, une *vague*. Au moment de la systole ventriculaire, l'ondée sanguine vient heurter le sang contenu dans l'aorte, et de ce choc résulte une onde ou une vague, qui se propage dans les vaisseaux avec une vitesse de 9 mètres par seconde environ. C'est cette vague qui, au niveau des artères superficielles, soulevant la peau qui les recouvre, le doigt qui les déprime, ou le levier du sphygmographe, constitue le pouls.

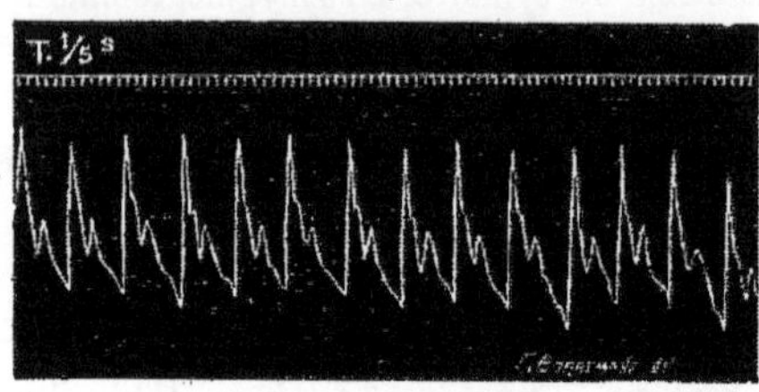


Fig. 80. — Autre tracé radial pris avec un appareil un peu différent; temps marqué en 1/5 seconde.

La sensation de durcissement, qu'on perçoit au moment du pouls, est due à l'augmentation de la pression dans l'artère au moment du passage de l'onde.

On ne saurait admettre, comme quelques-uns l'ont prétendu, que la cause du pouls est périphérique, puisque le phénomène se propage du centre vers la périphérie, ainsi qu'en témoigne le retard du sphygmogramme périphérique sur le sphygmogramme central.

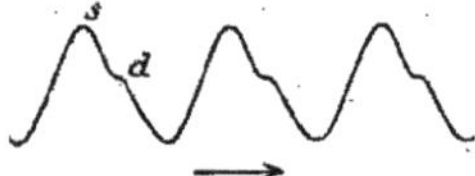


Fig. 81. — Sphygmogramme. Figure schématique.

Étudions le *sphygmogramme* (fig. 81) donné par un sphygmographe. — Nous y relevons les particularités suivantes. Les ascensions et les descentes du tracé se présentent à intervalles réguliers, comme les systoles ventriculaires qui sont la cause première du pouls. Le tracé ne présente pas de plateau : à une ascension brusque et rapide du tracé (1/3 de la durée totale) succède, sans interruption, une descente plus lente (2/3 de la durée totale), suivie elle-même immédiatement par une nouvelle ascension. Sur la ligne de descente, on remarque un petit crochet *d* qui représente le phénomène du *dicrotisme* : c'est une pulsation secondaire, qu'on n'apprécie pas au doigt chez les individus normaux (qu'on ne sent au doigt que dans certains cas pathologiques). On a pré-

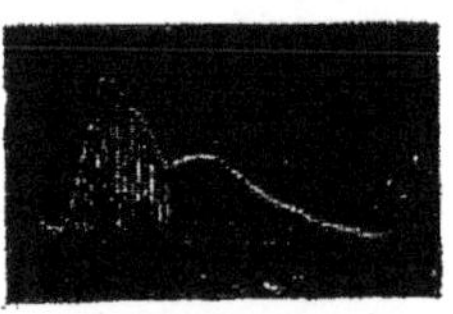

Fig. 82. — La phase systolique du pouls est teintée de hachures (d'après Marey).

tendu que le dicrotisme traduit une imperfection de l'appareil et n'existe pas dans le pouls normal : cette hypothèse est inadmissible, car le crochet se retrouve dans les tracés hémautographiques du pouls (on fait une fine piqûre à l'artère et on recueille le jet minuscule de sang qui en résulte sur un plan se déplaçant d'un mouvement uniforme), obtenus sans le secours d'aucun appareil. S'agit-il, comme on l'a prétendu, d'une onde née à la périphérie, au niveau des éperons des bifurcations des vaisseaux, rétrogradant vers le cœur? Non, car si l'onde naissait à la périphérie sur les éperons des bifurcations, elle serait formée d'une infinité de petites ondes se produisant successivement et, par suite, incapables de donner naissance à un phénomène brusque, net, unique, comme le dicrotisme. Non, car une onde née à la périphérie devrait être plus accentuée vers la périphérie, plus atténuée vers le centre, tandis que le dicrostisme est d'autant plus accentué qu'on inscrit le pouls en un point plus voisin du cœur. Non, car une onde née à la périphérie et se propageant vers le cœur se manifesterait d'abord à la périphérie et plus tard près du cœur, de sorte que les deux sommets *s* et *d* (fig. 81) du sphygmogramme seraient d'autant plus écartés que le sphygmogramme serait recueilli plus près du cœur; tandis que le ressaut du dicrotisme se produit d'abord près du cœur, plus tard vers la périphérie, l'espace séparant *s* et *d* restant le même, quel que soit le point considéré. C'est donc qu'il s'agit, là aussi, d'une onde née au niveau du cœur et se propageant vers la périphérie avec la même vitesse que l'onde principale du pouls. Non, car si le dicrotisme était le résultat d'une onde née à la périphérie, en liant l'artère immédiatement au-dessous du point où l'on a appliqué le sphygmographe, le ressaut dicrote disparaîtrait du tracé, puisque l'onde rétrograde se produirait au même moment que l'onde directe; tandis que, dans ces conditions, le ressaut dicrote occupe sa position normale.

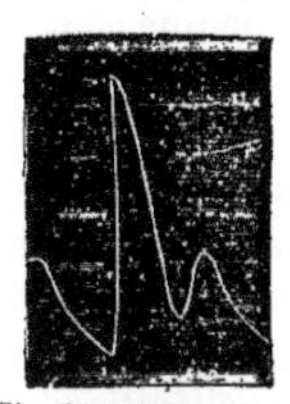

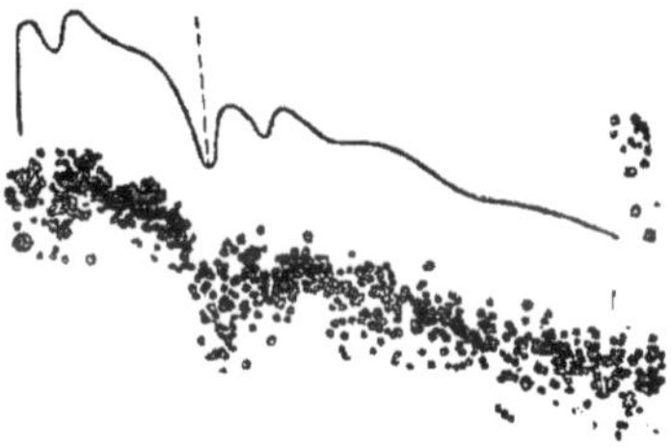

Fig. 83. — Dicrotisme très accentué du pouls (Marey).

Fig. 81. — Tracé hémautographique du pouls (Contejean).

On admet que le dicrotisme résulte d'une onde née au niveau des valvules sigmoïdes de l'aorte, au moment du début de la diastole ventriculaire. Quand cesse la systole, le sang aortique, sous l'influence de l'élasticité de l'aorte, vient fermer les valvules sigmoïdes et buter de toute sa masse contre ces valvuves étalées : il en résulte une onde qui constitue le dicrotisme. A l'appui de cette conception, on peut signaler l'absence de l'onde dicrote dans le cas où les valvules sigmoïdes ne se ferment plus normalement (insuffisance aortique, clinique et expérimentale).

Le sphygmogramme présente un certain intérêt pour le clinicien, en ce qu'il permet de confirmer certains diagnostics. — L'étude des modifications du sphygmogramme correspondant aux diverses altérations du cœur et des artères est du domaine de la pathologie.

### 2. *Les phénomènes physiologiques de la circulation artérielle.*

Le calibre des artères est variable : physiquement par l'élasticité de la paroi, physiologiquement par la contractilité des fibres musculaires lisses qu'elles contiennent. Ces fibres musculaires, rares dans les gros troncs, deviennent de plus en plus abondantes à mesure que décroît le calibre des artères : la fonction contractile appartient essentiellement aux petites artères ou artérioles, accessoirement aux artères moyennes.

La contractilité artérielle peut être démontrée par une expérience élégante, sur la membrane péri-œsophagienne de la grenouille, facile à examiner au microscope, grâce à son extrême minceur, et ne renfermant d'autres éléments musculaires que ceux contenus dans la paroi de ses vaisseaux. On étale cette membrane dans une chambre humide et on pose sur ses deux extrémités deux électrodes de papier d'étain, mises en communication avec les bornes d'une bobine d'induction : on voit très nettement, sous l'influence de cette excitation, les petites artères se resserrer jusqu'à effacement complet de leur lumière : la constriction des artères apparaît et disparaît lentement, comme tout phénomène dépendant de fibres musculaires lisses.

On sait d'ailleurs que la couleur des téguments varie : suivant les circonstances, ils sont rouges, roses ou pâles; il en est de même des viscères mis à nu dans une vivisection et en général de tous les organes.

*a*. **Nerfs vaso-constricteurs.** — L'existence de la contractilité artérielle conduit à admettre l'existence de nerfs destinés à mettre en activité cette contractilité; l'expérience justifie cette hypothèse.

Sur le lapin (l'expérience est surtout remarquable sur un lapin à oreilles blanches), on sectionne l'un des sympathiques cervicaux (les faits sont encore plus manifestes si on arrache le ganglion cervical supérieur) et on examine les oreilles. Nous supposons que la section du sympathique a été pratiquée à droite. L'oreille droite est infiniment plus rouge qu'elle n'était avant l'opération, et infiniment plus rouge que la gauche : l'artère médiane et ses branches sont devenues plus volumineuses; des ramifications artérielles sont nettement visibles à droite, qui n'apparaissent pas à gauche; par transparence, l'oreille droite présente un immense réseau vasculaire, tandis que la gauche ne laisse apercevoir que les vaisseaux principaux. L'artère médiane et ses branches battent vigoureusement à droite; les veines marginales, gorgées de sang rouge, présentent des pulsations isochrones de celles de l'artère, à droite; à gauche, l'artère médiane présente à peine le pouls, les veines marginales contiennent du sang noir. Une incision pratiquée à la peau, entre l'artère médiane et les veines marginales, provoque un écoulement sanguin abondant et souvent saccadé à droite, un écoulement faible et uniforme à gauche. Le jet de sang issu de l'artère médiane sectionnée est plus fort, plus saccadé à droite, qu'il n'est à gauche. Le sang des veines marginales incisées coule rouge et par saccades à droite; il coule noir et en bavant à gauche. Au toucher, on constate que l'oreille droite est plus chaude que la gauche : un thermomètre, appliqué contre la face interne de l'oreille enroulée sur lui, indique une température de plusieurs degrés supérieure à droite à la température à gauche. — Le manomètre physiologique permet de constater que la pression est diminuée dans l'artère et augmentée dans les veines de l'oreille droite; l'hémodromographe indique une augmentation de la vitesse dans la carotide droite.

Ces phénomènes de vaso-dilatation sont durables : ils persistent pendant plusieurs jours. Ils sont bien la conséquence de la section du sympathique et non celle d'une excitation produite par la section, car on ne saurait admettre qu'une telle excitation persiste pendant plusieurs jours; en fait, l'excitation traumatique ne dure que quelques secondes. Supposons, en effet, qu'avant de sectionner le sympathique, on introduise dans l'artère médiane et dans une veine marginale de petits tubes en T, établissant la communication des vaisseaux avec de petits manomètres, sans interrompre la circulation : au moment ou l'on pratique la section du sympathique, il se produit une augmentation de pression dans l'artère et une diminution dans la veine : ce phénomène dure tout au plus 5 secondes et correspond à une vaso-constriction transitoire causée par l'excitation due à la section.

Excitons, au moyen de courants-induits fréquents et d'assez grande intensité, le bout céphalique du sympathique cervical sectionné : nous constatons des faits inverses de ceux qui succèdent à la section. (On rend l'expérience plus frappante en sectionnant les deux sympathiques et en excitant l'un d'eux.) Du côté de l'excitation, l'oreille pâlit; les artères, branches de l'artère médiane, deviennent absolument invisibles; l'artère médiane disparaît presque complètement dans sa partie terminale; elle devient filiforme à la base de l'oreille et le pouls y disparaît; par transparence, on ne distingue plus de vaisseaux dans le limbe de l'oreille; les veines marginales sont petites et le sang y est fortement noir. La section de l'artère ne détermine qu'une hémorragie insignifiante et baveuse. L'oreille devient froide au toucher; le thermomètre accuse un abaissement de quelques degrés. La pression augmente dans la carotide et diminue dans la jugulaire; la vitesse diminue dans la carotide.

En inscrivant la pression carotidienne, on constate que son élévation se produit avec un certain retard (1 sec. 5) et une certaine lenteur : la pression croît pendant 15 à 20 sec., atteint un maximum qui se maintient de 20 à 30 sec., puis décroît, pour reprendre sa valeur primitive après 2 ou 3 min.

Ces faits établissent l'existence, dans le sympathique cervical, de fibres nerveuses se rendant aux fibres musculaires lisses des vaisseaux de l'oreille.

Les *nerfs vasculaires*, *vaso-moteurs*, *vaso-constricteurs* possèdent un *tonus normal*, puisque leur section entraîne une dilatation des vaisseaux. Ils sont moins excitables que les nerfs moteurs, ou, plus exactement, ils ne manifestent leur activité, par une réaction de l'organe périphérique que pour des excitations plus fortes que celles qu'on doit employer avec les nerfs moteurs. Une seule excitation est inefficace, il faut répéter les excitations, les *sommer*, pour obtenir un effet. La réaction se produit lentement, progressivement; le temps perdu est grand; la disparition des effets est lente.

L'appareil neuro-vasculaire présente des phénomènes de *fatigue* : si on maintient l'excitation pendant longtemps (il faut exciter pendant 2 à 5 minutes, chez le lapin), les phénomènes primaires disparaissent: les vaisseaux reviennent à leur forme première, puis manifestent une dilatation secondaire (phénomène de fatigue), résultant de l'épuisement de l'appareil jusqu'à diminution ou suppression de la tonicité normale.

Pour démontrer la généralité de l'existence des nerfs vaso-constricteurs, on a recours à diverses méthodes, dont nous indiquerons le principe.

1° Après section du nerf vaso-constricteur, l'organe rougit, les vaisseaux se dilatent, le pouls est intense; après son excitation, l'organe pâlit, les vaisseaux se contractent, le pouls disparaît plus ou moins complètement. Ce sont les faits sur lesquels repose la *méthode d'observation directe*. Cette méthode s'emploie avec avantage quand il s'agit d'organes non pigmentés, peu vascularisés, observables sans vivisection (oreille du lapin, muqueuse labiale du chien, etc.). On peut l'employer également dans le cas d'organes profonds, tels que le mésentère, l'intestin, etc., à condition d'éviter toute action directe de la dessiccation ou du refroidissement sur l'organe examiné, en pratiquant par exemple l'examen dans un bain d'eau salée physiologique à la température du corps. La méthode est simple, mais elle n'est pas applicable à tous les organes, et elle ne permet pas de saisir tous les détails de la vaso-constriction.

2° Après section du nerf vaso-constricteur, la pression diminue dans l'artère et augmente dans la veine, — après son excitation, la pression augmente dans l'artère et diminue dans la veine. Ce sont les faits sur lesquels repose la *méthode manométrique*. Deux manomètres sont mis en communication au moyen de tubes en T, l'un avec l'artère afférente d'un organe, l'autre avec une veine efférente; et les flotteurs manométriques respectifs inscrivent leurs déplacements sur un cylindre noirci. Cette méthode est extrêmement précieuse, car elle permet de suivre le phénomène vasculaire dans tous ses détails (temps perdu, grandeur du phénomène, nature de la modification vasculaire, phases successives, etc.). Toutefois, la méthode manométrique, ne permettant de déterminer la pression que dans des vaisseaux assez volumineux pour qu'on y puisse introduire les tubes en T, ne peut donner d'indication que sur l'ensemble des phénomènes vasculaires qui s'accomplissent dans le territoire de distribution de l'artère, à partir du point où l'on prend la pression. Il est possible, à la rigueur, que des phénomènes vasculaires divers (constriction et dilatation) se manifestent dans les divers départements de ce territoire. La méthode ne peut fournir d'indication que sur la résultante de ces phénomènes particuliers. Pratiquement, cette objection n'a pas très grande valeur, si l'on prend la pression dans une petite artère, dans une artère se distribuant à un seul organe, car on n'a pas d'exemples établissant qu'une excitation nerveuse déterminée puisse provoquer des phénomènes vasculaires opposés dans diverses régions d'un même organe. La méthode manométrique est la méthode la plus recommandable de toutes.

La méthode manométrique n'acquiert d'ailleurs toute sa valeur que si l'on prend la pression à la fois dans l'artère et dans la veine : une modification de pression dans l'artère seule peut en effet avoir sa cause soit dans le cœur, soit à la périphérie.

3° Après section du nerf vaso-constricteur, le débit augmente dans l'artère et dans la veine; — après son excitation, le débit diminue dans l'artère et dans la veine. Ce sont les faits sur lesquels repose la *méthode hémodromométrique*. On peut, par exemple, faire une coupure à un tissu et examiner les modifications de l'écoulement du sang : sous cette forme, d'ailleurs, la méthode ne fournit que des renseignements grossiers, car l'écoulement se modifie très rapidement par suite de la coagulation rapide du sang épanché sur les bords de la plaie. Pour donner à cette méthode toute sa valeur, il faut déterminer la vitesse dans les artères ou dans les veines, au moyen d'un hémodromomètre ou d'un hémodromographe : on obtient ainsi des

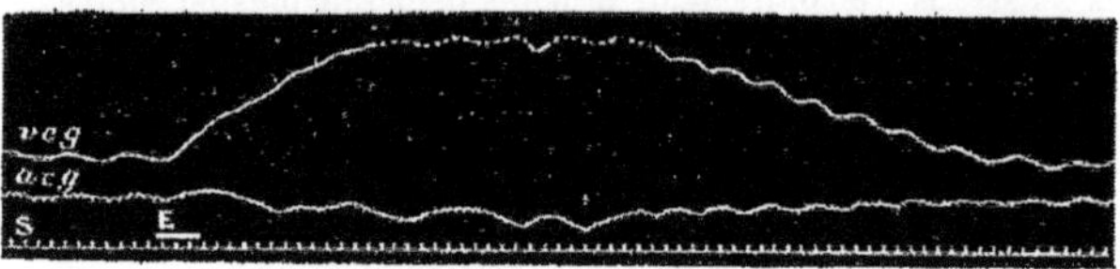


Fig. 85. — Effets d'une excitation vaso-dilatatrice sur la pression prise dans les gros troncs artériels et veineux de l'organisme.

*veg*, pression dans la veine; *acg*. pression dans l'artère; *E*, excitation; *S*, inscription du temps en secondes. Le graphique se lit de gauche à droite.

indications aussi précises qu'avec la méthode manométrique. Toutefois, on ne doit pas chercher à substituer la méthode hémodromométrique à la méthode manométrique, parce que l'hémodromomètre n'est employable que pour des artères volumineuses et que ces indications concernent, par conséquent, de vastes territoires, comprenant plusieurs organes différents, dans lesquels les phénomènes vasculaires peuvent être différents et le sont effectivement dans bien des circonstances.

La méthode hémodromométrique n'a pas la valeur de la méthode manométrique double car elle ne permet pas de distinguer les phénomènes d'origine cardiaque et les phénomènes d'origine périphérique.

4° Après section du nerf vaso-constricteur, l'organe est gorgé de sang; après son excitation, l'organe se vide de sang. Ce sont les faits sur lesquels repose la *méthode pléthysmographique* ou *onkométrique*. Les pléthysmographes ou onkomètres sont essentiellement constitués par des vases de formes variées, dans lesquels on introduit un organe pédiculisable : le vase est rempli d'eau salée physiologique et sa cavité communique avec un manomètre; une fermeture convenable s'appliquant sur les bords de l'orifice du vase et sur le pédicule de l'organe, assure la fermeture parfaite de l'appareil : tout afflux de sang dans l'organe se traduit par une élévation de la colonne manométrique; toute anémie de l'organe se traduit par un abaissement de cette colonne. On peut employer cette méthode dans l'étude de la circulation des membres de l'homme et des animaux, de la rate, du rein, de l'intestin, du foie, etc., des animaux. — La méthode n'a pas la valeur de la méthode manométrique double, car elle ne permet pas de distinguer entre les phénomènes d'origine cardiaque et les phénomènes d'origine périphérique. Aussi est-il nécessaire de compléter les indications fournies par le pléthysmographe par des indications fournies par un manomètre communiquant avec une grosse artère, et de n'admettre, comme s'accomplissant dans la sphère de l'organe, que les modifications vasculaires qui ne sont pas accompagnées de modifications de même nature dans l'ensemble de l'appareil circulatoire.

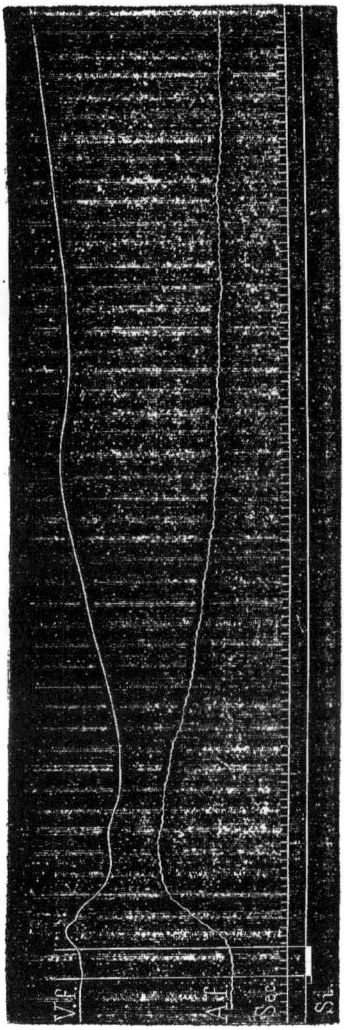

5° Après section du nerf vaso-constricteur, la température de l'organe (il s'agit d'un organe périphérique, exposé au refroidissement) augmente; après son excitation, elle diminue. Ce sont les faits sur lesquels repose la *méthode thermométrique*. Cette méthode ne peut s'appliquer qu'aux organes périphériques. Elle est peu recommandable, car elle ne permet pas de suivre les détails du phénomène vasculaire, le thermomètre étant un appareil paresseux, incapable de manifester des effets passagers. Les appareils thermo-électriques, beaucoup plus sensibles, ne peuvent être substitués aux thermomètres, parce que les variations de température sont considérables dans les organes périphériques, quand s'y accomplissent des modifications circulatoires, et ne sauraient dès lors être mesurées par des appareils thermo-électriques, qui ne sont utilisables que dans le cas de faibles variations.

Fig. 86. — Effets d'une excitation vaso-constrictrice sur la pression prise dans les gros troncs artériels et veineux de l'organe.
*Vf*, pression dans la veine; *Af*, pression dans l'artère; *Sec*, inscription du temps en secondes; *St*, inscription de l'excitation.
Le graphique se lit de gauche à droite.

— Pour établir l'existence de filets vaso-constricteurs dans un nerf, quelques conditions spéciales doivent être observées. L'excitation doit être faite sur le bout périphérique du nerf sectionné, car le nerf intact pourrait conduire l'excitation vers les centres, d'où elle serait réfléchie vers la périphérie par des filets non contenus dans le nerf considéré. Dans le cas où le nerf considéré présente au-dessous du point excité des anastomoses avec d'autres nerfs, il faut sectionner ces anastomoses, pour éviter toute propagation centripète. — Il faut employer comme excitants des *courants induits* (l'expérience a montré qu'ils sont les plus efficaces des excitants), *intenses* (les courants

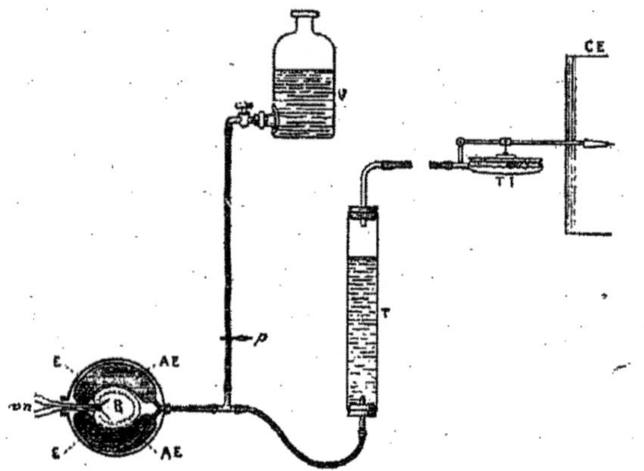


Fig. 87. — Schéma d'un appareil pléthysmographique.

AE, ampoule exploratrice; E, calotte inextensible; R, organe pédiculisable (rein, par ex.); vn, vaisseaux et nerfs; T, réservoir intercalé; TI, tambour inscripteur; CE, cylindre enregistreur; V, réservoir pour charger l'appareil d'eau; p, pince à pression.

juste suffisants pour provoquer la contraction des muscles striés sont en général insuffisants pour agir sur les fibres lisses vasculaires), *répétés* (la vaso-constriction ne se produit que par sommation des excitations), *alternant avec des phases de repos* (l'expérience montre que les résultats sont d'ordinaire le plus nets quand on excite pendant 30 secondes, en séparant les excitations par des pauses de 1 à 2 minutes). — Il convient de faire l'observation des conséquences de la section et de celles de l'excitation : les vaso-constricteurs étant en général en état de tonicité, la section produit en général une modification vasculaire inverse de celle que produit l'excitation. — Enfin, il faut que les conditions dans lesquelles est placé l'animal en expérience n'agissent pas sur l'état des vaisseaux : il faut en particulier que l'animal soit immobile pour qu'aucune contraction, se produisant dans la zone observée, ne vienne en modifier la circulation (on sait que, pendant la contraction, le muscle est traversé par une quantité de sang quatre à cinq fois plus considérable que pendant le repos; c'est là une modification vaso-dilatatrice capable de masquer complètement les effets propres du nerf sectionné ou excité). On a coutume d'immobiliser l'animal en le soumettant à une dose de curare, juste suffisante (dose limite) : à cette dose, le curare est sans action sur les phénomènes vasculaires.

En se conformant aux règles énoncées ci-dessus, il a été possible de reconnaître la présence de fibres vaso-constrictrices dans la plupart des nerfs périphériques, et d'établir leur distribution : les nerfs du plexus brachial contiennent des fibres vaso-motrices destinées aux membres supérieurs; les nerfs des plexus lombaire et sacré contiennent des fibres destinées aux membres inférieurs; les nerfs intercostaux contiennent des fibres destinées aux parois thoraciques et abdominales.

On reconnaît également la présence de fibres vaso-constrictrices dans le sympathique, fibres destinées aux vaisseaux de l'oreille externe, des fosses nasales, de l'œil, de la face, du cerveau et en général (à quelques rares exceptions près) des diverses parties de la tête, dans le sympathique cervical : fibres destinées aux vaisseaux des viscères abdominaux, dans le sympathique thoracique et dans le nerf grand splanchnique qui en dérive.

Enfin, on reconnaît la présence de fibres vaso-constrictrices dans la partie juxta-médullaire du système nerveux périphérique; depuis le niveau de la première paire dorsale jusqu'au niveau de la deuxième paire lombaire : ces fibres se trouvent dans les racines antérieures des nerfs rachidiens depuis le premier nerf dorsal jusqu'au deuxième nerf lombaire, et dans les rameaux communicants qui s'étendent de ces nerfs aux ganglions correspondants de la chaîne sympathique fondamentale. Les fibres contenues dans les trois premières paires dorsales agissent sur les vaisseaux de la tête; celles contenues dans les sept premières paires dorsales agissent sur les vaisseaux des membres supérieurs; celles contenues dans les sept dernières paires dorsales et dans les deux premières paires lombaires agissent sur les vaisseaux des membres inférieurs; celles enfin contenues dans la plupart des paires dorsales agissent sur les vaisseaux des viscères abdominaux[1].

Ces trois catégories de fibres vaso-motrices, juxta-médullaires, sympathiques et périphériques ne sont d'ailleurs pas indépendantes les unes des autres; elles représentent simplement trois tronçons de la voie vaso-motrice qui s'étend de la moelle à la périphérie vasculaire.

1. Les faits pathologiques analysés par les cliniciens permettent d'admettre que la distribution des nerfs vaso-constricteurs est la même approximativement chez l'homme et chez les mammifères de laboratoire.

Ces fibres sont à la fois vaso-motrices et vaso-toniques. Elles sont *vaso-motrices*, c'est-à-dire conduisent les influx nerveux qui, engendrés dans la moelle sous l'influence d'excitations diverses, s'en vont modifier le calibre des vaisseaux d'une région ou d'un organe pour l'adapter aux conditions actuelles d'activité ou de repos de l'organe, ou aux conditions présentes de la circulation générale. Elles sont *vaso-toniques*, c'est-à-dire entretiennent constamment dans les fibres musculaires lisses des vaisseaux cette tonicité ou contraction modérée, qui joue un rôle essentiel dans le maintien de la pression artérielle normale.

Leur action vaso-motrice nous est révélée par la suppression des réactions vaso-constrictrices réflexes dans les organes auxquels elles se distribuent, quand elles ont été sectionnées ou détruites en quelque point de leur parcours; leur action vaso-tonique nous est révélée par la vaso-dilatation intense qui se manifeste dans les organes auxquels elles se distribuent quand elles ont été sectionnées ou détruites.

On peut démontrer qu'il existe, *au niveau du bulbe rachidien, un centre vaso-constricteur et vaso-tonique, agissant sur l'ensemble des vaisseaux de l'organisme.*

Si on sectionne, chez le chien, la moelle au niveau de la 6e vertèbre dorsale, on détermine une vaso-dilatation considérable dans les membres inférieurs; si on sectionne la moelle au niveau de la 3e vertèbre dorsale, on détermine une vaso-dilatation dans les membres supérieurs et inférieurs et dans les parois et les cavités du tronc; si on sectionne la moelle au niveau de la 7e vertèbre cervicale, ou plus haut en un point quelconque de la région cervicale (à condition d'assurer la survie par la respiration artificielle, si la section de la moelle a été pratiquée au-dessus de l'origine des nerfs de la 4e paire cervicale), on détermine une vaso-dilatation généralisée. Les vaso-dilatations partielles ou généralisées, qui succèdent à ces sections médullaires, ont toujours pour conséquence une diminution de la pression artérielle, d'autant plus grande que la vaso-dilatation s'est produite sur un territoire plus étendu, et pouvant amener la pression à 2 centimètres de mercure, quand la vaso-dilatation est généralisée. On peut conclure de ces observations que la tonicité des vaisseaux périphériques ne saurait se maintenir qu'à la condition que les fibres vasomotrices présidant à cette tonicité (sortant de la moelle entre la 1re paire dorsale et la 2e paire lombaire) ne soient pas séparées d'une région du système nerveux central qui est située au-dessus de la moelle épinière[1].

Si après avoir sectionné la moelle en un point quelconque situé entre la 1re paire dorsale et la 2e paire lombaire, et constaté, par des moyens appropriés, la vaso-dilatation qui en est la conséquence, on excite à l'aide de courants induits la surface de section du tronçon inférieur de la moelle, on détermine des phénomènes de vaso-constriction dans tous les organes qui reçoivent leur innervation vaso-motrice d'une région médullaire sous-jacente à la section, c'est-à-dire dans tous les organes qui avaient présenté une vaso-dilatation à la suite de la section. D'où nous concluons que les relations qui existent normalement entre le centre vaso-tonique situé au-dessus de la moelle et la périphérie vasculaire sont réalisées par des fibres contenues dans la moelle épinière.

Si on sectionne l'axe nerveux en avant du bulbe rachidien, on peut déterminer sans doute des modifications vasculaires, mais ces phénomènes ne sont pas durables; au bout d'un temps relativement court les effets du traumatisme produit par la section sont dissipés, et la tonicité des vaisseaux est normale (la pression artérielle est également normale) dans toutes les régions du corps. D'où l'on peut conclure que le centre vaso-tonique n'est pas en avant du bulbe rachidien. Comme il n'est pas dans la moelle, nous sommes amenés nécessairement à le localiser dans le bulbe.

Cette conclusion est confirmée par les résultats vasculaires de la cocaïnisation du bulbe[2].

1. Quand on pratique les sections de la moelle qui ont pour conséquence des phénomènes de vaso-dilatation, on provoque en même temps la résolution musculaire absolue dans toutes les parties du corps qui reçoivent leur innervation motrice d'une région médullaire située au-dessous de la section. On pourrait se demander si la vaso-dilatation notée n'est pas, en quelque mesure, commandée par cette résolution musculaire, et si la conclusion que nous tirons de nos expériences est pleinement justifiée. A cette objection, nous répondrons : — 1° une section de la moelle épinière pratiquée au niveau de la 3e paire dorsale détermine une vaso-dilatation dans les membres supérieurs, mais non pas une résolution musculaire, celle-ci ne se manifestant que si la section est pratiquée au-dessus des origines médullaires des nerfs du plexus brachial (5e, 6e, 7e et 8e paires cervicales); — 2° la curarisation d'un animal supprime toute tonicité musculaire, sans provoquer de vaso-dilatation; mais, chez l'animal curarisé soumis à la respiration artificielle, les sections médullaires produisent les mêmes effets vaso-dilatateurs que chez l'animal normal, bien que, dans ces conditions, ces sections n'agissent en aucune façon sur l'état des muscles.

2. Nous insisterons ci-dessous, en étudiant le centre respiratoire (chap. XVI, p. 333) sur ce que la cocaïne agissant sur un élément vivant n'a d'autre action que de supprimer son activité : à aucun moment et à aucune dose elle ne produit d'excitation, par conséquent quand on constate, à la suite de la cocaïnisation d'une région déterminée du système nerveux central la suppression de

Si, chez le lapin, ou chez le chien, on dépose à la surface du plancher du 4e ventricule mis à nu des cristaux de chlorhydrate de cocaïne ou si on injecte, chez les mêmes animaux une solution de chlorhydrate de cocaïne dans le 4e ventricule, on provoque une chute de la pression artérielle, qui se fixe à 2 ou 3 centimètres de mercure, et s'y maintient, chez l'animal dont la vie est assurée par la respiration artificielle, jusqu'à ce que les effets de la cocaïnisation bulbaire soient dissipés (ce qu'on reconnaît à la réapparition de la respiration spontanée).

Le centre vaso-tonique est donc situé au niveau du bulbe rachidien, puisque la cocaïnisation bulbaire supprime la tonicité des vaisseaux. On peut ajouter que ce centre bulbaire est le seul centre tonique vasculaire, et qu'aucune autre région du système nerveux central n'exerce à côté de lui une action vaso-tonique, au moins chez l'animal normal.

Cette dernière proposition — l'*unicité du centre vaso-tonique* — se trouve confirmée par les faits suivants. Si l'on soumet un animal (lapin par exemple) à l'asphyxie, on constate que très rapidement (en moins d'une minute) la pression artérielle s'élève très nettement, malgré que le rythme du cœur soit très ralenti [1] (60 contractions au lieu de 240 par minute). — Le sang asphyxique a excité puissamment le centre tonique vasculaire (ou les centres toniques vasculaires, si l'on suppose qu'il puisse en exister plusieurs, des centres médullaires ou périphériques par exemple, à côté du centre bulbaire), comme il excite tous ces centres nerveux. Si, après avoir cocaïnisé le bulbe rachidien, on soumet l'animal à l'asphyxie, la pression, qui après cocaïnisation bulbaire était tombée à 2 centimètres de mercure par exemple, se maintient à ce niveau rigoureusement. En serait-il

l'activité d'un organe périphérique, on peut conclure à coup sûr que la région cocaïnisée préside normalement à l'activité de cet organe. Par contre, quand, à la suite de la destruction d'une région limitée du système nerveux central, on constate la suppression de l'activité d'un organe périphérique, on peut hésiter entre deux conclusions : ou bien la région détruite préside à l'activité de l'organe, ou bien l'excitation produite au niveau de la région détruite a déterminé, à distance et par l'intermédiaire de conducteurs nerveux, l'inhibition du centre qui normalement préside à l'activité de l'organe (inhibition voulant dire suspension d'action déterminée par une irritation ou excitation). Donc les expériences de cocaïnisation d'une région du système nerveux central comportent une conclusion nette et précise, que ne comportent pas toujours les expériences de sections, de destructions et d'excitations.

1. Le ralentissement expérimental du cœur, tel qu'on le provoque, par exemple, par l'excitation du bout périphérique du nerf vague, détermine toujours une chute de la pression, d'autant plus grande que le ralentissement est plus grand.

ainsi, s'il existait dans la moelle, quelque centre vaso-tonique secondaire? Ne subirait-il pas (puisque nous supposons que la cocaïnisation a été limitée au bulbe) l'action excitante du sang asphyxique, et ne manifesterait-il pas son excitation par une élévation, au moins légère de la pression?

Le centre vaso-tonique bulbaire agit sur les vaisseaux par les voies vaso-motrices que nous avons trouvées soit à la périphérie, soit près de la moelle. L'influx nerveux vaso-moteur, né au niveau du bulbe, descend dans la moelle, passe dans des fibres des racines antérieures de nerfs rachidiens, dans les rameaux communicants, dans la chaîne du sympathique qu'il parcourt sur une certaine étendue et qu'il quitte pour gagner par les rameaux communicants les nerfs rachidiens et se rendre avec eux à la périphérie. Cette distribution vaso-tonique nous a été révélée par les expériences de section et d'excitation des divers cordons nerveux cités dans cette description.

En étudiant ci-dessous les rapports de la moelle épinière et de la chaîne du sympathique, nous verrons que les fibres qui de la moelle s'en vont au sympathique par les racines antérieures et par les rameaux communicants, ont leur cellule d'origine dans les cornes grises antérieures de la moelle, et qu'elles se terminent au niveau d'un ganglion sympathique, après avoir parcouru la chaîne fondamentale du sympathique, sur une certaine longueur. L'influx nerveux qu'elles ont conduit jusque-là passe dans des cellules de ganglion sympathique, dont les fibres gagnent la périphérie par les rameaux communicants et les nerfs rachidiens. De sorte que, du bulbe à la périphérie, l'influx nerveux vaso-tonique chemine par trois cellules nerveuses : une cellule bulbaire qui l'amène à un certain niveau médullaire, une cellule des cornes antérieures qui l'amène à un ganglion sympathique, une cellule sympathique qui l'amène à la périphérie vasculaire.

La plupart des fibres vaso-toniques quittent la moelle entre la 1re paire dorsale et la 2e paire lombaire. Il existe toutefois des voies accessoires, en particulier pour la tête : si la majorité des fibres vaso-constrictrices céphaliques se trouve dans le sympathique cervical, et dans les racines antérieures des trois premières paires dorsales, il en existe un petit nombre qui, du bulbe, passent directement dans le trijumeau, dans le lingual, dans l'hypoglosse : on le démontre en provoquant par la section et par l'excitation de ces nerfs des phénomènes vaso-dilatateurs et vaso-constricteurs dans les régions qu'ils innervent, alors même que, par une section du sympathique cervical, pratiquée huit jours auparavant, on a déterminé la dégénérescence des fibres vaso-constrictrices de ce dernier, et par conséquent leur suppression anatomique et fonctionnelle.

La notion du centre vaso-tonique bulbaire unique que nous avons admise, n'est pas acceptée par tous les physiologistes. Au dire de plusieurs expérimentateurs, il existerait d'autres centres vaso-toniques, échelonnés dans la moelle, dans les ganglions sympathiques et jusqu'à la périphérie dans les parois des artérioles.

Voici les faits sur lesquels ils s'appuient.

La section de la moelle, pratiquée au-dessous du bulbe, provoque une vaso-dilatation généralisée, mais cette vaso-dilatation ne persiste pas indéfiniment. Si, chez le chien, on a sectionné la moelle dans la région cervicale inférieure (au-dessous des origines du nerf phrénique, pour permettre la respiration spontanée de l'animal), on constate la disparition de la vaso-dilatation généralisée, au bout de quelques semaines; la pression artérielle générale, qui était tombée à 4 ou 5 centimètres de mercure, aussitôt après la section médullaire, a alors repris sa valeur primitive, 12 à 13 centimètres. Les choses se passent, prétend-on, comme si la section cervicale inférieure avait inhibé des centres toniques vasculaires compris entre la section et la périphérie; cette inhibition disparaissant à la longue, la tonicité des vaisseaux réapparait. — Si on sectionne la moelle au niveau de la partie médio-dorsale, il se produit une vaso-dilatation des membres inférieurs, persistant pendant quelques semaines, mais finissant par disparaître. Si alors on détruit la moelle lombo-sacrée, ou si on sectionne les nerfs sciatiques, la vaso-dilatation réapparait. Les choses se sont passées, en tout cela, comme si des centres toniques vasculaires existant dans la région lombo-sacrée, avaient été inhibés temporairement par la section de la moelle dans la région médio-dorsale.

Nous ne nions pas la réalité des faits expérimentaux, sur lesquels s'appuient les partisans de la multiplicité des centres vaso-toniques, mais nous ne saurions les interpréter comme ils le font. La cocaïnisation bulbaire, comme nous l'avons ci-dessus noté, produit en effet une vaso-dilatation généralisée, malgré que les prétendus centres vaso-toniques médullaires soient à l'abri de l'action de la cocaïne, et malgré que la cocaïnisation bulbaire ne puisse produire aucune inhibition à distance. Ces prétendus centres vaso-toniques médullaires devraient soutenir au moins partiellement la pression artérielle, ce qu'ils ne font pas, et la faire remonter chez l'animal à bulbe cocaïnisé, soumis à l'asphyxie, ce qu'ils ne font pas davantage. Il n'y a pas de centre vaso-tonique extra-bulbaire chez l'animal normal. Mais nous ne saurions nier qu'il y en ait chez l'animal, dont le bulbe est séparé de la périphérie vasculaire, comme si peu à peu, dans ces conditions anormales, des groupes de cellules, médullaires (peut-être les cellules d'origine médullaire des fibres qui conduisent de la moelle au sympathique les influx nerveux vaso-toniques) acquéraient la propriété vaso-tonique qu'elles n'avaient pas jusque-là. Ces centres vaso-toniques médullaires représenteraient ainsi une curiosité expérimentale, mais rien de plus

On a prétendu aussi que les ganglions du sympathique possèdent un pouvoir vaso-tonique, en s'appuyant sur les faits suivants.

Si on enlève, chez le chien, la moelle dorsale, la moelle lombaire et la moelle sacrée (l'opération bien faite n'entraîne pas la mort), il se produit une vaso-dilatation généralisée, entraînant une chute considérable de la pression artérielle; mais cette vaso-dilatation n'est que temporaire; au bout d'un temps plus ou moins long (quelques semaines en général), la tonicité vasculaire réapparaît, la pression générale artérielle a recouvré sa valeur.

On a prétendu enfin qu'il existe des centres vaso-toniques dans la paroi même des vaisseaux artériels. On a noté en effet que la vaso-dilatation qui succède à la section d'un nerf vaso-constricteur périphérique ne persiste pas indéfiniment : la tonicité vasculaire réapparaît tardivement.

Nous n'acceptons pas cette conception admise par certains physiologistes, parce que ces prétendus centres vaso-toniques sympathiques et périphériques ne se révèlent pas plus chez l'animal à bulbe cocaïnisé que les prétendus centres vaso-toniques médullaires. Nous ne nions pas la réalité des faits rapportés; mais nous estimons (pour les raisons déjà données ci-dessus dans la discussion de l'existence des centres vaso-toniques médullaires) qu'ils démontrent tout simplement que des éléments nerveux sympathiques ou périphériques acquièrent tardivement, chez l'animal dont le bulbe ne préside plus à la vaso-tonicité générale, une action vaso-tonique.

Et nous maintenons notre conclusion : chez l'animal normal, il y a un centre vaso-tonique bulbaire, et rien qu'un centre vaso-tonique bulbaire.

La tonicité normale des artères varie : elle augmente ou diminue, et la cause première de ces variations peut être centrale ou périphérique (centrale ou réflexe, dit-on aussi). Si on soumet un animal à l'asphyxie, il se produit, comme nous l'avons noté ci-dessus, une vaso-constriction généralisée, se traduisant par une élévation de la pression artérielle. Si on excite le bout central des nerfs laryngés, le bout central du nerf sciatique, les filets nasaux du nerf trijumeau, etc., on provoque une vaso-constriction généralisée avec augmentation de la pression artérielle. Dans le premier cas l'excitation provocatrice est née au niveau du centre vaso-tonique bulbaire (action du sang asphyxique sur ce centre); dans le second cas, l'excitation provocatrice est née à la périphérie au niveau du nerf expérimentalement excité, et a été conduite par les filets centripètes de ce nerf jusqu'aux centres nerveux et au bulbe.

Ces vaso-constrictions généralisées réflexes ne se produisent d'ailleurs que si le bulbe a conservé ses relations anatomiques normales avec la périphérie vasculaire, c'est-à-dire si aucune section n'a été pratiquée sur le trajet médullaire et extra-médullaire des voies vaso-motrices, et que si le bulbe a conservé son fonctionnement physiologique, c'est-à-dire n'a pas été cocaïnisé.

*b*. **Nerfs vaso-dilatateurs.** — Nous n'avons parlé que des nerfs vaso-constricteurs, dont l'activité suffirait à produire toutes les modifications de calibre des vaisseaux, selon que leur activité serait plus ou moins grande. A côté de ces nerfs vaso-constricteurs, il existe une autre catégorie de nerfs vasculaires, les nerfs *vaso-dilatateurs*, qui représentent un *mécanisme de perfectionnement, le frein à côté du moteur*.

Mettons à nu, chez le chien, la glande sous-maxillaire; préparons le nerf qui, se détachant du nerf lingual, se rend à cette glande; examinons la coloration de la glande, l'état de sa vascularisation, et recueillons, pour plus d'exactitude, soit le tracé pléthysmographique, soit les tracés de la pression sanguine, dans l'artère afférente et dans la veine efférente, au moyen de manomètres branchés sur ces vaisseaux par l'intermédiaire de tubes en T. La *section* du nerf ne produit aucune modification de la vascularisation et du volume de la glande ou de la pression du sang dans ses vaisseaux artériel et veineux. L'*excitation* du bout périphérique du nerf sectionné produit (et c'est là un effet primitif) une vaso-dilatation intense : la glande rougit, d'innombrables petits vaisseaux apparaissent à sa surface; le pouls, qui est devenu plus fort dans l'artère, se propage jusque dans les veines; le sang devient rouge dans les veines; le volume de la glande augmente; la pression diminue dans l'artère et augmente dans les veines. C'est le tableau des phénomènes succédant à la section d'un nerf vaso-constricteur. C'est donc que ce nerf est un nerf vaso-dilatateur, antagoniste des nerfs vaso-constricteurs.

Nous considérons comme *vaso-dilatateur tout nerf dont l'excitation centrifuge provoque une vaso-dilatation périphérique primitive*. Cette définition comprend trois termes : 1° *l'excitation produit une vaso-dilatation; 2° le phénomène est primitif; 3° le phénomène est direct.* (Il n'y a pas lieu de parler des phénomènes consécutifs à la section du nerf; il ne s'en produit pas : les nerfs vaso-dilatateurs ne sont pas des nerfs toniques.)

Pour *reconnaître la vaso-dilatation*, les moyens sont multiples : examen direct de la région, supposée périphérique; — détermination simultanée des pressions artérielle et veineuse; — détermination du débit ou de la vitesse du sang; — détermination du volume de l'organe; — détermination de la température de l'organe, supposé périphérique.

*Le phénomène doit être primitif.* Nous savons en effet que l'excitation d'un nerf vaso-constricteur, après avoir provoqué une vaso-constriction primitive, détermine une vaso-dilatation secondaire, par épuisement du système neuro-vasculaire, et il convient de ne pas la confondre avec la vaso-dilatation primitive due à l'excitation d'un vaso-dilatateur. Donc, pour établir la nature vaso-dilatatrice d'un nerf, il faut absolument avoir recours à des méthodes sensibles, permettant d'apprécier les effets primitifs; telles sont la méthode d'observation directe, la méthode manométrique, la méthode hémodrométrique. Il faut rejeter absolument la méthode thermométrique : elle conduit à des confusions, car le thermomètre, appareil essentiellement paresseux, convient pour indiquer des effets d'ensemble, des effets permanents, mais non pas des effets primaires parfois fugitifs.

*Le phénomène doit être direct*, c'est-à-dire que l'excitation ne doit pas se propager vers les centres nerveux; car si elle atteignait les centres bulbo-médullaires, elle pourrait inhiber les centres toniques vasculaires, et la vaso-dilatation ne résulterait plus, comme le veut notre définition, d'une action directe sur les appareils neuro-vasculaires. Il faut donc exciter le bout périphérique du nerf sectionné; et si ce nerf présente, au delà du point excité, des anastomoses avec d'autres nerfs, sectionner celles-ci, pour interrompre toute communication avec le système nerveux central.

L'existence des nerfs vaso-dilatateurs n'est pas logiquement nécessaire pour expliquer les modifications du calibre des vaisseaux; dans les régions où ils existent, ils ne possèdent pas de tonus. Donc il convient d'en démontrer l'existence en chaque point de l'économie, pour en faire admettre la généralité.

On a pu établir la présence de nerfs vaso-dilatateurs : pour la langue, dans les nerfs lingual et hypoglosse; pour les lèvres, les parois buccales, les fosses nasales, dans le nerf trijumeau; pour l'oreille, dans le nerf auriculo-temporal; pour la parotide, dans le nerf petit pétreux superficiel. Ces premières recherches avaient fait penser que les nerfs vaso-dilatateurs existent dans les nerfs céphalo-rachidiens, et que les nerfs vaso-constricteurs existent dans les nerfs sympathiques. On peut établir que cette systématisation est inexacte : en excitant, chez le chien, le nerf sympathique cervical, on provoque une vaso-dilatation intense des parois buccales; — en excitant le grand sympathique dorsal, entre les 2e et 3e ganglions dorsaux, on provoque une vaso-dilatation des pulpes digitales du membre inférieur, chez le chien.

La recherche des nerfs vaso-dilatateurs d'un organe présente souvent de grandes difficultés, parce que ces nerfs sont mélangés le plus souvent, dans un même cordon nerveux, avec les nerfs vaso-constricteurs du même organe; l'excitation de ce cordon peut dès lors produire simplement des effets vaso-constricteurs, qui ne représentent que la somme algébrique des effets inverses vaso-constricteurs et vaso-dilatateurs. Si, par exemple, on excite les nerfs grands splanchniques, on provoque une vaso-constriction abdominale : ces nerfs contiennent donc les vaso-constricteurs abdominaux, mais ils contiennent aussi les vaso-dilatateurs abdominaux, bien qu'en aucun cas l'excitation directe de ces nerfs ne provoque de vaso-dilatation primitive. Dans de semblables circonstances, on peut d'ailleurs souvent démontrer l'exis-

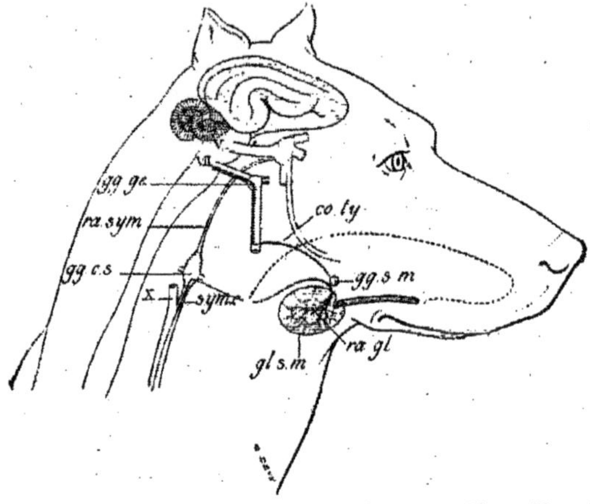


Fig. 88. — Innervation vaso-motrice de la glande sous-maxillaire (Morat-Doyon).

*gl.s.m.* glande sous-maxillaire avec son canal excréteur; *gg.s.m*, ganglion sous-maxillaire; *gg.c.s.* ganglion cervical supérieur; *gg.ge*, ganglion géniculé; *ra.gl*, ramifications intra-glandulaires; *ra.sym.*, symp. cranien; *sym.c*, sympathique cervical; *co.ty*. corde du tympan; VII, nerf facial. Nerfs constricteurs en bleu, nerfs dilatateurs en rouge.

tence des nerfs vaso-dilatateurs : dans le cas du nerf grand splanchnique, en particulier, on a recours au réflexe dépresseur. Si on excite le bout céphalique du nerf dépresseur, chez le lapin ou chez le chat, au niveau de la partie inférieure du cou, on provoque une vaso-dilatation intense des viscères abdominaux; cette vaso-dilatation ne se produit pas, si les nerfs splanchniques ont été sectionnés[1]; donc ces nerfs contiennent des vaso-dilatateurs abdominaux.

1. Tous les filets vaso-constricteurs des viscères abdominaux ne sont pas contenus dans les seuls nerfs grands splanchniques; et c'est pour cette raison que la section des nerfs grands splanchniques, dont il est question ici, ne détermine pas une vaso-dilatation maxima des viscères abdominaux et permet de faire

Ce mélange de fibres antagonistes existe dans la majorité des cordons nerveux; pour trouver des nerfs contenant séparés les nerfs vaso-constricteurs et les nerfs vaso-dilatateurs d'un organe ou d'une région, il convient, en général, de remonter vers les centres nerveux. Si on excite le nerf sciatique, on provoque une vaso-constriction digitale; si on excite les derniers ganglions dorsaux du sympathique, on provoque une vaso-dilatation digitale.

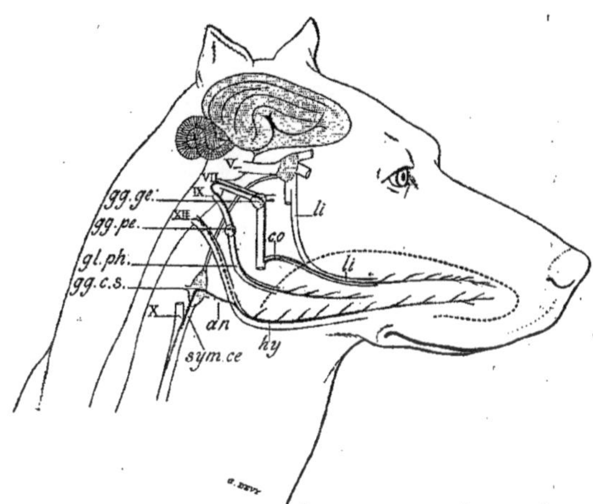


Fig. 89. — Innervation vaso-motrice de la langue (Morat-Doyon).

*gg.ge.* ganglion géniculé du nerf facial (VII); *gg.pe.* ganglion pétreux du nerf glosso-pharingien (*gl.ph*); *gg.c.s.* ganglion sympathique cervical supérieur; *sym.ce.* sympathique cervical; *a.n*, anastomose du ganglion sympathique avec le nerf hypoglosse; *hy*, *li*, nerf lingual; *co*, corde du tympan (Nerfs constricteurs en bleu, dilatateurs en rouge).

Si on excite le sympathique dorsal supérieur, on provoque une vaso-dilatation auriculaire; si on excite le sympathique cervical, on provoque une vaso-constriction auriculaire. — Le plus souvent, pour obtenir une vaso-dilatation, il faut exciter au voisinage des centres; pour obtenir une vaso-constriction, il faut exciter à la périphérie.

Ce fait anatomique, le plus souvent vrai, présente un grand

dans des conditions qui ne sont pas absurdes l'expérience du dépresseur. — Il est absolument évident que si les vaso-constricteurs abdominaux étaient strictement localisés dans les nerfs grands splanchniques, la section de ceux-ci provoquerait une vaso-dilatation maxima qu'aucune excitation de nerfs vaso-dilatateurs ne saurait augmenter.

intérêt au point de vue de l'explication du mode d'action des nerfs vaso-dilatateurs. Les nerfs vaso-dilatateurs semblent disparaître des cordons nerveux, à mesure qu'on progresse des centres vers la périphérie, à mesure qu'on dépasse les ganglions échelonnés sur leur trajet ; les choses se passent comme si les nerfs vaso-dila-

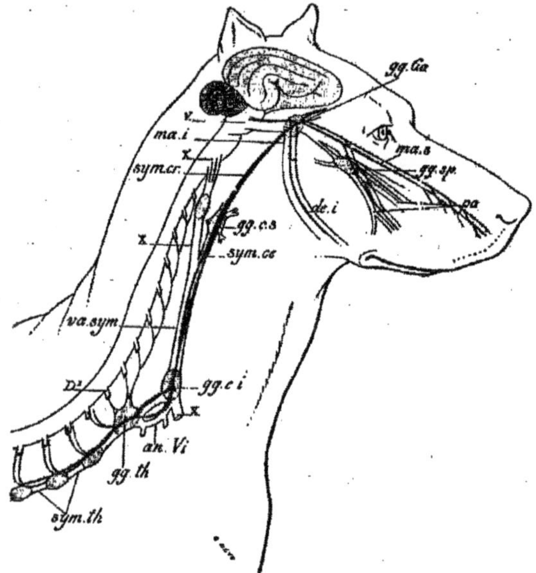


Fig. 90. — Innervation vaso-motrice de la région bucco-faciale (d'après Dastre et Morat).

*gg.sp.* ganglion sphéno-palatin ; *gg.Ga*, ganglion de Gasser ; *gg.c.s.* ganglion cervical supérieur ; *gg.c.i*, ganglion cervical inférieur ; *gg.th*, ganglion premier thoracique ; *ma.s*, nerf maxillaire supérieur ; *pa*, nerfs palatins ; *ma.i*, nerf maxillaire inférieur ; *de.i*, nerf dentaire inférieur ; *sym.ce*, sympathique cervical ; *sym.cr*, son prolongement cranien allant au ganglion de Gasser ; *va.sym*, tronc commun du nerf vague et du sympathique ; *an.Vi*, anse de Vieussens ; *sym.th*, sympathique thoracique avec ses rameaux communicants originaires des paires dorsales ; *V*, origine du nerf trijumeau ; *D'*. première paire dorsale (nerfs constricteurs en bleu, nerfs dilatateurs en rouge).

tateurs se terminaient dans ces ganglions, et comme s'ils agissaient en inhibant, au niveau de ces ganglions, le pouvoir tonique vasculaire des nerfs vaso-constricteurs. L'action vaso-dilatatrice ne serait donc pas une action périphérique, portée sur l'appareil terminal, mais une action centrale, une inhibition centrale, ou plus exactement ganglionnaire de l'appareil nerveux vaso-constricteur périphérique.

Si on excite le sympathique cervical du lapin, on provoque une vaso-constriction typique de l'oreille du même côté; — si on excite le sympathique dorsal entre le 1er et le 2e ganglion dorsal, on provoque une vaso-dilatation typique primitive de l'oreille du même côté. On pourrait supposer qu'au niveau des deux premiers ganglions dorsaux, le sympathique reçoit de la moelle des vaso-constricteurs auriculaires, et que les effets observés tiendraient à cette accumulation de vaso-constricteurs, à mesure qu'on remonte vers la tête; — mais cette hypothèse est inacceptable, car l'excitation des racines antérieures et des rameaux communicants de la 1re paire dorsale ne provoque pas une vaso-constriction de l'oreille, mais, tout au contraire, une vaso-dilatation; l'excitation des 2e, 3e et 4e paires dorsales provoque la vaso-constriction auriculaire. Donc le sympathique a reçu la majorité des vaso-constricteurs auriculaires au-dessous du premier ganglion dorsal, et les nerfs vasculaires de l'oreille qu'il reçoit au niveau de ce ganglion sont en majorité des vaso-dilatateurs. Une seule explication des faits signalés est donc possible : si l'excitation du sympathique dorsal supérieur provoque la vaso-dilatation de l'oreille, si l'excitation du sympathique cervical en provoque la vaso-constriction, c'est que des dilatateurs se sont épuisés au niveau du ganglion premier thoracique et du ganglion cervical inférieur : c'est que l'action vaso-dilatatrice s'exerce au niveau de ces ganglions.

Nous avons noté ci-dessus (p. 139) que les filets vaso-moteurs qui quittent la moelle par les racines antérieures des nerfs rachidiens dorsaux et gagnent la chaîne du sympathique par les rameaux communicants correspondants ne se rendent pas à la périphérie, mais se terminent dans quelque ganglion sympathique au niveau de cellules nerveuses sympathiques qui envoient un cylindre-axe vers la périphérie vasculaire. Nous notons maintenant que les nerfs vaso-dilatateurs, autant qu'on le peut démontrer, se terminent dans des ganglions sympathiques (et quand il s'agit de nerfs vaso-dilatateurs rencontrés à la périphérie, se terminent dans les amas ganglionnaires qu'ils rencontrent avant d'atteindre les vaisseaux sanguins). Nous sommes dès lors autorisés à proposer la systématisation suivante du système vaso-moteur périphérique : les vaisseaux reçoivent une innervation vaso-motrice qui leur est amenée par des filets d'origine sympathique, dont la cellule d'origine est dans un ganglion sympathique. Au voisinage de cette cellule viennent se terminer deux fibres nerveuses d'origine médullaire, l'une qui provoque l'activité de la cellule sympathique, l'autre qui la suspend. On pourrait distinguer dès lors des *fibres vaso-motrices proprement dites* : ce sont les fibres qui se terminent dans les vaisseaux sanguins; et des *fibres vaso-motrices précellulaires ou présympathiques* : ce sont celles qui vont de la moelle au ganglion sympathique, et elles comprennent des éléments d'activité et des éléments d'inhibition, ou si l'on veut des éléments excito-constricteurs et des éléments excito-dilatateurs.

Nous avons signalé la présence des nerfs vaso-dilatateurs dans un certain nombre de nerfs périphériques (nerf tympanique, nerf lingual, etc.), dont l'excitation provoque une vaso-dilatation; nous l'avons signalée dans d'autres nerfs périphériques (nerfs splanchniques), où leur présence, masquée par celle des nerfs vaso-constricteurs, ne peut être établie que par l'étude de réflexes vaso-dilatateurs; nous l'avons signalée dans la chaîne sympathique, dans les rameaux communicants, dans les racines antérieures d'un assez grand nombre de nerfs rachidiens. Ces nerfs proviennent, pour une part tout au moins, de la moelle comme les nerfs vaso-constricteurs; mais on ne peut en démontrer directement l'existence dans la moelle. En effet, la section de la moelle cervicale provoque une vaso-dilatation généralisée, puisqu'on a sectionné les vaso-constricteurs, nerfs toniques, et puisque les nerfs vaso-dilatateurs ne sont pas toniques; — l'excitation de la moelle provoque une vaso-constriction généralisée, fait qui établit la prédominance des nerfs vaso-constricteurs, sans établir l'absence des nerfs vaso-dilatateurs.

On peut démontrer que, dans les premières phases de l'asphyxie, il y a vaso-constriction abdominale; et, dans les phases ultimes, vaso-constriction cutanée et vaso-dilatation abdominale. Ces phénomènes ne se produisent plus, quand on a pratiqué une section de la moelle cervicale; leur origine est par conséquent bulbaire (une section pré-bulbaire ne les supprime pas); on peut supposer que les phénomènes de vaso-dilatation sont dus soit à une excitation d'un centre bulbaire vaso-dilatateur, soit à une inhibition du centre vaso-constricteur, mais comme on observe à la fois une vaso-dilatation dans certaines régions et une vaso-constriction dans d'autres régions, on doit admettre l'existence d'un *centre vaso-dilatateur*, car on ne saurait admettre qu'une même excitation inhibe et excite tout à la fois un même centre.

On peut provoquer, par voie réflexe, des phénomènes vaso-dilatateurs. En voici quelques exemples. Si un animal est exposé à la chaleur, il se produit une vaso-dilatation cutanée qui est de nature réflexe, car elle est généralisée, même dans le cas où la chaleur n'exerce son action que sur une région limitée des téguments; elle se produit par l'intermédiaire du centre vaso-dilatateur, et non par inhibition du centre vaso-constricteur, car elle est accompagnée d'une vaso-constriction intestinale, et l'on ne saurait supposer qu'il se produit à la fois une excitation et une

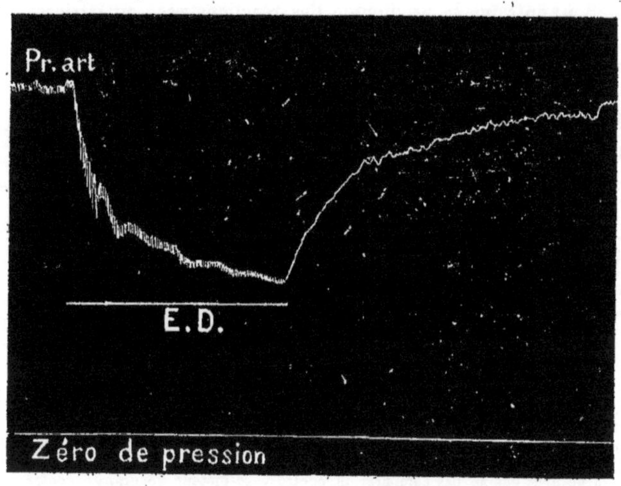


Fig. 91. — Excitation du bout central du dépresseur du lapin en ED. Chute de la pression carotidienne. Pression en demi-vraie grandeur. Le graphique se lit de gauche à droite.

inhibition du centre vaso-constricteur. — Si on excite le bout central du *nerf dépresseur*, chez le lapin ou chez le chat, il se produit une vaso-dilatation considérable, essentiellement mais non exclusivement abdominale, entraînant un abaissement de la pression sanguine générale[1]. — Si on excite le bout central du nerf

1. Le *nerf dépresseur* n'est distinct du nerf vague que sur une portion de son trajet, à la partie inférieure du cou et seulement chez le chat et chez le lapin; on admettait autrefois qu'il était formé de filets issus du cœur, dont ils constituaient, au moins pour une part, l'innervation sensitive; on sait aujourd'hui qu'ils proviennent surtout de l'aorte primitive : on le démontre, anatomiquement en étudiant la distribution des dégénérescences consécutives à la section des dépresseurs au niveau du cou, — physiologiquement en notant la production d'une variation négative du nerf dépresseur sectionné quand on distend brusquement l'aorte par une injection de liquide poussée violemment dans sa cavité.

auriculaire du lapin, on provoque une vaso-dilatation de l'oreille, de nature réflexe. Ces divers réflexes ne se produisent que si le bulbe rachidien a conservé son intégrité; et c'est là une nouvelle raison de *localiser le centre vaso-dilatateur dans le bulbe*, ou tout au moins de localiser dans le bulbe le centre (vaso-dilatateur ou vaso-constricteur) dont la modification d'état (excitation ou inhibition) entraîne la production des réactions vaso-dilatatrices.

Le fonctionnement des centres vaso-constricteur et vaso-dilatateur est, dans de nombreuses circonstances, harmoniquement associé : nous avons signalé *le balancement des circulations périphérique et centrale* dans les diverses phases de l'asphyxie et dans l'échauffement. Il est donc légitime d'associer ces deux centres et de les confondre sous le nom de *centre vaso-moteur général*[1].

L'entrée en activité des nerfs vaso-moteurs joue un rôle important dans la régularisation et la répartition de la pression sanguine; dans la régulation de l'afflux sanguin dans les divers organes (circulations locales), etc.

Chez les animaux autres que le chat et le lapin, les nerfs dépresseurs sont confondus avec les nerfs vagues dans toute leur étendue.

La vaso-dilatation abdominale provoquée par l'excitation des nerfs dépresseurs est assez intense pour accumuler dans les vaisseaux abdominaux la majeure partie du sang, et provoquer ainsi un abaissement général de la pression dans les gros troncs artériels.

1. On ne peut pas ne pas comparer le centre vaso-moteur général au centre respiratoire : l'un et l'autre comprennent deux centres distincts, centres vaso-constricteur et vaso-dilatateur, centres d'inspiration et d'expiration; pour l'un, comme pour l'autre, l'un seulement des centres élémentaires, vaso-constricteur et d'inspiration, fonctionne de façon continue, l'autre, vaso-dilatateur et d'expiration n'entrant en action qu'exceptionnellement (voir p. 312).

# CHAPITRE VI

## LES CIRCULATIONS CAPILLAIRE, VEINEUSE, LYMPHATIQUE. LES CIRCULATIONS LOCALES

SOMMAIRE. — 1. **La circulation capillaire.** — Observation au microscope. Pression et vitesse dans les capillaires.
2. **La circulation veineuse.** — Causes principales et causes accessoires. Action du cœur, de la respiration, de la pesanteur, des contractions musculaires. Pression et vitesse du sang dans les veines. Pouls veineux.
3. **La durée de la circulation.**
4. **Les circulations locales.** — Les circulations pulmonaire, cardiaque, cérébrale.
5. **La circulation lymphatique.** — Causes de la circulation lymphatique.

### 1. *La circulation capillaire.*

Les capillaires physiologiques sont les petits vaisseaux au niveau desquels se font les échanges nutritifs; histologiquement, ils se distinguent des artères et des veines : ils sont formés par une couche unique de cellules plates.

On peut observer au microscope la circulation capillaire sur des membranes minces et transparentes : mésentère du lapin, aile de la chauve-souris, membrane interdigitale, poumon et langue de la grenouille, queue du têtard, etc. Le sang se meut dans les capillaires d'un mouvement uniforme, sans saccades (excepté dans le cas de vaso-dilatation intense). Dans les capillaires assez gros pour admettre de front plusieurs hématies, celles-ci ne touchent pas la paroi, mais constituent une colonne centrale, entourée d'un manchon de plasma, dans lequel s'observent quelques leucocytes. Les hématies situées au centre du capillaire sont entraînées du mouvement le plus rapide; les hématies situées à la périphérie de la colonne centrale sont entraînées du mouvement le plus lent; les leucocytes contenus dans le manchon de plasma progressent beaucoup moins vite que les hématies. Ces variations de vitesse aux divers points du tube capillaire auraient pu être prévues d'après les lois de la mécanique. Parmi les leucocytes contenus dans le manchon de plasma périphérique, on en voit quelques-uns s'accoler à la paroi, s'y fixer quelques instants, puis se laisser de nouveau entraîner par le courant : d'autres adhèrent définitivement en un point déterminé et s'insinuent à travers la paroi, pour passer dans les espaces périvasculaires (*diapédèse*). Dans les petits capillaires, n'admettant qu'une hématie, la zone plasmatique périphérique n'existe naturellement plus; les hématies

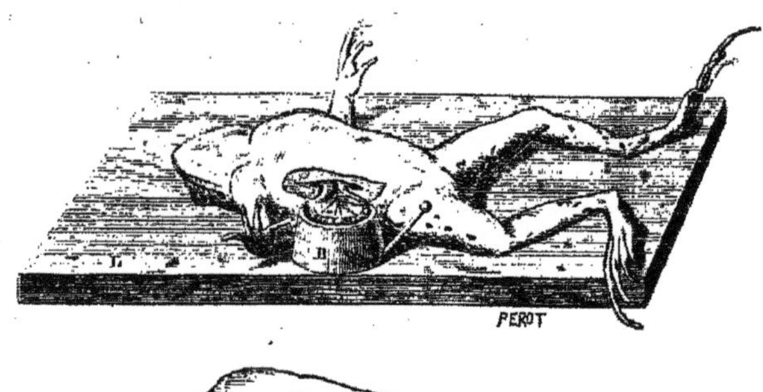


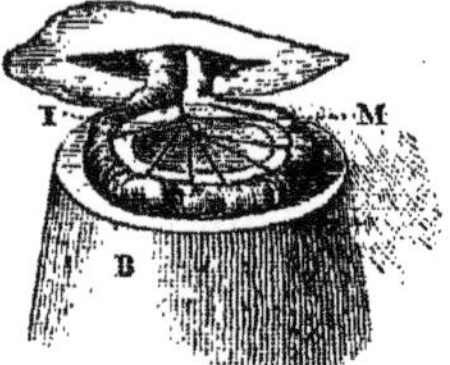


Fig. 92. — Disposition pour observer la circulation dans le mésentère de la grenouille.

L, lame de liège ; B, disque de liège ; I, intestin ; M, mésentère (Ranvier).

s'effilent au besoin pour les traverser et se contournent au niveau des éperons.

Il est impossible de mesurer directement la pression du sang dans les capillaires. On peut admettre qu'il y a là une chute brusque de la pression, car on note une différence importante de pression entre les dernières artérioles et les premières veinules où l'on peut la mesurer. Cette chute brusque et considérable de la pression est en rapport avec la nature physiquement capillaire des capillaires sanguins. — On a cherché à connaître indirectement cette pression en mesurant la pression qu'il faut exercer sur une membrane pour la faire pâlir, par conséquent pour en chasser la nappe sanguine capillaire qui lui donne sa teinte rosée normale :

on a trouvé une pression de 100 à 150 millimètres d'eau, soit 8 à 12 millimètres de mercure pour la membrane interdigitale de la grenouille, et une pression de 20 à 50 millimètres de mercure (moyenne 35 mm). pour la région sub-unguéale de l'homme.

La vitesse du sang dans les capillaires peut se mesurer dans les membranes minces, au moyen du micromètre oculaire. On suit au microscope la marche d'une hématie et on note le temps qu'elle emploie à parcourir une certaine distance. On a ainsi trouvé 0 mm. 5 par sec. chez la grenouille et 0 mm. 8 chez les mammifères. — Les vitesses étant en raison inverse des surfaces des sections, si l'on admet une vitesse de 400 millimètres par sec. dans l'aorte et une vitesse de 0 mm. 8 dans les capillaires, on en peut conclure que la somme des surfaces de section des capillaires est 500 fois plus grande que la surface de section de l'aorte.

Les capillaires ne sont pas contractiles : ils n'ont pas de fibres musculaires. Ils n'ont pas de fibres élastiques; mais ils possèdent une certaine élasticité, comme en possèdent tous les tissus; ils se laissent distendre quand la pression augmente dans les artères; ils reviennent sur eux-mêmes quand la pression diminue. Dans ces conditions, leurs mouvements sont exclusivement dus à leurs propriétés physiques d'extensibilité et d'élasticité.

## 2. *La circulation veineuse.*

Anatomiquement, les veines présentent une membrane essentiellement conjonctive, résistante et élastique, contenant accessoirement quelque fibres musculaires et quelques fibres élastiques : ces derniers éléments histologiques y sont d'ailleurs rares et ne jouent aucun rôle fondemental dans la physiologie des veines, qui ne sont que des canaux de retour absolument passifs. A quoi servirait une membrane élastique, puisque le cours du sang a été régularisé avant les capillaires; à quoi servirait une membrane musculaire, puisque l'irrigation des organes a été réglée par les artérioles?

Le mouvement du sang dans les artères est sous la seule dépendance de la contraction cardiaque; le mouvement du sang dans les veines reconnaît une cause fondamentale et des causes accessoires.

La *cause fondamentale* est la contraction cardiaque, qui engendre la pression artérielle : cette pression décroît du cœur aux capillaires, subit une chute considérable au niveau des capillaires, mais ne tombe pas à 0, ainsi qu'on peut l'établir expérimentalement, soit en déterminant la pression nécessaire pour vider les capillaires et les aplatir, soit en déterminant manométriquement la pression dans les veinules. Cette pression est la cause fondamentale de la progression du sang dans les veines : on la retrouve dans toutes les veinules, et constamment.

Les *causes accessoires* sont les unes *intrathoraciques*, les autres *extrathoraciques*. Parmi les premières, les unes sont *cardiaques* (aspirations cardiaques), les autres sont *respiratoires*

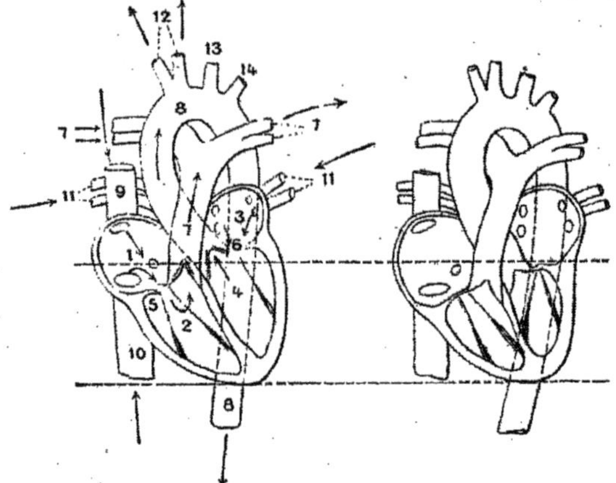


Fig. 93. — Schéma montrant le recul balistique du cœur et l'aspiration du sang dans les oreillettes.

1. Oreillette droite. — 2. Ventricule droit. — 3. Oreillette gauche. — 4. Ventricule gauche. — 5. Orifice tricuspidien. — 6. Orifice mitral. — 7. Art. pulmonaire. — 8. Crosse aortique. — 9. Veine cave supérieure. — 10. Veine cave inférieure. — 11. Veines pulmonaires. — 12. Tronc brachio-céphalique. — 13. Carotide gauche. — 14. Sous-clavière gauche.

(aspiration thoracique). Parmi les secondes, il faut signaler l'action des *contractions musculaires* et de *l'expansion artérielle*.

Les *cœur* aspire le sang des troncs veineux aboutissant à l'oreillette droite. Supposons qu'on place un manomètre dans la jugulaire externe, chez le chien ou chez le cheval, et, pour éviter de compliquer le phénomène à observer, pour supprimer l'aspiration thoracique, dont nous indiquerons le rôle, supposons qu'on ouvre la cavité thoracique et qu'on pratique la respiration artificielle. On note, à chaque contraction cardiaque, un abaissement de la colonne manométrique, donc une diminution de la pression intrajugulaire, par aspiration cardiaque. En inscrivant en même temps les battements du cœur, on constate que l'abaissement de la pression veineuse se produit au moment de la contraction ventriculaire. Ces faits sont contrôlés par l'examen des graphiques fournis par les sondes cardiographiques : au moment de la contraction du ventricule droit, on note un abaissement de la pression dans l'oreillette droite (voir. fig. 29, p. 63). — L'observation prouve que la pointe du cœur ne s'élève pas pendant la systole ventriculaire; or le ventricule diminue de longueur pendant sa systole, donc la base ventriculaire, c'est-à-dire la cloison auriculo-ventriculaire s'abaisse; comme les oreillettes sont maintenues en place par les veines, auxquelles elles sont suspendues, elles doivent se laisser distendre par l'attraction ventriculaire, et un vide a tendance à s'y produire : d'où les phénomènes d'aspiration.

Le cœur agit encore autrement; en se contractant, il diminue de volume; un vide tend à se faire dans la cavité médiastine, et par suite une aspiration se produit vers elle; cette aspiration agit sur le diaphragme, la paroi costale, le poumon et aussi sur le sang des gros troncs veineux; à mesure que le sang remplit l'oreillette droite, le vide produit par la contraction cardiaque tend à se combler; les viscères aspirés, tendent par leur élasticité à reprendre leur position première et aspirent eux-mêmes du sang vers le cœur, de sorte que, finalement, l'action porte sur le sang essentiellement.

Cette action, exercée par la contraction du cœur sur les organes voisins, peut se reconnaître sur les graphiques obtenus en mettant en communication avec un manomètre la cavité aérienne respiratoire, pendant un arrêt de la respiration : à chaque contraction ventriculaire, il y a aspiration d'air; à chaque diastole ventriculaire, il y a expulsion d'air. Il s'établit par là, dans les voies aériennes, un *mouvement cardio-pneumatique*, intéressant à signaler.

Les *poumons*, même pendant l'expiration, ne sont pas à l'état statique (voir vide pleural, p. 325); ils reviennent sur eux-mêmes, si on ouvre le thorax; ils attirent donc les parties voisines, et leur action se fait sentir sur le cœur : ainsi, même pendant l'expiration, les poumons tendent à aspirer du sang vers le cœur. Mais, pendant l'inspiration, les poumons étant encore plus distendus, leur aspiration est plus grande (car leur élasticité est d'autant plus grande qu'ils sont plus distendus) : c'est à ce moment qu'ils font sentir plus efficacement leur action sur la circulation veineuse. Si on met un manomètre en communication avec la jugulaire, on voit la pression baisser dans la veine à chaque inspiration : on voit d'ailleurs, par le simple examen de la région jugulaire, chez les individus à peau mince, ou chez les animaux dont la veine a été dénudée, cette veine jugulaire s'aplatir à chaque inspiration. Cette aspiration du sang des veines n'est possible que si celles-ci ne se laissent pas aplatir par la pression atmosphérique : c'est là une condition réalisée pour les grosses veines du cou et pour la veine cave inférieure, maintenues béantes par des aponévroses (aponé-

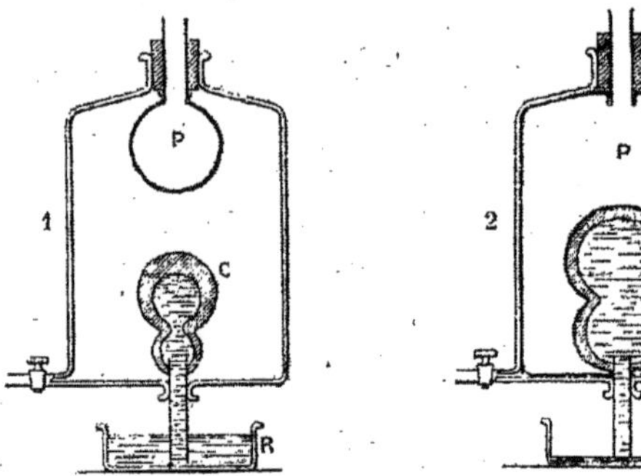


Fig. 94 (d'après Hermann).

Un flacon figure la cage thoracique. Il communique avec l'extérieur par un robinet et contient deux vessies élastiques; l'une représente le poumon P, et communique avec l'air extérieur par un tube, l'autre représente le cœur C, et communique avec un réservoir R rempli d'eau (système veineux). Si (fig. 89, 2), par l'intermédiaire du tube muni d'un robinet, on fait le vide dans le flacon, les deux vessies se distendent et s'accolent l'une à l'autre jusqu'à ce qu'elles aient rempli le flacon. La distension est au maximum pour les poumons. Le cœur est soumis à sa face interne à une pression égale à la pression atmosphérique (intrapulmonaire) diminuée de la valeur de l'élasticité pulmonaire.

vrose cervicale) ou des muscles (diaphragme, peaucier du cou). C'est à cette disposition anatomique et à l'aspiration thoracique qu'est dû le phénomène de *l'entrée de l'air dans les veines*, quand on fait une légère blessure à une veine de la base du cou. — Notons encore que, dans l'effort accompli la glotte fermée, dans le cri, dans le chant, les parois thoraciques compriment les poumons; le phénomène inverse se produit : les jugulaires et les veines superficielles sont gorgées de sang.

Les *muscles*, en se contractant, compriment les veines qu'ils contiennent ou qui rampent à leur surface et dans leur voisinage;

comme elles sont facilement compressibles, elles se vident de leur sang. Mais ce phénomène ne peut favoriser la circulation veineuse que grâce aux *valvules*, dont sont munies certaines veines. Les valvules sont des replis conjugués par deux et disposés de façon à permettre la progression du sang dans un sens et à l'empêcher dans l'autre sens; dès lors, une action mécanique exercée sur une veine favorise nécessairement la circulation veineuse, car elle ne peut faire progresser le sang que dans le sens cardiopète. Les valvules sont surtout nombreuses dans les veines des membres et plus particulièrement des membres inférieurs; elles n'existent pas dans les veinules d'un diamètre inférieur à 2 millimètres; elles n'existent pas dans la veine porte, les veines rénales, les veines utérines, les veines pulmonaires, les veines du crâne. — Les contractions musculaires d'ailleurs ne favorisent, de façon continue, la circulation veineuse, que si elles alternent avec des relâchements, pendant lesquels les veines intra- et juxta-musculaires se laissent remplir de sang.

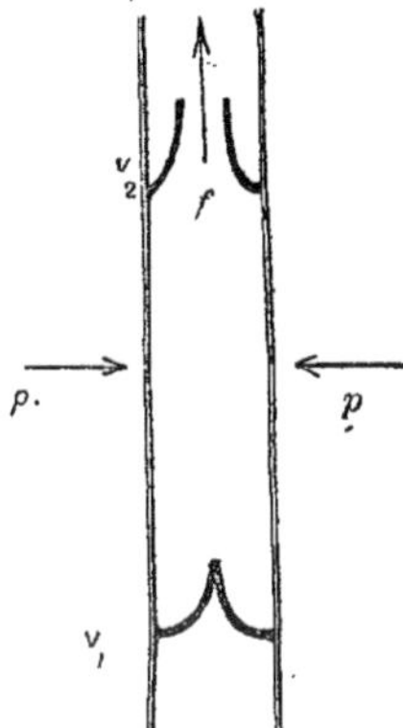


Fig. 95. — Une pression s'exerce sur le segment de veine AB suivant *p.p.* Le sang compris dans ce segment ferme la valvule $v_1$, ouvre la valvule $v_2$ et s'échappe à travers celle-ci suivant *f*.

Le diaphragme, en se contractant, comprime les viscères abdominaux et en expulse partiellement le sang veineux : c'est un cas particulier, qu'on peut à volonté rattacher à l'histoire du rôle circulatoire de la respiration ou à celle du rôle circulatoire des contractions musculaires.

On sait enfin qu'à chaque systole cardiaque, les artères se laissent distendre : les membres et les organes augmentent de volume; si les organes sont entourés d'une paroi résistante, la distension des artères détermine une compression des veines dont le sang se trouve chassé : c'est ce qui se produit en particulier dans l'œil et dans le cerveau.

On a admis pendant longtemps que la pesanteur peut jouer un rôle favorable ou défavorable à la circulation veineuse, selon les régions considérées. Dans toutes les régions du corps situées au-dessus du cœur, disait-on, la pesanteur agit favorablement, car, dans les gros troncs veineux, le sang est soumis à la pression exercée par toute la colonne de sang qui le surmonte. Dans toutes les régions du corps situées au-dessous du cœur au contraire, la pesanteur gêne la circulation veineuse, et c'est pour cela qu'on observe si souvent des troubles circulatoires, par stase veineuse, dans les membres inférieurs de l'homme. — Cette conception n'est pas exacte. S'il est vrai que, pour les régions supracardiaques du corps, dans les gros troncs veineux terminaux, la pression du sang est augmentée du poids de la colonne sanguine qui le surmonte, il faut noter que, pour ces mêmes régions, la pression du sang dans les terminaisons artérielles est diminuée d'un poids égal, celui de la colonne sanguine artérielle : donc, à l'origine du système veineux de la partie supérieure du corps, l'action artérielle qui se transmet aux veines est diminuée d'autant. S'il est vrai que, pour les régions infracardiaques du corps, dans les gros troncs veineux terminaux, la pression du sang est diminuée du poids de la colonne sanguine sous-jacente, il faut noter que, pour ces régions, la pression du sang dans les terminaisons artérielles est augmentée d'un poids égal, celui de la colonne sanguine artérielle : donc, à l'origine du système veineux de la partie inférieure du corps, l'action artérielle qui se transmet aux veines est augmentée d'autant. En un mot, les choses se passent dans ces deux parties, supérieure et inférieure, du système circulatoire comme elles se passeraient dans un siphon : les pressions aux orifices du siphon ne dépendent ni de la position ni de la longueur des branches du siphon, mais uniquement de la poussée à l'origine, et des frottements dans le parcours. — La différence qui existe entre la circulation supérieure et la circulation inférieure est autre : dans les parties supérieures du corps, la circulation se fait sous une pression générale réduite, et d'autant plus réduite que

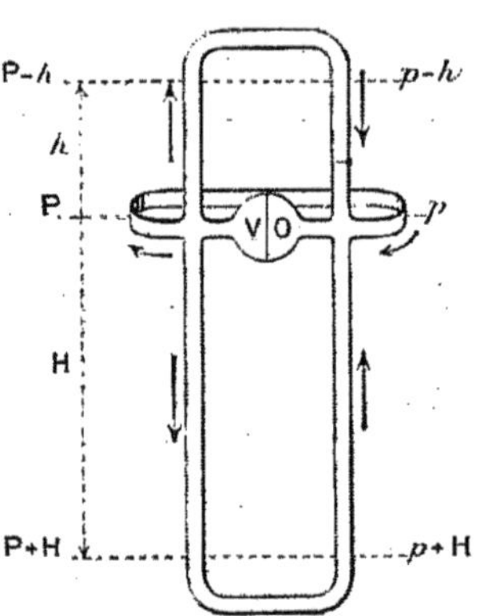

Fig. 96. — Schéma destiné à montrer l'action de la pesanteur sur la pression intravasculaire dans les divers territoires artériels et veineux.

la région considérée est plus élevée; dans les parties inférieures du corps, la circulation se fait sous une pression générale augmentée, et d'autant plus augmentée que la région considérée est plus basse. D'où il résulte que, dans les parties supérieures du corps, les veines n'ont pas tendance à se laisser distendre par le sang, leur élasticité suffisant amplement à lutter contre la pression intérieure, tandis que, dans les parties inférieures du corps, les veines sont distendues du fait de cette pression accrue, et quelquefois même forcées, quand leur élasticité est débordée : c'est là la cause des dilatations veineuses des membres inférieurs.

On peut se proposer de déterminer la *pression* et la *vitesse* du sang dans une veine; nous ne disons pas dans les veines, car ces éléments mécaniques varient considérablement d'une veine à l'autre. La pression dans une veine est la résultante de causes agissant en sens inverse : de causes positives (pression cardiaque et compression exercée sur les veines à valvules) et de causes négatives (résistances à l'écoulement du liquide par frottement, etc.), toutes causes dont la grandeur varie d'un organe à l'autre.

La *pression veineuse* se mesure avec des manomètres très analogues à ceux employés pour mesurer la pression artérielle. Mais il faut brancher ces manomètres sur la veine, au moyen d'un tube en T, pour ne pas interrompre la circulation dans la veine. Si, en effet, on abouchait à plein canal le manomètre dans une grosse veine terminale, recueillant la totalité du sang d'un département vasculaire (veine rénale, par exemple), on réaliserait les conditions dans lesquelles la pression atteindrait la valeur de la pression artérielle (robinet fermé sur une canalisation sans voies collatérales). De même, si on abouchait à plein canal le manomètre dans une veine à valvules, la pression pourrait atteindre une valeur énorme, dans le tronçon en rapport avec le manomètre, si des pressions musculaires ou autres étaient exercées sur le tronçon en rapport avec le manomètre, ou si des pressions musculaires ou autres étaient exercées sur les tronçons veineux situés en amont.

La pression du sang dans les veines est toujours peu considérable; pour la mesurer avec une certaine précision, il convient d'employer des manomètres à eau (ou à liquide antihémostatique). On peut, par un calcul simple, transformer ensuite ces valeurs de la pression en valeurs mercurielles : il suffit de les multiplier par le rapport des densités de l'eau ou du liquide antihémostatique et du mercure.

On a ainsi trouvé dans les gros troncs veineux, en se plaçant dans des conditions convenables pour ne pas avoir à tenir compte de la pesanteur (position horizontale du sujet), des pressions de 5 à 10 millimètres de mercure. Au voisinage du cœur, cette pression baisse encore et peut devenir négative, sous les influences cardiaques et respiratoires que nous avons analysées. La pression est de 0 mm. 1 à 0 mm. 6 de mercure dans les gros troncs jugulaires de la base du cou.

La *vitesse* du sang a été mesurée par les procédés hémodromométriques précédemment décrits (p. 124). On a obtenu une vitesse de 20 centimètres par seconde dans la jugulaire du chien, c'est-à-dire de 1/2 à 2/5 de la vitesse du sang dans les artères; d'où cette conclusion : la somme des sections des gros troncs veineux est deux fois à deux fois et demie plus grande que celle des gros troncs artériels correspondants.

On a signalé la présence de quelques fibres musculaires dans les veines; on peut prévoir dès lors que les veines possèdent une certaine contractilité. En fait, on a constaté quelquefois de faibles contractions des veines jugulaires du chien. Ces faits, intéressants à signaler, n'ont d'ailleurs aucune importance circulatoire. L'étude des nerfs vaso-moteurs des veines n'est pas faite; on a essayé de démontrer l'existence de ces nerfs, mais la démonstration n'est pas satisfaisante.

— Les veines peuvent être le siège de phénomènes pulsatiles, de *pouls veineux*. On en distingue deux catégories, suivant les veines qui en sont le siège : un *pouls veineux central* et un *pouls veineux périphérique*.

Le *pouls veineux central* s'observe dans les grosses veines de la base du cou, dans les jugulaires : c'est une pulsation perceptible à la vue, perceptible aux fins et délicats leviers enregisteurs, imperceptible au toucher. En inscrivant cette pulsation en même temps que le choc du cœur, on constate qu'elle se produit avant le choc, pendant la contraction auriculaire : on doit l'attribuer à une onde, provoquée par la contraction auriculaire, et refluant de l'oreillette vers les gros troncs veineux.

Dans quelques cas pathologiques rares, il se produit, dans les jugulaires, un pouls veineux plus fort que le précédent, se manifestant au moment de la systole ventriculaire (on le peut désigner sous le nom de *pouls veineux jugulaire pathologique*, pour le distinguer du *pouls veineux jugulaire normal*). On l'observe dans les cas d'insuffisance tricuspidienne, le sang du ventricule droit refluant dans l'oreillette au moment de la systole ventriculaire, et produisant une onde centrifuge, en venant heurter la colonne sanguine contenue dans les gros troncs veineux.

Le *pouls veineux périphérique* s'observe dans deux conditions. — 1° Quand les artérioles sont fortement dilatées, soit par suite

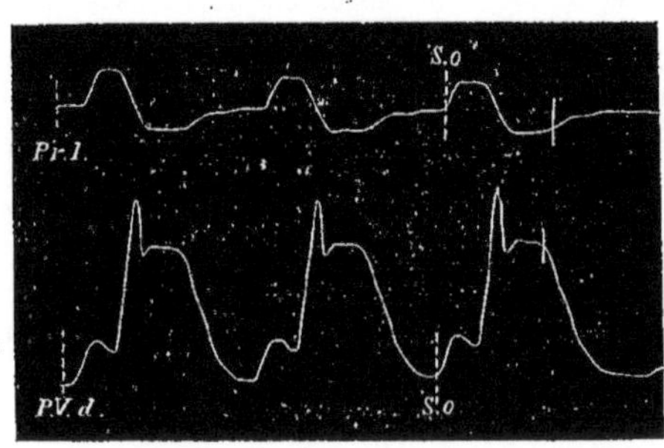


Fig. 97. — Pouls jugulaire normal du chien.

*Pr.l*, le pouls jugulaire : *PV. d*, la pulsation du ventricule droit; *So*, la systole auriculaire

de la paralysie des vaso-constricteurs, soit par suite de l'action des vaso-dilatateurs, le cours du sang cesse d'être régulier dans les capillaires et dans les veinules : les saccades artérielles et le pouls se transmettent jusqu'aux veinules. On observe en même temps le *pouls capillaire* : la région où ce pouls capillaire se produit (région sous-unguéale, par exemple) présente alternativement des colorations rouge et blanche. On observe souvent le pouls veineux périphérique pendant l'anesthésie (surtout pendant l'anesthésie chloralique) et sous l'action du nitrite d'amyle. — 2° Quand une artère est en contact avec une veine, ou quand une artère pénètre dans une cavité close, contenant des veines, non plus à travers les capillaires, mais à travers la paroi artérielle et la paroi veineuse.

## 3. *La durée de la circulation.*

Pour déterminer la durée de la circulation (cette durée peut varier suivant le trajet plus ou moins long suivi par le sang), on injecte, dans une veine jugulaire, une solution d'une substance facile à reconnaître (ferrocyanure de sodium à 2 p. 100, par exemple) et on fait dans l'autre veine jugulaire des prises successives de sang, de cinq secondes en cinq secondes, ou mieux encore de deux secondes en deux secondes, jusqu'à ce qu'on puisse manifester la présence du sel injecté dans le sang recueilli (réaction du bleu de Prusse, par action du perchlorure de fer sur le ferrocyanure de sodium). — On peut encore, au moyen d'un tube fin piqué dans la seconde jugulaire, faire arriver un filet mince de sang sur un papier imprégné de perchlorure de fer et se déplaçant d'un mouvement régulier avec une vitesse connue. On note le moment où le jet de sang fait apparaître une teinte bleue sur le papier.

On a trouvé les résultats suivants :

| | | | |
|---|---|---|---|
| Cheval. . . . | 30 secondes. | Oie . . . . . | 11 secondes. |
| Chien . . . . | 16 — | Canard . . . | 10 — |
| Chat. . . . . | 7 — | Poule . . . . | 5 — |
| Lapin . . . . | 8 — | Buse. . . . . | 7 — |

La durée de la circulation pulmonaire, déterminée par la même méthode, chez le chien, est de 6 secondes.

La durée totale de la circulation correspond généralement à la durée d'environ 30 révolutions cardiaques. Le cœur lance dans l'aorte à chaque systole environ 1/30 de la masse totale du sang[1].

## 4. *Les circulations locales.*

*a.* **La circulation pulmonaire.** — L'étude expérimentale de la circulation pulmonaire est beaucoup moins avancée que celle de la circulation générale, pour des raisons anatomiques évidentes (toute cette petite circulation s'accomplissant dans la cavité thoracique, qu'on ne peut ouvrir qu'à la condition de pratiquer la respiration artificielle).

La pression dans l'artère pulmonaire est inférieure à la pression dans l'aorte; les résultats donnés par les sondes cardiographiques permettent de le prévoir : on sait que la pression exercée au moment de la systole par le ventricule droit n'est que le tiers de la pression exercée par le ventricule gauche. Or la pression dans l'artère pulmonaire est, au moins au moment de la systole ventriculaire, égale à la pression intraventriculaire. On est d'ailleurs arrivé aux mêmes conclusions par des déterminations directes. — En ponctionnant, au

1. Nous avons admis que le ventricule lance à chaque contraction, chez l'homme adulte, 160 centimètres cubes de sang (p. 75). En multipliant ce chiffre par 30, nous trouvons 4 800 centimètres cubes ce qui correspond bien à la masse totale du sang (p. 40).

moyen d'un trocart enfoncé dans la paroi thoracique, l'artère pulmonaire, chez le cheval ou chez l'âne, et réunissant le trocart à un manomètre, on a pu déterminer la pression : on l'a trouvée, chez ces animaux, égale au tiers de la pression carotidienne. — On a fait la même mesure, chez le chien, le chat, le lapin, soumis à la respiration artificielle, en ouvrant le thorax et établissant la communication d'une branche de l'artère pulmonaire avec un manomètre (ce mode de procéder est moins parfait que celui employé chez le cheval et chez l'âne, car la respiration artificielle entraine des modifications de la circulation pulmonaire normale : au lieu d'être soumis à un vide partiel, au moment de l'inspiration, le poumon en respiration artificielle est soumis à une compression partielle). — On a pu, au moins chez le lapin et chez le chien, perfectionner cette détermination et éliminer les troubles circulatoires dus à la respiration artificielle : chez le lapin, on a pu, en effet, par trépanation du sternum, mettre à nu le péricarde sans intéresser les plèvres, sans supprimer par conséquent la respiration naturelle, et prendre, dans ces conditions, au moyen d'une canule en T, la pression dans l'artère pulmonaire; chez le chien, on a pu pratiquer dans la paroi costale une ouverture suffisante pour atteindre l'artère pulmonaire et y fixer la canule en T, refermer la cavité pleurale, en réappliquant le lambeau déplacé, la vider d'air par aspiration au moyen d'un trocart, et observer la pression, l'animal respirant spontanément et normalement. On a trouvé les résultats suivants.

Chez le chien, 30 mm. de mercure, soit 1/3 de la pression carotidienne.
— chat, 17,5 — 1/5 —
— lapin, 12 — 1/4 —

Dans l'une des veines pulmonaires du chat, on a trouvé une pression de 10 mm. de mercure.

Un rapprochement s'impose : la pression dans l'artère pulmonaire est comprise entre 1/3 et 1/5 de la pression carotidienne; l'épaisseur des parois du ventricule droit est comprise entre 1/3 et 1/4 de l'épaisseur des parois du ventricule gauche.

On n'a pas déterminé directement la vitesse du sang dans les gros vaisseaux pulmonaires; on peut admettre qu'elle est égale dans l'artère pulmonaire à la vitesse du sang dans l'aorte, car le débit des deux ventricules est nécessairement le même et la surface de section des deux artères est la même.

La durée de la circulation pulmonaire est comprise entre le tiers et le quart de la durée de la circulation générale (détermination faite par la méthode au ferrocyanure); elle correspoad à environ 7 à 10 révolutions cardiaques; le poumon contient donc une quantité de sang comprise entre le tiers et le quart de la quantité totale du sang.

La petite circulation est soumise à des conditions très spéciales, par suite du jeu de la cage thoracique. L'élasticité pulmonaire tend à affaisser le poumon, en le séparant de la paroi thoracique, mais elle ne parvient pas à réaliser cette séparation. Les capillaires pulmonaires sont dès lors maintenus béants par le jeu de cette élasticité pulmonaire : c'est là une condition différente de celle qui est réalisée au niveau des capillaires généraux, où aucune cause autre que la poussée sanguine ne tend à les maintenir béants. Au moment de l'inspiration, l'élasticité pulmonaire est augmentée (elle est en effet d'autant plus grande que l'organe est plus distendu), la béance des capillaires est augmentée, la circulation s'y fait plus facilement, le sang y afflue plus abondamment; — au moment de l'expiration, l'élasticité pulmonaire est diminuée, sans cependant être complètement supprimée, la béance des capillaires est diminuée, la circulation s'y fait moins facilement, le sang y afflue moins abondamment. On vérifie ces conclusions théoriques, soit en observant la coloration du poumon en inspiration et en expiration, soit en déterminant sa capacité sanguine en inspiration et en expiration (on observe la coloration, en réséquant deux ou trois côtes, sans intéresser la plèvre pariétale; — on détermine la capacité sanguine, en posant simultanément une ligature ou une pince sur

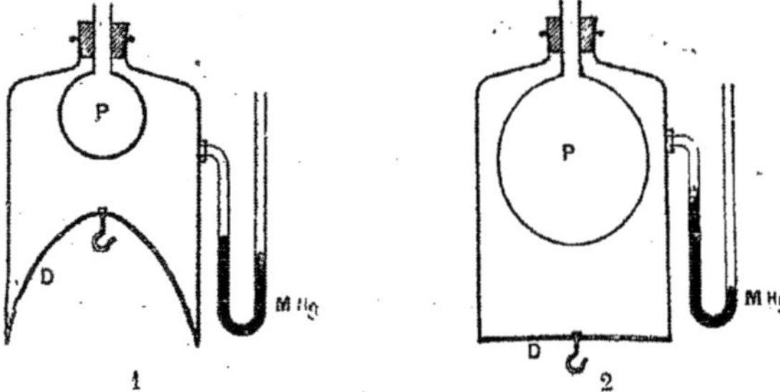


Fig. 98. — Représentation schématique de l'influence de l'inspiration sur le vide pleural (d'après Funke).

La cloche représente la cage thoracique; P, poumon; D, diaphragme; MHg, manomètre; 1, thorax en expiration; 2, thorax en inspiration.

l'artère pulmonaire et sur les veines pulmonaires). Cette distension des capillaires pulmonaires par suite de l'élasticité du poumon a pour conséquence une diminution de la résistance périphérique à l'écoulement sanguin. On comprend dès lors que la circulation pulmonaire puisse être assurée par les contractions du ventricule droit, moins puissantes que celles du ventricule gauche, et sous une pression artérielle moindre que la pression aortique.

Les artérioles pulmonaires possèdent des nerfs vaso-moteurs. Pour juger le plus avantageusement possible des variations de la circulation pulmonaire chez un mammifère, on curarise l'animal à la limite, on ouvre le thorax et on pratique la respiration artificielle dans un seul poumon; l'autre poumon, maintenu modérément gonflé, est soumis à l'observation. Le sympathique dorsal supérieur contient des vaso-constricteurs pulmonaires; il les reçoit de la moelle dorsale supérieure; il les abandonne au plexus pulmonaire, au niveau de l'anneau de Vieussens. Le nerf vague contiendrait également des nerfs vasculaires pour le poumon, mais la démonstration n'en est pas convenablement faite.

On peut provoquer une vaso-constriction pulmonaire réflexe par l'excitation d'un grand nombre de nerfs sensitifs, en particulier d'un grand nombre de nerfs de la région abdominale.

*b* **La circulation cardiaque.** — Le cœur possède une circulation propre représentée par le *système coronaire*, dont les ramifications se répandent dans toute l'étendue du muscle cardiaque.

Les artères coronaires naissent de l'aorte, très près du cœur, parfois, sinon toujours, en un point recouvert par le bord libre des valvules sigmoïdes relevées. Cette observation anatomique a conduit certains auteurs à imaginer que la circulation cardiaque est discontinue et que cette discontinuité est la cause du rythme cardiaque : sous la poussée du sang artériel, lancé par le ventricule gauche, les valvules sigmoïdes de l'aorte se redressant viendraient boucher les origines des artères coronaires, provoquant ainsi une anémie du cœur et amenant par là son relâchement; — pendant la diastole, les valvules sigmoïdes, s'abaissant sous la poussée du sang soumis à l'action de l'élasticité aortique, dégageraient les orifices des coronaires, permettant de nouveau la vascularisation, puis la contraction du cœur.

Cette théorie est inacceptable pour des raisons anatomiques et pour des raisons physiologiques. Il existe un très grand nombre de cas où les orifices des artères coronaires sont hors de la portée des valvules sigmoïdes, manifestement, sans discussion possible. D'autre part, la théorie précédente conduit à supposer, dans les artères coronaires, un pouls synchrone de la diastole ventriculaire, puisque ce serait au moment de cette diastole que le sang, y pénétrant brusquement, engendrerait l'onde pulsatile; or le pouls y est synchrone de la systole ventriculaire. Si on sectionne une artère coronaire, on voit le sang s'échapper du bout supérieur en jet, sans aucune interruption, avec renforcement du jet au moment de la systole ventriculaire. Donc jamais les valvules sigmoïdes ne viennent obstruer effectivement les origines des artères coronaires.

La nature musculaire du cœur crée des conditions spéciales à sa circulation. Au moment de la systole, il y a compression des vaisseaux contenus dans l'épaisseur du muscle cardiaque, donc augmentation des résistances périphériques; au moment de la diastole, il y a décompression de ces vaisseaux, donc diminution des résistances périphériques. C'est donc que le jet de l'artère coronaire, sectionnée à la surface du cœur, ne peut nous renseigner sur les phénomènes de la circulation vraie du cœur, car les modifications des résistances intracardiaques ne s'y reflètent plus, lorsqu'elle a été incisée : il faut étudier la circulation sur une artère coronaire dans laquelle se fait encore une circulation vraie.

En branchant un manomètre latéralement sur une artère coronaire, on obtient une courbe de pression identique à celle fournie par une artère périphérique : la pression a une valeur sensiblement égale à celle de la pression carotidienne; elle présente un maximum systolique et un minimum diastolique.

La vitesse du sang dans les artères coronaires, mesurée par l'hémodromographe, présente un *maximum systolique*, comme la vitesse aortique : — mais la chute de vitesse diastolique est interrompue par un ressaut constituant un second maximum (*maximum diastolique*). Cette accélération diastolique de la vitesse correspond à la facilité d'écoulement que trouve le sang, pendant la diastole, dans les petits vaisseaux coronaires, qui ne sont plus comprimés par le muscle cardiaque contracté. L'existence de ces deux maxima de vitesse est une des caractéristiques les plus remarquables de la circulation cardiaque ou coronaire.

On a étudié les phénomènes vaso-moteurs du système coronaire, soit en examinant à la loupe les petits vaisseaux rampant à la surface du cœur, soit en déterminant les variations de la vitesse du sang dans le système coronaire. L'excitation des nerfs vagues au cou produit une vaso-constriction coronaire; cette vaso-constriction se produit indépendamment des modifications cardiaques consécutives aux excitations cervicales du nerf vague, car on la peut observer même dans les circonstances où le nerf vague ne réagit plus sur le cœur (nerf vague excité depuis quelques instants, animal atropiné, etc.). Le ganglion étoilé ou premier thoracique et l'anneau de Vieussens contiendraient des nerfs vaso-dilatateurs coronaires.

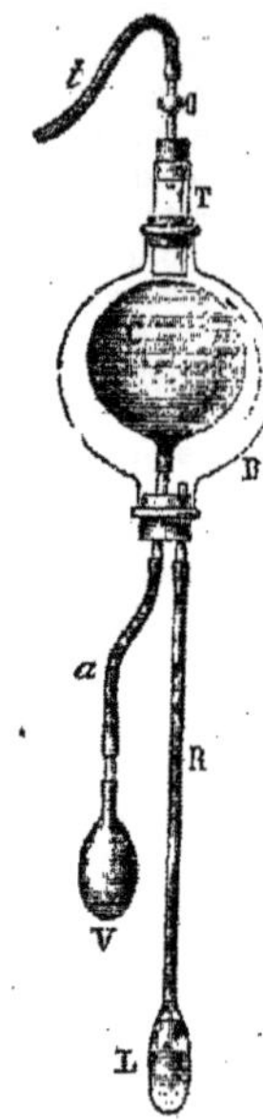


Fig. 99. — Schéma de la disposition du cerveau et du rôle du liquide céphalo-rachidien (d'après Salathé).

B, ballon en verre représentant la boite cranienne; C, ballon en caoutchouc représentant le cerveau; V, ampoule de caoutchouc représentant le cœur; a, tube de caoutchouc représentant les artères cérébrales; L, ampoule de caoutchouc communiquant par le tube R avec les espaces sous-arachnoïdiens du cerveau.

*c.* **La circulation cérébrale.** — La circulation cérébrale s'accomplit dans une cavité close : le sang n'y peut évidemment pénétrer qu'en chassant devant lui soit du sang, soit du liquide céphalo-rachidien. Au moment de la contraction ventriculaire, une ondée sanguine envahit la cavité cranienne, comprimant les parties périartérielles, et déterminant une évacuation veineuse. — L'onde pulsatile des artères cérébrales, se transmettant à travers les parois artérielles, produit une brusque poussée latérale sur les parois des veines et des sinus veineux encéphaliques et sur les parois des ventricules cérébraux, donnant naissance à un *pouls veineux encéphalique*, qu'on peut recueillir et enregistrer sur les veines qui font immédiatement suite aux veines et aux sinus veineux cérébraux, et à un *pouls du liquide céphalo-rachidien* qu'on peut recueillir et enregistrer au niveau de la membrane occipito-atloïdienne. Il faut remarquer que ces pouls ont leur origine dans le pouls artériel, la transmission se faisant par voie latérale et non par voie directe, donc par un mécanisme différent de celui qu'on peut reconnaître dans le cas de pouls veineux périphérique par dilatation des artérioles.

Dans le cas où la cavité cranienne n'est pas recouverte dans toute son étendue par une paroi rigide (fontanelles de l'enfant, couronnes de trépan), on voit se produire, au niveau de la région dépourvue d'os, une expansion de la paroi ou de la masse cérébrale, expansion qu'on peut recueillir et enregistrer au moyen d'un levier amplifiant inscripteur, ou de tout autre appareil équivalent.

Pour étudier les vaso-moteurs du cerveau, il faut mettre à nu la surface cérébrale, en pratiquant une couronne de trépan; et, pour éviter les modifications locales, provoquées par l'action de l'air, substituer à la rondelle d'os enlevée une rondelle de verre de même dimension, fermant complètement le trou de trépanation. — On peut aussi, après avoir pratiqué la trépanation, fixer au-dessus de l'orifice un tambour récepteur, ou tout autre appareil équivalent, capable de transmettre les mouvements d'expansion du cerveau à un tambour enregistreur; on obtient ainsi un graphique pléthysmographique : l'appareil pléthysmographique étant représenté par la boîte cranienne et le système des deux tambours. On peut, par l'une ou l'autre de ces méthodes, démontrer l'existence de nerfs vaso-constricteurs du cerveau, dans le sympathique cervical.

Au point de vue circulatoire, on doit rapprocher l'*œil* du cerveau, car l'œil possède une enveloppe résistante constituée par la sclérotique et par la cornée. Toutes les particularités signalées au sujet de la circulation cérébrale, et notamment le pouls des veines, se retrouvent dans la circulation oculaire.

## 5. *La circulation lymphatique.*

La circulation lymphatique reconnait les mêmes causes que la circulation veineuse. La pression sanguine dans les artères et dans les capillaires, cause principale de la formation de la lymphe, est aussi la cause première de sa progression. — Toutes les causes accessoires de la circulation veineuse peuvent être également invoquées pour expliquer la circulation lymphatique : les lymphatiques sont munis de nombreuses valvules, permettant à tous les mouvements d'organes situés à leur voisinage d'intervenir comme cause de progression de la lymphe : tels sont les contractions musculaires, les pouls artériels, les mouvements respiratoires. L'aspiration thoracique, qui joue un rôle important dans la circulation des gros troncs veineux, fait sentir son effet sur la circulation du canal thoracique par l'intermédiaire des veines dans lesquelles il vient se terminer.

# CHAPITRE VII

## LA SALIVE

SOMMAIRE. — Glandes salivaires. Salive mixte et salives pures. Obtention des salives mixte et pures. Sécrétion continue avec renforcement. Salive de mastication et salive de gustation. — La sécrétion sous-maxillaire et le système nerveux : nerfs tympanique et sympathique : salives tympanique et sympathique. Sécrétion et circulation : indépendance et dépendance de la sécrétion et de la circulation. Nerfs sécrétoires et nerfs trophiques : sécrétion de l'eau et sécrétion des matières organiques. La sécrétion parotidienne et le système nerveux. Origine physiologique de la sécrétion salivaire. Réflexes conditionnels. Centres réflexes de la sécrétion salivaire. Rôle physiologique de la salive.

Les glandes qui, situées dans l'épaisseur des parois ou au voisinage de la bouche, déversent leur sécrétion dans cette cavité, sont dites *glandes salivaires*. La *salive mixte* résulte du mélange, en proportions variables, des diverses sécrétions particulières.

Pour obtenir la salive mixte humaine, il suffit de faire cracher sur un filtre. Pour obtenir la salive mixte des animaux, on fait l'œsophagotomie, et on adapte au bout supérieur de l'œsophage une canule portant un petit sac de caoutchouc, dans lequel s'amasse la salive déglutie. La salive mixte est filante, opaline, à réaction légèrement alcaline. — On estime à 1 000 ou 1 500 grammes la quantité de salive sécrétée par l'homme adulte en vingt-quatre heures; les carnivores en sécrètent relativement moins; les herbivores en sécrètent relativement plus (40 litres chez le cheval, 60 litres chez le bœuf). La salive est sécrétée en quantité beaucoup plus grande pendant le repas que pendant l'abstinence. C'est ainsi que le cheval, qui produit de 100 à 150 grammes de salive par heure pendant l'abstinence, en produit de 6 à 8 kilogrammes par heure quand il mange du foin.

On divise les glandes salivaires en glandes salivaires diffuses (glandules buccales) et glandes agglomérées : *parotides* (le canal de Sténon s'ouvre sur la muqueuse de la joue au niveau de la deuxième petite molaire supérieure), *sous-maxillaires* (le canal de Wharton s'ouvre sur le plancher de la bouche, près du frein de la langue), *sublinguales* (les canaux de Rivinus s'ouvrent sur le plancher de la bouche, en avant du canal de Wharton). On les a divisées aussi, en tenant compte des conditions de la sécrétion et de la nature du liquide sécrété, en *glandes du système antérieur* (sous-maxillaires, sublinguales et glandules buccales) et *glandes du système postérieur* (parotides).

Pour recueillir la salive d'une glande, on dispose de quatre procédés : — le *cathétérisme* : on introduit une sonde creuse par l'orifice naturel du canal excréteur (applicable aux glandes salivaires de l'homme); — la *ventouse* : on applique sur la muqueuse, au niveau de l'orifice excréteur, une petite ventouse dans laquelle on peut faire un vide partiel, au moyen d'une pompe aspirante (applicable aux parotides de l'homme); — la *fistule temporaire* : on isole le canal excréteur; on y introduit une canule appropriée, qu'on fixe par un fil sur le canal (applicable aux parotides et aux sous-maxillaires des animaux); la *fistule permanente* : on dissèque la muqueuse buccale autour de l'orifice naturel du canal glandulaire; on attire et on greffe au dehors ce

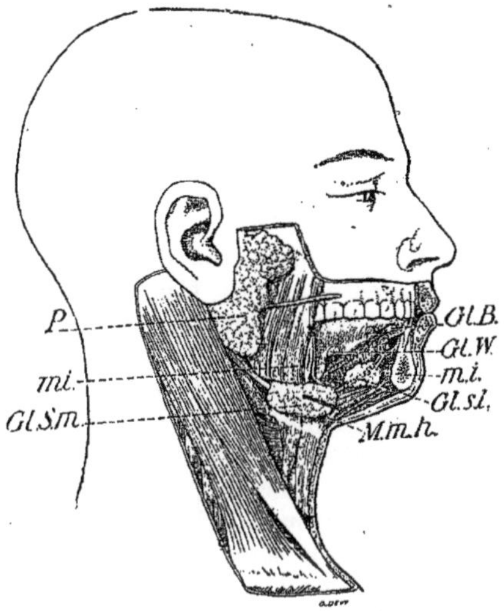

Fig. 100. — Glandes salivaires de l'homme.
*P*, glande parotide; *Gl. Sm*, glande sous-maxillaire; *Gl. Sl.*, glande sublinguale; *mi*, maxillaire inférieur; *Mmh*, muscle mylo-hyoïdien.

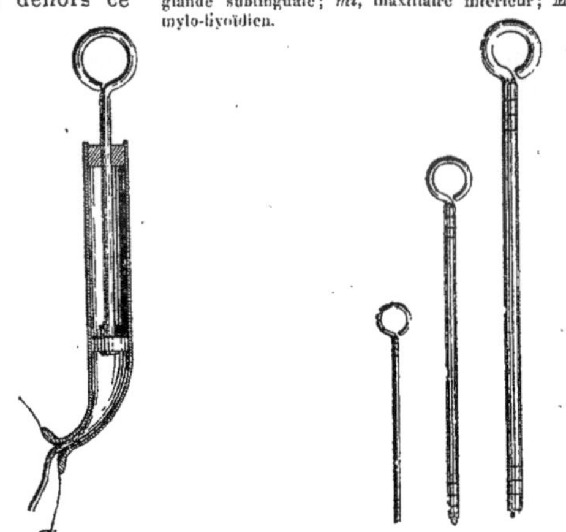

Fig. 101. — Tube-seringue pour recueillir, chez l'homme, les salives pures.

Fig. 102. — Canules salivaires en argent munies d'un mandrin.

fragment libéré de muqueuse, en entraînant avec lui le canal glandulaire, qui reste ainsi pourvu de son orifice naturel (les animaux ainsi préparés peuvent servir aux expériences pendant des années).

Chez l'homme, la salive parotidienne est limpide, fluide, sans mucine; les salives sous-maxillaire et sublinguale sont opalescentes, filantes, visqueuses, riches en mucine.

Parmi les glandes salivaires des différents animaux, il en est qui sécrètent de façon continue; il en est qui ne sécrètent qu'au moment des repas ; on observe à cet égard des différences importantes selon l'espèce animale considérée. Dans tous les cas, il y a augmentation pendant le repas. L'augmentation porte, en général, sur toutes les sécrétions : toutefois, la mastication provoque plus particulièrement une surabondance de la sécrétion parotidienne; la gustation provoque plus particulièrement une surabondance de la sécrétion sous-maxillaire. On le constate indirectement chez l'homme, en appréciant les caractères de la salive sécrétée : la salive produite à la suite d'aspiration de vapeur d'éther ou de chloroforme est visqueuse, riche en mucine, comme la salive sous-maxillaire pure; la salive sécrétée pendant le mâchonnement d'un morceau de caoutchouc est fluide, à peu près dépourvue de mucine, c'est presque une salive parotidienne pure.

On le constate directement chez les animaux porteurs de fistules salivaires permanentes. Chez le chien, la viande fraîche engendre une sécrétion parotidienne énorme et une très faible sécrétion sous-maxillaire. Chez le cheval, la salive parotidienne s'écoule à flots pendant la masticatien, infiniment plus abondante du côté où se fait la mastication, etc. — On peut donc dire que la salive sous-maxillaire est une *salive gustative*, et que la salive parotidienne est une *salive masticatrice*[1].

L'augmentation de l'excrétion salivaire pendant le repas est la conséquence d'une excitation produite au niveau de la cavité buccale et transmise aux glandes par l'intermédiaire du système nerveux.

Chez le chien, la glande sous-maxillaire et la glande sublinguale reçoivent des filets nerveux provenant des nerf craniens et des filets nerveux sympathiques.

1. Le volume de la parotide chez les animaux est en rapport avec l'importance de leur mastication : la parotide n'existe pas chez les oiseaux qui ne mâchent pas; elle n'existe pas chez les mammifères aquatiques qui absorbent de l'eau avec leurs aliments (phoque, martre) ; elle est très peu volumineuse chez les mammifères à mastication réduite (fourmillier, tatou, échidné).

Les *filets craniens* sont contenus dans un nerf qui se détache du nerf lingual et aborde la glande par son hile. Ils sont fournis au nerf triju-meau, dont le nerf lingual est une branche, par le nerf dit *corde du tympan*, branche du nerf facial : en effet : — 1° la section de la corde du tympan dans la caisse du tympan détermine la dégénérescence de la majeure partie des fibres du nerf de la glande sous-maxillaire; — 2° l'excitation de la corde du tympan dans la caisse du tympan produit, du côté de la glande sous-maxillaire, les mêmes phénomènes circulatoires et sécrétoires que l'excitation du nerf et de la glande; — 3° la section de la corde du tympan dans la caisse du tympan supprime les

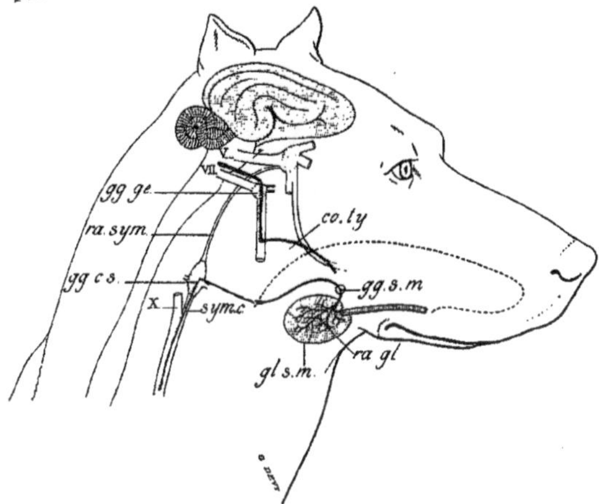


Fig. 103. — (Morat-Doyon). Innervation de la glande sous-maxillaire.

*gl. s. m*, glande sous-maxillaire avec son canal excréteur; *gg. s. m*, ganglion sous-maxillaire; *gg. c. s*, ganglion cervical supérieur; *gg. ge*, ganglion géniculé; *ra. gl*, ramifications intraglandulaires : *ra. sym*, sympathique cranien; *sym. c*, sympathique cervical; *co. ty*, corde du tympan VII, nerf facial. Le trait rouge indique le trajet des nerfs excito-sécrétoires et des nerfs vaso-moteurs, dilatateurs; le trait bleu, celui des nerfs sécrétoires contenus dans le sympathique et des fibres vaso-constrictrices.

mêmes réflexes sécrétoires que la section du nerf de la glande. On est ainsi autorisé à désigner ce nerf sous le nom de *nerf tympanique* de la glande sous-maxillaire. On admet généralement aujourd'hui que ces filets craniens sont contenus non dans le tronc d'origine du nerf facial, mais dans le nerf intermédiaire de Wrisberg, son voisin dans le conduit auditif interne.

Les *filets sympathiques* abordent la glande par l'intermédiaire de l'artère, dans les parois de laquelle ils sont contenus : ils proviennent du ganglion cervical supérieur, car l'excitation de ce ganglion provoque d'importantes modifications circulatoires et sécrétoires de la glande sous-maxillaire. Ils proviennent de la moelle dorsale supérieure qu'ils quittent essentiellement par les nerfs de la deuxième paire dorsale, accessoirement par les nerfs de la troisième et de la quatrième paires dorsales; ils gagnent les ganglions de la chaîne sympathique dorsale par les rameaux communicants correspondants et s'acheminent vers le ganglion cervical supérieur par le sympathique cervical.

On prépare, chez un chien curarisé à la limite, le nerf tympanique, au niveau du plancher buccal, et, dans le canal de Wharton, on introduit une canule salivaire. On sectionne le nerf tympanique : il se produit immédiatement une suppression totale de l'écoulement de la salive. — On excite le nerf au moyen de

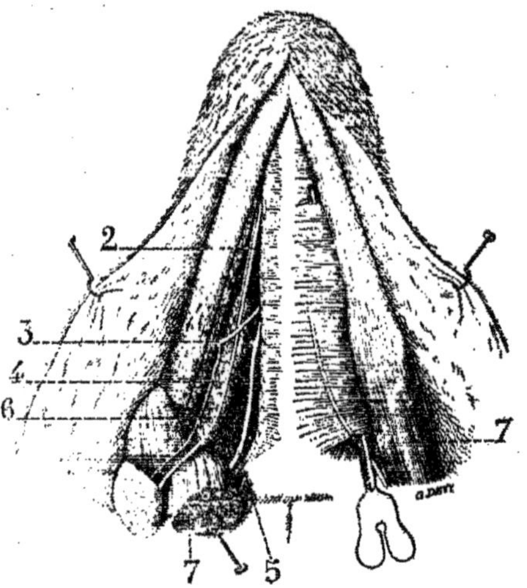


Fig. 104. — (Morat-Doyon). Excitation de la corde du tympan.

2, canal excréteur de la glande sous-maxillaire (canal de Wharton); 3. nerf lingual; 4, corde du tympan; 5, nerf hypoglosse; 6, glande sublinguale, dont le canal excréteur longe le canal de Warthon; 7. muscle digastrique.

courants induits : il se produit des modifications circulatoires et sécrétoires. Les vaisseaux de la glande se dilatent; les veines se gorgent de sang rouge et battent comme des artères; la pression augmente dans les capillaires et dans les veines de la glande dont le volume augmente (il y a vaso-dilatation). Par la canule s'écoule, une ou plusieurs secondes après le début de l'excitation, une salive claire et filante, pauvre en matières dissoutes (1 à 2 p. 100), dite *salive tympanique*, dont la quantité est d'autant plus grande que plus grande est l'intensité de l'excitation. — On cesse l'excitation : la vaso-dilatation disparaît, l'écoulement salivaire se tarit.

Une nouvelle excitation reproduit les mêmes phénomènes, et cela indéfiniment, pourvu que l'excitation ne soit pas trop intense et que les périodes d'excitation alternent avec des périodes de repos suffisantes.

On excite le sympathique au niveau du ganglion cervical supérieur : les vaisseaux de la glande sous-maxillaire se contractent, la glande pâlit, la pression diminue dans les capillaires et dans les veines de la glande, dont le volume diminue (il y a vaso-constriction). Par la canule, s'écoulent quelques gouttes d'une salive blanchâtre, grumeleuse, plus visqueuse que la salive tympanique, riche en matières dissoutes (6 p. 100), dite *salive sympathique*.

— Les modifications simultanées de la circulation et de la sécrétion, observées à la suite de l'excitation du nerf tympanique de la glande, conduisent à penser que la sécrétion est sous la dépendance immédiate de la circulation, comme si la sécrétion résultait d'une filtration, accélérée ou diminuée, selon que la pression augmente ou dimiuue. Cette hypothèse est inexacte; en effet :

1° Si on lie le canal de Wharton et si on excite le nerf tympanique, la pression du liquide accumulé dans le canal peut être de 10 centimètres de mercure supérieure à la pression du sang dans une grosse artère (par exemple, pression de la salive dans le canal de Wharton, 240 millimètres de mercure: pression artérielle, 130 millimètres de mercure) et *a fortiori* dans les capillaires de la glande sous-maxillaire. Donc la pression sanguine n'est pas la cause exclusive de la sécrétion, au moins dans les conditions de l'expérience. — 2° Si on lie ou si on comprime l'artère de la glande sous-maxilliaire, on peut encore, par l'excitation du nerf tympanique, provoquer la sécrétion d'une petite quantité de salive, bien que la pression soit nulle dans les capillaires de la glande. Donc la pression sanguine n'est pas la cause exclusive de la sécrétion, au moins dans les conditions de l'expérience. — 3° Si on injecte, dans les veines ou sous la peau d'un chien, 1 ou 2 milligrammes de sulfate d'atropine, on peut, par l'excitation du nerf tympanique, provoquer les modifications vaso-dilatatrices indiquées, sans déterminer l'écoulement d'une goutte de salive. La pression sanguine est donc inefficace pour produire seule un écoulement de la salive, au moins dans les conditions de l'expérience. — 4° Si on injecte, par le canal de Wharton, vers la glande, quelques centimètres cubes d'une solution déci-saturée (1 vol. sol. saturée et 9 vol. d'eau) de chlorhydrate de quinine, il se produit une vaso-dilatation intense, sans sécrétion. Si on excite alors le nerf tympanique, la dilatation vasculaire n'est pas augmentée, la salive s'écoule abondamment. Ce n'est donc pas en provoquant une vaso-dilatation que le nerf tympanique provoque la sécrétion, au moins dans les conditions de l'expérience. — Ces dissociations expérimentales des phénomènes vasculaires et sécrétoires conduisent à admettre dans le nerf tympanique, à côté des filets vaso-dilatateurs, des *filets sécrétoires*, agissant directement sur la sécrétion.

Les filets vaso-dilatateurs et les filets sécrétoires sont d'ailleurs séparés au voisinage des centres nerveux; c'est ce qu'établissent les faits suivants : 1° l'excitation intracranienne du nerf facial détermine la sécrétion de la glande sous-maxillaire, mais ne détermine pas de vaso-dilatation; — 2° après section intracranienne du nerf facial et dégénérescence consécutive de son bout périphérique, l'excitation de la corde du tympan produit une vaso-dilatation de la glande sous-maxillaire, mais ne produit pas de sécrétion; — 3° enfin, après section intracranienne du nerf trijumeau et dégénérescence de son bout périphérique, l'excitation de ce bout périphérique provoque une vaso-dilatation, mais ne provoque aucune sécrétion de la glande sous-maxillaire.

Il existe des filets sécrétoires dans le sympathique, puisque son excitation produit l'écoulement de quelques gouttes de salive, en même temps qu'une vaso-constriction.

— Toutefois, si la sécrétion est, dans une certaine mesure, indépendante de la circulation, elle est aussi sous sa dépendance, de façon indirecte tout au moins. En effet : 1° C'est aux dépens du sang que se forment les éléments de la salive : il ne saurait donc se produire d'écoulement prolongé de salive en l'absence du sang. — Quand on comprime l'artère de la glande sous-maxillaire et qu'on excite le nerf tympanique, on provoque un abondant écoulement de salive, mais cet écoulement est de courte durée; il cesse au bout de quelques instants, pour reparaître quand on cesse de comprimer l'artère. — Quand on excite le nerf sympathique, vaso-constricteur, on provoque l'écoulement rapide de quelques gouttes de salive, mais l'écoulement cesse presque aussitôt. — 2° Pour sécréter, les cellules glandulaires doivent être baignées de sang oxygéné, qui leur fournit les matériaux de réparation et d'oxydation. — Si on asphyxie partiellement un chien, l'excitation du nerf tympanique devient presque inefficace, bien que la circulation ne soit pas supprimée. — Si on rend à l'animal sa respiration normale, l'excitation du nerf est encore inefficace pendant quelques minutes (10 à 15 min., nécessaires sans doute aux cellules glandulaires pour recouvrer l'état normal) ; puis elle redevient efficace. — 3° Si on excite, chez le chien, le nerf tympanique et le nerf sympathique simultanément, l'écoulement de salive est moindre que si on excite seulement le nerf tympanique. C'est que la circulation est diminuée dans la glande par l'excitation du sympathique. — 4° Si on excite, chez le chat, avec un courant faible, les deux nerfs tympanique et sympathique simultanément, il ne se produit pas de modifications vasculaires et l'écoulement de salive est augmenté. Si on emploie un courant fort, il se produit une vaso-constriction et l'écoulement de salive est diminué. — *En résumé, un afflux suffisant de sang normal est une condition nécessaire d'une sécrétion abondante et prolongée.* On a d'ailleurs constaté par des déterminations directes que, pendant le fonctionnement physiologique de la glande, la quantité de sang qui la traverse est en général triplée.

La salive sympathique est beaucoup plus riche en matières fixes que la salive tympanique. Cette différence ne doit pas être rapportée aux modifications circulatoires consécutives à l'excitation des deux nerfs, car si on excite le nerf tympanique en même temps qu'on comprime l'artère de la glande, on produit, en petite quantité, une salive aussi pauvre en matières fixes que la salive tympanique ; donc *les nerfs tympanique et sympathique ne sont pas équivalents dans la sécrétion salivaire.*

Ces différences ne tiennent pas à ce que les deux nerfs agissent sur des cellules différentes. Si on provoque une sécrétion prolongée par l'excitation répétée (alternant avec des pauses) de l'un ou de l'autre des deux nerfs, la salive s'appauvrit en résidu fixe et principalement en substances organiques. Si, après avoir provoqué une sécrétion tympanique prolongée, on excite le sympathique, on obtient une salive sympathique appauvrie elle-même en éléments fixes, comme si on avait excité le sympathique depuis le début de l'expérience. *Les deux nerfs agissent donc sur les mêmes cellules.* Mais ils agissent différemment. On peut d'ailleurs dissocier leurs deux activités par l'atropine, l'excitation du sympathique étant encore efficace chez le chien qui a reçu une dose d'atropine minime, juste suffisante pour supprimer l'action du nerf tympanique.

Excitons le nerf tympanique avec des courants d'intensité variable. Un courant fort produit un écoulement plus abondant d'une salive plus riche en sels dissous qu'un courant faible, aussi bien au commencement de l'expérience que plus tard, quand la glande a été soumise à une série d'excitations. Il n'en est pas de même pour les substances organiques de la salive : au commencement de l'expérience, un courant fort détermine l'écoulement d'une salive plus riche en matières organiques qu'un courant faible ; plus tard, un courant fort détermine l'écoulement d'une salive moins riche en matières organiques qu'un courant faible. Donc la sécrétion de l'eau et des sels dépend de conditions autres que celles qui président à la formation des substances organiques. La sécrétion globale est la résultante de deux sécrétions distinctes : 1° celle de l'eau et des sels; 2° celle des matières organiques. On doit donc admettre que certains filets nerveux président à la production de l'eau et des sels de la salive : ce sont les *filets sécrétoires*; que d'autres président à la solubilisation et à l'évacuation des produits organiques accumulés dans le protoplasma des cellules : ce sont les *filets trophiques*.

Cette conception est confirmée par l'expérience suivante. On peut, chez le chien, provoquer, par l'excitation d'un filet nerveux cranien, une sécrétion parotidienne abondante; mais l'excitation du sympathique est absolument inefficace. Si on excite à la fois le filet cranien et le sympathique, on provoque la formation d'une salive parotidienne beaucoup plus riche en matières organiques que si l'on excite le filet cranien seul. Des expériences démontrent l'existence exclusive de fibres trophiques, pour la parotide, dans le sympathique, le filet cranien contenant la totalité des fibres sécrétoires.

Donc le nerf tympanique contient de nombreux filets sécrétoires et quelques filets trophiques, pour la glande sous-maxillaire; le nerf sympathique contient, pour la même glande, de nombreux filets trophiques et quelques filets sécrétoires.

Normalement, en particulier chez l'homme, l'écoulement salivaire est continu, mais il y a renforcement au moment de la mastication et de la gustation. La mastication provoque surtout, mais non exclusivement, une sécrétion parotidienne; la gustation provoque surtout, mais non exclusivement, une sécrétion sous-maxillaire. La quantité de la salive sécrétée et sa composition (sels, substances organiques et diastase) varient d'ailleurs considérablement selon la nature de la substance sapide introduite dans la bouche. Les fibres sensitives des nerfs dentaires et du nerf buccal forment avec les fibres sécrétoires du nerf glosso-pharyngien un couple naturel pour la sécrétion parotidienne[1]; les fibres sensitives du nerf lingual forment avec les fibres sécrétoires du nerf facial un couple naturel pour la sécrétion sous-maxillaire; mais ces couples ne sont pas exclusifs d'autres combinaisons.

Le mécanisme nerveux qui préside à la sécrétion réflexe des diverses salives est un mécanisme fort complexe, car la quantité et la qualité de la salive mixte produite et des diverses salives

1. La *glande parotide* du chien reçoit ses nerfs sécrétoires du nerf glosso-pharyngien, par le nerf de Jacobson, le nerf petit pétreux superficiel, le ganglion otique et la petite branche du nerf auriculo-temporal : l'excitation de ces divers nerfs provoque un abondant écoulement de salive par le canal de Sténon.

pures qui la constituent, varient avec l'intensité et la qualité de l'excitant.

Les excitations buccales ne sont pas seules capables de produire une exagération de la sécrétion salivaire ; on peut leur substituer des excitations visuelles, olfactives ou cérébrales ; la vue, l'odeur

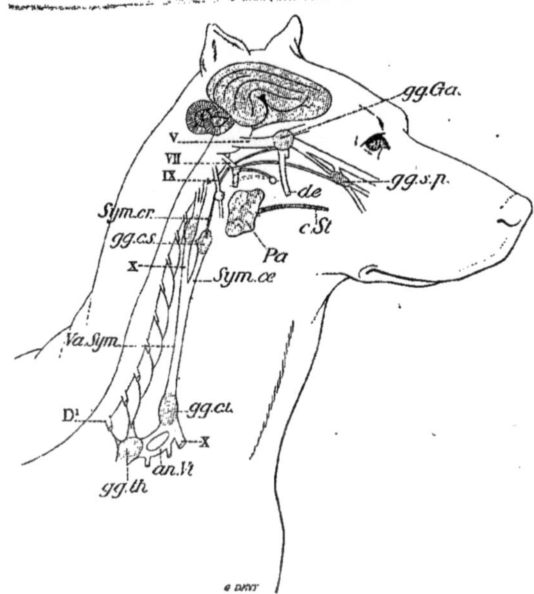


Fig. 105. — (Morat-Doyon). Innervation de la parotide.

*Pa*, parotide ; *c.St*, canal de Sténon ; *gg.Ga.* ganglion de Gasser ; *gg.s.p*, ganglion sphéno-palatin ; *gg.c.s*, ganglion sympathique supérieur ; *gg.c.i.* ganglion sympathique inférieur ; *gg. th*, ganglion sympathique premier thoracique ; V, nerf trijumeau ; *de*, maxillaire inférieure ; VII, nerf facial ; IX, nerf glosso-pharyngien ; *Sym.cr*, sympathique cranien ; *Va.Sym*, tronc commun du nerf vague et du sympathique du cou ; *an. Vi*, anneau de Vieussens ; D', première paire dorsale ; X, nerf pneumogastrique. Les fibres excito-sécrétoires de la parotide sont figurés en jaune ; on a figuré par un pointillé en vert, le trajet supposé des fibres d'arrêt.

des aliments présentés à un chien porteur de fistules salivaires provoquent une accélération considérable de l'écoulement de la salive. Le souvenir des sensations gustatives suffit d'ailleurs à provoquer le même résultat. Si on badigeonne la langue d'un chien avec une substance acide, on provoque un flux de salive ; si on répète cette expérience plusieurs jours de suite, le chien reconnait la substance avant qu'on l'ait introduite dans sa gueule, la vue seule du flacon qui la contient, en éveillant sans doute en lui le souvenir gustatif, suffit à déterminer l'écoulement de la salive.

Ces réactions sont actuellement désignées sous le nom de *réflexes conditionnels*. Leur étude est délicate et complexe, et ce n'est pas le lieu de la présenter ici. Notons tout simplement que de tels réflexes peuvent s'obtenir assez facilement par la répétition d'un acte quelconque accompagnant une excitation capable de produire le réflexe inconditionnel (on appellera ainsi le réflexe salivaire produit par l'application d'une substance sapide sur la langue) : après une préparation plus ou moins longue, le réflexe conditionnel peut se manifester seul; mais il ne tarde pas à s'atténuer et à disparaître s'il n'est pas consolidé par le réflexe inconditionnel. Voici un exemple destiné à illustrer ces notions.

Si, plusieurs jours de suite, on fait entendre à un chien un sifflement aigu en même temps qu'on lui a donné de la viande à manger, on fait apparaître un réflexe conditionnel. La viande ingérée provoque, par un réflexe inconditionnel, dont nous avons étudié ci-devant le mécanisme, une sécrétion salivaire; bientôt il suffit de faire entendre le sifflement aigu, sans donner de viande, pour provoquer la même sécrétion, mais ce réflexe conditionnel ne persiste pas au delà de quelques jours s'il n'est entretenu ou consolidé par le réflexe inconditionnel, conséquence de l'ingestion de viande,

On peut prévoir que les voies centripètes et centrifuges des réflexes salivaires se réunissent dans le bulbe et la protubérance, car c'est la région d'origine des nerfs trijumeau, facial et glosso-pharyngien. On le vérifie : — 1° Une excitation buccale (par un acide, p. ex.) provoque une sécrétion salivaire, alors même qu'on a pratiqué soit une section préprotubérantielle, soit une section sous-bulbaire. — 2° Une piqûre du plancher du 4° ventricule, en arrière de l'origine du nerf trijumeau, provoque une sécrétion salivaire, qui est d'autant plus abondante que la piqûre intéresse davantage les régions d'origine des trois nerfs trijumeau, facial et glosso-pharyngien. — 3° C'est la même région bulbo-protubérantielle qui préside à la sécrétion sous-maxillaire provoquée par les fibres sécrétoires et trophiques du sympathique, car la piqûre de cette région détermine, après section du nerf tympanique, la sécrétion d'une salive sympathique typique.

Si on sectionne les nerfs de la glande sous-maxillaire, la sécrétion est absolument tarie, mais seulement pour deux ou trois jours; elle reparaît ensuite, peu abondante, mais durable. C'est la *salive paralytique*. On n'a fourni de ce fait aucune explication acceptable.

La salive a un triple rôle; *physique* : elle dissout certaines substances alimentaires et, par là, favorise la gustation; — *mécanique* : elle forme avec les aliments broyés une masse pâteuse et visqueuse et, par là, facilite la *déglutition*; — *chimique* : elle saccharifie l'amidon cuit. Mais son rôle physique n'est pas nécessaire, bien qu'en favorisant la gustation elle intervienne indirectement dans la production de la sécrétion gastrique (voir p. 200); — son rôle mécanique n'est pas indispensable, pourvu que les aliments soient liquides ou mélangés avec une quantité suffisante d'eau; — son rôle chimique est limité (elle ne transforme que l'amidon cuit), et imparfait (la saccharification est suspendue dans l'estomac dès que la réaction y acquiert une certaine acidité). — Nous en concluons, non pas que la salive ne joue aucun rôle dans la digestion, mais qu'elle ne joue aucun rôle essentiel; on a pu, en effet, enlever, chez le chien, les trois paires de glandes salivaires, sans observer de troubles digestifs appréciables.

# CHAPITRE VIII

## LE SUC GASTRIQUE

Sommaire. — 1. **Notions anatomiques et procédés d'obtention du suc gastrique.** — Estomac anatomique et estomac physiologique. Les glandes gastriques : glandes fundiques et glandes pyloriques; cellules principales et cellules de revêtement. Obtention du contenu gastrique : méthode de la sonde gastrique; méthodes des fistules gastriques. Obtention du suc gastrique pur : méthodes diverses; méthode des culs-de-sac isolés : cul-de-sac de Heidenhain, cul-de-sac de Pawlow. Le suc gastrique.

2. **L'origine des éléments du suc gastrique.** — De la production du mucus du suc gastrique. *a*, *L'acide chlorhydrique*. Du lieu de production de l'acide chlorhydrique; de la matière première aux dépens de laquelle se produit l'acide chlorhydrique et du mécanisme de la transformation. *b*, *La pepsine*. Du lieu de production de la pepsine; les peptogènes de Schiff. Pepsine et pepsinogène ou propepsine : les peptogènes, agents de la transformation de la propepsine en pepsine.

3. **La sécrétion du suc gastrique.** — La sécrétion du suc gastrique est discontinue. Les phénomènes bucco-pharyngiens et les phénomènes gastriques du repas. Le repas fictif. De la sécrétion gastrique produite par le repas fictif et de la cause de cette sécrétion; du rôle du nerf vague, démontré par les expériences de section et d'excitation : le nerf vague est un nerf sécrétoire gastrique. Le repas fictif produit une sécrétion psychique. Les actions mécaniques portées sur la muqueuse gastrique n'en provoquent pas la sécrétion.

De la sécrétion seconde ou chimique : comment on peut la démontrer; quelle en est la cause. Des substances succagogues, capables de provoquer la sécrétion chimique, et de leur mode d'action.

Des modifications de la sécrétion gastrique par le pain et par les graisses. Des actions nerveuses complexes qui entrent en jeu dans la production du suc gastrique.

De la sécrétion gastrique normale chez l'animal normal. — Des caractères de la sécrétion gastrique selon la nature du repas. Peptogènes de Schiff et succagogues de Pawlow.

4. **La digestion gastrique.** — Son importance physiologique. Rôle antiseptique du suc gastrique. Pourquoi l'estomac ne se digère pas lui-même. Passage des liquides intestinaux dans l'estomac.

### 1. *Notions anatomiques et procédés d'obtention du suc gastrique.*

Anatomiquement, l'estomac est une dilatation du tube digestif comprise entre l'œsophage et l'intestin ; — physiologiquement, c'est la région du tube digestif qui sécrète un suc capable de peptoniser les protéines par l'action combinée de sa pepsine et de son acide. Les deux définitions correspondent aux mêmes parties chez l'homme et un certain nombre d'animaux. Mais il n'en est pas toujours ainsi : 1° les ruminants ont un estomac à quatre poches : l'une seule (la caillette) est estomac physiologique, car, seule, elle fabrique un suc acide et peptique; — 2° les oiseaux ont trois poches digestives (jabot, gésier et ventricule succenturié); l'une seule (ventricule succenturié) est estomac physiologique, car, seule, elle donne un suc peptique et acide; — 3° chez la grenouille, les glandes de l'œsophage inférieur fabriquent de la pepsine sans acide; les glandes de l'estomac anatomique fabriquent surtout de l'acide et accessoirement de la pepsine : l'estomac physio-

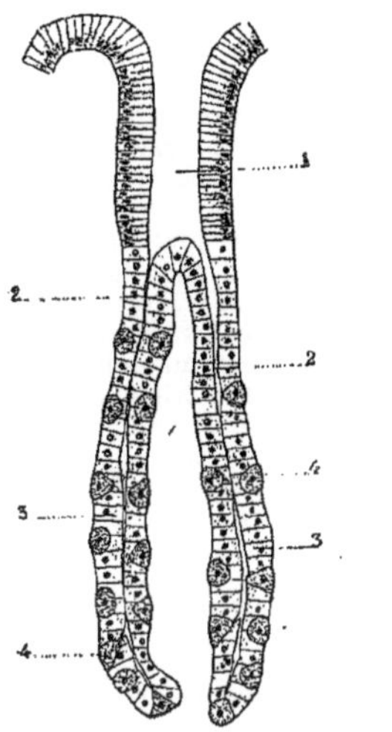


Fig. 106. — Glande fundique de l'estomac du chien.

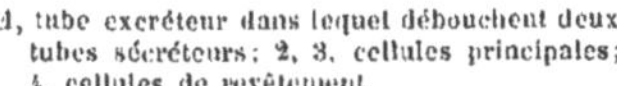
1, tube excréteur dans lequel débouchent deux tubes sécréteurs; 2, 3, cellules principales; 4, cellules de revêtement.

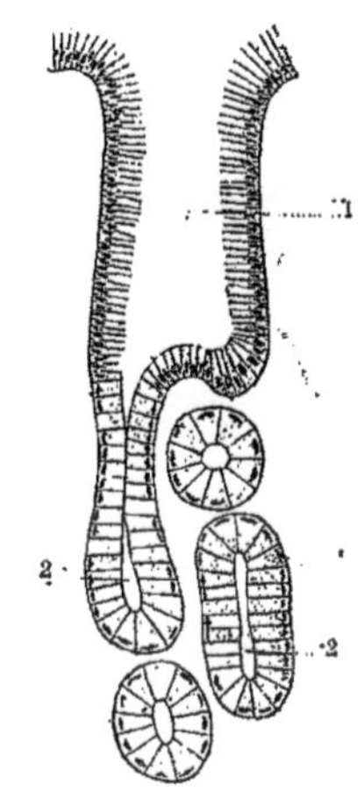


Fig. 107. — Glande pylorique de l'estomac du chien.

1, tube excréteur; 2, tubes sécréteurs.

logique comprend à la fois l'œsophage inférieur et l'estomac anatomique.

Le suc gastrique est sécrété par des glandes tubulaires, réunies par groupes de deux ou trois, débouchant par un canal commun, répandues dans toute l'étendue de la muqueuse de l'estomac. Le tube glandulaire est formé des cellules sécrétantes reposant sur une membrane propre. Les glandes du grand cul-de-sac ou fundus (*glandes fundiques*) comprennent deux sortes de cellules : les unes, claires, peu colorables, formant autour de la lumière du tube une couche continue (*cellules principales*); — les autres, obscures, granuleuses, fortement colorables, rejetées contre la membrane propre, sous les cellules principales, isolées et irrégulièrement disséminées, assez nombreuses près de l'embouchure de la glande, rares au fond du cul-de-sac (*cellules de revêtement*). Les glandes de la région voisine du pylore (*glandes pyloriques*) comprennent une seule espèce de cellules, qui, sans être identiques aux cellules principales, présentent avec elles tant et de si frappantes analogies, qu'on doit les considérer comme une simple variété de cellules principales.

---

Pour recueillir le contenu gastrique, on peut introduire dans l'estomac, par la bouche et l'œsophage, une sonde demi-molle et pratiquer l'évacuation gastrique par aspiration ou par siphonage. Il suffit, pour réussir dans cette opération, que le contenu gastrique soit assez fluide pour s'écouler par la sonde. Le procédé est applicable à l'homme.

Le procédé de choix pour l'étude de la sécrétion gastrique est le procédé des *fistules gastriques*. Il a été inspiré par l'observation des cas de fistules accidentelles ou opératoires chez l'homme.

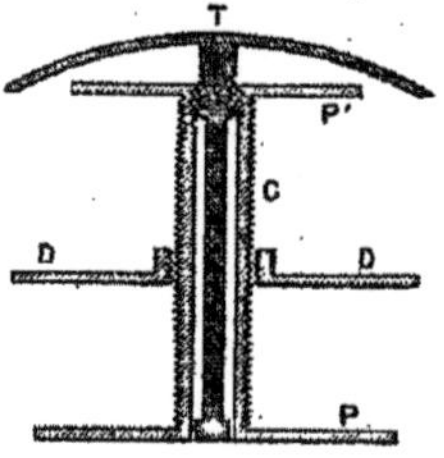


Fig. 108. — Canule gastrique.

P, pavillon à introduire dans l'estomac; D, disque mobile; P', pavillon extérieur; T, bouclier muni d'une tige centrale obturatrice.

La fistule gastrique a été pratiquée chez divers animaux, et surtout chez le chien. Elle consiste à suturer aux lèvres d'une plaie abdominable les lèvres d'une plaie gastrique, de façon à faire communiquer la cavité de l'estomac avec l'extérieur. Il convient d'obturer l'orifice de la fistule, pour empêcher la sortie des aliments et assurer la nutrition du sujet, et pour empêcher l'écoulement du suc gastrique sur les bords de la fistule qu'il digérerait progressivement. On emploie à cet effet des instruments de formes variées, appelés *canules gastriques*; une bonne canule gastrique devant pouvoir être facilement introduite dans la fistule, y demeurer bien fixe, obturer complètement et permettre d'introduire des substances dans l'estomac, d'en recueillir le contenu, d'en observer la muqueuse.

Le contenu gastrique qu'on recueille par une fistule n'est pas du suc gastrique pur : il contient des aliments, pendant la période de digestion gastrique, et, pendant le jeûne, la salive et les muscosités pharyngiennes dégluties. Pour obtenir le suc gastrique pur, on a recours à trois procédés. — 1° *On extirpe les glandes salivaires*, ou on lie leurs canaux excréteurs : toutefois la salive des glandules buccales et la sécrétion des glandes pharyngiennes n'est pas éliminée. — 2° On sectionne le cardia et le pylore (en respectant les vaisseaux de l'estomac) pour *isoler l'estomac du tube digestif*; on rétablit la continuité du tube digestif en suturant le duodénum à l'œsophage; l'estomac isolé est fermé par une suture à ses deux extrémités et mis en communication avec l'extérieur par une fistule de sa face antérieure. Il fournit une sécrétion pure; mais cette sécrétion n'est pas nécessairement normale : en sectionnant le cardia, on a en effet sectionné la plupart des fibres nerveuses dérivées du nerf vague et destinées à la muqueuse gastrique. — 3° On pratique *la fistule gastrique ordinaire*, puis, après guérison, l'*œsophagotomie* : l'œsophage est attiré au dehors par une plaie latérale du cou et sectionné; ses deux bouts sont suturés à la peau; les matières déglutiés (aliments, salive) s'écoulent par la fistule œsophagienne ; l'alimentation est assurée par l'orifice inférieur de l'œsophage ou par la fistule gastrique. Cette opération, pratiquée sur le chien et sur le chat, est le procédé de choix pour l'obtention d'un suc gastrique pur et pour l'étude des phénomènes de la sécrétion gastrique.

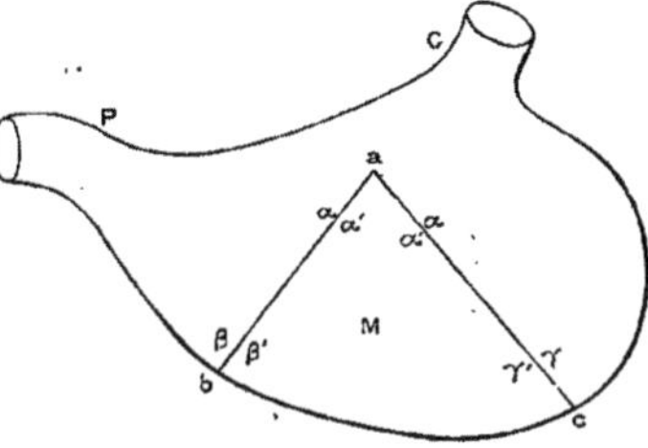


Fig. 109. — Opération de Heidenhain pour l'étude de la sécrétion du grand cul-de-sac de l'estomac.

C, cardia ; P, pylore ; *ab* et *ac*, sections ; M, fragment à isoler.

Pour obtenir le suc gastrique sécrété par une région limitée de l'estomac (région pylorique ou région fundique), on a recours aux *fistules gastriques partielles*. — 1° Pour obtenir le *suc pylorique pur*, on sectionne l'estomac par deux incisions normales à son axe, pratiquées, l'une au voisinage immédiat du pylore, l'autre à quelques centimètres plus loin, à la limite de la région pylorique (caractérisée par ses glandes à une seule espèce de cellules), en respectant les vaisseaux des courbures; on rétablit par des sutures la continuité gastrique, et on transforme par des sutures le segment isolé en une poche, à laquelle on ménage un orifice, qu'on suture aux bords de la plaie cutanée. C'est là le *cul-de-sac pylorique de Heidenhain* ; — 2° Pour obtenir le *suc fundique pur*, on enlève un coin d'estomac par deux incisions normales à la grande courbure, se réunissant à quelques centimètres avant d'atteindre la petite courbure et respectant les vaisseaux de la grande courbure ; on rétablit la continuité de l'estomac par une suture, et on transforme par des sutures le segment isolé en une poche à laquelle on ménage un orifice, qu'on suture aux bords de la plaie cutanée. C'est là le *cul-de-sac fundique de Heidenhain*.

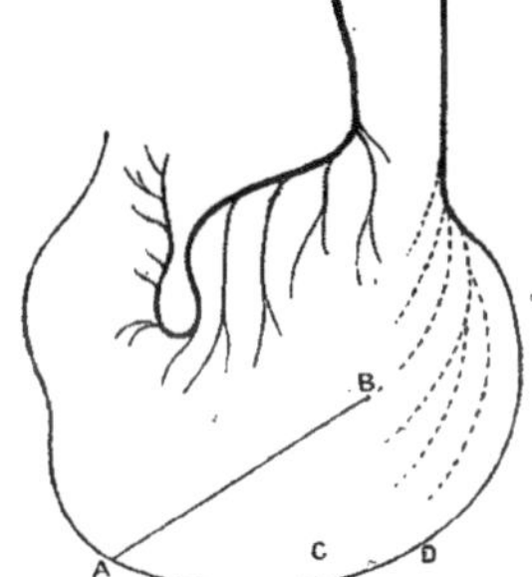


Fig. 110. — Distribution du nerf pneumogastrique dans l'estomac (d'après P. Khigine)

Ces procédés sont imparfaits, car on a sectionné les filets des nerfs vagues (dont la direction est parallèle à l'axe de l'estomac), destinés à la muqueuse du segment isolé : ces filets des nerfs vagues pouvant jouer, comme nous l'établirons, un rôle dans la sécrétion gastrique, il importerait de les respecter. On y parvient par le procédé suivant. On fait une incision des membranes séreuse, musculeuse et muqueuse, parallèlement à l'axe de l'estomac, commençant au voisinage du pylore, pour se terminer à quelques centimètres du cardia, située à quelques centimètres de la grande courbure, à peu près à égale distance de celle-ci, et de l'axe de l'estomac : le lambeau ainsi détaché adhère au reste de l'estomac et reçoit ses nerfs par sa base. Au niveau de cette base, on sectionne la muqueuse, en respectant la musculeuse dans laquelle cheminent les nerfs destinés à la muqueuse isolée. On ferme par une suture la muqueuse gastrique; par une suture, on transforme en doigt de gant le fragment de muqueuse isolé; on a ainsi deux poches muqueuses complètement isolées, recevant l'une et l'autre leurs nerfs et leurs vaisseaux comme elles les reçoivent sur l'estomac intact. On suture la musculeuse et la séreuse, de façon à recouvrir ces poches muqueuses, et on abouche à la peau l'orifice du doigt de gant muqueux isolé. C'est là le *cul-de-sac de Pawlow-Khigine*. On a pu observer, chez une femme de vingt ans, une disposition analogue : un petit cul-de-sac gastrique séparé de l'estomac par une paroi muqueuse, possédant une musculature commune avec l'estomac, dérivant de la région du cul-de-sac fundique et s'ouvrant au dehors au niveau de l'épigastre.

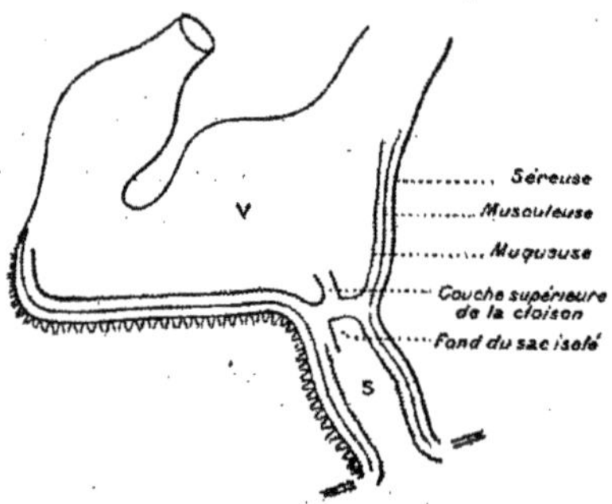


Fig. 111. — Schéma de l'opération de Pawlow-Khigine (d'après Khigine).

V, estomac; S, le sac isolé.

— Le liquide obtenu par filtration du contenu gastrique d'un animal en digestion, ou le suc gastrique pur sont fortement acides et doués de propriétés peptonisantes : ils contiennent de l'*acide chlorhydrique* libre ou faiblement combiné, auquel ils doivent leur réaction acide; et une diastase, la *pepsine*, capable de déterminer, en milieu acide, la série des transformations successives des protéines, connue sous le nom de *peptonisation*. Chez les mammifères jeunes, nourris de lait, et chez les adultes, dans certaines conditions encore mal déterminées, le contenu gastrique contient une seconde diastase, la *présure* ou *labferment*, capable de caséifier le lait.

## 2. *L'origine des éléments du suc gastrique.*

*Le suc gastrique contient du mucus, de l'acide chlorhydrique, de la pepsine et de la présure. Où, aux dépens de quelles substances, comment se produisent ces éléments?*

Le *mucus* est engendré par les cellules muqueuses de l'estomac, sécrétant à la façon des glandes mérocrines, éliminant, sous forme de mucine, le mucigène accumulé dans leur protoplasma pendant la période de sécrétion latente.

*a.* **L'acide chlorhydrique.** — Nous avons à résoudre ici deux problèmes : 1° Où se forme l'acide chlorhydrique du suc gastrique ; 2° Aux dépens de quelle substance et par quel mécanisme se forme-t-il ? — La réaction du liquide qui humecte l'estomac de l'animal à jeun (l'estomac ne contenant ni aliments, ni suc collecté) est toujours alcaline dans la région pylorique, et peut être acide dans la région fundique. Il ne faut pas immédiatement conclure de cette observation, comme on aurait facilement tendance à le faire, que la sécrétion des glandes pyloriques est alcaline et que la *sécrétion de l'acide chlorhydrique* est localisée dans les glandes fundiques ; la région pylorique est en effet riche en cellules muqueuses, dont l'abondante sécrétion alcaline pourrait fort bien neutraliser l'acidité des petites quantités de suc sécrétées pendant le jeûne par les glandes pyloriques.

Le suc des culs-de-sac fundique et pylorique isolés suivant le procédé de Heidenhain est acide pour le premier, alcalin pour le second, pendant les périodes d'activité sécrétoire ; et on ne saurait supposer que l'alcalinité du suc pylorique est due à la production abondante d'une sécrétion alcaline muqueuse, car le liquide qui s'écoule du cul-de-sac est pauvre en mucine. Ces faits semblent donner raison à ceux qui prétendent que l'acide chlorhydrique est engendré par les seules glandes fundiques, et que les glandes pyloriques ne prennent aucune part à sa formation. Il importe pourtant d'être très prudent dans les conclusions à tirer de cette observation, car si le suc pylorique fourni par le cul-de-sac isolé suivant la méthode de Heidenhain est alcalin, il ne s'ensuit pas nécessairement que le suc pylorique normal le soit également ; peut-être, en effet, les sections pratiquées pour la préparation du cul-de-sac pylorique ont-elles modifié de façon profonde l'appareil neuro-glandulaire pylorique, et troublé son fonctionnement. Et cette dernière hypothèse n'est pas invraisemblable, car on constate, à propos de la sécrétion de la région fundique de l'estomac des faits de cette nature : le cul-de-sac fundique de Heidenhain, préparé en respectant les vaisseaux de la grande courbure, donne une sécrétion acide ; ce même cul-de-sac, préparé en sectionnant les vaisseaux de la grande courbure (l'irrigation sanguine est assurée par les vaisseaux courts) ; donne une exsudation alcaline : n'est-ce pas là une preuve des modifications profondes que certaines opérations peuvent provoquer dans le fonctionnement des glandes gastriques ? De ce que la sécrétion du cul-de-sac pylorique de Heidenhain est alcaliné, il ne s'ensuit donc pas nécessairement que la sécrétion normale des glandes pyloriques n'est pas acide. Sans doute, on a établi que, chez la grenouille, les glandes de l'estomac constituées par des cellules ayant des analogies très nettes avec les cellules de revêtement des glandes fundiques des mammifères, donnent une sécrétion acide, tandis que les glandes œsophagiennes, constituées par des cellules rappelant les cellules des glandes pyloriques des mammifères, donnent une sécrétion alcaline; mais ce serait une faute grave de conclure d'analogies (nous ne disons pas d'identités) histologiques à des identités physiologiques. La question de la réaction du suc pylorique normal ne nous paraît pas résolue par ces expériences et par ces observations.

La question doit être étudiée à l'aide d'une autre méthode.

Un mélange de lactate de fer et de ferrocyanure de potassium donne, en présence d'un acide, du bleu de Prusse : si on injecte ces deux sels dans le sang, on verra une coloration bleue se produire dans les régions de l'organisme où la réaction est acide. Or, dans l'estomac, la coloration bleue s'observe bien à la surface de la muqueuse, mais elle ne s'observe dans aucune glande, ni fundique, ni pylorique : on a conclu de cette observation que l'acide du suc gastrique ne se produit pas dans la profondeur des glandes, mais seulement dans la cavité de l'estomac. Cette conclusion serait vraie, si l'on avait établi que les substances génératrices du bleu de Prusse sont éliminées dans la profondeur des glandes; mais on n'a pas fait cette démonstration. Il est fort possible que les génératrices ou l'une des génératrices du bleu de Prusse soient éliminées par les cellules de la muqueuse gastrique, autres que les cellules glandulaires, et que la coloration bleue ne se produise pas dans la profondeur des glandes, parce que les matières premières du bleu de Prusse, manquent et non parce que l'acide manque. — Cette hypothèse est justifiée par les expériences faites avec l'alizarinate de soude. Cette substance, rouge pourpre en solution neutre, donne un précipité jaune doré en présence d'une trace d'acide. Si on injecte de 25 à 100 centimètres cubes d'une solution de cette substance dans la jugulaire d'un chien en digestion, la muqueuse gastrique présente une teinte jaune dorée diffuse, *dans toute son épaisseur et dans toute son étendue*, dans la région pylorique, comme dans la région fundique; tandis que la muqueuse œsophagienne, à partir du cardia, et la muqueuse duodénale, à partir du pylore, sont rouges. Donc *l'acide du suc gastrique se forme bien dans la profondeur des glandes*, et *il se forme aussi bien dans la région pylorique que dans la région fundique*.

On doit donc éliminer l'hypothèse proposée autrefois, qui faisait jouer un rôle exclusif aux cellules de revêtement, dans la production de l'acide, puisque ces cellules n'existent pas dans la région pylorique. Nous nous gardons d'ailleurs prudemment de dire que les cellules de revêtement ne jouent aucun rôle dans la production de l'acide du suc gastrique, nous savons simplement que d'autres cellules peuvent produire cet acide.

— L'acide chlorhydrique du suc gastrique se produit aux dépens du chlorure de sodium du sang, seule substance chlorée de l'organisme. Cette proposition évidente est d'ailleurs confirmée par les faits suivants. — 1° Si on soumet un animal au jeûne chloré (alimentation par des substances privées de chlorures), on constate la suppression de l'acidité du suc gastrique, au bout d'un temps d'ailleurs fort long; l'acidité de cette sécrétion reparaît quand on rend à l'animal du chlorure de sodium. — 2° Si on donne à un chien des bromures ou des iodures, en forte proportion, on trouve dans le suc gastrique de l'acide bromhydrique ou de l'acide iodhydrique, associés à l'acide chlorhydrique. Ces acides se trouvent d'ailleurs dans le suc gastrique, à la suite d'ingestion de bromure ou d'iodure, chez des animaux en jeûne chloré, donc dans des conditions où l'on ne peut supposer que ces acides pourraient dériver d'une réaction de l'acide chlorhydrique sur les bromures et les iodures dans la cavité de l'estomac puisqu'il n'existe plus d'acide chlorhydrique dans le suc gastrique des animaux soumis au jeûne chloré.

Le chlorure de sodium est dédoublable par les acides en acide chlorhydrique et soude, cette dernière se combinant à l'acide décomposant : si un acide prend naissance dans la muqueuse gastrique, et si les cellules des glandes gastriques peuvent laisser passer dans la cavité glandulaire l'acide chlorhydrique résultant de l'action de cet acide sur le chlorure de sodium, tout en s'opposant au passage du sel de soude, on aura l'explication de la production d'acide chlorhydrique. On a pensé que l'acide décomposant pourrait être de l'acide lactique, fabriqué par la muqueuse, aux dépens des hydrocarbones du sang (la transformation des hydrocarbones en acide lactique se produit notamment dans diverses fermentations microbiennes). Le lactate de soude résultant de l'action de l'acide lactique sur le chlorure de sodium du sang serait éliminé par une voie qu'on n'a d'ailleurs pas plus déterminée, que la forme sous laquelle il serait éliminé. Sans doute, la décomposition du chlorure de sodium par l'acide lactique est partielle, mais n'importe si l'acide chlorhydrique libéré est éliminé à mesure qu'il est produit. A l'appui de cette conception, on a fait valoir la présence fréquente d'acide lactique dans l'estomac. — Nous ne nions pas la présence possible et même fréquente de l'acide lactique dans l'estomac; mais nous ne saurions admettre que cette présence est constante : si l'estomac des herbivores contient toujours de l'acide lactique, celui des carnivores n'en renferme pas nécessairement. D'ailleurs, chez les animaux soumis au jeûne chloré, jusqu'à ce que la sécrétion gastrique ne soit plus acide, on observe la disparition de tout acide et non pas la disparition du seul acide chlorhydrique. En serait-il ainsi si la muqueuse gastrique fabriquait de l'acide lactique ou tout autre acide organique et ne retrouverait-on pas, pendant le jeûne chloré, cet acide lactique, ou tout autre acide organique à la place de l'acide chlorhydrique, qu'il ne saurait produire par suite du manque de chlorure de sodium ?

Il n'est pas nécessaire d'ailleurs d'imaginer une production préalable d'acide lactique ou d'un autre acide organique pour expliquer la décomposition du chlorure de sodium. Nous savons aujourd'hui[1] que toutes les matières salines en solution dans l'eau ou dans le sang, et en particulier le chlorure de sodium, y subissent une décomposition partielle, dite dissociation électrolytique, en deux groupements atomiques dits ions, qui, dans le cas particulier du chlorure de sodium, sont le chlore et le sodium, ou plus exactement, par suite de l'action de ces éléments sur l'eau, de l'acide chlorhydrique et de la soude, et si les cellules glandulaires gastriques laissent passer l'acide dissocié et arrêtent le carbonate de soude résultant de l'union de la soude électrolytique et de l'acide carbonique du sang, n'a-t-on pas là tous les éléments nécessaires à l'explication de la production de l'acide chlorhydrique? Sans doute, nous faisons une hypothèse, nous attribuons aux cellules glandulaires une propriété, sans l'établir expérimentalement; pourtant cette hypothèse n'est pas absolument gratuite : n'avons-nous pas vu ces cellules choisir entre les substances qui leur sont

1. Voir *Précis de chimie physiologique*, par Maurice Arthus, 8e éd., ch. II, p. 40.

amenées par le sang, éliminer l'alizarinate de soude et arrêter les (ou l'un au moins des) générateurs du bleu de Prusse?

*b*. **La pepsine**. — La pepsine se forme dans toutes les glandes gastriques, fundiques et pyloriques. Tous les physiologistes admettent la production de pepsine par les glandes fundiques; plusieurs ont nié sa production par les glandes pyloriques. Examinons leurs raisons.

Si on fait des macérations de muqueuses fundiques et de muqueuses pyloriques, on trouve les premières riches, les secondes pauvres en pepsine. N'est-ce pas là la preuve que les glandes fundiques sont les productrices de la pepsine? Et ne peut-on supposer que la pepsine des macérations pyloriques a été apportée, chez l'animal vivant, par le suc gastrique sécrété dans la région fundique et s'épanchant sur la région pylorique? — Nous répondrons, que l'examen histologique établit que les glandes sont nombreuses dans la région fundique et rares dans la région pylorique: c'est là une raison suffisante pour expliquer les différences d'activité des deux macérations.

Il faudrait d'ailleurs supposer, et on a supposé, que la pepsine provenant des glandes fundiques imprègne les cellules de la région pylorique, et se fixe à leur protoplasma, à la façon d'une teinture. Cette hypothèse est inadmissible, en effet : — 1° Si on plonge un tissu quelconque (muqueuse intestinale, par exemple) dans une liqueur peptique, on ne constate pas de fixation de pepsine : un lavage sommaire enlève toute la pepsine; au contraire, la muqueuse pylorique conserve encore des propriétés peptiques, après un lavage, prolongé pendant quarante-huit heures. — 2° Si, chez un animal vivant, à jeun, on enlève un fragment de la muqueuse pylorique, et si on en prépare la macération, on obtient une liqueur peptique, alors même que le contenu gastrique ne possédait aucun pouvoir peptique, au moment de l'opération. Le même fait s'observe sur l'estomac de l'embryon de veau, à une période du développement, où le contenu gastrique n'est pas encore acide et ne contient pas trace de pepsine : les macérations faites avec la muqueuse pylorique contiennent de la pepsine. — 3° Si, après avoir enlevé un fragment de muqueuse pylorique, on en coupe des tranches parallèles à la surface, et si on en fait les macérations séparées, on constate que ce sont les couches profondes de la muqueuse, contenant les culs-de-sac glandulaires, voisines de la musculeuse, éloignées de la cavité gastrique, qui fournissent les macérations les plus actives ; les couches superficielles, qui devraient être chargées de pepsine, dans l'hypothèse d'un emprunt aux liquides gastriques, sont extrêmement pauvres en pepsine. — 4° Enfin, si on recueille la sécrétion fournie par le cul-de-sac pylorique d'Heidenhain, on y trouve de la pepsine en abondance, après un temps assez long (cinq mois), pour qu'on ne puisse plus supposer qu'il s'agit de pepsine provenant d'une fixation antérieure à l'opération. Le cul-de-sac fundique d'Heidenhain fournit une sécrétion acide et peptique. — *La pepsine se produit donc dans toutes les glandes gastriques.*

— On a constaté que l'estomac d'un chien ne peut pas continuer indéfiniment à fournir de la pepsine : après la digestion d'un repas copieux, il ne sécrète plus qu'un suc acide, mais non peptique ; la provision de pepsine de la muqueuse gastrique semble être épuisée et l'estomac est incapable pendant plusieurs heures (jusqu'à vingt-quatre heures et plus) de fournir un suc doué du pouvoir peptonisant. Tant que dure cet *état apeptique*, des morceaux d'albumine d'œuf coagulée introduits dans l'estomac y séjournent des heures entières sans subir la moindre digestion. Si, au contraire, on introduit, en même temps que l'albumine, d'autres aliments, contenant certains principes solubles dans l'eau (extrait aqueux de pain ou de viande, bouillon, etc.), la digestion recommence au bout de quinze ou vingt minutes et l'albumine est rapidement digérée. Ces substances, appelées *substances peptogènes de Schiff*, rendent donc à l'estomac la faculté de sécréter de nouveau de la pepsine. Par ordre d'efficacité décroissante, ce sont la dextrine, le bouillon, le jus de viande crue, l'extrait aqueux de viande, l'extrait aqueux ou la décoction de pain, etc. D'autres substances et principes alimentaires sont complètement inefficaces, comme, par exemple, l'eau pure ou acidulée, le sucre de canne ou de raisin, etc.

Les peptogènes agissent par l'intermédiaire du sang, et non en provoquant par leur contact avec la muqueuse un réflexe sécrétoire ; ils conservent en effet toute leur action, administrés par le rectum, ou en injection sous-cutanée ou intraveineuse ; c'est leur présence dans le sang qui est l'essentiel, n'importe par quelle voie ils y pénètrent, avec une exception pourtant : les peptogènes absorbés par l'intestin grêle perdent complètement leur action sur l'estomac, en raison sans doute des transformations qu'ils subissent sous l'influence de liquides digestifs intestinaux.

Ces faits peuvent être contrôlés par l'étude des macérations de muqueuses gastriques dans l'eau distillée : on retire peu ou point de pepsine de la muqueuse stomacale d'un chien en état d'apepsie; on en retire beaucoup de celle du chien tué une demi-heure ou une heure après administration d'un peptogène par la bouche ou par le rectum.

Ces résultats ont été confirmés pour l'homme, chez un individu, d'ailleurs parfaitement sain, muni d'une large fistule stomacale opératoire permanente (pour obstruction complète de l'œsophage). Malgré l'impossibilité d'obtenir chez cet homme l'état apeptique, l'efficacité des peptogènes s'est manifestée d'une façon indubitable par une évidente accélération de la digestion.

— Les cellules gastriques contiennent non de la pepsine, mais un précurseur de la pepsine, *pepsinogène* ou *propepsine*, facilement et rapidement transformable en pepsine par les acides dilués. En effet : 1° Si on fait une macération glycérique de muqueuse gastrique, on obtient une liqueur qui, additionnée d'acide chlorhydrique, possède un pouvoir peptique faible; — si on fait une macération glycérique de muqueuse gastrique, préalablement traitée pendant quelques minutes par l'acide chlorhydrique dilué, on obtient un extrait doué d'un pouvoir peptique énergique. Si on épuise par la glycérine une muqueuse gastrique, jusqu'à ce que la liqueur ne possède plus d'activité peptique, et si on soumet le résidu à l'action d'acide chlorhydrique dilué, on peut en extraire de nouveau de grandes quantités de pepsine. La muqueuse gastrique contient donc, outre la pepsine (soluble dans la glycérine), une substance transformable en pepsine par l'acide chlorhydrique. — 2° Une solution de pepsine soumise pendant quelques minutes à l'action du carbonate de soude à 1 p. 100 perd tout pouvoir peptique : si, après avoir soumis à ce traitement une muqueuse gastrique, on la traite par l'acide chlorhydrique dilué, puis par la glycérine, on obtient une liqueur glycérinée douée d'un pouvoir peptique énergique. La muqueuse contient donc une substance, qui n'est pas de la pepsine, puisqu'elle résiste au traitement alcalin, mais qui est capable d'engendrer de la pepsine sous l'influence de l'acide chlorhydrique.

Si on compare les extraits obtenus au moyen de deux portions égales d'une même muqueuse gastrique épuisée par une même quantité d'acide chlorhydrique dilué, l'une ayant subi, l'autre n'ayant pas subi le traitement préliminaire par le carbonate de soude à 1 p. 100, on constate que le pouvoir peptique des deux macérations est sensiblement le même (il y a une très faible diminution dans la liqueur provenant de la muqueuse soumise au traitement alcalin) : donc la muqueuse gastrique contient presque exclusivement de la propepsine, avec des traces de pepsine. Le suc gastrique excrété ne contient que de la pepsine : donc la propepsine, contenue dans les glandes gastriques, se transforme en pepsine au moment de son excrétion.

La teneur de la muqueuse gastrique en propepsine diminue rapidement pendant les quatre premières heures qui suivent le repas ; elle continue à diminuer, mais moins rapidement, pendant les cinq ou six heures suivantes et présente un minimum vers la neuvième ou la dixième heure après le repas, c'est-à-dire vers la fin de la digestion gastrique. A partir de ce moment, la teneur de la muqueuse gastrique en propepsine augmente d'abord rapidement, puis plus lentement, jusque vers la trentième heure ; elle se maintient ensuite constante jusqu'au nouveau repas. (Dans les conditions normales, les repas n'étant pas espacés de trente heures, la muqueuse gastrique n'est jamais chargée au maximum de propepsine[1].)

La propepsine se formant de façon continue, indépendamment de la présence ou de l'absence des peptogènes, et la pepsine se formant, à chaque acte digestif, aux dépens de la propepsine, il est impossible de considérer les peptogènes comme la matière première utilisée par les glandes stomacales pour la production de la pepsine. On peut les envisager comme les agents de la transformation de la propepsine en pepsine : on ignore d'ailleurs absolument par quel mécanisme s'opère cette transformation.

### 3. *La sécrétion du suc gastrique.*

Si on ouvre l'estomac d'un chien à jeun depuis vingt-quatre heures, on le trouve généralement vide : la surface de la muqueuse est humide, mais il n'y a pas de liquide collecté ; la réaction du liquide qui humecte les parois est neutre, ou même souvent très faiblement alcaline ; dans les cas exceptionnels où on peut recueillir quelques gouttes de liquide, on constate que son pouvoir pepto-

1. Ces faits ont été établis pour l'estomac du chien.

nisant est nul ou très faible, même après qu'on a franchement acidulé la liqueur. — Si on ouvre l'estomac d'un chien, une heure par exemple, ou quelques heures après l'absorption d'aliments, la réaction du contenu gastrique est fortement acide (2 à 3 millièmes d'acide chlorhydrique) et le liquide, séparé par filtration des matières solides, possède un pouvoir peptonisant énergique.

Il se produit donc, sous l'influence du repas, une sécrétion de suc gastrique qui ne se produit pas pendant le jeûne. Pour en

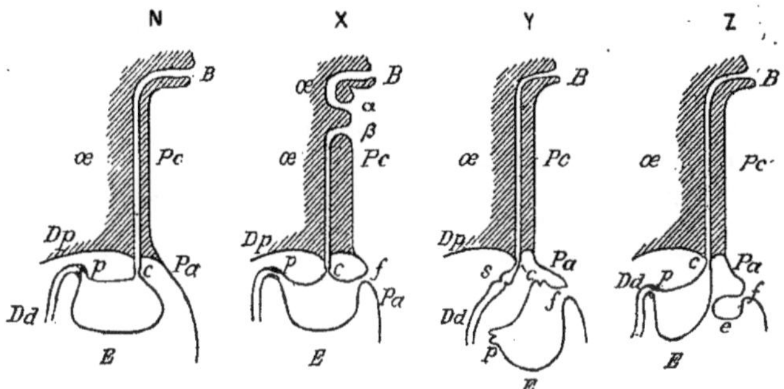


Fig. 112. — Schéma des principales dispositions physiologiques des fistules destinées à fournir du suc gastrique pur; *B*, bouche; *œ*, œsophage.

*E*, estomac: *c*, cardia; *p*, pylore: *Dd*, duodénum; *Dp*, diaphragme; *Pc*, peau du cou; *Pa*, peau de l'abdomen: — *N*, animal normal; — *X*, animal préparé pour fournir du suc gastrique par repas fictif; *α*, orifice cutané de l'œsophage supérieur sectionné et suturé à la peau; *β*, orifice cutané de l'œsophage inférieur: *f*, orifice cutané de la fistule gastrique; — *Y*, animal à estomac isolé: *s*, suture de l'œsophage et du duodénum, le pylore et le cardia ont été, après section, ligaturés; *f*, orifice cutané de fistule gastrique; — *Z*, animal porteur du petit estomac de Pawlow; *e*, petit estomac sécréteur; *f*, son orifice cutané.

connaître le mécanisme, étudions l'action des divers phénomènes du repas sur la sécrétion gastrique : *phénomènes bucco-pharyngiens* (préhension, mastication, insalivation, gustation, déglutition) et *phénomènes gastriques* (action mécanique et chimique des aliments sur la muqueuse gastrique).

Le rôle des phénomènes bucco-pharyngiens peut être étudié par les expériences de *repas figurés ou fictifs*, sur le chien à fistule gastrique, œsophagotomisé. Ce chien saisit de la viande, la mâche, l'insalive, la goûte, la déglutit (phénomènes bucco-pharyngiens); la viande tombant par l'orifice de la plaie œsophagienne, les phénomènes gastriques du repas sont éliminés. La canule gastrique étant ouverte, on constate l'absence totale de sécrétion pendant les cinq à six premières minutes qui suivent le début du repas fictif, puis l'établissement d'une sécrétion gastrique, à partir de la cinquième ou de la sixième minute, que le repas fictif continue ou ait seulement duré deux minutes. — Peu abondante tout d'abord, la sécrétion s'accélère et se maintient pendant une heure à une heure et demie (même si le repas fictif n'a duré que quelques minutes), en diminuant progressivement vers la fin. Au moment où cesse de se produire cette sécrétion, un nouveau repas fictif provoque une nouvelle sécrétion, identique à la première, avec un retard de cinq minutes, etc. On peut ainsi recueillir, chez un chien de taille moyenne, à la suite d'un repas fictif, 100 à 300 centimètres cubes d'un liquide clair, très acide (de 4,8 à 5,6 p. 1 000 d'acide chlorhydrique), contenant manifestement de l'acide chlorhydrique libre (se dégageant en vapeurs dans le vide) et doué d'un pouvoir peptique énergique[1].

La sécrétion gastrique ainsi produite est apparemment réflexe; les voies centrifuges du réflexe doivent être cherchées dans les nerfs de l'estomac, c'est-à-dire dans les filets gastriques des nerfs vagues et des nerfs grands splanchniques. La sécrétion gastrique se produit, à la suite du repas fictif, chez l'animal dont les nerfs splanchniques sont sectionnés; donc ces nerfs ne contiennent pas les voies centrifuges du réflexe. La sécrétion gastrique ne se produit plus, à la suite du repas fictif, chez l'animal dont les nerfs vagues sont sectionnés; donc ces nerfs contiennent vraisemblablement les voies centrifuges du réflexe. Toutefois la section des nerfs vagues provoque des troubles graves (douleur intense, modification du rythme du cœur, troubles circulatoires, etc.), qui pourraient réagir sur la sécrétion gastrique et l'inhiber; aussi convient-il d'établir le rôle des nerfs vagues dans cette sécrétion par des expériences précises. On ne peut pratiquer la section cervicale des deux nerfs vagues, quelques jours avant l'expérience du repas fictif, parce que l'animal ne survit généralement pas à la double vagotomie plus d'un ou deux jours; — on ne peut sectionner les nerfs vagues au-dessous du diaphragme, parce que quelques

1. On a pu observer des faits semblables dans un cas pathologique sur une fillette de dix ans, gastrostomisée (c'est-à-dire porteuse d'une fistule gastrique) et œsophagotomisée : la sécrétion du suc gastrique commençait deux ou trois minutes après le début de l'ingestion, la quantité et l'acidité du suc sécrété variaient selon la nature de l'aliment : après un repas fictif mixte, comprenant du lait, du pain et de la viande, il s'écoulait 125 centimètres cubes de suc gastrique contenant 4,2 p. 1 000 d'acide chlorhydrique.

filets gastriques ont déjà quitté le tronc du nerf, pour pénétrer dans les tuniques œsophagiennes; — mais on peut sectionner les nerfs vagues à la partie supérieure du thorax, au-dessous du point d'émission des filets cardiaques; dans ces conditions, la sécrétion gastrique ne se produit pas à la suite du repas fictif. La démonstration peut recevoir une forme frappante : sur un chien gastrostomisé et œsophagotomisé, on pratique la section thoracique supérieure d'un nerf vague; on attend quelques jours; on prépare le second nerf vague, au niveau du cou, et on le charge sur un fil, au fond de la plaie, sans le lier. On donne au chien, ainsi préparé, un repas fictif et on assiste à l'établissement de la sécrétion réflexe; on attire le nerf au moyen du fil, et on le sectionne : la sécrétion s'arrête immédiatement.

Le rôle du nerf vague dans la sécrétion est confirmé par les expériences d'excitation. — 1° Si, chez un chien gastrostomisé et œsophagotomisé, on pratique la section thoracique supérieure d'un nerf vague, puis la section cervicale du second nerf vague, on peut, par l'excitation du bout périphérique de ce second nerf vague, au moyen de courants d'induction, lancés de seconde en seconde, faire apparaître, avec un retard de six à sept minutes, une sécrétion, qui cesse quand on cesse d'exciter le nerf. — 2° Le cul-de-sac de Heidenhain et le cul-de-sac de Pawlow diffèrent en ce que le second a conservé son innervation vague, que le premier ne possède plus. Le second sécrète à la suite d'un repas fictif; le premier ne sécrète pas. Ces observations établissent nettement le rôle de conducteur centrifuge du nerf vague dans la sécrétion gastrique réflexe produite par le repas fictif.

Le nerf vague peut intervenir dans la sécrétion gastrique soit comme *nerf moteur* gastrique, les contractions de la paroi gastrique déterminant une expulsion de suc accumulé dans les glandes; — soit comme *nerf vaso-dilatateur* gastrique, l'afflux plus considérable du sang provoquant une exsudation plus grande de suc; — soit comme *nerf sécrétoire*. La première hypothèse est inadmissible, étant donnés la quantité du suc sécrété, la durée de la sécrétion et le retard dans l'apparition des premières gouttes de suc; — la seconde est inadmissible, car la section des nerfs vagues, supposés vaso-dilatateurs, ne devrait produire qu'une diminution de la sécrétion et non pas une suppression totale. *Les nerfs vagues sont donc des nerfs sécrétoires gastriques.* Cette conclusion est appuyée par les expériences faites sur l'animal atropiné : le repas fictif est inefficace à produire une sécrétion gastrique, chez le chien atropiné, comme chez le chien à vagotomie double. L'atropine supprime l'action sécrétoire exercée sur les glandes gastriques par le nerf vague, comme elle supprime l'action sécrétoire exercée sur la glande sous-maxillaire par le nerf tympanique.

Parmi les phénomènes bucco-pharyngiens du repas fictif, nous devons rechercher l'*origine du réflexe sécrétoire* gastrique. Ce n'est pas la *mastication*, car le chien auquel on donne de petits morceaux de viande les avale sans les mâcher, et pourtant la sécrétion gastrique se produit. Ce n'est pas la *déglutition*; ce n'est pas l'*irritation mécanique des parois buccales*, car le chien peut recevoir et déglutir des substances non alimentaires (fragments d'éponges, par exemple) sans que se produise la sécrétion. C'est la *gustation* qui est le point de départ du réflexe : la sécrétion se produit chez le chien d'autant plus abondante et d'autant plus durable, que les éléments constituants du repas sont plus agréables au goût pour l'animal; elle se produit surtout à la suite d'un repas de viande; elle se produit encore, moins accentuée toutefois, à la suite d'un repas de pain; elle ne se produit pas à la suite d'un repas de viande imprégnée de moutarde, substance qui répugne au chien, etc.

La sécrétion gastrique réflexe a donc son origine dans le phénomène sensoriel de la gustation. Cette conclusion est appuyée par les faits suivants : 1° Il suffit souvent de montrer ou de faire sentir à un chien affamé de la viande, pour provoquer une sécrétion gastrique (toutefois si la sensation gustative provoque toujours une sécrétion, les sensations visuelle et olfactive ne sont pas toujours efficaces, et, quand elles le sont, la sécrétion est toujours moins abondante, moins prolongée, le suc est toujours moins riche en acide et en pepsine qu'à la suite de la gustation). — 2° Dans les cas où la vue et l'odeur des aliments provoquent une sécrétion gastrique, il y a des différences qualitatives et quantitatives de la sécrétion, d'un sujet à un autre, et, chez le même sujet, suivant son état (jeûne, maladie, etc.), comme il y a des différences analogues dans tous les phénomènes psychiques. (La même chose a été constatée chez les hommes à fistule gastrique : les uns sécrètent du suc gastrique, quand ils ont vu ou senti des mets savoureux; les autres n'en sécrètent pas.) On est dès lors autorisé à désigner la sécrétion gastrique, qui se produit à la suite du repas fictif, sous le nom de *sécrétion psychique*.

La sécrétion psychique a été longtemps méconnue : on attribuait à l'action mécanique, exercée par les aliments sur la paroi gastrique, le rôle d'excitant de la sécrétion. Cette hypothèse est inexacte; en effet : 1° Si, par une fistule gastrique, on introduit une baguette de verre, pour frotter la muqueuse, on voit celle-ci rougir, mais on ne recueille pas trace de suc gastrique. 2° On ne provoque pas de sécrétion gastrique en gonflant fortement, pour exercer une pression notable et dégonflant alternativement un ballon de caoutchouc introduit par une fistule dans l'estomac. 3° Si, par une fistule, on introduit du pain dans l'estomac ou dans un cul-de-sac isolé de Heidenhain ou de Pawlow (en cachant la manœuvre à l'animal, pour éviter toute sécrétion psychique visuelle), il n'y a pas de sécrétion et le pain n'est pas digéré, malgré qu'il exerce évidemment une pression mécanique sur les parois gastriques.

Y a-t-il même une sécrétion gastrique d'origine gastrique, et toute la sécrétion gastrique ne se réduit-elle pas à la sécrétion psychique? Les faits suivants répondent à ces questions : 1° La sécrétion psychique dure en général au maximum une heure et demie très exceptionnellement deux heures, jamais plus longtemps. Si, à un chien porteur du cul-de-sac de Pawlow, on fait prendre un repas réel, on voit la sécrétion du cul-de-sac débuter cinq minutes après le commencement du repas et durer huit à dix heures. La sécrétion psychique a donc été complétée par une sécrétion seconde, dont l'origine est nécessairement gastrique. — 2° Si, chez un chien porteur du cul-de-sac de Pawlow et d'une fistule gastrique, on introduit dans l'estomac des morceaux de viande (en évitant toute excitation psychique), on voit, dans le cul-de-sac, une sécrétion apparaître, avec un retard de vingt-cinq à trente minutes et persister pendant huit à dix heures. Le suc sécrété a très sensiblement la même acidité que le suc psychique, mais son pouvoir digestif est notablement moindre. Cette sécrétion résulte nécessairement d'une action provoquée au niveau de l'estomac par la viande introduite. — 3° Chez un chien porteur du cul-de-sac de Heidenhain, la sécrétion psychique ne se produit pas dans le cul-de-sac, à la suite du repas fictif. Le cul-de-sac sécrète au contraire à la suite du repas réel : la sécrétion apparaît avec un retard de vingt à trente minutes, et elle dure tant que les aliments séjournent dans l'estomac. Elle a nécessairement son point de départ dans l'estomac. Le suc sécrété est fortement acide, mais son pouvoir digestif est faible.

La sécrétion seconde, démontrée par ces expériences, peut être expliquée par diverses hypothèses, que nous allons examiner.

Les substances capables de provoquer une sécrétion gastrique d'origine gastrique (*sécrétion chimique*, a-t-on coutume de dire, en l'opposant à la *sécrétion psychique*) agissent-elles directement sur les cellules des glandes gastriques sans passer dans la circulation ? Non : 1° parce que les cellules sécrétantes ne s'étalent pas à la surface de l'estomac, mais se dissimulent dans la profondeur de la muqueuse ; 2° parce que les substances actives introduites dans la cavité du grand estomac déterminent la sécrétion des culs-de-sac isolés de Heidenhain ou de Pawlow.

Les substances capables de provoquer la sécrétion chimique sont-elles absorbées par la muqueuse gastrique et amenées par le sang au contact des cellules glandulaires pour en déterminer l'activité ? Non : 1° parce qu'introduites dans l'intestin grêle ou dans le gros intestin, elles sont inefficaces, bien qu'elles y soient absorbées et par suite conduites par le sang au contact des cellules des glandes gastriques ; 2° parce qu'elles sont inefficaces même quand elles sont introduites directement dans les vaisseaux sanguins.

Les substances capables de provoquer la sécrétion chimique excitent-elles les terminaisons nerveuses contenues dans la muqueuse gastrique et déterminent-elles un phénomène nerveux réflexe se traduisant par une réaction sécrétoire ? Il est certain que le système nerveux extra-gastrique ne joue aucun rôle dans la production de cette sécrétion chimique, car elle se manifeste très normalement chez les animaux qui ont subi la section des nerfs vagues, l'ablation de la moelle dorsale, l'arrachement du plexus cœliaque et la destruction des cordons sympathiques abdominaux. Le réflexe sécrétoire peut-il s'accomplir par l'intermédiaire des plexus nerveux de la muqueuse gastrique et des artères de l'estomac ? Cela est théoriquement possible, mais cela n'est ni démontré, ni facile à démontrer.

Il est probable que le mécanisme de cette sécrétion n'est pas un mécanisme nerveux ; il est probable que les substances actives engendrent aux dépens de quelque élément contenu dans la muqueuse de l'antre du pylore une substance nouvelle, qui, résorbée et entraînée par le sang, va provoquer l'activité des cellules des glandes gastriques. Cette opinion repose sur les faits suivants.

Si on introduit dans l'estomac d'un animal à jeun, préalablement lavé, une solution de chlorure de sodium à 1 p. 100, on constate que cette solution n'a subi aucun changement de composition après une heure ; en particulier, elle n'est pas devenue acide et elle n'a acquis aucun pouvoir protéolytique. On prépare un extrait pylorique en broyant vigoureusement en présence d'un peu d'eau et d'une substance apte à provoquer la sécrétion chimique, par exemple de peptone, des fragments de muqueuse prélevés sur un estomac dans la région voisine du pylore; et on en injecte une petite quantité dans les veines de l'animal en expérience. On constate que le contenu gastrique est devenu acide et protéolytique; c'est donc que l'injection a déterminé une sécrétion gastrique : on peut constater d'ailleurs que ni les extraits aqueux de muqueuse pylorique, ni les solutions pures des substances actives et notamment de peptone, etc. ne déterminent de sécrétion gastrique quand elles sont injectées dans les veines (comme il a été dit ci-dessus); c'est donc que ces substances engendrent, aux dépens d'un élément de la muqueuse pylorique, une *gastro-sécrétine*, qui est l'agent essentiel de la sécrétion chimique de l'estomac. Comme la sécrétine duodénale, avec laquelle elle présente maintes analogies (voir p. 216), cette substance résiste à la chaleur d'ébullition.

Toutes les substances introduites directement dans l'estomac ne provoquent pas la sécrétion chimique : si la viande crue ou cuite la provoque, le pain, l'amidon, les graisses ne la provoquent pas, et ne sont pas digérés. Dans la viande, ce ne sont ni les protéines, ni les hydrocarbones, ni les graisses; ce sont les substances extractives, qui sont les agents principaux de la sécrétion chimique : l'extrait de viande Liebig, presque exclusivement constitué par ces matières extractives, est le plus parfait excitant connu de cette sécrétion chimique. Les acides, les alcalis, les sels neutres ne provoquent pas de sécrétion chimique; la peptone en provoque une très minime, l'eau pure en provoque une faible. Nous désignerons les substances capables de provoquer une sécrétion chimique sous le nom de *substances succagogues de Pawlow*.

Le pain et les graisses ne provoquent pas de sécrétion chimique; mais ils peuvent modifier les caractères d'une sécrétion psychique ou chimique en cours. Une sécrétion gastrique étant provoquée, soit par un repas fictif, sur un chien à fistule gastrique et œsophagotomie, soit par l'introduction directe de viande dans l'estomac, chez un chien à fistule gastrique et à cul-de-sac isolé, on fait pénétrer par la fistule gastrique du pain, de l'amidon ou des graisses : le pain et l'amidon déterminent une augmentation du pouvoir digestif du suc sécrété; les graisses déterminent une diminution du pouvoir digestif et de la quantité du suc sécrété.

Le repas fictif provoque une sécrétion gastrique; certains aliments introduits directement dans l'estomac provoquent une sécrétion gastrique : les nerfs qui président à ces sécrétions peuvent être appelés

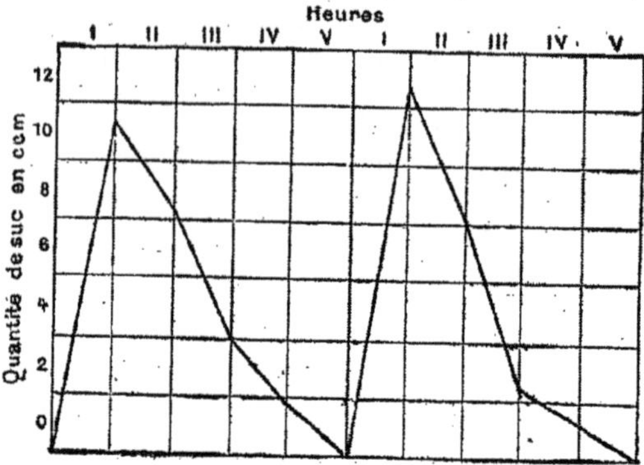


Fig. 113. — Marche de la sécrétion du suc gastrique après un repas de viande. (Pawlow.)

*nerfs sécrétoires*, si on attribue à ce mot le sens qu'on lui a donné en étudiant la salive. L'addition de la graisse au contenu gastrique

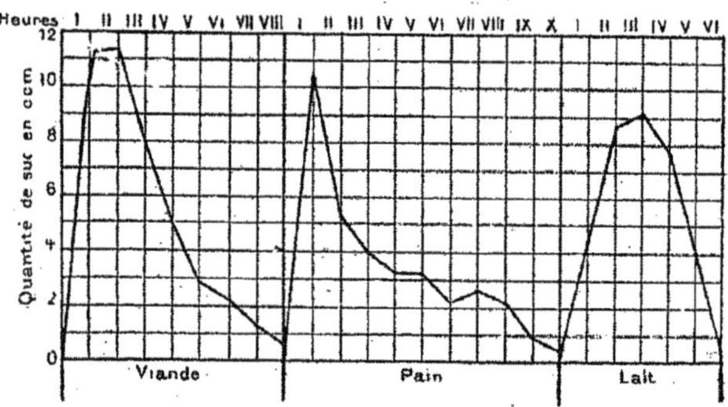


Fig. 114. — Marche de la sécrétion du suc gastrique dans le repas de viande de pain, de lait. (Pawlow.)

diminue la sécrétion produite par une autre cause : cette modification est sous l'influence du système nerveux, car elle se produit dans le cul-de-sac de Pawlow, la graisse étant introduite dans l'estomac; ces nerfs sont des *nerfs fréno-sécrétoires*. La teneur en diastase est augmentée par le pain, diminuée par la graisse : il y a donc des nerfs agissant sur la composition de la sécrétion, indépendamment de ceux qui agissent sur sa quantité : ce sont des *nerfs trophiques* et des *nerfs fréno-trophiques*. Enfin la sécrétion psychique est plus acide que la sécrétion chimique : la sécrétion de l'acide ne dépend donc pas des mêmes actions nerveuses que la sécrétion du liquide; elle ne dépend pas des mêmes actions nerveuses que la sécrétion de la diastase, car il n'y a pas parallélisme entre la sécrétion de ces divers constituants du suc gastrique. Ces considérations établissent la complexité des phénomènes nerveux de la sécrétion gastrique.

La sécrétion du cul-de-sac de Pawlow est une image exacte de la sécrétion du reste de l'estomac. On peut établir, en effet, qu'à la suite du repas fictif, la période latente de sécrétion, les quantités et les caractères du suc sécrété, la durée de la sécrétion sont identiques pour le cul-de-sac et pour l'estomac. Les substances capables de provoquer une sécrétion chimique dans l'estomac agissent de façon identique sur la sécrétion de l'estomac, dans lequel elles se trouvent, et sur celle du cul-de-sac isolé, dans lequel elles ne sont pas contenues. On peut donc suivre, au moyen du cul-de-sac de Pawlow, les phénomènes de sécrétion qui s'accomplissent dans l'estomac, pendant et à la suite du repas réel. Si on donne au chien un repas réel de viande, la sécrétion apparaît dans le cul-de-sac avec un retard de cinq minutes, comme la sécrétion psychique du repas fictif; le suc sécrété est très acide et très riche en diastase comme le suc psychique. La sécrétion par le repas normal se prolonge dans le cul-de-sac pendant de longues heures; son acidité et son pouvoir digestif diminuent, et elle prend les caractères du suc chimique. — Si on donne au chien un repas de pain (le pain est inefficace à provoquer une sécrétion chimique pure), le cul-de-sac donne un suc, ayant tous les caractères du suc psychique, et se produisant selon les lois de la sécrétion psychique; il ne donne pas de sécrétion chimique, ou n'en donne qu'une excessivement réduite.

— Si on donne au chien des repas composés soit de viande, soit de pain, soit de lait, on obtient pour la quantité de suc sécrété, pour son acidité et son pouvoir digestif, pour la durée de la sécrétion, des résultats résumés dans le tableau suivant où les substances ingérées sont rangées par ordre d'activité décroissante.

| QUANTITÉ DE SUC | ACIDITÉ DU SUC | POUVOIR DIGESTIF DU SUC | DURÉE DE LA SÉCRÉTION |
|---|---|---|---|
| Viande. | Viande. | Pain. | Pain. |
| Pain. | Lait. | Viande. | Viande. |
| Lait. | Pain. | Lait. | Lait. |

Le pain peut être considéré comme l'aliment psychique typique : il provoque une sécrétion psychique et pas ou très peu de sécrétion chimique. Le lait peut être considéré comme un aliment chimique : il provoque une sécrétion chimique et pas ou très peu de sécrétion psychique. La viande est un aliment mixte, provoquant une sécrétion psychique et une sécrétion chimique.

Ces données suffisent pour montrer comment on peut prévoir les caractères d'une sécrétion provoquée par une alimentation déterminée.

En comparant la liste des succagogues de Pawlow avec celle des peptogènes de Schiff, on voit que la plupart de ces substances sont les mêmes. On est ainsi conduit à se demander si elles possèdent toutes à la fois les deux propriétés peptogène et succagogue (transformer la propepsine en pepsine, et provoquer le réflexe sécrétoire).

Les expériences faites sur un chien à cul-de-sac stomacal de Pawlow ont porté sur la dextrine, le principal peptogène de Schiff, et sur l'extrait de viande de Liebig, le principal succagogue de Pawlow. L'animal recevait tous les soirs un fort repas destiné à le nourrir et à rendre son estomac aussi apeptique que possible; le matin, il recevait le repas expérimental peu copieux et qui ne devait être ni succagogue, ni peptogène (cette condition est remplie par la soupe de gruau de maïs); à ce repas, on ajoutait la substance à étudier. Le suc, toujours très acide, était recueilli pendant une heure depuis le début de la sécrétion et son pouvoir digérant était déterminé par son action à 40° sur un volume connu de cubes d'ovalbumine coagulée.

On établit ainsi qu'à forte dose (30 à 50 g.) la dextrine et l'extrait de viande Liebig sont à la fois succagogues et peptogènes; qu'à dose plus faible (5 g.), la dextrine cesse d'agir comme succagogue, et l'extrait Liebig comme peptogène; qu'enfin, administrés en lavement, ils perdent l'un et l'autre leur propriété succagogue, mais conservent leur action peptogénique.

Le glycogène et l'inuline sont des peptogènes purs sans action succagogue. L'alcool est le plus puissant des succagogues, mais il n'a aucune action peptogénique.

Les études sur la production de la présure sont peu avancées; le seul fait nettement établi est le suivant. Du lait introduit dans l'estomac de l'homme, même adulte, est rapidement (cinq minutes au maximum) caséifié, et le lactosérum contient de la présure; de l'eau introduite dans l'estomac et retirée après un séjour de quinze à vingt minutes ne possède aucun pouvoir casiéfiant *in vitro*. Le lait possède donc la propriété, qui lui est spécifique, de provoquer une sécrétion caséifiante. Nous ignorons le mécanisme de cette action.

## 4. *La digestion gastrique.*

La digestion gastrique des protéines n'est pas complète : lorsque les aliments quittent l'estomac, une partie seulement des protéines a été peptonisée : l'action du suc gastrique porte tout d'abord sur le tissu conjonctif, dont la peptonisation entraîne la mise en liberté des éléments qu'il englobe (fibres musculaires, globules gras, etc.). Le suc gastrique complète, par décomposition chimique du tissu conjonctif, la désagrégation des aliments, commencée par l'action mécanique de la mastication, et les rend aptes au maximum à subir l'action du suc pancréatique, véritable agent de digestion.

On a prétendu que le suc gastrique ne joue aucun rôle dans la digestion chimique. Cette affirmation est manifestement fausse. On doit se borner à dire que son rôle n'est pas indispensable à la conservation de la vie et de la santé, pourvu que les aliments ingérés aient été réduits en une pulpe fine. On a pu enlever l'estomac, chez le chien et chez le chat, suturer le duodénum à l'œsophage, et conserver les animaux en bonne santé pendant des mois et des années, sans observer de troubles intestinaux, d'amaigrissement, d'inutilisation des aliments, supposés finement broyés. Mais il n'en faut pas conclure que le suc gastrique ne joue aucun rôle digestif et lui attribuer un simple rôle microbicide : en fait, on peut sans peine reconnaître la peptonisation, au moins partielle, des protéines et la caséification du lait par le suc gastrique dans l'estomac.

Le rôle microbicide du suc gastrique pur est certain : ce suc fortement acide est assurément antiseptique. Le contenu gastrique de l'homme (suc et aliments) dont l'acidité oscille de 1 à 1,5 p. 1 000, peut sans doute atténuer la vitalité de certains microbes apportés par les aliments, pendant leur long séjour dans l'estomac (six à dix heures). Mais il ne faut pas oublier que la stérilisation des aliments par le suc gastrique n'est pas parfaite, car la plupart des microbes, et mieux encore leurs spores, ne sont pas altérés dans ces conditions.

Le suc gastrique digère les protéines; pourquoi ne digère-t-il pas les parois essentiellement protéiques de l'estomac? — Ce n'est pas parce que ces parois sont vivantes; car si, par l'orifice d'une fistule gastrique, on introduit le train postérieur d'une grenouille vivante, une oreille de lapin vivant, etc., on constate une digestion manifeste de ces tissus vivants. Le suc gastrique qui s'écoule par une fistule imparfaitement obturée produit une érosion envahissante des bords de la fistule. — On a invoqué trois raisons pour expliquer la résistance de la muqueuse gastrique à la digestion : la présence de mucus à sa surface, la nature de l'épithélium, la présence du sang circulant. Le mucus constituerait une couche protectrice à travers laquelle la pepsine ne saurait diffuser; mais des limaces introduites vivantes dans l'estomac y sont parfaitement digérées malgré la couche de mucus qui les recouvre. La nature de l'épithélium ne paraît pas être non plus la véritable cause de la résistance de l'estomac, car si on racle la surface de la muqueuse, par une fistule gastrique, de façon à mettre à nu les couches profondes, celles-ci ne sont pas attaquées, et la cicatrisation se fait normalement. La présence de sang circulant nous paraît par contre devoir être prise en considération. Si l'on introduit dans la cavité gastrique soit la rate, soit une anse d'intestin par une plaie pratiquée à l'estomac et en leur conservant leur circulation normale (le pédicule vasculaire n'étant pas comprimé), ces organes ne sont pas digérés. Sans doute l'oreille du lapin, le train postérieur de la grenouille, les bords de l'orifice cutané d'une fistule gastrique sont digérés vivants : mais il convient de remarquer que la circulation de ces organes est infiniment moins active que celle des viscères et notamment que celle de l'estomac. Comment intervient ici le sang circulant? Il n'est pas absurde de supposer que c'est en apportant aux cellules les matériaux qui leur sont nécessaires pour maintenir leur équilibre chimique intérieur, notamment pour conserver leur réaction alcaline. Or la pepsine n'agit qu'en milieu acide. Elle ne saurait donc attaquer les cellules alcalines. Le sang circulant, en fournissant à celles-ci les alcalis nécessaires à la neutralisation de l'acide chlorhydrique gastrique qui pourrait les pénétrer, les protège de l'autodigestion. (Cette explication, d'ailleurs hypothétique, n'est valable bien entendu que pour la pepsine; elle ne convient pas pour la trypsine pancréatique.) — Quand la circulation de l'estomac est suspendue par un obstacle mécanique ou par la mort, l'équilibre chimique des cellules ne se conserve pas; elles se laissent imprégner par la pepsine et l'acide du suc gastrique qu'elles ne peuvent plus neutraliser, et la digestion de l'estomac se produit.

Plusieurs auteurs ont soutenu que le suc gastrique peut pousser la protéolyse jusqu'au stade des acides-aminés, en se fondant sur la présence maintes fois constatée de quelques-uns de ces acides dans le contenu de l'estomac; et qu'il peut partiellement saponifier les graisses, en se fondant sur la présence d'acides gras dans l'estomac dans des conditions où ceux-ci n'y ont pas pénétré avec les aliments. Ces observations sont assurément justes, mais l'interprétation est fausse : ces transformations ne résultent pas et ne sauraient résulter d'une action exercée par le suc gastrique, car ce dernier, recueilli pur de tout mélange par un procédé quelconque, ne pousse jamais la protéolyse au delà du stade peptone et n'agit jamais sur les graisses.

Mais, dans différentes circonstances et par un mécanisme d'ailleurs inconnu actuellement, les liquides intestinaux et particulièrement le suc pancréatique refluent dans l'estomac, et y exercent alors l'activité digestive qui leur est propre, compliquant et complétant dans une certaine mesure les faits de la digestion peptique pure. On a démontré la réalité de ce reflux au moins dans deux circonstances : 1° lorsque les matières ingérées sont très grasses; 2° lorsque le contenu de l'estomac présente une réaction fortement acide (dépassant 1 à 1,5 p. 1 000). Sous l'influence des graisses alimentaires, la quantité et la qualité du suc gastrique sécrété sont diminuées; la digestion gastrique serait ralentie, si un mécanisme compensateur n'intervenait pas. Or ces graisses qui exercent une action d'arrêt sur la sécrétion gastrique provoquent la sécrétion d'un suc pancréatique très riche en diastases et le font refluer dans l'estomac : grâce à sa trypsine qui peut agir en milieu faiblement acide, une digestion pancréatique s'établit dans l'estomac et complète la transformation alimentaire des protéines que le suc gastrique était inhabile à accomplir dans les conditions actuelles. Les graisses que le suc gastrique ne touche pas sont ici saponifiées partiellement par la stéapsine que le suc pancréatique a apportée avec lui.

Lorsque l'acidité gastrique dépasse 1 à 1,5 p. 1 000, une partie de l'acide passe dans le duodénum et y provoque par un mécanisme que nous étudierons ci-dessous (sécrétine, p. 216) l'écoulement d'un suc pancréatique pauvre en diastases, mais très alcalin. Ici encore ce liquide pénètre dans l'estomac et y neutralise partiellement l'acide en excès. Il y amène en même temps ses diastases, qui y exercent leurs activités propres. Mais, dans ce second cas, la digestion pancréatique intragastrique est beaucoup moindre que dans le premier, car le suc pancréatique produit est beaucoup moins riche en diastases.

L'étude de ce reflux des sucs intestinaux dans l'estomac n'est d'ailleurs qu'ébauchée à l'heure présente.

# CHAPITRE IX

## LE SUC PANCRÉATIQUE

SOMMAIRE. — Le pancréas. Les fistules pancréatiques temporaires et permanentes. Le suc pancréatique.
1. **La sécrétion du suc pancréatique.** — Sécrétion continue et sécrétion discontinue. Cause de la sécrétion pancréatique : rôle du suc gastrique et des acides; hypothèse d'un mécanisme réflexe; mécanisme humoral : sécrétine et prosécrétine.
2. **La trypsinogénèse.** — Le trypsinogène du tissu pancréatique. Transformation du trypsinogène en trypsine; expériences sur le rôle de la rate et discussion de ces expériences. Le suc pancréatique contient du trypsinogène; transformation du trypsinogène en trypsine par l'entérokinase du suc intestinal.

Au duodénum est annexé le pancréas. La sécrétion de cette glande se déverse dans l'intestin, tantôt par un canal unique, s'ouvrant à une

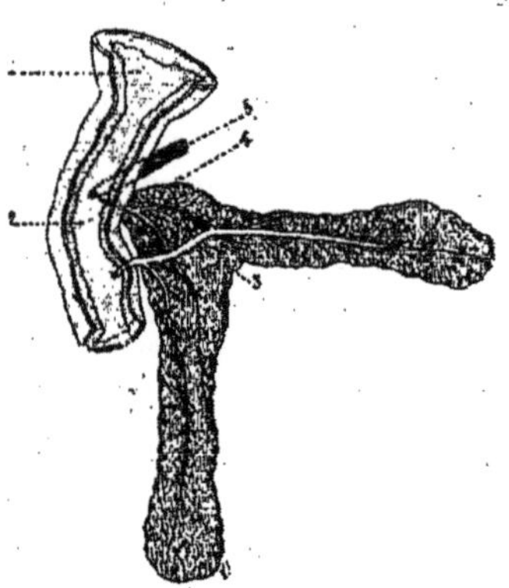


Fig. 115. — Pancréas du chien.

1, pylore; 2, duodénum; 3, canal pancréatique principal; 4, canal pancréatique accessoire; 5, canal cholédoque.

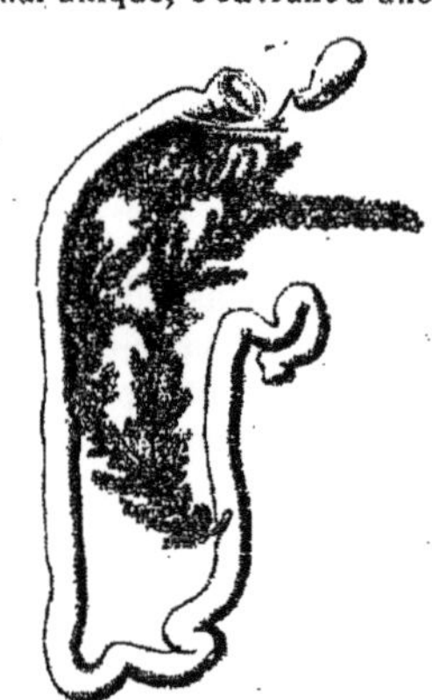

Fig. 116. — Pancréas du lapin (Cl. Bernard).

certaine distance du canal cholédoque (bœuf, porc, lapin, cobaye), ou se jetant dans celui-ci à sa terminaison (homme, cheval, chat, chèvre, mouton), — tantôt par deux ou plusieurs canaux (chien). Chez le chien, le conduit principal s'ouvre à 8 ou 10 cm. au-dessous de l'orifice cholédoque, et le conduit accessoire a un orifice duodénal commun avec le canal cholédoque.

Le pancréas est une glande en grappe : ses culs-de-sac sont essentiellement constitués par une couche unique de grosses cellules, dans lesquelles on distingue nettement, pendant le repos apparent de la glande, deux zones : une interne, farcie de grosses granulations, une externe, claire et finement striée, le noyau de la cellule étant situé entre les deux zones.

Fig. 117. — Acinus du pancréas.

1, origine d'un canal excréteur ; 2, cellule pancréatique ; 3, zone externe claire ; 4, zone interne granuleuse ; 5, stries de la zone externe.

Pour obtenir le suc pancréatique, on emploie la *méthode des fistules* (*fistules temporaires* et *fistules permanentes*).

Si on veut recueillir une petite quantité de suc, on peut, après avoir ouvert l'abdomen, introduire une canule dans le conduit pancréatique et recueillir le suc qui s'en écoule. — Pour obtenir une plus grande quantité de suc, après avoir fixé par une ligature la canule dans le canal pancréatique, on referme l'abdomen ; on fixe à la peau l'extrémité libre de la canule et on adapte à cette canule un ballon de caoutchouc collecteur : au bout de quelques jours, la canule tombe (*fistule temporaire*). Les fistules temporaires présentent deux inconvénients : 1° elles ne permettent d'observer l'animal opéré que peu de temps; 2° elles ne permettent pas d'observer un animal identique à l'animal normal, car la qualité et la quantité du suc pancréatique sont modifiées par les traumatismes des voies pancréatiques, et en général par les traumatismes abdominaux, de sorte que, pendant la durée possible de l'observation, la glande sécrète anormalement.

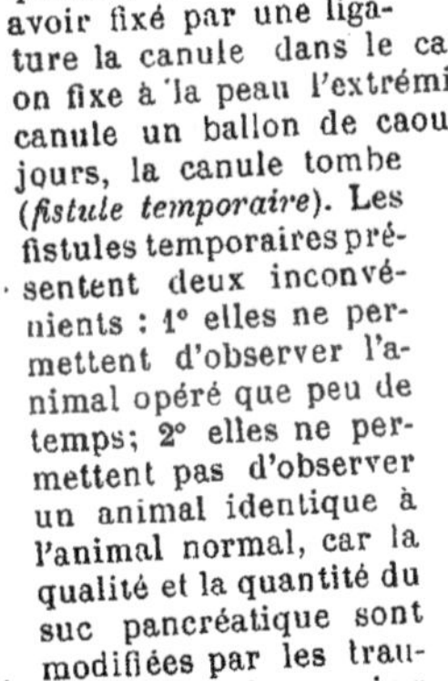

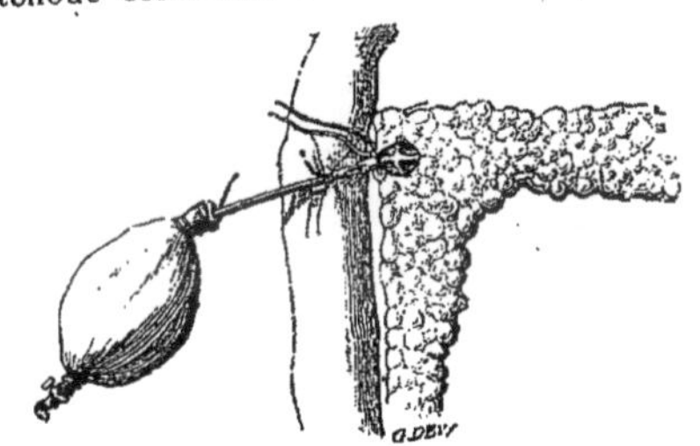

Fig. 118. — Fistule pancréatique temporaire chez le chien.

Divers procédés ont été proposés pour pratiquer, chez le chien, la *fistule permanente* : 1° On fait une fistule duodénale, en abouchant à la peau le duodénum incisé en face de l'orifice pancréatique; on ferme cette fistule par une canule appropriée; on cathétérise le canal pancréatique à travers la canule ouverte. 2° On résèque un fragment de duodénum, en le sectionnant à 1 ou à 2 cm. au-dessus e au-dessous de l'orifice pancréatique; on rétablit par une suture la continuité duodénale; on incise le segment isolé, sur son bord libre, de façon à en faire une lame qu'on suture aux lèvres de la plaie abdominale (*fistule*

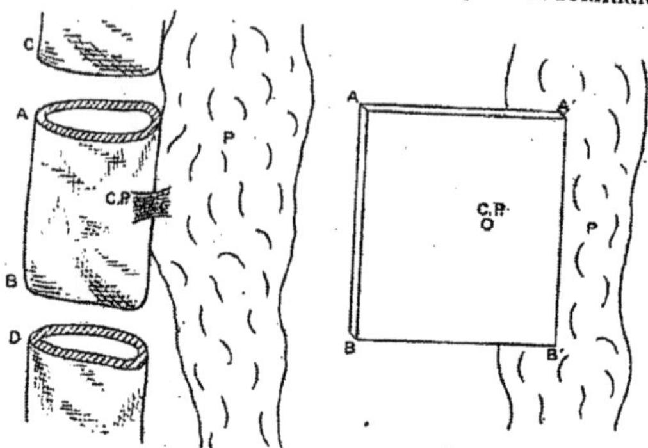


Fig. 119. Fig. 120.
Méthode de Heidenhain pour la résection du duodénum et l'étude de la sécrétion pancréatique.

P, pancréas; CP, canal pancréatique; CABD, intestin.

*d'Heidenhain*). 3° Au lieu de réséquer un segment duodénal, on découpe un coin du duodénum, n'intéressant qu'une moitié de l'intestin; on ferme par une suture la plaie intestinale et on suture à la peau la lame détachée qui a conservé ses relations normales avec le pancréas et avec ses vaisseaux (*fistule de Pawlow*). Si l'on attend la guérison des plaies opératoires, on peut admettre que la sécrétion pancréatique est normale. — On a pu conserver des chiens à fistule pancréatique permanente, en parfaite santé, pendant plus d'une année, à condition de ne pas leur donner une nourriture trop abondante, et de les nourrir exclusivement avec du pain et du lait (c'est là une condition empirique dont la raison nous échappe actuellement; on a constaté que les chiens à fistule pancréatique permanente maigrissent rapidement, quand ils reçoivent de la viande, et présentent des troubles intestinaux graves quand ils sont abondamment nourris). Nous admettons que les fistules permanentes ne modifient pas les caractères de la sécrétion pancréatique; nous constatons en effet que les qualités du suc sécrété, après guérison des plaies opératoires, ne varient pas, même dans l'espace d'une année, et qu'elles sont celles du suc obtenu au moment

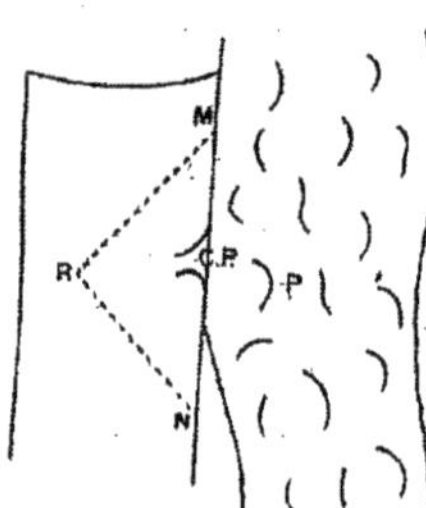


Fig. 121. — Méthode de Pawlow pour la résection d'un coin duodénal.

MR, NR, sections; C. P, canal pancréatique.

de l'opération; — par contre, le suc d'une fistule temporaire subit des modifications profondes pendant les huit ou dix jours que peut subsister la fistule.

Le suc pancréatique (fistule permanente) du chien est un liquide clair, un peu visqueux, riche en protéines, coagulable par la chaleur. Le suc pancréatique de bœuf (fistule temporaire) est, dans les deux ou trois premiers jours qui suivent l'opération, très visqueux, et filant; plus tard, il devient clair et peu filant.

La quantité du suc sécrété varie selon la phase digestive : le bœuf et le cheval, porteurs d'une fistule temporaire, donnent jusqu'à 250 centimètres cubes par heure; un chien à fistule permanente, de 20 kilogrammes environ, donne jusqu'à 25 ou 30 centimètres cubes de suc pendant la période de digestion intestinale.

Le suc pancréatique possède trois propriétés, dues à l'existence de trois diastases : par sa trypsine, il peptonise les protéines; par son amylopsine, il saccharifie les amyloses; par sa stéapsine, il saponifie les graisses.

## 1. *La sécrétion du suc pancréatique.*

La sécrétion pancréatique présente deux types : — 1° le *type continu* (lapin, bœuf, et en général herbivores), caractérisé par un écoulement continu du suc, avec ralentissement pendant les périodes de digestion ralentie, et accélération pendant les périodes de digestion active; — 2° le *type discontinu* (chien), caractérisé par un écoulement intermittent, se produisant au moment de la digestion. C'est ce dernier type qui a été surtout étudié.

Chez un chien à fistule pancréatique du type Heidenhain-Pawlow, la sécrétion pancréatique, tarie pendant le jeûne, apparaît quelques minutes après le début du repas, augmente rapidement d'activité et se prolonge pendant douze à quinze heures, en diminuant progressivement : le maximum s'observe en général vers la fin de la première ou le commencement de la deuxième heure après le repas.

Chez un chien porteur d'une fistule pancréatique permanente et œsophagotomisé, le repas fictif provoque un écoulement abondant de suc pancréatique. La sécrétion pancréatique n'est pas engendrée d'ailleurs par l'action psychique (gustative) du repas, car si l'animal en observation porte encore une large fistule gastrique, permettant l'évacuation facile du suc gastrique, à mesure qu'il se produit, la sécrétion pancréatique ne se produit plus. Cette observation prouve en outre que ce n'est pas l'acte de la sécrétion du suc gastrique qui provoque la sécrétion du suc pancréatique : cette dernière dépend du passage dans le duodénum du suc gastrique sécrété. Cette conclusion est vérifiée par les faits suivants : 1° le pain, ingéré par les voies normales, provoque une sécrétion gastrique psychique : il provoque en même temps une sécrétion pancréatique ; — introduit directement dans l'estomac par une fistule, il ne provoque pas de sécrétion gastrique ; il ne provoque pas davantage de sécrétion pancréatique ; 2° la viande, introduite dans l'estomac par les voies naturelles, provoque une sécrétion gastrique après cinq à six minutes ; la sécrétion pancréatique apparaît précoce ; — la viande, introduite dans l'estomac par une fistule gastrique, provoque une sécrétion gastrique avec un retard de vingt-cinq à trente minutes ; la sécrétion pancréatique apparaît tardive.

Si on introduit dans l'estomac, par une fistule ou par une sonde, de l'eau acidulée (ac. chlorhydrique, acétique, etc.), on provoque une abondante sécrétion pancréatique. Si on fait ingérer par un chien de taille moyenne 250 centimètres cubes d'acide chlorhydrique à 5 p. 1 000, on recueille, en une heure, environ 80 centimètres cubes de suc pancréatique. La quantité de suc pancréatique produite en un temps donné augmente avec l'acidité du liquide gastrique : on a recueilli 80 centimètres cubes de suc pancréatique par heure, après absorption de 250 centimètres cubes d'acide chlorhydrique à 5 p. 1 000 ; on en a recueilli 45 centimètres cubes après absorption de 250 centimètres cubes d'acide chlorhydrique à 3 p. 1 000 ; on en a recueilli 25 centimètres cubes, après absorption de 250 centimètres cubes d'acide à 1 p. 1 000 ; enfin on en a recueilli 20 centimètres cubes, après absorption de 250 centimètres cubes d'acide à 1/2 p. 1 000. — On obtient les mêmes résultats, si on introduit dans l'estomac d'un chien du suc gastrique pur, sécrété par un autre chien à la suite d'un repas fictif. Ces expériences prouvent encore une fois que ce n'est pas le phénomène de sécrétion gastrique qui est la cause de la sécrétion pancréatique, mais la présence du liquide acide dans l'estomac. La sécrétion pancréatique n'est pas provoquée par les acides agissant sur les cellules glandulaires pancréatiques, après résorption et entraînement par le sang, car les acides introduits dans le rectum sont résorbés sans provoquer de sécrétion pancréatique.

L'action des acides porte sur la muqueuse intestinale, dans la région duodénale et dans le quart ou tout au plus le tiers supérieur du jéjunum-iléon. En effet : 1° les acides de l'estomac ne provoquent une sécrétion pancréatique que si le pylore leur livre passage dans l'intestin; 2° les acides introduits directement dans le duodénum ou dans le quart ou tout au plus le tiers supérieur du jéjunum-iléon provoquent une sécrétion pancréatique : ils sont sans action s'ils sont introduits dans les deux tiers inférieurs du jéjunum-iléon, dans le gros intestin, etc.

Les acides introduits ou sécrétés dans l'estomac provoquent une sécrétion pancréatique; si on introduit dans un estomac contenant une liqueur acide, une solution alcaline, en quantité suffisante pour neutraliser l'acide, on arrête la sécrétion pancréatique. Donc la sécrétion pancréatique est entretenue par les acides de l'estomac, comme la sécrétion chimique de l'estomac est entretenue par certaines matières ingérées (la sécrétion gastrique psychique, au contraire, se maintient, alors même que cesse la sensation gustative qui lui donne naissance, alors même que se produisent des sensations désagréables ou douloureuses).

Les graisses neutres, introduites directement dans l'estomac par une fistule, provoquent lors de leur évacuation dans le duodénum une sécrétion pancréatique très nette, bien qu'elles soient incapables de provoquer une sécrétion gastrique. Elles agissent donc, au point de vue de la sécrétion pancréatique, sur la muqueuse intestinale, comme les acides, mais pourtant avec moins d'énergie. Le mécanisme de leur action est d'ailleurs tout à fait inconnu.

Le suc pancréatique diffère de composition et de propriétés suivant son origine. Sécrété sous l'influence des acides, il est très fortement alcalin et relativement pauvre en diastase; sécrété sous l'influence des graisses, il est moins alcalin, mais ses activités diastasiques sont considérables.

On a supposé tout d'abord que la sécrétion pancréatique consécutive au passage des acides gastriques dans le duodénum résulte d'un réflexe sécrétoire ayant son point de départ dans la muqueuse duodénale et son point de terminaison dans les cellules pancréatiques. Les voies centripètes et le centre de cet hypothétique réflexe n'avaient pas été recherchés; mais on admettait que les voies centrifuges étaient représentées par les nerfs vagues et les sympathiques, dans le tronc desquels on a établi l'existence de fibres excito-sécrétoires du pancréas.

Cette première conception du phénomène ne peut être conservée; en effet, la sécrétion pancréatique se produit sans modification notable à la suite de l'introduction d'acide dans le duodénum, chez les animaux dont on a sectionné les nerfs vagues et les sympathiques, arraché ou détruit les ganglions solaires, les plexus cœliaques et mésentériques supérieurs, détruit la moelle épinière à partir et au-dessous de la septième vertèbre dorsale. Où trouver, dans ces conditions, les voies nerveuses du réflexe? Faut-il les chercher dans les réseaux nerveux irréguliers disséminés dans les parois vasculaires ou viscérales?

Il faut exclure complètement cette hypothèse d'un *mécanisme réflexe* et lui substituer l'hypothèse d'un *mécanisme humoral.* En effet, si on isole une anse de la partie supérieure du jéjunum, et si on détruit tous les filets nerveux qui s'y rendent, on peut provoquer, comme de coutume, la sécrétion pancréatique en faisant passer dans cette anse de l'acide chlorhydrique dilué.

On peut admettre que l'acide agissant sur la muqueuse duodénale engendre à ses dépens une substance, qu'on a appelée *sécrétine*, qui, directement résorbée sans avoir passé dans le suc intestinal et entraînée par le sang jusqu'aux cellules pancréatiques, en détermine l'activité. En effet, si l'on fait une macération de muqueuse duodénale dans l'acide chlorhydrique à 4 p. 1 000[1] et si, après filtration, on injecte ce liquide dans les veines d'un animal, on provoque une sécrétion pancréatique[2] très abondante, beaucoup plus abondante même que celle qu'on provoque, par l'introduction d'acide dans le duodénum. Cette action n'est pas due à l'acide injecté, parce que l'injection d'acide chlorhydrique dilué est inefficace, tandis que l'injection de la macération acide de duodénum est efficace après neutralisation, comme avant cette opération[3].

La macération aqueuse neutre de muqueuse intestinale injectée dans les veines étant sans action sécrétoire, on admet que l'acide

1. A l'acide chlorhydrique on peut substituer les acides azotique, sulfurique, phosphorique, acétique, lactique, citrique, oxalique, etc.

2. La sécrétion pancréatique provoquée par une injection intraveineuse de sécrétine dure environ dix minutes ; une nouvelle sécrétion peut être provoquée par une nouvelle injection de sécrétine, et ainsi de suite, pendant des heures.

3. On a coutume de préparer comme suit les solutions de sécrétine. La muqueuse duodénale recueillie par raclage est broyée dans un mortier avec du sable et un peu d'acide chlorhydrique à 4 p. 1000 ; puis le tout est bouilli et neutralisé par addition d'hydrate de potasse. La masse jetée sur un filtre laisse passer un liquide clair qu'on peut purifier par addition d'alcool et d'éther : le précipité qu'ils produisent est retenu par filtration, et la liqueur filtrée qui contient la sécrétine est débarrassée de l'alcool et de l'éther par distillation de ces corps.

a provoqué la transformation en sécrétine d'une *prosécrétine* [1] existant dans les tissus de la muqueuse.

Les macérations acides de tous les tissus de l'organisme, autres que les muqueuses duodénale et jéjunale supérieure, sont sans action sécrétoire; la prosécrétine est donc un élément spécifique de ces muqueuses duodénale et jéjunale supérieure [2].

On peut démontrer expérimentalement que la sécrétine engendrée au niveau du duodénum par l'action de l'acide chlorhydrique sur la muqueuse duodénale passe dans le sang circulant. En effet, si on prépare deux chiens A et B de façon que le sang revenant des viscères abdominaux du chien A pénètre dans les vaisseaux du chien B, on constate que l'introduction d'acide dans le duodénum de A détermine une sécrétion pancréatique de B.

On peut admettre que la sécrétine circulant dans le sang va agir directement sur les cellules sécrétantes du pancréas, et non pas sur quelque élément anatomique, nerveux ou autre, qui réagirait sur les cellules sécrétantes pancréatiques par l'intermédiaire du système nerveux. On sait que l'atropine supprime l'action des nerfs excito-sécrétoires sur les glandes en général. Or la sécrétine agit sur les animaux atropinés aussi énergiquement que sur les animaux normaux. C'est donc que son action est indépendante d'une intervention neuro-sécrétoire.

L'injection intraveineuse d'une solution de sécrétine, préparée comme il a été dit, provoque à la fois une sécrétion pancréatique abondante et une baisse considérable de la pression sanguine consécutive à une vaso-dilatation abdominale intense. Mais la sécrétion pancréatique n'est pas la conséquence de cette vaso-dilatation, car on peut, par des procédés divers [3], conserver à la solution de

1. La prosécrétine est absolument insoluble dans l'eau, car les macérations aqueuses de muqueuse duodénale, traitées par l'acide chlorhydrique à 4 p. 1 000, ne donnent pas de sécrétine. Elle résiste à l'action de la chaleur et à l'action de l'alcool, car les muqueuses duodénales bouillies ou traitées par l'alcool fournissent de la sécrétine quand elles sont traitées par l'acide chlorhydrique étendu.

2. Les macérations chlorhydriques de la muqueuse de l'iléon inférieur sont tout à fait inefficaces. Les macérations jéjunales sont moins efficaces que les macérations duodénales, et d'autant moins efficaces qu'elles ont été faites avec un fragment de muqueuse prélevé plus loin du duodénum.

3. On obtient une solution de sécrétine n'exerçant aucune action vaso-dilatatrice en procédant de la façon suivante : on épuise la muqueuse duodénale par l'alcool absolu, avant de la faire bouillir avec l'acide chlorhydrique; et on procède à la préparation de la sécrétine suivant la méthode classique (p. 216, note 3). On peut donc admettre que la sécrétine est insoluble dans l'alcool absolu, tandis que la substance vaso-dilatatrice, qu'on a appelée vaso-dilatine ou dépressine ne l'est pas. On peut d'ailleurs séparer les deux substances en partant d'une

sécrétine son pouvoir sécrétoire en lui enlevant son pouvoir vaso-dilateur, ou inversement lui conserver son pouvoir vaso-dilatateur en lui enlevant son pouvoir sécrétoire. *La sécrétine exerce donc une action sécrétoire directe et immédiate sur le tissu pancréatique.*

On ne connaît pas la nature chimique de la sécrétine ; on sait seulement qu'elle ne doit pas être considérée comme une enzyme ou une enzymoïde ; en effet, elle résiste à la chaleur d'ébullition soit sous sa forme sécrétine, soit sous sa forme prosécrétine, et si elle est précipitée de ses solutions aqueuses par l'alcool absolu, elle ne l'est pas par l'alcool à 60-80 p. 100 comme le sont les enzymes. On peut admettre qu'elle n'est pas une protéine, car elle n'est précipitée ni par le tannin ni par l'acide phosphomolybdique, qui précipitent toutes les protéines, y compris les peptones vraies.

Dans les conditions normales, on peut admettre que la sécrétion pancréatique est essentiellement, sinon exclusivement, provoquée et entretenue par le mécanisme humoral que nous venons d'indiquer. Mais d'autres mécanismes peuvent intervenir pour provoquer cette sécrétion : 1° Nous avons indiqué précédemment l'existence d'une sécrétion pancréatique, peu abondante il est vrai, mais indiscutable, à la suite de l'introduction dans l'estomac de graisses, dans des conditions où elles sont incapables d'y faire apparaître des acides. — 2° La digestion des substances protéiques se fait convenablement chez les animaux agastres, par conséquent en dehors de toute introduction possible d'acide dans le duodénum. — 3° Enfin, on a noté, pendant le jeûne, la production d'une sécrétion pancréatique intermittente, très peu abondante d'ailleurs, sans que la muqueuse duodénale révèle une réaction acide. Ces mécanismes accessoires ne sont d'ailleurs pas convenablement connus, n'ayant pas été méthodiquement étudiés.

solution aqueuse de sécrétine ordinaire. On la verse dans un grand excès d'alcool absolu ; on détermine la formation d'un précipité, qu'on recueille, qu'on redissout dans un peu d'eau et qu'on reprécipite par un grand excès d'alcool absolu. Après plusieurs manipulations semblables, on obtient une poudre, dont les solutions injectées dans les veines provoquent une sécrétion très abondante sans déterminer de vaso-dilatation et par suite de chute de pression artérielle. — Les liqueurs alcooliques par contre, débarrassées de leur alcool, fournissent des liqueurs qui, injectées dans les veines, déterminent une vaso-dilatation intense, et un abaissement considérable de la pression artérielle, mais ne provoquent pas de sécrétion pancréatique, ou tout au plus une sécrétion pancréatique insignifiante.

## 2. *Trypsinogénèse.*

Le suc pancréatique exerce une triple action diastasique : il peptonise les protéines par sa trypsine; il saccharifie les amidons par son amylopsine; il saponifie les graisses par sa stéapsine. On n'a guère étudié jusqu'à ce jour que la trypsine au point de vue de son origine et des conditions de sa formation.

Le tissu pancréatique ne contient pas de trypsine, mais une substance capable de se transformer en trypsine, une *protrypsine* ou un *trypsinogène.*

Du pancréas d'un animal qu'on vient de sacrifier, on fait deux parts : l'une est mise à macérer dans la glycérine; l'autre est abandonnée pendant vingt-quatre heures à l'air et mise à macérer dans la glycérine : le premier extrait est inactif sur l'ovalbumine coagulée, le second est actif. Le pancréas contient donc une substance (trypsinogène) qui n'est pas de la trypsine, mais qui se transforme en trypsine au contact de l'air. La transformation du trypsinogène en trypsine se fait aussi en solution glycérinée sous l'influence des acides dilués [1] : du pancréas frais, soumis pendant dix minutes à l'action de l'acide acétique à 1 p. 100, ou pendant deux heures à l'action de l'acide salicylique à 1 p. 1 000, donne un extrait glycériné très actif. — On obtient de même une liqueur active en soumettant à l'action des acides dilués l'extrait inactif glycériné de pancréas frais : cet extrait, qui ne contenait pas de trypsine, contenait donc du trypsinogène. — Les alcalis (notamment le carbonate de soude à 1 p. 100) ne provoquent pas la transformation du trypsinogène en trypsine, mais ne l'empêchent pas : si on fait un extrait de pancréas frais dans une solution de 1 p. 100 de carbonate de soude, on a une liqueur inactive; elle devient active si on la fait traverser par un vigoureux courant d'oxygène.

En déterminant la richesse du pancréas en trypsinogène (extrait glycériné du pancréas traité par un acide et détermination du pouvoir tryptique de cet extrait), on a constaté que la quantité de trypsinogène, grande pendant le jeûne, diminue progressivement pendant les premières heures qui suivent le repas, présente un

1. En réalité, la transformation du trypsinogène en trypsine ne résulte pas de l'action des acides sur le trypsinogène. La transformation spontanée qu'on observe dans le tissu pancréatique extrait de l'organisme est empêchée par la glycérine; les acides diminuent ou suppriment cette action empêchante de la glycérine.

minimum de la sixième à la dixième heure, puis augmente peu à peu, pour reprendre sa valeur primitive vers la seizième heure.

Le tissu pancréatique contient du trypsinogène; le suc pancréatique dans l'intestin agit sur les protéines par sa trypsine. Où et comment se fait la transformation du trypsinogène en trypsine?

On a supposé que la transformation se fait dans la glande. Les uns ont pensé qu'elle pourrait résulter de l'action exercée sur le trypsinogène par l'oxygène apporté par le sang qui afflue à la glande pendant la période sécrétoire; les autres ont pensé qu'elle pourrait résulter de l'action de certaines substances non définies sécrétées par divers organes et notamment par la rate.

On a prétendu que la *rate* fabrique une substance qui, déversée dans le sang, et par lui conduite au pancréas, détermine la transformation du trypsinogène en trypsine. On a prétendu que, chez les animaux dératés, le suc pancréatique ne possède aucun pouvoir tryptique, mais ce fait est absolument inexact, de sorte qu'on ne peut admettre que la rate fournisse une substance nécessaire à la transformation du trypsinogène en trypsine. Notons cependant à ce sujet quelques faits intéressants. Si on fait une macération de pancréas de chien à jeun, on a une liqueur incapable de digérer l'ovalbumine coagulée; si on fait une macération de pancréas de chien à jeun et de rate de chien en digestion, on a une liqueur capable de digérer l'ovalbumine coagulée; donc la rate a fourni une substance apte à transformer le trypsinogène en trypsine. Cette substance existe, chez l'animal vivant, dans le sang, ainsi que l'établissent les expériences suivantes. On prend deux chiens A et B, le chien A à jeun depuis vingt-quatre heures, le chien B en digestion de sept heures. A chacun de ces chiens, on fait une prise de sang dans l'artère et dans la veine fémorales, dans l'artère et dans la veine spléniques. On fait une macération du pancréas du chien A, macération absolument inactive; on fait huit parts de cette macération et on ajoute à chacune d'elles respectivement un demi-volume de chacune des huit prises de sang. De ces mélanges, ceux qui sont obtenus avec le sang du chien à jeun sont inactifs; seul, celui qui contient le sang de la veine splénique est doué d'un très léger pouvoir tryptique; — ceux qui sont obtenus avec le sang du chien en digestion sont actifs : celui qui contient le sang de la veine splénique est le plus actif de tous. La transformation ne saurait être attribuée à l'oxygène apporté par le sang, cela résulte avec toute évidence de cette expérience, ni à un acide quelconque, toutes les liqueurs étant alcalines. Ces expériences établissent donc la production par la rate, pendant la digestion, d'une substance capable de transformer le trypsinogène en trypsine; elles ne prouvent pas que cette transformation se produise nécessairement sous l'influence de cette substance chez l'animal vivant.

On a pu démontrer, en particulier dans le cas où la sécrétion pancréatique est provoquée par la sécrétine, que la transformation du trypsinogène en trypsine ne s'accomplit pas dans le tissu pancréatique, mais seulement après que le suc pancréatique a été déversé dans l'intestin.

Le suc pancréatique, en effet, recueilli par cathétérisme du canal pancréatique chez un animal à fistule pancréatique permanente, complètement guéri et en parfait état de santé, ne contient pas de trypsine, étant incapable de peptoniser les protéines, ou plus exactement la plupart des protéines, notamment l'ovalbumine coagulée, la sérumalbumine, la sérumglobuline, la myosine, etc.. Il contient seulement du trypsinogène. Les résultats différents, annoncés par divers auteurs, semblent tenir soit à ce qu'ils n'ont pas su recueillir le suc pancréatique absolument pur de toute souillure intestinale, soit à ce qu'ils ont fait agir le suc pancréatique sur une protéine mal choisie [1]. Si, à ce suc pancréatique, recueilli par cathétérisme du canal pancréatique, absolument inactif sur les protéines ci-dessus indiquées, on ajoute soit du suc intestinal recueilli par une fistule de Thiry, soit une macération de muqueuse intestinale, on obtient un liquide doué d'une puissance protéolytique énorme sur ces protéines. Or le suc intestinal ou la macération intestinale ne possèdent pas cette action protéolytique. On est ainsi amené à admettre la présence dans le suc intestinal ou dans la macération intestinale d'une substance capable de transformer en trypsine le trypsinogène du suc pancréatique. Cette substance, qui présente les propriétés générales des enzymes ou enzymoïdes, notamment leur altérabilité par la chaleur d'ébullition, a été appelée *entérokinase* [2].

Nous établirons, en étudiant le suc intestinal, que ce suc est sécrété dans les régions duodénale et jéjunale supérieure au moment de la digestion intestinale, sous l'influence de la sécrétine

1. Par contre, le suc pancréatique recueilli par cathétérisme du canal pancréatique peptonise certaines protéines, et en particulier la fibrine crue, la gélatine, la caséine, les protéoses. Comme la trypsine agit sur toutes les protéines pour les peptoniser et non pas seulement sur certaines protéines, on a coutume de rapporter cette activité peptonisante partielle du suc pancréatique à la présence d'une diastase autre que la trypsine, et qu'on appelle généralement érepsine pancréatique (Voir *Précis de chimie physiologique*, par Maurice Arthus, 8e éd., ch. XXI, p. 370). Dès lors pour manifester la présence de trypsine dans une liqueur pancréatique, il importe de ne pas la faire agir sur de la fibrine crue ou sur de la gélatine, mais bien sur l'ovalbumine coagulée, la myosine, etc.

2. On a pu, dans un cas de fistule pancréatique observé chez l'homme, constater que le suc qui s'en écoulait ne possédait aucun pouvoir protéolytique, mais en acquérait un très énergique quand il était mélangé avec du suc intestinal ou avec une macération intestinale.

engendrée dans ces régions par action des acides du contenu gastrique sur la muqueuse duodénale et jéjunale supérieure. Par conséquent, les deux sucs, pancréatique et intestinal, dont le mélange *in vitro* possède la propriété de digérer les protéines, sont sécrétés l'un et l'autre sous la même influence, et déversés simultanément dans l'intestin. On est donc autorisé à admettre que l'action protéolytique énergique des liquides contenus dans le duodénum résulte de la transformation du trypsinogène du suc pancréatique par l'entérokinase du suc intestinal.

Le suc pancréatique agit sur les substances protéiques, amylosiques et grasses. Il achève la peptonisation des protéines, commencée par le suc gastrique, mais non terminée par lui; il commence la transformation des peptones en acides-aminés, transformation que doit achever le suc intestinal. Le suc pancréatique saccharifie les amyloses; on ne sait pas jusqu'à quel stade est poussée cette saccharification, car les produits de transformation sont rapidement absorbés. Le suc pancréatique saponifie, pour une très faible part, les graisses : la majeure partie de ces substances est absorbée sous forme de graisses neutres : la saponification est d'autant plus réduite que les graisses sont plus fusibles.

Pour compléter l'étude du rôle joué par le suc pancréatique dans la digestion, il resterait à observer des animaux chez lesquels on aurait enlevé le pancréas; mais cette opération entraîne l'apparition d'un diabète assez rapidement mortel. On doit, pour éviter l'apparition de ce diabète, employer l'artifice suivant : on fait l'ablation de la plus grande partie du pancréas, en particulier de toute la portion juxtaduodénale, et on conserve une corne de la glande sans communication avec l'intestin : l'animal ne devient pas diabétique, tout en étant complètement privé de suc pancréatique. Chez un tel animal, les amyloses sont encore assez convenablement utilisées (elles sont vraisemblablement saccharifiées par les bactéries intestinales); les protéines sont moins bien utilisées qu'à l'état normal, tout en l'étant pour une notable proportion; les matières grasses ne sont plus absorbées avec la même énergie qu'à l'état normal, même dans le cas des graisses émulsionnées du lait.

# CHAPITRE X

## LA BILE

SOMMAIRE. — 1. **Les substances biliaires** : les substances caractéristiques de la bile sont fabriquées par le foie. — 2. **Les fistules biliaires.** — 3. **La sécrétion biliaire.** Lois de la sécrétion. Cholagogues : sels biliaires et sécrétine. Influence de la circulation du foie sur la sécrétion biliaire. — 4. **L'écoulement biliaire.** Lois de l'écoulement biliaire dans l'intestin et causes de cet écoulement. Appareil excréteur de la bile : canaux biliaires et sphincter cholédoque. — 5. **Le rôle de la bile.** — La bile n'est pas un suc digestif, mais joue un rôle indirect dans la digestion. Du prétendu rôle antiseptique de la bile. Ce que devient la bile déversée dans le duodénum. La bile est-elle une sécrétion ou une excrétion?

Le foie, organe à fonctions multiples, possède en particulier celle de produire la bile. La bile s'écoule par les canaux biliaires, contenus dans l'épaisseur du foie, et se déverse dans les gros canaux hépatiques de la surface inférieure du viscère; chez l'homme, ces derniers s'ouvrent dans le canal cholédoque qui débouche dans le duodénum au niveau de l'ampoule de Vater; en amont, le canal cholédoque se continue par le canal cystique, qui se termine par une ampoule, la vésicule biliaire.

### 1. *Les substances biliaires.*

La bile renferme deux groupes de corps, les *sels biliaires* et les *pigments biliaires*, qu'on ne trouve que dans la bile et que la bile contient toujours.

*Les substances caractéristiques de la bile ne sont pas seulement excrétées au niveau du foie; elles sont fabriquées dans le foie.*

A l'appui de cette proposition, on a fait valoir les faits suivants : 1° Les réactions de Pettenkofer et de Gmelin permettent de reconnaître dans une liqueur des quantités très faibles, respectivement de sels biliaires et de pigments biliaires. Les réactions, appliquées au sang, donnent un résultat négatif. Ce résultat ne permet d'ailleurs pas d'affirmer que le sang ne contient pas de substances biliaires; car il serait également négatif, si la quantité de ces substances était trop petite pour qu'elles puissent être décelées par ces réactifs. D'ailleurs, si le résultat était positif, on n'en saurait rien conclure, car les substances biliaires pourraient provenir d'une résorption intestinale de la bile, déversée dans le tube digestif. — 2° Si on enlève le foie d'une grenouille (survie de deux à trois semaines), on ne trouve pas, après plusieurs jours, trace de substances biliaires dans le sang et dans les tissus; tandis que si on lie le canal cholédoque d'une grenouille, on décèle les substances biliaires dans le sang et dans les tissus, au bout de quelques jours (il en est de même chez les mammifères : à la suite de la ligature ou de l'oblitération du canal cholédoque, on constate la production de l'ictère, lié à la présence dans le sang et les tissus, des pigments biliaires résorbés. 3° Si, chez le pigeon, on lie le canal cholédoque, on reconnait déjà, après cinq heures, la présence des pigments biliaires dans le sérum sanguin et dans l'urine, au moyen de la réaction de Gmelin; mais si en outre chez le même animal, on lie les vaisseaux du foie, on ne constate plus la présence des pigments biliaires dans le sérum sanguin et dans l'urine, pendant toute la durée de la survie, qui peut atteindre huit jours. — 4° Chez l'oie et chez le canard, on peut, en faisant respirer pendant une à deux minutes de l'air contenant un peu d'hydrogène arsénié, provoquer le passage de biliverdine dans les urines : il y a eu polycholie et résorption consécutive des pigments biliaires dans l'intestin; mais si la même expérience est faite sur l'oie ou le canard, dont les vaisseaux sanguins du foie ont été liés, il n'y a pas passage de biliverdine dans les urines.

On ne connait rien de la genèse des sels biliaires. On sait que les pigments biliaires dérivent de l'hémoglobine; on en a, entre autres preuves, les suivantes : 1° les pigments biliaires existent chez tous les vertébrés à hématies; 2° dans les vieux extravasa sanguins, on trouve un pigment identique à l'un des pigments biliaires.

Si on lie l'artère hépatique, la sécrétion biliaire n'est pas suspendue : si on lie la veine porte, progressivement, de façon à ne pas tuer l'animal, grâce à l'établissement d'une circulation collatérale porte-cave, ou si on pratique la fistule veineuse d'Eck (abouchement de la veine porte dans la veine cave inférieure), la sécrétion biliaire subsiste diminuée. La bile peut donc se former indistinctement aux dépens du sang de l'artère ou de la veine afférente du foie. La ligature d'une branche de la veine porte, se distribuant à un lobe hépatique, laisse subsister dans ce lobe la sécrétion biliaire diminuée. (On a signalé, chez l'homme, une continuation de la sécrétion biliaire dans des cas de thrombose progressive et finalement totale de la veine porte.)

## 2. *Les fistules biliaires.*

Pour étudier la sécrétion biliaire, on a recours aux *fistules biliaires*. On observe parfois des fistules biliaires, chez l'homme, dans certains cas pathologiques, ou à la suite d'interventions chirurgicales sur les voies biliaires ou sur la vésicule biliaire. On pratique généralement la fistule chez le chien.

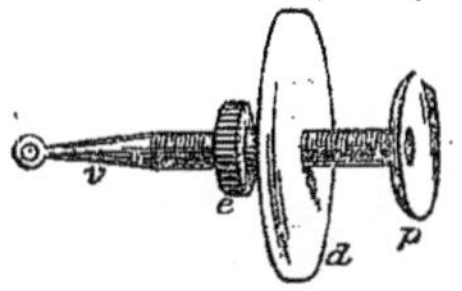

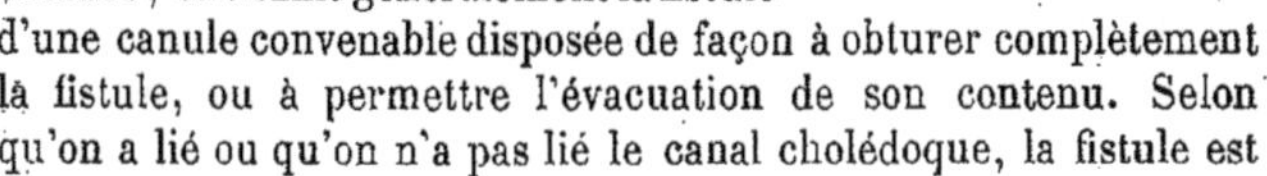


Fig. 122. — Canule biliaire.

p, pavillon à introduire dans la vésicule ; d, disque mobile ; e, écrou-arrêt ; v, bouchon à vis.

Dans la majorité des cas, on a pratiqué la fistule de la vésicule biliaire : le fond de la vésicule est incisé, attiré à l'extérieur, fixé aux bords de la plaie cutanée ; on munit généralement la fistule d'une canule convenable disposée de façon à obturer complètement la fistule, ou à permettre l'évacuation de son contenu. Selon qu'on a lié ou qu'on n'a pas lié le canal cholédoque, la fistule est *complète* ou *incomplète*.

La *fistule incomplète*, convenable pour recueillir simplement de la bile, ne permet pas de connaître la quantité de la bile formée, ni les lois de sa formation. La *fistule complète* est en général préférable à la fistule incomplète ; mais elle présente deux inconvénients : 1° les produits biliaires n'étant plus déversés dans l'intestin, il en résulte (ainsi qu'il sera établi ci-dessous) une diminution quantitative et une modification qualitative de la sécrétion biliaire ; 2° la bile n'ayant plus à s'écouler par le canal cholédoque, muni d'un sphincter terminal, les lois de son écoulement sont modifiées, et la marche de la sécrétion est changée. — Aussi a-t-on cherché à substituer à la fistule de la vésicule une fistule conservant les voies normales d'évacuation.

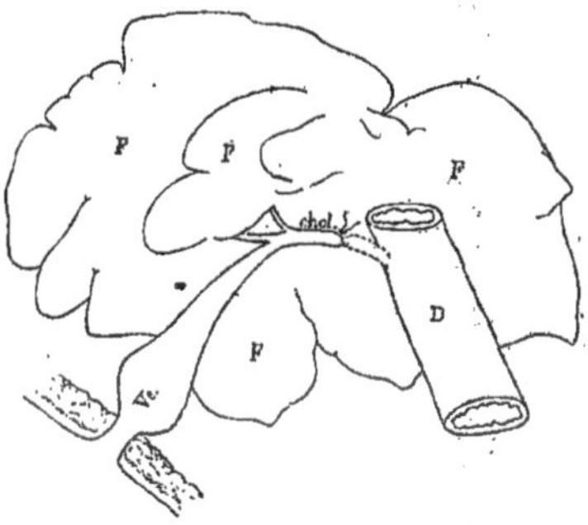

Fig. 123. — Disposition des voies biliaires chez un chien à fistule cholécystique.

F, foie ; D, duodénum ; *Vs*, vésicule biliaire ; *chol*, cholédoque lié.

On enlève, comme pour les fistules pancréatiques permanentes d'Heidenhain-Pawlow, un coin duodénal, comprenant l'ampoule de Vater, et on suture les bords de ce coin à la plaie abdominale, après avoir rétabli la continuité intestinale (*fistule de Pawlow*[1]).

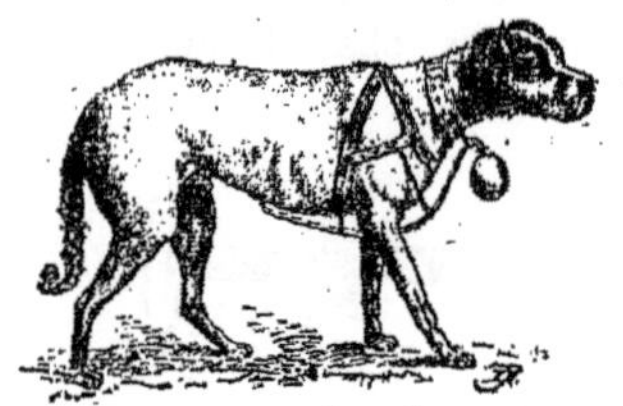

Fig. 124. — Chien porteur d'une fistule biliaire, dispositif de Dastre.

Les animaux à fistule biliaire complète (chien, chat, lapin, porc, cobaye, mouton) peuvent être conservés en bon état de santé pendant des mois, pourvu que leur nourriture soit abondante et peu chargée de graisse (les graisses, même en petite quantité, provoquent de la diarrhée et un amaigrissement progressif, qui conduit l'animal à la cachexie et à la mort; — seules les graisses émulsionnées sont bien supportées). On nourrit le chien de viande, de pain, de lait et de sucre.

### 3. *La sécrétion biliaire.*

Chez l'homme, dans des cas de fistule biliaire incomplète, on a recueilli de 300 à 800 centimètres cubes de bile en vingt-quatre heures : ces nombres représentent des valeurs inférieures à la valeur vraie, car une partie de la bile s'écoule dans l'intestin par le canal cholédoque; car aussi la bile épanchée au dehors ne peut plus exercer l'action cholagogue qu'elle possède quand elle s'écoule dans l'intestin. — Chez une femme à fistule cholécystique avec oblitération du canal cholédoque, on a obtenu 800 centimètres cubes de bile en vingt-quatre heures.

Chez le chien à fistule complète (chien de 20 kg. par exemple), on recueille en vingt-quatre heures environ 200 centimètres cubes de bile, nombre inférieur au nombre vrai pour le chien normal, car l'action cholagogue de la bile ne peut plus s'exercer, puisque le liquide se déverse à l'extérieur.

1. L'ampoule de Vater étant la terminaison à la fois du canal cholédoque et d'un canal pancréatique, la fistule fournit à la fois la bile en totalité et une partie du suc pancréatique. D'ailleurs grâce à l'existence d'un second canal pancréatique, s'ouvrant dans le duodénum à 10 centimètres environ au-dessous de l'ampoule de Vater, une partie du suc pancréatique continue à se déverser dans le duodénum.

Chez le chien à fistule cholécystique, comme chez l'homme à fistule cholécystique, *la bile est sécrétée de façon continue*; l'écoulement par la fistule présente seulement des alternatives d'augmentation ou de diminution. On n'a pas établi de lois précises de la production biliaire : la vitesse de l'écoulement par la fistule ne renseigne pas rigoureusement sur la vitesse de production de la bile, car la vitesse de l'écoulement dépend de la vitesse de la production et des modifications de volume des canaux biliaires, modifications produites, activement, par leur contraction et passivement, par leur relâchement ou par la compression exercée sur eux par les organes voisins. — On note généralement deux renforcements de l'écoulement biliaire : l'un, très manifeste, presque aussitôt après le repas; l'autre, moins net et moins constant, douze à quinze heures plus tard.

La bile continue à se former *pendant l'inanition*. Mais sa quantité, qui n'est pas sensiblement modifiée pendant les premiers jours du jeûne, diminue progressivement à partir du quatrième ou du cinquième jour, pour tomber, vers la fin du jeûne (30$^{e}$ ou 40$^{e}$ jour), à 2/3, 1/2 ou même 1/3 de la quantité normale; à mesure que diminue la quantité, la concentration de la bile augmente.

De nombreuses substances ont été considérées comme capables d'augmenter la sécrétion biliaire, et appelées de ce fait *cholagogues*. Le caractère cholagogue n'a pu être établi expérimentalement, que, 1° pour la bile elle-même et les sels biliaires, ou leurs dérivés, les cholatates; — 2° pour la sécrétine, engendrée par l'action des acides, et notamment de l'acide chlorhydrique étendu, sur la muqueuse duodénale.

Si on fait ingérer à des chiens de la bile de chien, de bœuf ou de porc, des sels biliaires ou des cholatates, leurs dérivés, on constate une augmentation de l'écoulement biliaire par la fistule cholécystique complète. Si on introduit dans le canal cholédoque une canule disposée de telle sorte qu'on puisse à volonté faire écouler la totalité de la bile à l'extérieur, ou la laisser passer dans le duodénum, la quantité de bile qu'on peut recueillir, pendant un temps donné, par la canule extérieure est plus grande, quand on a laissé pendant quelques heures auparavant la bile s'écouler dans l'intestin; plus petite, quand on l'a laissée s'écouler au dehors. On en peut conclure que les chiens à fistule biliaire complète fournissent moins de bile que les chiens normaux.

Si, chez un chien à fistule cholécystique complète, on injecte dans le duodénum ou dans les premières portions du jéjunum une solution aqueuse d'acide chlorhydrique à 3 p. 1000, on constate, après une période latente d'environ cinq minutes, une accélération considérable (le débit peut être quadruplé) de l'écoulement biliaire, qui atteint son maximum environ dix minutes après l'injection et diminue progressivement jusqu'à la vingt-cinquième minute environ. On peut admettre que ces phénomènes résultent de l'action exercée sur le tissu hépatique par la sécrétine, engendrée, dans ces conditions, par l'action de l'acide sur la muqueuse duodénale, et amenée au foie par la veine porte; on obtient en effet rigoureusement les mêmes résultats par une injection intraveineuse de sécrétine.

La quantité de bile qui s'écoule par une fistule cholécystique est modifiée par la *circulation sanguine du foie*. — Quand, par une saignée abondante, on abaisse la pression sanguine générale, il se produit une diminution de l'écoulement biliaire, et cet écoulement s'arrête, quand la pression du sang dans les grands troncs artériels tombe au-dessous de 30 millimètres de mercure. Les mêmes faits s'observent quand on abaisse la pression sanguine par une section sous-bulbaire de la moelle. Notons que la sécrétion biliaire subsiste, diminuée, pour des pressions sanguines (35 mm. de mercure par exemple), incapables d'entretenir la sécrétion urinaire (quand la pression artérielle générale tombe à 40 millimètres il ne se produit plus d'urine). — Quand, par la section des nerfs grands splanchniques, on provoque une vaso-dilatation abdominale intense, donc une augmentation de la pression dans le système de la veine porte, il se produit une augmentation de la sécrétion biliaire. Quand, par l'excitation des bouts périphériques des nerfs splanchniques sectionnés, on provoque les phénomènes circulatoires inverses, il se produit une diminution de la sécrétion biliaire. Quand, par un moyen quelconque (excitation de la moelle, excitation du bout central d'un nerf sensitif, etc.), on provoque une vaso-constriction abdominale, il se produit une diminution de la sécrétion biliaire. Quand on comprime la veine porte, de façon à en réduire le débit sans le supprimer, ou quand on lie une ou plusieurs de ses branches hépatiques, il se produit une diminution de la sécrétion biliaire. Dans toutes ces expériences, la pression et le débit sanguins dans le foie ont été modifiés dans le même sens, de sorte qu'on ne sait si les modifications sécrétoires doivent être rapportées à la modification de la pression ou à celle du débit. Quand on comprime la veine sus-hépatique, sans l'obturer complètement, la pression sanguine est augmentée, le débit sanguin est diminué dans le foie ; il se produit une diminution de l'écoulement biliaire. Donc *la quantité de bile qui s'écoule par la fistule cholécystique varie dans le même sens que le débit sanguin hépatique.*

## 4. L'écoulement biliaire.

L'étude de l'*écoulement de la bile dans l'intestin*[1] n'est possible qu'avec la fistule biliaire duodénale de Pawlow, respectant le sphincter de l'ampoule de Vater. On a fait à ce sujet de remarquables observations.

*Pendant le jeûne, il ne se produit pas d'écoulement biliaire* : les mouvements généraux du corps, les mouvements respiratoires, les actions mécaniques exercées sur les parois abdominales et thoraciques, la vue et l'odeur des aliments, la faim sont inefficaces. — *Il se produit un écoulement biliaire pendant toute la durée de la digestion gastrique.* L'écoulement commence de dix à soixante minutes après le début du repas, dure ensuite pendant tout le temps du séjour des aliments dans l'estomac et cesse de cinq à dix minutes après l'évacuation complète des aliments dans le duodénum. — Cet écoulement n'est pas produit par les *phénomènes bucco-pharyngiens* du repas, car il ne se produit pas à la suite du repas fictif, et, à la suite du repas normal, il ne se produit souvent qu'après un temps de latence de trois quarts d'heure. Il n'est pas produit par *l'action mécanique des aliments sur les parois de l'estomac*, car il ne se produit pas quand on distend les parois de l'estomac à l'aide d'un ballon de caoutchouc introduit dans sa cavité, — car il se produit après un temps de latence fort long, essentiellement variable selon la nature des aliments (quinze minutes pour le lait, quarante minutes pour la viande, etc.) ; — car il ne se produit pas quand on introduit dans l'estomac, au moyen de la sonde, de l'albumine (qui ne provoque, dans ces

1. Il importe de distinguer très nettement ces deux choses absolument différentes, qui sont la production de la bile par le foie et son écoulement dans le duodénum. Nous verrons ci-dessous que les agents cholagogues ne déterminent pas l'écoulement biliaire, et qu'inversement les agents capables de déterminer l'écoulement biliaire ne sont pas cholagogues.

conditions, aucune sécrétion et n'est pas digérée). Il n'est pas produit par l'acte de *la sécrétion gastrique ou pancréatique*, car ces sécrétions se produisent sous l'influence du repas fictif, inefficace, nous l'avons dit, à provoquer l'écoulement biliaire.

Si on tient compte de la longue période de latence après le début du repas, et de la cessation de l'écoulement quelques instants après l'évacuation complète de l'estomac, soit naturellement dans le duodénum, soit par une fistule gastrique, on est amené à supposer que *l'écoulement biliaire est provoqué par l'action du chyme sur la muqueuse duodénale.*

Les substances actives du chyme ne sont pas représentées par l'acide du suc gastrique ou l'alcali du suc pancréatique, car ces deux sucs sont sécrétés, l'un acide, l'autre alcalin, sous l'influence du repas fictif, sans que la bile s'écoule par la fistule. Les substances actives sont *les produits de la digestion gastrique des protéines, les matières grasses et accessoirement les substances extractives :* on le démontre en provoquant l'écoulement biliaire par l'introduction directe dans le duodénum de ces diverses substances.

Les produits de digestion des protéines et les substances extractives agissent dans le même sens sur la sécrétion du suc gastrique, et sur l'excrétion de la bile; les graisses provoquent l'écoulement de la bile, mais sont sans action sur la sécrétion du suc gastrique. Les graisses provoquent à la fois l'écoulement de la bile et la sécrétion du suc pancréatique; l'acide chlorhydrique provoque la sécrétion du suc pancréatique, mais est sans action sur l'excrétion biliaire. La sécrétion gastrique se produit très bien sous l'influence des produits initiaux de la peptonisation et des substances extractives accompagnant les aliments, et très imparfaitement sous l'influence des peptones; tandis que l'écoulement biliaire est très activement provoqué par les peptones et très imparfaitement par les protéoses primaires et par les substances extractives.

Si on introduit dans le canal cholédoque un manomètre obturant, la pression de la bile augmente jusqu'à atteindre une valeur de 25 centimètres de bile environ (soit environ 2 cm. de mercure). Si, pendant le jeûne, l'orifice duodénal est fermé, la bile se formant dans le foie ne doit pas tarder à atteindre une pression de 25 centimètres et sa sécrétion doit ainsi s'arrêter automatiquement. En fait, on ne trouve jamais d'appareil biliaire démesurément distendu, ce qui pourrait être le cas si la sécrétion n'était pas suspendue. Quand le sphincter vatérien se relâche, la bile s'écoule; sa pression diminue dans le système des canaux hépatiques et sa sécrétion s'établit de nouveau. Et l'on est ainsi en droit de se demander si ce n'est pas à tort qu'on suppose que les animaux à fistule cholécystique donnent moins de bile que les animaux normaux, car, chez eux, l'écoulement et la sécrétion sont continus.

Nous avons établi que les sels biliaires et la sécrétine sont des agents cholagogues, nous fondant sur ce que leur introduction dans l'organisme détermine une augmentation de l'écoulement biliaire par une fistule cholécystique. Mais ces substances étant inaptes à provoquer l'écoulement de bile dans l'intestin, leur action cholagogue devient purement virtuelle chez l'animal normal, à moins que leur introduction ne soit accompagnée de celle de substances aptes à provoquer l'écoulement biliaire. C'est ce qui se passe lors de l'évacuation de l'estomac : sous l'influence des protéoses, des graisses, des substances extractives du chyme, l'orifice vatérien se laisse distendre ; la bile s'écoule dans l'intestin ; sous l'influence de la sécrétine, engendrée par l'acide du chyme agissant sur la muqueuse duodénale, et amenée au foie par les branches de la veine porte, la sécrétion biliaire est accélérée, et, comme la bile constamment formée trouve la voie libre vers le duodénum, l'arrêt automatique de cette sécrétion résultant de l'augmentation de pression dans les canaux biliaires ne se produit pas ; l'action cholagogue de la sécrétine peut ainsi se manifester avec la plus grande évidence.

L'*excrétion biliaire* est produite par l'action combinée des contractions des fibres musculaires lisses des voies biliaires et du relâchement du sphincter vatérien. Ce dernier, dépendance anatomique de la tunique musculaire des voies biliaires, est, physiologiquement, l'antagoniste de cette tunique.

Les voies biliaires et la vésicule sont contractiles : on le démontre en les excitant électriquement ou chimiquement sur l'animal laparotomisé : il se produit une légère contraction, très lente à s'établir, très lente à disparaître : on la met en évidence en abouchant le canal cholédoque ouvert avec un manomètre obturant et en observant les oscillations de la colonne liquide.

L'excitation du bout périphérique des nerfs splanchniques, au niveau du diaphragme, détermine la contraction des canaux hépatiques, de la vésicule et du sphincter vatérien ; — l'excitation du bout périphérique des nerfs vagues est sans action sur l'appareil biliaire. — L'excitation du bout central des nerfs splanchniques provoque une décontraction de la vésicule, du canal cholédoque et du sphincter vatérien ; — l'excitation du bout central des nerfs vagues provoque, par mécanisme réflexe, la contraction de la vésicule et le relâchement du sphincter vatérien.

Les études en sont là : une hypothèse s'offre à nous, que des expériences ultérieures infirmeront ou confirmeront : sous l'influence du chyme agissant sur le duodénum, il se produit sans doute une excitation des terminaisons des nerfs vagues, qui, réfléchie par le système nerveux central, vient agir sur le sphincter vatérien pour le relâcher, et sur la vésicule pour la contracter. Ce n'est encore là, nous le répétons, qu'une hypothèse.

Il semble qu'on puisse établir, dans l'appareil biliaire, un antagonisme entre la vésicule et le canal cholédoque. En se contractant, la vésicule tend à chasser la bile dans le duodénum; en se contractant, le canal cholédoque ralentit l'écoulement biliaire, et son sphincter terminal l'arrête.

### 5. *Le rôle de la bile.*

La bile *n'est pas un véritable suc digestif*, car elle ne renferme pas de diastases capables d'agir sur les aliments; la petite quantité d'amylase qu'on y a signalée est tout à fait négligeable. Mais *la bile joue un rôle indirect dans la digestion*, en agissant sur l'activité des sucs gastrique et pancréatique. La bile diminue et peut supprimer l'action peptique du suc gastrique, et, de ce chef, elle est l'un des éléments qui, dans le duodénum, mettent fin à la digestion peptique (nous disons l'un des éléments, car l'activité peptique est également supprimée par l'alcalinisation du chyme par les sécrétions intestinales). La bile favorise au contraire les actions diastasiques du suc pancréatique, — non pas en ajoutant des diastases à elle propres, car elle agit de même après avoir été bouillie, — mais en réalisant un milieu favorable à l'action des diastases pancréatiques[1]. Nous indiquerons, en étudiant l'absorption digestive, le rôle joué par la bile dans l'absorption des matières grasses.

On a attribué à la bile une *action antiseptique*; on se fondait sur une observation clinique : les fèces des malades ictériques ont une odeur infecte, que certains physiologistes ont retrouvée chez des

1. Quelques auteurs admettent que la bile transforme en stéapsine active sur les graisses le zymogène correspondant, lequel existerait seul dans le suc qui arrive à l'intestin par le canal pancréatique.

chiens à fistule cholécystique. En réalité, la bile a un pouvoir antiseptique faible ainsi que l'ont établi des expériences directes; la fétidité des fèces, en l'absence de bile, est attribuable aux troubles intestinaux concomitants; si on supprime les graisses de l'alimentation; ou si on ne donne que des graisses émulsionnées, les fèces ne présentent pas de fétidité, chez les ictériques et chez les chiens à fistule biliaire. L'urine des ictériques et des chiens à fistule biliaire ne contient d'ailleurs pas en surabondance les sels d'acides sulfo-conjugués, témoins urinaires des fermentations intestinales.

*Que devient la bile déversée dans le duodénum?* Le chyme présente la réaction des sels biliaires dans le duodénum; il ne la présente plus dans le reste de l'intestin grêle : ces sels ont donc disparu. On a nié la réabsorption de ces sels, sous prétexte que le sang ne présente pas leur réaction et que ces sels sont toxiques; ces raisons sont sans valeur, car le sang peut en contenir, à chaque moment, des quantités trop petites pour qu'on les puisse manifester chimiquement et pour qu'elles produisent des accidents. Si on fait ingérer à un chien, dont la bile ne contient que des taurocholates, de la bile de bœuf, qui contient en outre des glycocholates, on constate l'apparition de glycocholates dans la bile du chien, ce qui indique une absorption en nature au niveau de l'intestin et une élimination ultérieure du sel biliaire par la bile. Toutefois une partie des sels biliaires est détruite dans l'intestin, ainsi qu'en témoigne la présence de taurine dans son contenu : cette destruction est vraisemblablement de nature microbienne, car, dans le contenu intestinal aseptique des fœtus, on trouve des sels biliaires, mais on ne trouve pas de taurine.

Le chyme présente la réaction des pigments biliaires dans les premières parties de l'intestin; il ne la présente plus dans les dernières parties. On admet généralement que ces pigments subissent, sous l'influence des microorganismes, des phénomènes de réduction et d'hydrogénation qui les transforment en hydrobilirubine, substance qui est absorbée et éliminée par les urines. Dans l'intestin aseptique des fœtus, on trouve des pigments biliaires. Aucune expérience, actuellement réalisée, ne permet d'affirmer qu'une partie des pigments biliaires est réabsorbée en nature dans l'intestin, pour être de nouveau éliminée par le foie.

On a imaginé une théorie de la *circulation entéro-hépatique* des substances biliaires : ces substances auraient fait, pour ainsi dire, perpétuellement la navette entre l'intestin et le foie, alternativement absorbées dans l'intestin et éliminées dans la bile. Ce n'est là qu'une hypothèse dont la justification n'est pas faite.

On a longuement discuté pour savoir si la bile est une *sécrétion* ou une *excrétion;* Il n'y a guère dans cette discussion qu'une discussion de mots. — La bile est une sécrétion, puisqu'elle joue un rôle utile dans la digestion, en favorisant l'action des diastases pancréatiques, et dans l'absorption, en favorisant l'absorption des matières grasses. La bile est une excrétion, puisqu'elle entraîne au dehors des déchets, tels que les pigments biliaires, produits de décomposition de la matière colorante du sang.

# CHAPITRE XI

## LE SUC INTESTINAL

SOMMAIRE. — Les glandes de l'intestin. Obtention du suc intestinal : fistules de Thiry, procédé de Vella, procédé des doubles fistules de Frouin. Sécrétion duodénale et sécrétion iléale. Mécanisme de la sécrétion duodénale; propriétés du suc duodénal. Existe-t-il une sécrétion iléale? Fonction duodénale et fonction iléale de l'intestin grêle. — Action du système nerveux sur les sécrétions intestinales; sécrétion paralytique.

Le suc intestinal résulte du mélange des sucs des innombrables glandes de l'intestin : glandes en grappe de Brunner (limitées au duodénum), glandes en tube de Lieberkühn (disséminées dans tout l'intestin grêle), cellules muqueuses (répandues à la surface de la muqueuse et dans la profondeur des glandes).

Pour recueillir le suc intestinal, on peut, sur l'animal vivant, isoler une anse d'intestin entre deux ligatures et, après quelques heures, en

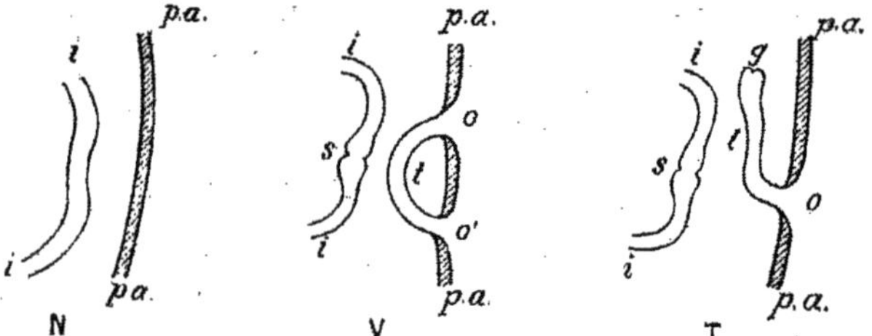


Fig. 125. — Schéma des opérations pratiquées pour obtenir le suc intestinal pur.

N, animal normal : *p.a*, paroi abdominale ; *i.i*, anse intestinale. — V, fistule de Vella ; *p.a*, paroi abdominale : *i.i*, intestin suturé en *s* ; *t*, anse réséquée abouchée à la peau en *o* et *o'*. — T, fistule de Thiry ; *p.a*, paroi abdominale ; *i.i*, intestin suturé en *s* ; *t*, anse réséquée fermée par une suture en *g*, abouchée à la peau en *o*.

faire écouler le contenu; ou bien faire une plaie au bord libre de l'intestin, aboucher ses lèvres à celle de la plaie cutanée et placer une canule appropriée pour obturer l'orifice de cette fistule : on recueille ainsi un mélange des liquides intestinaux : bile, suc pancréatique, suc intestinal, mais non du suc intestinal pur.

Le procédé de choix est la *fistule de Thiry*. On sectionne l'intestin transversalement en deux points distants de 20 à 50 centimètres, en respectant le mésentère; on suture les bouts supérieur et inférieur de l'intestin, pour en rétablir la continuité; on ferme à l'une de ses extrémités le segment isolé, pour le transformer en doigt de gant et on suture aux bords de la plaie cutanée le pourtour de l'orifice de ce doigt de gant. On obtient ainsi un segment d'intestin qui sécrète vraisemblablement comme l'intestin normal, puisqu'il a conservé sa vascu-

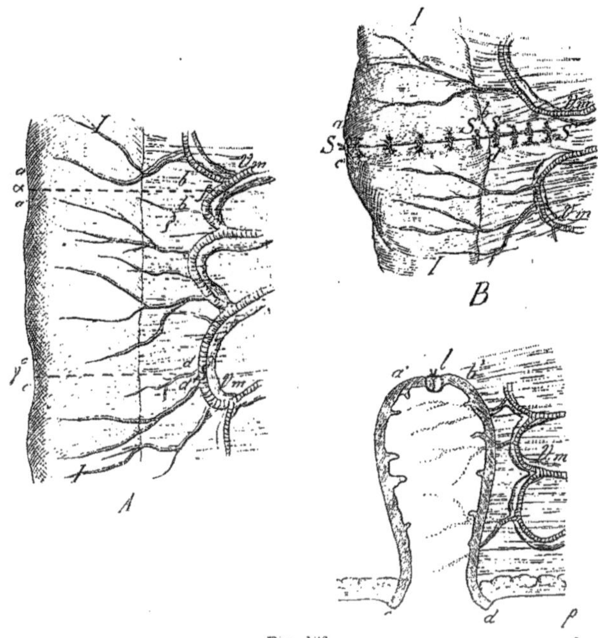


Fig. 126.

A, avant l'opération; II, intestin; *Vm*, Vaisseaux mésentériques; $\alpha\beta$ et $\gamma\delta$, sections intéressant l'intestin et le mésentère. — B, après l'opération: *ss'* suture intestinale: SS' suture mésentérique; *l*, ligature du cul-de-sac; *pp*, peau.

larisation et son innervation normales, capable de fournir un suc pur que ne souillent ni les aliments, ni les autres sucs digestifs. Dans le *procédé de Vella*, le tube isolé n'est pas transformé en doigt de gant : les deux orifices sont abouchés à la plaie cutanée. L'opération a été faite sur le chien, la chèvre et le mouton. Dans le *procédé des doubles fistules de Fouin*, on pratique deux opérations de Thiry, l'une sur un segment duodénal, l'autre sur un segment iléal ou jéjunal.

Les résultats des expériences faites sur la sécrétion du suc intestinal ont été pendant longtemps discordants, parce que les auteurs n'avaient pas distingué et séparé, comme il convient, ce qui concerne les premières portions de l'intestin grêle (disons, pour simplifier, le duodénum) et les dernières portions (disons, pour simplifier, l'iléon).

Dans les cas très rares des fistules duodénales pratiquées chez la chèvre et chez le mouton, la sécrétion du suc duodénal est continue, mais présente une accélération notable pendant la période de digestion intestinale. Dans les cas beaucoup plus fréquents de fistules duodénales, pratiquées chez le chien, la sécrétion du suc duodénal est discontinue : elle cesse dans l'intervalle des digestions intestinales.

La *sécrétion duodénale*, chez le chien, est la conséquence du passage dans l'intestin du contenu de l'estomac. En effet, c'est pendant la période d'évacuation de l'estomac dans le duodénum, que la sécrétion s'établit et se continue dans la fistule duodénale de Thiry; la sécrétion étant maxima (10 cm³ par heure pour un segment de 20 cm. environ) vers les quatrième, cinquième et sixième heures après le repas, c'est-à-dire au moment de l'évacuation maxima.

L'action excito-sécrétoire du contenu gastrique est due, pour une part tout au moins, à l'acide qu'il contient. En effet, on peut provoquer, chez un chien porteur d'une fistule de Thiry duodénale, une sécrétion duodénale abondante (5 à 10 cm³ pour un segment de 20 cm. en 10 minutes environ), en lui faisant ingérer une solution (200 à 300 cm³) d'acide chlorhydrique à 4 p. 1000.

L'action excito-sécrétoire de l'acide du contenu gastrique résulte de son contact avec la muqueuse duodénale. En effet, si chez un chien porteur d'une double fistule duodénale de Thiry, on introduit de l'acide chlorhydrique dilué dans l'une des fistules, la seconde fistule sécrète le suc duodénal en abondance. Par contre, une fistule duodénale de Thiry ne sécrète pas si l'acide a été introduit dans l'estomac, le pylore étant lié, ou si l'acide a été introduit dans les dernières portions de l'iléon.

Comme les sécrétions pancréatique et biliaire, la sécrétion duodénale est amorcée et entretenue par la sécrétine engendrée au niveau du duodénum par le contact de l'acide du contenu gastrique avec la muqueuse duodénale. En effet, on provoque une abondante sécrétion de l'anse duodénale isolée, en injectant dans les veines de l'animal une solution de sécrétine obtenue par macération acide de la muqueuse duodénale, ultérieurement bouillie et neutralisée.

Le mécanisme de la sécrétion duodénale, dont nous venons d'indiquer sommairement le fonctionnement, n'est pas le seul possible. On a pu, par exemple, chez un chien porteur d'une double fistule duodénale de Thiry, provoquer une sécrétion abondante dans les deux tubes, en introduisant dans l'un d'eux seulement une solution de savon.

— Le suc duodénal contient de l'invertine et dès lors dédouble le sucre de canne en glycose et lévulose : on admet généralement qu'il contient, au moins chez les animaux jeunes, de la lactase, et dès lors dédouble la lactose en glycose et galactose. Il n'exerce aucune action diastasique importante sur les amidons et il n'en exerce aucune sur les graisses.

Le suc intestinal contient une diastase dite *érepsine*, sans action sur la plupart des substances protéiques naturelles, mais capable de transformer en acides-aminés les protéoses et les peptones d'origine peptique ou tryptique (et aussi les caséines[1]). Il contient aussi au moins une diastase capable de décomposer l'un de ces acides-aminés, l'arginine, en urée et acide diamino-valérianique, l'*arginase*. Cette décomposition profonde de la molécule albumineuse, sous l'influence du suc intestinal agissant à la suite du suc pancréatique, a conduit à considérer l'intestin comme jouant dans la digestion le rôle de *broyeur moléculaire*.

— En étudiant le suc pancréatique, nous avons vu que le suc intestinal contient une substance remarquable, l'*entérokinase*, capable de transformer en trypsine active le trypsinogène contenu dans le suc pancréatique tel qu'il est déversé dans l'intestin. La digestion intestinale des protéines résulte donc du concours des deux sucs pancréatique et duodénal : nous venons de voir qu'ils sont l'un et l'autre sécrétés sous l'influence d'une même sécrétine, engendrée par l'action du contenu gastrique acide sur la muqueuse duodénale.

— Existe-t-il une *sécrétion iléale* au sens propre du mot? Sans doute, la muqueuse d'une fistule de Thiry, pratiquée sur les dernières portions de l'intestin grêle, est constamment humidifiée par une exsudation muco-alcaline; mais il y a loin de cette humidité à une sécrétion véritable. Chez les animaux porteurs d'une fistule

1. Consulter, sur l'érepsine, *Précis de chimie physiologique* de Maurice Arthus, 8e éd., p. 376 et suiv.

iléale de Thiry, pratiquée depuis de longues semaines et absolument cicatrisée, on ne constate aucun écoulement de liquide ni pendant les digestions ni dans l'intervalle de deux digestions successives ; de temps en temps, une petite masse molle, muqueuse, riche en graisses et en débris épithéliaux apparaît à l'orifice de la fistule ; on ne saurait la considérer comme une sécrétion.

Entre le duodénum, qui fournit une sécrétion abondante, et l'iléon, qui n'en fournit presque pas, le jéjunum représente une zone intermédiaire, donnant une sécrétion incontestable, mais moins abondante que le duodénum, et vraisemblablement d'autant moins abondante qu'on s'éloigne plus du duodénum.

Rappelons que si l'on fait agir l'acide chlorhydrique dilué sur la muqueuse intestinale, on obtient une solution de sécrétine capable, après neutralisation, de provoquer, en injection intraveineuse, des sécrétions pancréatique, biliaire et intestinale, si le fragment de muqueuse provient du duodénum ou des premières portions du jéjunum ; on obtient une solution inactive au contraire si le fragment de muqueuse provient de l'iléon.

On est, par ces considérations, amené à considérer, au point de vue physiologique, deux fonctions intestinales, que nous désignerons, pour la commodité du langage, sous les noms de *fonction duodénale* et de *fonction iléale*.

Le duodénum fournit la sécrétine et sécrète un suc intestinal à entérokinase ; l'iléon ne fournit pas de sécrétine et ne sécrète pas, à proprement parler, de suc : il semble essentiellement, sinon exclusivement, chargé de présider à l'absorption digestive. La fonction duodénale, c'est donc pour nous la fonction de sécrétion de l'intestin ; et la fonction iléale, c'est la fonction d'absorption de l'intestin. Le jéjunum capable de fournir, en quantités réduites sans doute, mais incontestablement, de la sécrétine et de l'entérokinase, d'une part, capable, d'autre part, d'absorber les matières intestinales, cumule les deux fonctions duodénale et iléale.

Nous ne pouvons d'ailleurs qu'indiquer ces notions, les recherches expérimentales sont trop peu nombreuses à l'heure présente, pour permettre de donner des conclusions fermes.

On ne connaît pas l'action du système nerveux sur la sécrétion intestinale ; on sait seulement que la section des nerfs vagues ne modifie pas les sécrétions d'une anse séquestrée par le procédé de Thiry, et que l'arrachement des ganglions cœliaques ne semble pas (nous disons semble, parce qu'on a publié quelques cas discordants) non plus la modifier profondément. Toute cette étude de la sécrétion duodénale est d'ailleurs à reprendre. Le seul fait bien établi se rapporte aux suites de l'énervation d'une anse intestinale, Si on pose quatre ligatures sur un intestin, de façon à limiter trois segments contigus, et si on sectionne, dans le mésentère, les filets nerveux destinés au segment moyen, on constate, au bout de quelques heures, que ce segment est gorgé d'un liquide qu'on reconnaît être du suc intestinal vrai, tandis que les deux segments voisins sont à peu près vides. Cette surproduction de suc dans l'anse énervée est-elle une conséquence de la vaso-dilatation qui succède à l'énervation? C'est possible, mais nous n'en savons rien. Cette sécrétion, dite *sécrétion paralytique*, dure pendant quelques heures, puis diminue considérablement.

# CHAPITRE XII

## LES MICROORGANISMES ET LA DIGESTION

SOMMAIRE. — Les microbes peuvent transformer les matières alimentaires. Les microbes ne sont pas nécessaires à la digestion. Les microbes ne sont pas des auxiliaires des glandes digestives; ce sont des parasites.

On a émis l'hypothèse que les microbes intestinaux interviennent dans l'acte digestif comme auxiliaires puissants des sucs digestifs. On a même posé cette question : une digestion normale serait-elle possible chez un animal dont le tube digestif ne contiendrait pas de microbes?

On sait que les microbes peuvent digérer les aliments par les diastases qu'ils sécrètent, identiques à celles des sucs digestifs normaux. De nombreux microbes produisent une amylase capable de saccharifier l'amidon, comme l'amylase salivaire ou l'amylase pancréatique. On ne connait pas de microbes sécrétant de la pepsine, mais on en connaît beaucoup sécrétant de la trypsine. On n'a pas étudié les lipases microbiennes, mais leur existence est démontrée par la présence d'acides gras dans les fèces des animaux privés de bile et de suc pancréatique. Enfin, on a trouvé l'invertine chez beaucoup de microbes. Les microbes peuvent donc agir comme les sucs digestifs sur les substances sucrées, amylosiques, protéiques et grasses. Le font-ils? C'est au moins possible. Dans quelle mesure le font-ils? Là est tout l'intérêt de la question.

L'intervention des microbes est-elle indispensable à l'accomplissement des digestions normales? Assurément non, car les sucs digestifs fournissent en abondance les diastases que les microbes ne fabriquent qu'en quantité minime et avec une grande lenteur. Nous savons en quelle abondance s'écoulent, au moment de la digestion, les sucs salivaire, gastrique pancréatique, et intestinal; nous savons avec quelle énergie ces sucs transforment les aliments : une goutte de suc pancréatique saccharifie en quelques secondes 10 centimètres cubes d'une émulsion d'empois d'amidon; le suc pancréatique actif peptonise la fibrine en quelques minutes; le suc intestinal dédouble la saccharose avec une grande rapidité. Ces mêmes substances, soumises à l'action des microbes intestinaux, se transforment, il est vrai, mais avec une vitesse infiniment moindre : c'est donc que vraisemblablement, dans l'organisme, la transformation digestive sera faite avant que les microbes aient pu intervenir.

Si on fait ingérer à un animal des substances aseptisées, si même on ajoute à ses aliments des antiseptiques, pour réduire au minimum l'action des microbes intestinaux, on n'observe aucun trouble digestif. Le suc gastrique d'ailleurs n'est-il pas un antiseptique et ne détruit-il pas, pour une part tout au moins, les microbes apportés par les aliments?

L'expérience fondamentale a d'ailleurs été faite : elle consiste à nourrir avec des aliments aseptiques des animaux ne contenant pas de microbes dans leur tube digestif, en les maintenant dans une enceinte aseptique et en leur faisant respirer un air aseptique. De jeunes cobayes ont été extraits de l'utérus maternel par une opération césarienne aseptique et introduits dans une enceinte aseptisée, dont l'air se renouvelait à travers une bourre de coton. L'alimentation était composée soit de lait stérilisé à l'autoclave, soit d'un mélange stérilisé de lait et de biscuits anglais. Après huit jours, les animaux, en parfaite santé, avaient digéré normalement et augmenté de poids : le contenu intestinal fut vérifié stérile.

Un essai de même nature a été fait sur de petits poulets : dans un appareil construit à cet effet, stérilisé, et dans lequel on pouvait introduire aseptiquement de l'air stérile et des aliments stériles, on a placé des œufs de poule arrivés à la fin de l'incubation, et dont la surface avait été stérilisée. Les poulets ont éclos et se sont parfaitement développés, aussi bien, sinon mieux, que des poulets témoins élevés à l'air libre. L'expérience ayant duré six semaines, on a vérifié l'asepsie parfaite des animaux en leur empruntant des plumes, du sang et des matières intestinales. Ramenés à la vie libre, ces poulets n'en ont pas souffert, mais en vingt-quatre heures le contenu du tube digestif était extrêmement riche en microbes divers.

Les microbes intestinaux ne sont donc pas indispensables à la digestion. Sont-ils même des auxiliaires des sucs digestifs? Nous ne le croyons pas. Ils se développent dans un milieu riche en produits de digestion des aliments. Or, nous savons que, si dans un milieu de culture se trouvent de l'amidon et de la maltose, de la saccharose et des glycoses, des protéines naturelles et des protéoses, les microbes consomment la maltose, les glycoses et les protéoses, avant d'attaquer l'amidon, la saccharose, les protéines. Les microbes ne fabriquent pas à l'aveugle leurs diastases : ils semblent proportionner leur activité sécrétante à leurs besoins et aux qualités du milieu ambiant. Dans le tube digestif, les microbes seront donc bien plus des consommateurs des produits de la digestion physiologique que des producteurs de ces produits; ce ne sont pas des auxiliaires, ce sont des parasites; ils ne viennent pas en aide à l'organisme digérant, ils utilisent ce que l'organisme a transformé.

Il y a plus : dans l'intestin, les microbes vivent surtout anaérobiquement, car l'oxygène est absent ou rare; ils empruntent à des dédoublements variés l'énergie chimique dont ils ont besoin, et comme ces dédoublements libèrent peu d'énergie, ils doivent porter sur une quantité considérable de matière; les microbes sont des ferments, c'est-à-dire décomposent beaucoup, non pas pour se procurer de la matière, mais pour se procurer de l'énergie. Les microbes sont donc des parasites qui dépensent beaucoup, ce sont des parasites coûteux.

On peut mettre en évidence l'activité chimique des microbes intestinaux. Les sucs gastrique et pancréatique font des protéoses et, par une action prolongée, le suc pancréatique fait des acides-aminés; le suc intestinal fait des acides-aminés; mais aucun suc digestif ne fait aux dépens des protéines de l'ammoniaque, du phénol, du crésol, de l'indol, du scatol; aucun suc digestif ne fait de l'acide lactique, de l'acide butyrique aux dépens des hydrocarbones; aucun suc digestif ne fait des gaz, acide carbonique, hydrogène, azote, etc.; or, tous ces produits se trouvent dans l'intestin. Aucun suc digestif ne digère la cellulose, or la cellulose disparait en partie dans l'intestin des herbivores : elle fermente sous l'influence des microbes qui en libèrent de l'acide carbonique et du gaz des marais.

Parmi ces produits des fermentations microbiennes intestinales, un certain nombre est éliminé avec les fèces; mais d'autres sont absorbés, pénètrent dans le sang et nuiraient à l'organisme, si ce dernier ne disposait de procédés divers lui permettant de les neutraliser (acides phénylsulfuriques, acide indoxylsulfurique, acide hippurique, etc.) et de les éliminer rapidement. Les microbes intestinaux ne sont pas seulement des parasites coûteux, ce sont des ennemis dangereux.

Pour combattre les conséquences pathologiques des fermentations intestinales, les médecins ont eu recours à divers procédés qu'on range en deux catégories : 1° diminuer la flore microbienne, soit par une alimentation déterminée (régime lacté, substitution du régime hydrocarboné au régime carné), soit par une désinfection intestinale (emploi de tannin, de β-naphtol, etc.); 2° diminuer la toxicité des produits de fermentation par une alimentation appropriée (régimes lacté et hydrocarboné).

# CHAPITRE XIII

## LES MOUVEMENTS DU TUBE DIGESTIF

SOMMAIRE. — 1. **Préhension, mastication, formation du bol alimentaire.**
2. **Déglutition.** — Notions anatomiques. *a, Analyse d'une déglutition;* contraction des muscles des voies digestives; les trois temps de la déglutition : le temps buccal; le temps pharyngien et l'occlusion des voies buccale, nasale et laryngée; le temps œsophagien et la contraction des muscles de l'œsophage. La déglutition d'un liquide, caractères essentiels de cette déglutition. Les bruits de la déglutition. Déglutitions successives. *b, L'appareil nerveux de la déglutition;* le réflexe de la déglutition : lieu d'origine et nerfs centripètes, centre, nerfs centrifuges. Inhibition de la déglutition.
3. **Mouvements de l'estomac.** — Contraction d'ensemble : action du nerf vague et du sympathique. Mouvements de brassage; onde contractile. Évacuation gastrique et mouvements pyloriques. Le vomissement.
4. **Mouvements de l'intestin grêle.** — Observation des mouvements intestinaux. Influence du système nerveux. — Mouvements pendulaires et mouvements péristaltiques.
5. **Mouvements du gros intestin.** — Observation des mouvements péristaltiques et des mouvements antipéristaltiques.
6. **Défécation.** — Dispositions anatomiques des sphincters de l'anus; leurs nerfs, leur tonicité, leurs centres. Du mécanisme de la défécation.

### 1. *Préhension, mastication, formation du bol alimentaire.*

La *préhension des aliments* diffère selon qu'ils sont solides ou liquides, et selon l'espèce animale considérée. Dans le cas de l'homme, les aliments solides, portés à la bouche, sont saisis et entraînés par l'action combinée des lèvres, de la langue et des dents. Les liquides sont versés dans la bouche, d'où l'emploi du verre à boire ; — on peut aussi humer les liquides : on exerce un petit mouvement d'aspiration et le liquide est entraîné avec l'air, en faisant un bruit particulier. Dans la *succion*, les lèvres s'appliquent autour du mamelon ; la cavité buccale est fermée en arrière par le contact intime de la langue et du palais ; le jeu simultané de la langue qui s'abaisse et se retire en arrière, de la mâchoire inférieure, du plancher buccal et des joues détermine un vide (3 à 10 mm. de mercure) qui aspire le liquide. La succion est un phénomène réflexe compliqué, mettant en activité harmonique un grand nombre de parties; elle est régie par un appareil nerveux, constitué par des fibres centripètes (fibres de la 2e et 3e branche du trijumeau, distribuées aux parois de la cavité buccale, et fibres du glosso-pharyngien); des fibres centrifuges (fibres du facial pour les lèvres, de l'hypoglosse pour la langue, du nerf masticateur pour la mâchoire inférieure et le plancher de la bouche), et un centre qu'on localise dans le bulbe rachidien, région d'origine des nerfs centripètes et centrifuges considérés.

La *mastication* résulte du fonctionnement simultané des dents qui broient les aliments, et de la langue, des joues et des lèvres qui les ramènent sous les arcades dentaires. — Les mouvements de la mâchoire inférieure sont de trois ordres : 1° mouvement d'*élévation* (par la contraction des masséters, des temporaux et des ptérygoïdiens internes) et mouvements d'*abaissement* (passifs, par la détente des muscles élévateurs et chute de la mâchoire sous l'influence de son propre poids, se produisant seuls quand la bouche s'ouvre modérément; — actifs, par la contraction des ventres antérieurs des digastriques, des génio-hyoïdiens et des mylo-hyoïdiens, l'os hyoïde étant immobilisé et abaissé par la contraction des muscles omoplatohyoïdiens, sterno-hyoïdiens, thyro-hyoïdiens, et sterno-thyroïdiens, ces mouvements actifs se produisant quand la bouche s'ouvre largement); 2° mouvements de *glissement latéral* ou de *latéralité* (par l'action combinée des ptérygoïdiens internes); 3° mouvements de *glissement antéro-postérieur*, comprenant des mouvements de *propulsion* assurés par la contraction des muscles ptérygoïdiens externes, et des mouvements de *rétropulsion* assurés par la contraction des muscles ptérygoïdiens internes. Les différents muscles qui interviennent dans la mastication sont innervés : les masséters, les temporaux, les ptérygoïdiens internes et externes par la branche masticatrice du trijumeau; les muscles génio-hyoïdiens, thyro-hyoïdiens, omoplato-hyoïdiens et sterno-hyoïdiens par l'hypoglosse. Les mouvements de la mâchoire sont donc essentiellement sous la dépendance du nerf masticateur, accessoirement sous celle de l'hypoglosse.

Les mouvements de la langue sont infinis, grâce à ses innombrables fibres intrinsèques et extrinsèques. Une analyse, peut-être schématique, distingue des mouvements de raccourcissement et d'élargissement (muscles longitudinal et hyoglosse), d'allongement et de rétrécissement (muscle transverse), de creusement en gouttière longitudinale et de saillie en dos d'âne, de projectio et de rétraction, d'abaissement et de soulèvement, de latéralité. Tous ces mouvements sont sous la dépendance de l'hypoglosse : si l'un des nerfs hypoglosses est paralysé ou sectionné, la pointe de la langue au repos est dirigée du côté sain, par tonus des fibres longitudinales; la pointe de la langue projetée au dehors est dirigée du côté paralysé, par tonus du génio-glosse du côté sain qui entraine la pointe de la langue du côté opposé.

Les mouvements des joues qui interviennent dans la mastication sont sous la dépendance du muscle buccinateur, innervé par le nerf masticateur; les mouvements accessoires des lèvres sont sous la dépendance du muscle orbiculaire des lèvres, innervé par le facial.

Les mouvements de la mastication sont donc sous la dépendance de muscles appartenant aux sphères de distribution de la branche motrice du trijumeau (mouvements de la mâchoire dans la mastication normale et mouvements des joues) et de l'hypoglosse (mouvements de la langue et mouvements d'abaissement actif de la mâchoire); le facial n'a aucun rôle fondamental; sa double section ou sa paralysie double ne gênent la mastication que fort peu et seulement parce que des parcelles alimentaires peuvent s'échapper par la bouche qui ne se ferme plus par la constriction de l'orbiculaire des lèvres.

La mastication est tantôt un phénomène volontaire, tantôt un phénomène réflexe : l'impression originelle naît dans la cavité buccale et est conduite vers les centres par les fibres centripètes du trijumeau et du glosso-pharyngien. — On place le centre de la mastication au niveau du bulbe, point d'arrivée et d'origine des fibres intervenant dans la mastication : trijumeau, glosso-pharyngien et hypoglosse.

La *formation du bol alimentaire* résulte de l'action combinée de la langue et des joues, qui mélangent les matières alimentaires avec la salive, dont l'écoulement est provoqué par les phénomènes de mastication et de gustation.

## 2. *Déglutition.*

La déglutition est l'ensemble des actes qui conduisent le bol alimentaire de la bouche dans l'estomac. Le chemin à parcourir est représenté par le pharynx et l'œsophage.

Le pharynx communique en avant avec la bouche, en haut avec les fosses nasales; il s'appuie en arrière contre la base du crâne; il s'ouvre en bas dans le larynx et dans l'œsophage. L'orifice bucco-pharyngien est limité en haut par le voile du palais, en bas par la partie supérieure de la base de la langue, sur les côtés par les amygdales et les piliers antérieurs et postérieurs du voile du palais; l'orifice naso-pharyngien est limité en haut par la base du crâne, en bas par le voile du palais, sur les côtés par les apophyses ptérygoïdes. Le pharynx représente un carrefour où s'entre-croisent les voies digestives et les voies respiratoires : les voies respiratoires, de postérieures devenant antérieures, les voies digestives, d'antérieures devenant postérieures. Le pharynx possède une musculature striée formant les trois constricteurs du pharynx; la contraction de ces muscles détermine une élévation et un raccourcissement du pharynx, et un soulèvement de l'œsophage qui est porté vers la bouche et du larynx qui est porté contre la base de la langue. Les constricteurs du pharynx sont innervés par le rameau pharyngien du nerf vague.

L'œsophage est pourvu de fibres musculaires formant deux couches : une externe (fibres longitudinales) et une interne (fibres circulaires). Ces fibres sont striées ou lisses, suivant l'espèce animale considérée, et suivant la région de l'œsophage. Chez le chien, le rat, le mouton, les fibres sont striées dans tout l'œsophage; chez le lapin, il y a des fibres striées dans toute l'étendue de l'œsophage; elles sont mélangées de fibres lisses au voisinage de l'estomac; chez le chat, le cheval et l'homme, la partie supérieure de l'œsophage contient des fibres striées, la partie moyenne un mélange de fibres striées et de fibres lisses; la partie inférieure, des fibres lisses. — Les nerfs destinés aux muscles œsophagiens proviennent du nerf vague; mais ils présentent, chez les diverses espèces, des différences dans leur origine réelle (sont contenus exclusivement dans les racines du nerf vague, chez le cheval et le chien; à la fois dans les racines du nerf glosso-pharyngien, du nerf vague et du nerf spinal, chez le lapin) et dans leurs voies de distribution (passent exclusivement par le récurrent, chez l'homme et le lapin; par les nerfs pharyngiens et les nerfs laryngés externes, chez le cheval, l'âne, le chien, le mouton).

*a*. **Analyse d'une déglutition.** — La déglutition ne présente pas les mêmes caractères, selon que la substance déglutie est liquide ou solide (pâteuse).

Considérons *le cas d'un bol alimentaire pâteux*. Le bol est porté par la langue vers le fond de la bouche : la langue, se gonflant en avant du bol, s'applique contre la voûte palatine ; ce gonflement, se propageant rapidement d'avant en arrière, pousse le bol devant lui vers le pharynx, en le faisant glisser entre sa surface et la voûte palatine. Ce mouvement de la langue ne s'accomplit facilement que si la mâchoire inférieure est immobilisée par la contraction des muscles masticateurs, qui l'appliquent contre la mâchoire supérieure. Aussi, la bouche est-elle généralement fermée et les mâchoires sont-elles appliquées l'une contre l'autre pendant la déglutition buccale ; mais cette fermeture de la bouche n'est pas absolument nécessaire ; on peut déglutir sans fermer les lèvres ; on peut déglutir sans serrer les mâchoires ; il suffit que la mâchoire inférieure soit immobilisée, soit par la contraction des seuls muscles masticateurs, les mâchoires étant maintenues écartées par un corps solide placé entre les dents, soit par la contraction simultanée des muscles élévateurs et des muscles abaisseurs de la mâchoire inférieure. Notons que, dans ces conditions anormales, la déglutition est plus difficile et d'autant plus difficile que les mâchoires sont plus écartées. Dans tous les cas, d'ailleurs, au moment de la déglutition, la cavité buccale est toujours fermée en avant du bol par le dos d'âne de la langue, s'appliquant exactement sur la voute palatine et contre les arcades dentaires supérieures.

Ce premier temps (*temps buccal*) de la déglutition, qui précède la déglutition proprement dite (c'est à proprement parler la *prédéglutition*), est *volontaire* ; il peut être volontairement arrêté à un moment quelconque et le bol peut demeurer à la surface de la langue, tant qu'il n'a pas été volontairement refoulé jusqu'à l'isthme du gosier. Ce n'est qu'alors que commence la *déglutition vraie*, phénomène *réflexe*, qu'on ne peut volontairement arrêter une fois qu'il est commencé.

Au moment où le bol vient toucher une région du voile du palais, dont la situation sera précisée (voir p. 256), tout le mécanisme de la déglutition se met en mouvement; mais il est nécessaire qu'il y ait un bol à déglutir; on peut bien exécuter à vide les mouvements buccaux de la prédéglutition; les mouvements de la déglutition ne suivent pas. Si on a dégluti à plusieurs reprises coup sur coup, la salive buccale, on éprouve ensuite une difficulté inouïe, puis une impossibilité absolue à exécuter les mouvements de déglutition.

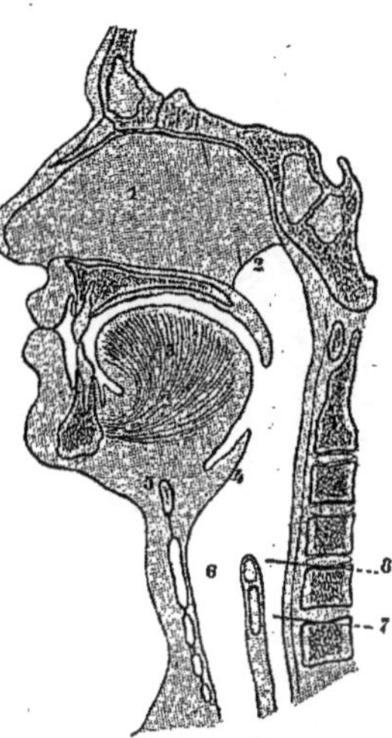

Fig. 127. — Disposition des diverses parties du gosier pendant le repos.

1, fosses nasales; 2, voile du palais; 3, langue; 4, épiglotte; 5, os hyoïde; 6, cartilage thyroïde; 7, œsophage; 8, partie inférieure du pharynx.

Au deuxième temps de la déglutition (*temps pharyngien*), qui succède sans intervalle au premier temps, il se produit des mouvements de la langue, du plancher buccal, du pharynx, du larynx et des occlusions des orifices pharyngiens (de la bouche, des fosses nasales, du larynx).

La mâchoire inférieure reste immobilisée au temps pharyngien et par les mêmes moyens qu'au temps buccal. Le muscle mylo-hyoïdien se contracte, soulevant la langue et l'appliquant contre la voûte palatine, et la langue, se portant brusquement d'avant en arrière et de haut en bas par la contraction des muscles hyoglosses, agit comme un piston, pour rejeter le bol dans le pharynx. On constate la contraction du mylo-hyoïdien à la vue et au toucher. Au commencement de la déglutition, on voit le soulèvement du plancher buccal. On peut reconnaître le coup du piston lingual, en introduisant dans la bouche et au-dessus de la langue, un tube de verre, dont l'orifice postérieur s'ouvre dans la cavité pharyngienne, dont l'orifice antérieur communique avec un manomètre; au moment de la déglutition, il se produit une élévation de la colonne manométrique correspondant à environ 20 centimètres d'eau. On peut encore, en introduisant le doigt dans la bouche, jusqu'au delà de la dernière molaire, immédiatement au-dessus de la ligne mylo-hyoïdienne, sentir à la fois la contraction du muscle mylo-hyoïdien sous-jacent au doigt et le brusque recul de la langue adjacente au doigt. Enfin, on peut établir le rôle important des muscles mylo-hyoïdiens dans la déglutition en sectionnant leurs nerfs : le chien ainsi opéré ne peut plus déglutir qu'en renversant la tête, de façon à faire tomber les aliments dans le pharynx par l'action de la pesanteur, comme nous faisons tomber les liquides quand nous buvons en renversant la tête.

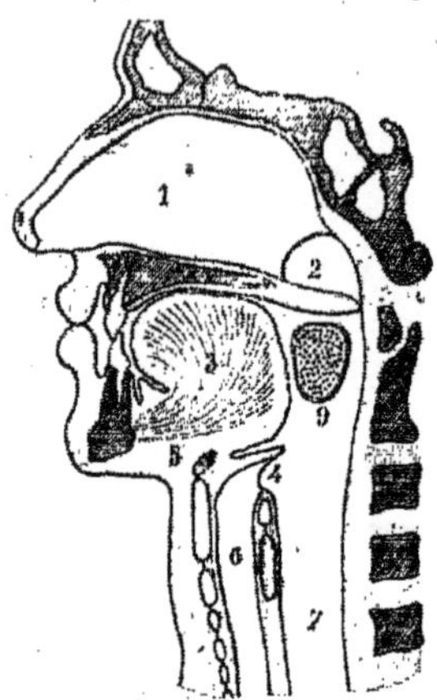

Fig. 128. — Disposition des diverses parties du gosier pendant le temps pharyngien de la déglutition.

1, fosses nasales; 2, voile du palais; 3, langue; 4, épiglotte; 5, os hyoïde; 6, cartilage thyroïde; 7, œsophage; 8, partie interne du pharynx; 9, bol alimentaire.

En même temps que s'accomplissent ces phénomènes du côté de la bouche, le pharynx se soulève avec le larynx, et les orifices nasal et laryngien du pharynx se ferment.

Le pharynx se raccourcit, soulevant l'œsophage et l'amenan au-devant du bol : ce raccourcissement est produit par la contraction des muscles stylo-pharyngiens, des constricteurs du pharynx et accessoirement des muscles sus-hyoïdiens; il exige, comme condition nécessaire, l'immobilisation de la mâchoire inférieure par les muscles masticateurs. Le larynx, soulevé en même temps que le pharynx, et porté fortement en avant, détermine l'élargissement antéro-postérieur du pharynx, condition favorable à la réception du bol.

A ce moment, tous les orifices pharyngiens, autres que l'orifice œsophagien, sont fermés. — La cavité buccale est fermée par la base de la langue, appliquée contre le palais par la contraction des muscles mylo-hyoïdiens et resserrée sur les côtés par la contraction des muscles palato-glosses (piliers antérieurs du voile du palais). — Les fosses nasales sont fermées par le soulèvement du voile du palais; on peut reconnaître ce soulèvement au moyen d'un stylet introduit par l'orifice d'une narine et poussé jusqu'à l'orifice naso-pharyngien : ce stylet est soulevé au moment de la déglutition. Le soulèvement du voile du palais ne résulte pas passivement du coup de piston lingual; il précède ce coup de piston : en effet, la pression pharyngienne, qu'on prend au moyen d'un manomètre, communiquant, par un tube de verre reposant sur la langue, avec l'espace pharyngien, présente une légère diminution, qui précède la forte augmentation résultant du coup de piston lingual; cette diminution a pour cause l'augmentation du volume de la cavité pharyngienne, par suite du soulèvement actif du voile du palais. — Le larynx enfin est fermé. Soulevé en même temps que le pharynx, attiré en avant par la contraction des muscles thyro-hyoïdiens (l'os hyoïde lui-même est porté en haut et en avant par la contraction des muscles génio-hyoïdiens et mylo-hyoïdiens et des ventres antérieurs des digastriques), le larynx vient buter contre la base de la langue, qui, portée elle-même en bas et en arrière, recouvre l'orifice du larynx et abaisse sur lui l'épiglotte. Le rôle de l'épiglotte n'est pas indispensable dans la déglutition des bols pâteux : un animal, dont on a réséqué l'épiglotte, déglutit sans difficulté les bols solides, mais l'épiglotte protège le larynx dans la déglutition des liquides : chez un animal sans épiglotte, il pénètre généralement quelques gouttelettes de liquide dans le larynx, pendant la déglutition. On démontre le rôle protecteur de l'épiglotte, en faisant avaler au sujet un liquide noirci par l'encre ou coloré par une couleur inoffensive ; au laryngoscope, on reconnaît que tout le pharynx et les parties voisines sont colorées et que la face postérieure de l'épiglotte et le larynx ne présentent pas trace de coloration. — Si, pour une cause quelconque, une particule solide ou liquide a pénétré dans le larynx, il se produit, par suite de la sensibilité extrême de la muqueuse, une toux, grâce à laquelle est chassé le corps étranger. Enfin, les voies respiratoires sont encore protégées par la fermeture de la glotte : on admet cette fermeture de la glotte pendant la déglutition, parce qu'à ce moment l'expiration et la voix sont impossibles; on a d'ailleurs observé cette fermeture, au laryngoscope, chez des sujets faisant une déglutition, d'ailleurs fort imparfaite, la bouche ouverte et la base de la langue déprimée. Cette fermeture de la glotte ne joue aucun rôle essentiel dans la déglutition, car la déglutition se produit normalement, quand, par un procédé quelconque (introduction d'un écarteur entre les cordes vocales, résection des cordes vocales, etc.) on rend cette fermeture impossible. Elle est d'ailleurs passive, car elle se produit encore après la section de tous les nerfs qui se rendent au larynx ; elle résulte de la contraction du pharynx, qui rapproche l'un de l'autre les bords postérieurs du cartilage thyroïde et par suite les bords de la glotte.

Le bol alimentaire, projeté dans le pharynx raccourci, est engagé dans l'œsophage par les contractions des constricteurs du pharynx. Le troisième temps de la déglutition (*temps œsophagien*) commence : il succède sans intervalle au temps pharyngien. Aussitôt le bol engagé dans l'œsophage, toutes les parties (langue, voile du palais, larynx et pharynx), qui ont pris part au deuxième temps de la déglutition, reviennent au repos.

Les divers étages de l'œsophage se contractent successivement de haut en bas, repoussant, devant le rétrécissement produit, le bol alimentaire jusqu'au cardia et à l'estomac. On admet en général que la contraction des fibres longitudinales au-dessus du bol fait glisser l'œsophage sur le bol, en attirant en haut les parties sous-jacentes, et que la contraction des fibres circulaires, progressant de haut en bas, fait avancer le bol. La pesanteur n'intervient pas, de façon essentielle, dans la déglutition œsophagienne, car on peut déglutir la tête en bas ; d'ailleurs, un certain nombre d'animaux prennent leur nourriture dans une position telle (animaux qui paissent l'herbe, par exemple), que le bol remonte nécessairement en parcourant l'œsophage.

Le mouvement de l'œsophage[1] n'est pas à proprement parler un mouvement péristaltique, comparable au mouvement de l'intestin ; nous indiquerons plus tard les différences fondamentales de ces mouvements. — Le mouvement de l'œsophage n'est jamais volontaire ; il ne peut succéder qu'à une déglutition pharyngienne : si on introduit dans l'œsophage par une plaie latérale une masse solide, elle y reste immobile jusqu'à ce que l'animal exécute un mouvement de déglutition ; elle descend alors vers l'estomac, poussée par la contraction qui succède à ce mouvement de déglutition. — Si, chez l'homme, on introduit par la bouche dans l'œsophage une sonde terminée par une olive, cette olive reste immobile dans l'œsophage, jusqu'à ce que le sujet fasse un mouvement de déglutition ; la sonde est alors entraînée

1. On peut étudier les phénomènes de la déglutition œsophagienne en utilisant les rayons Röntgen, à condition de faire déglutir un bol opaque à ces rayons (matières alimentaires mélangées de sous-nitrate de bismuth) et en projetant son ombre sur l'écran phosphorescent.

vers l'estomac par l'olive que repousse la contraction œsophagienne. Si un bol alimentaire, dégluti sans avoir été suffisamment imbibé de salive, s'arrête en un point de l'œsophage, il y reste immobilisé, jusqu'à ce qu'il soit repris et entraîné par la déglutition suivante. Si on excite électriquement dans la région cervicale supérieure le nerf vague, qui contient les fibres destinées à l'œsophage, ou les rameaux nerveux issus du nerf vague et contenant les filets œsophagiens, on provoque une contraction tétanique de l'ensemble de l'œsophage, mais aucun mouvement de translation d'une onde contractile; et un corps solide, contenu dans l'œsophage, ne se déplace pas; donc le mouvement de déglutition de l'œsophage ne succède qu'au mouvement de déglutition du pharynx : il est provoqué par une action pharyngienne.

Si on lie l'œsophage en un point, si on le sectionne, ou si on en excise un segment, le mouvement de contraction produit par une déglutition pharyngienne se propage dans toute l'étendue de l'œsophage, malgré la discontinuité de ce dernier. Si on sectionne les nerfs œsophagiens, le mouvement de contraction ne se produit plus (la double vagotomie le supprime); si on sectionne les nerfs œsophagiens se rendant à une région limitée de l'œsophage, cette région ne se contracte plus, malgré la continuité de l'œsophage. Donc, le mécanisme qui détermine cette succession de contractions des diverses parties de l'œsophage réside dans le système nerveux extraœsophagien. C'est un mécanisme réflexe : l'origine du réflexe est dans le pharynx et uniquement dans le pharynx. Si, en effet, on pratique une ouverture œsophagienne par laquelle le bol alimentaire dégluti s'échappe au dehors, le mouvement de contraction de l'œsophage se poursuit jusqu'au cardia malgré l'absence du bol.

— L'étude de la déglutition doit être complétée par l'analyse de *la déglutition d'un bol liquide;* cette analyse révèle certaines propriétés de l'appareil de la déglutition, qu'il est impossible d'observer dans la déglutition d'un bol solide. On peut d'ailleurs analyser plus facilement le phénomène, car on peut introduire, à divers niveaux de l'œsophage et du pharynx, des *sondes œsophagographiques*, analogues aux sondes cardiographiques, et, comme ces dernières, reliées à un tambour enregistreur, permettant de recueillir et d'inscrire les variations successives de la pression intraœsophagienne, à divers moments de la déglutition,

— et cela sans empêcher la déglutition du liquide, qui passe sans peine entre l'ampoule et la paroi.

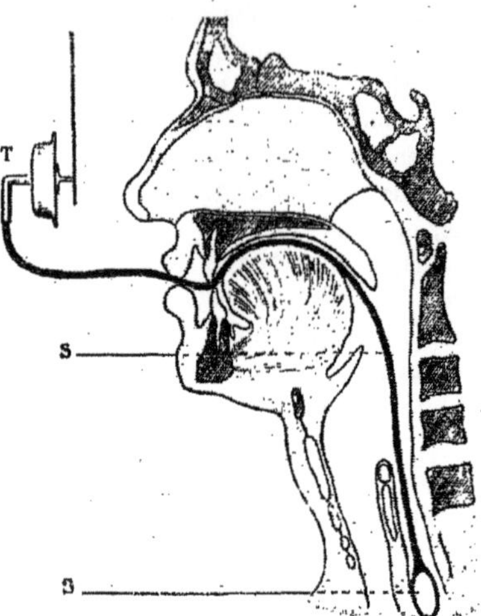


Fig. 129. — Schéma d'une expérience faite avec une sonde œsophagographique.

S. ampoule de la sonde introduite dans l'œsophage; s, tube de la sonde; T, tambour enregistreur.

La courbe, obtenue au moyen de semblables appareils, présente deux oscillations (*oscillation primaire* et *oscillation secondaire*). Une première oscillation se produit très rapidement après le début de la déglutition; elle se manifeste toujours, en un point quelconque de l'œsophage, moins de 1 seconde après la contraction du muscle mylo-hyoïdien. On admet qu'elle est due à la compression exercée sur l'ampoule par le liquide dégluti, passant entre l'ampoule et la paroi; car si on emploie une ampoule fenêtrée, et si, dans cette fenêtre, on place un papier de tournesol, qu'on puisse retirer par la cavité de la sonde, on constate que ce papier est rougi lors de la déglutition d'un liquide acide, moins de 1 sec. après le début de la déglutition. L'oscillation est d'ailleurs d'autant plus ample que la quantité du liquide dégluti est plus grande. Une seconde oscillation, généralement plus durable, se

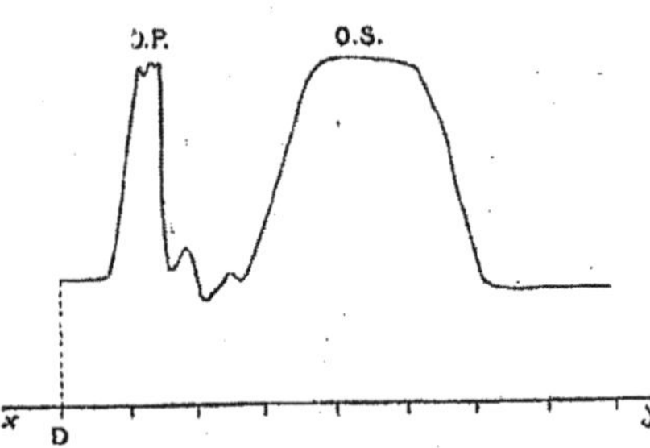


Fig. 130. — Tracé fourni par une sonde œsophagographique dans une déglutition unique.

D, début de la déglutition, OP, oscillation primaire; OS, oscillation secondaire; $xy$, division en secondes.

produit plus tard; chez le chien, elle apparaît au bout de 1 sec. 2 dans le tiers supérieur de l'œsophage; au bout de 3 secondes dans le tiers moyen; au bout de 6 secondes dans le tiers inférieur. Elle est due à la compression exercée sur l'ampoule de l'appareil par l'onde de contraction œsophagienne.

Donc la déglutition d'un liquide ne se fait pas comme la déglutition d'un solide : le liquide, projeté par le coup de piston lingual, descend le long de l'œsophage par son propre poids, ou peut-être par suite de la poussée qu'il a reçue de la part de la langue. Il arrive au cardia en moins de 1 seconde, alors que l'onde de contraction le suit lentement et n'arrive au cardia qu'au bout de 6 secondes chez le chien, de 8 à 10 secondes chez l'homme. Mais le liquide ainsi amené au cardia ne pénètre dans l'estomac que sous la poussée de l'onde de contraction œsophagienne. Si, en effet, on fait déglutir une gorgée liquide à un chien dont l'estomac a été ouvert, on constate que le liquide ne pénètre dans l'estomac qu'au bout de 6 sec. Le même fait a été vérifié chez l'homme, dans le cas de fistules gastriques assez larges pour qu'on puisse facilement inspecter la cavité de l'estomac. — Enfin, on arrive à la même conclusion en étudiant les *bruits de la déglutition* œsophagienne. Si on ausculte dans le dos, au niveau de la huitième vertèbre dorsale, un peu en dehors et à gauche de la colonne vertébrale, un sujet qui déglutit une gorgée de liquide, on perçoit un bruit, premier bruit (bruit de glissement d'un liquide), moins de 1 sec. après le soulèvement laryngien; et un second bruit (bruit de projection d'un liquide) 8 à 10 secondes après le soulèvement laryngien. Le premier bruit correspond au glissement du liquide dans l'œsophage; le second bruit à son passage à travers le cardia.

Si on étudie, au moyen des sondes œsophagographiques, les *déglutitions répétées* de liquides, on retrouve sur le tracé autant d'oscillations qu'il y a eu de déglutitions : les oscillations primaires dues au passage du liquide se produisent, mais toutes les oscillations secondaires, correspondant aux ondes de contractions, manquent, sauf celle qui succède à la dernière déglutition (véritable coup de balai destiné à entraîner les restes de liquides laissés sur les parois). — Les ondes de contraction œsophagienne manquent dans les déglutitions successives, parce qu'elles sont arrêtées en cours de route chacune par la déglutition suivante. Si, en effet, on place une sonde œsophagographique dans le tiers supérieur de l'œsophage, le tracé indique les oscillations secondaires quand les déglutitions se succèdent à plus de 1 sec. 2; il ne les indique pas quand ces déglutitions sont plus rapprochées. Si la sonde est dans le tiers moyen de l'œsophage, le tracé montre les oscillations secondaires pour des déglutitions se succédant à plus de 3 secondes; il ne les indique pas quand ces déglutitions sont plus rapprochées. Si la sonde est dans le tiers inférieur de l'œsophage, le tracé montre les oscillations secondaires pour les déglutitions se succédant à plus de 6 secondes; il ne les indique pas quand ces déglutitions sont plus rapprochées. Dans le cas de

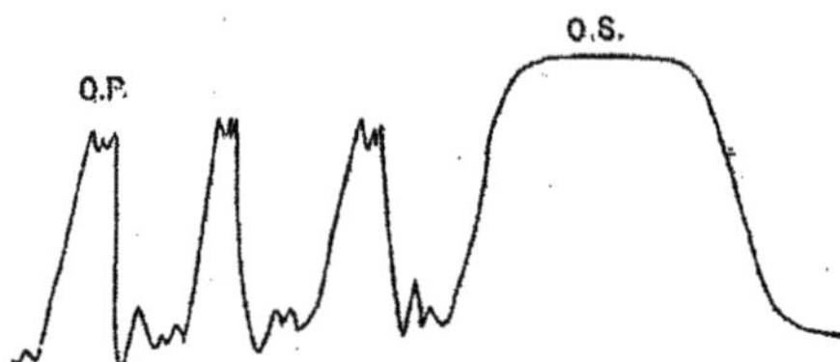


Fig. 131. — Graphique de trois déglutitions successives de liquide, recueilli au moyen d'une sonde œsophagographique introduite à l'union du tiers supérieur et des deux tiers inférieurs de l'œsophage.

OP, oscillations primaires; OS, oscillation secondaire unique.

multiples déglutitions successives, le liquide accumulé dans l'œsophage inférieur peut passer dans l'estomac en forçant le cardia sans attendre l'oscillation secondaire. Il suffit que la pression exercée sur le cardia par la colonne liquide soit supérieure à la résistance de ce sphincter, environ 15 centimètres d'eau : une partie du liquide réuni dans l'œsophage passe alors dans l'estomac jusqu'à ce que, du fait de la diminution de sa quantité, l'équilibre soit rétabli entre la pression et la résistance. A partir de ce moment, si les déglutitions se succèdent, il pénétrera dans l'estomac par le même mécanisme autant de liquide qu'il en arrivera dans l'œsophage. Quand les déglutitions cesseront, l'oscillation secondaire se produira et assurera le passage du liquide résiduel.

Ces mécanismes interviennent quand les déglutitions se succèdent à intervalles moindres que 6 secondes, c'est-à-dire quand l'onde secondaire n'atteint pas la région inférieure de l'œsophage.

Quand les déglutitions sont précipitées, se succédant par exemple à intervalles d'une seconde ou moins, le cardia entre en résolution, et laisse passer les bols déglutis à mesure qu'ils arrivent à son niveau : cette résolution du cardia est la conséquence d'un réflexe auquel prend part le nerf vague, car elle ne se produit pas quand ce nerf a été sectionné.

Les sondes œsophagographiques donnent encore des renseignements sur les lois de la propagation de la contraction : il suffit, à cet effet, de recueillir simultanément les indications de deux appareils, dont les ampoules sont situées à divers niveaux de l'œsophage. L'oscillation primaire se produit à peu près simultanément dans tout l'œsophage ; le liquide dégluti traverse ce conduit avec une grande rapidité. En ce qui concerne l'oscillation secondaire, on doit distinguer trois segments œsophagiens, au moins chez l'homme : le premier correspond aux 6 centimètres supérieurs ; le deuxième aux 10 centimètres suivants ; le troisième à la partie inférieure de l'œsophage. Les graphiques donnés par les sondes conjuguées établissent les faits suivants : — 1° La contraction se fait à peu près simultanément dans toute l'étendue de chacun des segments, et la durée de la contraction des diverses parties d'un même segment est la même. — 2° Les trois segments commencent à se contracter successivement. — 3° La durée de la contraction des trois segments augmente du premier au deuxième et du deuxième au troisième. — 4° La contraction du segment commence avant que soit terminée la contraction d'un segment précédent ; la contraction d'un segment a acquis sa valeur maxima au moment où cesse la contraction du segment précédent.

Si la contraction du muscle mylo-hyoïdien est considérée comme marquant le début de la déglutition, la contraction du pharynx lui succède après une pause de 0 sec. 3. La contraction du premier segment œsophagien se produit 0 sec. 9 après la contraction du pharynx donc 1 sec. 2 après la contraction du mylo-hyoïdien ; elle dure environ 2 secondes ; elle cesse donc 3 sec. 2 après le début de la déglutition. La contraction du deuxième segment se produit 1 sec. 8 après la contraction du premier segment, donc 3 secondes après le début de la déglutition ; elle dure environ 6 secondes ; elle cesse donc 9 secondes après le début de la déglutition. La contraction du troisième segment se produit 3 secondes après la contraction du deuxième, dont 6 secondes après le début de la déglutition ; elle dure environ 10 secondes ; elle cesse donc 16 secondes après le début de la déglutition.

Si on généralise ces faits et si on admet qu'ils s'appliquent aussi à la déglutition des solides, on doit conclure que le bol alimentaire traverse l'œsophage en trois temps distincts, séparés par deux pauses ; il parcourt rapidement chacun des segments œsophagiens et subit un temps d'arrêt entre deux segments consécutifs.

*b*. **L'appareil nerveux de la déglutition.** — La déglutition est sous la dépendance d'un appareil nerveux moteur et coordinateur des muscles, qui interviennent, dans un ordre remarquable, pendant la déglutition. Cet appareil nerveux comprend : 1° des *voies centrifuges*, représentées par les nerfs des muscles qui se contractent pendant la déglutition (nerfs hypoglosse, glosso-pharyngien et vague) ; 2° des *voies centripètes*, représentées essentiellement par les filets du nerf trijumeau dans le voile du palais, accessoirement par les filets sensitifs (dont la distribution varie suivant l'espèce animale), rameaux du nerf vague, dans la muqueuse pharyngée ; 3° un *centre*, situé dans le bulbe rachidien. Ces propositions reposent sur les faits suivants.

On provoque un mouvement de déglutition en touchant la partie antérieure du voile du palais avec un stylet, introduit par un orifice pratiqué dans l'espace thyro-hyoïdien. Le mouvement de déglutition se produit chaque fois qu'on touche cette zone sensible. Les attouchements de cette zone sont inefficaces si on l'a insensibilisée par la cocaïne, ou si on a sectionné le nerf trijumeau ou sa branche moyenne, nerf maxillaire supérieur, ou ses filets destinés au voile du palais. — Si, par l'orifice pratiqué dans l'espace thyro-hyoïdien, on touche l'œsophage, le pharynx, la langue, la muqueuse nasale, on ne provoque aucun mouvement de déglutition. — On produit, au contraire, au moins quelquefois, un mouvement de déglutition, en touchant la muqueuse qui recouvre la face postérieure des cartilages aryténoïdes, muqueuse innervée par le nerf laryngé supérieur. On provoque sûrement un mouvement de déglutition, en excitant le bout central du nerf laryngé supérieur. Les mouvements de déglutition peuvent donc être provoqués par des impressions produites dans les sphères du nerf trijumeau et du nerf laryngé supérieur (ainsi est expliquée la conservation d'une déglutition, d'ailleurs pénible, chez les animaux dont les deux nerfs trijumeaux ont été sectionnés, ou dont le voile du palais a été insensibilisé par la cocaïne).

Les *fibres nerveuses sensitives de l'œsophage* jouent un rôle important dans la déglutition œsophagienne. On le démontre chez les animaux et pour les régions de l'œsophage pour lesquels les filets sensitifs et les filets moteurs ne sont pas réunis dans un même nerf (cheval, âne, chien, mouton, — segment cervical de l'œsophage). La section des fibres sensitives avec conservation des fibres motrices correspondantes provoque des troubles de déglutition aussi graves que la section des fibres motrices. C'est donc que la propagation régulière de l'onde de contraction est liée à la conservation de l'innervation sensitive des divers segments œsophagiens : l'excitation première engendrée au niveau du voile du palais déclanche le mécanisme de la déglutition, mais n'en assure l'exécution complète que si des excitations complémentaires nées dans le cours de la déglutition viennent ajouter leur action à la sienne.

*Le centre de la déglutition est dans le bulbe rachidien.* — En effet, la déglutition subsiste normale après section de l'axe nerveux dans les régions pré-protubérantielle ou médullaire. Une section quelconque de la moelle ne supprime pas la déglutition, que cette déglutition soit provoquée par l'introduction d'un bol, par l'attouchement du voile du palais, ou par l'excitation du bout central du nerf laryngé supérieur : donc *le centre de la déglutition est situé en avant de la moelle.* — La destruction des hémisphères cérébraux, ou leur ablation, l'ablation du cervelet, les sections des pédoncules cérébraux ne troublent pas et ne suppriment pas la déglutition, quelle qu'en soit l'origine; donc le centre de la déglutition est compris dans la région bulbo-protubérantielle. Une section de la protubérance, en arrière de l'origine du nerf trijumeau, supprime la déglutition provoquée par l'attouchement du voile du palais, mais non la déglutition consécutive à l'excitation du bout central du nerf laryngé supérieur; donc *le centre de la déglutition est situé en arrière de la protubérance* (la section de la protubérance interrompt les voies de conduction centripète des impressions produites au niveau du voile du palais).

Si on détruit, avec une fine aiguille, divers points de la surface supérieure du bulbe, on constate que la déglutition est supprimée, quel que soit l'excitant employé pour la provoquer, quand la piqûre est faite, à droite et à gauche, au niveau des extrémités supérieures des tubercules cendrés, un peu en avant du centre respiratoire. L'opération peut être faite sans provoquer de troubles respiratoires graves ou permanents. — Notons incidemment les troubles de la déglutition signalés par les pathologistes dans les paralysies bulbaires.

Cette situation du centre de la déglutition explique certains phénomènes qui accompagnent d'ordinaire la déglutition et qui sont provoqués par la mise en activité de centres bulbaires voisins, par irradiation de l'excitation apportée par le nerf trijumeau. On a noté en particulier une légère accélération du cœur, se produisant au moment de la déglutition; on a également noté une très légère contraction du diaphragme (respiration de déglutition), sinon constamment, au moins fréquemment, se produisant au début de la déglutition, probablement par irradiation des excitations reçues par le centre de la déglutition et transmises par lui au centre voisin de la respiration.

Le centre de la déglutition peut être inhibé par certaines impressions périphériques et en particulier par des impressions produites dans la sphère du nerf glosso-pharyngien. L'excitation du bout central de ce nerf rend les attouchements du voile du palais et l'excitation du bout central du nerf laryngé supérieur inhabiles à provoquer une déglutition. L'excitation du bout central du nerf glosso-pharyngien arrête instantanément une déglutition commencée : ainsi s'explique, par une excitation probable des filets centripètes de ce nerf, au moment d'une nouvelle déglutition, l'arrêt des ondes de contraction œsophagienne, dans les déglutitions répétées.

## 3. *Mouvements de l'estomac.*

L'estomac possède une importante tunique de fibres musculaires lisses, plus épaisse dans la région pylorique, plus mince dans la région fundique; les fibres qui la composent sont, les unes parallèles, les autres normales, les autres obliques par rapport à l'axe de l'estomac. Le pylore est entouré d'un anneau musculaire extrêmement épaissi.

L'estomac présente des contractions qui déterminent des *mouvements de brassage et des mouvements d'évacuation* de la masse alimentaire. En ouvrant l'abdomen, on constate que l'estomac, généralement immobile chez l'animal à jeun, présente des contractions chez l'animal en digestion gastrique : l'observation peut se faire en plongeant l'animal dans un bain d'eau salée physiologique, à la température du corps, pour éviter toute excitation de la musculature gastrique par la dessiccation ou le refroidissement. Chez les animaux ou chez l'homme porteurs de larges fistules gastriques, on constate des mouvements de brassage de la masse alimentaire, dont on peut suivre les déplacements et noter la projection par l'orifice de la fistule.

On peut mettre en évidence et analyser les contractions gastriques, ou, plus exactement, les modifications de la tension gastrique par l'emploi des *sondes gastrographiques* sur l'animal intact. On introduit par la bouche et l'œsophage une sonde creuse munie à son extrémité d'un ballon de caoutchouc qu'on fait pénétrer dans l'estomac; l'extrémité libre de la sonde porte un robinet, permettant de maintenir gonflé le ballon, dans lequel on a insufflé de l'air par la sonde, pour l'appliquer contre les parois de l'estomac. Si on met en rapport l'extrémité libre de la sonde avec un manomètre, on constate, en ouvrant le robinet, des oscillations importantes de la colonne manométrique, traduisant les variations de la pression exercée par les parois gastriques sur le ballon de caoutchouc.

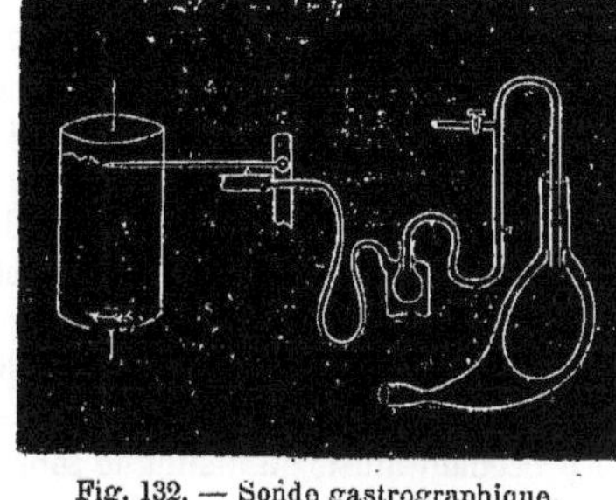

Fig. 132. — Sonde gastrographique.

Les oscillations de la colonne manométrique présentent un certain rythme : les modifications correspondantes de la tonicité gastrique sont essentiellement sous la dépendance du système nerveux intragastrique, car elles se manifestent, soit chez les animaux dont on a sectionné les nerfs de l'estomac, vagues et splanchniques, soit sur des estomacs enlevés de l'organisme et conservés, à l'abri de la dessiccation et du refroidissement dans un liquide de composition convenable.

Toutefois la tonicité gastrique peut être modifiée par l'action des nerfs extra-gastriques : la section cervicale d'un nerf vague n'a aucun effet appréciable sur les contractions gastriques; la section cervicale des deux nerfs vagues diminue légèrement la tonicité gastrique, sans la supprimer. L'excitation cervicale du bout périphérique du nerf vague détermine une accélération des contractions gastriques et une augmentation de leur amplitude. — La section des nerfs splanchniques est sans effet sur les contractions gastriques; leur excitation produit un ralentissement de ces contractions et une diminution de leur amplitude.

Les nerfs vagues ne doivent pas être considérés comme moteurs gastriques, puisque les mouvements se produisent par l'action du système nerveux intra-gastrique; — les nerfs vagues renforcent les mouvements gastriques; leurs antagonistes, les nerfs splanchniques, les diminuent. Ces nerfs se comportent vis-à-vis de l'estomac comme les nerfs accélérateurs cardiaques et les nerfs vagues vis-à-vis du cœur; l'atropine paralyse l'action gastrique du nerf vague, comme son action cardiaque. — Le nerf vague contient des fibres accélératrices cardiaques en petit nombre à côté des fibres modératrices; il contient de même des fibres inhibitrices gastriques à côté des fibres accélératrices gastriques Si, en effet, chez un animal à nerfs splanchniques sectionnés, on sectionne un seul nerf vague et si on excite le bout central de ce nerf vague, on détermine une diminution du nombre et de l'amplitude des contractions gastriques, mais la diminution ne se produit plus, si le second nerf vague a été sectionné : il s'agit donc là d'un réflexe inhibiteur, gagnant l'estomac par la voie du nerf vague.

L'existence de ces fibres inhibitrices dans le nerf vague peut se démontrer directement, chez le chien pilocarpiné (la pilocarpine, antagoniste parfait de l'atropine, exagère au maximum les contractions gastriques) : l'excitation du bout périphérique du nerf vague produit alors une diminution des contractions.

Ces résultats obtenus particulièrement à l'aide de la *méthode gastrographique* ne nous renseignent que sur les variations de la pression exercée par la paroi de l'estomac sur son contenu ; mais ils ne suffisent pas pour nous faire connaître les modes de contraction des muscles gastriques. On obtient des renseignements plus précis par la *méthode radiographique*. Si on fait ingérer à un homme, à un chien, à un chat, etc., des aliments, pain ou lait par exemple, mélangés de sous-nitrate ou de salicylate de bismuth, on peut radiographier l'estomac et projeter son ombre sur l'écran phosphorescent : les sels de bismuth étant opaques pour les rayons X, on obtient une silhouette d'une netteté parfaite.

En procédant ainsi, on distingue sans peine, sur l'ombre portée, des ondes, naissant vers le milieu de la grande courbure, de 10 secondes en 10 secondes chez le chat, et se propageant assez lentement vers le pylore qu'elles atteignent en 20 à 30 secondes ; on ne distingue pas de contractions dans la région du grand cul-de-sac de l'estomac.

On admet que, sous l'influence de ces ondes, il peut se produire un brassage des aliments, quand l'état physique de ces derniers lui permet de se faire facilement, brassage qui amène successivement en contact avec la muqueuse sécrétante les diverses parties du contenu gastrique pour assurer plus parfaitement leur mélange avec le suc digestif.

On a pu établir que ces ondes de contraction se produisent sous l'action du système nerveux intragastrique, suffisant pour en provoquer la naissance, et sont simplement amplifiées ou atténuées par le système nerveux extragastrique représenté par les nerfs vagues (augmentateurs) et par les nerfs grands splanchniques (modérateurs).

Elles résultent d'un réflexe engendré par l'action exercée sur la muqueuse gastrique par l'acidité gastrique ; elles apparaissent en même temps que cette acidité, augmentent avec elle, diminuent et disparaissent avec elle. Ce réflexe peut d'ailleurs être inhibé par diverses influences, dont la plus intéressante à signaler est la présence d'acides ou de chyme acide dans le duodénum, qui diminue toujours et supprime parfois les ondes de contraction gastrique.

— Les contractions de l'estomac que nous venons d'analyser sont la cause déterminante du passage des aliments dans le duodénum, c'est-à-dire de l'*évacuation gastrique*; mais cette cause ne devient efficace que si le pylore est relâché.

Deux méthodes peuvent être utilisées pour l'étude de cette évacuation. On peut pratiquer une fistule duodénale et constater *de visu* par cette fistule ouverte le passage du chyme dans le duodénum. On peut projeter sur l'écran fluorescent la silhouette de l'estomac et du duodénum illuminés au moyen des rayons X, après ingestion d'aliments mélangés de sous-nitrate de bismuth, opaque à ces rayons, et suivre ainsi, sur l'animal intact, le passage du chyme dans le duodénum.

En utilisant l'une ou l'autre de ces méthodes, on a pu établir que *l'estomac se vide progressivement et par intermittences.*

Or ni l'examen radiographique des ondes de contraction gastrique ni la détermination de la pression intragastrique ne permettent de noter la moindre exagération de la tonicité musculaire de l'estomac au moment de l'évacuation. La cause de l'évacuation doit donc être cherchée dans une diminution de la résistance pylorique, dans un relâchement du pylore.

Quelle est la cause de ce relâchement : ce n'est pas l'action mécanique exercée par les matières alimentaires sur la paroi gastrique, car l'évacuation ne se produit pas, au moins ne se produit généralement pas aussitôt après l'ingestion des aliments. Ce relâchement est dû à l'action exercée par le contenu gastrique acide sur la muqueuse gastrique au voisinage du pylore, dans la région de l'antre pylorique. Cette proposition repose sur les faits suivants :

1° Si on fait ingérer à un animal un repas riche en hydrocarbones, l'évacuation gastrique est assez précoce et rapide; si on lui fait ingérer le même repas additionné de carbonate de soude (pour neutraliser l'acide du suc gastrique sécrété, au moins pendant un certain temps), l'évacuation est plus tardive et moins rapide. — 2° Si on fait ingérer à un animal un repas riche en protéines, l'évacuation gastrique est assez tardive et assez lente; si on lui fait ingérer le même repas additionné d'acide, l'évacuation est précoce et rapide. — 3° Sur un animal porteur d'une fistule gastrique pratiquée au niveau de l'antre pylorique, on peut constater, en faisant de temps en temps des prises du contenu par la fistule et en suivant l'évacuation par la radiographie, que l'évacuation ne se produit qu'après apparition d'une réaction franchement acide au voisinage du pylore. — 4° Si, avant que cette réaction se soit manifestée, on introduit par la fistule de l'acide dans la région pylorique, on détermine immédiatement une évacuation dans le duodénum. — 5° Enfin si, retirant l'estomac du corps, et le maintenant dans le liquide de Ringer, qui lui conserve ses propriétés au moins pendant quelque temps, on vient à toucher la muqueuse de l'antre avec une solution acide, on provoque un relâchement pylorique directement constatable.

On comprend ainsi que les aliments acidifiés dans l'estomac passent dans le duodénum par le pylore dilaté. Mais pourquoi ce passage s'arrête-t-il presque aussitôt que commencé; pourquoi le pylore, qui s'est relâché, se contracte-t-il de nouveau?

Si l'action de l'acide sur la muqueuse de l'antre pylorique provoque le relâchement du pylore, l'action du même acide sur la muqueuse duodénale supérieure détermine une contraction du pylore[1]. Cette proposition repose sur les faits suivants : 1° L'introduction de liqueurs acides dans le duodénum par une fistule duodénale empêche l'évacuation gastrique, tant que le contenu duodénal reste acide. — 2° L'évacuation gastrique se produit beaucoup plus lentement, avec beaucoup plus de pauses intermédiaires chez l'animal dont on a lié les canaux pancréatique et cholédoque, de façon à empêcher le déversement dans le duodénum de la bile et du suc pancréatique, l'une et l'autre alcalins et capables de ce fait de neutraliser le chyme acide. — 3° Si on pratique chez un animal la fistule de Thiry pour l'anse duodénale, de façon que le contenu gastrique se déverse directement dans le jéjunum, l'évacuation gastrique est considérablement accélérée (l'action des acides sur le jéjunum ne détermine aucune réaction pylorique). — 4° Si on pratique une section circulaire de la musculeuse du duodénum, au voisinage immédiat du pylore, l'évacuation gastrique est très rapide (l'action exercée par l'acide sur la muqueuse duodénale supérieure se transmet au pylore par l'intermédiaire du plexus d'Auerbach contenu dans la musculeuse duodénale).

1. Nous avons noté ci-dessus que l'action des acides sur la muqueuse duodénale diminue et même peut supprimer les contractions de la musculature de l'estomac, déterminant ainsi une réaction opposée sur le pylore et sur la musculature gastrique, et soulignant encore l'antagonisme fonctionnel de ces deux parties.

L'état de contraction du pylore, par conséquent la résistance à l'évacuation du chyme, résulte donc de deux actions antagonistes, une action inhibitrice, engendrée par l'acide, agissant sur la muqueuse de l'antre pylorique; une action dynamogéniante, engendrée par l'acide, agissant sur la muqueuse duodénale. — L'action inhibitrice gastrique agit dans le même sens que la contraction gastrique; ces deux causes unies ont raison de la musculature pylorique et provoquent le passage du chyme dans le duodénum. — L'action antagoniste duodénale agit en sens inverse; mais cette action est intermittente, puisque le contenu duodénal acide est progressivement neutralisé par les sécrétions alcalines déversées dans le duodénum; l'action dynamogéniante est donc intermittente, et par suite l'évacuation gastrique est intermittente.

Cette conception du fonctionnement pylorique rend compte de la rapidité plus ou moins grande de l'évacuation gastrique selon la nature de l'alimentation. Un repas riche en hydrocarbones et pauvre en protéines est plus rapidement évacué dans le duodénum qu'un repas riche en protéines et pauvre en hydrocarbones. Or les protéines fixent les acides, sous forme de combinaisons instables, les rendant impropres à exercer leur action inhibitrice sur le pylore; tandis que les hydrocarbones ne les fixent pas.

Sans doute, la question du fonctionnement pylorique n'est pas encore complètement connue; on n'explique pas encore de façon satisfaisante l'évacuation extrêmement rapide de l'eau ou de l'ovalbumine crue, ces substances n'engendrant pas de sécrétion gastrique acide; mais on connaît les grandes lignes de son histoire : nous les avons résumées ci-dessus.

Les conséquences physiologiques de cette rétention des aliments dans l'estomac, jusqu'à ce qu'ils aient été acidifiés à un certain degré, sont les suivantes : 1° les aliments séjournant longtemps dans l'estomac, les matières extractives qu'ils contiennent, ou les protéoses qui en dérivent, peuvent provoquer une abondante sécrétion chimique de l'estomac; — 2° la digestion gastrique est poussée plus loin, de sorte que le travail digestif à accomplir par le suc pancréatique est d'autant réduit; — 3° le chyme déversé dans le duodénum provoque une sécrétion pancréatique et intestinale et une excrétion biliaire d'autant plus abondantes qu'il est plus acide; — 4° le chyme évacué dans le duodénum peut se mélanger intimement avec les sécrétions digestives de l'intestin supérieur.

On a démontré qu'une excitation, portée en un point de l'intestin, détermine une constriction de la région intestinale immédiatement supérieure et une dilatation de la région intestinale immédiatement inférieure (*loi de l'intestin*). La région pylorique obéit à la loi de l'intestin. L'excitation est provoquée par le contact de l'acide et de la muqueuse : quand cette excitation porte sur l'antre du pylore, elle détermine un relâchement du pylore, situé immédiatement au-dessous du point excité ; quand l'excitation porte sur le duodénum supérieur, elle détermine une constriction du pylore, situé immédiatement au-dessus du point excité.

— Le *vomissement* est le rejet des matières contenues dans l'estomac, par les premières voies digestives. Il se produit sous différentes influences, agissant en des points variés de l'économie. Ainsi, la présence de certaines substances dans l'estomac, l'irritation expérimentale ou pathologique du voile du palais, du pharynx, de l'estomac, de l'intestin, de l'utérus, du péritoine, l'existence de lésions, tumeurs ou blessures du cerveau, l'introduction intragastrique ou intraveineuse de tartre stibié, d'ipécacuanha, d'apomorphine, l'impression psychique de dégoût, etc., provoquent le vomissement.

Le vomissement est précédé d'une sensation spéciale, pénible et indéfinissable, appelée *nausée*, et d'une salivation abondante et épaisse. Au moment du vomissement, il se produit : 1° une contraction brusque et énergique du diaphragme et des muscles abdominaux, comprimant vigoureusement les viscères abdominaux et en particulier l'estomac ; 2° vraisemblablement, une contraction de l'estomac lui-même ; 3° une contraction du pylore, empêchant le passage du contenu gastrique dans l'intestin ; 4° un relâchement du cardia, permettant la projection du contenu gastrique dans les premières voies digestives. Ces premières voies digestives sont, à ce moment précis, libres et largement ouvertes ; la brusque contraction du diaphragme détermine un vide thoracique, et comme le larynx et la glotte se sont en même temps fermés, l'œsophage devient béant et se remplit d'air. L'os hyoïde, entraîné par la contraction des muscles sus-hyoïdiens en haut et en avant, attire avec lui la paroi antérieure du pharynx qui se trouve ainsi largement ouvert, d'arrière en avant. La langue s'aplatissant sur le plancher buccal, et celui-ci s'abaissant par suite de l'abaissement et de la projection en avant de la mâchoire inférieure, la bouche est elle-même largement ouverte. Les orifices du larynx et des fosses nasales sont fermés, comme au moment de la déglutition : le larynx, entraîné en haut et en avant par l'os hyoïde, vient se loger sous la base de la langue qui le recouvre et abaisse l'épiglotte ; la glotte est elle-même fermée ; les fosses nasales sont fermées par le relèvement du voile du palais (si parfois les matières sont projetées dans les fosses nasales, c'est que la violence du jet est suffisante pour forcer l'obstacle faible que leur oppose le voile du palais).

Parmi les deux causes de projection des matières gastriques, que nous avons signalées, la contraction du diaphragme et des muscles abdominaux d'une part, et la contraction de l'estomac d'autre part, la première est essentielle, la seconde est accessoire. Le vomissement provoqué par injection intraveineuse de tartre sibié, par exemple, ne se produit plus que difficilement quand les nerfs phréniques ont été sectionnés. Il ne se produit plus quand le diaphragme et les muscles abdominaux ont été paralysés par section de leurs nerfs (section des phréniques, section de la moelle dorsale supérieure). Il ne se produit pas chez un animal dont l'abdomen est largement ouvert, chez lequel par conséquent la contraction des muscles abdominaux ne se traduit plus par une compression de l'estomac. Enfin, il ne se produit pas chez un animal curarisé à la limite (or, le curare à dose limite paralyse les terminaisons motrices dans les muscles striés, mais non dans les muscles lisses). Donc le vomissement ne se produit que lorsque les muscles abdominaux compriment l'estomac. L'estomac lui-même ne joue aucun rôle moteur essentiel : on peut, par exemple, chez un chien, enlever l'estomac et le remplacer par une vessie pleine de liquide qu'on abouche à la partie inférieure de l'œsophage sectionné : sous l'influence du tartre stibié, il se produit un vomissement. Toutefois, cette dernière expérience ne réussit que si, en même temps que l'estomac, on a enlevé le cardia; si le cardia a été conservé, le vomissement ne se produit plus. Ceci démontre que l'estomac lui-même n'est pas inerte pendant le vomissement : il se produit un relâchement du cardia, condition nécessaire à la production du vomissement, et ce relâchement ne se produit que si l'estomac est conservé. Ce rôle du cardia était à prévoir : on sait, en effet, que le vomissement ne se produit pas pendant l'effort ou sous l'influence de la plupart des causes qui déterminent une compression de l'estomac (toux, défécation, etc.). — On a signalé enfin l'existence d'ondes de contraction se propageant à la surface de l'estomac, du pylore vers le cardia, chez l'animal soumis à l'action du tartre stibié : cela démontre que si l'estomac est incapable, sans l'aide des muscles abdominaux, de déterminer le vomissement, il n'est pas totalement inerte, ainsi que certains auteurs l'ont admis. On sait, d'autre part, que le vomissement se produit souvent chez les enfants, sans qu'on puisse constater de contractions diaphragmatiques ou abdominales : il faut, dans ce cas (où il conviendrait d'employer le mot *régurgitation* et non le mot vomissement), admettre que les mouvements de l'estomac sont les seuls agents actifs.

Dans le vomissement, il se produit un ensemble harmonique de contractions musculaires, adaptées à un but; donc, ce phénomène pathologique est sous la dépendance d'un appareil nerveux. Les voies centrifuges sont les filets nerveux moteurs des muscles qui se contractent; les voies centripètes sont des filets sensitifs issus des régions dont l'excitation provoque le vomissement. Ces deux groupes de voies sont mis en rapport au niveau du bulbe rachidien (*centre du vomissement*).

### 4. *Mouvements de l'intestin grêle.*

Quand on ouvre la cavité abdominale d'un animal, on constate que l'intestin grêle est généralement animé de mouvements : ces mouvements très faibles, si faibles même parfois qu'on a peine à les reconnaître, chez l'animal à jeun, sont très manifestes chez l'animal en digestion.

Ils ne sont pas produits par le contact de l'air ou par le refroidissement auxquels sont exposées les anses intestinales, après l'ouverture de l'abdomen; on les observe en effet quand l'ouverture de l'abdomen est pratiquée sur un animal plongé dans un bain d'eau salée physiologique, à la température du corps; on les aperçoit, chez les sujets à paroi abdominale mince, à travers cette paroi; on les aperçoit surtout à travers les parois des poches herniaires; on les reconnaît sans peine à la radioscopie, en projetant sur l'écran phosphorescent la silhouette de l'intestin renfermant des matières opaques aux rayons X (sels de bismuth, par exemple). On leur attribue la production des bruits gazeux qu'on perçoit à l'auscultation abdominale.

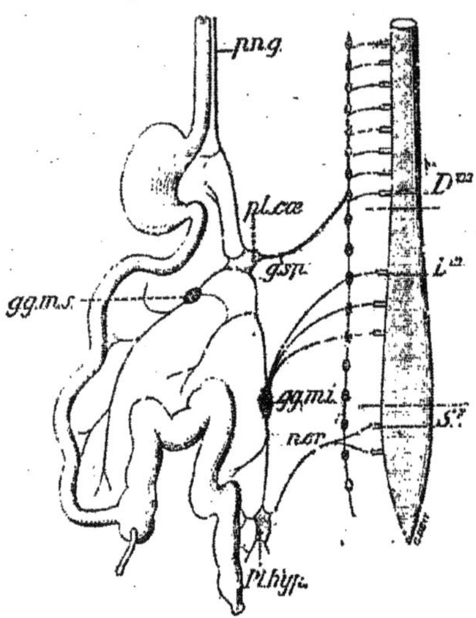


Fig. 133. — Innervation de l'intestin du chien.

*png*, N. vague; *pl.cœ*, plexus cœliaque; *gg. ms.*, ganglion mésentérique supérieur; *gg.mi*, ganglion mésentérique inférieur; *Pl.hyg*, plexus hypogastrique; *gsp*, sympathique; *n.er*, nerf érecteur; Dxiii, 13e dorsale; L''', 3e lombaire; S', 1re sacrée.

Ces mouvements peuvent varier considérablement d'intensité chez l'animal normal selon l'état de vacuité ou de plénitude de l'intestin. Ils varient également sous l'influence de nombreux agents toxiques et médicamenteux : ils s'exagèrent au maximum à la suite de l'absorption de nicotine, de muscarine, de caféine, d'ésérine, de purgatifs. Ils sont diminués ou supprimés par l'opium, la morphine, la belladone. — Ils deviennent très énergiques sous l'influence de l'état asphyxique du sang : quelques minutes après arrêt de la respiration, ils se produisent avec une intensité extrême; c'est ce qui s'observe quand on détermine la dyspnée par oblitération partielle de la trachée, ou l'asphyxie par oblitération totale. Chez le chien curarisé, soumis à la respiration artificielle, ils sont modérés; ils deviennent intenses, quand on arrête la respiration; ils redeviennent modérés, quand on rétablit la respiration. Chez l'animal dont l'abdomen a été ouvert à l'air ou dans un bain d'eau salée, les mouvements intestinaux sont exagérés par les agents mécaniques (chocs, froissements, etc.), par les agents chimiques (solutions salines concentrées, par exemple); le refroidissement les atténue, le réchauffement les augmente.

Ces mouvements se produisent essentiellement sous l'influence du système nerveux myentérique, plexus nerveux compris entre les couches musculaires longitudinale et circulaire. En effet, ils ne sont pas supprimés par la section des nerfs vagues et des nerfs splanchniques, et se manifestent sur des fragments d'intestin extraits de l'organisme et conservés dans le liquide de Ringer à la température du corps. Mais le système nerveux extraintestinal en peut modifier l'intensité; l'excitation des nerfs vagues en détermine l'apparition ou l'exagération; l'excitation des nerfs splanchniques en détermine la diminution ou la suppression. Cette action d'arrêt devient très manifeste quand, au préalable, on a provoqué par l'asphyxie des mouvements intestinaux intenses.

— On distingue aujourd'hui deux catégories de mouvements intestinaux : les *mouvements pendulaires* qui assurent le brassage du contenu intestinal, et les *mouvements péristaltiques* qui en assurent la progression.

Les mouvements pendulaires sont des contractions rythmiques, se produisant à intervalles de 5 à 6 secondes en divers points de l'intestin, déterminant des anneaux de rétrécissements qui fragmentent l'intestin en une série d'anses. Quand ces contractions s'atténuent pour disparaître, il en naît d'autres dans les espaces interposés, et ainsi de suite. Il en résulte des mouvements oscillatoires du contenu intestinal, qui sont éminemment favorables à l'absorption, puisqu'ils renouvellent incessamment les parties du contenu intestinal en contact avec la muqueuse.

Les mouvements péristaltiques se manifestent très nettement quand on introduit dans l'intestin d'un chien une boule de cire ou une boulette de coton lubrifiée à l'aide de vaseline : on voit se produire au-dessus du point où est située la boule et sur une longueur de 5 centimètres environ (1 à 8 selon les circonstances) une constriction énergique, et au-dessous de ce point, sur une longueur de 15 centimètres environ (1 à 30 selon les circonstances), une résolution musculaire considérable : la propagation de la boule du pylore vers le cæcum en est la conséquence.

Plus le contenu intestinal est fluide, plus les mouvements péristaltiques sont atténués; plus le contenu intestinal est solide, plus ils sont exagérés; les mouvements pendulaires ne sont pas modifiés sensiblement par la consistance du contenu de l'intestin.

On peut démontrer l'importance de ces mouvements péristaltiques par deux séries d'expériences : — On a pratiqué l'ablation de la seule musculeuse intestinale chez le chien sur une grande longueur (1 m. par exemple), rendant impossible tout mouvement péristaltique dans la région considérée : les chiens ont continué à vivre normalement pendant des mois tant qu'on leur a donné une alimentation liquide ou plus généralement une alimentation ne contenant pas de parties solides non digestibles; ils ont présenté immédiatement des accidents graves et rapidement mortels quand on a ajouté à cette alimentation des éléments solides non digestibles (paille par exemple). — On a pratiqué, chez le chien, le retournement d'une anse intestinale, c'est-à-dire que, procédant comme on le fait pour établir une fistule intestinale de Thiry-Vella, on a sectionné une anse d'intestin, et, par des sutures convenablement faites, on a rétabli la continuité intestinale, en réunissant le bout inférieur de l'anse sectionnée au segment supérieur de l'intestin, et le bout supérieur de cette anse au segment inférieur de l'intestin : les chiens continuent à vivre sans présenter d'accidents graves si l'alimentation est liquide ou tout au moins si elle ne contient pas de parties solides non digestibles; ils présentent au contraire les accidents de l'occlusion intestinale, si, dans cette alimentation, on a introduit des matières solides non digestibles (liège, paille par exemple). — Ces faits mettent nettement en lumière le rôle des mouvements péristaltiques.

On a décrit autrefois des mouvements antipéristaltiques, antagonistes des mouvements péristaltiques, faisant reculer les matières intestinales vers le pylore : la progression normale de ces matières du pylore vers le cæcum résulterait du conflit de ces deux actions péristaltique et antipéristaltique. Les mouvements antipéristaltiques se produisent-ils réellement? On a cru en trouver la preuve : 1° dans le reflux des matières intestinales dans l'estomac (signalé ci-devant p. 209); 2° dans la lenteur de la progression des matières intestinales du pylore au cæcum, lenteur qui ne semble pas compatible avec l'existence des seuls mouvements péristaltiques. Il est bien vraisemblable que ces mouvements antipéristaltiques ne sont autre chose que les mouvements pendulaires précédemment décrits, mouvements qui s'opposent dans une certaine mesure à la progression des matières, surtout lorsque les mouvements péristaltiques sont peu intenses, comme c'est généralement le cas chez l'animal normal, en l'absence de matières solides dans l'intestin : on conçoit fort bien que les mouvements oscillatoires qu'ils provoquent retardent la progression des matières; on conçoit aussi qu'ils puissent faire refluer le contenu duodénal dans l'estomac à travers le pylore relâché.

On a cherché à déterminer la vitesse avec laquelle les matières alimentaires traversent l'intestin grêle pour arriver au cæcum : on a eu recours pour cela à deux méthodes : la première consiste à suivre radiographiquement les déplacements de pilules de sous-nitrate de bismuth ajoutées à la ration alimentaire : la seconde consiste à déterminer le moment de l'apparition d'une substance ingérée avec les aliments au niveau d'une fistule cæcale ou immédiatement pré-cæcale, soit chez des chiens préparés à cet effet, soit chez des hommes présentant de telles fistules. — Les résultats obtenus présentent une certaine imprécision, et il n'en saurait être autrement, car l'arrivée des aliments au cæcum dépend non seulement de la vitesse de propagation intestinale, mais encore de la précocité ou du retard de l'évacuation gastrique, et celle-ci dépend, comme on sait, de la nature des aliments, laquelle règle la sécrétion, la digestion et l'évacuation de l'estomac. La vitesse de la propagation intestinale est d'autant plus grande que les matières évacuées par l'estomac sont plus solides, d'autant plus petite que ces matières sont plus liquides, puisque le péristaltisme intestinal, agent essentiel de la propagation des matières, augmente à mesure que ces matières sont plus solides. La présence d'un résidu non digestible dans l'intestin, d'un résidu de cellulose par exemple, favorise le péristaltisme intestinal et la progression des matières [1].

1. On a très nettement mis en évidence ce rôle important de la cellulose dans la progression des matières intestinales chez le lapin. Des lapins auxquels on fournit une nourriture ne contenant pas de cellulose, ne tardent pas à mourir, et, à l'autopsie, on constate des lésions inflammatoires de l'intestin : on suppose que l'absence de cellulose a comme conséquence une diminution très grande du péristaltisme, une stagnation des matières intestinales, une fermentation de ces matières, etc. Cette hypothèse est confirmée par ce fait que les lapins continuent à vivre normalement si, dans leur alimentation, on substitue à la cellulose de petits fragments de corne.

On peut admettre qu'en règle générale les matières alimentaires commencent à atteindre le cæcum de quatre à cinq heures après le repas, plus tôt quand le repas a été riche en hydrocarbones, plus tard quand il a été pauvre en hydrocarbones et riche en protéines.

### 3. *Mouvements du gros intestin.*

L'union de l'intestin grêle et du gros intestin se fait au niveau de la valvule de Bauhin ou valvule iléo-cæcale : cette valvule qui permet le passage de l'intestin grêle dans le cæcum s'oppose en général au reflux des matières contenues dans le cæcum. On admet qu'elle est pourvue, au moins chez plusieurs des animaux de laboratoire, d'un sphincter, dont la fermeture est réglée par les nerfs splanchniques, et par la moelle dorsale.

L'étude des mouvements du gros intestin a été faite : 1° par la méthode radiographique chez des animaux ayant ingéré des aliments bismuthés; 2° par l'observation directe soit d'organes en place chez des animaux laparotomisés, plongés dans un bain d'eau salée à la température du corps, soit d'organes extraits de l'organisme et conservés dans le liquide de Ringer tiède; 3° enfin par la méthode graphique (ampoules compressibles introduites soit dans le gros intestin, sur l'animal normal, soit dans un organe extrait du corps, et tambour enregistreur conjugué).

Les résultats de ces observations diffèrent un peu selon l'espèce animale considérée, et cela ne surprendra pas, si l'on veut bien se souvenir des différences anatomiques profondes que présentent les animaux : le chien ne possédant qu'un rudiment de cæcum, le lapin en possédant un énorme.

Le gros intestin présente des mouvements péristaltiques, et, au moins dans sa première partie (cæcum et origine du côlon ascendant), des mouvements antipéristaltiques.

Les mouvements péristaltiques s'observent très bien chez le chien et chez le lapin. Chez le chien, on peut facilement reconnaître que les ondes péristaltiques venues de l'intestin grêle dépassent la valvule iléo-cæcale pour se propager sur le gros intestin jusqu'au côlon ascendant. Chez le lapin, on peut facilement reconnaître la production de ces ondes au niveau du côlon, où elles font progresser vers l'anus les bols fécaux.

Les mouvements antipéristaltiques ont été constatés chez le chat, chez le cobaye, chez le lapin (mais non chez le chien). Quand, chez le chat, sous l'influence des mouvements péristaltiques de l'intestin grêle, des matières traversent la valvule iléo-cæcale, on voit très nettement naître sur le cæcum des ondes de contraction antipéristaltiques, passant de 10 secondes en 10 secondes et se renouvelant pendant quelques minutes. Ces ondes qui n'intéressent que le cæcum et la toute première partie du côlon ascendant, en repoussant les matières contenues dans le cæcum vers le fond de son cul-de-sac, en assurent l'homogénité par le brassage auquel elles les soumettent, et favorisent, en renouvelant les contacts avec la paroi, l'absorption des restes utilisables. L'existence de ces mouvements antipéristaltiques chez le chat, chez le lapin, chez le cobaye, rend compte de la présence, dans le cæcum des animaux morts d'inanition, d'un abondant contenu.

Le trop-plein du cæcum seul, dépassant les limites de la région antipéristaltique, est pris par les contractions péristaltiques du côlon et porté vers le rectum.

Ces mouvements sont sous la dépendance du système nerveux périphérique, contenu dans la paroi du gros intestin; ils sont sans doute modifiés par l'intervention du système nerveux général; mais l'étude de ces actions nerveuses n'est pas faite présentement.

## 6. *Défécation*.

Les matières fécales, après avoir pénétré dans le cæcum, ne peuvent refluer dans l'intestin grêle, grâce à l'existence de la valvule iléo-cæcale; elles progressent lentement dans le gros intestin, sous l'influence des contractions de sa paroi; elles se modifient, perdent notamment de l'eau et constituent le *bol fécal*.

L'anus présente des dispositions musculaires, assurant sa fermeture et empêchant l'incontinence: ce sont deux sphincters, l'un, interne ou profond, à fibres lisses, épaississement de la couche musculaire circulaire du rectum; l'autre, externe ou superficiel, à fibres striées. Ces sphincters sont normalement en état de conctraction tonique : on admet généralement que cette tonicité est entretenue par l'activité d'un centre médullaire (*centre ano-spinal*), situé dans la moelle lombaire (au niveau des sixième et septième vertèbres lombaires chez le lapin, de la cinquième vertèbre lombaire chez le chien), dont l'excitation expérimentale provoque une contraction plus énergique des sphincters. Toutefois, ce centre ano-spinal n'est pas l'agent essentiel, ni même principal de la tonicité des sphincters de l'anus, car la section de tous les nerfs qui établissent une communication entre la moelle et l'anus, ou la destruction totale de la moelle lombaire, ne déterminent, à aucun degré, le relâchement des sphincters, ni

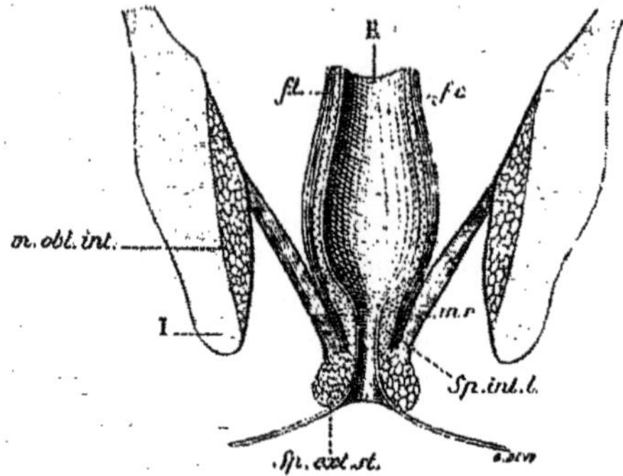


Fig. 131. — Muscles de la région anale.

*sp.ext.st.* sphincter externe formé de fibres circulaires striées; *sph.int.l.* sphincter interne formé de fibres circulaires lisses; *f.l.* fibres longitudinales du rectum; *fc*, fibres circulaires du rectum; *m.r*, muscle releveur de l'anus; *m.obt.int*, muscle obturateur interne; I, ischion (d'après Testut).

immédiatement après la section, ni plus tard. Il est donc certain que cette tonicité est sous la dépendance essentielle de centres toniques

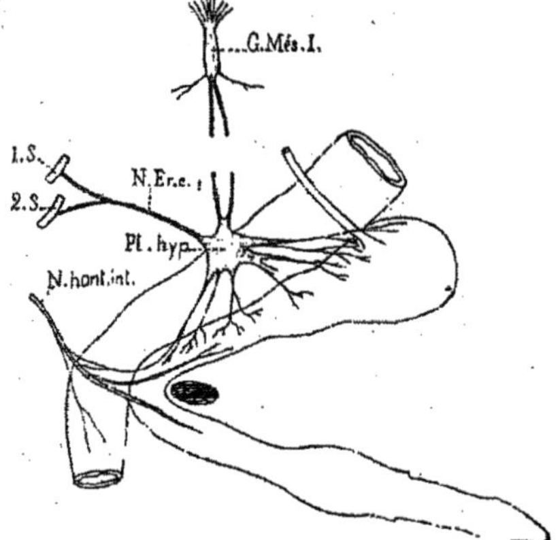


Fig. 135. — (Morat-Doyon.) Nerfs du rectum et de l'anus chez le chien.

G.Més.I. ganglion mésentérique inférieur; N.Er.C, nerf érecteur provenant de la première et de la deuxième paires sacrées; Pl.hyp. plexus hypogastrique. Ce plexus est relié de chaque côté du rectum et de la vessie par un seul nerf (nerf hypogastrique) au ganglion mésentérique inférieur; N.hont.int., nerf honteux interne.

périphériques; le centre médullaire n'est qu'un centre de renforcement, fonctionnant soit sous l'influence d'excitations périphériques, soit sous l'influence de la volonté. On sait qu'il est possible, à volonté, de contracter le sphincter externe de l'anus, et de s'opposer à l'expulsion des gaz intestinaux ou du bol fécal, poussés par les contractions du gros intestin. L'incontinence, constatée à plusieurs reprises à la suite de lésions de la moelle, ne doit pas être considérée comme la conséquence de la destruction du centre tonique des sphincters de

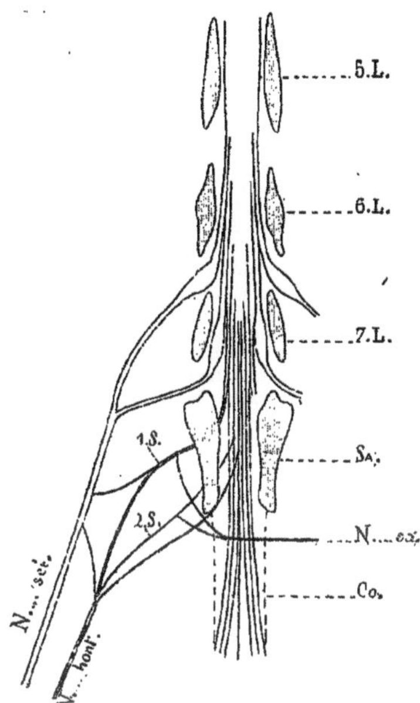


Fig. 136. — Innervation du rectum et de l'anus.

N. sci., nerf sciatique; N. hont., nerf honteux; N. sa., nerf érecteur provenant de la première 1.S et de la deuxième racines sacrées 2.S; SA, sacrum; 5L, 6L, 7L, racines lombaires.

l'anus, mais comme la conséquence de l'inhibition à distance du centre tonique, sous l'influence de l'excitation produite par la lésion médullaire.

La réplétion du gros intestin par les matières fécales produit une sensation spéciale, le besoin de déféquer. Les muscles du gros intestin, en se contractant, poussent vers l'anus le bol fécal; ils sont généralement aidés par les muscles abdominaux, diaphragme et muscles de la paroi abdominale; le muscle releveur de l'anus, en se contractant, soutient le périnée et le rectum. En même temps, il se produit un relâchement des sphincters, dont on peut souvent (et notamment chez le cheval) constater la dilatation avant l'arrivée du bol fécal.

# CHAPITRE XIV

## L'ABSORPTION DIGESTIVE

SOMMAIRE. — Vue d'ensemble sur la digestion. Toutes les parties de la muqueuse digestive peuvent absorber; l'absorption digestive vraie se fait dans l'intestin grêle.

1. **Les voies de l'absorption.** — Les sels, les hydrocarbones, les protéines suivent la voie sanguine; les graisses, la voie lymphatique.
2. **L'absorption des protéines.** — Conditions de l'absorption : absorption en nature possible; substances assimilables. De la peptonisation. Du sort des peptones digestives; transformation intestinale des peptones. Les peptones injectées dans le sang.
3. **L'absorption des hydrocarbones.** — Saccharification.
4. **L'absorption des graisses.** — Passage des graisses à travers l'épithélium intestinal. De la saponification. Du sort des acides gras et des savons : synthèse des graisses neutres par la muqueuse intestinale. De l'absorption des graisses, en l'absence de bile et de suc pancréatique : rôle essentiel de ces deux sécrétions dans l'absorption des graisses. Vue d'ensemble sur l'absorption des graisses. La fistule cholécysto-intestinale. Quantité de graisse résorbée et fusibilité de la graisse : rôle de la saponification dans l'absorption des graisses peu fusibles.
5. **Des causes de l'absorption.** — Rappel de notions physiques : diffusion et osmose. L'absorption n'est pas un simple phénomène physique ; la paroi absorbante joue un rôle actif.

De l'absorption par le gros intestin, les poumons, le tissu cellulaire sous-cutané, le péritoine.

On a souvent comparé l'organisme vivant à une machine à feu : comme celle-ci, il produit de la chaleur et il accomplit un travail mécanique; comme celle-ci, il emprunte aux combustions l'énergie chimique qu'il transforme en énergie calorifique ou mécanique. Le combustible, pour l'organisme, est représenté par les aliments ou plus exactement par les substances de réserve accumulées dans les tissus et dérivant des aliments. Les matières alimentaires d'ailleurs ont un double rôle : rôle énergétique qui vient d'être indiqué, et rôle plastique qui consiste à fournir à la machine animale la matière nécessaire à la réparation des organes usés par le fonctionnement vital. On peut définir, par suite, les *aliments*, des substances empruntées au monde extérieur par l'organisme, auquel elles fournissent l'énergie dont il a besoin pour faire de la chaleur et du travail et la matière dont il a besoin pour réparer ses tissus.

Les aliments tels qu'ils sont ingérés ne sont généralement pas aptes à satisfaire directement à ces deux indications; ils doivent auparavant subir une ou plusieurs transformations, dites *transformations digestives* qui les amènent à l'état de *substances absorbables et assimilables.*

Pour remplir leur rôle, en effet, les substances ingérées doivent arriver aux tissus qui les emploient et par conséquent passer de la cavité digestive dans le sang qui les transporte dans tous les territoires de l'organisme, et elles doivent y arriver sous une forme convenable pour être utilisées. Or les aliments ingérés ne sont pas tous et toujours aptes à traverser la paroi intestinale pour passer dans la circulation : le plus souvent, ils doivent être transformés pour devenir absorbables. Et parmi les aliments qui pourraient être absorbés sans transformation préalable, il en est qui ne seraient pas utilisables : ceux-là doivent être transformés pour devenir assimilables.

Les parties des matières alimentaires qui ont subi, sous l'influence de la digestion, les transformations indispensables pour acquérir le double caractère d'être absorbables et assimilables vont participer aux phénomènes nutritifs; le reste constituera les matières fécales.

Les aliments, introduits dans le tube digestif, sont destinés à l'absorption; le siège principal, mais non exclusif, de l'absoption est l'intestin grêle; toutefois la muqueuse digestive absorbe dans toute son étendue, sinon toutes les substances alimentaires, du moins certaines substances, alimentaires ou non. Les muqueuses buccale, pharyngienne et œsophagienne peuvent absorber des solutions salines : du cyanure de potassium, déposé sur la langue d'un animal à œsophage lié, provoque rapidement la mort; une solution de strychnine, introduite dans la bouche d'un animal à œsophage lié, provoque des convulsions. Mais les premières voies digestives ne jouent pas de rôle important dans l'absorption des aliments, même salins, car l'absorption s'y fait généralement avec une certaine lenteur, et les aliments n'y séjournent que peu de temps.

L'estomac absorbe également les substances dissoutes. On le démontre, en introduisant directement, dans un estomac dont on a lié le pylore, soit au moyen d'une sonde gastrique, soit par l'intermédiaire d'une fistule gastrique, des substances toxiques comme la strychnine, ou des substances chimiquement dosables comme le sucre, les sels, etc.; dans le premier cas, on note l'apparition et le développement des phénomènes toxiques; dans le second cas, on dose les substances dissoutes dans le contenu gastrique après un certain temps de séjour. On peut, par de telles expériences, établir qu'il y a absorption gastrique, mais cette absorption est toujours lente et incomplète.

L'intestin grêle est le véritable lieu de l'absorption digestive; sans doute, le gros intestin peut absorber : on l'a démontré pour des sels, des sucres, des peptones; mais l'absorption y est plus lente que dans l'intestin grêle, et, chez l'animal anormal, le chyme a perdu la presque totalité des substances absorbables, quand il arrive dans le cæcum. L'intestin grêle présente des dispositions favorables à l'absorption : ce sont les *valvules conniventes*, replis de la muqueuse, tendus dans la cavité intestinale, et les *villosités*, fines digitations répandues à profusion à la surface de la muqueuse, à laquelle elles donnent l'apparence du velours. Dans l'intérieur des villosités, on trouve des capillaires sanguins et un vaisseau chylifère. Au point de vue physiologique, les mouvements péristaltiques de l'intestin grêle, en déterminant des brassages de la masse alimentaire, en amènent successivement les diverses parties en contact avec la paroi et par là favorisent l'absorption.

## 1. *Les voies de l'absorption.*

Deux voies sont possibles pour l'absorption : — la *voie sanguine* : les substances pénètrent dans les capillaires intestinaux et passent dans les veines mésentériques, la veine porte, les capillaires du foie, la veine cave inférieure ; — la *voie lymphatique* : les substances pénètrent dans les chylifères des villosités et passent dans les chylifères mésentériques et dans le canal thoracique, pour se déverser dans le sang, au confluent des veines jugulaires et de la veine sous-clavière gauche. Les matières absorbées suivent essentiellement une seule de ces deux voies, et, selon leur nature, cette voie est sanguine (sels, sucres, protéines), ou lymphatique (graisses).

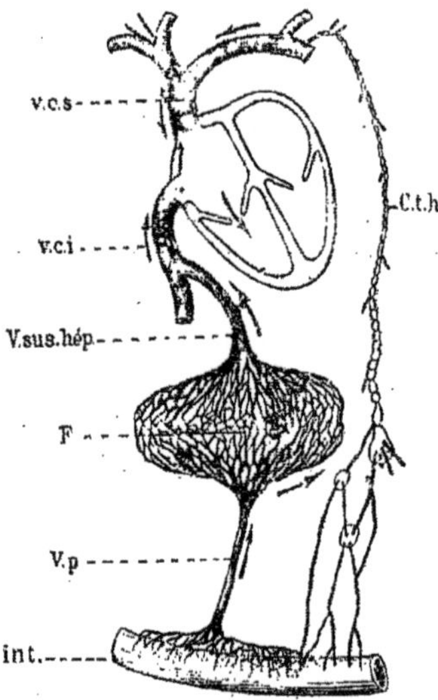


Fig. 137. — (Morat-Doyon.) Voies d'absorption.

int., anse intestinale ; c.t.h., canal thoracique ; V.p., veine porte ; F, foie ; v.sus.hép., veine sus-hépatique ; v.c.i., veine cave inférieure ; v.c.s., veine cave supérieure.

Les *sels* passent essentiellement par la voie sanguine. Si on introduit dans une anse intestinale, liée à ses deux bouts, un sel facile à caractériser, tel que l'iodure de potassium, on retrouve ce sel dans le sang artériel, chez l'animal dont le canal thoracique a été lié : on ne l'y retrouve pas chez l'animal dont les veines intestinales ont été liées au niveau de l'anse séquestrée. Si, dans les mêmes conditions, on substitue à l'iodure de potassium une solution de sulfate de strychnine, les convulsions se produisent chez l'animal à canal thoracique lié ; elles ne se produisent pas, ou ne se produisent qu'avec une lenteur extrême et une intensité minime, chez l'animal à vaisseaux mésentériques liés.

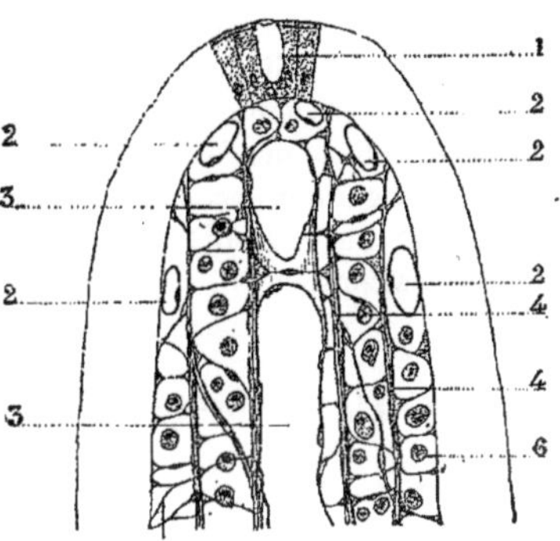


Fig. 138. — Villosité intestinale (schéma) (d'après Vialleton).

1, épithélium ; 2, 2, capillaires sanguins ; 3, 3. chylifère central ; 4, 4, faisceaux musculaires lisses ; 5, travées connectives ; 6, leucocytes.

Les *sucres* passent essentiellement par la voie veineuse. La richesse en sucre, 1,5 p. 1 000 environ, du chyle, qui s'écoule par une fistule du canal thoracique, est sensiblement constante et égale à celle du plasma sanguin, que l'animal soit à jeun ou en digestion, qu'il absorbe des protéines ou des hydrocarbones. — Au contraire, la proportion du sucre du sang des veines mésentériques et de la veine porte varie avec la période de digestion intestinale et la nature des substances absorbées : elle peut atteindre 4 p. 1 000 (dans le sang de la circulation générale, elle est en moyenne 1,5 p. 1 000), chez l'animal absorbant des sucres.

Les *protéines* passent essentiellement par la voie veineuse. La richesse en protéines et plus généralement en substances azotées, de la lymphe du canal thoracique ne varie pas notablement, que l'animal soit à jeun ou en digestion, qu'il absorbe des protéines ou des hydrocarbones et des graisses. — Après ligature du canal thoracique, la nutrition azotée d'un animal n'est pas modifiée : s'il était en équilibre azoté, pour une certaine alimentation, il reste en équilibre azoté, pour la même alimentation, après la ligature du canal thoracique. — Pour maintenir en équilibre azoté un chien de 30 kilogrammes, nourri exclusivement de viande, il faut que sa ration contienne 275 grammes d'albumine sèche; le chyle du chien contenant environ 2 p. 100 d'albumine, cette quantité correspondrait à environ 14 litres de lymphe, quantité environ douze fois plus grande que la quantité normale : les protéines ne sauraient donc passer essentiellement par les chylifères.

Les *graisses* passent essentiellement par la voie lymphatique (chylifère). A la suite d'un repas contenant des graisses, les chylifères intestinaux et le canal thoracique sont gorgés d'un liquide, rendu laiteux par la présence d'innombrables globules gras émulsionnés. — Si on recueille la lymphe qui s'écoule, à la suite d'un repas de composition connue, par le canal thoracique d'un chien, ayant préalablement jeûné, on y retrouve la plus grande partie de la graisse absorbée (différence entre la graisse ingérée et la graisse contenue dans le tube digestif); il y a toutefois un déficit, minime sans doute, mais constant.

## 2. *L'absorption des protéines.*

On a longtemps admis que les *protéines* sont absorbées à l'état de *protéoses* : les protéines coagulées devant être solubilisées, les protéines non coagulées devant être transformées en substances diffusibles, pour passer à travers la paroi intestinale.

L'expérience démontre toutefois qu'on peut obtenir, au moins pour certaines protéines, une absorption sans peptonisation préalable. — Si, dans une anse intestinale comprise entre deux ligatures, on fait passer un violent courant d'eau, pour en enlever le contenu (restes d'aliments et sucs digestifs), et si on y introduit une solution de myosine, ou de syntonine, on constate qu'après quelques heures (de 1 h. à 4 h.), la substance protéique a diminué ou disparu dans l'anse séquestrée, réintroduite dans l'abdomen, sans qu'à aucun moment on ait pu y constater la présence de protéoses. On observe de même une absorption des mêmes protéines, introduites dans l'anse, isolée depuis des mois, des fistules de Thiry-Vella, qui ne contient certainement plus de diastases protéolytiques, capables d'agir sur une substance protéique naturelle (pepsine ou trypsine[1]).

1. Le suc intestinal renferme, sans doute, une diastase protéolytique, l'érepsine, mais cette diastase n'agit pas sur la myosine ou sur la syntonine; elle ne peptonise, comme on sait, que les protéoses et les caséines.

Donc, — au moins pour certaines protéines, telles que la myosine, les syntonines (de myosine, de fibrine et d'ovalbumine), la sérumalbumine et la sérumglobuline du sang d'animaux de même espèce, — l'absorption intestinale est possible sans peptonisation. Dans ces expériences d'ailleurs, les substances absorbées sont assimilées, car on ne les retrouve pas dans les urines. Et si l'on prétendait que cette dernière observation conduit à supposer que ces substances ont subi une transformation (peptonisation ou autre) pendant leur passage à travers la muqueuse, nous répondrions que si on injecte ces substances dans les vaisseaux sanguins, on ne les voit pas davantage apparaître dans les urines ce qui établit qu'elles sont directement assimilables. Les substances considérées (myosine, syntonines, etc.) sont donc absorbables sans transformations préalables et directement assimilables.

Mais toutes les protéines ne sont pas directement assimilables : l'albumine d'œuf, la caséine, l'hémoglobine, introduites dans une anse intestinale lavée, ou injectées dans les vaisseaux sanguins, sont éliminées par les urines [1]. Elles doivent donc subir une transformation préalable, pour être utilisées : cette transformation peut être, mais n'est pas nécessairement, une peptonisation. L'ovalbumine est transformée par l'acide du suc gastrique en syntonine, absorbable et utilisable sans peptonisation. L'hémoglobine est dédoublée par ce même acide en une syntonine absorbable sans peptonisation, et en hématine éliminée, pour une grande part tout au moins, par les fèces. La caséine est transformée par le labferment du suc gastrique en caséum insoluble, non transformable par l'acide du suc gastrique, transformable par la trypsine du suc pancréatique et par l'érepsine du suc intestinal en caséoses, puis en acides-aminés solubles et assimilables. Les protéines coagulées sont également peu modifiées par l'acide du suc gastrique; elles subissent une protéolyse qui les transforme en acides-aminés sous l'influence de la trypsine pancréatique et de l'érepsine intestinale. — Il est d'ailleurs impossible de dire sous quelle forme sont réellement absorbées les protéines; de ce que certaines peu-

1. Si on fait ingérer à un animal une très grande quantité d'ovalbumine crue, on constate que cette ovalbumine se retrouve pour une part dans les urines (les urines précipitent en effet quand on les additionne d'un sérum précipitant l'espèce d'ovalbumine utilisée). Cette observation démontre, pour l'ovalbumine non directement assimilable, la réalité d'une absorption intestinale, au moins partielle et au moins dans le cas d'ingestion extrêmement abondante, sans peptonisation préalable et sans modification importante avant, pendant ou après l'absorption.

vent être absorbées et utilisées sous leur forme naturelle ou sous leur forme syntonine, on n'en saurait conclure qu'elles ne subissent pas, elles aussi une peptonisation et une protéolyse au moins partielles, dans le tube digestif. Nous avons montré que cette peptonisation n'est pas toujours une condition nécessaire de l'absorption et de l'utilisation des protéines; nous n'avons pas montré que, dans les conditions normales, ces substances ne sont pas peptonisées et protéolysées. La présence dans le tube digestif de sucs peptonisants et protéolytiques, la présence dans le tube digestif de protéoses et d'acides-aminés, en proportions faibles sans doute, prouve la réalité de la peptonisation et de la protéolyse; mais il est impossible de fixer la grandeur de cette peptonisation et de cette protéolyse.

Un moyen simple semble exister, qui permettrait de constater la réalité d'une peptonisation intestinale préalable des protéines et d'une absorption des protéines sous la forme protéoses et peptone; ce serait de rechercher les protéoses et peptone dans le sang des veines mésentériques; et cette recherche est facile, car des procédés précis permettent de déceler la présence de traces de protéoses dans les liqueurs de l'organisme. Or, on ne trouve pas de protéoses dans le sang, ni dans le sang des veines mésentériques, ni dans le sang de la circulation générale, pendant la période d'absorption protéique. En faut-il conclure qu'il n'y a pas de peptonisation? En aucune façon, car on trouve des protéoses dans le contenu intestinal d'une part, et, d'autre part, si on introduit des protéoses dans une anse intestinale, on en constate l'absorption, sans pouvoir, à aucun moment, manifester leur présence dans le sang, même dans le sang des veines mésentériques.

Pour interpréter ces faits, deux hypothèses sont possibles : ou bien les protéoses, pénétrant dans le sang et entraînées par lui, sont rapidement fixées, détruites ou modifiées, de sorte que leur quantité dans le sang ne saurait atteindre les proportions décelables par les moyens dont nous disposons; — ou bien les protéoses, produites dans le tube digestif, sont déjà transformées soit dans le tube digestif, soit pendant leur passage à travers la muqueuse intestinale.

— Les expériences d'injections intraveineuses de protéoses fournissent des indications permettant d'éliminer la première hypothèse. Si on injecte lentement, dans une veine superficielle ou dans une branche de la veine porte d'un chien, une solution étendue de protéoses, ces protéoses ne tardent pas à disparaître du sang, pour passer en totalité dans les urines. Si on fait la même injection chez un animal à uretères liés, les protéoses disparaissent encore du sang, non qu'elles soient assimilées par l'organisme mais parce qu'elles s'éliminent alors à travers la paroi intestinale : on les retrouve en effet, dans ces conditions, dans la cavité de l'intestin (il suffit d'ailleurs d'opérer sur un animal à jeun pour être convaincu que les protéoses qu'on trouve alors dans la cavité de l'intestin ne proviennent pas d'une transformation digestive d'aliments). Si on injecte plus rapidement dans les veines des solutions plus concentrées de protéoses (3 décig. par kg. d'animal en solution à 10 p. 100, la durée de l'injection étant de 1 à 2 min.), les protéoses disparaissent assez rapidement du sang (il suffit de 10 min.), pour passer dans l'intestin : on établit en effet que de telles injections abaissent la pression sanguine, au point de supprimer la formation de l'urine, ce qui fait que dans ces conditions l'élimination des protéoses se fait par l'intestin, comme chez le chien à uretères liés.

Si, sous la peau d'un lapin, on insère des flocons de fibrine, imprégnés de trypsine, il se produit une peptonisation lente de la fibrine, et une lente diffusion dans l'organisme des protéoses engendrées : même dans ces conditions, les protéoses passent dans l'urine.

En résumé, si des protéoses et peptone passaient dans le sang durant la période de digestion et d'absorption intestinale, on les retrouverait dans l'urine (car il n'y a pas anurie pendant cette période). Comme les urines d'un animal (ou d'un homme) normal ne contiennent pas de protéoses, on peut conclure que *les protéoses intestinales sont transformées soit dans le tube intestinal, soit pendant leur passage à travers la muqueuse de l'intestin.*

Cette conclusion est confirmée par les faits suivants : 1° Une anse intestinale d'un chien est isolée par deux ligatures; on y introduit une solution de protéoses: par le bout périphérique de l'artère mésentérique correspondant à l'anse isolée, on fait circuler du sang défibriné qu'on recueille par la veine mésentérique; l'anse étant maintenue dans l'abdomen et présentant ses mouvements normaux, on constate que les protéoses disparaissent de l'anse, sans qu'on les retrouve dans le sang de cette circulation artificielle. — 2° Si on dissout des protéoses dans du sang défibriné et si on y plonge des fragments d'intestin fraîchement enlevés à un animal, on constate une disparition des protéoses : ces protéoses ne sont pas seulement fixées comme des teintures sur le fragment d'intestin, car aucun des procédés employés ne permet de les y manifester ; les protéoses ont été transformées.

On a prétendu que cette transformation des protéoses était accomplie par les leucocytes de la muqueuse intestinale et des ganglions mésentériques, ces leucocytes se constituant les défenseurs de l'organisme, pour le protéger contre les accidents de l'empoisonnement protéosique (incoagulabilité du sang, abaissement de la pression artérielle, etc. [1]). Cette hypothèse ne peut être soutenue. Injectons, en effet, dans une veine lymphatique de la patte postérieure d'un chien, 5 centigrammes de protéoses en 30 minutes (les protéoses ont été dissoutes dans du sérum lymphatique), et recueillons la lymphe du canal thoracique; 20 minutes après le début de l'injection, les protéoses sont manifestes dans la lymphe épanchée; c'est donc qu'en 20 minutes les leucocytes de la lymphe ne peuvent transformer 5 centigrammes de protéoses.

Les protéoses sont-elles transformées dans la cavité du tube intestinal ou dans l'épaisseur de sa muqueuse?

Pendant longtemps, on s'est rattaché à la seconde hypothèse, parce qu'on n'avait pas étudié de façon suffisante l'action des sucs digestifs sur les substances protéiques. On sait aujourd'hui que le suc pancréatique transforme une partie au moins des protéoses qu'il a engendrées en acides-aminés et que le suc intestinal, grâce à son érepsine, achève cette transformation en acides-aminés que le suc pancréatique n'avait fait que commencer. Ce ne sont pas les protéoses qui sont absorbées, ce sont les acides-aminés.

Que deviennent ces acides-aminés? Passent-ils dans le sang, et sont-ils par lui entraînés dans tous les organes, qui s'en serviront pour former leurs protéines propres, ou conduits vers quelque organe spécial chargé de les transformer? Sont-ils combinés pour reconstituer des substances protéiques dans la muqueuse intestinale? Ce sont là des questions auxquelles pendant longtemps on n'a pu répondre, parce que les méthodes dont on disposait ne permettaient pas de reconnaître la présence d'acides-aminés dans le sang et *a fortiori* de les y doser. Les perfectionnements apportés dans la technique chimique rendent ces déterminations possibles

1. Notons que si les protéoses sont toxiques pour le chien et pour le chat, elles ne le sont pas nécessairement pour tous les animaux : elles ne le sont pas notamment pour le lapin.

aujourd'hui. On a pu reconnaître dans le sang du chien la présence d'acides-aminés, et établir que leur quantité augmente très notablement durant la période d'absorption d'un repas riche en viande (de 4 millig. d'azote d'acides-aminés que contiennent 100 $cm^3$ de sang de chien pendant le jeûne, on passe à 10 millig. pendant la période d'absorption digestive d'un repas carné). Ces quantités sont petites sans doute, mais on ne doit pas s'en étonner si l'on tient compte de la rapidité avec laquelle les acides-aminés disparaissent du sang quand on les injecte dans les vaisseaux (ainsi qu'on s'en assure par des expériences directes : en injectant en 10 min. 12 g. d'alanine dans les veines du chien, on constata, 5 min. après la fin de l'injection, que le sang n'en contenait plus que 1,5 g., que les urines en contenaient 1,5 g. et que par conséquent 9 g. avaient disparu), soit que ces acides-aminés aient été transformés dans le foie (en urée) ou dans quelque autre organe, soit qu'ils aient servi aux tissus à la reconstitution de protéines.

On sait que les substances protéiques des diverses espèces animales ou végétales diffèrent de constitution chimique. La protéolyse digestive nous apparaît actuellement comme destinée, non pas exclusivement à permettre l'absorption des substances protéiques, mais bien surtout à les réduire en fragments très petits, avec lesquels l'organisme reconstituera de nouvelles substances protéiques, ses substances protéiques à lui, celles qui caractérisent son espèce. Les acides-aminés non utilisés dans cette synthèse subiront des transformations, que nous étudierons ultérieurement, et seront éliminés sous forme d'urée ou d'autres produits azotés par les urines.

En résumé, certaines protéines non coagulées peuvent être absorbées et assimilées en nature; mais il est impossible de dire si le fait se produit dans les conditions ordinaires de la vie. Certaines protéines non coagulées et les protéines coagulées doivent être transformées, avant d'être assimilées : elles se transforment tout d'abord en syntonines et protéoses; les syntonines sont généralement assimilables, les protéoses subissent, dans l'intestin, sous l'influence du suc pancréatique et du suc intestinal, une transformation en acides-aminés (produits abiurétiques), destinés à l'absorption et fournissant à l'organisme les éléments de la synthèse de ses substances protéiques.

— Dans ce qui précède, on a considéré les seules substances

albumineuses; or les aliments contiennent en outre des protéides, glycoprotéides, nucléoprotéides, et parfois hémoglobine. Comment se fait la résorption de ces substances?

On sait que le suc gastrique dédouble les protéides, libérant l'albumine dont il commence ensuite la protéolyse, et le groupe prosthétique qu'il ne modifie pas. Ainsi sont libérés dans l'estomac, l'hydrate de carbone simple ou substitué des glycoprotéides, la nucléine des nucloprotéides, l'hématine de l'hémoglobine. Que deviennent ces substances et sous quelle forme sont-elles résorbées? On ne le saurait dire exactement aujourd'hui.

L'hydrate de carbone libéré est peut-être absorbé tel quel pour aller augmenter les réserves ternaires de l'organisme sous forme de glycogène ou de graisse. — La nucléine n'est attaquée ni par le suc gastrique, ni par le suc pancréatique, ni par le suc intestinal, ni par le mélange de ces sucs. Echappe-t-elle à la digestion et à l'absorption? Ce n'est pas très vraisemblable. Est-elle absorbée sous forme de nucléine sans avoir subi de dédoublements? Cela n'est pas probable, car la nucléine est peu soluble et peu diffusible. Rencontre-t-elle dans l'intestin (suc ou cellule) quelque diastase, analogue à ces nucléases qu'on a pu retirer de divers tissus, et qui sont capables de décomposer les nucléines? C'est possible, mais il reste à le démontrer. — L'hématine n'est pas attaquée par le suc gastrique; on n'a pas décrit les transformations que pourraient lui faire subir les autres sucs digestifs. Échappe-t-elle à l'absorption intestinale? On l'a prétendu en se fondant sur la présence d'hématine dans les fèces à la suite de l'absorption d'un repas riche en hémoglobine. Mais cette conclusion n'est pas inattaquable, car on a constaté que l'addition d'hémoglobine ou d'hématine au régime lacté permet à un animal, dont les réserves ferrugineuses sont épuisées, de reconstituer son hémoglobine, ce qui ne saurait se produire si l'hématine n'était au moins partiellement résorbée.

L'étude de l'absorption du groupe prosthétique des protéides est encore à faire.

### 3. *L'absorption des hydrocarbones.*

Les sucres du groupe des *glycoses* sont directement assimilables : on en fait la démonstration pour la glycose et la lévulose, qui, injectées dans les veines, ne passent pas dans les urines (à condition que la vitesse de l'injection ne soit pas assez grande pour que la résistance du rein au passage des sucres soit dépassée).

Les sucres du groupe des *saccharoses* ne sont pas tous directement assimilables. Sans doute, la maltose, injectée dans les veines, ne réapparaît pas dans les urines, pourvu que la vitesse de l'injection soit petite; mais le plasma sanguin contenant une maltase, capable de transformer la maltose en glycose, rien ne prouve que ce sucre soit directement assimilé. — La saccharose et la lactose, injectées sous la peau ou dans les veines, passent en totalité, ou à peu près, dans les urines; elles sont donc transformées, avant de pénétrer dans le sang, dans les conditions ordinaires de l'alimentation. Le suc intestinal contient en abondance de l'invertine, capable de dédoubler la saccharose en glycose et lévulose assimilables; il contient aussi parfois de la lactase, capable de dédoubler la lactose en glycose et galactose assimilables; mais la présence de lactase dans le suc intestinal n'est pas constante, de sorte que quelques auteurs ont admis une transformation de la lactose pendant son passage à travers la muqueuse intestinale : il y a là un point non encore définitivement résolu.

L'*amidon* (empois d'amidon) en solution dans l'eau peut-il être absorbé sans saccharification préalable? C'est une question difficile à résoudre. Sans doute, introduit dans le tube intestinal isolé de Thiry-Vella, il est absorbé; mais comme le suc intestinal contient une très petite quantité d'amylase, rien ne prouve qu'il n'ait pas subi une transformation avant d'être absorbé. La question n'est pas résolue. En fait, dans les conditions normales, l'amidon se trouve en contact avec le suc pancréatique, dont l'activité amylolytique est énorme : en fait, il est saccharifié avant d'être absorbé : on ne trouve jamais trace d'amidon dans le sang de la veine porte, même pendant l'absorption d'un repas riche en féculents.

### 4. *L'absorption des graisses.*

L'étude de l'*absorption des graisses* présente des particularités intéressantes.

Si on examine l'intestin et le mésentère d'un animal qui a reçu, de quatre à huit heures avant l'observation, un repas riche en graisses, on voit, à l'œil nu, les chylifères mésentériques et intestinaux gorgés d'un liquide laiteux (*Observation d'Aselli*).

Si on examine au microscope une villosité, pendant l'absorption de matières grasses (la villosité est constituée par une charpente conjonctive, dans laquelle sont contenus les vaisseaux sanguins et le chylifère primaire, et revêtue d'une simple couche de cellules épithéliales, prismatiques par pression réciproque, dont la face intestinale est formée par un plateau finement strié), on voit les cellules épithéliales remplies de granulations graisseuses : ces granulations, très fines dans la zone sous-jacente au plateau terminal, deviennent de plus en plus volumineuses, à mesure qu'on pénètre dans la profondeur de la cellule, où elles constituent de grosses gouttelettes; la charpente de la villosité est elle-même infiltrée de globules gras jusqu'au chylifère. On a prétendu que la graisse ne pénètre dans les cellules épithéliales de la villosité qu'après dédoublement en glycérine et savons (ceux-ci résultant de l'union de l'acide gras libéré avec les alcalis des sucs intestinaux), et qu'elle se reconstitue par synthèse, pendant son parcours dans les cellules; on a fait remarquer, à l'appui de cette hypothèse, qu'on ne voit jamais de globules gras dans le plateau terminal des cellules épithéliales et qu'on ne peut pas les y déceler par les réactifs histo-chimiques.

On a, dans le suc pancréatique, l'agent du dédoublement. Sans doute, *in vitro*, le suc pancréatique ne dédouble qu'une partie des graisses, avec lesquelles il est mélangé, mais rien n'empêche que ce dédoublement soit complet dans l'organisme, où les produits de dédoublement sont absorbés. — La muqueuse intestinale peut d'ailleurs faire des synthèses de matières grasses, ainsi qu'il résulte des faits suivants : 1° Si on fait ingérer à un animal, ou si on introduit dans une anse intestinale des savons (sans graisse neutre), avec ou sans glycérine, les chylifères ne tardent pas à devenir laiteux, et, dans leur contenu, on peut manifester la présence des graisses neutres et d'une très petite quantité de savons. 2° Si on introduit dans une anse intestinale des acides gras (sans graisse neutre), émulsionnés au moyen d'une petite quantité de carbonate de soude (quantité insuffisante pour saponifier une fraction importante des acides gras introduits), les chilyfères ne tardent pas à devenir laiteux; ils contiennent des graisses neutres, pendant que les acides gras disparaissent de l'anse intestinale; les acides gras se sont donc combinés, pendant leur passage à travers la paroi intestinale, à la glycérine, vraisemblablement fournie par la muqueuse. 3° Si on fait ingérer à un animal du blanc de baleine (palmitate de cétyle), le chyle qui s'écoule du canal thoracique contient, au lieu du palmitate de cétyle, de la tripalmitine : ne doit-on pas en conclure que le palmitate de cétyle a été dédoublé en alcool cétylique, sur le sort duquel on n'est pas fixé, et en acide palmitique, qui, pendant son passage à travers la muqueuse, s'est conjugué à la glycérine, vraisemblablement fournie par cette muqueuse? Des expériences analogues ont été faites en introduisant dans l'intestin de l'oléate d'amyle, de l'oléate d'éthyle, du palmitate d'éthyle; le chyle ne contient jamais que de la trioléine et de la tripalmitine.

Nous ne devons toutefois pas conclure de là que les graisses neutres subissent, elles aussi, un dédoublement complet dans l'intestin, pour se reconstituer en passant à travers la muqueuse intestinale; les expériences précédentes prouvent que le phénomène est possible; elles ne prouvent pas qu'il est nécessaire.

On sait que seul, parmi tous les liquides digestifs, le suc pancréatique dédouble les graisses neutres. Si on pratique, chez un chien, l'ablation du pancréas (avec conservation d'une corne sans communication avec l'intestin, pour éviter l'apparition du diabète), l'absorption des graisses, tout en étant fort réduite, n'est pas supprimée; la proportion absorbée varie d'ailleurs : elle est d'autant plus grande, que la quantité absolue est plus petite, que la fusibilité est plus grande, que la graisse est plus finement divisée (c'est ainsi que l'absorption des graisses du lait est à peine diminuée par l'ablation du pancréas). On ne saurait imaginer qu'en l'absence du suc pancréatique les microbes intestinaux le suppléent dans sa fonction saponifiante : ce serait une hypothèse gratuite, d'ailleurs en contradiction avec le fait, qui paraît bien établi, de la diminution du nombre des bactéries intestinales dans l'alimentation lactée, et le fait de l'absence de fermentations intestinales exagérées dans le cas de dépancréatisation. — On peut d'ailleurs, en introduisant des graisses émulsionnées, et notamment du lait ou de la crème, dans une anse intestinale isolée et lavée, ou dans l'anse de Thiry, constater l'absorption de ces graisses par les chylifères correspondants.

Ces faits établissent la possibilité d'une absorption de graisses, en l'absence de tout dédoublement préalable. Sans doute, la proportion de graisse absorbée diminue quand on supprime le suc pancréatique (avec une alimentation mixte, contenant une quantité moyenne de graisse, un chien normal pouvait absorber 97 p. 100

de la graisse ingérée — avec la même alimentation, un chien dépancréaté n'en absorbait plus que 72 p. 100), mais ce fait peut fort bien s'expliquer par les modifications de l'état physique de la graisse dans l'intestin, après l'ablation du pancréas. Les graisses paraissent devoir être d'autant plus facilement absorbées qu'elles sont en état d'émulsion plus parfaite; or le suc pancréatique est un puissant agent d'émulsion; il doit cette propriété : 1° à son état physique visqueux et filant; 2° à sa réaction alcaline (une émulsion n'est pas stable en milieu acide; elle est d'autant plus parfaite que la réaction est plus alcaline); 3° à son pouvoir saponifiant (les savons sont des agents puissants d'émulsion). On comprend dès lors que l'absorption des graisses non émulsionnées soit diminuée par la suppression du suc pancréatique; nous avons vu que l'absorption des graisses émulsionnées (lait par exemple), au contraire, n'est pas sensiblement modifiée par cette suppression.

Le rôle joué par la bile dans l'absorption des graisses est comparable à celui du suc pancréatique. Chez l'animal à fistule biliaire complète, l'absorption des graisses non émulsionnées est réduite (un chien normal absorbant 97 p. 100 des graisses d'un repas déterminé, n'en absorbait plus que 62 p. 100 après l'opération de la fistule biliaire complète); l'absorption des graisses émulsionnées est au contraire à peine modifiée. Or la bile favorise l'émulsion des graisses : 1° par son état physique visqueux; 2° par son alcalinité; 3° par l'action dissolvante qu'exercent les sels biliaires sur les savons calciques (résultant de l'action des sels calciques intestinaux sur les savons provenant de la saponification partielle pancréatique), qui peuvent dès lors jouer un rôle émulsif; 4° par l'action favorisante qu'elle exerce sur la saponification pancréatique (voir p. 232) et par là sur l'émulsion des graisses.

*En résumé*, les graisses sont absorbées pour une part à l'état de graisses neutres; cette absorption est favorisée par leur état d'émulsion; le suc pancréatique et la bile favorisent cette émulsion. L'état visqueux de ces sucs est une condition favorable à l'émulsion; leur alcalinité lutte avantageusement contre l'action antiémulsive des acides du chyme; la stéapsine du suc pancréatique, en engendrant des acides gras, qui donnent des savons avec les alcalis des deux sucs, aide à l'émulsion. Pour une autre part, les graisses sont saponifiées par le suc pancréatique avant d'être absorbées; cette part n'est pas perdue pour l'organisme : la bile dissout les savons de chaux et les empêche d'échapper par leur état physique (insolubilité) à l'absorption ; la muqueuse intestinale absorbe les acides gras et les savons et en fait des graisses neutres.

Le rôle commun de la bile et du suc pancréatique se manifeste dans les deux expériences ou observations suivantes. — 1° Chez le lapin, le suc pancréatique se déverse dans l'intestin à 35 centimètres environ au-dessous de la bile (consulter ci-devant fig. 116, p. 210) ; dans toute la partie où il y a seulement de la bile, les chylifères ne sont pas sensiblement lactescents : ils le deviennent à partir du point où se déverse le suc pancréatique. — 2° Si, chez le chien, on pratique la *fistule cholécysto-intestinale* (ligature du canal cholédoque, abouchement de la vésicule biliaire dans l'intestin, à une certaine distance au-dessous de l'ampoule de Vater), on constate qu'après un repas riche en graisses, les chylifères sont à peine lactescents, dans la partie qui ne contient que du suc pancréatique, tandis qu'ils deviennent nettement laiteux à partir du point exact où se déverse la bile.

Ces expériences ne démontrent pas que la présence simultanée de la bile et du suc pancréatique est une condition nécessaire de l'absorption des graisses : on voit en effet les graisses absorbées et

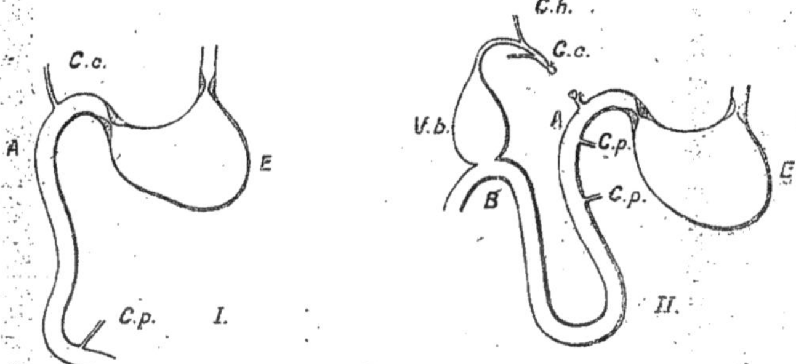


Fig. 139.

I, Lapin. dispositions naturelles ; E, estomac ; C.c, canal cholédoque : C.p, canal pancréatique ; A.B, segment d'intestin ne contenant que de la bile sans suc pancréatique.
II, Chien, fistule cholécysto-intestinale ; E, estomac : C.c., canal cholédoque sectionné et lié ; C.p., canaux pancréatiques ; V.b., vésicule biliaire ; C.h., canaux hépatiques ; AB, segment d'intestin ne contenant que du suc pancréatique sans bile.

les chylifères lactescents, chez un animal ne possédant plus qu'une seule de ces deux sécrétions ; mais elles démontrent, sous une forme frappante, la suractivité de l'absorption en présence du mélange des deux sécrétions.

La quantité de graisse absorbée varie avec la nature de la

graisse ingérée : cette quantité est d'autant plus grande que le point de fusion est moins élevé. Si un chien de 20 kilogrammes reçoit 100 grammes de graisse, il en absorbe 97 à 98 grammes, si c'est de l'huile d'olives; 90 à 95 grammes, si c'est de la graisse de porc; beaucoup moins, si c'est de la graisse de mouton; 12 grammes, si c'est de la tristéarine pure. — Chez un homme porteur d'une fistule du canal thoracique, le chyle était fortement laiteux, deux heures déjà après l'ingestion d'une ration contenant de l'huile; il était à peine opalescent, après l'ingestion d'une ration contenant des graisses fusibles à 60°.

Ces faits conduisent à l'hypothèse suivante (ce n'est qu'une hypothèse). L'absorption des graisses fusibles à une température inférieure à celle du corps se ferait vraisemblablement sans transformation préalable; celle des graisses fusibles à une température supérieure ne se ferait qu'après saponification préalable. — Si cette hypothèse est exacte, le suc pancréatique serait indispensable à l'absorption de graisses fusibles à température élevée, telles que le blanc de baleine. Les expériences de vérification directe n'ont pas été faites.

### 5. *Des causes de l'absorption.*

On a cherché et on doit chercher à ramener les phénomènes de l'absorption intestinale au simple jeu des forces physique. — Nous rappellerons ici quelques notions élémentaires relatives à la diffusion et à l'osmose.

Si, dans une éprouvette, on dispose l'une au-dessus de l'autre, et sans les mélanger, une solution de chlorure de sodium et de l'eau distillée, le sel dissous dans la liqueur inférieure passe peu à peu dans la liqueur supérieure : il y a *diffusion*, et le mouvement du sel continue jusqu'à ce qu'il y ait égalité de salure dans toute la masse liquide. — La vitesse de diffusion dépend de la nature de la substance dissoute : elle est grande pour les cristalloïdes (elle varie pour chacune d'elles), elle est petite et souvent nulle (il n'y a pas alors de diffusion) pour les colloïdes. S'il s'agit d'un mélange de plusieurs substances dissoutes, chacune diffuse suivant ses lois propres, de sorte que, pendant que s'accomplit la diffusion, la composition varie pour chaque tranche liquide.

Au lieu de superposer, pour observer la diffusion, deux liquides de composition différente, on peut les séparer par une lame de papier parchemin, membrane perméable, *dialyseur*. Les phénomènes sont semblables à ceux qu'on observe dans l'éprouvette; mais on peut les analyser plus exactement. Supposons que, de part et d'autre du dialyseur, soient deux solutions de chlorure de sodium de concentration inégale : de l'eau passe de la liqueur la moins concentrée dans la liqueur la plus concentrée; du chlorure de sodium passe de la liqueur la plus concentrée dans la liqueur la moins concentrée; et ces mouvements en sens inverses se continuent jusqu'à ce qu'il y ait égalité de composition des deux liqueurs. — Si les liqueurs séparées par la membrane dialysante contiennent des mélanges de sels, l'eau passe, de la liqueur qui, dans un volume déterminé, contient le moins de molécules chimiques, dans celle qui en contient le plus; chaque sel passe, dans un sens ou dans l'autre, selon sa proportion dans les deux liqueurs, et ces mouvements continuent jusqu'à ce qu'il y ait identité de composition. Si les liqueurs contiennent, à côté des cristalloïdes des colloïdes, ces dernières ne dialysent pas.

On peut obtenir des membranes dialysantes plus ou moins perméables : nos dialyseurs ordinaires sont perméables aux sels, imperméables aux colloïdes; mais on peut imaginer des membranes qui ne seraient perméables qu'à certains sels. A la limite, on a la *membrane hémiperméable*, qui est imperméable aux cristalloïdes comme aux colloïdes et ne laisse passer que le dissolvant. A travers une telle membrane, l'eau passe de la liqueur qui, sous un volume donné, contient le moins de molécules chimiques, dans celle qui en contient le plus, jusqu'à ce que les deux liqueurs contiennent le même nombre de ces molécules, indépendamment de leur nature, sous un même volume. Il se produit un équilibre aqueux à travers la membrane hémiperméable, et conséquemment un équilibre chimique quantitatif, mais non qualitatif.

— L'absorption intestinale n'est pas une simple filtration, déterminée par la pression exercée par les contractions intestinales sur le liquide contenu dans l'intestin, car il est des cas où le liquide ne pénètre pas tel qu'il est, où il subit soit une concentration, soit une déconcentration. D'ailleurs, la pression exercée sur le contenu intestinal par les mouvements de la paroi ne saurait déterminer que des déplacements de ce contenu, car ces contractions ne vont jamais jusqu'à l'oblitération de l'intestin et ne se produisent pas simultanément dans toute l'étendue de l'intestin.

L'absorption intestinale n'est pas une simple osmose, comparable à la dialyse à travers une membrane hémiperméable, car les substances dissoutes sont absorbées comme l'eau; ou comparable à la dialyse à travers une membrane de parchemin, car certaines substances colloïdes sont absorbées comme les cristalloïdes.

*La paroi intestinale joue un rôle dans l'absorption.* — En effet, les graisses, non solubles dans l'eau, non diffusibles, sont absorbées en nature; nous les avons vues dans l'épaisseur de la paroi sous forme de fines gouttelettes. — La paroi intestinale fait des transformations chimiques; synthèse de graisses aux dépens d'acides gras et de glycérine ou aux dépens de savons, et peut-être reconstitution de protéines aux dépens des acides-aminés.

Certains physiologistes ont cherché à démontrer que l'absorption intestinale des cristalloïdes échappe, au moins dans certains cas, aux lois physiques de la diffusion et de l'osmose. — Mais les expériences qu'ils citent peuvent être interprétées de façon à rentrer dans le cadre de la physique, au dire de quelques autres physiologistes. La question est à l'étude; il convient de réserver provisoirement toute conclusion à ce sujet.

Comme l'intestin grêle, le gros intestin (cæcum, côlon, rectum) peut absorber des substances dissoutes, colloïdes et cristalloïdes. La muqueuse digestive dans toute son étendue peut absorber, mais l'absorption normale se fait essentiellement dans l'intestin grêle : dans les voies digestives sus-diaphragmatiques, les aliments ne séjournent que quelques instants; dans l'estomac, l'absorption est peu intense; dans le gros intestin, les matières ne contiennent plus que des traces de substances absorbables. Toutefois, dans les conditions normales, on peut constater une absorption par le gros intestin : on trouve, en effet, dans l'urine de l'urobiline et des sels d'acides sulfo-conjugués, produits de fermentations qui s'accomplissent dans le gros intestin. On sait d'ailleurs qu'on peut subvenir, au moins dans une certaine mesure, aux besoins nutritifs de l'organisme par des lavements alimentaires.

---

Les *poumons* sont les organes de l'absorption des gaz et des vapeurs oxygène, vapeurs anesthésiques, gaz toxiques.

La *peau* des mammifères n'absorbe pas en général : plongé dans un bain salin, l'homme n'absorbe ni l'eau, ni les sels dissous, pouvu que sa peau soit saine et intacte. Toutefois, des échanges gazeux fort réduits sans doute, mais faciles à manifester, se produisent au niveau de la peau. On peut faire absorber par la peau des substances volatiles à la température du corps, surtout quand ces substances (iode, iodoforme, acide salicylique, chloroforme, mercure) sont protégées contre l'évaporation par une enveloppe imperméable ou par un excipient convenable. Chez les animaux aquatiques à peau mince et lisse, tels que la grenouille, la peau est le siège d'échanges gazeux et peut-être d'échanges salins assez énergiques.

*Thérapeutiquement*, on utilise la propriété d'absorption du tissu cellulaire sous-cutané; *physiologiquement*, celle de la cavité péritonéale. — La méthode des *injections hypodermiques* permet de faire pénétrer dans le sang des substances dissoutes, introduites sous la peau. La substance passe directement dans les vaisseaux sanguins, au moins pour une large part. Si, par exemple, chez un chien, on sectionne la cuisse, en ne respectant que l'artère et la veine fémorales, et si on injecte, sous la peau de la patte, de la strychnine, on provoque des convulsions : la strychnine a nécessairement pénétré dans le corps par la voie veineuse, seule conservée. Cette méthode s'emploie en thérapeutique pour les sérums préventifs; en physiologie pour la morphine, le curare, et en général les alcaloïdes. — Quelquefois on fait, en vue de recherches expérimentales, des *injections intrapéritonéales;* on pourrait de même faire des injections intrapleurales.

Si la plupart des organes et tissus permettent l'absorption, cette propriété n'est pourtant pas générale. Si on introduit dans la vessie un alcaloïde, capable de se manifester par une réaction physiologique caractéristique (atropine, pilocarpine, strychnine, etc.), ou un sel facile à mettre en évidence (iodure de potassium, etc.), on constate qu'ils ne sont pas absorbés.

# CHAPITRE XV

## LES ÉCHANGES GAZEUX PULMONAIRES ET LES ÉCHANGES GAZEUX DES TISSUS

SOMMAIRE. — **Les échanges gazeux pulmonaires.** — De l'existence d'échanges gazeux pulmonaires. *a, L'air alvéolaire* et sa composition. *b, Les gaz du sang*, leur état, leur tension. Des méthodes de détermination de la tension des gaz du sang : résultats. De la paroi alvéolaire. *c, Les échanges pulmonaires*, cause physique des échanges gazeux pulmonaires ; vérification par les conséquences Des échanges gazeux dans des conditions anormales. *d, De l'élimination de vapeur d'eau* par les poumons. *e, De la toxicité de l'air expiré. f, La pression barométrique.* Dépression et anoxyhémie ; air confiné, toxicité de l'acide carbonique ; compression et toxicité de l'oxygène ; décompression.
**2. Les échanges gazeux des tissus.** — Du lieu où se produisent les oxydations ; pouvoir réducteur du sang asphyxique ; le sang n'est pas nécessaire aux oxydations. Oxydations et production d'énergie. Échanges gazeux placentaires. Cause des échanges gazeux dans les tissus.

### 1. *Les échanges gazeux pulmonaires.*

*a.* **L'air alvéolaire.** — Il se produit des échanges gazeux au niveau des poumons. L'air inspiré, sec, contient 20,8 p. 100 d'oxygène et 0,03 à 0,04 p. 100 d'acide carbonique ; l'air expiré (chez l'homme à respiration normale) contient 16 p. 100 d'oxygène et 4,4 p. 100 d'acide carbonique.

Il disparaît donc de l'oxygène et il apparaît de l'acide carbonique dans les alvéoles pulmonaires. — 100 centimètres cubes du sang de l'artère pulmonaire contiennent 48 centimètres cubes d'acide carbonique et 12 centimètres cubes d'oxygène ; 100 centimètres cubes du sang de la veine pulmonaire contiennent 40 centimètres cubes d'acide carbonique et 20 centimètres cubes d'oxygène[1]. Le sang perd donc de l'acide carbonique et prend de l'oxygène pendant son passage dans les capillaires pulmonaires.

L'étude des échanges gazeux pulmonaires nécessite la connaissance de l'état physique des gaz, de part et d'autre de la paroi perméable, et en particulier de leur tension, car le sens et la

1. Les gaz étant mesurés à 0° et sous une pression de 760 mm. de mercure.

vitesse de leur diffusion dépendent de la différence de leurs tensions de part et d'autre de la paroi.

La composition de l'air alvéolaire n'est pas identique à celle de l'air expiré; en effet, l'air expiré est constitué, pour une part, par l'air inspiré qui remplit les premières voies respiratoires (fosses nasales, pharynx, larynx, trachée et grosses bronches), et pour une autre part (mais seulement pour une part) par l'air alvéolaire. Or, on constate que l'air des premières voies ne subit pas de modification importante de composition; donc l'air expiré est plus riche en oxygène et moins riche en acide carbonique que l'air alvéolaire.

Pour calculer la composition de l'air alvéolaire, chez l'homme, au moment de l'expiration, il suffit de recueillir l'air d'une expiration normale, l'air d'une expiration forcée et d'en déterminer le volume et la composition. Un homme respirant normalement expire un volume d'air V (575 cm³ par ex.) contenant un volume $v$ d'acide carbonique (26 cm³ 6 par ex.). Le même homme faisant une expiration forcée expire un volume V' (1800 cm³ par ex.) d'air contenant un volume $v'$ (93 cm³ 2 par ex.) d'acide carbonique. On peut admettre que ce volume V' (1800 cm³) est formé du volume V (575 cm³) d'air d'expiration normale et d'un volume V' — V (1225 cm³) d'air alvéolaire. Le volume V (575 cm³) d'air d'expiration normale contient un volume $v$ (26 cm³ 6) d'acide carbonique; le volume V' (1800 cm³) d'air d'expiration forcée contient un volume $v'$ (93 cm³ 2) d'acide carbonique; donc le volume V' — V (1225 cm³) d'air alvéolaire contient un volume $v' - v$ (93 cm³ 2 — 26 cm³, 6 = 66 cm³ 6) d'acide carbonique, soit $\frac{v' - v}{V' - V}$ p. 100 $\left(\frac{66,6}{1225} = 5,43 \text{ p. } 100\right)$.

Pour calculer la composition de l'air alvéolaire, au moment de l'inspiration, il suffit, connaissant sa composition au moment de l'expiration, de calculer le volume d'air A contenu dans les poumons à la fin de l'expiration normale (3 000 cm³ par ex.) et le volume d'air $a$ d'une inspiration normale (500 cm³ par ex.). Soit $c$ la proportion p. 100 d'acide carbonique contenu dans l'air A (5,43 p. 100 d'après notre calcul). La quantité d'acide carbonique contenue dans les poumons à a fin de l'expiration est $\frac{A \times c}{100}\left(\frac{5,43 \times 3\,000}{100} = 162,9 \text{ par ex.}\right)$. A l'inspiration, le volume d'air pulmonaire est $A + a$ (3 000 + 500 = 3 500 p. ex.); la quantité d'acide carbonique n'a pas changé, puisque l'air n'en contient que des quantités négligeables; c'est donc $\frac{A \times c}{100}$ (162 cm³ 9 p. ex.). La proportion d'acide carbonique est donc $\frac{A \times c}{100(A + a)}\left(\frac{162,9}{3500} = 0,0465 \text{ p. ex.}\right)$ et pour 100 centimètres cubes elle est $\frac{A \times c}{A + a}$ (4,65 p. 100 p. ex.).

Ces nombres sont applicables à l'homme; mais rien ne prouve *a priori* qu'ils le sont à tous les animaux. On a analysé l'air expiré, chez le chien trachéotomisé; on a trouvé 2,8 p. 100 d'acide carbonique. On peut admettre que, dans ces conditions, l'air expiré est identique à l'air alvéolaire. On admettra donc que l'air alvéolaire du chien trachéotomisé contient 2,8 p. 100 d'acide carbonique au moment de l'expiration. — Si on admet (c'est là une hypothèse, qui aurait besoin d'une vérification expérimentale) que, chez le chien, le rapport du volume de l'air inspiré au volume de l'air restant dans les poumons à la fin de l'expiration est le même $\frac{1}{6}\left(\frac{500}{3000}\right)$ que chez l'homme, on peut calculer la richesse de l'air alvéolaire en acide carbonique, au moment de l'inspiration, comme on l'a fait pour l'homme; on trouve ainsi 2,4 p. 100.

Chez le chien, respirant normalement, dont la ventilation pulmonaire est moins parfaite que celle du chien trachéotomisé, la proportion d'acide carbonique alvéolaire est assurément plus forte; mais, comme la plupart des expériences ont été faites sur des chiens trachéotomisés, on peut retenir les nombres précédents, comme applicables aux recherches physiologiques, chez le chien.

Le tableau suivant résume ces résultats.

*Composition de l'air alvéolaire en volumes p. 100 :*

| | CHEZ L'HOMME NORMAL | | CHEZ LE CHIEN TRACHÉOTOMISÉ | |
|---|---|---|---|---|
| | à l'expiration. | à l'inspiration. | à l'expiration. | à l'inspiration. |
| Azote........ | 79,2 | 79,2 | 79,2 | 79,2 |
| Acide carbonique......... | 5,4 | 4,6 | 2,8 | 2,4 |
| Oxygène...... | 15,4 | 16,2 | 18,0 | 18,4 |

*b.* **Les gaz du sang.** — Le sang contient des gaz : azote, oxygène et acide carbonique. L'azote est dissous dans le sang; l'oxygène et l'acide carbonique sont à l'état de combinaisons chimiques : oxyhémoglobine d'une part, carbonates et combinaisons carbonico-protéiques d'autre part. Or, l'oxyhémoglobine, les bicarbonates d'alcalis et les combinaisons carbonico-protéiques sont dissociables à la température du corps ; elles n'existent donc qu'en présence, dans le milieu ambiant, d'une certaine proportion d'oxygène ou d'acide carbonique libres, ayant une tension égale à la tension de dissociation des composés dissociables, dans les conditions ambiantes. Dans les échanges gazeux, on n'a à tenir compte que du gaz dissous et de sa tension, la combinaison dissociable ne joue qu'un rôle de réserve, pouvant, suivant les circonstances, abandonner du gaz au milieu ambiant, si la tension de ce gaz dissous dans ce milieu devient moindre que la tension de dissociation, ou enlever du gaz au milieu ambiant, si la tension de ce gaz dissous dans ce milieu devient supérieure à la tension de dissociation du composé dans les conditions ambiantes.

Pour étudier les échanges gazeux pulmonaires, on doit connaître *la tension des gaz dissous dans les sangs veineux et artériel.*

Pour mesurer la tension d'un des gaz du sang, de l'acide carbonique par exemple, on peut songer à procéder de la façon suivante. Dans une enceinte contenant de l'air, on fait pénétrer du sang, en évitant le contact de l'air extérieur; on ferme l'enceinte et on agite. La tension de l'acide carbonique dans l'air étant très faible, beaucoup plus faible que sa tension dans le sang, une partie de l'acide carbonique du sang se dégage, et le dégagement continue jusqu'à ce qu'il y ait équilibre de tension entre le gaz dissous et le gaz dégagé. Si on détermine alors la tension de l'acide carbonique dans l'air de l'enceinte, — il suffit de connaître la pression dans l'enceinte, ce qu'on fait au moyen d'un manomètre, et la proportion d'acide carbonique contenu dans un volume du gaz de cette enceinte, ce qui résulte d'une analyse simple, — on en peut tirer la valeur de la tension de l'acide carbonique dissous dans le sang.

Cette méthode est imparfaite : en effet, si on peut ainsi connaître la tension de l'acide carbonique dans le sang à la fin de l'agitation, lorsque l'équilibre de tension est établi entre les gaz du sang et ceux de l'atmosphère de l'enceinte, on aurait tort d'en conclure que cette tension est la tension des gaz avant l'agitation. Il en serait bien ainsi si la tension des gaz dissous dans le sang était indépendante de la quantité des combinaisons dissociables; mais on sait que la tension des gaz dissous dans le sang diminue à mesure que la quantité des substances dissociables diminue : la méthode décrite fournit donc une valeur trop faible pour la tension de l'acide carbonique. — La valeur de la tension de dissociation d'un composé varie avec la température, diminuant et augmentant avec elle; si donc on agite du sang dans une enceinte à la température ambiante, on a une valeur trop faible, puisque la température est abaissée. — Enfin, du sang conservé *in vitro* consomme de l'oxygène et produit de l'acide carbonique; or, nous venons de le dire, la tension des gaz du sang diminue en même temps que la quantité absolue de ces gaz contenus dans le sang, malgré la présence des corps dissociables; donc, dans le sang conservé *in vitro*, la tension de l'oxygène diminue, celle de l'acide carbonique augmente. Sans doute, la consommation d'oxygène et la production d'acide carbonique sont des phénomènes quantitativement peu importants; ils interviennent cependant pour altérer légèrement les résultats, car l'équilibre de tension entre les gaz dissous et les gaz de l'enceinte ne peut être obtenu qu'après une agitation assez longue pour l'acide carbonique, très longue pour l'oxygène. — Cette critique permet de modifier la méthode et de la rendre plus précise.

Supposons que le sang soit agité dans une enceinte contenant de l'air renfermant 2 p. 100 d'acide carbonique, et qu'à la fin de l'agitation la proportion d'acide carbonique, et par suite sa tension, soit supérieure à 2 p. 100; on en peut conclure que la tension de ce gaz dans le sang était supérieure à 2 p. 100. Supposons que ce même sang soit agité dans une enceinte contenant de l'air renfermant 3 p. 100 d'acide carbonique, et qu'à la fin de l'agitation la proportion d'acide carbonique, et par suite sa tension, soit inférieure à 3 p. 100; on en peut conclure que la tension de ce gaz dans le sang était inférieure à 3 p. 100. Cette tension est ainsi comprise entre 2 et 3 p. 100; c'est là une première indication, bien souvent suffisante en physiologie. Si donc on établit l'équilibre de tension entre les gaz du sang et les gaz d'enceintes renfermant des proportions croissantes d'acide carbonique ou d'oxygène, on pourra connaître deux limites, entre lesquelles est comprise la valeur de la tension des gaz dans le sang. Si l'expérience se fait à la température du corps, et la chose est facile, les deux principales causes d'erreur de la méthode primitive seront éliminées et les résultats seront, en général, satisfaisants et suffisants.

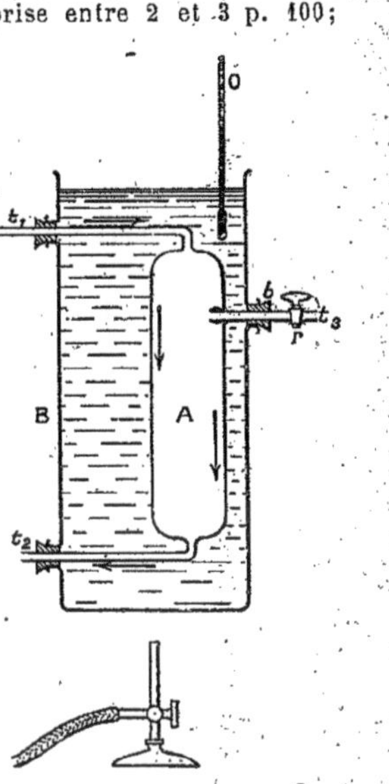


Fig. 140. — Schéma d'un aérotonomètre.

A, aérotonomètre; B, bain-marie; $t_1$, tube d'arrivée du sang; $t_2$, tube de sortie du sang; $t_3$, tube pour faire les prises de gaz; O, thermomètre. Les flèches indiquent la direction du courant sanguin.

Au lieu d'extraire le sang, pour l'agiter dans une enceinte contenant un mélange de gaz de composition connue, on peut opérer sur l'animal vivant. On se sert alors de divers appareils appelés *aérotonomètres* ou *hémataéromètres*. Ces appareils sont essentiellement constitués par une enceinte munie de deux tubes et remplie d'un mélange gazeux de composition connue; l'un des tubes (adducteur) communique avec le bout central d'une artère (carotide, p. ex.); le second (abducteur) communique soit avec le bout périphérique de l'artère (carotide), soit avec le bout central d'une veine (jugulaire, par ex.). Le sang, amené par le tube adducteur, coule sur les parois de l'enceinte et rentre dans l'organisme par le tube adducteur. Pendant son glissement sur les parois, il échange ses gaz avec ceux de l'enceinte. Si l'appareil est plongé dans un bain à la température du corps, on est dans d'excellentes conditions pour éviter les causes d'erreur de la méthode primitive. En effet, le sang se renouvelant sans cesse, il n'y a plus à tenir compte des modifications de la tension des gaz du sang, résultant d'une émission ou d'une absorption de gaz; il n'y a plus à tenir compte de la consommation d'oxygène et de la production d'acide carbonique par le sang lui-même. On constate toutefois que l'équilibre de tension des gaz est très lent à s'établir dans ce procédé; aussi est-il avantageux, pour gagner du temps, de remplir l'enceinte d'un mélange gazeux renfermant les gaz a une tension connue, voisine de la tension présumée de ces gaz dans le sang [1].

Cette méthode présente une difficulté pratique : le sang qui coule sur les parois de l'appareil ne tarde pas à coaguler et la circulation est interrompue : l'expérience ne peut durer quelques minutes, temps de beaucoup trop faible pour permettre l'établissement de l'équilibre des tensions gazeuses : cet équilibre ne s'établit que lentement pour l'acide carbonique, que très lentement (une heure au minimum) pour l'oxygène. On peut remédier à cet inconvénient en injectant dans les veines de l'animal une solution d'extrait de têtes de sangsues, qui rend le sang non coagulable pendant quelques heures, sans modifier notablement la circulation.

Voici les résultats obtenus chez le chien.

La tension de l'acide carbonique, dans le sang veineux, a une valeur moyenne de 5,4 p. 100 d'atmosphère avec des valeurs extrêmes de 4,7 et 6,4 p. 100. La tension de l'acide carbonique, dans le sang artériel, a une valeur moyenne de 2,6 p. 100 d'atmosphère, avec des valeurs extrêmes de 2,1 et 3,8 p. 100. — Dans le cas spécial du chien trachéotomisé, dont la ventilation pulmonaire est plus parfaite, la tension de l'acide carbonique, dans le sang veineux, est en moyenne de 3,8 p. 100 d'atmosphère, avec des valeurs extrêmes de 3,6 et 5,1 p. 100.

La tension de l'oxygène, dans le sang veineux, est en moyenne de 2,9 p. 100 d'atmosphère, avec des valeurs extrêmes de 1,3 et

1. Il est indispensable d'ailleurs de vérifier que l'équilibre des tensions est réalisé, au moment où l'on arrête l'expérience. Cette vérification peut se faire de diverses façons. On peut par exemple, prélever une petite quantité des gaz de l'enceinte et en faire l'analyse, puis dix minutes plus tard prélever de nouveau une petite quantité de gaz et en faire l'analyse : si les deux analyses donnent le même résultat, l'équilibre des tensions est réalisé ; si les deux analyses donnent des résultats différents, l'expérience doit être poursuivie jusqu'à ce que deux prises de gaz faites à dix minutes d'intervalle aient la même composition. — On peut encore procéder autrement, si l'on dispose de deux aérotonomètres. Dans l'un on introduit un mélange de gaz ayant une tension moindre que la tension presumée des mêmes gaz dans le sang ; dans l'autre on introduit un mélange de gaz ayant une tension plus grande que la tension présumée des mêmes gaz dans le sang. On met le premier en rapport avec le système carotido-jugulaire droit ; le second en rapport avec le système carotido-jugulaire gauche de l'animal en expérience. On sera assuré qu'on a atteint l'équilibre des tensions gazeuses, quand les gaz auront dans les deux systèmes la même tension pour chacun d'eux, cette tension commune étant comprise entre les deux valeurs que présentait la tension de chaque gaz dans les deux systèmes.

Pour n'avoir pas pris ces indispensables précautions de vérifications, quelques physiologistes ont obtenu des résultats inexacts qui les ont conduits à formuler sur les lois qui président aux échanges gazeux pulmonaires des conclusions fausses, et profondément regrettables parce qu'en faisant intervenir, sans nécessité, à côté des forces physiques, des forces vitales, elles allaient à l'encontre du but que nous poursuivons en physiologie, et qui est de ramener à la mécanique, à la physique et à la chimie les manifestations de la vie.

4,6 p. 100. La tension de l'oxygène, dans le sang artériel, est en moyenne 13 p. 100 d'atmosphère[1] : avec des valeurs extrêmes de 12 et 15 p. 100 d'atmosphère.

*c.* **Les échanges pulmonaires.** — La cavité alvéolaire est tapissée par une couche de cellules plates, très minces, reposant sur une membrane conjonctive extrêmement riche en capillaires sanguins. Ces capillaires forment un réseau très serré; leur calibre est assez petit pour ne livrer passage qu'à une seule hématie à la fois. On estime à 200 mètres carrés la surface alvéolaire totale et à 150 mètres carrés la surface de la nappe sanguine. On a obtenu ces résultats de la

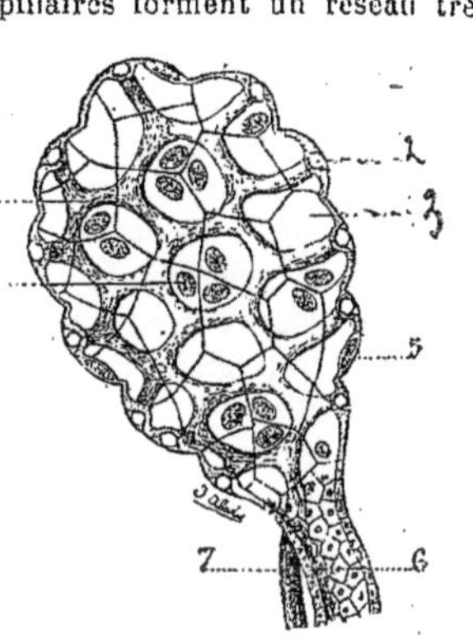


Fig. 141. — Lobule pulmonaire.

1, 2, réseau capillaire ; 3, endothélium pulmonaire avec ses noyaux ; 4, 5, 6, bronche terminale avec son épithélium ; 7, vaisseau pulmonaire.

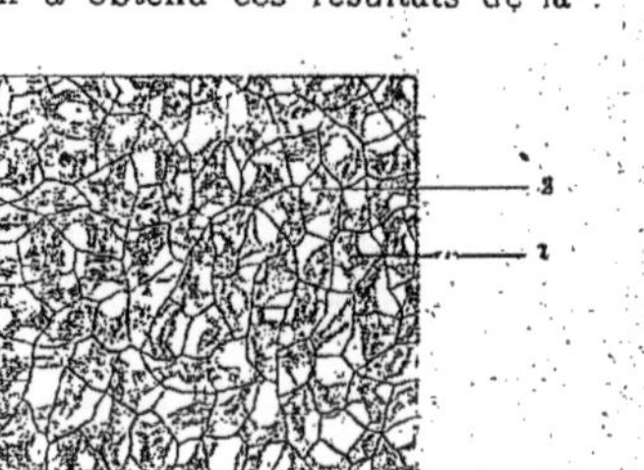


Fig. 142. — (Morat-Doyon.) Réseau vasculaire du sac pulmonaire d'une grenouille avec l'épithélium nitraté.

1, réseau capillaire; 2, épithélium pulmonaire.

façon suivante : les capillaires pulmonaires n'admettent qu'une hématie à la fois, celle-ci ayant 7 μ 5 de diamètre et 2 μ d'épaisseur, on peut fixer à 10 μ environ le diamètre des capillaires pulmonaires; la quantité du sang contenu dans les poumons est, chez l'homme, d'environ 1 500 centimètres cubes; l'épaisseur de la nappe sanguine étant égale à 10 μ, il occupe donc une surface de 150 mètres carrés. — L'examen histologique du poumon en expansion moyenne montre que les mailles intercapillaires représentent environ le quart de la surface totale. Ces dispositions anatomiques sont très favorables aux échanges gazeux, dont la grandeur est proportionnelle à la surface de contact.

1. On peut aussi exprimer ces valeurs en centimètres de mercure. Le calcul se fait facilement en multipliant les nombres ci-dessus par 7,6, puisqu'un centième d'atmosphère correspond à 7 mm. 6. On trouvera ainsi : Tension de l'acide carbonique dans le sang veineux 41 millimètres de mercure (valeurs extrêmes 35 et 48 mm.); — tension de l'acide carbonique dans le sang artériel 20 millimètres de mercure (valeurs extrêmes 16 à 29 mm.). Tension de l'oxygène dans le sang veineux 22 millimètres de mercure (valeurs extrêmes 10 à 35 mm.); — tension de l'oxygène dans le sang artériel 100 millimètres de mercure (valeurs extrêmes 90 à 115 mm.).

Les physiciens démontrent que les échanges gazeux, à travers une membrane perméable aux gaz, s'accomplissent grâce à la différence des tensions du gaz, de part et d'autre de la membrane, le gaz passant de l'enceinte où sa tension est plus grande dans l'enceinte où sa tension est plus petite, jusqu'à ce que soit réalisée l'égalité des tensions de part et d'autre de la paroi.

Au niveau des poumons, on constate un passage d'oxygène de l'atmosphère alvéolaire dans le sang, et un passage d'acide carbonique du sang dans l'atmosphère alvéolaire. La tension de l'oxygène, dans le sang veineux du chien, n'a pas été convenablement déterminée : la valeur provisoire 3 p. 100 est peut-être trop faible ; mais on peut admettre avec pleine confiance que cette tension est inférieure à 13 p. 100 d'atmosphère : ce nombre, représentant la tension de l'oxygène dans le sang artériel, est nécessairement supérieur à la valeur de la tension dans le sang veineux, puisque de l'oxygène est absorbé aux poumons et que la tension de l'oxygène, dissous dans les liqueurs à hémoglobine, augmente à mesure qu'augmente la quantité de gaz absorbée. — Donc la tension de l'oxygène, dans le sang veineux, est inférieure à 13 p. 100 d'atmosphère ; la tension de ce gaz, dans l'air alvéolaire, étant sensiblement égale à 18 p. 100, le simple jeu des forces physiques suffit à déterminer le passage de l'oxygène dans le sang des capillaires pulmonaires. — La tension de l'acide carbonique, dans le sang veineux du chien, est d'environ 5,4 p. 100 d'atmosphère, avec des valeurs extrêmes de 4,7 et 6,4 p. 100 ; sa tension, dans l'air alvéolaire, est de 2,4 à 2,8 p. 100 ; le simple jeu des forces physiques suffit à déterminer le passage de l'acide carbonique dans l'atmosphère alvéolaire.

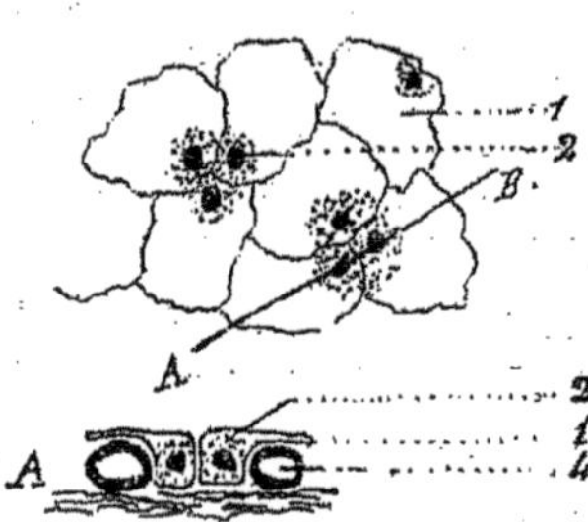

Fig. 143. — Schéma montrant la disposition respective de l'épithélium pulmonaire et des capillaires de l'hématose.

La figure du haut montre l'épithélium pulmonaire étalé ; la figure A, située au-dessous de la précédente, est une coupe verticale selon le trait de section A, B ; 1, partie transparente et mince de l'épithélium située directement au-dessus du capillaire ; 2, partie granuleuse du protoplasma condensée dans les mailles du réseau capillaire ; 4, section des capillaires (d'après le schéma du Pr M. Duval).

*Les échanges gazeux pulmonaires apparaissent donc comme*

*des phénomènes physiques*; cette conclusion est confirmée par les considérations et par les faits suivants.

Si le passage des gaz se fait aux poumons par le simple jeu des forces physiques, la tension de l'oxygène, dans le sang artériel, peut être inférieure ou égale, mais ne doit pas être supérieure à sa tension dans l'atmosphère alvéolaire; — la tension de l'acide carbonique, dans l'air alvéolaire, peut être inférieure ou égale, mais ne doit pas être supérieure à sa tension dans le sang. — L'expérience établit qu'il en est bien ainsi : la tension de l'oxygène est égale à 13 p. 100 dans le sang artériel, et à 18 p. 100 dans l'air alvéolaire; la tension de l'acide carbonique est égale à 2,6 p. 100 dans le sang artériel et dans l'air alvéolaire.

Quelques auteurs ont publié des nombres différents; d'après eux, la tension de l'oxygène serait plus grande dans le sang artériel que dans l'air alvéolaire, et la tension de l'acide carbonique, plus grande dans l'air alvéolaire que dans le sang artériel. Dès lors, le passage des gaz à travers la paroi pulmonaire ne pourrait plus être expliqué par le jeu des seules forces physiques; il faudrait faire intervenir une force supplémentaire, liée à la vitalité de l'épithélium alvéolaire. On a démontré que les expériences dont il s'agit présentent des causes fondamentales d'inexactitude : il n'y a pas lieu de les retenir.

Mais peut-être le passage du sang à travers le poumon et le renouvellement de l'air alvéolaire sont-ils trop rapides pour que le régime définitif soit établi; peut-être parviendrait-on, en ralentissant le cours du sang ou en diminuant la ventilation, à réaliser un équilibre final en désaccord avec les lois physiques. L'expérience est faisable : on introduit par les voies respiratoires, jusque dans une division bronchique, une sonde creuse, terminée par une ampoule de caoutchouc, et on gonfle cette ampoule de façon à obturer cette bronche : on a ainsi isolé une région du poumon, dans laquelle la ventilation ne se fait plus. Après un temps plus ou moins long (1 à 10 min.), on retire une certaine quantité de cet air non renouvelé (à cet effet, un tube creux traverse la sonde et l'ampoule terminale; c'est par ce tube qu'on peut extraire l'air, sans enlever ni déplacer l'appareil), pour y déterminer la tension des gaz; on détermine en même temps la tension de ces gaz dans le sang veineux. On trouve que la tension de l'acide carbonique est égale à 3,8 p. 100 dans l'air alvéolaire et dans le sang veineux. Il y a accord parfait avec la théorie physique.

Enfin on a complété la démonstration de la façon suivante : — On introduit dans une portion d'un poumon chez l'animal vivant un mélange gazeux pauvre en oxygène (de l'azote commercial par exemple) et on constate que le sang circulant dans les capillaires des alvéoles correspondantes, loin d'absorber activement l'oxygène du mélange, lui cède de son propre oxygène; conformément à la théorie de la diffusion et contrairement à la théorie de la sécrétion, le mélange gazeux s'enrichit en oxygène. — De même, si on introduit dans un territoire du poumon un mélange gazeux riche en acide carbonique, ce mélange perd de l'acide carbonique qu'il cède au sang circulant conformément à la théorie de la diffusion et contrairement à la théorie de la sécrétion. — Les nombres que nous avons fournis ne sont que des moyennes, mais ils suffisent pour démontrer que l'équilibre des tensions de l'acide carbonique s'établit pendant le passage du sang dans les capillaires pulmonaires, tandis que l'équilibre des tensions de l'oxygène n'est pas établi. — Le sang se débarrasse au maximum d'acide carbonique ; il ne se charge pas au maximum d'oxygène.

Si la tension de l'acide carbonique dans les alvéoles diminue. — cela se produit quand la ventilation se fait plus complètement, par augmentation du nombre ou de l'amplitude des inspirations, — l'abaissement de la tension de ce gaz, dans le sang qui traverse les capillaires pulmonaires, est plus grand ; le sang artériel renferme de l'acide carbonique à tension moindre que pendant la respiration normale. Si la production d'acide carbonique dans l'organisme est constante, la tension de ce gaz, dans le sang veineux, est moindre que pendant la respiration normale. Les échanges gazeux s'accomplissent, comme dans les conditions ordinaires, avec cette seule différence que les grandeurs des tensions de l'acide carbonique sont diminuées de part et d'autre de la paroi alvéolaire.

Si la tension de l'acide carbonique augmente dans l'air alvéolaire, — cela se produit quand la ventilation se fait moins complètement, par diminution du nombre ou de l'amplitude des inspirations, ou quand l'atmosphère ambiante contient de l'acide carbonique (air confiné, par ex.), — l'abaissement de la tension de ce gaz dans le sang qui traverse les capillaires pulmonaires est plus petit; le sang artériel contient de l'acide carbonique à tension plus élevée que pendant la respiration normale. Si la production d'acide carbonique dans l'organisme est constante, la tension de ce gaz dans le sang veineux est plus grande que pendant la respiration normale. Les échanges gazeux s'accomplissent, comme dans les conditions ordinaires, avec cette seule différence que les grandeurs des tensions de l'acide carbonique sont augmentées de part et d'autre de la paroi, — pourvu toutefois, que la tension de l'acide carbonique dans le sang n'atteigne pas une valeur incompatible avec le fonctionnement normal de l'organisme.

Si la tension de l'oxygène diminue dans les alvéoles, — cela se produit quand la ventilation pulmonaire se fait moins parfaitement, par diminution du nombre ou de l'amplitude des inspirations, ou quand la tension de l'oxygène diminue dans l'atmosphère (variation de composition chimique ou diminution de pression), — la tension de ce gaz dans le sang artériel est moindre que dans les conditions normales. Si la consommation intraorganique de l'oxygène est constante, la tension de l'oxygène dans le sang veineux est moindre que dans les conditions normales; les échanges gazeux s'accomplissent comme dans les conditions ordinaires, avec cette différence que les tensions de l'oxygène sont diminuées de part et d'autre de la paroi, — à condition toutefois que la tension de l'oxygène dans le sang soit compatible avec le fonctionnement normal de l'organisme.

Si la tension de l'oxygène augmente dans les alvéoles, — cela se produit quand la ventilation pulmonaire se fait plus parfaitement, par augmentation du nombre ou de l'amplitude des inspirations, ou quand la tension de l'oxygène augmente dans l'atmosphère (variation de composition chimique, ou augmentation de pression), — la tension de ce gaz dans le sang artériel est plus élevée que dans les conditions normales; si la consommation intraorganique de l'oxygène est constante, la tension de l'oxygène dans le sang veineux est plus grande que dans les conditions normales; les échanges gazeux s'accomplissent comme dans les conditions ordinaires, avec cette seule différence que les tensions de l'oxygène sont augmentées de part et d'autre de la paroi, — à condition toutefois que la tension de l'oxygène dans le sang soit compatible avec la fonctionnement normal de l'organisme.

*d.* **L'élimination d'eau pulmonaire.** — L'air inspiré par les animaux à respiration pulmonaire contient de la vapeur d'eau, en quantité plus ou moins grande. L'air expiré en est saturé à la température du corps si la respiration est normale, presque saturé si la respiration est précipitée. La quantité d'eau éliminée par l'appareil respiratoire (premières voies et poumons) est importante.

Supposons un homme respirant normalement dans une atmosphère à 15°, demi-saturée ou saturée de vapeur d'eau, par exemple; admettons qu'à chaque inspiration 500 centimètres cubes d'air pénètrent dans les poumons; à chaque inspiration 500 centimètres cubes d'air, saturé de vapeur d'eau à 37°, sont rejetés au dehors. En se reportant aux tables des tensions de la vapeur d'eau aux différentes températures, tables fournies par les physiciens, on voit que :

| | | | | | |
|---|---|---|---|---|---|
| 500 cm³ d'air | à 1/2 saturation | à 15° | contiennent | 4cc,19 | de vapeur d'eau. |
| 500 cm³ d'air | saturé | à 15° | — | 8 ,36 | — |
| 500 cm³ d'air | saturé | à 37° | — | 30 ,72 | — |

Donc, à chaque expiration, il aura été éliminé une quantité d'eau égale à :

| | | | |
|---|---|---|---|
| 30cc,72 = | 19mgr,1 | si l'air inspiré | était sec. |
| 30 ,72 — 4cc,19 = 26cc,55 ou | 16 ,5 | — | était 1/2 saturé. |
| 30 ,72 — 8 ,36 = 22 ,36 ou | 13 ,9 | — | était saturé. |

Si on admet que l'homme fait 16 respirations par minute, soit 23 040 en vingt-quatre heures, il aura éliminé par les voies respiratoires une quantité d'eau égale à :

| | | |
|---|---|---|
| 19mgr,1 × 23 040 = 440 gr. | si l'air inspiré | était sec. |
| 16 ,5 × 23 040 = 380 gr. | — | était 1/2 saturé. |
| 13 ,9 × 23 050 = 320 gr. | — | était saturé. |

Les voies respiratoires constituent donc une surface importante d'évaporation. Il faut toutefois remarquer que les voies respiratoires ne jouent aucun rôle physiologique dans la régulation de l'état d'hydratation de l'organisme, car l'évaporation respiratoire dépend uniquement de l'état d'humidité de l'air ambiant et de la quantité d'air inspiré.

On peut admettre que les poumons n'éliminent pas d'azote; — cette question sera étudiée ultérieurement.

*e*. **La toxicité de l'air expiré.** — On a recherché si l'air expiré ne contient pas de produits toxiques volatils, de nature non définie, capables de produire les accidents observés dans les atmosphères confinées.

On fait passer l'air expiré par un animal trachéotomisé dans un réfrigérant, pour retenir les produits condensables qu'il contient (eau et autres), et on introduit ces produits condensés dans l'organisme d'un animal (lapin, cobaye ou chien), en injections intraveineuse, intrapéritonéale ou sous-cutanée. Certains expérimentateurs ont constaté des accidents et la mort; d'autres n'ont observé aucun accident. Ces discordances tiennent aux conditions différentes de l'expérimentation. On observe des accidents précoces, si le liquide de condensation est injecté froid, rapidement et abondamment; on observe d'ailleurs les mêmes accidents précoces, si on injecte, dans les mêmes conditions, de l'eau distillée. On observe des accidents tardifs de septicémie, si on a recueilli sans précautions aseptiques le liquide de condensation. Si le liquide de condensation est recueilli dans un vase refroidi stérilisé, si l'air expiré est filtré sur une bourre de coton stérile, si ce liquide est réchauffé à la température du corps, on peut en injecter des quantités considérables (pourvu que la vitesse d'injection soit modérée), chez le lapin, sans provoquer d'accidents précoces ou tardifs. Toutefois, comme en réchauffant ce liquide on aurait pu volatiliser la substance toxique contenue dans la liqueur, comme en injectant lentement, on aurait pu permettre à l'organisme soit d'éliminer le poison par les reins ou par les poumons, soit de le neutraliser, on doit se garder de conclure de ces expériences que l'air expiré n'est pas toxique. Il convient de recourir à une autre méthode, pour résoudre la question.

Dans une série de cloches fermées, disposées en série linéaire, chacune communiquant avec la précédente et avec la suivante par un tube, on place des animaux (lapins, souris, etc.), et, au moyen d'un aspirateur, on fait passer un courant d'air modéré. L'animal contenu dans la cloche n° 1 respire de l'air pur; l'animal contenu dans la cloche n° 2 respire de l'air mélangé aux produits d'expiration de l'animal n° 1; l'animal contenu dans la cloche n° $p$ (8 p. ex.) respire de l'air mélangé aux produits d'expiration des $p - 1$ (7 p. ex.) premiers animaux. Au bout d'un temps plus ou moins long (plusieurs jours en général), tous les animaux sont morts, sauf les deux premiers, le dernier étant mort le premier, l'avant-dernier étant mort le second, l'antépénultième étant mort le troisième, et ainsi de suite, jusqu'au troisième qui meurt le dernier.

Si on répète l'expérience, en plaçant un flacon laveur à acide sulfurique sur le tube de communication entre les deux dernières cloches, le dernier animal reste en vie comme les deux premiers; tous les autres meurent successivement, depuis l'avant-dernier jusqu'au troisième. La mort des animaux ne saurait donc être attribuée à l'accumulation d'acide carbonique dans l'air, puisque l'acide sulfurique ne retient pas ce gaz; elle est attribuable à une substance toxique retenue par l'acide sulfurique.

On peut donc admettre que l'air dans lequel ont vécu des animaux renferme une substance toxique. On peut admettre aussi que cette substance toxique est de l'ammoniaque : en effet, 1° l'acide sulfurique du flacon laveur retient de l'ammoniaque, en quantité rigoureusement correspondante à celle de l'acide neutralisé; — 2° si, après avoir déplacé par la soude les produits volatils retenus par l'acide sulfurique, on les recueille dans l'eau, cette eau injectée à un animal, dans des conditions convenables, détermine des accidents identiques à ceux qu'on engendre en injectant à un animal semblable, et dans les mêmes conditions expérimentales, une même quantité d'ammoniaque. Il est donc légitime de conclure que la mort des lapins des dernières cloches est la conséquence d'un empoisonnement ammoniacal chronique. Il faut pourtant se garder de conclure que cette ammoniaque toxique est éliminée par les poumons, car le courant d'air qui traverse les cloches entraîne également des substances gazeuses ou volatiles qui peuvent être éliminées par la peau ou par l'intestin (gaz intestinaux) et surtout celles qui résultent des altérations fermentatives des excreta éliminés par les sujets en expérience; et répandus dans les cloches.

Cette origine fécale possible de l'ammoniaque se trouve confirmée par l'expérience suivante : un animal étant enfermé dans une cloche et ses excréments n'étant point enlevés, le courant d'air entraîne des substances ammoniacales, neutralisant une partie de l'acide sulfurique du flacon laveur; ce même animal, au préalable rigoureusement lavé, étant placé dans les mêmes conditions, et les excréments étant enlevés aussitôt émis, le courant d'air n'entraîne plus de substances ammoniacales. Dans le premier cas, l'eau de condensation du courant d'air est toxique; dans le second, elle ne l'est pas.

Il est légitime de conclure de cet ensemble d'expériences que l'air d'expiration pulmonaire ne contient pas de substances toxiques.

*f.* **La pression barométrique.** — Si on fait progressivement le vide dans une enceinte où l'on a placé un animal, un moineau par exemple, on constate les faits suivants : tant que la pression de l'air de l'enceinte reste supérieure à 40 centimètres de mercure, l'animal ne manifeste aucune réaction; quand la pression tombe à 40 centimètres, la respiration et le cœur s'accélèrent, la force musculaire diminue, etc., et ces phénomènes s'accentuent à mesure que la pression baisse davantage jusqu'à 18 centimètres; quand la pression est égale à 18 centimètres de mercure, l'animal tombe sur le flanc et meurt. Si, à un moment quelconque précédant la mort de l'oiseau, on fait rentrer de l'air dans la cloche, les accidents disparaissent immédiatement.

Ces accidents ne sont pas la conséquence du vide mécanique. Supposons, en effet, qu'après avoir fait le vide jusqu'à 1/2 atmosphère, soit 38 centimètres de mercure, on laisse rentrer dans l'enceinte de l'oxygène pur, et qu'on recommence à faire progressivement le vide, les premiers accidents ne se manifestent qu'à une pression de 13 centimètres et la mort ne survient qu'à une pression de 6 centimètres. Inversement, supposons qu'après avoir fait le vide jusqu'à 2/3 d'atmosphère, soit 57 centimètres, on laisse rentrer dans l'enceinte de l'azote, et qu'on recommence à faire progressivement le vide, les premiers accidents se manifestent déjà à une pression de 60 centimètres et la mort survient à une pression de 27 centimètres. Les accidents et la mort ne sont donc pas la conséquence des changements de la pression mécanique. Ils dépendent exclusivement des changements de la tension partielle de l'oxygène dans l'atmosphère. Les premiers accidents se manifestent toujours en effet quand la tension partielle de l'oxygène tombe à 8 centimètres de mercure, et la mort se produit quand la tension partielle de l'oxygène tombe à 3 cm. 6, quelle que soit d'ailleurs la pression globale de l'atmosphère[1].

Les accidents de la dépression sont la conséquence de l'anoxyhémie qu'elle détermine. On sait que la majeure partie de l'oxygène contenu dans le sang est à l'état de combinaison avec l'hémoglobine, une petite quantité seulement de ce gaz étant en solution dans le plasma. Mais l'oxyhémoglobine est une combinaison dissociable, qui ne subsiste qu'en présence d'une certaine tension d'oxygène. Dès que, sous l'influence de la dépression, la tension de l'oxygène dans le milieu ambiant atteint la valeur de la tension de dissociation de l'oxyhémoglobine, celle-ci ne peut plus

1. On peut facilement calculer la valeur de la tension partielle de l'oxygène dans les trois milieux gazeux considérés ci-dessus, air normal, air suroxygéné, air surazoté, connaissant les conditions de leur préparation. On peut tout aussi facilement calculer la valeur de la tension partielle de l'oxygène dans chacun de ces mélanges, pour les pressions de ces mélanges qui correspondent soit aux premiers accidents, soit à la mort de l'animal. On reconnaîtra que la tension partielle de l'oxygène est la même dans les trois mélanges quand débutent les accidents, et qu'elle est aussi la même quand la mort se produit (respectivement 8 cm. et 3 cm. 6 de mercure).

exister et le sang ne contient plus que l'oxygène dissous dans le plasma ; or la quantité d'oxygène dissous dans le plasma est insuffisante pour subvenir aux besoins de l'organisme de l'homme et des animaux à sang chaud tout au moins ; il y a dès lors asphyxie par anoxyhémie (insuffisance d'oxygène du sang). Les chimistes ont d'ailleurs montré que la dissociation de l'oxyhémoglobine ne se produit pas brusquement en totalité pour une tension donnée d'oxygène, mais que, pour une certaine échelle de tensions, il y a dissociation partielle d'autant plus grande que la tension de l'oxygène est plus faible.

Tant que la tension de l'oxygène est supérieure à la tension de

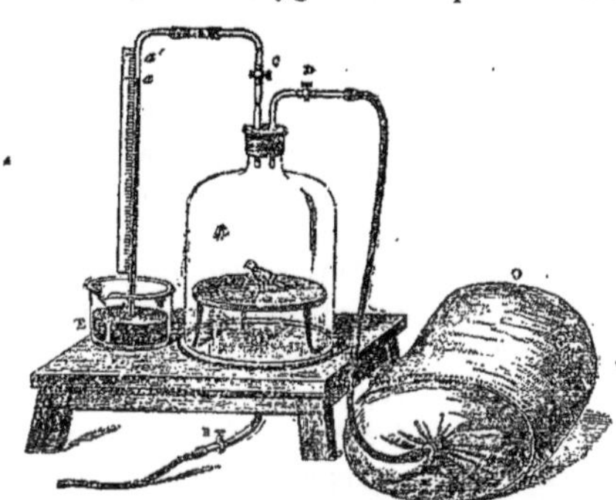

Fig. 144. — Asphyxie par dépression. Compensation de la dépression barométrique par enrichissement de l'air en oxygène.

A, cloche contenant un moineau ; B, tube muni d'un robinet pour faire la dépression ; E, cuvette avec tube barométrique mis en communication avec la cloche par le robinet C ; O, ballon d'oxygène mis à volonté en communication avec la cloche par le robinet D au moment de l'asphyxie.

dissociation de l'oxyhémoglobine, soit 8 centimètres de mercure, la presque totalité de l'hémoglobine se combine à l'oxygène dans les poumons et l'organisme dispose d'une quantité suffisante d'oxygène. Quand la tension de l'oxygène est comprise entre 8 centimètres et 3 cm. 6, une partie seulement de l'hémoglobine se combine à l'oxygène, et cette partie est d'autant moindre que la tension est moindre ; selon les besoins de l'organisme (repos ou travail, chaleur ou froid), la quantité d'oxygène peut suffire ou à peu près et les accidents ne s'observent pas ou sont légers, ou bien cette quantité est insuffisante et les accidents se développent avec une acuité plus ou moins grande. Quand la tension de l'oxygène tombe à 3 cm. 6, il n'y a plus dans le sang, ou à peu près, que l'oxygène dissous, et celui-ci est insuffisant pour satisfaire aux besoins de l'organisme, même les plus réduits : la mort se produit.

Ce sont des phénomènes analogues qu'on observe soit dans les ascensions en ballons, soit dans les ascensions de montagnes (mal des ballons et mal de montagne[1]). Dans quelques ascensions, le ballon ayant atteint des altitudes de 8 600 à 8 800 mètres, les aéronautes sont tombés inanimés, la pression atmosphérique étant de 25 à 26 centimètres de mercure, et ces faits sont d'accord avec ce que nous avons dit, au moins de façon générale. La pression est, il est vrai, plus élevée que dans les expériences de dépression faites au laboratoire; mais il faut tenir compte du froid intense des hautes régions atmosphériques, engendrant un besoin plus grand d'oxygène; — (P. Bert, dans les cloches à dépression de son laboratoire, a subi une dépression de près de 24 centimètres, correspondant à une altitude de 9 000 mètres environ, sans éprouver d'autres accidents qu'une légère angoisse et quelques vertiges). Dans les ascensions en montagne, les accidents anoxyhémiques s'observent déjà à des altitudes de 3 500 à 4 000 mètres, au moins chez quelques sujets et dans certaines circonstances (sujets non habitués à l'ascension, froid intense, fatigue de l'ascension), soit à des pressions de 45 à 50 centimètres. Mais ces accidents ne se produisent de façon constante qu'au-dessus de 6 000 mètres, quand la pression descend au-dessous de 35 centimètres. La fatigue de l'ascension explique l'apparition plus rapide des accidents dans l'ascension des montagnes[2], leur apparition moins rapide dans l'ascension en ballon.

On peut d'ailleurs lutter de façon efficace contre le mal des ballons et contre le mal des montagnes en respirant de l'oxygène pur.

Cette thérapeutique s'impose d'ailleurs, car substituer l'oxygène pur à l'air, dans les mêmes conditions de pression, c'est multiplier par 5 (l'air ne renfermant que 1/5 d'oxygène) la tension de

1. Le mal des montagnes débute par un malaise général, une angoisse, un besoin de se reposer; plus tard se produisent des nausées, des vomissements, des hématémèses, l'ascensionniste se désintéresse de tout, éprouvant une paresse intellectuelle invincible. Enfin il présente une dyspnée souvent intense, toujours pénible.

2. Cette hypothèse est justifiée par l'expérimentation et par l'observation. On constate que les premières manifestations du mal de dépression se manifestent plus tôt c'est-à-dire pour une pression plus élevée chez les animaux qui accomplissent des actes musculaires énergiques que chez ceux qui sont au repos. On peut faire disparaître chez l'homme les premières manifestations du mal de montagne en l'immobilisant.

l'oxygène respiré, et combattre efficacement les accidents qui dérivent de la dépression de l'oxygène.

Quand un animal séjourne dans une enceinte dont l'air n'est pas renouvelé (*air confiné*), il consomme de l'oxygène et élimine de l'acide carbonique; l'air de l'enceinte est vicié, et des accidents ne tardent pas à se produire, plus ou moins graves selon la durée et les conditions générales de l'expérience, mais pouvant conduire à la mort.

Comme l'atmosphère a subi une double modification : appauvrissement en oxygène, enrichissement en acide carbonique, on ne peut savoir *a priori* à laquelle de ces deux modifications on doit rapporter les accidents observés : l'expérience seule peut nous renseigner.

Si on détermine la composition gazeuse de l'enceinte au moment où débutent les accidents et au moment où la mort se produit, on constate que les tensions de l'oxygène sont respectivement voisines de 8 centimètres et 3 cm. 6, c'est-à-dire des valeurs que nous avons relevées dans les expériences d'anoxyhémie. — D'ailleurs, si l'animal respire dans une enceinte contenant des liquides absorbants pour l'acide carbonique, les accidents évoluent comme dans une enceinte quelconque, bien que l'acide carbonique ne s'y accumule plus. Donc les accidents dus à l'air confiné sont des accidents d'anoxyhémie.

Cela ne veut pas dire que l'acide carbonique, en s'accumulant dans l'atmosphère, ne saurait produire d'accidents, mais simplement que l'acide carbonique, à la tension qu'il peut atteindre dans l'enceinte, n'est pas toxique. Or, si on tient compte de ce fait que le quotient respiratoire n'est jamais supérieur à 1, que, par conséquent, le volume d'acide carbonique produit n'est jamais supérieur au volume d'oxygène consommé, la tension de l'acide carbonique dans l'air confiné n'est pas supérieure à 8 centimètres (différence entre la tension normale de l'oxygène atmosphérique, 16 cm., et sa tension au début des accidents, 8 cm.) au début des accidents; elle n'est pas supérieure à 12 cm. 4 (différence entre la tension normale de l'oxygène atmosphérique, 16 cm., et sa tension au moment de la mort 3 cm. 6) au moment de la mort.

On peut d'ailleurs vérifier directement cette conclusion. Supposons que, la pression atmosphérique étant 76 centimètres, on place un animal dans une enceinte close contenant de l'air, qu'on y fasse un vide partiel jusqu'à 60 centimètres par exemple, et qu'on y laisse rentrer de l'acide carbonique (tension partielle 16 cm.). On n'observe aucun accident (dans cette expérience la tension de l'air résiduel, 60 cm., est, nous l'avons vu, compatible avec la santé parfaite).

Mais si, répétant la même expérience, on fait le vide jusqu'à 50 centimètres, tension compatible avec une santé parfaite, et si on laisse rentrer de l'acide carbonique (tension partielle, 26 cm.), l'animal meurt après avoir présenté, dans une première phase, de l'accélération respiratoire et de l'excitation générale, dans une seconde phase, du ralentissement progressif de la respiration et de la circulation et de l'anesthésie.

Supposons maintenant un animal placé dans une enceinte close contenant de l'air sous une pression de 3 atmosphères, et imaginons que l'air ne soit pas renouvelé. De l'oxygène est consommé; de l'acide carbonique est produit: la tension de l'oxygène diminue, la tension de l'acide carbonique augmente; et si nous supposons que le quotient respiratoire soit 0,8, à un abaissement de 1 centimètre de la tension d'oxygène correspond un accroissement de 0 cm. 8 de la tension d'acide carbonique. Pour que la tension de l'acide carbonique dans l'enceinte atteigne 26 centimètres, il faut donc que la tension de l'oxygène ait diminué de $26 \times \frac{10}{8}$, soit 35 centimètres. La tension partielle de l'oxygène dans l'air comprimé à 3 atmosphères est $16 \times 3$, soit 48 centimètres. Donc, au moment où la tension de l'acide carbonique atteint 26 centimètres, la tension de l'oxygène est encore égale à 48 — 35, soit 13 centimètres, parfaitement compatible avec la santé. Si donc, dans une enceinte confinée contenant de l'air à la pression de l'atmosphère, l'animal meurt par anoxyhémie, il meurt par empoisonnement carbonique dans une enceinte confinée contenant de l'air à une pression de 3 atmosphères.

Si, dans une enceinte contenant un oiseau, on comprime progressivement de l'air de façon que la pression devienne égale à 1, 2, etc., atmosphères, on ne constate aucun trouble apparent, au moins dans certaines limites de pression. Toutefois, quand la pression atteint 15 à 16 atmosphères environ, l'animal présente des accidents manifestes. L'oiseau secoue d'abord la tête et les pattes, puis bat des ailes et enfin tombe sur le dos en état de crise tétanique : ces crises sont d'ailleurs comparables à tous égards aux crises strychniques et tétaniques, et, comme celles-ci, peuvent être provoquées par des excitations périphériques légères; on peut démontrer d'ailleurs que le mécanisme physiologique est le même qu'il s'agisse de la compression ou de la strychnine : le pouvoir excito-réflexe de la moelle est exagéré.

Ces phénomènes ne sont pas la conséquence de la pression mécanique, car ils ne se produisent pas à cette même pression de 15 à 20 atmosphères quand l'air comprimé est formé à parties égales d'air atmosphérique et d'azote; d'autre part, ils se manifestent à une pression d'autant plus basse que la proportion d'oxygène est plus grande dans l'air de l'enceinte ; dans l'oxygène pur, les accidents se manifestent déjà sous une pression de 4 atmosphères[1].

Nous assistons là à un empoisonnement par l'oxygène. L'oxygène indispensable à la vie des animaux, l'oxygène qu'ils doivent recevoir sous une pression partielle d'au moins 8 centimètres de mercure, devient pour eux un poison violent quand il leur est

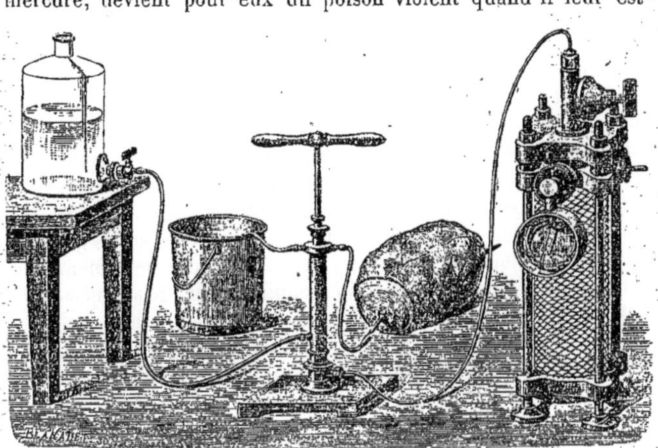

Fig. 145. — Appareil de P. Bert pour l'étude des effets des hautes pressions de l'air et de l'oxygène sur de petits animaux.

Récipient en verre très épais muni de robinets et d'un manomètre. Une pompe à main y comprimé l'oxygène contenu dans un sac. Un courant d'eau froide circule dans un manchon autour du corps de pompe pour empêcher son échauffement.

fourni sous une pression partielle de 4 atmosphères. Et ce fait est très général; l'oxygène est un poison pour tous les êtres vivants (stérilisation par l'oxygène sous pression[2]) à une tension convenable,

1. Chez le chien les convulsions ne se montrent qu'à des pressions plus élevées que celles qui les provoquent chez les oiseaux : il faut généralement atteindre 20 atmosphères d'air ou 5 atmosphères d'oxygène pur.

Lorsqu'on retire le chien de l'appareil où il a été comprimé, il est en pleine convulsion toxique, les pattes raidies, le tronc recourbé en arrière, les mâchoires serrées. Bientôt se produit un relâchement partiel, auquel succède une crise de convulsions cloniques, avec arrêt plus ou moins complet de la respiration. Peu à peu les crises s'espacent et s'atténuent, pour disparaître en quelques heures. Si l'animal avait été maintenu dans l'appareil à compression, les crises se seraient multipliées et aggravées, la mort en aurait été la terminaison prochaine.

2. L'oxygène, sous une pression de 4 à 5 atmosphères, tue les cellules animales, végétales ou microbiennes (mais non les graines végétales ou les spores microbiennes); il est sans action sur les diastases sécrétées par les cellules. P. Bert a

variable d'ailleurs selon l'espèce considérée (action de l'oxygène sur les microbes anaérobies, etc. [1]).

— La compression par elle-même, abstraction faite de la toxicité de l'oxygène, ne détermine pas d'accidents; il n'en est pas de même de la décompression.

Quand un animal a été soumis à une compression de 3 à 4 atmosphères au minimum, et qu'on le ramène brusquement à la pression atmosphérique, il présente des accidents plus ou moins graves, paraplégie, dyspnée, syncope et mort. Des faits analogues ont été observés chez l'homme (scaphandriers par exemple). L'autopsie des sujets morts à la suite de la décompression brusque révèle dans les fins vaisseaux artériolaires, capillaires et veineux, l'existence de petites bulles gazeuses disposées en chapelets et créant dans ces conduits étroits une résistance invincible à l'écoulement sanguin. Pendant la compression, les gaz atmosphériques, notamment l'azote, se sont dissous lentement mais progressivement dans le plasma sanguin en quantités proportionnelles à la pression; au moment de la décompression brusque, ces gaz se dégagent sur place, en y constituant ces chaînettes de bulles qu'on observe dans toute l'étendue de l'appareil circulatoire périphérique. Pour éviter ce dégagement gazeux et les accidents qui en dérivent, il faut donc faire la décompression lente (décompression de 1 atmosphère par 10 à 20 min. par exemple) de façon que l'élimination des gaz dissous en excès se fasse pendant la traversée du poumon et non pas dans les capillaires de la circulation générale.

## 2. *Les échanges gazeux des tissus.*

Le sang, chargé d'oxygène aux poumons, est entraîné vers le cœur gauche et vers les tissus; il revient au cœur droit et aux poumons, appauvri en oxygène, enrichi en acide carbonique. Ce

proposé d'avoir recours à l'oxygène sous pression pour séparer dans les faits biologiques ce qui dépend de l'activité immédiate des cellules organisées vivantes et ce qui dépend de l'activité des diastases (p. 7).

1. Entre les microbes anaérobies typiques, pour lesquels l'oxygène est un poison, même quand il n'est contenu qu'à l'état de traces (c'est-à-dire sous une tension minime) dans le milieu ambiant, et les aérobies purs, pour lesquels l'oxygène aliment indispensable, ne devient un poison que sous une tension de 4 à 5 atmosphères, on peut placer une longue série d'êtres intermédiaires, pour lesquels l'oxygène n'est pas toxique sous une pression minime, mais le devient quand cette pression augmente, sans qu'il soit besoin d'atteindre 4 ou 5 atmosphères, cette tension toxique variant d'ailleurs suivant l'espèce considérée.

changement de composition gazeuse se fait au niveau des capillaires généraux, car le sang présente les caractères de l'artérialité jusque dans les dernières artérioles, et les caractères de la veinosité à partir des premières veinules. La combustion qui consomme l'oxygène et produit l'acide carbonique s'accomplit-elle dans l'intérieur des capillaires, ou dans l'intimité des tissus? La paroi des capillaires est-elle traversée par l'oxygène se rendant aux tissus et par l'acide carbonique provenant des tissus, ou par les substances combustibles provenant des tissus pour se brûler dans les capillaires, utilisant sur place l'oxygène qu'elles y trouvent et produisant sur place l'acide carbonique qui s'y accumule? Y a-t-il échanges gazeux au niveau des capillaires généraux?

On avait autrefois admis que les oxydations s'accomplissent dans le sang au niveau des poumons, l'oxygène étant consommé en son point de pénétration, l'acide carbonique étant produit en son point d'élimination. L'analyse des gaz du sang, pris dans le cœur droit et dans le cœur gauche, dans les artères et dans les veines, montre que cette hypothèse est inadmissible : c'est au niveau des capillaires généraux que l'oxygène, absorbé aux poumons, disparaît, et que l'acide carbonique, qui doit s'éliminer aux poumons, est produit.

Quelques auteurs ont admis que les produits de désintégration des tissus pénètrent dans les capillaires et s'y oxydent. Les oxydations se feraient dans le sang, non dans les tissus.

Le sang extrait de l'organisme et conservé à l'abri de l'air s'appauvrit en oxygène et s'enrichit en acide carbonique : 100 centimètres cubes de sang à 40° perdent environ 2 centimètres cubes d'oxygène et produisent environ 0 cm³, 5 d'acide carbonique en une heure. Ce fait prouve que le sang peut être le siège de combustions; il ne saurait prouver que le sang est le siège exclusif des combustions. Les nombres indiqués prouvent même de la façon la plus nette que les oxydations dans le sang ne représentent qu'une fraction minime des oxydations totales de l'organisme; si le sang est le siège d'oxydations, c'est qu'il est lui-même un tissu : en séparant les globules et le sérum, on démontre que les oxydations se font essentiellement, sinon exclusivement, dans les globules.

Le sang d'un animal en état d'asphyxie, extrait du corps et agité à l'air, absorbe plus d'oxygène qu'il n'en faut pour saturer son hémoglobine; il produit aux dépens de cet oxygène plus d'acide carbonique que n'en produirait le sang non asphyxique. Le sang asphyxique contient donc des substances réductrices. On a prétendu que ces substances proviennent des tissus, et qu'on les retrouve dans le sang asphyxique, parce que celui-ci ne contient pas l'oxygène nécessaire à leur combustion : ainsi serait démontré, d'après certains auteurs, le passage à travers la paroi des capillaires sanguins et l'oxydation dans le sang de produits de désintégration des tissus. Cette conclusion est inadmissible. Si l'on admet, avec ces auteurs, que les éléments chimiques des tissus sont dédoublés avant d'être oxydés, on comprend qu'ils passent dans le sang pendant l'asphyxie, même dans le cas où les oxydations auraient pour siège les tissus, puisque dans l'asphyxie il n'y a plus d'oxydations. Mais rien ne prouve que des phénomènes de dédoublement précèdent les oxydations; les substances réductrices du sang asphyxique peuvent être des produits anormaux, engendrés seulement pendant l'asphyxie (état anaérobie de l'organisme); la levure de bière aérobie fabrique de l'eau et de l'acide carbonique; la même levure anaérobie ne donne-t-elle pas un produit anormal, l'alcool? — Il y a plus : les substances réductrices du sang asphyxique sont produites dans le sang et non dans les tissus; elles sont, en effet, abondantes dans les cellules du sang, rares dans le sérum; on n'en trouve pas dans la lymphe, interposée au sang et aux tissus.

La présence de sang dans l'organisme n'est pas une condition nécessaire des oxydations. Pour l'établir, on remplace, chez la grenouille, le sang par de l'eau salée physiologique : par le bout supérieur de la veine cave inférieure, on injecte de l'eau salée à 7 p. 1 000, jusqu'à ce que le liquide qui sort par le bout inférieur de cette veine soit complètement incolore, et on rétablit la continuité de la veine en liant ses deux tronçons sur un tube de verre. Ces grenouilles peuvent vivre un à deux jours, dans une atmosphère d'oxygène pur : or, dans ces conditions, pendant les dix à vingt premières heures, tout au moins, elles absorbent autant d'oxygène et produisent autant d'acide carbonique que des grenouilles normales placées dans l'air. Cette expérience établit donc que les tissus seuls sont le siège d'oxydations aussi énergiques que les tissus et le sang réunis; donc, la part du sang dans les oxydations est minime, si l'on admet que la substitution de l'oxygène pur à l'air ne modifie pas la grandeur des oxydations. Cette expérience ne saurait d'ailleurs, en aucune façon, prouver, comme on l'a prétendu à tort, que les oxydations se font dans les tissus, car il se peut que les produits de leur désintégration pénètrent dans les vaisseaux remplis d'eau salée pour s'y oxyder au contact de l'oxygène qu'elle charrie.

En étudiant les phénomènes intimes de la nutrition, on établit que l'acide carbonique résulte de la combustion d'hydrocarbones, de graisses et de protéines, toutes substances que l'oxygène n'oxyde pas, en l'absence d'éléments vivants. Donc, chez la grenouille salée, ses substances sont brûlées dans les tissus ou transformées dans les tissus en substances directement oxydables par l'oxygène, ces dernières pénétrant dans les vaisseaux pour s'y brûler. Chez les animaux normaux, il n'en saurait d'ailleurs être autrement, car leur sang ne possède vis-à-vis des hydrocarbones, des graisses et des protéines, qu'un pouvoir oxydant très minime, ainsi qu'il résulte de la faible consommation d'oxygène et de la faible production d'acide carbonique qu'il manifeste hors de l'organisme. Or, parmi les transformations chimiques que peuvent subir les substances de l'organisme, les combustions libèrent beaucoup plus d'énergie que toutes les autres : la combustion du sucre, par exemple, fournit dix fois plus d'énergie que sa transformation en acide butyrique. Donc, si on admet une décomposition pré-oxydative dans les tissus et une oxydation dans le sang, il se produira une libération d'énergie petite dans les tissus, grande dans le sang. C'est là une conception inadmissible. Si on admettait que le muscle emprunte l'énergie de sa contraction à des décompositions pré-oxydatives de ses réserves, et que ces produits de décomposition sont oxydés dans le sang, il y aurait mise en liberté d'énergie en petite quantité dans le muscle et en grande quantité dans le sang : donc, le rendement énergétique du muscle serait très petit. L'énergie libérée dans le sang s'y manifesterait sous forme de chaleur, et le sang s'échaufferait dès lors plus que le muscle et avant le muscle; or on démontre que le sang ne s'échauffe que secondairement, aux dépens de la chaleur que lui cède le muscle.

Donc, *les oxydations ont pour siège essentiel les tissus*; *il se produit un échange gazeux au niveau des capillaires généraux.*

On a cru démontrer que les tissus sont le siège des oxydations, en établissant que des fragments de muscles débarrassés de sang et placés dans une enceinte contenant de l'air absorbent de l'oxygène et produisent de l'acide carbonique. Cette expérience ne peut prouver que, dans l'organisme intact, l'oxygène arrive dans les éléments des tissus; elle prouve seulement que, si l'oxygène arrive au contact des cellules, il y peut faire des oxydations, ce qui est tout différent. La démonstration n'a aucune valeur.

On a élevé une objection contre la conclusion précédente : si l'oxygène, a-t-on dit, quitte les capillaires pour se rendre aux tissus, on devrait le retrouver dans la lymphe, interposée au sang et aux tissus; or, la lymphe (du canal thoracique) ne renferme que des traces d'oxygène. Cette objection n'a pas de valeur, car ce sont les gaz de la lymphe hématique qu'il faudrait analyser, et non ceux de la lymphe collectée : malheureusement, on n'a aucun moyen de recueillir la lymphe hématique pure. La conclusion que nous avons posée subsiste donc entière.

Cette conclusion est confirmée par les faits suivants. Chez les êtres (unicellulaires ou pluricellulaires) qui n'ont pas de sang, les oxydations s'accomplissent nécessairement dans les cellules. Il n'en faudrait toutefois pas conclure que les choses se passent nécessairement de même chez les animaux supérieurs : de ce que les deux propriétés décomposante et oxydante appartiennent au même élément chez les êtres inférieurs, il ne s'ensuit pas qu'elles ne sont pas séparées chez les êtres plus différenciés.

Quand on provoque un abondant écoulement de salive sous-maxillaire par l'excitation du nerf tympanique, on constate la présence, dans cette salive, d'oxygène libre, en quantité d'ailleurs très faible : donc, dans ce cas, de l'oxygène a quitté les capillaires pour passer dans les cellules glandulaires et dans la salive.

En analysant le sang de l'artère ombilicale et de la veine ombilicale de fœtus de mouton, contenus dans la cavité utérine, on a pu établir que des échanges gazeux se font au niveau du placenta, entre le sang fœtal et le sang maternel.

100 CM³ DE SANG CONTIENNENT :

| Dans l'artère ombilicale. | | Dans la veine ombilicale. | |
|---|---|---|---|
| Oxygène | 6cc,69 | Oxygène | < 11cc,36 et > 6cc,69 |
| Acide carbonique | 48 ,54 | Acide carbonique | 41 ,82 |

Or, il n'y a aucune communication directe entre les vaisseaux maternels et les vaisseaux fœtaux; donc, il y a eu échange gazeux à travers les parois des deux systèmes de capillaires placentaires.

La cause des échanges gazeux dans les capillaires doit être recherchée dans la différence des tensions des gaz de part et d'autre de la paroi. Les tissus consomment de l'oxygène qu'ils empruntent au milieu ambiant, ils abaissent donc la tension de ce gaz dans le milieu ambiant; — les tissus produisent de l'acide carbonique qu'ils cèdent au milieu ambiant, ils augmentent donc la tension de ce gaz dans le milieu ambiant. Ainsi se trouve rompu l'équilibre des tensions gazeuses, de part et d'autre de la paroi capillaire, et réalisées les conditions du passage des gaz à travers cette paroi, comme nous l'avons indiqué.

On ne saurait d'ailleurs déterminer expérimentalement la tension des gaz dans la lymphe comprise entre le sang et les tissus, parce qu'on ne peut la recueillir.

Les déterminations faites sur la lymphe collectée méritent de retenir l'attention. Cette lymphe ne contient que des traces d'oxygène, la tension de ce gaz y est donc très faible : c'est donc qu'il y a eu consommation de l'oxygène de la lymphe par les tissus. — La lymphe collectée contient de l'acide carbonique; la tension de ce gaz, mesurée directement, est en moyenne de 3,6 p. 100 d'atmosphère, nombre inférieur à celui qui mesure la tension de l'acide carbonique dans le sang veineux. Ce résultat est en désaccord avec l'hypothèse d'un passage de l'acide carbonique de la lymphe dans le sang, à travers la paroi des capillaires, car on ne comprendrait pas pourquoi la tension de ce gaz serait plus grande dans le sang veineux que dans la lymphe; mais ce désaccord n'est qu'apparent : la lymphe, pendant son trajet, traverse des ganglions lymphatiques abondamment pourvus de sang artériel, et il est vraisemblable qu'au niveau de ces ganglions elle s'appauvrit en acide carbonique, par échange avec le sang artériel; il est donc vraisemblable que la lymphe des tissus contient de l'acide carbonique à une tension supérieure à 3,6 p. 100 d'atmosphère.

Cette hypothèse de l'appauvrissement de la lymphe en acide carbonique pendant son trajet se trouve confirmée par la détermination des tensions de ce gaz dans la plupart des sécrétions et liquides de l'organisme, qui sont vraisemblablement en équilibre de tension avec les cellules limitant les cavités dans lesquelles ils sont collectés. On a trouvé pour valeur de la tension de l'acide carbonique : 7,7 à 11,3 p. 100 d'atmosphère dans l'urine : 6,7 dans la bile ; 6,6 dans le liquide d'hydrocèle : 6,6 à 9,4 dans un liquide ayant séjourné de une à trois heures dans une anse intestinale. Donc, la tension de l'acide carbonique dans les tissus a une valeur supérieure à 6 p. 100 d'atmosphère, nombre supérieur à celui (5,4 p. 100 d'atm.) qui mesure la tension de ce gaz dans le sang veineux.

On peut donc admettre qu'*au niveau des capillaires, les échanges gazeux se font suivant les lois physiques des échanges gazeux à travers les membranes perméables au gaz.*

# CHAPITRE XVI

## LA VENTILATION PULMONAIRE

Sommaire. — 1. **Les mouvements respiratoires.** — a, *La mécanique respiratoire.* La cage thoracique et les poumons; mouvements des côtes et contraction du diaphragme. Mécanismes de l'inspiration et de l'expiration; des muscles qui y prennent part; mouvements respiratoires accessoires. Cyrtomètres et thoracomètres. Mouvements d'expansion et d'affaissement des poumons. Du vide pleural, b, *La spirométrie.* Amplitude, nombre, rythme des mouvements respiratoires et leur enregistrement. c, *Les types respiratoires.*
2. **Le centre respiratoire.** — a, *De l'existence d'un centre respiratoire.* Siège de ce centre : expériences de sections, expériences de destructions. Centre bulbaire et centres médullaires : un seul centre respiratoire bulbaire. Du centre expirateur. b, *Automatisme ou autochtonisme du centre respiratoire*; mise en activité de cet autochtonisme; rôle du sang veineux. c, *Action des nerfs centripètes* sur le fonctionnement du centre respiratoire : action du nerf vague. Fonctionnement normal du centre respiratoire.
3. **Apnée, polypnée, dyspnée, première respiration.** — De l'apnée et des causes de sa production. — De la polypnée ou tachypnée. — De la dyspnée et de l'asphyxie. De la cause du premier mouvement respiratoire.

### 1. *Les mouvements respiratoires.*

Les mouvements d'expansion et d'affaissement des poumons sont commandés par ceux de la cage thoracique, dans laquelle ils sont contenus.

*a.* **La mécanique respiratoire.** — La cage thoracique est limitée : en arrière, sur la ligne médiane, par la colonne des vertèbres dorsales; sur les côtés, par les côtes et les muscles intercostaux : en avant, par le sternum. L'orifice supérieur, étroit, est comblé par l'œsophage, la trachée, les carotides, les jugulaires, les muscles du cou; l'orifice inférieur est fermé par le diaphragme, nappe musculo-aponévrotique à concavité inférieure et un peu antérieure, qui sépare la cavité thoracique de la cavité abdominale. La cage thoracique présente une section supérieure rétrécie, une section inférieure plus large; en avant, elle ne descend pas au-dessous de la pointe du sternum; en arrière, elle atteint les premières vertèbres lombaires. Elle est divisée en trois loges : deux latérales (pleurales ou pulmonaires), contenant chacune un poumon; une médiane (médiastine), contenant le cœur, les gros vaisseaux, aorte et veine cave inférieure, l'œsophage, la trachée et les bronches primaires. Les poumons sont libres sur toute leur surface, sauf au niveau de leur hile, où ils sont appendus à leur bronche primaire, à leur artère pulmonaire et à leurs veines pulmonaires. La paroi interne de la loge pulmonaire et la paroi externe du poumon sont recouvertes par la plèvre, séreuse dont les deux lames sont indépendantes dans toute leur étendue, sauf au niveau du pédicule du poumon, sur lequel elles se réfléchissent, pour se continuer l'une avec l'autre. Normalement, ces deux lames sont en contact dans toute leur étendue; leur surface humide facilite les glissements du poumon sur la paroi costale; — pathologiquement, elles peuvent s'écarter l'une de l'autre, séparées par un épanchement liquide ou gazeux, sans qu'il se soit produit aucune déchirure anatomique.

Les dimensions de la cage thoracique sont essentiellement variables dans tous les sens : vertical, transversal et antéro-postérieur, grâce aux mouvements des côtes et du diaphragme.

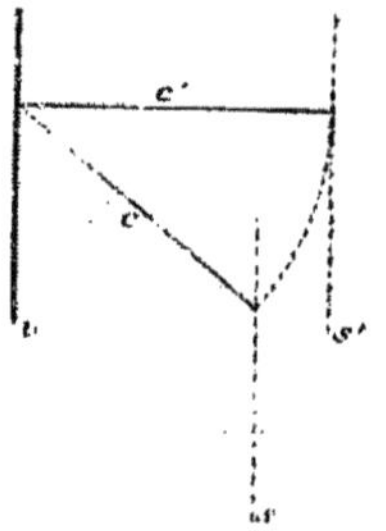

Fig. 146. — Agrandissement du diamètre antéro-postérieur de la poitrine.
V, colonne vertébrale : c et s, une côte et le sternum dans l'expiration : c' et s', les mêmes dans l'inspiration.

Les *côtes* sont des os longs, courbes, à concavité interne; articulées en arrière avec la colonne vertébrale par leur tête et par leur tubercule, elles se terminent en avant : les 7 premières, en s'insérant par leur cartilage sur le sternum (vraies côtes); les 3 suivantes (fausses côtes), en s'insérant par leur cartilage sur le cartilage de la septième côte; les 2 dernières (fausses côtes), en s'insinuant entre les muscles de la paroi. — Les côtes s'élèvent ou s'abaissent, en tournant autour de leurs articulations vertébrales; lorsque les côtes sont abaissées, leur concavité est dirigée en dedans et un peu en haut; lorsqu'elles s'élèvent, leur corps se porte en dehors, leur concavité se dirige en dedans, leur extrémité antérieure se porte en haut et en avant. Or, les 7 premières côtes s'insèrent sur le sternum, les 3 suivantes sur le cartilage de la septième côte; et les 12 côtes sont réunies par les muscles intercostaux. Ainsi est constitué un plastron musculo-osseux, dont les différents éléments ne sont pas indépendants : les changements de position d'une côte entraînent des changements de position des autres côtes. *Toute cause élevant le corps des côtes détermine un élargissement transversal de la cage thoracique*, en portant leur corps en dehors, *et un élargissement antéro-postérieur*, en projetant le sternum en avant.

En fait, l'élévation des côtes supérieures détermine surtout une augmentation du diamètre antéro-postérieur, l'élévation des côtes inférieures détermine surtout une augmentation du diamètre transversal du thorax, et ces différences trouvent leur explication

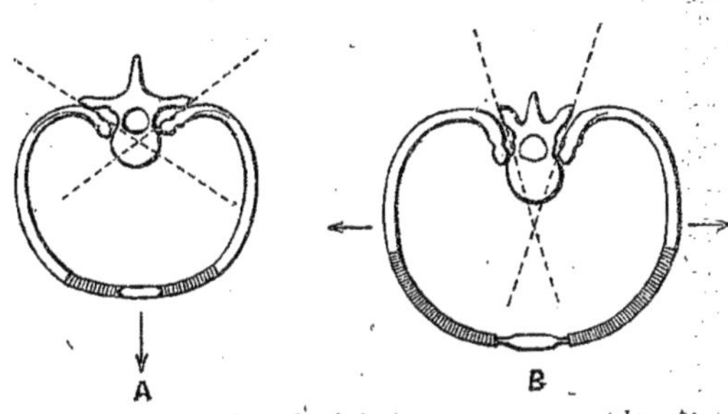


Fig. 147. — Figure schématique destinée à montrer comment les côtes en tournant autour de leurs insertions vertébrales déterminent : en A (thorax supérieur) un accroissement du thorax d'arrière en avant; — en B (thorax inférieur) un accroissement transversal (d'après Boruttau).

dans le mode d'insertion des côtes sur les vertèbres (fig. 147).

Le *diaphragme* au repos représente une voûte musculo-aponévrotique (aponévrotique au centre, musculaire à la périphérie), à concavité inféro-antérieure. Sa position de repos est réglée par l'élasticité pulmonaire qui semble l'aspirer dans le thorax : ses fibres d'insertion sur la base du thorax sont dès lors disposées presque verticalement, puis s'infléchissent presque horizontalement pour s'insérer à la périphérie du centre aponévrotique; il en résulte la formation d'un espace virtuel entre les fibres diaphragmatiques verticales et la paroi costale, dans lequel le poumon ne saurait pénétrer pendant le repos du muscle, mais dans lequel il insinue son bord inférieur au moment de l'inspiration, alors qu'en se contractant les fibres diaphragmatiques s'écartent de la paroi (148).

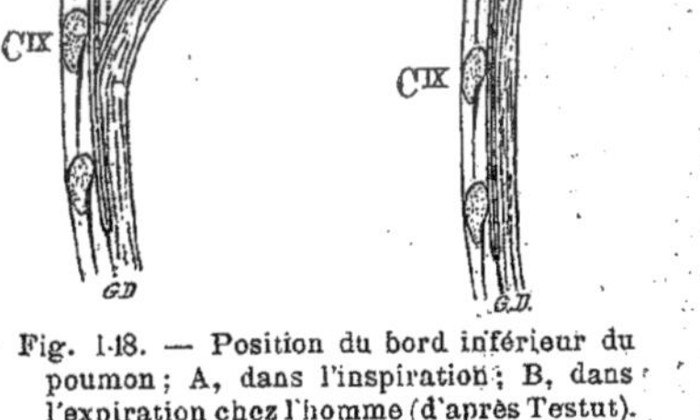


Fig. 148. — Position du bord inférieur du poumon ; A, dans l'inspiration ; B, dans l'expiration chez l'homme (d'après Testut).

CVIII et CIX. — 8e et 9e côtes.

On a souvent soutenu que, lors de la contraction du diaphragme, le centre aponévrotique de ce muscle s'abaisse de façon à se placer dans le plan des insertions thoraciques des fibres musculaires; et il en serait sans doute ainsi si ce centre n'était retenu par ses attaches supérieures au péricarde, qui l'immobilise au moins dans une certaine mesure.

En fait, on a pu reconnaître chez l'homme, à l'aide des rayons X, que le centre aponévrotique s'abaisse environ de 1 centimètre

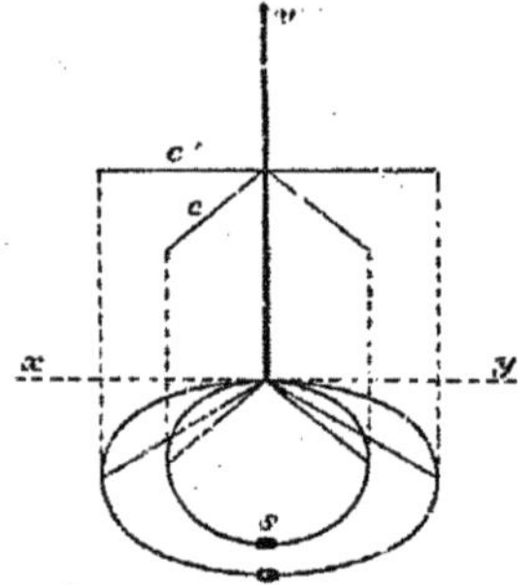


Fig. 149. — Agrandissement du diamètre transversal (et en même temps du diamètre antéro-postérieur) de la poitrine.

$c$, colonne vertébrale : $xy$, ligne suivant laquelle se fait le rabattement du plan horizontal; $s, s'$, projections du sternum et d'une côte dans le plan horizontal, à l'expiration et à l'inspiration; $c, c'$, projection d'une côte sur le plan vertical transverse à l'expiration et à l'inspiration.

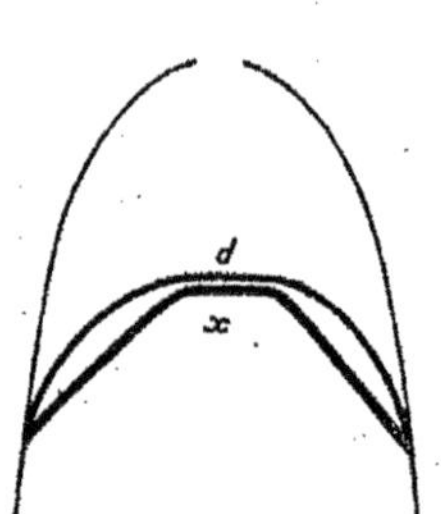


Fig. 150. — Agrandissement du diamètre vertical de la poitrine.

Positions du diaphragme : $d$, en expiration ; $x$, en inspiration. On remarquera que le centre phrénique s'abaisse peu, l'abaissement porte surtout sur la partie musculaire du diaphragme.

dans l'inspiration normale, de quelques centimètres dans l'inspiration asphyxique : c'est donc que le diaphragme conserve sa forme concave même dans l'inspiration la plus profonde, l'accroissement en longueur du thorax se produisant presque exclusivement lors de l'inspiration, dans les loges pleurales, limitées inférieurement par les zones musculaires du diaphragme (fig. 150).

Le diaphragme s'insérant sur les dernières côtes, il est légitime de penser qu'en se contractant, il rapproche les côtes du plan médian, et, par là, diminue les diamètres transversal et antéro-postérieur (par abaissement du sternum) du thorax. En réalité, ce mouvement des côtes ne se produit pas, et on en peut facilement saisir la raison : le diaphragme, en se contractant, comprime les viscères abdominaux; ceux-ci transmettent la pression aux parois abdominale et thoracique inférieure, tendant à écarter les côtes. Les côtes sont ainsi soumises, lors de la contraction du diaphragme, à deux actions contraires : attirées par la contraction des fibres phréniques, elles sont repoussées par les viscères abdominaux comprimés par le diaphragme : en fait, elles demeurent à peu près immobiles : la contraction du diaphragme détermine seulement un allongement vertical du thorax. Il n'en est plus de même, si on a ouvert la cavité abdominale et retiré une partie des viscères qu'elle contient; l'action du diaphragme sur les viscères ne pouvant plus s'exercer, on constate un abaissement des côtes, donc une diminution des diamètres transversal et antéro-postérieur du thorax à chacune de ses contractions.

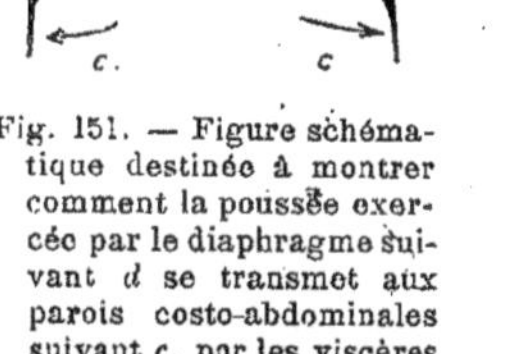

Fig. 151. — Figure schématique destinée à montrer comment la poussée exercée par le diaphragme suivant *d* se transmet aux parois costo-abdominales suivant *c*, par les viscères abdominaux.

Dans l'*inspiration normale*, qui est toujours active, interviennent le *diaphragme* et les *élévateurs des côtes*. Nous avons indiqué l'action du diaphragme; passons en revue les élévateurs des côtes, *chez l'homme*.

Les élévateurs des côtes sont *essentiellement* les *muscles surcostaux*, qui s'insèrent d'une part sur les apophyses transverses des vertèbres, de la 7e cervicale à la 11e dorsale, et d'autre part, sur la face externe et le bord inférieur de la côte immédiatement sous-jacente. *Accessoirement* et *successivement* interviennent dans l'inspiration augmentée les muscles scalènes (antérieur et postérieur), le sterno-cléido-mastoïdien, le petit pectoral, le petit dentelé, le trapèze, le rhomboïde et les faisceaux costaux du grand dentelé et du grand dorsal. Le rôle élévateur des côtes que nous attribuons à ces muscles résulte de leurs dispositions anatomiques.

Parmi ces muscles, prennent part à l'*inspiration normale* : le diaphragme innervé par le nerf phrénique, résultant de l'union d'un rameau principal, issu du 4e nerf cervical et de deux rameaux accessoires, issus du 3e et 5e nerfs cervicaux; et les surcostaux innervés par les rameaux postérieurs des nerfs dorsaux; — prennent part à l'*inspiration forcée* : les scalènes innervés par des rameaux des plexus cervical et brachial, le sterno-cléido-mastoïdien innervé par la branche externe du spinal, le petit pectoral et le petit dentelé supérieur innervés par des branches du plexus brachial ; — prennent part à l'*inspiration dyspnéique* : le trapèze, le rhomboïde, le grand dentelé et le grand dorsal.

L'expiration normale est essentiellement passive ; mais l'expiration forcée est active : elle est provoquée par les contractions des muscles qui abaissent les côtes ou soulèvent le diaphragme. Ce sont les muscles de la paroi abdominale : le grand oblique, le petit oblique, le transverse, les grands droits, essentiellement, et accessoirement le petit dentelé inférieur et le carré des lombes. Ceux de ces muscles ou les parties de ces muscles qui s'insèrent sur les côtes les abaissent, et, par suite, ont une action expiratoire ; ceux de ces muscles ou les parties de ces muscles qui ne s'insèrent pas sur les côtes compriment la masse viscérale, et, par suite, déterminent un soulèvement du diaphragme ; ils ont donc une action expiratoire. Ces divers muscles sont innervés par des branches des cinq derniers nerfs intercostaux et accessoirement par des branches du plexus lombaire.

Les physiologistes ne sont pas absolument d'accord sur le rôle des muscles intercostaux dans l'inspiration et l'expiration. — Ils admettent généralement que les intercostaux externes et les parties intercartilagineuses des intercostaux internes sont inspirateurs ; — et que les intercostaux internes, dans la partie sous-jacente aux intercostaux externes, sont expirateurs. Cette conclusion repose sur l'observation de ces muscles sur le cadavre, quand on élève ou quand on abaisse les côtes. Leur action ne saurait d'ailleurs être que très faible ; il est vraisemblable que le rôle principal consiste à maintenir ferme la paroi thoracique, à la constitution de laquelle ils prennent part.

Comme *mouvements accessoires* de la respiration, on note des mouvements du larynx, du voile du palais et de la face. Ces mouvements ne se produisent, chez l'homme, que dans la respiration forcée : *du côté du larynx*, on observe un abaissement du larynx et un élargissement de la glotte, produits par la contraction des muscles sterno-hyoïdiens et sterno-thyroïdiens, innervés par le nerf hypoglosse, et des muscles crico-arythénoïdiens et thyro-arythénoïdiens, innervés par le nerf laryngé inférieur ; — *du côté du voile du palais*, on observe un abaissement du voile, produit par la contraction des muscles péristaphylins internes et palato-staphylins, innervés par le nerf facial ; — *du côté de la face*, on observe des mouvements des narines, produits par la contraction des muscles élévateurs et dilatateurs de l'aile du nez, innervés par le nerf facial. — Les mouvements de la face se produisent dans la respiration normale, chez le cheval et chez le lapin.

On a construit des appareil permettant de connaître les dimensions et la forme de la poitrine, dans l'inspiration et l'expiration. Tels sont les *cyrtomètres* et les *thoracomètres*. Le *cyrtomètre* (assez semblable à certains conformateurs de chapeliers) est un ruban formé de pièces métalliques, articulées à frottement dur, qu'on applique sur le thorax, sur lequel il se moule; le ruban porte une charnière qui permet de l'ouvrir pour l'enlever (sans modifier la situation prise par les diverses pièces) et de le refermer pour reproduire la forme du thorax, qu'on peut dessiner. Le *thoracomètre* (assez semblable à la mesure des cordonniers) est formé de deux tiges pouvant glisser sur une règle divisée, sur laquelle elles sont portées à angle droit; l'une de ces tiges, fixe, s'applique contre la colonne vertébrale; l'autre, mobile, s'appuie sur le sternum.

Des mesures faites sur l'homme, on a calculé les moyennes suivantes : le diamètre transversal de la poitrine a 25 cm. 5 chez l'homme et 23 cm. 5 chez la femme; le diamètre antéro-postérieur a 17 centimètres pour la partie supérieure du thorax et 19 centimètres pour la partie inférieure. La circonférence du thorax, prise sous les bras, a 88 centimètres chez l'homme et 82 centimètres chez la femme; cette circonférence, prise au niveau de l'appendice xyphoïde, a 82 centimètres chez l'homme et 78 centimètres chez la femme. — La circonférence du thorax, prise au-dessous du mamelon, au niveau de l'angle de l'omoplate, chez l'homme qui étend horizontalement les bras, est de 82 centimètres à l'expiration normale et de 89 centimètres à l'inspiration forcée.

Les poumons, contenus dans la cage thoracique, en suivent les mouvements d'expansion ou d'affaissement, grâce à leur élasticité. Lors de l'expansion inspiratoire, les poumons se distendent; l'air pénètre par les voies respiratoires ouvertes, grâce à la diminution de pression qui se produit dans les poumons par suite de leur dilatation. Lors de l'affaissement expiratoire, l'excès de pression, produit par la charge des parois, et l'élasticité pulmonaire compriment l'air pulmonaire et l'expulsent par les voies respiratoires ouvertes.

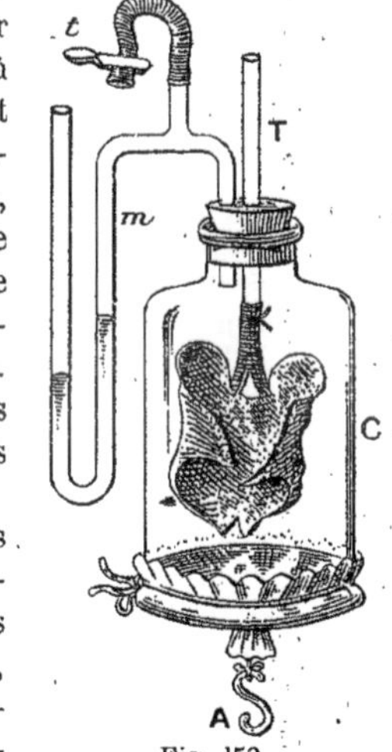

Fig. 152.

La démonstration de ces propositions se fait facilement à l'aide des dispositions représentées dans la figure 152.

A l'aide du crochet A, on attire en bas la lame de caoutchouc qui ferme inférieurement la cloche de verre C, dans laquelle a été suspendu un poumon, dont la cavité communique avec l'atmosphère par le tube T. Par cette manœuvre, l'air est dilaté autour du poumon; on voit celui-ci se gonfler. En abandonnant le crochet, la lame de caoutchouc reprend sa position d'équilibre; l'air de l'enceinte reprend sa pression primitive; le poumon s'affaisse en expulsant l'air qu'il avait reçu dans le premier temps de l'expérience.

Si les voies respiratoires sont fermées, lors de l'inspiration, l'air extérieur ne pénètre pas dans le poumon; l'air qui y est contenu se dilate : pour dilater sa cage thoracique, le sujet doit faire un effort plus grand que dans les conditions normales, car il ne lui suffit plus de soulever les parois thoraciques, il doit encore lutter contre l'excès de la pression extérieure sur la pression intrapulmonaire. Si les voies respiratoires sont fermées, lors de l'expiration, l'air est comprimé dans les alvéoles; pour comprimer sa cage thoracique, le sujet doit faire un effort suffisant pour comprimer, jusqu'à une valeur déterminée, cet air alvéolaire.

En fait, pendant l'inspiration et l'expiration normales, il y a respectivement une légère diminution et une légère augmentation de la pression dans l'appareil respiratoire. On peut mesurer ces variations de pression : chez le chien, au moyen d'un manomètre branché latéralement sur la trachée; chez l'homme, au moyen d'un manomètre fixé à une fosse nasale, la respiration se faisant par la seconde. Chez le chien, il y a variations de pression de 3 millimètres de mercure, en moins et en plus, à l'inspiration et à l'expiration; chez l'homme, il y a diminution de 1 millimètre de mercure à l'inspiration, et augmentation de 2 à 3 millimètres à l'expiration.

On a cherché à déterminer l'effort maximum d'inspiration et d'expiration que peut faire un homme adulte. Les résultats de ces recherches ne sont pas très concordants. Quand les voies respiratoires sont obturées, l'effort d'inspiration peut atteindre de 35 à 75 millimètres de mercure selon les sujets (moyenne 55 mm.) et l'effort d'expiration 80 à 100 millimètres (moyenne 90 mm.). Toutefois ces nombres ont été considérés par divers auteurs comme beaucoup trop faibles : on a donné comme valeurs de l'effort maximum d'inspiration les nombres 80 à 100 millimètres et comme valeurs de l'effort maximum d'expiration les nombres 120 à 140 millimètres. Ce sont ces mêmes valeurs très élevées 140 à 150 millimètres de mercure qu'on a obtenues en déterminant la profondeur minima à laquelle doit parvenir un homme en plongeant pour ne plus pouvoir exécuter un mouvement d'inspiration, empêché qu'il en est par la pression exercée par l'eau sur la cage thoracique.

Si l'on incise un espace intercostal, y compris la plèvre pariétale, le poumon se sépare de la paroi et s'affaisse, sans cependant se vider complètement d'air ; donc, il était distendu et son élasticité l'attirait loin de la paroi ; s'il restait accolé à la paroi, c'est qu'il était soumis à l'action d'une force égale à son élasticité et de sens contraire. Cette force est ce qu'on appelle le *vide pleural* ; on imagine qu'il y a dans la cavité pleurale un vide partiel, égal à l'élasticité pulmonaire. Le vide pleural est égal à chaque instant, par définition, à l'élasticité pulmonaire; comme celle-ci, il est

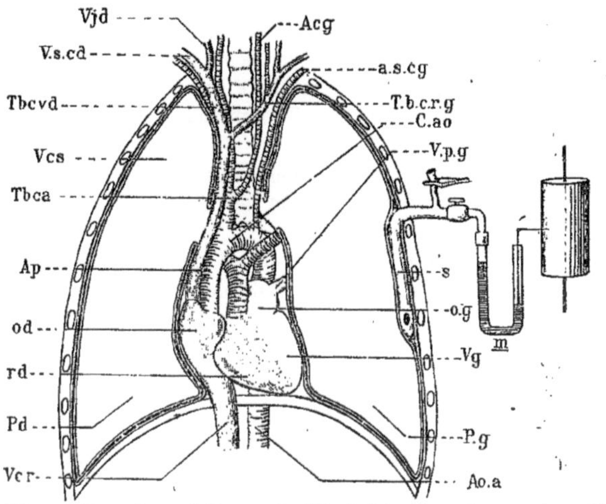


Fig. 153. — (Morat-Doyon.) Mesure de l'élasticité pulmonaire par la pression intra thoracique.

Coupe du thorax avec les poumons, le cœur et les principaux vaisseaux : S, sonde de gomme introduite dans la plèvre et reliée à un manomètre inscripteur *m*. Dans la pratique, pour éviter l'inertie du liquide, ce manomètre doit être un tambour de Marey étalonné.

d'autant plus grand que le poumon est plus distendu, d'autant moindre que le poumon est plus affaissé ; — il n'est jamais nul, sur l'animal normal, car, même après une expiration forcée, l'ouverture d'un espace intercostal détermine un affaissement du poumon. Pour mesurer le vide pleural, on peut, sur le cadavre, adapter un manomètre obturant à la trachée et ouvrir un espace intercostal; le poumon exerce sur l'air qu'il contient une pression égale à son élasticité, pression qui se traduit par une élévation de la colonne manométrique. On peut encore, sur l'animal vivant, tenter d'introduire. entre les deux lames pleurales, en évitant la pénétration d'air, un tube communiquant avec un manomètre ; quand on y parvient, il se produit une dépression de la colonne manométrique égale au vide pleural. On obtient encore des résultats équivalents en faisant pénétrer la sonde dans le péricarde (on introduit cette sonde dans le quatrième espace intercostal gauche, au ras du sternum, et on en pousse l'extrémité sous le sternum), ou plus simplement encore en la poussant par les voies digestives jusqu'à la partie moyenne de l'œsophage. Chez le chien, le vide pleural est de 7 mm. 5 pendant l'inspiration, et de 4 millimètres pendant l'expiration. — Chez l'homme, on a trouvé, pour valeur du vide pleural, dans la position moyenne du poumon, 6 millimètres de mercure, soit 1/125 d'atmosphère, soit 8 grammes par centimètre carré ; cette valeur atteint 30 millimètres dans les inspirations très profondes.

La valeur du vide pleural peut augmenter considérablement si, après avoir fait une expiration forcée, on fait un effort d'inspiration, les voies respiratoires étant closes.

Chez le nouveau-né qui n'a pas respiré, il n'y a pas de vide pleural : le poumon ne s'affaisse pas quand on ouvre un espace intercostal. Le vide pleural s'installe, progressivement, mais très rapidement après la naissance.

Pendant l'inspiration, le poumon s'étend surtout vers le bas ; on le comprend sans peine, car le diaphragme musculaire s'abaisse et s'écarte de la paroi thoracique : le poumon s'insinue ainsi dans les interstices compris entre le diaphragme et la paroi, descendant pendant l'inspiration la plus profonde jusqu'à la 7e côte en avant, jusqu'à la 11e en arrière.

On peut délimiter le poumon par la *percussion*, qu'on pratique soit avec un doigt frappant un doigt appliqué sur le thorax, soit avec de petits marteaux légers (percuteurs) frappant sur des minces plaques d'ivoire (plessimètres). Au niveau du poumon normal, contenant des gaz, la percussion donne un son plein et clair ; dans les parties de la poitrine où il n'y a pas de poumon, le son est mat. La percussion fournit au médecin des renseignements sur certaines altérations pathologiques des poumons et des plèvres (infiltrations, épanchements, etc.).

En appliquant sur le thorax l'oreille, directement ou par l'intermédiaire d'un stéthoscope, on perçoit, au moment de l'inspiration, un bruit d'aspiration très moelleux, le *murmure vésiculaire*, et, au moment de l'expiration, un souffle très faible et très doux dans toute l'étendue des poumons. Au niveau de l'origine des grosses bronches, soit en avant, soit en arrière, on entend un souffle bronchique plus dur que le murmure vésiculaire. — Les nombreuses modifications de ces bruits respiratoires perçues par une oreille exercée, et localisées en telle ou telle région thoracique, sont d'un précieux secours pour l'établissement du diagnostic des altérations pathologiqes des poumons et des plèvres.

*b*. **La spirométrie.** — Les mouvements d'inspiration et d'expiration offrent à considérer leur *type*, leur *amplitude*, leur *nombre*, leur *rythme* (cette étude constitue la *pneumographie*).

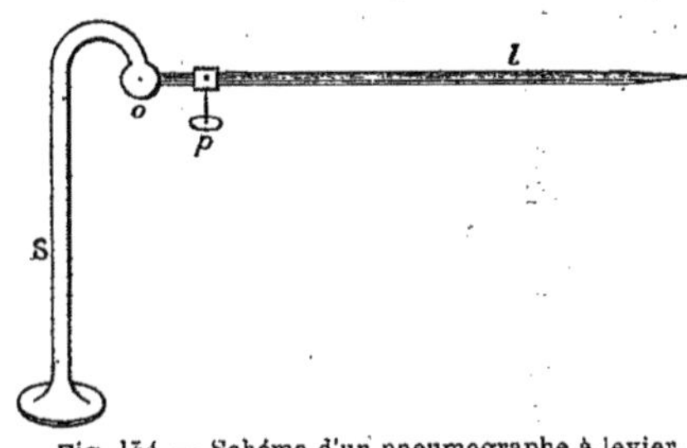


Fig. 154. — Schéma d'un pneumographe à levier.

S, support-potence; *o*, point fixe; *l*, levier inscripteur; *p*, plaquette d'appui.

Pour connaître et apprécier ces différents caractères, on peut avoir recours à l'observation directe : mais il est souvent plus avantageux d'utiliser divers appareils. Parmi ces appareils, les uns sont destinés à recueillir et à enregistrer les mouvements de soulèvement du thorax. Ce sont essentiellement des leviers prenant leur point d'appui en un point indépendant de la poitrine, s'appuyant par leur courte branche sur le thorax et inscrivant, sur un cylindre tournant, par une longue branche, les déplacements amplifiés du thorax. Tels sont l'appareil de Vierodt et Ludwig, le sthéthographe double de Riegel, destiné

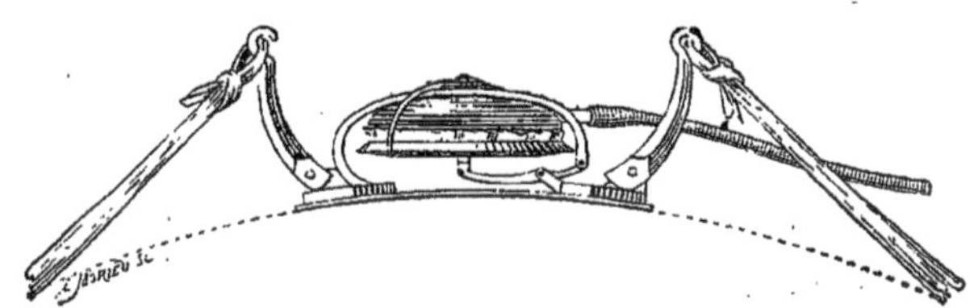

Fig. 155. — Explorateur de la respiration, du professeur Marey.

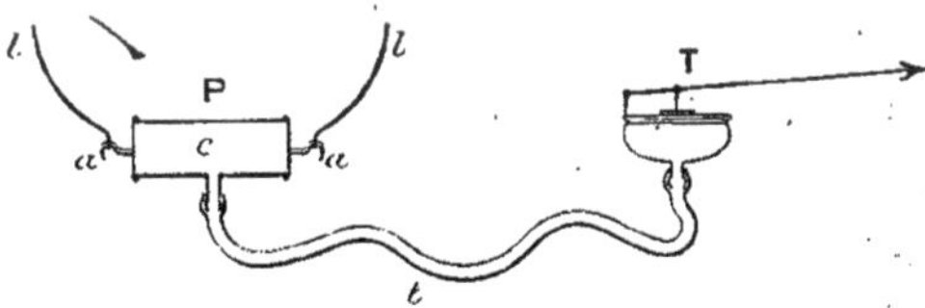


Fig. 156. — Pneumographe de P. Bert : P, relié par un tube de caoutchouc *t* au tambour enregistreur T.

Le cylindre métallique *c* est limité par deux lames de caoutchouc portant les crochets *a.a.* auxquels sont adaptés les liens inextensibles *l.l.* qui fixent le pneumographe sur le thorax.

à comparer les mouvements de deux points symétriques de la poitrine, le sphygmographe de Marey, construit pour recueillir le pouls, mais pouvant servir dans le cas présent, le phénographe de Rosenthal et le double levier de Kroneker. — D'autres appareils sont

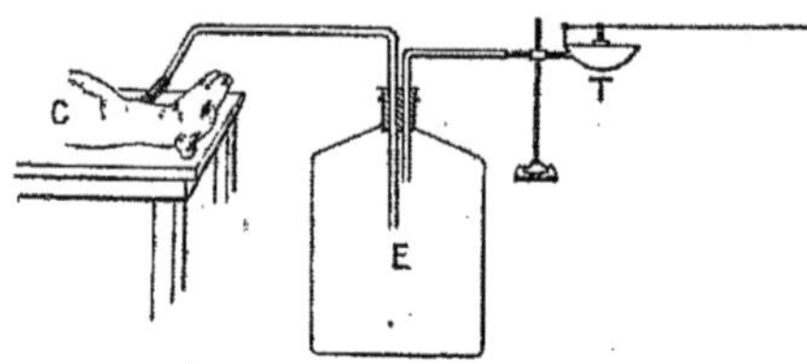


Fig. 157.

C, animal trachéotomisé; E. enceinte respiratoire; T. tambour enregistreur.

destinés à enregistrer l'augmentation et la diminution de la circonférence thoracique : ils sont essentiellement constitués par une ceinture fixée autour du thorax, dont les deux extrémités agissent sur une membrane de caoutchouc limitant une enceinte, en rapport elle-même avec un tambour enregistreur : pneumographe de Marey (fig. 155), pneumographe de Bert (fig. 156). — D'autres appareils, enfin, enregistrent les déplacements de la masse d'air dans les voies respiratoires. Tantôt l'animal est dans une enceinte fermée et respire par un tube trachéal communiquant avec l'extérieur; on enregistre les variations de la pression de l'air entourant l'animal dans l'enceinte close, soit avec un manomètre, soit avec un tambour enregistreur : appareil d'Hering (fig. 158). Tantôt, l'animal respire dans une enceinte confinée, au moyen d'un tube trachéal communiquant avec cette enceinte : on enregistre les variations de la pression de l'air de cette enceinte : dispositifs de Bert et de Frédéricq (fig. 157). Tantôt, l'animal respire dans une enceinte, constituée par un léger gazomètre flottant, au moyen d'un tube trachéal communiquant avec sa cavité; les mouvements d'élévation et d'abaissement du gazomètre sont recueillis et amplifiés par un levier inscrivant : aéropléthysmographe de Gad.

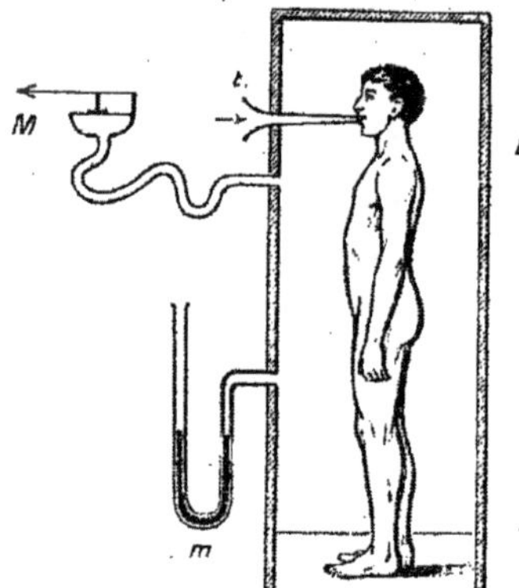


Fig. 158. — Un homme placé dans une enceinte close E respire à l'aide d'un tube *t* communiquant avec l'extérieur. Les modifications de pression de l'air contenu dans l'enceinte E, qui fonctionne comme appareil pléthysmographique, sont recueillies soit par le manomètre *m*, soit par le tambour de Marey M.

*c.* **Les types respiratoires.** — La cavité thoracique peut augmenter de capacité par contraction du diaphragme ou par élévation des côtes. Les deux mécanismes fonctionnent généralement à la fois; mais il peut y avoir prédominance de l'un d'eux. Tantôt l'inspiration se fait exclusivement, essentiellement ou principalement par contraction du diaphragme : c'est le *type abdominal* ; — tantôt l'inspiration se fait principalement par élévation des côtes : c'est le *type costal*. Chez le lapin, l'inspiration normale se fait suivant le type abdominal pur, l'inspiration forcée est à la fois costale et abdominale. Dans l'espèce humaine, la respiration normale est essentiellement abdominale chez l'homme, elle est mixte chez la femme, pendant la veille ; — elle est costo-abdominale, chez l'homme et chez la femme, pendant le sommeil naturel ou pendant le sommeil chloralique; — la respiration forcée et dyspnéique est costo-abdominale, avec prédominance du type costal, chez l'homme et chez la femme.

On distingue quelquefois le *type costal supérieur*, qu'on observe chez la femme : il est caractérisé par l'élévation des côtes supérieures (vraies côtes) et par l'immobilité presque complète des fausses côtes; l'augmentation du thorax se fait essentiellement par accroissement du diamètre antéro-postérieur, le diamètre transversal n'étant que peu modifié — et le *type costal inférieur*, type exceptionnel, qu'on n'observe que chez quelques hommes et chez quelques enfants; il est caractérisé par le soulèvement des fausses côtes et par l'immobilité presque complète des vraies côtes. Dans les deux types costaux, le diaphragme n'est jamais immobile; mais ses contractions sont très nettement réduites.

Dans la respiration normale de l'homme, l'inspiration se produit très brusquement, se ralentissant très légèrement vers la fin; l'expiration succède immédiatement à l'inspiration, sans pause inspiratoire; — l'inspiration débute brusquement et se termine de façon graduelle et prolongée, suivie d'une inspiration, sans véritable pause expiratoire. L'inspiration représente 1/3 et l'expiration les 2/3 (dont 1/3 pour l'expiration nette et 1/3 pour l'expiration finale) de la durée d'une respiration totale.

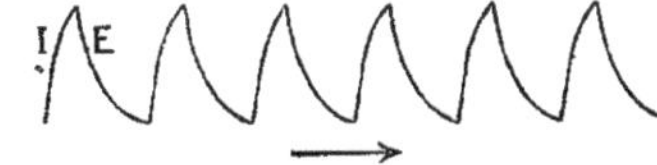

Fig. 159. — Graphique de la respiration de l'homme. Les ascensions correspondent aux inspirations, les descentes aux expirations.

La fréquence des respirations varie suivant les espèces, suivant l'âge, suivant les conditions physiologiques. Chez l'homme, il y a 45 respirations par minute à la naissance : il y en a 25 à 5 ans ; 20 à 15 ans et 16 après 25 ans, pendant la veille. Ces nombres diminuent de 1/4 environ pendant le sommeil. On peut admettre,

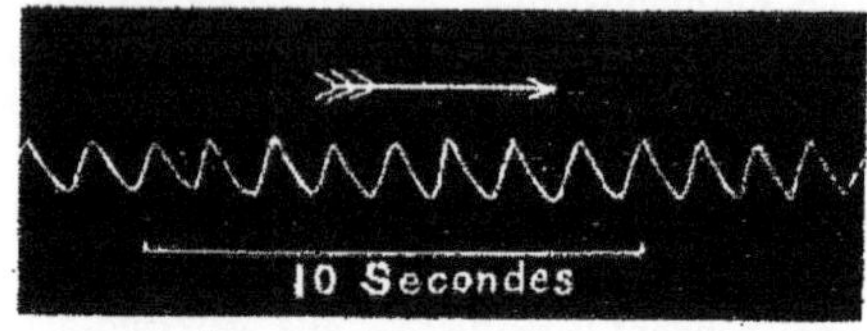


Fig. 160. — Graphique de la respiration du lapin. Les ascensions correspondent aux inspirations, les descentes aux expirations.

qu'une respiration correspond à 4 ou 5 contractions cardiaques environ. Le nombre des respirations augmente sous l'influence de la chaleur extérieure, du travail musculaire, etc.

Le rythme respiratoire normal est régulier : les inspirations et les expirations se succèdent à intervalles réguliers et présentent

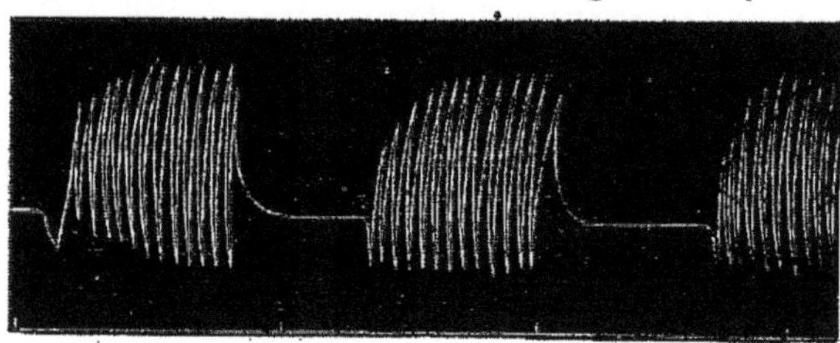

Fig. 161. — Respiration de Cheynes-Stokes. Temps marqué en minutes.

une amplitude uniforme. On a observé, chez l'homme, dans quelques cas pathologiques (certaines affections cérébrales et rénales), la *respiration périodique* (*phénomène de Cheynes-Stokes* des cliniciens) : il se produit des séries de respirations, alternant avec des pauses respiratoires totales de 1/2 à 3/4 de minute ; les respirations, d'abord peu amples, augmentent d'amplitude, se maintiennent quelque temps, diminuent d'amplitude et cessent totalement. Cette respiration périodique s'observe dans l'empoisonnement par la muscarine, par la digitaline, par la morphine. On la retrouve chez certains mammifères (le hérisson par exemple) pendant le sommeil hibernal. Elle se manifeste parfois, chez le lapin, après section antébulbaire du système nerveux (les nerfs vagues étant intacts), etc.

Selon l'amplitude de la respiration, une quantité d'air plus ou moins grande pénètre dans les poumons. On peut déterminer la quantité d'air inspiré et la quantité d'air expiré au moyen d'appareils appelés *spiromètres*. Ce sont essentiellement des réservoirs jaugés, flottant sur l'eau, d'où l'on aspire l'air d'inspiration, ou dans lesquels, on insuffle l'air d'expiration.

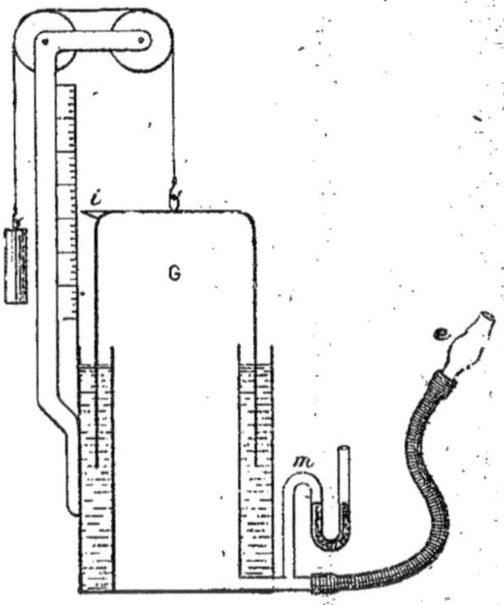

Fig. 162. — Spiromètre d'Hutchinson.

G, cloche gazométrique équilibrée par un poids et plongeant dans l'eau; *e*, embout qui se place dans la bouche du sujet; *m*, manomètre.

On a eu intérêt parfois à distinguer les grandeurs suivantes : — l'*air respiratoire*, quantité d'air inspiré dans une inspiration normale; — l'*air complémentaire*, quantité d'air qu'on peut inspirer, après une inspiration normale, par une inspiration forcée maxima; — l'*air de réserve*, quantité d'air qu'on peut expirer, après une expiration normale, par une expiration forcée maxima; — le *résidu respiratoire*, quantité d'air qui reste dans les poumons après une expiration forcée. Les trois premières quantités : air respiratoire, air complémentaire et air de réserve représentent la *capacité vitale* : quantité d'air qu'on peut inspirer après une expiration forcée maxima, par une inspiration forcée maxima; ou, ce qui revient au même, quantité d'air qu'on peut expirer, après une inspiration forcée maxima, par une expiration forcée maxima.

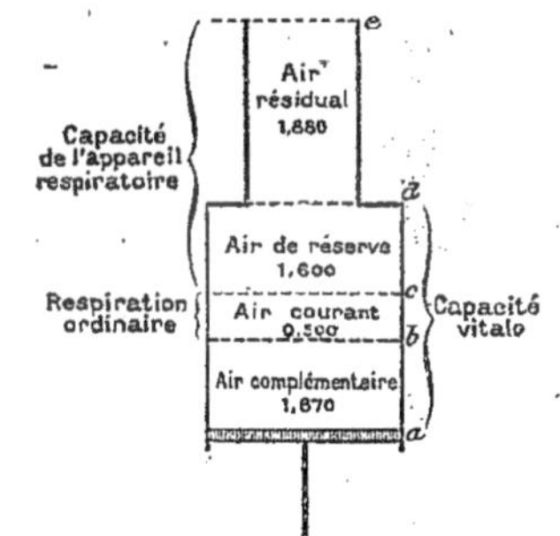


Fig. 163. — Pompe aspiratoire. Volume de la poitrine dans les principales positions prises par la paroi thoracique depuis une inspiration maxima jusqu'à une expiration également maxima (Morat-Doyon).

L'air respiratoire, l'air complémentaire, l'air de réserve et leur somme, la capacité vitale, se déterminent au moyen des spiromètres. Pour déterminer le résidu respiratoire, on inspire, après une expiration forcée, un volume donné d'hydrogène, et on analyse l'air de l'expiration suivante (cette détermination ne donne d'ailleurs de bons résultats que chez les sujets respirant par une canule trachéale, car, chez les sujets respirant normalement, une partie de l'hydrogène inspiré reste dans les premières voies, sans se mélanger au résidu respiratoire). Les premières voies respiratoires représentent, dans l'appareil de ventilation, un espace nuisible. On appelle ***coefficient de ventilation pulmonaire*** le rapport du volume de l'air inspiré à la somme des volumes de l'air respiratoire, de l'air de réserve et du résidu respiratoire. Pour ces différentes quantités, on a trouvé, chez l'homme moyen, les valeurs suivantes :

| | | |
|---|---|---|
| Capacité vitale 3 700 cm³ | Air respiratoire........ | 500 cm³ |
| | Air complémentaire.... | 1 600 cm³ |
| | Air de réserve......... | 1 600 cm³ |

Résidu respiratoire 1 800 cm³ = environ 1/2 capacité vitale.
Coefficient de ventilation pulmonaire.................. 0,1

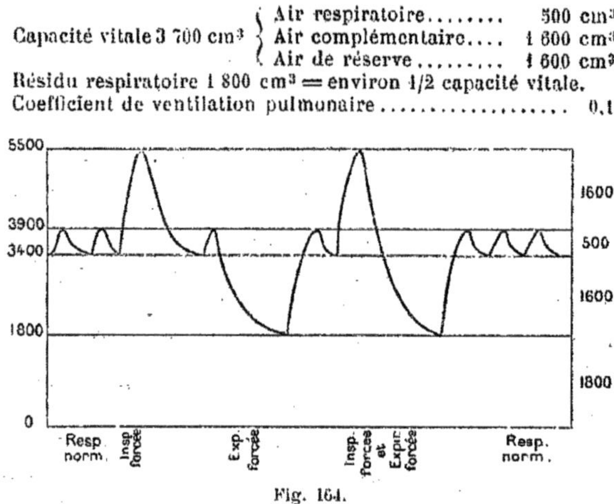


Fig. 164.

Des 500 centimètres cubes d'air respiratoire, 330 centimètres cubes pénètrent dans les poumons et 170 centimètres cubes restent dans les premières voies respiratoires.

Chez l'homme, la fréquence respiratoire est diminuée et l'amplitude est augmentée, sous l'influence de l'air raréfié, sous l'influence des obstacles mécaniques à l'expansion thoracique ou à la pénétration de l'air dans les poumons ; — la fréquence et l'amplitude sont augmentées, sous l'influence de la diminution de la surface respiratoire (épanchements alvéolaires ou pleuraux, pneumothorax) de l'appauvrissement exagéré de l'air en oxygène, ou de son enrichissement exagéré en acide carbonique.

Tousser, éternuer, rire, faire un effort, bâiller, soupirer, sangloter, pleurer, expectorer, se moucher, ronfler, se gargariser, parler et chanter sont des phénomènes respiratoires modifiés : il est inutile d'en présenter l'analyse.

## 2. *Le centre respiratoire.*

*a.* **L'existence d'un centre respiratoire.** — La ventilation pulmonaire est assurée par les mouvements rythmiques de la cage thoracique, dont les dimensions sont alternativement augmentées et diminuées. Ces mouvements sont produits par la contraction de muscles qui sont différents suivant le type respiratoire (abdominal ou costal), qui sont plus ou moins nombreux suivant l'amplitude respiratoire (normale ou forcée). Chez le lapin, type des animaux à respiration diaphragmatique, le diaphragme se contracte seul dans la respiration normale, les muscles thoraciques n'interviennent que dans la respiration forcée ou dyspnéique. Chez le même animal, les mouvements respiratoires proprement dits sont accompagnés de mouvements rythmés et parfaitement concordants de la face et plus particulièrement des narines : pendant l'inspiration, les narines sont dilatées ; elles s'affaissent à la fin de l'inspiration pour rester mi-closes pendant l'expiration. Chez l'homme, type des animaux à respiration mixte (costale et abdominale), le diaphragme et les muscles élévateurs des côtes interviennent dans la respiration ; l'expiration normale est passive, mais l'expiration forcée met en jeu un certain nombre de muscles. Les différents muscles qui, en se contractant, provoquent les mouvements d'inspiration et d'expiration ont une action coordonnée ; leurs contractions se produisent simultanément ou successivement, avec une intensité convenable. Dans l'inspiration normale de l'homme, interviennent le diaphragme, innervé par le nerf phrénique, les muscles surcostaux et intercostaux externes, innervés par les nerfs dorsaux ; — dans l'inspiration forcée, interviennent en outre les scalènes, innervés par des branches des plexus cervical et dorsal, le sterno-cléido-mastoïdien et le trapèze innervés par le nerf spinal, etc. ; — les mouvements dyspnéiques de la face sont sous la dépendance du nerf facial. L'harmonie de fonctionnement (coordination, synchronisme, rythme) de ces différents muscles dépend de l'intervention d'un mécanisme nerveux central, avec lequel sont en rapport et par lequel sont commandés les muscles inspirateurs, et, dans le cas d'expiration active, les muscles expirateurs. Ce mécanisme nerveux constitue ce qu'on appelle le *centre respiratoire*.

Le lapin est l'animal de choix pour l'étude du centre respiratoire. Les expériences ci-dessous indiquées ont été faites sur cet animal.

L'intégrité anatomique et physiologique des nerfs qui innervent les muscles respiratoires est évidemment une condition nécessaire

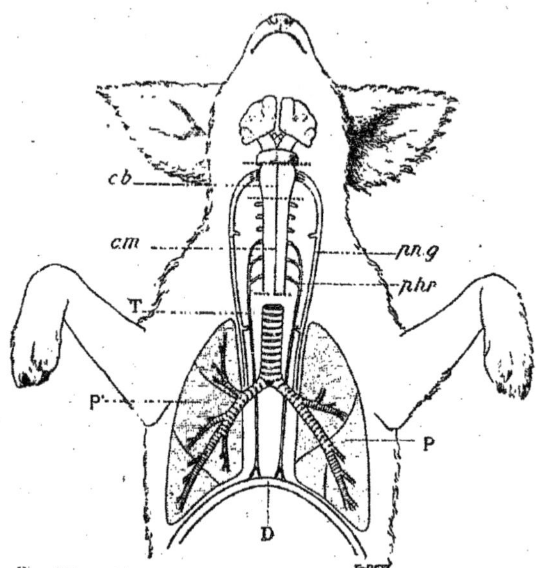


Fig. 165. — Figure pour servir à l'étude du centre respiratoire.
*b*, bulbe ; *cm*, moelle cervicale ; *png*, nerf vague ; *phr*, nerf phrénique ; T, trachée ; P, poumons ; D, diaphragme.

du fonctionnement régulier de la respiration ; mais cette condition n'est pas suffisante : il faut que ces nerfs soient en relation avec le centre qui préside à l'ensemble des mouvements respiratoires.

Le centre respiratoire est-il limité et défini anatomiquement ? Ou ses éléments sont-ils disséminés au milieu d'autres éléments nerveux, dans une grande étendue de l'axe nerveux ?

Si on sectionne la moelle au-dessous des origines du nerf phrénique, au niveau des dernières vertèbres cervicales ou des premières vertèbres dorsales, il ne se produit aucun trouble respiratoire durable : les mouvements du diaphragme et des muscles de la face, les seuls normaux chez le lapin, sont conservés. — Si on sectionne la moelle au-dessus des origines du nerf phrénique, en un point quelconque situé entre les origines du nerf phrénique et celles du nerf vague, les contractions du diaphragme sont supprimées, les mouvements respiratoires rythmiques de la face sont conservés, pendant la survie compatible avec l'arrêt de la respiration; ils sont même exagérés, comme dans la dyspnée et l'asphyxie. Si on sectionne transversalement l'axe nerveux à un niveau quelconque, en avant des origines du nerf facial (section pédonculaire); les mouvements respiratoires sont conservés normaux; — si la section est faite en arrière des racines du nerf facial, entre ses racines et celles du nerf vague, les mouvements respiratoires du diaphragme sont conservés; ceux de la face sont abolis. — Il y a donc conservation des mouvements respiratoires normaux, tant que les muscles qui en sont les facteurs conservent leurs relations normales avec une région de l'axe nerveux située au niveau des origines du nerf vague. Quand ces relations sont interrompues, les contractions respiratoires de ces muscles, c'est-à-dire les contractions adaptées au fonctionnement respiratoire régulier de la cage thoracique, sont abolies.

Quelques observations intéressantes ont été relevées chez l'homme. A la suite de lésions des vertèbres cervicales inférieures ou dorsales supérieures, comprimant la moelle, on a vu les mouvements respiratoires dus aux muscles élévateurs des côtes supprimés, la respiration diaphragmatique subsistant seule. — Dans un cas de blessure de la moelle cervicale supérieure, au-dessus de l'origine des nerfs phréniques, on a constaté, pendant une demi-heure de survie, une suppression des contractions respiratoires du diaphragme et des muscles surcostaux, la respiration étant partiellement entretenue par le jeu des muscles céphalo-thoraciques; des mouvements dyspnéiques et asphyxiques se manifestèrent à la face.

A la méthode des sections, on peut substituer la méthode des injections obturantes, pour limiter en avant la région du centre respiratoire. Par la carotide interne, on injecte une masse formée de paraffine et d'huile en proportions convenables pour se gélifier à 40-41° (on la colore pour reconnaître les régions qu'elle a envahies, et on l'injecte à une température de 42°). On note les modifications respiratoires consécutives à l'injection obturante (elle se gélifie en effet dans les vaisseaux, la température interne du lapin étant inférieure à 40°), et, par l'examen de l'encéphale, on détermine quelles sont les régions qui ont cessé de recevoir le sang, et qui, par suite, ont cessé d'accomplir leurs fonctions normales, Si l'injection a pénétré dans les seuls vaisseaux des hémisphères ou de la protubérance, la respiration continue normale; si l'injection a envahi les vaisseaux bulbaires, la respiration est totalement et définitivement abolie.

Les expériences de destruction bulbaire confirment les expériences précédentes. Si on sectionne le bulbe, ou si on le blesse (lésion mécanique, brûlure, corrosion chimique), au niveau des racines du nerf vague, on détermine un *arrêt complet, instantané et définitif de la respiration* et de toutes ses manifestations thoraciques, abdominales et faciales. La détermination anatomique précise du centre respiratoire n'est pas définitivement faite. On avait tout d'abord localisé ce centre en une région, grosse comme la tête d'une épingle, située à la pointe du calamus scriptorius (*nœud vital* de Flourens); mais on dut ensuite y adjoindre les parties voisines. On doit actuellement se borner à le placer au voisinage des racines du nerf vague : il constitue une entité physiologique, mais non anatomique. car il n'est pas possible de trouver dans cette région un groupe de cellules anatomiquement distinctes, dont la destruction abolisse complètement, instantanément et définitivement les mouvements respiratoires.

Les faits signalés conduisent à admettre un centre respiratoire bulbaire. Une objection toutefois peut être soulevée, objection fondée sur la connaissance d'une propriété remarquable du système nerveux central, l'*inhibition*. On a reconnu qu'une action quelconque, traumatique ou expérimentale, portée sur une région déterminée du système nerveux central n'a pas pour unique conséquence de détruire ou d'irriter la région considérée, mais qu'elle réagit à distance pour modifier l'activité d'autres groupements nerveux fonctionnels : dans le cas où cette modification est une suspension d'activité, on dit qu'il y a inhibition. L'inhibition suppose donc une irritation portée sur une autre région nerveuse. — On peut d'ailleurs distinguer les suspensions d'activité dues à la destruction d'un centre nerveux et celles qui sont dues à son inhibition : les premières sont définitives, les secondes sont temporaires.

Or, pour limiter le centre respiratoire, on a fait des sections; pour préciser sa situation, on a fait des blessures et des ablations bulbaires : rien ne prouve que le traumatisme n'a pas, en excitant les régions lésées, inhibé à distance d'autres régions, qui seraient les véritables centres respiratoires. Il est possible qu'une lésion bulbaire inhibe les noyaux d'origine des nerfs inspirateurs, depuis ceux du nerf facial jusqu'à ceux des derniers nerfs dorsaux, et que la partie lésée ne joue elle-même aucun rôle dans le fonctionnement normal de la respiration. A l'appui de cette objection, on peut établir que toute section d'un nerf sensible ou de la moelle produit au moins un faux pas respiratoire, souvent un arrêt qui peut être court, mais qui peut durer plus ou moins longtemps; cette action inhibitrice étant d'autant plus intense que la lésion médullaire siège plus près du bulbe. Certaines piqûres bulbaires, pratiquées au voisinage immédiat de la région dite centre respiratoire, produisent une inhibition prolongée, mais non définitive de la respiration. N'est-on pas autorisé, dans ces conditions, à considérer la région dite centre respiratoire, comme possédant simplement un pouvoir inhibiteur maximum sur les véritables centres respiratoires, dont il resterait à établir la situation ?

Nous devons écarter cette objection : les faits sur lesquels elle repose n'enlèvent aucune valeur à la conclusion précédemment posée, à savoir qu'il existe un centre respiratoire bulbaire. En effet, dans les expériences d'inhibition traumatique ou opératoire, l'arrêt de la respiration est toujours temporaire; — dans les expériences d'ablation ou de destruction de la région dite centre respiratoire, l'arrêt est définitif : alors même qu'on pratique, pendant des heures, la respiration artificielle, pour entretenir les contractions du cœur et par conséquent la vie après arrêt de la respiration spontanée, on ne voit jamais réapparaître les mouvements respiratoires spontanés, quand la lésion a porté sur le bulbe, au niveau des origines des nerfs vagues.

On peut également écarter l'objection précédemment formulée en suspendant l'activité du bulbe rachidien par des procédés qui ne comportent aucune excitation bulbaire et qui par conséquent ne sauraient engendrer une inhibition, puisque par définition (p. 236), l'inhibition résulte d'une excitation du système nerveux à distance.

Si, sur la surface postérieure du bulbe mise à nu, on dépose de petits morceaux de glace ou une petite vésicule de caoutchouc traversée par un courant d'eau glacée, pour le refroidir, les mouvements respiratoires diminuent d'amplitude, à mesure que progresse le refroidissement, puis reprennent leur amplitude normale, quand on laisse le bulbe se réchauffer. Le refroidissement est limité au bulbe, il ne se manifeste assurément pas au niveau des origines médullaires des nerfs respiratoires; d'autre part, le refroidissement d'une région nerveuse quelconque ne produit jamais de phénomène d'inhibition à distance. Donc le refroidissement bulbaire n'a pu diminuer l'amplitude respiratoire que parce qu'il a diminué l'activité d'un centre bulbaire. Si on pratique, sur le bulbe refroidi, l'ablation ou la destruction de la région dite centre respiratoire, on détermine la suppression brusque et définitive de la respiration; en serait-il de même s'il s'agissait là

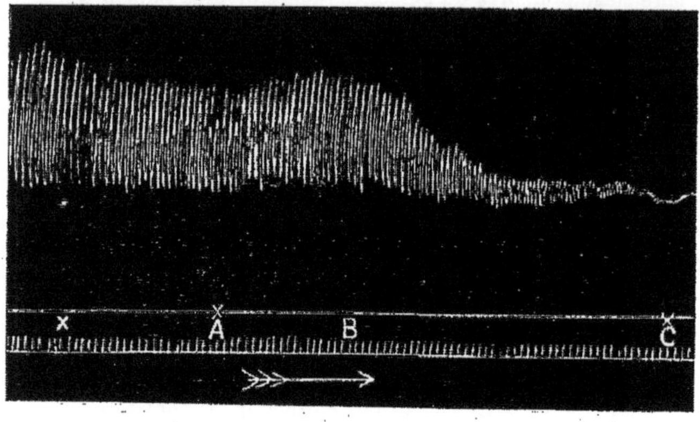


Fig. 166. — Arrêt de la respiration provoqué par cocaïnisation bulbaire.

En A, on a déposé sur le plancher du quatrième ventricule des cristaux de chlorhydrate de cocaïne. En C, arrêt respiratoire. Le temps est marqué en secondes.

d'une excitation inhibant à distance les vrais centres respiratoires, puisque le refroidissement du bulbe en supprime ou tout au moins en diminue considérablement l'excitabilité?

On peut même, par simple refroidissement du bulbe, produire un arrêt complet de la respiration : il suffit de projeter sur le bulbe mis à nu (ou même parfois sur la membrane occipito-atloïdienne), un jet d'éther pulvérisé. La respiration, totalement suspendue pendant le refroidissement, reprend dès que le bulbe se réchauffe, pourvu que le réchauffement succède de près à l'arrêt respiratoire. N'est-ce pas là une démonstration inattaquable de l'existence du centre respiratoire bulbaire?

On est arrivé aux mêmes conclusions en cocaïnisant le bulbe : si on fait passer dans le quatrième ventricule quelques gouttes d'une solution de cocaïne à 5 p. 100 à l'aide d'une seringue dont l'aiguille traverse la membrane occipito-atloïdienne; ou si on dépose quelques gouttes de cette solution à la surface du plancher du quatrième ventricule dénudé par incision de la membrane occipito-atloïdienne, on constate que la respiration s'atténue rapidement pour disparaître complètement une minute environ après le début de la cocaïnisation. Or la cocaïne ne détermine pas d'excitation locale capable d'inhiber des centres éloignés : donc le centre respiratoire est bien localisé dans le bulbe au niveau du quatrième ventricule. Si l'on entretient la vie de l'animal en expérience par la respiration artificielle, pour permettre à l'élimination de la cocaïne de s'accomplir, on ne tarde pas (quinze à vingt minutes avec les doses indiquées) à noter une réapparition d'une respiration spontanée d'abord peu étendue, puis progressivement croissante jusqu'à redevenir normale.

Le centre respiratoire est un appareil symétrique; ses deux moitiés jouissent d'une assez grande autonomie; en effet, une section longitudinale médiane du bulbe, dans toute sa longueur, ne détermine aucune modification appréciable des mouvements respiratoires. Toutefois, ces deux moitiés ne présentent pas une indépendance absolue : si on excite, chez le lapin normal, le bout central d'un nerf trijumeau ou d'un nerf vague, on détermine des modifications du rythme et de l'amplitude respiratoires, modifications qui sont identiques dans les deux moitiés du corps et en particulier dans les deux moitiés du diaphragme. Si on excite le bout central d'un nerf trijumeau ou d'un nerf vague, chez un animal dont le bulbe a été divisé en deux moitiés symétriques par une section médiane, on ne détermine de modifications du rythme et de l'amplitude respiratoires que du côté correspondant au nerf excité; il en résulte une discordance des mouvements respiratoires de la face et du diaphragme des deux moitiés du corps. Donc, chez l'animal normal, il existe des fibres commissurales entre les deux moitiés du centre respiratoire qui commandent respectivement aux muscles respiratoires du côté correspondant.

Cette notion de *centre respiratoire bulbaire unique* n'a pas été acceptée sans opposition. Les uns ont prétendu que le centre bulbaire n'est pas unique et qu'il existe des *centres respiratoires accessoires* en dehors du bulbe; les autres ont prétendu que les véritables centres respiratoires sont extrabulbaires, et que le centre bulbaire n'est qu'un centre supérieur, présidant à l'harmonie de fonctionnement des centres extrabulbaires.

On a prétendu qu'il existe des centres respiratoires pré-bulbaires, notamment sur les parties latérales du troisième ventricule, au voisinage des tubercules quadrijumeaux antérieurs; parce que l'excitation de ces régions provoque une augmentation du nombre et de l'amplitude des inspirations. On ne saurait admettre que ce soient là des centres respiratoires : — 1° puisque la respiration diaphragmatique et faciale n'est pas modifiée par une section passant en arrière de ces régions et en avant des origines du nerf facial, bien que toute communication de ces régions avec le nerf facial et le nerf phrénique soient par là interrompues; — 2° puisque la respiration faciale est suspendue par une section passant en arrière des origines du nerf facial et en avant des origines du nerf vague, bien que les communications subsistent normales entre le nerf facial et les prétendus centres respiratoires antérieurs. Ces régions ne sont pas plus des centres respiratoires que les nerfs périphériques, dont l'excitation centripète détermine des modifications respiratoires, par augmentation du nombre ou de l'amplitude des inspirations, ne sont eux-mêmes des centres respiratoires.

On a prétendu que les véritables centres respiratoires sont situés dans la moelle. A l'appui de cette opinion, on a fait valoir les faits suivants : 1° Les lésions bulbaires qui provoquent un arrêt de la respiration ne provoquent souvent qu'un arrêt temporaire; c'est donc qu'il s'agit d'un phénomène d'inhibition et non de destruction. Nous avons fait justice de cette objection : dans le cas où l'arrêt respiratoire est temporaire, la lésion siège en dehors du centre respiratoire; on sait qu'il est possible de provoquer un arrêt définitif (même si on entretient la vie par la respiration artificielle) par une lésion du véritable centre respiratoire bulbaire ou par refroidissement suffisant du bulbe. — 2° Si on pratique une section interbulbo-médullaire de l'axe nerveux, chez des lapins jeunes, on observe souvent des contractions du diaphragme, soit spontanées, soit provoquées par des excitations périphériques (insufflations sur la peau, pincement d'une patte, etc.); on les observe toujours, chez les lapins jeunes strychninés; on les observe souvent chez les adultes refroidis et strychninés; on les fait, en général, réapparaître sous l'influence d'une nouvelle injection intraveineuse de strychnine, lorsqu'elles ont disparu. De ces faits, on a conclu à l'existence de centres respiratoires médullaires. Cette conclusion est erronée. Pourquoi ces centres respiratoires ne produiraient-ils pas la contraction du diaphragme, chez l'animal dont le bulbe a été refroidi? Or, le refroidissement bulbaire abolit totalement les mouvements respiratoires, pourvu qu'il soit assez intense. Pourquoi ces centres respiratoires ne produiraient-ils pas la contraction du diaphragme, chez l'animal dont la moelle cervicale supérieure a été fortement refroidie? — On a établi qu'en refroidissant la moelle cervicale supérieure on peut déterminer un ralentissement puis une suppression totale de la respiration diaphragmatique et costale, alors que les mouvements respiratoires de la face subsistent. Or ce refroidissement ne saurait être considéré comme capable de produire une excitation locale apte à inhiber les prétendus centres respiratoires médullaires. Les animaux jeunes, les animaux refroidis et surtout les animaux strychninés, sont dans des conditions convenables pour manifester des réactions réflexes exagérées. Chez eux, la section de la moelle, l'insufflation sur la peau ou le pincement d'une patte suffisent pour provoquer des réactions réflexes intenses, qu'on n'observerait pas chez un animal moins puissamment dynamogénié [1]. Sous l'influence de ces excitations, les neurones d'origine du nerf phrénique sont excités, comme sont excités les neurones d'origine du nerf sciatique; le diaphragme se contracte, comme se contractent les muscles de la cuisse, sans qu'il soit possible d'y voir une contraction respiratoire. Sans doute, les contractions du diaphragme, observées dans les conditions spéciales indiquées, présentent une sorte de rythme plus ou moins régulier, et l'on a prétendu que cette rythmicité prouve l'existence de centres respiratoires médullaires. Nous ne saurions accepter cette conclusion, car c'est un fait général que les réactions réflexes, provoquées par une excitation périphérique constante (acide sur la patte d'une grenouille), ou par une excitation centrale constante (courants d'intensité constante, excitant la moelle), sont sériées et rythmées, comme si ces excitations se sommaient dans la moelle avant la décharge musculaire.

Les mouvements du diaphragme, observés chez les lapins, après section interbulbo-médullaire et strychninisation, ne sont pas des mouvements respiratoires, mais de vulgaires mouvements réflexes, analogues à ceux qui se produisent simultanément dans

1. On peut opposer l'expression *dynamogénie* à l'expression *inhibition*. Nous avons noté ci-devant qu'un traumatisme du système nerveux central ne détermine pas seulement des modifications fonctionnelles dues à l'irritation ou à la destruction de la région traumatisée, mais encore des modifications fonctionnelles des autres parties du système nerveux central : quand ces modifications sont des exagérations de l'excitabilité de ces parties, on dit que ces parties ont été dynamogéniées.

toute la musculature : ils sont provoqués par l'excitation produite par la section de la moelle ou par des impressions expérimentales périphériques.

*Il existe un centre respiratoire bulbaire, et rien qu'un centre respiratoire bulbaire, en appelant centre respiratoire l'ensemble des neurones constituant le mécanisme moteur et coordinateur de la musculature respiratoire.*

L'expiration, quand elle est active (l'expiration est active dans la dyspnée, dans l'asphyxie, dans le cri, dans le chant, etc.), est produite par la contraction systématique de muscles, étalés sur une grande surface et recevant leurs nerfs de régions médullaires éloignées. On peut admettre *a priori* comme vraisemblable l'existence d'un centre d'expiration, mécanisme nerveux présidant aux contractions harmoniques des muscles expirateurs. L'étude de ce centre est beaucoup moins complètement faite que celle du centre d'inspiration; on peut cependant établir approximativement sa situation.

Les phénomènes d'expiration active se produisent avec la même netteté, que l'animal soit intact, ou qu'on ait pratiqué une section transversale pré-bulbaire quelconque de l'axe nerveux (ablation des hémisphères, des tubercules quadrijumeaux, du cervelet et de la protubérance). Le centre d'expiration n'est donc pas situé en avant du bulbe. Il n'existe pas de centre d'expiration dans les tubercules quadrijumeaux, ainsi qu'on l'a prétendu, en se fondant sur ce que leur excitation provoque des mouvements d'expiration, puisqu'une section passant en arrière de ces tubercules ne modifie pas les expirations actives : les tubercules quadrijumeaux ne sont pas plus centres d'expiration que les parois du troisième ventricule ne sont centres d'inspiration. — Il n'est pas possible de limiter du côté médullaire le centre d'expiration, parce que toute section médullaire cervicale et dorsale sépare le bulbe des origines dorsales inférieures et lombaires des nerfs expirateurs. On *admet, sans le démontrer*, que le centre d'expiration est situé au-dessus de la moelle. On *démontre* qu'il n'est pas en avant du bulbe, on *admet* qu'il est dans le bulbe. Cette conclusion se trouve d'accord avec un fait qu'on a quelquefois observé : si, après avoir pratiqué une section pré-bulbaire, on excite électriquement le bulbe, on détermine quelquefois, exceptionnellement, des phénomènes d'expiration active (nous avons dit précédemment qu'on détermine généralement des phénomènes d'inspiration).

Le centre d'expiration ne fonctionne pas constamment comme le centre d'inspiration : son activité est intermittente, adjuvante, exceptionnelle. D'ailleurs, le centre d'inspiration lui-même peut être considéré comme formé d'une partie fondamentale toujours active, et de parties accessoires, ne fonctionnant que de façon intermittente, adjuvante, exceptionnelle. Chez le lapin, on pourrait appeler cette partie fondamentale, *centre respiratoire phrénique;* les parties surajoutées comprendraient un centre d'inspiration forcée et un centre d'expiration active.

*b*. **L'autochtonisme du centre respiratoire.** — *Sous quelle influence fonctionne le centre respiratoire*[1]*?* Est-ce un centre automatique? Est-ce un centre réflexe? *Est-ce un centre automatique?* c'est-à-dire son activité est-elle provoquée par une excitation née sur place, au niveau du bulbe? (On a proposé de substituer l'expression *autochtone* à l'expression généralement adoptée : *automatique*. Nous acceptons cette substitution, le mot autochtone répondant mieux à l'idée qu'il s'agit d'exprimer.) *Est-ce un centre réflexe?* c'est-à-dire son activité est-elle provoquée par une excitation apportée au bulbe par des nerfs centripètes qui l'ont recueillie à la périphérie?

Pour résoudre cette question, on peut pratiquer l'*isolement sensitif du bulbe rachidien*, c'est-à-dire sectionner toutes les voies capables de transmettre au bulbe les impressions périphériques. On sectionne la moelle au-dessous des origines du nerf phrénique; on sectionne l'encéphale en avant du bulbe; on sectionne les racines postérieures des nerfs cervicaux; on sectionne les nerfs vagues et les nerfs glosso-pharyngiens. L'animal continue à respirer et survit à l'opération pendant une demi-heure environ. La respiration consiste en longues inspirations, alternant avec de longues expirations actives; — le nombre des inspirations est diminué; leur amplitude est augmentée; — les inspirations sont à la fois diaphragmatiques, thoraciques et céphalo-thoraciques; les expirations sont actives. On a prétendu qu'il ne s'agit plus là de contractions respiratoires vraies, mais de convulsions des muscles respiratoires. Nous ne pouvons accepter cette opinion, parce que les inspirations et les expirations se succèdent en un rythme assez régulier; parce que les contractions des divers muscles qui entrent en jeu sont coordonnées et harmonisées, pour concourir à l'entretien de la respiration. Sans doute, la survie est courte, mais rien ne prouve que la mort soit la conséquence de l'insuffisance de la respiration, la gravité d'une telle vivisection étant assez grande pour expliquer la mort.

On peut répéter la même démonstration, en réduisant considérablement le traumatisme. Il sera établi ci-dessous que, chez l'animal normal, au repos, le centre respiratoire ne reçoit d'impressions nées

1. Nous considérons presque exclusivement dans ce qui suit le centre d'inspiration, dont l'étude a été faite de façon satisfaisante; nos connaissances sur le fonctionnement du centre d'expiration étant fort limitées, nous n'en parlerons qu'exceptionnellement.

à la périphérie, que par la voie du nerf vague, et ne reçoit d'impressions, nées dans le système nerveux central, que des tubercules quadrijumeaux. Il suffit, dès lors, de sectionner l'encéphale en arrière des tubercules quadrijumeaux, et de sectionner les nerfs vagues, pour réaliser l'isolement complet de la périphérie sensitive et du bulbe. Dans ces conditions de traumatisme moindre, on observe les mêmes phénomènes respiratoires qu'après l'isolement plus complet qu'on avait pratiqué.

Nous conclurons donc que le *centre respiratoire peut fonctionner autochtoniquement.*

Toutefois, dans ces conditions, la respiration ne présente plus ses caractères normaux. Cela ne prouve pas, comme l'ont prétendu quelques physiologistes, que le centre respiratoire ne peut pas fonctionner, de façon autochtone, puisque nous le voyons fonctionner, anormalement sans doute, mais enfin fonctionner. — Cela prouve que, normalement, le fonctionnement autochtone du centre respiratoire est modifié par des actions d'origine périphérique. Le fonctionnement normal du centre respiratoire comporte toujours, à côté d'un élément autochtone, un élément réflexe.

L'autochtonisme du centre d'expiration est démontré par l'existence de ces expirations actives, que nous avons notées ci-dessus (p. 342) se produisant après la section pré-bulbaire et la section des nerfs vagues et des autres nerfs centripètes, bulbaires, prébulbaires et médullaires.

*Quel est l'agent qui provoque l'activité autochtone du centre respiratoire?*

Pour répondre à cette question, nous chercherons, parmi les faits d'observation, s'il n'en est pas quelqu'un qui puisse nous éclairer, ou tout au moins nous orienter. Nous retiendrons particulièrement les deux suivants.

1° Quand le renouvellement de l'air alvéolaire est insuffisant, par suite d'une obstruction plus ou moins complète des voies respiratoires, ou quand la composition de l'air alvéolaire diffère profondément de la composition normale, par suite d'une altération très importante de la composition de l'atmosphère ambiante (air confiné, par exemple), les mouvements respiratoires se ralentissent, leur amplitude augmente, les expirations deviennent actives (dyspnée), tous phénomènes qui indiquent une suractivité du centre respiratoire. — 2° Quand on a pratiqué pendant quelques instants une respiration artificielle énergique sur un animal, on constate, après cessation de la respiration artificielle, le phénomène de l'apnée, c'est-à-dire la suppressisn de toute respiration spontanée, pendant un temps plus ou moins long (Voir p. 360), phénomène qui peut être considéré, semble-t-il, comme traduisant une suppression de l'activité du centre respiratoire.

Analysons ces deux observations, discutons-les et cherchons à en établir la signification physiologique.

Pendant la dyspnée, que la ventilation pulmonaire soit diminuée ou que l'air respiré ait une composition anormale, le sang est plus noir : il contient plus d'acide carbonique et moins d'oxygène que le sang normal, en un mot, il est plus veineux. *La suractivité du centre respiratoire constatée dans la dyspnée paraît devoir être logiquement considérée comme la conséquence de la surveinosité du sang*; on sait d'ailleurs que, dans l'asphyxie, tous les centres bulbo-médullaires manifestent une excitabilité plus grande qu'à l'état normal : le centre respiratoire ne fait pas exception à la règle. De cette observation bien contrôlée et de cette conséquence légitimement tirée, les physiologistes ont en général tiré cette autre conclusion que l'activité normale du centre respiratoire est provoquée par la *veinosité du sang*, désignant par cette expression un certain état du sang, contenant au moins une certaine proportion d'acide carbonique et contenant moins d'une certaine proportion d'oxygène. Au moment de l'expiration, disent-ils, la veinosité du sang est augmentée, puisqu'à ce moment l'air alvéolaire est plus riche en acide carbonique et plus pauvre en oxygène et que, par suite, le sang quittant le poumon est plus veineux qu'il ne l'était durant l'inspiration. Ce sang plus veineux excite le centre de la respiration : une inspiration se produit, qui augmente la proportion d'oxygène et diminue la proportion d'acide carbonique de l'air alvéolaire, et par suite diminue la veinosité du sang qui sort du poumon. Ce sang moins veineux n'est plus un excitant du centre respiratoire : l'inspiration cesse, l'expiration commence. La succession des inspirations et des expirations serait ainsi la conséquence des variations de composition gazeuse de l'air alvéolaire et du sang circulant qu'elles produisent.

Cette conception ne saurait être acceptée et voici pourquoi. Nous avons noté ci-dessus (p. 293) la composition et l'air alvéolaire, et reconnu que cette composition ne varie pas considérablement dans le cours d'une révolution respiratoire totale. Est il vraisemblable que des différences aussi faibles aient pour conséquence de modifier du tout au tout l'action du sang circulant sur le centre respiratoire, et d'en faire tantôt un agent d'excitation, tantôt une matière inerte? — Supposons d'ailleurs qu'on place un sujet dans une enceinte close, l'air de cette enceinte s'enrichira progressivement, en acide carbonique et s'appauvrira progressivement en oxygène; au bout de quelque temps cette modification sera suffisante pour que l'air alvéolaire ait à la fin de l'inspiration, la même composition qu'il a, à l'expiration, chez le sujet respirant à l'air libre : l'expiration ne devrait pas se produire puisque, dans l'hypothèse que nous avons énoncée, elle est la conséquence d'une diminution de la veinosité du sang, qui ne se produit pas ici. — Considérons d'autre part l'animal respirant par les voies naturelles et celui qui respire par une canule trachéale (voir p. 295 la composition de l'air alvéolaire à l'inspiration et à l'expiration). Chez ce dernier, la composition est loin de correspondre à la richesse en acide carbonique et à la pauvreté en oxygène qui, chez l'animal normal respirant normalement, sont considérées comme les conditions nécessaires à l'inspiration, et pourtant l'inspiration se produit.

Tenant compte de ces remarques, nous concluons que la surveinosité du sang, telle qu'elle se présente dans la dyspnée et dans l'asphyxie est une condition de suractivité du centre respiratoire. Nous nous garderons bien de généraliser, comme on l'a fait imprudemment, et d'admettre que la veinosité du sang est l'excitant du centre respiratoire.

Analysons encore la seconde observation que nous avons retenue.

Quelques physiologistes ont pensé qu'à la suite d'une respiration artificielle énergique, telle qu'on la pratique pour réaliser l'apnée, le sang est plus riche en oxygène et moins riche en acide carbonique que le sang normal, qu'il est en un mot, plus artérialisé, et qu'il deviendrait dès lors inactif sur le centre respiratoire; il ne recouvrerait son action sur ce centre que lorsque sa veinosité serait redevenue suffisante. Ainsi serait expliquée l'apnée. Nous reviendrons dans la suite sur le phénomène de l'apnée; disons cependant, pour ne pas laisser s'établir une erreur de fait, qu'au début de l'apnée, le sang est moins riche en acide carbonique que le sang normal, mais qu'il n'est pas plus riche en oxygène; que, pendant l'apnée, le sang devient plus veineux que le sang normal, sans que réapparaissent encore les mouvements respiratoires; et que l'apnée ne cesse que lorsque le sang est devenu asphyxique. C'est donc que la cause de l'apnée est à chercher ailleurs que dans les changements que subit sous l'influence de la respiration artificielle la veinosité du sang. L'apnée ne nous fournit aucune indication intéressante pour résoudre le problème de la nature de l'excitant du centre respiratoire. Toutefois l'examen de la respiration chez l'animal dont les vagues ont été sectionnés (voir p. 362) et sur lequel on pratique la respiration artificielle en vue de produire l'apnée, fournit un renseignement intéressant. Nous verrons que, dans ce cas, l'apnée est de très courte durée; elle ne dépasse pas une ou deux secondes. Or elle cesse ici quand la surartérialité du sang, conséquence de la ventilation pulmonaire plus parfaite, a pris fin et quand le sang a recouvré sa veinosité. L'apnée fruste qu'on note ici est donc liée à un changement dans la veinosité du sang. D'où nous tirerons la conclusion qu'une certaine veinosité du sang est une condition de l'activité du centre respiratoire. Mais nous nous garderons bien de conclure que cette veinosité est la cause de l'activité du centre respiratoire.

En résumé nos deux observations convenablement discutées comportent les conclusions suivantes : 1° une veinosité du sang très exagérée (comme elle l'est dans la dyspnée et dans l'asphyxie) détermine une hyperexcitabilité du centre respiratoire; 2° une certaine veinosité du sang est une condition d'excitabilité du centre respiratoire.

Quant à l'excitant du centre respiratoire, nous n'en connaissons pas plus la nature, que nous ne connaissons la nature de l'excitant de l'appareil nerveux moteur du cœur. Pour le cœur, nous connaissons la cause des successions régulières des systoles et des diastoles : c'est l'inexcitabilité périodique du muscle cardiaque, ce muscle étant excitable quand il est en diastole et cessant de l'être quand il est en systole. Pour le centre respiratoire fonctionnant autochtoniquement, nous ne connaissons pas la cause des alternatives d'activité et d'inactivité; nous nous bornons à dire que le centre se fatigue en fonctionnant et que cette fatigue se traduit par une diminution ou une suppression de son excitabilité, mais c'est là un simple exposé de fait, ce n'est pas une explication du phénomène.

On a pu établir par une expérience très frappante que c'est en agissant sur le centre respiratoire bulbaire directement que le sang asphyxique en augmente l'excitabilité. C'est l'*expérience des circulations croisées*. Sur deux chiens A et B, dont le sang a été rendu incoagulable par injection intra-veineuse de protéoses[1] ou par tout autre moyen équivalent, on lie les artères vertébrales, on prépare les artères carotides et on les sectionne. On réunit par des tubes de verre les bouts cardiaques des carotides de A aux bouts céphaliques des carotides de B, et les bouts cardiaques des carotides de B aux bouts céphaliques des carotides

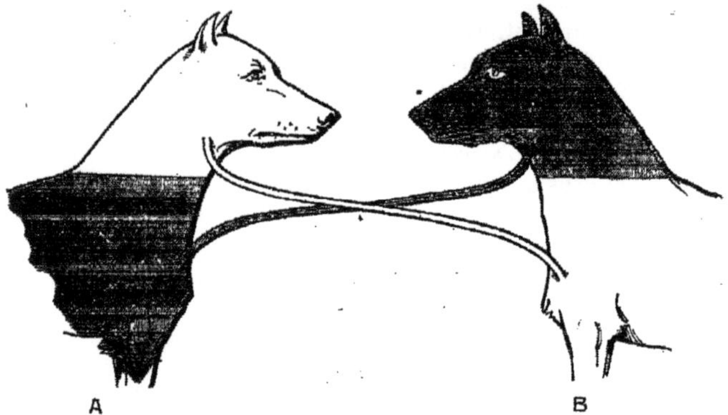


Fig. 167. — Schéma de l'expérience des circulations croisées.
Les parties sombres contiennent du sang asphyxique, les parties claires, du sang artérialisé.

de A. L'encéphale, y compris le bulbe du chien B. reçoit son sang du cœur de A : l'encéphale, y compris le bulbe du chien A, reçoit son sang du cœur de B. On obture la trachée de A, de façon à empêcher sa ventilation pulmonaire ; le sang aortique de A n'est donc pas hématosé ; l'encéphale, y compris le bulbe de B, reçoit donc du sang non hématosé et de plus en plus veineux, à mesure que se prolonge l'expérience. Inversement, le chien B respirant librement, son sang aortique est artérialisé : l'encéphale, y compris le bulbe de A, reçoit donc du sang artérialisé. On a ainsi un chien A, dont la tête reçoit du sang artérialisé et le corps du sang asphyxique ; et un chien B. dont la tête reçoit du sang

1. Il importe d'injecter de petites doses de protéoses, par exemple 1 décigramme par kilogramme de chien, afin que la chute de pression qui suit l'injection ne dure que quelques minutes : cette dose suffit à assurer l'incoagulabilité du sang.

asphyxique et le corps du sang artérialisé. Le chien B présente des phénomènes dyspnéiques (mouvements thoraciques, abdominaux et faciaux [1]), le chien A a des mouvements respiratoires d'amplitude normale. Cette expérience établit le rôle sensibilisateur du sang asphyxique sur le centre respiratoire.

Le sang veineux diffère du sang artériel par deux caractères principaux : sa richesse en acide carbonique, sa pauvreté en oxygène. Quel est, de ces deux caractères, celui qui communique au sang veineux ses propriétés d'augmentateur de l'excitabilité du centre respiratoire.

Si on fait respirer un animal dans une atmosphère d'un gaz physiologiquement inerte, d'hydrogène par exemple, l'acide carbonique du sang veineux s'élimine normalement; le sang artériel ne contient pas d'excès d'acide carbonique; mais la quantité d'oxygène qu'il renferme diminue progressivement. Il se produit des phénomènes dyspnéiques, puis asphyxiques, à partir du moment où la tension de l'oxygène dans l'air alvéolaire est tombée à 13 p. 100 d'atmosphère ou au-dessous.

Si on fait respirer un animal dans une atmosphère contenant une proportion normale d'oxygène et une grande quantité d'acide carbonique, 20 p. 100 par exemple, le sang artériel contient la proportion normale d'oxygène, mais la quantité d'acide carbonique qu'il renferme est augmentée. Il se produit des phénomènes dyspnéiques ou asphyxiques, à partir du moment où la tension de l'acide carbonique dans l'air alvéolaire dépasse de 2 p. 100 d'atmosphère la tension qu'elle présente normalement.

Le centre respiratoire peut donc être sensibilisé par le sang pauvre en oxygène et par le sang riche en acide carbonique; le sang asphyxique sensibilise donc le centre respiratoire, grâce aux deux modifications gazeuses qui le caractérisent. Certains auteurs ont voulu distinguer entre le rôle particulier du sang hypo-oxygéné, qui agirait surtout, mais non exclusivement, sur le centre d'inspiration (augmentation de l'amplitude des inspirations) et du sang hyper-carboniqué, qui agirait surtout, mais non exclusivement, sur le centre d'expiration (augmentation de l'amplitude des expirations actives.

Le sang riche en acide carbonique est un sensibilisateur énergique du centre respiratoire. On a objecté que l'acide carbonique, au moins quand sa tension est grande, a des propriétés anesthésiantes : comment concilier ces faits en apparence contradictoires? Il sera établi, dans l'étude de l'anesthésie, que l'éther et le chloroforme doués à une dose convenable, de propriétés anesthésiques, possèdent à dose moindre, des propriétés excitantes : l'acide carbonique se comporterait comme l'éther et le chloroforme; l'anomalie n'est qu'apparente.

Le sang pauvre en oxygène est un sensibilisateur du centre respiratoire : or, l'oxygène sous forte pression est un excitant comparable à la strychnine; comment admettre que l'absence d'oxygène soit un

1. L'expérience est encore plus frappante quand, au lieu d'obstruer la trachée du chien A, on le fait respirer dans une enceinte close de petites dimensions : dans ce cas, la ventilation pulmonaire se fait, mais l'air se chargeant de plus en plus d'acide carbonique et s'appauvrissant de plus en plus en oxygène, l'hématose devient de plus en plus insuffisante.

augmentateur de sensibilité, alors que des doses moyennes ne le seraient plus? D'ailleurs, comment comprendre que l'absence de quelque chose provoque une action? Comment le sang pauvre en oxygène peut-il agir sur le centre respiratoire? La question n'est pas résolue, mais certains faits fournissent des indications. — Pendant le travail musculaire, la respiration est accélérée; or, le sang est un peu plus riche en oxygène et beaucoup moins riche en acide carbonique que le sang pendant le repos : pourquoi la respiration est-elle accélérée? — Si, chez un chien, on sectionne la moelle dorsale inférieure, et si on excite le segment inférieur, pour tétaniser le train inférieur de l'animal, on constate une accélération respiratoire. Cette accélération n'est pas produite par une excitation née dans le train postérieur et transmise au bulbe par la moelle, puisque la moelle est sectionnée dans la région dorsale inférieure. Elle n'est pas produite par une excitation née à la périphérie dans le train antérieur et transmise au bulbe par les nerfs centripètes, car elle se produit alors même qu'on a pratiqué l'isolement sensitif du bulbe (section des nerfs vagues, etc.). Elle ne saurait être produite qu'au niveau du bulbe, et par le sang qui l'irrigue. Ce sang acquiert cette propriété excitante en traversant le train postérieur tétanisé, car l'accélération respiratoire ne se produit pas quand on a comprimé l'aorte abdominale; elle se manifeste, dès qu'on en cesse la compression. — Quelle est la substance active de ce sang? Ce n'est pas l'acide carbonique, puisque le sang est pauvre en acide carbonique (par suite de l'accélération de la ventilation pulmonaire); ce n'est pas l'absence d'oxygène, puisque le sang en renferme un peu plus qu'à l'état normal. C'est vraisemblablement quelque substance, sur la nature de laquelle nous ne possédons aucune indication, engendrée dans le muscle pendant la contraction et par lui cédée au sang qui le traverse. — Il est possible que le sang pauvre en oxygène doive ses propriétés de sensibilisateur du centre respiratoire à la présence de quelque substance actuellement non connue [1], produite dans les tissus et par eux cédée au sang qui les traverse quand les combustions se font imparfaitement. Mais ce n'est là qu'une hypothèse dont l'expérimentation seule pourrait établir la valeur.

Pour fonctionner, le centre respiratoire doit être irrigué par un sang artérialisé : dans l'asphyxie, lorsque le sang a perdu à peu près complètement son oxygène, la respiration s'arrête, alors que le cœur continue à battre. — Le centre respiratoire est donc plus exigeant à cet égard que les ganglions moteurs du cœur; mais il est moins exigeant que les hémisphères cérébraux, organes des fonctions psychiques. Si, en effet, on saigne un animal à blanc, la sensibilité consciente est abolie, mais des mouvements respiratoires à caractères asphyxiques se produisent pendant quelques minutes. Si, chez un jeune chat, on lie les pédicules pulmonaires pour supprimer toute circulation, la sensibilité consciente est abolie, mais des mouvements res-

1. L'exemple pris ci-dessus des modifications respiratoires dans le travail, ne doit pas être considéré comme l'image exacte de ce qui se produit sous l'influence du sang pauvre en oxygène; dans le travail en effet, il y a accélération respiratoire sans exagération de l'amplitude; dans l'hypo-oxyhémie, il y a exagération de l'amplitude sans accélération respiratoire.

piratoires se produisent parfois pendant 40 minutes, et même plus.

On a pu démontrer le rôle des gaz du sang dans le fonctionnement du centre respiratoire d'une façon simple et frappante. Si on pratique chez de très jeunes (quatre à huit jours) lapins une circulation artificielle générale à l'aide de liqueur de Ringer chauffée à 20°, on peut entretenir les phénomènes essentiels de la vie pendant au moins une heure. Si la liqueur employée est saturée d'oxygène, l'animal reste en état d'apnée pendant toute la durée de l'expérience : il ne manifeste de réaction respiratoire ou de réaction générale que s'il est soumis à des excitations violentes. Si on additionne la liqueur oxygénée d'une forte proportion de la même liqueur saturée d'acide carbonique, il se produit une agitation générale et des mouvements respiratoires dyspnéiques. Si la proportion de la liqueur carboniquée est faible, les réactions générales ne se produisent pas, mais une respiration parfaitement rythmique s'établit. Ces faits montrent nettement le rôle de l'acide carbonique dans la respiration.

Si on fait circuler chez ce petit lapin une liqueur de Ringer pauvre en oxygène, l'apnée subsiste comme avec la liqueur saturée d'oxygène : ce n'est donc pas l'absence d'oxygène qui, en elle-même, est une cause d'activité du centre respiratoire. Il convient de noter d'ailleurs que, dans ce cas de circulation artificielle avec un liquide constamment renouvelé, les produits anormaux de désintégration sont éliminés de l'organisme et ne peuvent dès lors manifester leur action excitante sur le centre respiratoire.

En résumé, nous ne connaissons pas l'excitant normal du centre respiratoire. Nous savons seulement que son excitabilité est augmentée quand la veinosité du sang est augmentée, soit que le sang ait été surchargé d'acide carbonique, soit que certains produits de désintégration engendrés par les tissus quand le sang ne leur apporte pas l'oxygène en proportion suffisante, aient passé dans le sang, et, entraînés par lui, aient été agir sur le centre respiratoire. Nous savons en outre qu'une certaine veinosité du sang est une condition nécessaire de l'excitabilité du centre respiratoire, c'est-à-dire que le centre respiratoire n'obéit à son excitant normal inconnu que si le sang circulant présente une certaine veinosité.

On admet, sans toutefois l'avoir démontré, que le centre d'expiration a les mêmes excitants que le centre d'inspiration, son excitabilité (moindre d'ailleurs que celle de ce dernier) se modifiant dans le même sens et sous les mêmes influences que celle du centre d'inspiration.

— Nous avons établi que le fonctionnement autochtone du centre respiratoire est, dans les conditions normales, constamment modifié par des impressions nées à la périphérie et transmises au bulbe par les nerfs centripètes. Étudions ces influences d'origine périphérique.

Si on sectionne les différents nerfs centripètes séparément, nerfs optiques, auditifs, trijumeaux, glosso-pharyngiens, racines postérieures des nerfs rachidiens, sympathiques, splanchniques (mais non pas les nerfs vagues), on n'observe aucune modification respiratoire. Seule, la section des deux nerfs vagues produit une modification constante de la respiration; — les effets observés étant d'ailleurs bien la conséquence de l'interruption des communications entre le bulbe et la périphérie dans la sphère des nerfs vagues, car ils se produisent identiques, soit après la section, soit après la ligature, soit après la réfrigération, soit après la cocaïnisation de ces deux nerfs. *Seuls de tous les nerfs centripètes, les nerfs vagues possèdent un tonus respiratoire.*

A la suite de la double vagotomie, on observe des modifications respiratoires, variables selon que la section vient d'être faite, ou a été faite depuis quelques heures. Les *effets primaires* consistent essentiellement dans l'apparition de pauses respiratoires et dans le raccourcissement ou la suppression des pseudo-pauses expiratoires (expiration finale), c'est-à-dire dans l'interversion des rapports normaux de l'inspiration et de l'expiration; — accessoirement dans l'augmentation constante, mais faible, de l'amplitude inspiratoire. A ces effets primaires, constants, durant plus ou moins longtemps (dix heures, huit heures, ou moins), succèdent les *effets secondaires* qui apparaissent progressivement. Quand ces effets tardifs sont nettement établis, on note une diminution de la durée des inspirations, avec suppression de la pause inspiratoire observée pendant la période primaire, et une augmentation de la durée des expirations, avec production de pauses expiratoires. Les conséquences primaires sont produites par la section des nerfs vagues; les conséquences secondaires sont la résultante de plusieurs facteurs, ainsi que nous l'établirons dans la suite.

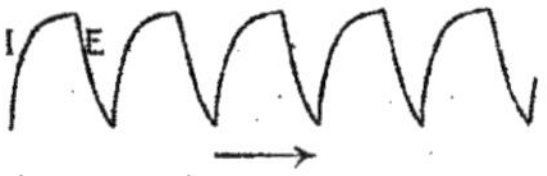

Fig. 168.

La section de la moelle, au-dessous des origines des nerfs phréniques, ne modifie pas la respiration du lapin; la section de la moelle, au-dessous du bulbe, ne modifie pas les phénomènes faciaux de la respiration; la section de l'encéphale, en avant des tubercules quadrijumeaux postérieurs, ne modifie pas la respiration; seules, les sections de l'encéphale, entre les tubercules quadrijumeaux postérieurs et le bulbe, déterminent des modifications respiratoires, identiques qualitativement aux modifications primaires consécutives à la double vagotomie, mais notablement moins accentuées. Donc, *les tubercules quadrijumeaux postérieurs possèdent un tonus respiratoire.* On admet que ce tonus est *autochtone*, parce que les effets d'une section comprise entre

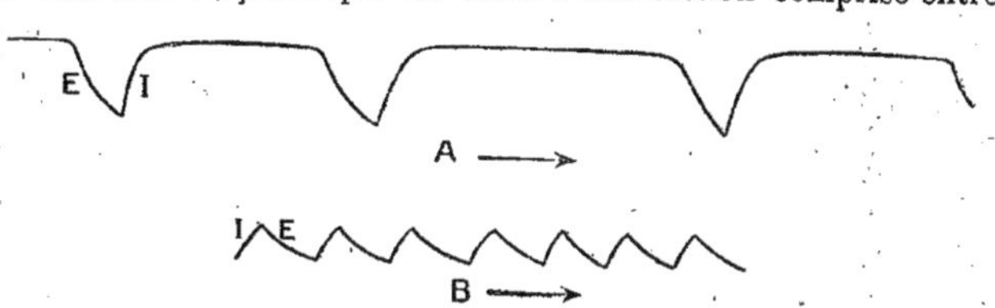


Fig. 169. — En B, tracé de la respiration d'un animal normal. En A, tracé de la respiration du même animal ayant subi la double vagotomie et la section de l'axe nerveux en arrière des tubercules quadrijumeaux postérieurs. — Les deux inscriptions ont été faites avec le même appareil.

les tubercules quadrijumeaux et le bulbe sont identiques, que les nerfs centripètes soient intacts ou sectionnés.

Si on pratique une section de l'encéphale entre les tubercules quadrijumeaux postérieurs et le bulbe, et la double vagotomie, les modifications respiratoires sont infiniment plus grandes qu'à la suite de chacune des deux opérations, pratiquée seule : on observe ces inspirations amples et prolongées et ces longues expirations actives que nous avons indiquées dans les expériences d'isolement sensitif total du centre respiratoire.

Chez l'animal qui a subi soit la double vagotomie seule, soit la section post-tuberculaire seule, soit les deux opérations, la section de tous les nerfs centripètes, quels qu'ils soient (sauf la section des nerfs vagues, chez l'animal à section post-tuberculaire), ne produit aucune modification nouvelle de la respiration. Les nerfs centripètes ne possèdent donc de tonus normal, ni avant, ni après la section de l'encéphale en arrière des tubercules quadrijumeaux postérieurs.

**c. L'action des nerfs centripètes sur le centre respiratoire.** — *L'excitation de tous les nerfs centripètes provoque des modifications respiratoires*, variables suivant le nerf excité et suivant l'intensité de l'excitation. Nous nous bornerons à indiquer les conséquences les plus ordinaires et les plus caractéristiques de l'excitation des divers nerfs sensitifs, sans nous attarder aux détails et à la critique d'expériences, en apparence souvent contradictoires. Une attention spéciale doit être portée sur *le trijumeau, le glosso-pharyngien, le splanchnique, les* *laryngés et surtout le vague.* Pour tous les autres nerfs centripètes, on peut admettre, comme règle générale, les indications suivantes. Si on excite le tronc du nerf ou ses terminaisons, avec un excitant d'intensité croissante, on observe, comme premier phénomène appréciable, une légère accélération respiratoire par diminution de l'expiration ; si on augmente l'intensité de l'excitant, il se produit des phénomènes douloureux, de l'agitation, des cris, etc., qui modifient la respiration : on observe des expirations actives, courtes, précipitées, saccadées, alternant avec des inspirations ayant les mêmes caractères.

L'excitation du tronc du *nerf trijumeau* ou de ses terminaisons (surtout de ses terminaisons nasales) provoque généralement un arrêt respiratoire en expiration. En réalité, le nerf trijumeau ne diffère pas essentiellement des autres nerfs centripètes; car, d'une part, on a pu, par des excitations très faibles des terminaisons du nerf trijumeau (insufflation légère sur le nez par exemple), provoquer la légère accélération respiratoire, par diminution de l'expiration, que nous avons indiquée ci-devant; et, d'autre part, très exceptionnellement il est vrai, on a pu, par des excitations énergiques du tronc du nerf trijumeau, provoquer des manifestations expiratoires actives, comme celles que nous avons indiquées ci-devant.

L'excitation du *nerf glosso-pharyngien* produit un arrêt respiratoire, soit en inspiration, soit en expiration, selon que l'excitation se produit au moment de l'inspiration ou de l'expiration. L'arrêt respiratoire est de courte durée, même si l'excitation est continuée; il ne se prolonge pas au delà de la durée de trois respirations environ, et sa durée est indépendante de l'intensité de l'excitation.

L'excitation des *nerfs splanchniques* produit un arrêt en expiration, persistant plus ou moins longtemps, selon l'intensité de l'excitation; la respiration ne tarde pas à se rétablir, normale d'emblée (sans phase intermédiaire entre l'arrêt et la respiration normale), alors même qu'on continue l'excitation.

L'excitation des *nerfs laryngés supérieurs et inférieurs* détermine : si l'excitation est faible, une diminution du nombre et de l'amplitude des respirations et un allongement des pauses expiratoires (expirations finales); si l'excitation est forte, un arrêt en expiration, dont la durée est d'autant plus grande que l'excitation est plus forte. A égalité d'excitation, les effets sont plus accentués pour les nerfs laryngés supérieurs que pour les nerfs laryngés inférieurs.

Les mêmes modifications respiratoires s'observent lorsque les nerfs centripètes sont excités physiologiquement. En voici quelques exemples. — Si on plonge brusquement un animal dans l'eau froide, on détermine toujours des modifications respiratoires : ce sont, selon les conditions de l'immersion, des phénomènes d'inspiration ou d'expiration (nerfs sensitifs de la peau). — Si on fait couler un filet d'eau froide sur les narines d'un lapin, on provoque un arrêt de la respiration en expiration, pouvant durer de dix à vingt secondes. L'excitation se produit sur les fibres du nerf trijumeau. — Si on fait respirer de l'air chargé de vapeurs chloroformiques, il se produit quelquefois (souvent chez le lapin) un arrêt respiratoire en expiration : c'est là un des accidents primitifs possibles de la chloroformisation. L'excitation porte sur les terminaisons du nerf trijumeau ou des nerfs laryngés, nerfs sensitifs des fosses nasales et du larynx, car l'arrêt ne se produit jamais chez l'animal respirant par une canule trachéale. — Au moment de la déglutition, il se produit un arrêt respiratoire en inspiration ou en expiration, selon la phase respiratoire correspondante. Cet arrêt est produit par l'excitation des fibres du nerf glosso-pharyngien. — Lorsqu'un corps étranger pénètre dans le larynx et s'y arrête, il se produit un arrêt respiratoire en expiration. L'excitation porte sur les fibres des nerfs laryngés (la toux ne se produit que plus tard, quand le corps étranger a pénétré dans la trachée).

Les auteurs ne sont pas d'accord sur les effets respiratoires des excitations des *nerfs vagues*. Les uns indiquent une action inspiratoire, pouvant aller, quand l'excitation augmente, jusqu'à l'arrêt en inspiration; — les autres indiquent une action inhibitrice d'inspiration, pouvant aller, quand l'excitation augmente, jusqu'à l'arrêt en expiration; — d'autres, enfin, indiquent des actions variables, soit inspiratoires, soit inhibitrices d'inspiration, suivant l'intensité de l'excitation et suivant les conditions générales de l'expérience (anesthésie, etc.).

Cette variabilité des résultats obtenus a conduit certains physiologistes à admettre, dans le tronc du nerf vague, des fibres inspiratoires et des fibres inhibitrices d'inspiration, contenues en proportions variables dans le nerf vague, suivant le point considéré et suivant le sujet en expérience, dont l'excitabilité relative varierait selon les conditions de l'expérience. C'est ainsi, qu'au dire de ces physiologistes, l'excitation des nerfs vagues, au-dessous de l'origine des nerfs laryngés supérieurs, déterminerait généralement des phénomènes d'inspiration chez l'animal normal, et des phénomènes d'inhibition d'inspiration (pouvant aller jusqu'à l'arrêt en expiration) chez l'animal chloralisé. Ainsi se trouverait démontrée, grâce à l'emploi du chloral, l'existence, dans le tronc du nerf vague, des deux groupes de fibres antagonistes, inspiratoires et inhibitrices d'inspiration.

Nous avons indiqué précédemment l'existence de fibres inhibitrices d'inspiration dans les nerfs laryngés supérieur et inférieur; il convient donc d'exciter le tronc du nerf vague au-dessous de l'origine du nerf laryngé inférieur pour connaître son action propre sur la respiration.

Excitons le tronc du nerf vague, au-dessous des nerfs laryngés, avec des courants d'intensité croissante, chez un lapin normal, respirant normalement, non anesthésié. Pour des excitations minimes, il se produit une inhibition d'inspiration, c'est-à-dire une diminution de l'amplitude des inspirations, sans augmentation de l'amplitude des expirations; les respirations sont courtes et saccadées; il ne se produit pas d'arrêt en expiration. — Pour des excitations plus fortes, il se produit un effet inspiratoire : l'amplitude respiratoire est diminuée, par suppression partielle de l'expiration, et finalement (pour une excitation assez forte) il se produit un arrêt en inspiration. — Pour des excitations plus fortes encore, il se produit des phénomènes douloureux, de l'agitation généralisée, y compris de l'agitation respiratoire. On obtient toujours ces mêmes résultats, quel que soit l'excitant employé : courants interrompus ascendants ou descendants, courants alternatifs, agents mécaniques[1].

Ces faits sont vrais pour l'animal normal non anesthésié. Chez l'animal en état d'asphyxie, ou chez l'animal chloralisé, les effets de l'excitation du nerf vague sont absolument différents et différents selon le degré de l'asphyxie ou de la chloralisation.

Ces faits, peu importants en eux-mêmes, prennent une grande importance par les conséquences qu'ils comportent. Peut-on admettre dans le nerf vague l'existence de fibres antagonistes, inspiratoires et inhibitrices d'inspirations, les unes ou les autres se manifestant suivant l'intensité de l'excitation et les conditions de l'expérience?

On n'a pas un seul exemple de fibres antagonistes authentiques, existant dans un même nerf, manifestables par des excitations d'intensité différente, portées en un même point. Si le nerf vague contient des fibres inspiratoires et des fibres inhibitrices d'inspiration mélangées, la démonstration en est à faire. — Les réactions respiratoires qualitativement différentes, provoquées par des excitations d'intensités différentes, portant en un même point du nerf vague, ne sauraient s'expliquer que par des modifications de l'excitabilité du centre respiratoire. Les différences observées ont leur cause en dehors du nerf vague.

De même que, parmi les nerfs centripètes, les uns (nerfs vagues) ont un tonus respiratoire normal, tandis que les autres n'inter-

1. On peut démontrer, sinon toujours au moins souvent, que les excitations normales, c'est-à-dire celles qui se produisent chez les êtres vivants en dehors de toute intervention expérimentale sont des excitations faibles, voisines du seuil de l'excitation. Par conséquent, lorsque, dans nos expériences, nous constatons des réactions différentes selon l'intensité de l'excitant employé, nous devons considérer les excitations faibles comme celles qui sont en général équivalentes aux excitations qui interviennent chez l'être normal. Nous admettrons par exemple ici que le nerf vague intervient dans le fonctionnement normal de la respiration, comme il intervient ici quand nous l'excitons avec les courants les plus faibles.

viennent qu'accidentellement; de même, parmi les régions cérébrales, les unes (tubercules quadrijumeaux postérieurs) ont un tonus respiratoire normal tandis que les autres n'interviennent qu'accidentellement : c'est ainsi que l'excitation d'une région peu étendue des parois latérales du troisième ventricule, près du plancher de ce ventricule et un peu en avant des tubercules quadrijumeaux, produit des phénomènes inspiratoires, c'est-à-dire une augmentation de l'amplitude des inspirations, pouvant aller jusqu'à l'arrêt respiratoire en inspiration; — c'est ainsi que l'excitation de la région des tubercules quadrijumeaux antérieurs, immédiatement au-dessous de l'aqueduc de Sylvius, provoque une explosion de mouvements d'expiration ou un arrêt respiratoire en expiration passive ou active. Enfin, les hémisphères cérébraux, organes des fonctions psychiques, peuvent réagir sur le centre respiratoire, car la respiration est modifiée par la douleur et surtout par la volonté. On peut à volonté augmenter ou diminuer le nombre et l'amplitude des inspirations, provoquer des expirations actives, etc. Toutefois, l'action de la volonté n'est pas illimitée; elle peut se heurter à une résistance insurmontable : lorsqu'on accélère la respiration, il arrive un moment où l'on ne peut plus soutenir le rythme adopté; lorsqu'on suspend ou qu'on ralentit la respiration, il arrive un moment où l'on ne peut prolonger l'arrêt ou soutenir le rythme ralenti.

Si nous revenons à l'étude de la respiration normale, nous avons établi que le fonctionnement autochtone du centre respiratoire est constamment modifié par les tonicités respiratoires des nerfs vagues et des tubercules quadrijumeaux postérieurs. — Nous devons admettre que les nerfs vagues et les tubercules quadrijumeaux agissent de façon identique sur le centre respiratoire : 1° parce que les suites de la double vagotomie sont les mêmes, à l'intensité des phénomènes près, que les suites de la section encéphalique pratiquée entre les tubercules quadrijumeaux et le bulbe; — 2° parce que les tubercules quadrijumeaux postérieurs peuvent suppléer les nerfs vagues dans leur fonction respiratoire, au moins pendant un certain temps (période des suites primaires de la double vagotomie), pendant lequel la respiration reste physiologiquement suffisante; il a été démontré que les modifications profondes de la respiration et les conséquences graves qu'elles produisent n'apparaissent qu'après la double séparation des nerfs vagues et des tubercules quadrijumeaux, et que les modifications secondes, produites par la double vagotomie, ne se produisent que tardivement.

Nous avons établi que le tonus respiratoire des tubercules quadrijumeaux est autochtone; il nous faut rechercher l'origine du tonus des nerfs vagues. — La section des nerfs vagues, au niveau du diaphragme, ne modifie pas la respiration; le tonus respiratoire des nerfs vagues n'est donc pas d'origine abdominale. La section des nerfs laryngés et des rameaux cardiaques des nerfs vagues ne modifie pas la respiration; le tonus respiratoire des nerfs vagues n'est donc pas d'origine laryngée ou cardiaque. Il est d'origine pulmonaire.

Si on distend les poumons par insufflation trachéale, on constate un effet expiratoire ou plus exactement un effet inhibiteur d'inspiration : *l'insufflation des poumons provoque une expiration passive*. Si on détermine le collapsus des poumons (par pneumothorax), on constate un effet inspiratoire : *l'affaissement des poumons provoque une inspiration*. Les phénomènes ne se produisent que si l'un au moins des deux nerfs vagues possède son intégrité anatomique et physiologique; ils ne se produisent pas après la double vagotomie. Par là se trouve établie, de façon positive, l'origine pulmonaire du tonus respiratoire des nerfs vagues.

Faut-il admettre que les nerfs vagues possèdent des fibres inspiratoires, excitées par le tassement des poumons, et des fibres inhibitrices d'inspiration, excitées par la distension des poumons? S'il en était ainsi, on devrait, en recueillant, au moyen d'un galvanomètre, le courant propre du bout périphérique d'un nerf vague, sectionné au cou, observer deux variations négatives, dans le cours d'une respiration totale. L'expérience faite sur un animal respirant spontanément, ne donne pas de résultats nets; — si, au contraire, sur un animal à thorax ouvert, on distend fortement les poumons par insufflation trachéale énergique, et si on les laisse s'affaisser complètement, on constate une variation négative au moment de la distension; on n'en constate pas au moment de l'affaissement. On est donc autorisé à n'admettre dans les nerfs vagues qu'*une seule espèce de fibres*, mises en activité au moment de la distension pulmonaire.

Cette conclusion est appuyée par le fait suivant. Si on sectionne un nerf vague, et si on détermine l'affaissement du poumon de l'autre côté, par ouverture de la cavité pleurale correspondante, on constate les mêmes modifications respiratoires qu'à la suite de la double vagotomie. Le collapsus pulmonaire est équivalent à la vagotomie correspondante. En serait-il de même, si, pendant et par le collapsus du poumon, une excitation était transmise au bulbe par le nerf vague?

Donc, on peut admettre que les filets pulmonaires des nerfs vagues transmettent au centre respiratoire des excitations au moment de l'inspiration, ces excitations allant en croissant avec l'inspiration, et ayant pour résultat d'inhiber le centre respiratoire. — Les excitations artificielles des nerfs vagues peuvent produire des modifications diverses de l'activité du centre respiratoire, peu importe; les excitations physiologiques pulmonaires se traduisent uniquement par des phénomènes d'inhibition d'inspiration.

Le centre respiratoire nous apparaît donc comme un centre autochtone, dont l'activité est provoquée par un agent inconnu. Il fonctionne rythmiquement, comme si les excitations qu'il reçoit s'accumulaient en lui, jusqu'à production d'une décharge. L'activité autochtone de ce centre est sans cesse modifiée par des excitations qui lui viennent des tubercules quadrijumeaux postérieurs d'une part, et, d'autre part, des poumons, par l'intermédiaire des nerfs vagues. Les excitations d'origne tuberculaire sont autochtones; leur cause immédiate n'a pas été déterminée; elles sont inhibitrices d'inspiration. Les excitations d'origine pulmonaire, transmises par les nerfs vagues, sont produites par la distension des poumons; elles sont aussi inhibitrices d'inspiration. Pendant l'expiration, le centre respiratoire accumule les excitations jusqu'à ce que se produise la décharge inspiratoire; par le fait de l'activité inspiratoire du centre, la décharge se produit, en même temps que l'inhibition d'origine pulmonaire; sous l'influence de ces deux causes, l'inspiration est suspendue, l'expiration commence.

Le fonctionnement du centre d'expiration, quand il entre en activité, n'a pas été analysé; on ne saurait dire actuellement si son fonctionnement autochtone est modifié par des excitations d'origine périphérique.

On peut se rendre compte de l'importance capitale des excitations périphériques, inhibitrices d'inspiration, transmises au centre respiratoire par les nerfs vagues, en examinant les suites éloignées de la double vagotomie. Ces suites tardives consistent, nous l'avons dit, en une accentuation des phénomènes d'expiration, aux dépens des phénomènes d'inspiration; ces manifestations sont identiques à celles qu'on observe dans le cas d'asphyxie lente et partielle. Il semble que le centre respiratoire, privé de son frein, gaspille son énergie et présente des phénomènes de fatigue qui rendent son fonctionnement imparfait et finalement insuffisant.

## 3. *Apnée, polypnée, dyspnée, première respiration.*

A l'histoire du centre respiratoire se rattachent les questions de l'*apnée*, de la *polypnée*, de la *dyspnée*, du *premier mouvement respiratoire*.

*a.* **Apnée.** — Si on pratique sur un animal la respiration artificielle, en faisant des inspirations plus fréquentes et plus profondes que les inspirations normales, on constate que la respiration spontanée ne recommence pas immédiatement après cessation de la respiration artificielle. Il y a une pause respiratoire plus ou moins prolongée, suivant l'intensité et la durée de la respiration artificielle. Cet état constitue l'*apnée*. Sa durée peut atteindre vingt secondes et plus chez le lapin, une minute chez le chien. L'expérimentateur peut produire sur lui-même une apnée au moins relative, en faisant coup sur coup plusieurs inspirations volontaires profondes : pendant une demi-minute et quelquefois plus, il n'éprouve plus le besoin de respirer.

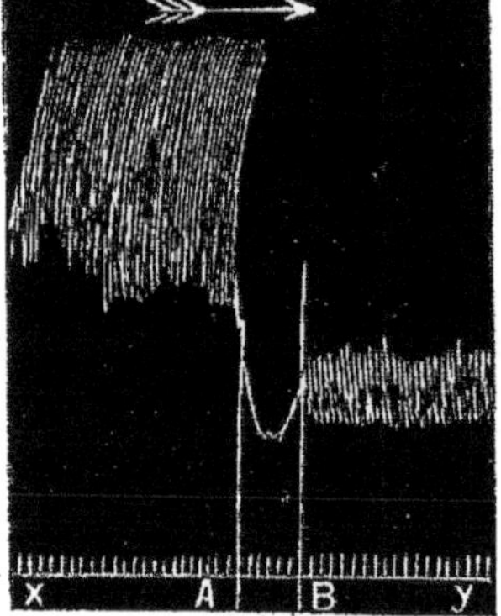


Fig. 170. — Apnée du lapin, les nerfs vagues intacts.

*x*A, respiration artificielle; AB, apnée; B*y*, respiration spontanée. Le temps est marqué en secondes.

On a d'abord supposé que, grâce à la ventilation pulmonaire plus complète, due à la respiration artificielle, la proportion d'oxygène augmente dans les alvéoles, que le sang se charge d'oxygène jusqu'à refus, et qu'ainsi suroxygéné, il a perdu la propriété d'exciter le centre respiratoire; il ne recouvrerait cette propriété qu'après avoir repris sa composition gazeuse normale. Cette conception est inexacte. Sans doute, au début de l'apnée, le sang est à peu près saturé d'oxygène, mais le sang artériel normal l'est aussi à peu près; les quantités d'oxygène dans les deux sangs sont égales, à un centième près de leur valeur; la tension de l'oxygène dans le sang, au début de l'apnée, n'est supérieure à sa tension en dehors de l'apnée que de quelques centièmes de sa valeur. Il est donc peu vraisemblable que l'apnée soit la conséquence de la suroxygénation du sang; ne devrait-on pas d'ailleurs, si cette conception était exacte, observer l'apnée chez l'animal qui a respiré, pendant quelques instants, dans un air sous pression ou dans un air suroxygéné, car il se produit alors une légère augmentation de la quantité et une augmentation notable de la tension de l'oxygène du sang? Or l'apnée ne se produit pas. — Pendant l'apnée, de l'oxygène est consommé, comme en dehors de l'apnée; sa quantité et sa tension diminuent et atteignent, presque immédiatement, les valeurs qu'elles ont dans le sang en dehors de l'apnée. En réalité, pendant toute l'apnée, ou à très peu près, la quantité et la tension de l'oxygène dans le sang sont inférieures à sa quantité et à sa tension dans le sang en dehors de l'apnée. Au moment où cesse l'apnée, la quantité d'oxygène du sang est beaucoup plus petite qu'au début de l'inspiration normale. — Enfin on peut produire l'apnée en dehors de toute augmentation de la quantité et de la tension de l'oxygène dans le sang; il suffit d'insuffler, au lieu d'air, un mélange à parties égales d'air et d'hydrogène ou de l'hydrogène pur. — Il faut donc renoncer à chercher la cause de l'apnée dans une modification de la teneur en oxygène du sang.

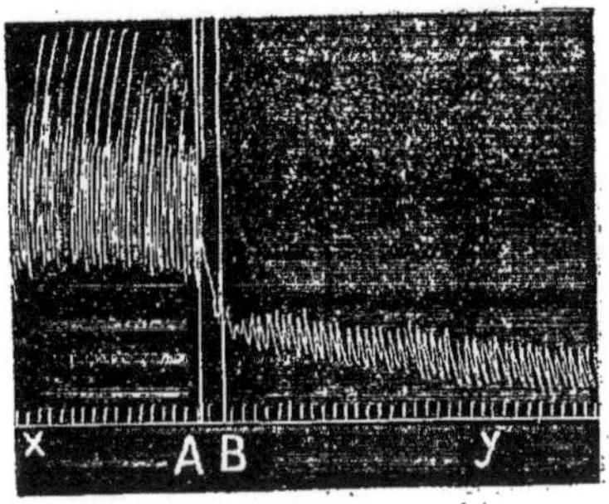

Fig. 171. — Apnée du lapin, les nerfs vagues sectionnés.

xA, respiration artificielle; AB, apnée; By, respiration spontanée. Le temps est marqué en secondes.

Grâce à l'énergique ventilation pulmonaire pratiquée pendant la pré-apnée, la dépuration carbonique du sang, fort incomplète à l'état normal, devient beaucoup plus parfaite : au début de l'apnée, la quantité d'acide carbonique du sang est réduite de moitié environ. Ne doit-on pas supposer que l'appauvrissement du sang en acide carbonique est la cause de l'apnée, et que, vraisemblablement, la respiration spontanée ne recommence que lorsque le sang a recouvré sa teneur normale en acide carbonique? Cette conception est inexacte. En effet, on peut produire l'apnée dans des conditions où la richesse du sang en acide carbonique est normale ou augmentée : il suffit d'insuffler toujours le même air (qu'on fait passer de la pompe dans les poumons et inversement), ou des mélanges d'air et d'acide carbonique. D'autre part, la richesse du sang en acide carbonique, à la fin de l'apnée, est beaucoup plus grande qu'au début de l'inspiration normale; le sang est à ce moment du sang asphyxique, autant par sa richesse en acide carbonique que par sa pauvreté en oxygène. Souvent on observe, avant la rupture de l'apnée, quelques phénomènes asphyxiques : ralentissement du cœur, augmentation de la pression sanguine, exagération du péristaltisme intestinal, par exemple. De cet ensemble de faits, nous pouvons conclure (quitte à atténuer ci-dessous ce que cette conclusion pourrait avoir de trop absolu) que l'apnée n'est pas la conséquence de l'exagération de l'artérialité du sang, puisqu'elle peut exister avec tous ses caractères, alors même que la composition gazeuse du sang est modifiée dans le sens asphyxique.

Chez les animaux dont les nerfs vagues ont été sectionnés ou fortement refroidis, il est impossible de provoquer l'apnée, comme chez les animaux normaux, même si on a recours à une ventilation extrêmement énergique. — Tout au plus réussit-on parfois à produire une très courte suspension de la respiration, qui ne persiste que quelques secondes. — La section ou la réfrigération brusque des nerfs vagues, chez l'animal en état d'apnée, ne fait pas cesser l'apnée.

Or, on sait qu'au moment de l'inspiration, les terminaisons pulmonaires des nerfs vagues sont excitées par la distension des poumons, et que les excitations sont transmises au centre respiratoire qu'elles inhibent. Sous l'influence d'une respiration artificielle énergique et précipitée, ces excitations exagérées et répétées, en s'additionnant dans le centre respiratoire, en diminuent l'excitabilité au point que les agents qui en déterminent d'ordinaire le fonctionnement restent inefficaces : la respiration ne pouvant réapparaître que lorsque l'excitabilité est devenue plus grande (du fait de l'accumulation de l'acide carbonique dans le sang), ou que l'inhibition s'est dissipée.

Pendant l'apnée, l'excitabilité du centre respiratoire est en effet diminuée, puisque le sang, qui, normalement, provoquerait des respirations amplifiées (sang asphyxique), est seulement capable de mettre en activité ce centre. — On démontre encore que des excitations qui, chez l'animal normal, provoquent des phénomènes d'inspiration, sont inefficaces chez l'animal apnétique.

L'apnée résulte d'une diminution de l'excitabilité du centre respiratoire, qu'on peut produire, soit par insufflation pulmonaire, soit par tout autre moyen. Si on lie, chez un lapin, les deux artères vertébrales et une carotide et si on comprime l'autre carotide modérément, de façon à diminuer le cours du sang, sans le supprimer, on ne constate pas de modifications respiratoires importantes. Si après quelques minutes, on cesse brusquement de comprimer la carotide, on observe l'apnée. On peut admettre que l'excitabilité du centre respiratoire a été diminuée, par suite de l'insuffisance de son irrigation sanguine; si la respiration a continué normale, c'est que la veinosité du sang, exagérée dans la sphère bulbaire par suite du ralentissement du cours du sang, établissait une compensation. Au moment de la décompression, la veinosité du sang diminuant par suite d'une irrigation plus parfaite, l'apnée se produit.

Dans cette expérience, l'apnée est indépendante de toute intervention des nerfs vagues; elle résulte d'une diminution de l'excitabilité du centre respiratoire. On peut de même produire l'apnée par diminution convenable de la veinosité du sang. Dans l'expérience des circulations croisées, le chien dont la tête est irriguée par le sang fortement artérialisé lancé par le cœur du chien qui présente la respiration asphyxique, présente lui-même, sinon l'apnée, du moins une respiration diminuée. Nous avons indiqué ci-dessus qu'il est possible, très exceptionnellement d'ailleurs, et par une ventilation extrêmement énergique, de produire une apnée de très courte durée, chez les animaux dont les nerfs vagues ont été sectionnés[1]. On peut donc consi-

1. Cette apnée est la conséquence de la perte d'excitabilité du centre respiratoire, en rapport avec la diminution de la veinosité du sang due à une intense ventilation pulmonaire. Elle cesse dès que le sang (et c'est affaire de quelques secondes) a recouvré sa veinosité normale.

dérer, à côté de l'apnée par inhibition du centre respiratoire, produite par la distension des poumons et par l'intermédiaire des nerfs vagues, une apnée par artérialité exagérée du sang. Certains auteurs ont opposé cette dernière, sous le nom d'apnée vraie, à l'apnée vague. Cette expression, apnée vraie, est profondément regrettable. Il est de beaucoup préférable de les désigner sous les noms d'*apnée chimique ou autochtone* (absolument exceptionnelle et de courte durée) et d'*apnée vague ou réflexe*.

*b*. **Polypnée ou tachypnée.** — A côté de l'apnée, on place la *polypnée* ou *tachypnée*, qui paraît en être la contre-partie, sans l'être réellement. Le chien, dans les conditions ordinaires, fait de 15 à 20 respirations par minute. Si on expose un chien au soleil, on voit la respiration se précipiter : tout d'abord les respirations passent de 20 à 80 par minute, puis, brusquement, le chien ouvre la gueule, tire la langue et fait 300, 350 et même 400 respirations par minute : ce sont des respirations courtes et précipitées, très superficielles. C'est le phénomène connu sous le nom de *polypnée* ou *tachypnée thermique* (on l'a quelquefois désignée sous le nom de dyspnée thermique, expression mauvaise, car il n'y a rien là de commun avec la dyspnée). Le même phénomène s'observe chez le chien placé dans une enceinte à température égale ou supérieure à 41° : dans ce dernier cas, il se produit quand la température interne du corps atteint 40°,5 ; il est maximum quand cette température interne est comprise entre 41°,5 et 42° ; — dans le premier cas, au contraire, la polypnée se produit sans que la température du corps se soit modifiée.

La *polypnée sans élévation de la température interne* est provoquée par l'action d'une chaleur vive sur les nerfs centripètes de la peau : les nerfs vagues n'y jouent aucun rôle, car le phénomène se produit après la double vagotomie. Elle ne se produit pas chez l'animal fortement chloralisé. C'est une polypnée réflexe, une polypnée d'origine périphérique.

La *polypnée avec élévation de la température interne* est provoquée par l'action du sang surchauffé sur le centre respiratoire. C'est une polypnée autochtone, une polypnée d'origine centrale. En effet, on peut la provoquer expérimentalement de la façon suivante : on prépare les carotides internes au cou et on les fait reposer dans des gouttières parcourues par un courant d'eau à 42° ; le sang qui va irriguer les centres nerveux est ainsi porté à une température voisine de 42° ; la température du reste du corps étant normale, la polypnée se produit (même si les nerfs sensitifs de la tête ont été sectionnés). Cette polypnée se produit comme la précédente, après la double vagotomie ; contrairement à la précédente, elle se produit chez l'animal fortement chloralisé.

La polypnée n'est pas la contre-partie de l'apnée ; car l'apnée est un phénomène d'origine pulmonaire, tandis que la polypnée n'est jamais d'origine pulmonaire. La polypnée n'est pas la contre-partie de l'apnée, car l'animal polypnéique est en même temps apnéique : si on obture les voies respiratoires du chien pendant la polypnée, il reste généralement une demi-minute et plus sans exécuter aucun mouvement respiratoire.

La polypnée doit être séparée de la façon la plus absolue de la dyspnée. Pendant la dyspnée, le centre respiratoire est fortement excité, ainsi qu'en témoigne l'étendue des mouvements respiratoires. Pendant la polypnée, le centre respiratoire est partiellement inhibé : la polypnée, en effet, ne peut se produire qu'à la condition qu'il n'y ait pas le moindre obstacle à la pénétration de l'air : les voies respiratoires doivent être largement béantes, la gueule ouverte, la langue pendante; la polypnée ne se produit plus quand on exerce une pression légère sur le thorax, quand on musèle l'animal, quand on le fait respirer par un long tube étroit.

Nous avons admis que, pendant l'expiration, le centre respiratoire

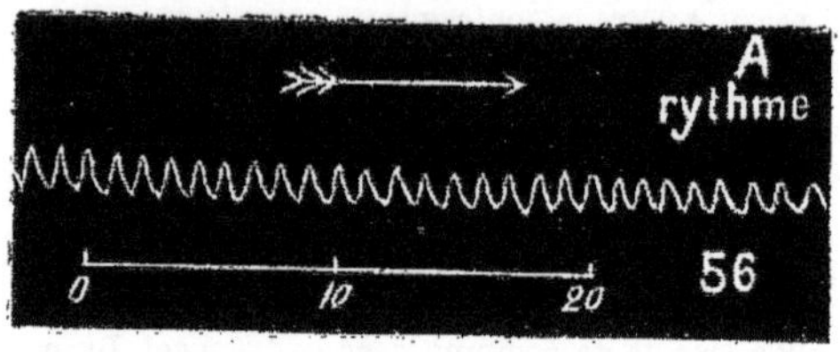


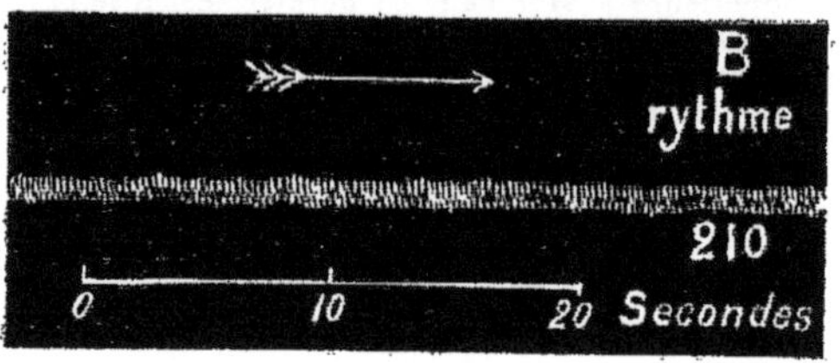


Fig. 172.

En A, respiration normale du lapin. En B, respiration polypnéique. — Courbes obtenues chez le même lapin avec les mêmes dispositions expérimentales.

accumule en lui les excitations dues à l'action du sang (et en particulier de l'acide carbonique du sang), jusqu'au moment où la charge est maxima et où la décharge inspiratoire se produit. Nous pouvons admettre que, sous l'influence de la chaleur, agissant soit à la périphérie, soit au niveau du centre respiratoire, la valeur maxima de la charge de ce centre est diminuée: la décharge inspiratoire se produit pour une charge moindre, les inspirations se précipitent en même temps qu'elles diminuent d'amplitude; la décharge inspiratoire étant d'intensité moindre, puisque la charge a duré moins longtemps.

A la polypnée thermique, on pourrait opposer la *poïkilopnée frigorifique*, phénomène que nous avons vu se produire par la réfrigération directe du centre respiratoire, avant l'arrêt respiratoire. L'étude systématique de cette question n'a pas été faite. On sait seulement que, sous l'influence de cette réfrigération, il se produit des pauses expiratoires prolongées.

Nous avons précédemment signalé la *polypnée* qui se produit à la suite d'un *violent travail musculaire*. Cette polypnée diffère essentiellement de la polypnée thermique. Dans la polypnée d'origine musculaire, l'activité du centre respiratoire n'est pas diminuée; les mouvements respiratoires ne sont pas à la fois multipliés et d'amplitude réduite; l'apnée ne se produit pas si on obture les voies respiratoires; les muscles qui prennent part à la respiration sont plus nombreux que dans la respiration normale. Il y a à la fois *polypnée et dyspnée*.

La polypnée peut s'observer dans des circonstances autres que celles qui viennent d'être indiquées. C'est ainsi qu'on l'observe chez le lapin dans diverses intoxications et notamment dans l'intoxication séro-anaphylactique (accidents consécutifs à l'injection intraveineuse de sérum de cheval chez des lapins préparés par injections sous-cutanées de ce sérum) et dans quelques intoxications venimeuses (injection intraveineuse de venin de crotale adamantin par exemple). On peut dans ce cas l'appeler *polypnée toxique*.

*c*. **Dyspnée et asphyxie.** — On désigne sous le nom de *dyspnée* un état spécial de la respiration, essentiellement caractérisé par l'augmentation de l'amplitude et accessoirement par la diminution du nombre des inspirations; — par l'entrée en jeu des muscles qui ne prennent pas part ordinairement aux mouvements respiratoires et par l'apparition de mouvements respiratoires de la face ou du larynx (ou, chez les animaux pour lesquels ces mouvements sont normaux, par une augmentation de ces mouvements), — et, au moins chez l'homme, par une sensation d'angoisse.

La dyspnée se produit toutes les fois que l'hématose est entravée : toute cause qui diminue l'absorption de l'oxygène ou l'élimination de l'acide carbonique, toute cause qui diminue la proportion de l'oxygène ou augmente la proportion de l'acide carbonique du sang et des tissus, provoque la dyspnée. La dyspnée est le mécanisme compensateur employé par l'organisme pour lutter contre la diminution de l'hématose. Tant que la compensation se produit, les modifications respiratoires sont seules appréciables : c'est la *dyspnée vraie*. Si la compensation est insuffisante, la diminution de l'hématose produit des modifications organiques plus ou moins généralisées : il y a *asphyxie*[1]. Dans l'asphyxie, il y a des modifications respiratoires dyspnéiques; mais il y a, en outre, des troubles circulatoires, sécrétoires, musculaires, etc.

Lorsque l'asphyxie résulte d'une suppression totale de l'hématose, ses différentes manifestations apparaissent simultanément : il y a *asphyxie rapide*; lorsque l'asphyxie résulte d'une insuffisance de l'hématose, ses différentes manifestations apparaissent successivement dans un ordre constant : il y a *asphyxie lente*. On peut distinguer dans l'asphyxie lente trois périodes : une première période caractérisée par une cyanose, une respiration dyspnéique, une accélération cardiaque, et une élévation de la pression artérielle; une seconde période pendant laquelle s'ajoutent à ces mêmes phénomènes respiratoires et cardiaques de la titubation, des spasmes, de la salivation,

1. On peut définir l'asphyxie, l'ensemble des troubles dus à la suppression ou à l'insuffisance des échanges respiratoires.

de l'émission d'urine, du myosis (resserrement de la pupille); une troisième période pendant laquelle s'observent successivement la chute sur le sol, la paralysie sensitive, la paralysie motrice, l'abaissement de la pression sanguine, l'affaiblissement des mouvements respiratoires, la syncope respiratoire, l'arrêt du cœur.

On observe la dyspnée : 1° *quand la surface pulmonaire utilisable est réduite* (quand, par exemple, les alvéoles contiennent un exsudat; quand le poumon est comprimé par un épanchement pleural; quand un poumon est revenu sur lui-même, par suite d'un pneumothorax;

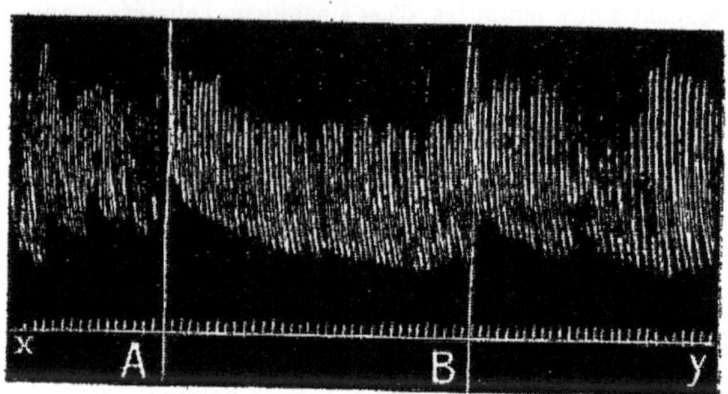


**Fig. 173. — Dyspnée. Lapin trachéotomisé.**

En *x*A, respiration libre, la canule trachéale étant largement ouverte. En AB, respiration légèrement dyspnéique, la canule trachéale étant un peu moins largement ouverte. En B*y*, la dyspnée s'accentue, la canule étant en partie fermée.

quand il y a embolie pulmonaire); — 2° *quand l'air respiré a une composition gazeuse incompatible avec une hématose normale* (air confiné, dans lequel l'oxygène a diminué et l'acide carbonique s'est accumulé; air raréfié); ou *quand la ventilation pulmonaire se fait de façon défectueuse* (oblitération partielle des voies respiratoires); — 3° *quand le sang ne peut plus fixer une quantité suffisante d'oxygène* (anémies, hémorragies, empoisonnement par l'oxyde de carbone); ou *quand la circulation du sang est diminuée et ralentie* (asthénie cardiaque, troubles cardiaques); — 4° enfin, *quand les mouvements du thorax et du diaphragme sont diminués* (obstacle mécanique à l'expansion thoracique, parésie ou paralysie des muscles respiratoires).

L'explication des phénomènes dyspnéiques se ramène toujours à une augmentation de l'excitation ou de l'excitabilité du centre respiratoire (avec participation du centre expirateur), due à l'exagération de la veinosité du sang.

Il convient de noter que la dyspnée ne reconnait pas toujours pour cause une insuffisance de l'hématose : elle peut se produire dans le cours de diverses intoxications, et, dans ce cas, pour bien la distinguer de la dyspnée pure, on la désignera sous le nom de *dyspnée toxique*.

*d*. **Premier mouvement respiratoire.** — Le fœtus qui, pendant toute sa vie intra-utérine, n'a exécuté aucun mouvement respiratoire, commence à respirer aussitôt qu'il est né. On doit chercher la *cause du premier mouvement respiratoire* dans les conditions nouvelles où il se trouve. Parmi ces conditions, deux sont prédominantes : — 1° *la circulation placentaire* et par suite *la respiration placentaire cessent rapidement après la naissance* : le nouveau-né est donc en état d'asphyxie; — 2° *le nouveau-né est exposé à l'air*, tout humide; une évaporation rapide se fait à sa surface ; *il est en contact avec des objets extérieurs*; des excitations frigorifiques et mécaniques se produisent

D'après les uns, le premier mouvement respiratoire reconnaît pour cause l'asphyxie consécutive à l'arrêt de la circulation placentaire; — d'après les autres, il est provoqué par les excitations cutanées.

On sait que, pour le fœtus humain, en cas de retard dans l'apparition des mouvements respiratoires spontanés après la naissance, certains accoucheurs pratiquent des excitations cutanées énergiques (frictions, aspersions, etc.), et qu'en général les mouvements respiratoires spontanés ne tardent pas à se produire.

Expérimentalement, la question se pose ainsi : chez le fœtus à un degré suffisant de développement, peut-on provoquer des mouvements respiratoires spontanés par arrêt de la circulation placentaire, sans exercer d'excitations cutanées? — Les expériences ont été faites particulièrement chez la brebis et chez le cobaye, animaux qui possèdent des placentas cotylédonaires et dont l'utérus peut être largement ouvert, sans que des hémorragies se produisent et que la circulation placentaire des fœtus soit modifiée (l'incision peut facilement être faite entre les cotylédons).

En opérant sur la brebis, on a constaté qu'en général les excitations cutanées sont inefficaces pour provoquer la respiration : un fœtus de mouton, attiré hors de la corne utérine où il reposait, exposé à l'air et très fortement excité (au point qu'il se produit des réactions générales) ne respire pas si la circulation placentaire est conservée intacte. Des mouvements respiratoires spontanés se produisent, au contraire, dès que la circulation placentaire est supprimée ou simplement entravée.

En opérant sur le cobaye (plongé dans un bain d'eau salée physiologique à la température du corps), on a constaté que les excitations cutanées, mécaniques ou électriques, provoquent, en général, des mouvements respiratoires, la circulation placentaire demeurant intacte, mais que ces mouvements ne se maintiennent pas au delà de la période d'excitation et n'affectent pas un caractère franchement rythmique. A la suite de la ligature des vaisseaux ombilicaux, au contraire, toute excitation cutanée étant évitée, puisque l'animal est dans le bain salé physiologique à la température du corps, la respiration apparaît avec ses caractères fondamentaux.

On peut conclure de ces expériences que la cause du premier mouvement respiratoire est essentiellement l'arrêt de la circulation placentaire. La veinosité du sang fœtal augmente; son pouvoir excitant augmente et détermine l'activité du centre respiratoire. Que les excitations cutanées puissent faire apparaître plus rapidement des mouvements respiratoires, après la suspension de la circulation placentaire, nous ne le nions pas; mais la cause essentielle, c'est la veinosité exagérée, l'état asphyxique du sang fœtal.

*Quelle est la cause de l'apnée fœtale?* — Est-ce l'insuffisance de l'excitant? Est-ce l'insuffisance de l'excitabilité?

Ce n'est pas l'insuffisance de l'excitant; car le sang fœtal qui revient du placenta est plus veineux que le sang maternel (il contient moins d'oxygène et plus d'acide carbonique), et il se mélange, avant d'atteindre le bulbe, à du sang veineux revenant du corps du fœtus. Ce sang, chez l'adulte, produirait non seulement des mouvements respiratoires, mais certainement des mouvements asphyxiques. C'est donc que l'excitabilité du centre respiratoire est moindre chez le fœtus que chez l'adulte.

On a prétendu que cette excitabilité moindre tenait à ce que les tissus du centre respiratoire sont encore à l'état embryonnaire et n'ont pas acquis leurs propriétés définitives. Cette hypothèse est absurde, car on ne saurait imaginer qu'en quelques minutes la structure anatomique soit changée, au point de permettre au nouveau-né de respirer normalement sans que le sang soit asphyxique. — Il est plus vraisemblable que la faible excitabilité du centre respiratoire fœtal doit être attribuée aux conditions spéciales de sa nutrition : il reçoit un sang extrêmement veineux (on le comprend, en se reportant aux dispositions anatomiques du système circulatoire fœtal, le sang carotidien étant un mélange de sang placentaire et de sang veineux), extrêmement pauvre, par conséquent, en oxygène. L'insuffisance de l'excitabilité serait donc la conséquence de la privation chronique d'oxygène. Aussitôt après la naissance, la circulation du nouveau-né est complètement modifiée; le bulbe reçoit un sang artérialisé, son excitabilité ne tarde pas à devenir normale. Un fait, toutefois, permet d'admettre que le centre respiratoire du nouveau-né n'a acquis toutes ses propriétés que quelque temps après la naissance : c'est l'impossibilité de provoquer l'apnée chez le jeune mammifère d'un jour (l'observation a été faite sur le chat nouveau-né).

# CHAPITRE XVII

## LA GRANDEUR DES ÉCHANGES GAZEUX

SOMMAIRE. — 1. Les méthodes. — Méthode de Regnault et Reiset. Méthode de Pettenkofer et Voit. Méthode d'Hanriot et Richet. Critique des méthodes.
2. Le quotient respiratoire. — Valeurs théoriques.
3. Les résultats. — Grandeur moyenne des échanges respiratoires de l'homme et des animaux. Influence du travail musculaire, de l'état de jeûne ou de digestion, de la température. De l'azote libre est-il éliminé? Échanges gazeux cutanés.

### 1. *Les méthodes.*

Plusieurs méthodes ont été employées pour déterminer la grandeur des échanges gazeux : quantités d'oxygène consommé, d'acide carbonique et d'eau produits, dans un temps et dans des circonstances donnés. Ces méthodes se rangent en deux catégories, selon que l'animal respire dans une atmosphère confinée ou dans une atmosphère sans cesse renouvelée.

A. — Supposons un animal placé dans une cloche hermétiquement close; si on connaît la quantité et la composition des gaz de l'enceinte, au début de l'expérience; si on détermine cette quantité et cette composition, après un certain temps, on peut connaître les quantités d'oxygène consommé et d'acide carbonique exhalé, dans un temps et dans des conditions connus. On peut savoir s'il y a eu absorption ou élimination d'azote; mais il est impossible de connaître la quantité d'eau exhalée, car cette eau, se condensant sur les parois de l'enceinte, ne peut être recueillie sans perte.

Cette méthode soulève une objection : dès que l'animal a respiré dans l'enceinte, de l'oxygène disparaît, de l'acide carbonique apparaît; l'animal n'est pas dans un milieu normal et l'on doit se demander si ces conditions nouvelles se modifient par la grandeur des échanges gazeux. Pour remédier à cette cause d'erreur, il convient d'enlever l'acide carbonique produit et de remplacer l'oxygène consommé, immédiatement et incessamment. — On enlève l'acide carbonique au moyen d'ampoules oscillantes à potasse caustique. Ce sont deux grosses ampoules contenant une solution concentrée de potasse caustique, reliés l'une à l'autre, par un tube fixé à leur partie inférieure, communiquant l'une et l'autre avec l'enceinte par des tubes partant de leur partie supérieure. En élevant l'une des ampoules A et en abaissant l'autre B, on fait passer la potasse de A dans B ; on aspire de l'air de l'enceinte dans A, et on chasse dans l'enceinte l'air de B. En abaissant l'ampoule A et en élevant l'ampoule B, on détermine des mouvements inverses de la potasse et de l'air. On amène ainsi l'air de l'enceinte dans les ampoules, dont les parois sont humides de potasse, et on retient par cette potasse l'acide carbonique de l'air. — L'enceinte respiratoire communique, d'autre part, avec des gazomètres G, contenant de l'oxygène pur : ce gaz passe dans l'enceinte par suite de la diminution de pression qui s'y manifeste, sous l'influence de la consommation de l'oxygène et de l'absorption de l'acide carbonique par la potasse des ampoules. Grâce à ces dispositions, on maintient la composition de l'atmosphère constante aussi longtemps qu'on le veut.

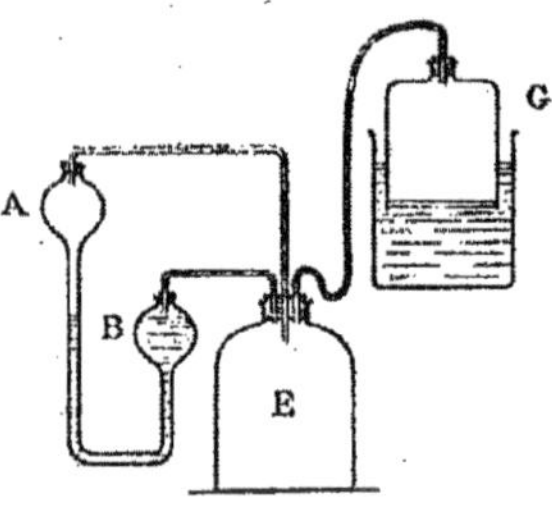


Fig. 171. — Schéma de l'appareil de Regnault et Reiset.

Cette méthode est connue sous le nom de *méthode de Regnault et Reiset* ou *méthode des déterminations totales*.

Quelques perfectionnements ont été apportés à l'appareil : il suffit de les indiquer sommairement. — On a perfectionné le procédé d'absorption de l'acide carbonique en disposant, sur les tubes à air compris entre l'enceinte et les ampoules, des tubes de Liebig à barbotement, contenant de la potasse (on peut alors remplacer la potasse des ampoules par du mercure, le système des ampoules cessant d'être absorbant et devenant seulement moteur des gaz) ; cette disposition permet de maintenir la quantité d'acide carbonique de l'enceinte inférieure à quelques millièmes, tandis que, dans l'appareil primitif, elle atteignait parfois un centième. — On a disposé, sur ces mêmes tubes de communication, une portion métallique qu'on chauffe au rouge, pour détruire les substances non déterminées qui provoquent les accidents dus à l'air confiné. — On a supprimé, autant que possible, les tubes de caoutchouc, pour éviter les échanges gazeux qui peuvent se faire à travers leur paroi, entre les gaz en expérience et les gaz atmosphériques. — On a construit des enceintes assez grandes pour contenir un homme, etc.

L'expérience étant terminée, on détermine la quantité d'acide carbonique produit, par l'analyse des liqueurs potassiques absorbantes, et la quantité d'oxygène consommé, par la diminution de volume du gaz des gazomètres. L'analyse des gaz de l'enceinte permet de savoir si de l'azote a été absorbé ou éliminé. On ne détermine pas la quantité de la vapeur d'eau éliminée.

Dans ces expériences, l'animal est contenu tout entier dans l'enceinte; on détermine donc la totalité des échanges gazeux (échanges pulmonaires, échanges cutanés, émission de gaz intestinaux). Pour déterminer les échanges pulmonaires seuls, l'animal est placé hors de l'enceinte respiratoire ; on adapte à sa trachée une canule, ou on fixe sur sa tête un masque, la canule ou le masque étant disposés de façon à permettre à l'animal d'inspirer les seuls gaz de l'enceinte, et d'expirer uniquement dans l'enceinte. L'appareil absorbant à acide carbonique peut être simplifié, dans ce cas particulier : il suffit, en effet, pour assurer l'absorption de ce gaz, de disposer les tubes absorbants sur le trajet de l'air qui va de l'enceinte aux poumons et des poumons à l'enceinte.

B. — Supposons un animal respirant dans une enceinte close, traversée par un courant d'air, et imaginons que cet air soit ensuite conduit à travers des tubes absorbants à acide sulfurique et à potasse, destinés à retenir la vapeur d'eau et l'acide carbonique : l'augmentation de poids des tubes à potasse correspond au poids de l'acide carbonique, l'augmentation de poids des tubes à acide sulfurique correspond au poids de la vapeur d'eau, contenus dans l'air qui a traversé l'appareil. La quantité d'acide carbonique produit par l'animal, pendant la durée de l'expérience est égale à la quantité retenue dans les tubes à potasse, augmentée de la quantité retenue par l'acide sulfurique, augmentée de la quantité contenue dans l'enceinte et diminuée de la quantité contenue dans l'air total avant de pénétrer dans l'appareil (état hygrométrique de l'air).

Cette disposition présente un avantage : l'animal respire dans un air constamment renouvelé, de sorte que les effets (d'ailleurs moindres qu'on ne l'a dit [1]) de l'air confiné sont absolument évités, pourvu que le courant d'air soit assez rapide.

1. Cette crainte de modification des échanges gazeux, sous l'influence du changement de composition de l'air, — qui s'est manifestée à propos de la méthode de Regnault et Reiset et qu'on retrouve ici, — n'est pas absolument justifiée. On a démontré en effet que les quantités de l'acide carbonique produit et de l'oxygène consommé dans une atmosphère confinée sont proportionnelles au temps, pourvu que la tension de l'acide carbonique ne soit pas supérieure à

Une difficulté se présente : si le courant d'air est rapide, il barbotte sommairement dans les appareils absorbants et ne se débarrasse que partiellement de son eau et de son acide carbonique; les nombres obtenus sont inexacts et tellement inexacts que ces déterminations sont sans aucune signification. Pour obtenir des nombres convenables, il faut dédoubler le courant d'air qui sort de l'appareil : on fait passer une petite portion lentement à travers les appareils absorbants, pour lui enlever totalement son

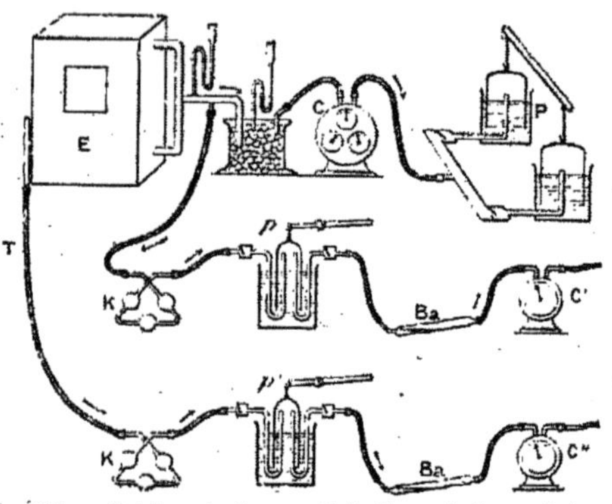


Fig. 175. — Schéma de l'appareil de Pettenkofer et Voit.

E, chambre respiratoire ; P, pompe aspirante pour y déplacer l'air; C, compteur; $pp'$, petites pompes avec leurs compteurs $c'$ $c''$, placés en dérivation, l'une $p$ sur le courant de sortie l'autre $p'$, sur le courant d'entrée; K, K', Ba, Ba', barboteurs pour retenir $CO^2$ et $H^2O$.

eau et son acide carbonique; on rejette immédiatement le reste dans l'atmosphère. En connaissant les volumes d'air passant par l'une et par l'autre voie, on peut calculer les quantités totales d'eau et d'acide carbonique entraînées hors de l'appareil, connaissant les quantités retenues par les tubes absorbants. Deux compteurs à gaz placés sur les deux courants indiquent ces volumes. Les courants gazeux sont déterminés par des appareils aspirateurs, réglés de façon que l'enceinte soit traversée par un courant d'air bien renouvelé, et que les tubes absorbants soient traversés par un courant assez lent pour que l'absorption soit totale. Pratiquement, on fait passer 1 volume d'air par les tubes absorbants, pour 4000 volumes

6 p. 100 d'atmosphère et que la tension de l'oxygène ne soit pas inférieure à 14 p. 100 d'atmosphère. — Dans ces limites, l'air confiné ne modifie pas les échanges gazeux.

rejetés directement dans l'atmosphère. — Une analyse de l'air qui pénètre dans l'appareil permet de connaître la quantité d'eau qu'il contient; un compteur à gaz, placé en avant de l'enceinte, permet de connaître la quantité totale d'air introduite.

Cette méthode est dite *méthode de Pettenkofer et Voit*, ou *méthodes des déterminations partielles*. Elle permet de connaître les quantités d'acide carbonique et d'eau exhalées par l'animal, mais elle ne donne aucun renseignement direct sur l'oxygène consommé : on ne peut connaître la quantité de celui-ci que d'une façon indirecte. Pendant l'expérience, l'animal a perdu de l'acide carbonique, de l'eau, des urines, des matières fécales d'une part; il a fixé de l'oxygène d'autre part. Son poids a diminué du poids total des excreta, et augmenté du poids de l'oxygène absorbé. On peut donc connaître le poids de cet oxygène ($x$) en déterminant le poids $p_1$ de l'animal avant l'expérience, son poids $p_2$, après l'expérience et le poids total E des excreta (on pèse l'urine, on pèse les fèces, on connaît par les déterminations qu'on a faites l'acide carbonique et l'eau). On a l'égalité :

$$p_2 = p_1 - E + x$$

d'où

$$x = p_2 + E - p_1.$$

A cette méthode, on peut adresser les reproches suivants. — L'acide carbonique et l'eau éliminés sont connus en multipliant par un nombre voisin de 4 000 les résultats expérimentaux; les erreurs d'expérience sont multipliées par 4 000. — Les mesures de gaz par les compteurs ne sont qu'approximatives. — L'oxygène est déterminé par une différence de nombres directement obtenus : les approximations des diverses pesées se font sentir nécessairement dans cette détermination indirecte, c'est la quantité d'oxygène consommé qui est connue le moins exactement; or, c'est en général, cette quantité qu'il y a intérêt à connaître le plus rigoureusement possible. — La méthode ne permet pas de résoudre les questions relatives aux échanges d'azote. — La méthode ne permet pas de faire varier la composition ou la pression de l'air de l'enceinte. — Enfin, comme on a opéré, en général, dans de véritables chambres, contenant des objets plus ou moins hygroscopiques, et sur des individus couverts de vêtements plus ou moins hygroscopiques, les déterminations de la quantité d'eau éliminée (et par suite de l'oxygène absorbé) sont loin d'être rigoureuses.

Il ne faudrait pourtant pas exagérer l'inexactitude de cette méthode. En faisant brûler dans une chambre respiratoire donnée un poids connu de stéarine ou d'alcool, et en comparant les résultats donnés par la détermination expérimentale des produits de combustion avec ceux donnés par le calcul, on a pu reconnaître que l'erreur commise dans la pratique ne dépasse pas — avec les premiers appareils construits, 2 p. 100 pour l'acide carbonique et 5 p. 100 pour la valeur de l'eau ; — avec les appareils les plus récents 1 p. 100 pour l'acide carbonique et 1, 5 p. 100 pour la valeur de l'eau.

La méthode des déterminations partielles a permis d'obtenir des résultats importants, qu'il eût été difficile d'obtenir à l'aide d'une autre méthode, en particulier en ce qui concerne l'influence de l'alimentation, du travail musculaire, etc.

C. — Signalons encore une méthode due à Hanriot et Richet. On fait passer de l'air saturé de vapeur d'eau dans un compteur à gaz n° 1,

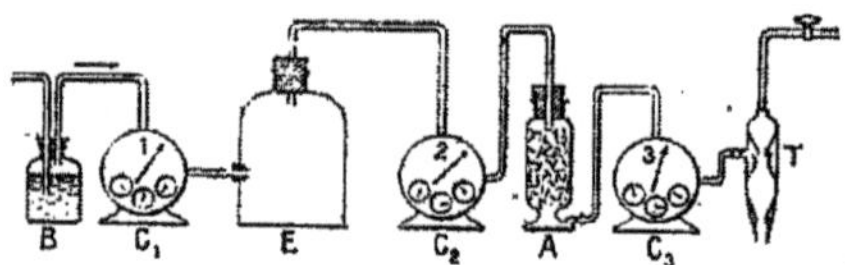


Fig. 170. — Schéma de l'appareil d'Hanriot et Richet.

E, enceinte respiratoire ; $C_1$, $C_2$, $C_3$, compteurs ; B, barboteur à eau ; A, tube absorbant à potasse ; T, trompe aspirante.

dans une enceinte respiratoire, dans un compteur n° 2, dans des tubes absorbants à potasse, dans un compteur n° 3. Soient $V_1$, $V_2$ et $V_3$ les volumes indiqués par les trois compteurs. $V_1$ est le volume d'air, saturé d'humidité, qui a pénétré dans l'enceinte respiratoire, $V_2$ est égal à $V_1$ moins l'oxygène consommé dans l'enceinte respiratoire, plus l'acide carbonique produit dans cette enceinte, ces gaz étant considérés saturés d'humidité

$$V_2 = V_1 - O^2 + CO^2.$$

$V_3$ est égal à $V_2$ moins le volume d'acide carbonique retenu par les tubes à potasse

$$V_3 = V_2 - CO^2.$$

De ces équations, on tire

$$CO^2 = V_2 - V_3$$
$$O^2 = V_1 - V_3.$$

Cette méthode est simple et élégante; on peut lui adresser les reproches suivants. Les déterminations de volume sont faites avec peu d'exactitude, puisqu'elles sont faites au moyen de compteurs à gaz. — L'absorption de l'acide carbonique par les tubes à potasse ne peut être complète que si le courant d'air est lent, mais alors on s'expose à modifier les échanges respiratoires, sous l'influence de l'air confiné. — Malgré ces objections graves, la méthode fournit, sans manipulations compliquées, sans analyses délicates, des renseignements qui peuvent souvent suffire (par exemple en clinique).

## 2. *Le quotient respiratoire.*

Connaissant les quantités de l'oxygène consommé et de l'acide carbonique produit, dans des conditions et dans un temps déterminés, on peut calculer le rapport des volumes d'acide carbonique et d'oxygène. Ce rapport s'appelle le *quotient respiratoire* et se représente par les symboles Q. R. ou $\frac{CO^2}{O^2}$.

La connaissance de ce quotient présente un grand intérêt, car elle permet de se rendre compte des phénomènes d'oxydations intraorganiques, de savoir, par exemple, au moins dans certaines circonstances et dans une certaine mesure, quelles sont les substances oxydées.

Supposons que les *hydrocarbones* soient oxydés et transformés en acide carbonique et eau ; la réaction correspond à la formule

$$C^n(H^2O)^p + nO^2 = nCO^2 + pH^2O.$$

Le quotient respiratoire correspondant $\frac{CO^2}{O^2} = \frac{n}{n} = 1.$

Supposons que des *graisses neutres* soient oxydées et transformées en acide carbonique et eau, la réaction correspond aux formules suivantes, d'où l'on tire les quotients respiratoires correspondants :

Trioléine......... $2C^{57}H^{104}O^6 + 160\,O^2 = 114\,CO^2 + 104\,H^2O$

$$Q.R. = \frac{114}{160} = 0,71.$$

Tripalmitine. .... $2C^{51}H^{98}O^6 + 145\,O^2 = 102\,CO^2 + 98\,H^2O$

$$Q.R. = \frac{102}{145} = 0,70.$$

Tristéarine....... $2C^{57}H^{110}O^6 + 163\,O^2 = 114\,CO^2 + 110\,H^2O$

$$Q.R. = \frac{114}{163} = 0,67.$$

Souvent on fait les calculs en se servant d'une formule théorique, correspondant à un mélange des trois graisses :

Graisse neutre mixte. $2C^{55}H^{104}O^6 + 156\,O^2 = 110\,CO^2 + 104\,H^2O$

$$Q.R. = \frac{110}{156} = 0,70$$

Pour les *protéines*, le calcul est plus difficile, car leur constitution n'est pas aussi exactement connue que celle des hydrocarbones et des graisses; car, leurs produits de décomposition étant multiples, il n'est pas possible d'écrire, même approximativement, l'équation de leur oxydation. On ne peut donc avoir que des indications. La formule $C^{292}H^{480}N^{90}O^{83}S^{2}$ correspond à la composition centésimale moyenne des albuminoïdes; si on admet que, par oxydation de la molécule, l'azote se transforme totalement en urée et le soufre en acide sulfurique; si on admet que ce qui reste de carbone et d'hydrogène se transforme en acide carbonique et en eau, on peut écrire l'équation

$$\underset{\text{Protéine.}}{C^{292}H^{480}N^{90}O^{83}S^{2}} + \underset{\text{Oxygène.}}{306\ O^{2}} = \underset{\text{Urée.}}{45\ CON^{2}H^{4}} + \underset{\text{Ac. sulfurique.}}{2\ SO^{4}H^{2}} + \underset{\text{Eau.}}{148\ H^{2}O} + \underset{\text{Ac. carbonique.}}{247\ CO^{2}}$$

Le quotient respiratoire est donc égal à $\frac{247}{306}$, soit 0,80.

Le quotient respiratoire correspondant aux combutions des trois groupes de substances de l'organisme, s'accomplissant suivant le type qu'on a admis, peut donc être compris entre 0,67 et 1,00. Or, on a signalé des déterminations fournissant des quotients respiratoires un peu inférieurs à 0,67 et un peu supérieurs à 1,00

Si le quotient respiratoire est supérieur à 1,00, il faut admettre que de l'acide carbonique se produit par un mécanisme autre que l'oxydation. On a imaginé une formule d'une transformation de la glycose en graisses, fournissant de l'acide carbonique sans consommation d'oxygène. La transformation de la glycose en graisses est un phénomène réel; mais la formule suivante est purement imaginée :

$$\underset{\text{Glycose.}}{13\ C^{6}H^{12}O^{6}} = \underset{\text{Oléo-stéaro-palmitine.}}{C^{55}H^{104}O^{6}} + 23\ CO^{2} + 25\ H^{2}O$$

Si le quotient respiratoire est inférieur à 0,67, il faut admettre que de l'acide carbonique produit a été retenu dans l'organisme, ou que de l'oxygène a été utilisé sous une forme autre que celles qui ont été indiquées. — On a prétendu, par exemple, qu'il se produit une transformation des graisses en hydrocarbones et on a imaginé la formule

$$\underset{\text{Oléo-stéaro-palmitine.}}{C^{55}H^{104}O^{6}} + 30\ O^{2} = \underset{\text{Glycose.}}{8\ C^{6}H^{12}O^{6}} + 7\ CO^{2} + 4\ H^{2}O$$

correspondant à un quotient respiratoire égal à $\frac{7}{30}$, soit 0,23. La transformation des graisses en hydrocarbones est hypothétique, et la formule précédente imaginée. Il convient de ne pas se prononcer sur la nature des phénomènes qui, très exceptionnellement, abaissent le quotient respiratoire au-dessous de 0,67,

### 3. *Les résultats.*

Des causes nombreuses modifient la grandeur des échanges gazeux. Les nombres suivants ne sont, par conséquent, que des renseignements approchés.

Pour un homme adulte de poids moyen, au repos, ayant une alimentation mixte moyenne, on a les valeurs suivantes.

En vingt-quatre heures, consommation de 400 à 550 litres d'oxygène; soit environ 600 à 800 grammes; production de 350 à 450 litres d'acide carbonique, soit environ 700 à 900 grammes (contenant 200 à 250 grammes de carbone). En une heure et pour 1 kilogramme de poids du corps, consommation de 250 à 350 centimètres cubes d'oxygène, soit 36 à 50 centigrammes; production de 200 à 300 centimètres cubes d'acide carbonique, soit 40 à 60 centigrammes.

Ces échanges gazeux varient d'une *espèce animale* à l'autre. D'une façon générale, ces échanges, rapportés à un même poids du corps, sont, chez les animaux à sang chaud, d'autant plus grands que l'animal est plus petit. Le tableau suivant contient des nombres se rapportant à une heure et à 1 kilogramme d'animal.

| | OXYGÈNE | | ACIDE CARBONIQUE | |
|---|---|---|---|---|
| | Volume en cm³ | Poids en cg. | Volume en cm³ | Poids en cg. |
| Homme 70 kg. | 250 à 350 | 36 à 50 | 200 à 300 | 40 à 60 |
| Chien 6 — | 900 | 129 | 650 | 130 |
| Mouton 70 — | 375 | 54 | 300 | 60 |
| Veau 60 — | 375 | 54 | 320 | 64 |
| Porc 100 — | 400 | 57 | 330 | 66 |
| Lapin . . . . . | 700 | 100 | 600 | 120 |
| Cobaye . . . . | 1 100 | 160 | » | » |
| Chat. . . . . . | 500 à 950 | 72 à 137 | 400 à 700 | 80 à 140 |
| Rat . . . . . . | » | » | 2 000 | 400 |
| Souris. . . . . | » | » | 4 500 | 700 |
| Poule . . . . . | 750 à 1 000 | 110 à 140 | 550 à 750 | 110 à 150 |
| Oie . . . . . . | 500 | 72 | 350 | 70 |
| Moineau. . . . | 6 050 | 960 | 5 300 | 1 060 |
| Verdier . . . . | 9 000 | 1 300 | 6 750 | 1 350 |
| Bec-croisé . . . | 7 900 | 1 130 | 5 650 | 1 130 |

On a signalé les faits suivants : 1° la quantité d'acide carbonique éliminée par un animal d'une espèce donnée, rapportée à une heure et à 1 kilogramme, est inverse de la taille.

| | | | | |
|---|---|---|---|---|
| Chien de 26 kg. | $CO^2$ = 0g,925 | | Chien de 10 kg. | $CO^2$ = 1g,200 |
| — 20 — | — = 0 ,970 | | — 6 — | — = 1 ,400 |
| — 16 — | — = 1 ,020 | | — 5 — | — = 1 ,550 |
| — 12 — | — = 1 ,120 | | — 4 — | — = 1 ,750 |

2° La quantité d'acide carbonique éliminée, rapportée à l'unité de surface du corps, est sensiblement la même chez les divers animaux d'une même espèce, et approximativement la même chez les divers animaux à sang chaud. Cette quantité est égale à 1 g. 75 environ pour une heure et 1 000 centimètres carrés de surface.

Pendant le *travail musculaire*, les échanges respiratoires sont augmentés.

Peu de déterminations ont été faites pour l'oxygène : on a seulement constaté que la quantité de l'oxygène consommé pendant un travail intense peut être deux fois et demie plus grande que pendant le repos. — Presque toutes les recherches ont été faites, pour l'acide carbonique, avec l'appareil de Pettenkofer et Voit, ou avec des appareils similaires : la quantité d'acide carbonique peut être doublée et triplée par un travail intense. Cette quantité augmente avec le travail accompli, mais son accroissement n'est pas proportionnel au travail ; il est relativement moindre pour un travail intense que pour un travail léger ; l'augmentation correspondant à 1 kilogrammètre est donc variable.

Les nombres varient, suivant les sujets examinés, de 0 g. 002 à 0 g. 008 — suivant la nature du travail accompli (soulever un poids ; tourner un moteur, etc. : les nombres peuvent différer dans le rapport de 2 à 3) — suivant la grandeur du travail accompli (0 g. 0060 pour un travail léger, 0 g. 0048 pour un travail moyen, 0 g. 0040 pour un travail intense, dans une expérience) — suivant l'accoutumance (au début et après plusieurs jours, les nombres peuvent différer dans le rapport de 3 à 2).

— Les échanges gazeux sont modifiés par l'état de *digestion*, de *jeûne* ou *d'inanition*. Ils augmentent pendant la digestion, ils diminuent pendant le jeûne et plus encore pendant l'inanition. Pendant la digestion, les échanges gazeux augmentent dans le rapport de 4 à 3 ; le quotient respiratoire se rapproche du quotient respiratoire théorique, correspondant aux aliments ingérés : ainsi le quotient respiratoire des animaux herbivores bien nourris est voisin de l'unité; celui des carnivores est voisin de 0,8.

— Les échanges gazeux des *animaux à sang froid* sont beaucoup moindres que ceux des animaux à sang chaud. Le tableau suivant donne des nombres correspondant à une heure et à 1 kilogramme.

| | Oxygène. | Acide carbonique. |
|---|---|---|
| Grenouille | 0g,063 | 0g,064 |
| Lézard | 0 ,190 | 0 ,200 |
| Salamandre | 0 ,085 | 0 ,113 |
| Cyprin doré | 0 ,059 | » |
| Anguille | 0 ,058 | » |
| Congre | 0 ,110 | » |

— L'influence de la *température* extérieure, qui modifie la température du corps des *animaux à sang froid*, est remarquable : les échanges augmentent avec la température ambiante. Le tableau suivant donne les quantités d'acide carbonique produites par une grenouille, les nombres étant rapportés à une heure et à 1 kilogramme.

| | | | |
|---|---|---|---|
| A 0° | 0g,012 | A 25° | 0g,160 |
| A 15° | 0 ,068 | A 35° | 0 ,625 |

Il en est de même chez les *mammifères hibernants* : lorsque le sommeil hivernal se produit, la température du corps s'abaisse, les échanges gazeux diminuent. Les nombres se rapportent à une heure et à 1 kilogramme.

| | Oxygène. | Acide carbonique. |
|---|---|---|
| Marmotte éveillée | 1g,298 | 1g,312 |
| — endormie | 0 ,040 | 0 ,037 |
| Spermophile éveillé | 2 ,335 | 2 ,757 |
| — endormi | 0 ,157 | 0 ,155 |

Si les *animaux à sang chaud* sont exposés à une *basse température*, ils luttent contre le refroidissement, en augmentant leurs combustions, pour maintenir leur température constante. Les échanges gazeux, chez ces animaux, augmentent quand la température ambiante diminue. Les nombres se rapportent à 1 heure et à 1 animal en expérience.

| | Oxygène. | Acide carbonique. |
|---|---|---|
| Cobaye à 7° | 2g,14 | 2g,38 |
| Cobaye à 17° | 1 ,55 | 1 ,85 |

| | Cobaye. | Souris. | Tourterelle. |
|---|---|---|---|
| Acide carbonique produit à 0° | 3g,01 | 0g,27 | 0g,97 |
| Acide carbonique produit à 15° | 2 ,08 | 0 ,25 | 0 ,68 |
| Acide carbonique produit à 35° | 1 ,45 | 0 ,13 | 0 ,37 |

L'influence du refroidissement se manifeste chez le lapin tondu; les échanges deviennent plus actifs. Les nombres se rapportent à 1 heure et à 1 kilogramme.

| | Oxygène. | Acide carbonique. |
|---|---|---|
| Lapin normal | 0g,888 | 1g,174 |
| Lapin tondu | 1 ,700 | 2 ,064 |

— Le tableau suivant indique l'influence de l'*âge* et du *sexe*, dans l'espèce humaine, sur l'élimination de l'acide carbonique; les nombres d'acide carbonique correspondent à 1 heure et à 1 kilogramme.

| | Hommes. | Femmes. |
|---|---|---|
| A 7 ans | 1g,140 | 1g,133 |
| 9 — | 1 ,207 | 0 ,850 |
| 12 — | 0 ,997 | 0 ,845 |
| 15 — | 0 ,813 | 0 ,562 |
| 25 — | 0 ,569 | — |
| 30 — | — | 0 ,540 |
| 45 — | 0 ,480 | 0 ,551 |
| 55 — | 0 ,407 | — |
| 65 — | — | 0 ,390 |

— Notons enfin que les échanges gazeux sont modifiés par la tension des gaz atmosphériques. Les nombres du tableau suivant ont été obtenus pour un moineau respirant pendant 1 heure dans une enceinte, contenant de l'air à une pression variable.

| Pression de l'air. | Oxygène. | Acide carbonique. |
|---|---|---|
| 760 mm. | 2g,10 | 2g,44 |
| 500 — | 1 ,71 | 1 ,94 |
| 300 — | 1 ,46 | 1 ,30 |
| 240 — | 1 ,01 | 1 ,14 |

— On a d'ailleurs étudié l'influence de nombreuses causes, telles que le jour et la nuit, l'heure du jour, le travail cérébral, l'activité de la ventilation pulmonaire, l'état maigre ou gras, le sommeil ou la veille, la grossesse, les états morbides, les agents médicamenteux, etc., etc.

*De l'azote est-il éliminé par la respiration?* La réponse ne peut être fournie que par la méthode de Regnault et Reiset. Ces auteurs, en déterminant la proportion d'azote contenue dans l'air de l'enceinte, au commencement et à la fin de l'expérience, ont constaté qu'il se produit généralement une très faible augmentation de l'azote : les nombres trouvés sont essentiellement variables, mais ne dépassent pas, par heure et par kilogramme de poids du corps : 7 milligrammes chez le lapin, 24 milligrammes chez le chien, 6 milligrammes chez le mouton, 4 milligrammes chez le veau, 13 milligrammes chez la poule. On ne saurait d'ailleurs affirmer *a priori* que cet azote provient d'une élimination pulmonaire. L'intestin des animaux en expérience contient des gaz, parmi lesquels l'azote est abondant; il est possible que ce soit là l'origine de l'azote trouvé en excès. Cette supposition est d'autant plus vraisemblable que, si on fait respirer l'animal dans l'enceinte, sans l'y introduire, au moyen d'une canule trachéale, communiquant avec cette enceinte, l'augmentation de l'azote est infiniment plus petite et ne dépasse pas, pour le lapin, 0 mg. 5 par heure et par kilogramme. C'est une quantité minuscule, dont il n'y a pas lieu de tenir compte, et qui doit être considérée comme rentrant dans les erreurs d'expériences, d'autant plus que le nombre trouvé est d'autant plus petit que l'appareil employé est plus parfait et présente moins de fuites.

*La respiration pulmonaire n'élimine pas d'azote.*

— On peut se proposer de déterminer la grandeur des *échanges gazeux cutanés*. On peut procéder de la façon suivante : on enferme l'animal dans un sac imperméable contenant une atmosphère gazeuse de composition connue et en quantité connue; le sac serre l'animal au cou, de façon à éviter tout passage de gaz du sac dans l'atmosphère ou inversement. — Après un certain temps de séjour de l'animal dans le sac, on détermine la quantité et la composition des gaz de ce sac. Cette méthode est imparfaite, car la composition de l'atmosphère du sac, et en particulier l'état hygrométrique, varie, et il est possible que les échanges gazeux en soient influencés. Il vaut mieux ventiler le sac et analyser les gaz de la ventilation.

On peut placer l'animal dans les enceintes de Regnault et Reiset ou de Pettenkofer et Voit, en le munissant d'un masque lui permettant de respirer hors de l'enceinte.

On a constaté ainsi que la peau élimine une petite quantité d'acide carbonique et absorbe une petite quantité d'oxygène. Les nombres du tableau suivant se rapportent à vingt-quatre heures et à un animal.

| | Acide carbonique éliminé par la peau. | Acide carbonique éliminé par les poumons. | Rapport. |
|---|---|---|---|
| Homme | 4 à 9 g. | 700 à 900 g. | 0,010 à 0,005 |
| Chien | 0g,46 | 120g | 0,003 |
| Cheval | 145 ,00 | 5 000 | 0,030 |
| Lapin | 0 ,83 | 60 | 0,012 |
| Poule | 0 ,55 | 52,5 | 0,010 |

La quantité de l'oxygène absorbé est toujours notablement plus faible que la quantité de l'acide carbonique éliminé : elle n'en représente que la moitié, le tiers, et même le sixième.

On a prétendu que les échanges gazeux cutanés n'existent pas, et que les modifications de l'atmosphère ambiante sont dues aux fermentations microbiennes de la peau ; on ne saurait admettre cette hypothèse, car si l'atmosphère contient de l'acide carbonique à tension forte, on constate une absorption de ce gaz ; c'est donc que la peau est perméable à l'acide carbonique.

Ces échanges gazeux cutanés, qui n'ont qu'une importance théorique chez l'homme, les mammifères et les oiseaux, remplissent un rôle important chez les batraciens. On peut démontrer que la grenouille privée de poumons continue à vivre, à absorber de l'oxygène, à éliminer de l'acide carbonique par l'intermédiaire de la peau ; les échanges gazeux sont réduits, il est vrai, mais seulement d'un tiers ; et ils sont parfaitement suffisants pour entretenir la vie de l'animal.

# CHAPITRE XVIII

## LES ORGANES URINAIRES

SOMMAIRE. — 1. **Le rein.** — *a. Le rein organe d'élimination.* Le rein élimine mais ne fabrique pas les substances caractéristiques de l'urine, urée et acide urique. — *b. Sécrétion rénale et filtration* : relations entre la sécrétion rénale et la pression sanguine; relations entre la sécrétion rénale et le débit sanguin du rein. Insuffisance de la théorie de la filtration, démontrée par les variations de quantité et de qualité de l'urine. Les substances protéiques ne passent pas normalement dans l'urine; la glycose du sang ne passe pas normalement dans l'urine. L'urée existe dans l'urine en proportion plus grande que dans le sang. — *c. Les théories de Ludwig et de Bowman.* Rôle des divers éléments du rein dans la formation de l'urine : hypothèse de Ludwig, hypothèse de Bowman. Étude critique de ces hypothèses; faits expérimentaux. — *d. Fonction glomérulaire et fonction tubulaire* du rein. Équilibre aqueux de l'organisme; lavage du sang. — *e. Système nerveux et sécrétion urinaire.*
2. **Les uretères et la vessie.** — *a. Les uretères.* Mouvements péristaltiques des uretères. — *b. La vessie.* Accumulation d'urine dans la vessie, conditions de cette accumulation. Miction réflexe et miction volontaire : analyse du phénomène.

### 1. *Le rein.*

Les organes urinaires, sont les *reins*, les *uretères*, la *vessie*, l'*urèthre*.

Sur une section médiane du rein, on distingue deux régions : l'une périphérique (*substance corticale*), l'autre centrale (*substance médullaire*). La substance médullaire, en rapport avec le *bassinet* (cavité où se déverse l'urine sécrétée), se termine dans sa cavité par un certain nombre de *papilles*, au sommet de chacune desquelles s'ouvre un certain nombre d'orifices. Ces papilles sont séparées les unes des autres par des prolongements de la substance corticale, qui arrive ainsi jusqu'au bassinet (colonnes de Bertin). On peut dès lors admettre que le rein de l'homme est formé par la réunion de 12 à 15 petits reins élémentaires, constitués chacun par une partie médullaire enveloppée d'une partie corticale. Cette division lobulaire du rein est visible extérieurement chez le bœuf, dont le rein présente à sa surface des mamelons correspondant chacun à un lobule; chez l'ours, la subdivision est si accentuée que le rein a la forme d'une grappe; le rein du mouton, au contraire, est unilobulaire. — La région corticale de chaque lobe est pénétrée par de fins prolongements de substance médullaire, dirigés vers la périphérie (pyramides de Ferrein).

Dans la substance corticale, on trouve de petites masses de 200 à 300 μ de diamètre, constituées par une capsule (*capsule de Bowman*) enveloppant un peloton vasculaire, le *glomérule de Malpighi*. La capsule est l'extrémité renflée, aplatie et étalée, moulée en bonnet de coton sur le glomérule, du canal urinaire primitif. Le sang des capillaires glomérulaires n'est séparé de la cavité de la capsule que par la couche épithéliale des capillaires et par la couche unique des cellules plates, qui constituent la paroi du feuillet viscéral de la capsule.

La cavité de la capsule se continue par un orifice rétréci avec le *tube contourné* (45 μ de diamètre), tube sinueux, présentant, sur une membrane propre anhiste, un épithélium de cellules à protoplasma trouble et granuleux, dont la partie externe est traversée par des bâtonnets rappelant les barbes d'un pinceau. Ce tube contourné se continue avec l'*anse de Henle*, formée de deux branches : une *branche descendante*, se dirigeant de la périphérie du rein vers le bassinet, étroite et limitée par un épithélium mince; une branche ascendante, munie d'un épithélium rappelant celui des tubes contournés. Après avoir présenté un rétrécissement vers sa partie supérieure, la branche ascendante se continue avec un tube analogue aux tubes contournés, dit la *pièce intermédiaire*, et celle-ci, après un rétrécissement, s'ouvre dans le *tube collecteur*. Ce dernier, dirigé de la périphérie vers le bassi-

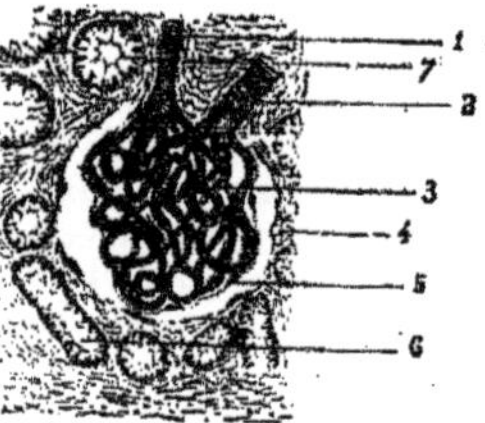


Fig. 177. — Un glomérule do Malpighi.

1, vaisseau afférent; 2, vaisseau efférent : 3, réseau vasculaire : 4, endothélium du feuillet capsulaire; 5, endothélium du feuillet glomérulaire; 6-7, tubes contournés sectionnés en long et en travers.

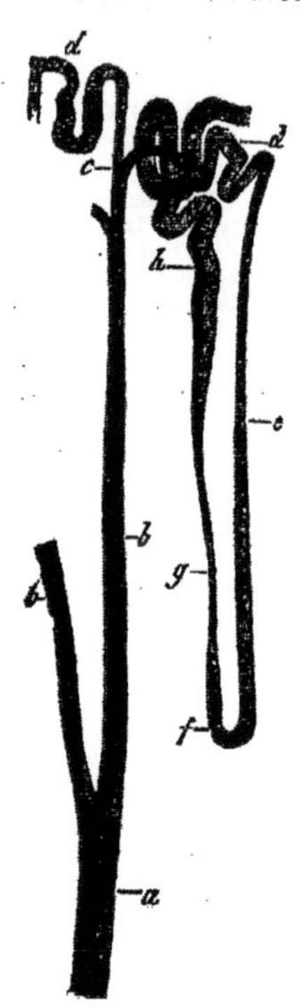


Fig. 178. — Tubes urinifères.

*a*, tube collecteur; *b*, ses branches; *c*, ramifications; *d*, tube contourné; *g*, branche descendante; *e*, branche ascendante d'une anse de Henle; *f*, anse; *h*, extrémité du tube contourné en rapport avec un glomérule.

net, se réunit à d'autres tubes collecteurs, pour constituer des canaux de 200 à 300 μ de diamètre (les *canaux papillaires*) s'ouvrant au nombre de 25 à 80 au sommet de chacune des 12 à 15 papilles du rein de l'homme. Les glomérules et les tubes contournés sont dans la substance corticale; l'anse de Henle est dans la substance médullaire; le tube intermédiaire, dans la substance corticale; le canal collecteur, dans les prolongements de la substance médullaire, dits pyramides de Ferrein.

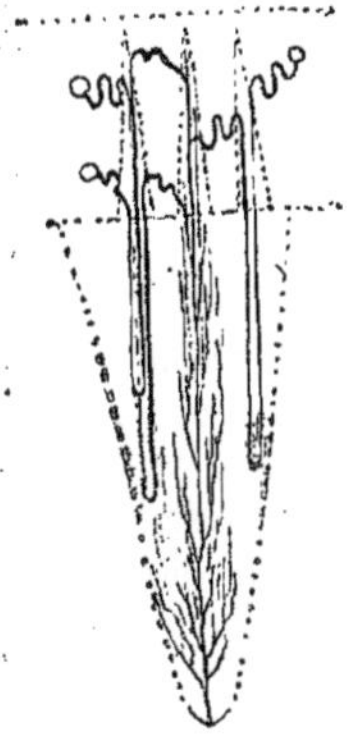

Fig. 179. — Schéma montrant le trajet des tubes urinifères dans le parenchyme rénal.

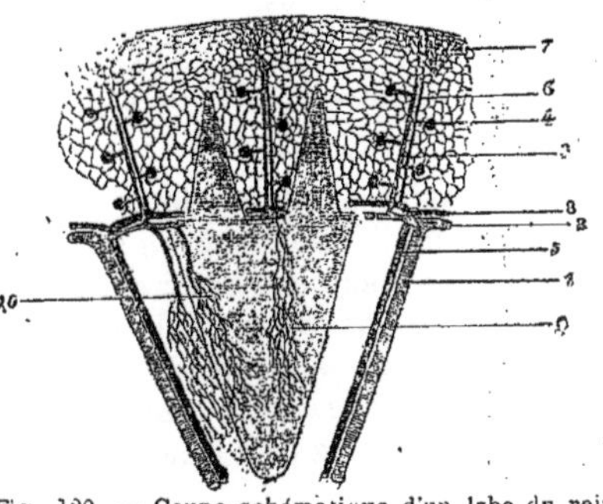


Fig. 180. — Coupe schématique d'un lobe du rein montrant sa vascularisation.

1, artère interlobaire ; 2, artère de la voûte artérielle ; 3, art. interlobulaire ou radiée ; 4, glomérule ; 5, veine interlobaire ; 6, veine interlobulaire ; 7, réseau capillaire de la substance corticale ; 8, grande voûte veineuse ; 9, réseau capillaire formé par l'artère efférente du glomérule ; 10, vaisseaux droits.

L'artère rénale, volumineuse, pénètre par le hile du rein, entre la veine située en avant et l'uretère situé en arrière ; elle se divise en plusieurs branches qui pénètrent dans les colonnes de Bertin et se ramifient entre la substance médullaire et la substance corticale, constituant un réseau artériel, dans les mailles duquel passent les pyramides de Ferrein. De ce réseau, partent des artères radiées, dirigées vers la périphérie du lobule, desquelles se détachent les artères glomérulaires, destinées chacune à un glomérule, dans lequel elle se divise, en formant le peloton vasculaire. Du peloton sort un vaisseau efférent, qui lui-même se résout en capillaires proprement dits, lesquels entourent de leurs mailles les tubes contournés et, en général, les diverses parties du tube urinifère contenues dans la substance corticale. Ces capillaires rénaux se réunissent en veines, qui

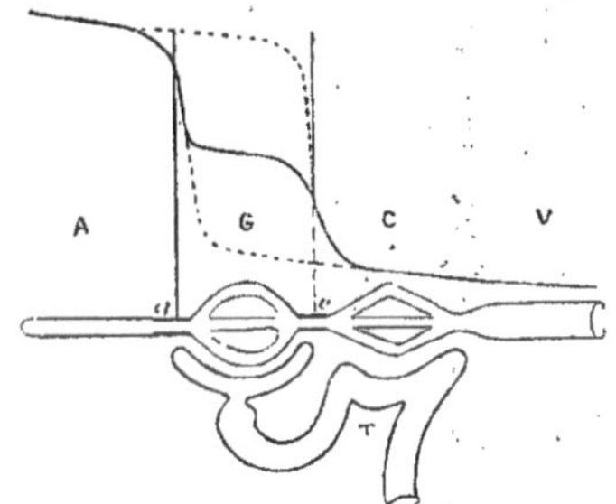


Fig. 181. — Distribution de la pression dans les capillaires glomérulaires.

T, tube urinifère terminé par la capsule de Bowman ; A, artère rénale ; G, capillaires glomérulaires ; C, capillaires des tubes urinifères ; V, veine rénale ; *a*, vaisseau glomérulaire afférent : *e*, vaisseau efférent.

Ligne pleine, distribution moyenne de la pression dans l'état de contraction moyenne des vaisseaux afférent et efférent.

Ligne pointillée inférieure, *idem*, dans le cas de constriction du vaisseau afférent. Ligne pointillée supérieure, *idem*, dans le cas de relâchement du vaisseau afférent, combinée avec la constriction du vaisseau efférent.

sont l'origine de la veine rénale. La substance médullaire reçoit son sang, partie d'artérioles nées dans la voûte vasculaire comprise entre les deux substances, partie des vaisseaux efférents du glomérule.

Le point capital est que *les glomérules et les tubes contournés sont dans des conditions circulatoires absolument différentes : au niveau des glomérules, la pression sanguine est notablement plus élevée qu'au niveau des tubes contournés.*

*a.* **Le rein organe d'élimination.** — *Le rein ne fabrique ni l'urée, ni les urates; il les reçoit du sang et les élimine.*

*Le rein ne fabrique pas l'urée*; ou, pour parler plus exactement, le rein n'est pas le lieu exclusif de production de l'urée. Cette proposition résulte des faits suivants :

1° Le sang de l'artère rénale contient plus d'urée que le sang de la veine rénale; le sang perd donc de l'urée au niveau du rein,

| | | |
|---|---|---|
| 100 g. de sang de l'artère contiennent | 0g,052 | urée. |
| — de la veine — | 0 ,041 | — |

La teneur en urée des deux sangs rénaux, artériel et veineux, devient égale, si on a suspendu la sécrétion de l'urine (par ligature de l'uretère par exemple).

2° Si on supprime la sécrétion urinaire par la néphrectomie double, par la ligature des artères rénales, par la ligature des uretères, ou par tout autre procédé, on constate une augmentation progressive de l'urée dans le sang.

| | | | | | |
|---|---|---|---|---|---|
| α. Avant la néphrectomie | 100 g. | sang | contiennent | 0g,0830 | urée. |
| 3h,40m après | — | — | — | 0 ,0932 | — |
| 21h,20m | — | — | — | 0 ,2518 | — |
| 27h | — | — | — | 0 ,2760 | — |
| β. Avant la ligature des uretères | 100 g. | sang | cont. | 0 ,063 | — |
| 19h après | — | — | — | 0 ,171 | — |

3° Si, dans un rein enlevé du corps, on fait circuler du sang défibriné, additionné ou non de sels ammoniacaux, sa richesse en urée reste constante.

*Le rein ne fabrique pas les urates*; ou, pour parler plus exactement, le rein n'est pas le lieu exclusif de production des urates. Cette proposition, qu'il est impossible d'établir expérimentalement pour les mammifères, se démontre chez les oiseaux (inversement, aucune expérience ne permet d'établir la production de l'urée en dehors du rein, chez les oiseaux). — 1° Si on lie, chez le pigeon, les uretères ou les artères rénales, on constate, quelques heures après l'opération, d'abondants dépôts uratiques à la surface des séreuses, sur les cartilages articulaires, dans le parenchyme pulmonaire, dans le muscle cardiaque; de plus, le sang contient de l'acide urique en quantité suffisante pour permettre de le manifester sans peine par la réaction de la murexide, tandis qu'avant l'opération cette manifestation était beaucoup plus difficile, souvent même impossible. — 2° Si, chez la poule, on lie l'aorte et la veine cave au-dessus des reins, et si on extirpe les reins, on constate, pendant la survie de cinq à dix heures, une accumulation d'acide urique dans les tissus, et on peut extraire du sang de l'animal de l'acide urique par des méthodes qui ne permettent pas d'en obtenir chez l'animal normal. — 3° Chez les couleuvres (au moins chez les couleuvres en digestion au moment de l'opération), il se produit, à la suite de la néphrectomie double ou de la ligature des uretères, d'abondants dépôts uratiques dans les poumons, le foie, la rate, les séreuses, etc., pendant les dix à quinze jours de survie.

Peut-on généraliser et étendre ces résultats aux mammifères et à l'homme? Non, en toute rigueur, puisque les expériences manquent. Notons cependant que, chez le chat néphrectomisé, on a réussi à obtenir avec le sang la réaction de la murexide, qui est tout à fait nulle chez l'animal normal. Pratiquement, on peut admettre que, chez les mammifères, comme chez les oiseaux, le rein n'est pas le lieu de formation, au moins exclusif, des urates.

D'autres substances sont encore éliminées par le rein, qui sont fabriquées hors du rein, et qui lui sont apportées par le sang. La mort survient, chez le chien néphrectomisé, après vingt-quatre à quarante-huit heures, avec des symptômes particuliers : on n'en saurait accuser l'accumulation d'urée ou d'urates dans l'organisme, car l'injection intraveineuse de quantités d'urée ou d'urates beaucoup plus grandes que celles qui existent, au moment de la mort, chez l'animal néphrectomisé, ne produisent, chez l'animal normal, aucun accident. Donc, le sang s'est enrichi en produits toxiques, sur la nature desquels on n'est pas fixé, produits fabriqués hors du rein et normalement éliminés par lui. Ce sont vraisemblablement ces mêmes produits, ou des produits analogues, qui provoquent, en cas de fonctionnement défectueux du rein, les accidents d'urémie et d'éclampsie, observés chez l'homme.

*b*. **Sécrétion rénale et filtration**. — Le rein éliminant des produits préformés, on a été amené à le considérer comme un filtre, laissant passer la liqueur sanguine avec les éléments dissous qu'elle contient. Pour juger de la valeur de cette hypothèse, il faut étudier les variations quantitatives et qualitatives de l'urine.

Dans le cas de filtration, la quantité de liquide filtré croît en même temps que la différence des pressions exercées par les liquides sur les deux faces du filtre. L'hypothèse de la filtration rénale a donc, comme condition nécessaire, un parallélisme entre la quantité d'urine produite et la pression du sang dans les vaisseaux du rein. — S'il y a filtration rénale, c'est au niveau de la capsule glomérulaire qu'elle doit s'effectuer, car c'est là que sont réalisées les deux conditions les plus favorables à la filtration : 1° Minceur de la paroi à traverser; 2° pression élevée dans les capillaires glomérulaires, en rapport immédiat avec l'artère rénale, plus élevée, en tout cas, que dans les capillaires rénaux proprement dits qui entourent les tubes contournés (p. 86, l. 5).

1. Si on excite le nerf vague par un courant, insuffisant pour arrêter le cœur, mais suffisant pour le ralentir et abaisser la pression sanguine générale, on observe une diminution de la quantité d'urine sécrétée.

| | Pression carotidienne. | Urine en 30 minutes. |
|---|---|---|
| | — | — |
| Avant la section des nerfs vagues. . . . | 134 mm. | 12cc,2 |
| Après — — . . . . | 126 — | 10 ,2 |
| Pendant l'excitation des nerfs vagues. . | 106 — | 2 ,5 |
| Après — — . | 127 — | 7 ,2 |

2. Si on provoque une hémorragie très abondante, suffisante pour abaisser la pression sanguine, la quantité d'urine produite diminue ; — si on réinjecte le sang extrait (après défibrination), ou de l'eau salée physiologique, pour ramener la pression sanguine à sa valeur primitive, la quantité d'urine produite augmente.

| | Pression carotidienne. | Urine en 30 minutes. |
|---|---|---|
| | — | — |
| Avant l'hémorragie . . . . . . . . | 134 mm. | 9cc,9 |
| Après — (500 cm³ sang). | 119 — | 4 ,9 |
| Après l'injection (500 cm³ sang) . | 125 — | 7 ,7 |

3. Si on réduit le calibre de l'artère rénale, en la comprimant partiellement, de façon à produire une diminution de la pression en aval du point comprimé, on note une diminution de la quantité d'urine.

4. On démontre expérimentalement que, sous l'influence de la chaleur, il se produit une vaso-dilatation cutanée, et une vaso-constriction viscérale, en particulier une vaso-constriction rénale

ayant pour conséquence un abaissement de la pression sanguine dans les capillaires rénaux : on note, dans ces conditions, une diminution de la quantité d'urine. — Sous l'influence du froid, il se produit une vaso-constriction cutanée, et une vaso-dilatation viscérale, en particulier une vaso-dilatation rénale, ayant pour conséquence une élévation de la pression du sang dans les capillaires rénaux; on note, dans ces conditions, une augmentation de la quantité d'urine.

5. Enfin, si on met en rapport avec l'uretère un manomètre obturant, et si on laisse l'urine faire monter au maximum la colonne manométrique, on constate que cette colonne se fixe, quand la pression atteint 40 à 60 millimètres de mercure. Sans doute, la pression artérielle est plus élevée dans les gros troncs, mais il n'est pas impossible que, dans les capillaires glomérulaires, elle ait une valeur sensiblement égale à 40 ou 60 millimètres. — Si, par un dispositif convenable, on exerce dans l'uretère une pression inférieure à 40 millimètres de mercure, dès lors insuffisante pour arrêter la sécrétion urinaire, on constate que cette sécrétion est diminuée, et d'autant plus diminuée que la pression est plus élevée.

Tous ces faits établissent une relation entre la pression sanguine générale et la production d'urine; ils sont d'accord avec l'hypothèse d'une filtration. Il convient toutefois de noter que la quantité d'urine n'est pas proportionnelle à la pression, et que souvent des variations de pression de quelques millimètres produisent des variations considérables de la quantité d'urine : les nombres relatés ci-dessus en témoignent. Sans doute, il s'agit là des variations de la pression dans les gros troncs artériels, et rien ne prouve que les variations, dans les artères glomérulaires, soient rigoureusement proportionnelles, mais c'est là une indication qui invite à la prudence dans les conclusions.

Si, chez le chien ou chez le lapin, on sectionne la moelle cervicale inférieure, la pression sanguine tombe; elle n'est généralement pas supérieure à 40 millimètres de mercure; si, chez le chien, on injecte dans les veines une solution de protéoses, ou une solution étendue d'un venin dépresseur (venin de crotale adamantin par exemple), la pression sanguine tombe; et, pour une quantité convenable de protéoses (0 g. 3 par kg. de poids du corps), ou de venin (0 g. 001 par kg. de poids du corps), elle n'est pas supérieure à 30 millimètres de mercure. Dans ces deux circonstances, la sécrétion urinaire est supprimée. Il semble qu'il y ait là un fait en désaccord avec l'hypothèse d'une filtration, car la filtration ne devrait cesser que lorsque la pression du liquide tombe à zéro. Mais il faut noter que la pression est prise dans les gros troncs artériels, et que la filtration se ferait au niveau des capillaires glomérulaires: or, si on ne connaît pas la pression du sang dans ces glomérules dans les deux circonstances indiquées, on peut au moins affirmer qu'elle est nécessairement inférieure à 40 millimètres de mercure. Le fait de la suppression de la sécrétion urinaire, quand la pression sanguine générale tombe au-dessous de 40 millimètres de mercure, ne prouve donc rien contre l'hypothèse d'une filtration; mais il invite à la prudence dans les conclusions.

Si, chez le chien ou chez le lapin, on excite électriquement la moelle dorsale supérieure, on constate une augmentation de la pression sanguine générale et une suppression de la sécrétion urinaire. Ce fait est en désaccord avec l'hypothèse d'une filtration, mais ce désaccord n'est qu'apparent, car l'excitation de la moelle dorsale provoque une vaso-constriction intense des artérioles du rein, de sorte que la pression dans les capillaires glomérulaires est diminuée. — Si, au lieu d'exciter la moelle dorsale sur un animal dont les nerfs du rein sont intacts, on fait l'expérience sur un animal dont les nerfs du rein ont été sectionnés d'un côté, on constate que la sécrétion urinaire est suspendue du côté intact (diminution de la pression glomérulaire, par suite de la vaso-constriction) et augmentée du côté opéré (augmentation de la pression glomérulaire, qui suit passivement les variations de la pression générale). Tous ces faits sont d'accord avec l'hypothèse d'une filtration.

Si, chez le chien ou chez le lapin, on comprime ou si on lie la veine rénale, il se produit une augmentation de la pression sanguine dans les vaisseaux du rein; or, dans ces conditions, il ne se forme plus d'urine, et l'arrêt de la sécrétion est presque instantané. C'est là un fait en désaccord avec l'hypothèse d'une filtration: mais il convient, avant d'en tirer une conclusion, de tenir compte des dispositions anatomiques du rein. Sous l'influence de l'augmentation de pression, consécutive à la ligature de la veine rénale, le système veineux se laisse dilater, de sorte que les canaux urinifères peuvent fort bien être comprimés par les mailles veineuses qu'ils traversent, au niveau de la zone de séparation des deux substances du rein. L'urine contenue dans les glomérules et dans les premières voies urinifères se trouverait ainsi soumise à deux forces : la pression glomérulaire qui la pousserait, la pression veineuse qui l'arrêterait; ces deux pressions étant égales, après ligature de la veine rénale, l'urine ne pourrait se déplacer, sa pression deviendrait égale à celle du sang et la filtration serait par là même arrêtée. Sans doute, cette hypothèse de la compression des canaux urinifères n'est pas démontrée, mais elle est assez vraisemblable, pour enlever toute valeur à l'objection qu'on aurait pu élever contre l'hypothèse de la filtration.

Si, chez le chien ou chez le lapin, on comprime l'artère rénale, de façon à supprimer complètement la circulation dans le rein, pendant quelques minutes, et si on rétablit la circulation en cessant de comprimer, on constate que la sécrétion urinaire ne réapparaît pas immédiatement; il y a souvent un arrêt de sécrétion, dont la durée peut atteindre trente et même quarante-cinq minutes. Ce fait paraît en désaccord avec l'hypothèse d'une filtration. Toutefois, il ne faut pas oublier que, sous l'influence de l'anémie, les cellules sont modifiées; rien ne prouve que, dans ces conditions, leur perméabilité physique n'est pas modifiée, cette perméabilité ne réapparaissant normale que lorsque la cellule a recouvré ses propriétés primitives, à la suite d'une irrigation sanguine suffisamment prolongée. L'hypothèse d'une filtration n'est donc pas encore renversée.

*En résumé*, en étudiant les variations des quantités de l'urine produite dans des circonstances variables, on ne trouve aucun fait qui permette d'éliminer l'hypothèse de la filtration, d'une façon définitive; un certain nombre de faits invitent seulement à ne pas conclure de façon ferme en faveur de cette hypothèse. Il faut poursuivre cette étude et examiner la composition de l'urine.

Le plasma sanguin contient des *protéines*, *des sels*, de la *glycose*, des *substances extractives* (*urées*, *urates*, etc.).

*L'urine normale ne contient pas de protéines.* Ce fait démontre qu'il ne s'agit pas, dans la sécrétion urinaire, d'une filtration, comparable à la filtration sur papier; mais il ne démontre nullement qu'il ne s'agit pas d'un phénomène analogue à la dialyse à travers le parchemin : le parchemin est, comme on sait, imperméable aux protéines.

*L'urine normale ne contient pas de glycose*; l'urine n'en contient que si la proportion de ce sucre dans le sang, dépassant la normale, 1.50 p. 1 000, atteint 3 à 4 p. 1 000. Or, la glycose est dialysable : n'est-ce pas là une preuve que la production d'urine n'est pas comparable à une dialyse? — Sans doute, mais existe-t-il réellement de la glycose dans le sang : on peut retirer de la glycose du sang en soumettant ce dernier à la chaleur d'ébullition et en recueillant le liquide séparé du coagulum; mais il est possible que, dans le sang non bouilli, la glycose soit combinée à une protéine, et que cette combinaison glycoprotéique soit dédoublée par la chaleur d'ébullition. De ce que l'on peut extraire de l'hématine du sang traité par des réactifs coagulants, on n'en conclut pas que l'hématine existe dans le sang normal; on sait que cette hématine, combinée à un radical protéique, constitue l'hémoglobine, substance dédoublable par les réactifs coagulants en hématine et protéine coagulée. Or, si la glycose existe dans le sang sous forme de glycoprotéide, il est évident qu'elle ne saurait dialyser : dès lors, son absence dans l'urine ne saurait surprendre. Si la glycose passe dans l'urine, quand sa proportion augmente dans le sang, c'est peut-être qu'elle existe alors dans le sang sous forme libre, au moins pour une part. — Mais l'hypothèse de l'existence d'une glycoprotéide dans le sang, à la place de la glycose n'est pas acceptable; en effet, si on dialyse, en présence d'eau distillée, du sang défibriné (ou du sang fluoré au sortir du vaisseau, pour empêcher la glycolyse), on constate que la glycose passe dans le liquide extérieur. Si on dialyse, en présence d'eau distillée, comparativement du sang fluoré à l'origine (pour éviter la glycolyse) et une solution de glycose, contenant la même proportion de glycose que le sang fluoré, on constate que la dialyse de la glycose se fait avec la même vitesse pour les deux liqueurs. Donc, dans ces expériences, la glycose du sang se comporte comme si elle était libre : aucun fait positif ne permet, jusqu'à ce jour, d'admettre l'existence dans le sang normal d'une glycoprotéide, retenant la totalité de sa glycose.

L'absence de glycose dans l'urine est en désaccord avec l'hypothèse d'une simple dialyse. Dira-t-on que le rein est imperméable à la glycose? Ce serait une affirmation inexacte, car l'urine contient de la glycose dans tous les cas d'hyperglycémie. Dira-t-on que la glycose, dialysée au niveau des glomérules, est réabsorbée en un autre point de l'appareil urinaire? Ce serait déplacer le point où s'accomplit un phénomène en désaccord avec les lois physiques; car si, au niveau du glomérule, la glycose dialyse jusqu'à ce que la richesse en glycose du sang et de l'urine primaire soit la même, on ne comprend pas comment, en un autre point de l'appareil urinaire, la glycose pourrait rentrer dans le sang par le simple jeu des mêmes forces physiques, puisque la richesse en glycose du sang et de l'urine est la même par hypothèse.

*Les lois physiques sont impuissantes à expliquer l'absence de glycose dans l'urine normale.*

Le sang, dans le cas d'hyperglycémie, peut contenir 3 à 4 p. 1 000 de glycose; l'urine en peut contenir jusqu'à 50 p. 1 000 et plus. Le sang contient environ 0,5 p. 1 000 d'urée; l'urine en contient des quantités variables, oscillant, chez l'homme, autour de 20 p. 1 000, c'est-à-dire une quantité quarante fois plus grande. Ce sont là des faits qu'on a invoqués contre l'hypothèse d'une filtration glomérulaire, mais leur valeur n'est pas absolue, car on peut supposer que, pendant son parcours dans les canaux urinifères, l'urine perd de l'eau, sans perdre les substances dissoutes : au niveau des tubes contournés, par exemple, la pression dans les capillaires sanguins est faible, vraisemblablement plus faible que la pression de l'urine; si on admet que la paroi des tubes contournés a les caractères d'une membrane hémiperméable, on comprend comment de l'eau puisse être absorbée dans le sang par le eu des forces physiques, et notamment par le jeu de la pression, sans que les substances dissoutes le soient. Ainsi se trouveraient expliquées, à l'aide de ces hypothèses, sans intervention de forces physiologiques, les richesses des urines en urée chez l'individu sain, en glycose chez le glycosurique.

Disons toutefois, sans plus tarder, que la réabsorption et l'hémiperméabilité tubulaires ne sont que des hypothèses inexactes (nous l'établirons ci-dessous) et que, par conséquent, les faits signalés vont à l'encontre de l'hypothèse d'une filtration.

*c.* **Les théories de Ludwig et de Bowman.** — On a proposé deux théories pour rendre compte du rôle des différentes parties de l'appareil urinifère dans la formation de l'urine : la *théorie de Ludwig* et la *théorie de Bowman.*

*Ludwig* admet qu'au niveau du glomérule il se fait une diffusion du plasma sanguin (moins l'albumine et le sucre) et que le liquide diffusé subit une concentration et une modification de composition, pendant son passage à travers les tubes contournés, par suite de la réabsorption d'une partie de l'eau et des substances dissoutes (*théorie de la diffusion-réabsorption*).

*Bowman* admet qu'au niveau du glomérule il se fait une diffusion de l'eau et des sels du sang (mais non de la glycose) et que le liquide diffusé reçoit, pendant son passage à travers les tubes contournés, les substances spécifiques de l'urine (urée, urates, etc.), sécrétées par l'épithélium de ces tubes (*théorie de la diffusion-sécrétion*).

A l'appui de la théorie de Ludwig, on a fait valoir les dispositions anatomiques du rein : la pression sanguine est plus grande dans les capillaires glomérulaires que dans les capillaires des tubes contournés; on peut admettre que l'urine glomérulaire est soumise à une pression plus grande que celle qui règne dans les capillaires sanguins des tubes contournés, et que, sous l'influence de cet excès de pression, une partie de l'urine rentre dans le sang. La perméabilité de la paroi des tubes contournés, variable pour les différentes substances dissoutes dans l'urine primaire, rendrait compte des différences quantitatives de composition de l'urine définitive et du sang,

On peut d'ailleurs démontrer, dans certaines circonstances, la propriété de réabsorption pour certaines substances, possédée par l'épithélium de l'appareil urinifère. Si on met en communication l'uretère avec un vase contenant une solution aqueuse d'iodure de potassium, sous une pression minima de 40 millimètres de mercure, on constate que le sel est absorbé, car on le retrouve bientôt dans la salive qui s'écoule par le canal de Wharton. Cette absorption ne se fait ni dans l'uretère ni dans le bassinet, car elle ne s'observe que si on a brusquement poussé la solution iodurée, sous la pression de 40 millimètres de mercure, vers le rein; elle ne s'observe pas quand on établit cette pression progressivement, de telle sorte que le liquide ne remonte pas dans les tubes urinifères, remplis de l'urine qui se forme pendant qu'on élève progressivement la pression de la solution iodurée. L'absorption de l'iodure se fait donc par le système des canaux urinifères.

Contre cette hypothèse de Ludwig, on a fait valoir les faits suivants :

1° Chez les carnivores, et généralement chez l'homme, l'urine est acide au tournesol, le plasma est alcalin; n'est-ce pas là un fait en désaccord avec l'hypothèse des équilibres physiques ? On a répondu à cette objection que le plasma sanguin renferme vraisemblablement un mélange de phosphates monosodique et disodique ; que la diffusion du phosphate monosodique est plus rapide que celle du phosphate disodique, comme l'ont établi des expériences directes; que le passage de l'urine dans les tubes urinifères est trop rapide pour permettre à l'équilibre final d'être atteint, et que, dès lors, l'urine peut avoir une réaction acide, sans que les lois physiques soient en défaut.

2° Un homme de 70 kilogrammes élimine 35 grammes d'urée en vingt-quatre heures, en moyenne; son sang contient 0 gr. 5 d'urée par litre (et cette urée est également répartie entre le plasma et les globules); les 35 grammes d'urée correspondent à 70 litres de plasma, qui auraient dû filtrer à travers les glomérules en vingt-quatre heures, et dont 68 l. 5 auraient dû être réabsorbés, au niveau des tubes contournés, puisque la quantité d'urine est d'environ 1 l. 5. Ce sont là des nombres énormes. — Un homme de 70 kilogrammes a 6 litres de sang; ce sang accomplit environ trois circulations totales par minute; le cœur lance donc par minute 18 litres de sang, soit 25 920 litres en vingt-quatre heures. Les reins représentent 1/200e du poids du corps. Si on admet que la répartition du sang est proportionnelle au poids des organes, les reins reçoivent 130 litres de sang en vingt-quatre heures; ce sang perdrait 70 litres d'eau, au niveau des glomérules, c'est-à-dire plus de la moitié de son volume, et, comme il est formé approximativement par parties égales de globules et de plasma, il serait réduit à ses seuls globules, ce qui n'est pas vraisemblable. Si même on admet que la quantité de sang qui traverse le rein est double de celle que l'on vient d'admettre, 260 litres par exemple, le sang perdrait encore la moitié de son eau, au niveau des glomérules, ce qui n'est pas vraisemblable.

Ces considérations ne renversent pas, sans doute, la théorie de Ludwig, mais elles invitent à ne l'accepter qu'avec réserve.

— A l'appui de la théorie de Bowman, on peut faire valoir les faits suivants :

1° Si on lie les uretères d'un oiseau, on trouve, quelques heures après l'opération, des dépôts d'urates dans le rein : il sont exclusivement localisés dans la partie contournée des tubes urinifères; ils ne se rencontrent jamais dans la capsule glomérulaire.

2° On peut, chez les mammifères, mettre en évidence le rôle sécréteur de l'épithélium des tubes contournés pour le sulfo-indigotate de soude; sans doute, ce n'est pas une substance spécifique de l'urine, mais les expériences n'en constituent pas moins de précieuses indications. On sectionne la moelle dorsale supérieure, du lapin, de façon à supprimer (par abaissement de la pression sanguine) la formation de l'urine, et on injecte dans une veine de l'animal 5 centimètres cubes d'une solution saturée à froid de sulfo-indigotate de soude. Après un temps variable, on sacrifie l'animal, et on injecte dans les vaisseaux du rein, par l'artère, une solution saturée de chlorure de potassium ou de chlorure de calcium, ou de l'alcool, pour précipiter et fixer la couleur bleue, là où elle se trouve. — On peut constater que, quelques minutes après l'injection, l'épithélium seul des tubes contournés est bleu, la lumière de ces tubes contournés et tout le reste du rein étant incolores; qu'une heure après l'injection, l'épithélium des tubes contournés est incolore, la lumière de ces tubes contournés est bleue, le reste du rein étant incolore. Donc l'indigo, injecté dans le sang, a été pris par les cellules des tubes contournés et déversé dans la lumière de ces tubes; comme la sécrétion aqueuse du rein a été tarie par suite de la section médullaire, l'indigo reste là où il a été sécrété et excrété. On n'en trouve pas dans le reste du rein; donc son excrétion est limitée aux tubes contournés.

On peut faire la même expérience sur un animal à moelle intacte, dont la sécrétion rénale aqueuse n'est pas tarie. Quelques minutes après l'injection, on trouve de l'indigo dans l'épithélium seul des tubes contournés; on n'en trouve pas trace dans la capsule glomérulaire. Un peu plus tard, on trouve de l'indigo dans l'épithélium des tubes contournés et dans la lumière des canaux urinifères, depuis leur origine jusqu'au bassinet; on n'en trouve pas dans la capsule glomérulaire; plus tard encore, on n'en trouve plus dans l'épithélium des tubes contournés; on en trouve dans la lumière des tubes urinifères. Enfin, l'indigo disparaît du rein, pour ne plus se trouver que dans l'urine entraînée dans la vessie. Cette expérience est identique à la précédente, mais l'indigo, excrété au niveau des tubes contournés, est entraîné dans tout le système des canaux urinifères par l'eau excrétée dans les capsules glomérulaires.

On peut d'ailleurs réaliser sur un même rein les deux expériences simultanément; on cautérise au nitrate d'argent des régions limitées de la surface du rein, de façon à détruire les glomérules correspondants : dans ces régions, la sécrétion de l'eau est suspendue. On injecte, dans les veines de l'animal, la solution de sulfo-indigotate de soude, et, quelque temps après, on examine le rein fixé par l'alcool; on constate que, dans les régions dont la couche corticale est saine, la coloration bleue envahit l'ensemble des canaux urinifères (mais non la capsule glomérulaire), et que, dans les régions dont la couche corticale est détruite, la coloration bleue est limitée aux tubes contournés. A l'examen macroscopique, la différence est évidente déjà : dans la région à couche corticale saine, les deux substances du rein sont bleues; dans la région à couche corticale cautérisée, la substance médullaire seule est bleue.

On peut démontrer que les tubes contournés excrètent des urates, chez les mammifères, par des expériences comparables à celles qui ont été faites avec le sulfo-indigotate de soude. On injecte dans les vaisseaux d'un lapin une solution saturée d'urate de soude; on sacrifie l'animal, et, par son artère rénale, on injecte vers le rein de l'alcool acidulé par l'acide acétique : les urates sont décomposés, et l'acide urique se précipite. On trouve ainsi des dépôts uriques dans toute l'étendue des canaux urinifères; on n'en trouve pas dans la capsule glomérulaire. Il n'est pas possible, toutefois, de fixer aussi exactement le lieu d'excrétion des urates dans les tubes urinifères, qu'il a été facile de limiter aux tubes contournés le lieu d'injection intraveineuse d'urates, il se produit toujours une sécrétion aqueuse, même si on a sectionné la moelle dorsale supérieure, même si on a cautérisé la surface du rein. On ne peut donc affirmer que toutes les parties du tube urinifère excrètent de l'acide urique, car celui qu'on y trouve a fort bien pu y être amené par le courant liquide; mais on ne le peut nier de façon absolue. La présence d'acide urique dans les tubes contournés permet d'affirmer que ces tubes jouent un rôle dans son élimination.

Aucune expérience analogue n'a pu être faite pour l'urée, car on ne possède pas de procédé permettant de précipiter et de fixer en place l'urée dans le rein. Mais on peut démontrer, chez la grenouille, grâce aux dispositions de son appareil circulatoire rénal, que l'urée est éliminée par les tubes contournés. Chez la grenouille, les glomérules reçoivent leur sang de l'artère rénale; après ligature de cette artère, les tubes contournés reçoivent encore du sang par la veine porte rénale. Si on lie l'artère rénale, la sécrétion urinaire est suspendue; si, dans ces conditions, on injecte dans les veines de la grenouille une solution d'urée, la sécrétion urinaire réapparait et l'urine produite contient de l'urée : donc les tubes contournés ont excrété de l'urée. L'expérience, toutefois, ne permet pas d'affirmer que les glomérules ne jouent aucun rôle dans l'excrétion de l'urée, chez l'animal normal.

Enfin, on a pu démontrer que l'élimination des pigments biliaires et du pigment sanguin (quand le sang en renferme, dissous dans son plasma) se fait par les tubes urinifères et non par la capsule glomérulaire.

De ces expériences, on tire cette conclusion : *l'eau urinaire est éliminée par les glomérules, les substances spécifiques de l'urine sont éliminées par les tubes contournés.*

Cette conclusion doit toutefois être légèrement atténuée, car il ne serait pas juste de dire que l'eau ne s'élimine jamais que par les glomérules, et que les glomérules n'éliminent jamais que de l'eau.

La cautérisation des couches superficielles du rein entraine une suppression complète de l'urine liquide, chez le lapin; la ligature de l'artère rénale entraine une suppression complète de l'urine liquide, chez la grenouille. Donc, d'ordinaire, l'eau s'élimine par le seul glomérule. Mais la sécrétion liquide réapparaît, chez le lapin, après injection d'urates (mais non de sulfo-indigotate); chez la grenouille, après injection d'urée : cette eau ne saurait provenir des glomérules, puisque ceux-ci ont été détruits, chez le lapin, et ne reçoivent plus de sang, chez la grenouille; donc, au moins dans ces circonstances exceptionnelles, les tubes urinifères peuvent éliminer de l'eau. Cette possibilité d'élimination d'eau par les tubes urinifères étant reconnue, il ne faut pas oublier que, normalement, les glomérules jouent un rôle à peu près exclusif, sinon absolument exclusif, dans l'élimination de l'eau urinaire.

Il est peu vraisemblable, d'autre part, que l'eau traverse la paroi glomérulaire, sans entraîner avec elle des substances dissoutes, notamment les sels du sang. On peut démontrer la perméabilité des glomérules pour certaines substances, notamment pour le carminate d'ammoniaque : à la suite d'une injection intraveineuse de cette substance, les capsules glomérulaires sont colorées en rouge (chez le lapin, par ex.) La même expérience se fait chez la grenouille : si on injecte la solution colorée dans les veines, et si on tue la grenouille, deux minutes après, en la plongeant dans de l'alcool légèrement acidulé, on constate que les glomérules sont colorés en rouge. Après ligature de l'artère rénale, on ne retrouve le carmin ni dans les capsules, ni dans les tubes urinifères : donc, chez la grenouille, les capsules sont le lieu exclusif de l'élimination du carmin.

On peut établir de même, au moins chez la grenouille, que l'albumine et le sucre s'éliminent au niveau du glomérule. Si on injecte dans les veines de la grenouille 1/2 centimètre cube de blanc d'œuf, l'urine devient albumineuse. Si on injecte le blanc chez une grenouille dont l'artère rénale (artère des glomérules) a été liée et dont la sécrétion urinaire aqueuse a été maintenue, au moyen d'une injection d'urée, l'urine n'est pas albumineuse. — On obtient les mêmes résultats en injectant une solution de glycose : la glycose s'élimine donc exclusivement par le glomérule, chez la grenouille.

*d.* **Fonction glomérulaire et fonction tubulaire.** — La connaissance des faits qui ont été exposés conduit à distinguer deux fonctions rénales : une *fonction glomérulaire*, destinée essentiellement à éliminer l'eau du sang et de l'organisme (et peut-être accessoirement les sels dissous), et une *fonction tubulaire*, destinée à éliminer les substances caractéristiques de l'urine.

Cette distinction permet de comprendre le manque de parallélisme qu'on peut parfois observer entre l'élimination de l'eau et l'élimination de l'urée. — En général, il y a à la fois augmentation, ou à la fois diminution de la quantité d'eau et de la quantité d'urée éliminées : ainsi, après section des splanchniques, il y a augmentation ; après compression de l'artère rénale, il y a diminution des éliminations de l'eau et de l'urée. Mais il peut y avoir discordance : après section des nerfs du rein, l'excrétion de l'eau augmente plus que l'excrétion de l'urée ; après compression partielle de l'uretère, l'excrétion de l'eau diminue moins vite que l'excrétion de l'urée, etc.

La fonction tubulaire ne saurait être actuellement analysée avec plus de précision que nous ne l'avons fait; mais il existe certains faits qui permettent de mieux connaître la fonction glomérulaire.

Le glomérule élimine l'eau; plus il fonctionne activement, plus la quantité d'eau éliminée est grande, plus l'organisme s'appauvrit en eau. Or, on a établi que la quantité d'urine augmente, quand la pression, ou plus exactement quand le débit augmente dans les artères rénales. Si donc, pour une raison quelconque (constriction vasculaire généralisée, introduction d'un excès d'eau dans l'organisme), la pression artérielle augmente, la quantité d'eau éliminée augmente aussi, et par suite la réplétion du système circulatoire diminue et la pression du sang devient moindre : c'est là un mécanisme jouant un rôle important dans la régulation de la pression sanguine. Inversement, quand la pression artérielle diminue pour une raison quelconque (injection de protéoses (chez le chien), saignée abondante, vaso-dilatation généralisée, sudation abondante), la sécrétion rénale diminue, de sorte que la déplétion du système circulatoire par l'élimination rénale est diminuée. La fonction glomérulaire est donc l'un des éléments, mais non pas le seul élément, de l'appareil régulateur de la pression sanguine normale.

L'étude du *lavage du sang* fournit encore de précieuses indications sur ce même sujet. Si on injecte, dans les veines d'un lapin ou d'un chien, une solution de chlorure de sodium à 7 p. 1 000, à la température du corps et sous une pression modérée, on peut faire pénétrer dans l'organisme de très grandes quantités de liquide. Si la vitesse d'injection (on a coutume de désigner sous ce nom la quantité de liquide injectée en une minute par kg. d'animal) ne dépasse pas certaines valeurs (3 g. pour le lapin, 1 g. pour le chien), on peut faire pénétrer une quantité de liquide égale à la moitié et même aux deux tiers du poids du corps, sans provoquer d'accidents immédiats ou tardifs. Au début de l'injection, pratiquée chez un animal normal, la quantité d'urine produite augmente, sans pourtant devenir immédiatement égale à la quantité d'eau injectée, de sorte que l'organisme s'enrichit en eau. La quantité d'urine produite pendant un temps donné augmente à mesure qu'augmente l'hydratation de l'organisme; elle finit par être égale à la quantité d'eau injectée pendant le même temps, quand l'organisme a retenu une quantité d'eau sensiblement égale à la quantité primitive du sang total. A partir de ce moment, le rein maintient constant l'équilibre aqueux de l'organisme, pour toutes les vitesses d'injection non supérieures à 3 grammes. Ce mécanisme régulateur est vraisemblablement sous la dépendance d'un appareil nerveux, comme le mécanisme régulateur thermique : comme ce dernier (dont les relations avec le système nerveux ont été établies), il ne peut être manifesté ni chez les animaux jeunes, ni chez les animaux anesthésiés.

*e*. **Le système nerveux et la sécrétion rénale.** — Les relations existant entre la quantité d'urine produite et le débit des vaisseaux du rein ont été indiquées précédemment; ce débit dépendant de l'état de tonicité des vaisseaux du rein et de celui de l'ensemble de l'appareil circulatoire déterminé lui-même par le système nerveux, il en résulte que le système nerveux agit indirectement sur la sécrétion urinaire, en agissant sur les vaisseaux.

Si on sectionne les nerfs splanchniques, chez le chien, on constate une augmentation importante de la sécrétion urinaire; on sait que, chez le chien, cette section détermine une dilatation des vaisseaux du rein, donc une augmentation du débit du sang dans les vaisseaux du rein. Si on sectionne les nerfs splanchniques, chez le lapin, on ne constate qu'une très légère augmentation de la sécrétion urinaire; on sait que, chez le lapin, cette section détermine, en même temps qu'une dilatation des vaisseaux du rein, un abaissement de la pression générale, de sorte que le débit sanguin dans le rein n'est pas sensiblement modifié.

Si on excite le bulbe rachidien par l'électricité ou par l'asphyxie, on constate une diminution ou une suppression de la sécrétion urinaire : c'est que cette excitation détermine une constriction intense des artères du rein; — si on fait la même expérience, chez un animal dont les nerfs rénaux ont été sectionnés, on constate une augmentation de la sécrétion urinaire : c'est que cette excitation, désormais inefficace pour modifier l'état des vaisseaux du rein, reste efficace pour déterminer une augmentation de la pression artérielle générale, qui retentit sur l'appareil rénal.

Outre ces actions vaso-motrices, dont on pourrait donner d'autres exemples, le système nerveux exerce-t-il une action sécrétoire proprement dite sur les glomérules? Il est impossible de le dire. Sans doute, la piqûre d'un point déterminé du plancher du quatrième ventricule détermine, en général, la polyurie et la glycosurie, et, dans quelques cas, la polyurie seule; mais il est actuellement impossible de décider si cette action se produit sur la sécrétion glomérulaire directement, ou indirectement par l'intermédiaire d'une modification vasculaire du rein.

Aucun fait n'autorise à admettre l'existence des nerfs néphro-sécréteurs.

## 1. *Les uretères et la vessie.*

*a.* **Les uretères.** — Les *uretères* sont deux conduits cylindriques, étendus du bassinet, avec lequel ils s'abouchent à plein canal, à la vessie, dont ils traversent obliquement la paroi. Ils possèdent des fibres musculaires lisses, disposées les unes longitudinalement, les autres circulairement; ils possèdent des éléments nerveux, peu abondants d'ailleurs et disséminés, sans présenter d'amas ganglionnaires.

On peut étudier directement les mouvements des uretères : il suffit de les mettre à nu, soit par la voie abdominale, soit par la voie lombaire. On peut en connaître indirectement quelques particularités, en observant l'arrivée de l'urine dans la vessie ouverte (ouverture extemporanée de la vessie, exstrophie vésicale, greffe cutanée de la vessie incisée et étalée).

Quand les uretères ont été dénudés, on voit se produire, à *intervalles réguliers*, une constriction annulaire de l'uretère, allant jusqu'à l'effacement du canal. Cette constriction naît au voisinage immédiat du bassinet, se propage *péristaltiquement* jusqu'à la vessie avec une vitesse de 2 à 3 centimètres par seconde, et s'arrête au contact de la vessie, sans se poursuivre dans la musculature vésicale. Une nouvelle contraction péristaltique semblable à la première se produit, après une pause. Les deux uretères se contractent indépendamment l'un de l'autre; leurs contractions sont semblables, mais la durée des pauses n'est pas nécessairement la même.

Quand on examine, sur une vessie exstrophiée, les orifices des uretères, on voit se produire un jet d'urine, à intervalles réguliers pour chaque uretère; on constate sans peine que les deux jets sont indépendants et ne se produisent pas nécessairement aux mêmes intervalles.

On peut produire, par excitation mécanique, physique ou chimique de la surface externe des uretères, une onde péristaltique, naissant au point excité et se propageant dans les deux sens, vers le bassinet et vers la vessie. Les contractions spontanées, naissant toujours au voisinage du bassinet, et se propageant toujours vers la vessie, on peut admettre que, dans le fonctionnement normal des uretères, l'excitation naît au niveau du bassinet. On a admis que la contraction spontanée des uretères a pour cause la distension de l'uretère par l'urine qui s'écoule du rein; cette conclusion est au moins prématurée, sinon inexacte, car le nombre des contractions de l'uretère dans un temps donné n'est pas proportionnel à la quantité d'urine produite pendant ce temps; on peut constater directement sur une vessie exstrophiée que le jet d'urine est plus ou moins abondant, selon les circonstances : donc la contraction ne prend pas naissance quand la distension a atteint un certain degré, toujours le même. Il faut reconnaître toutefois que les mouvements de l'uretère sont un peu plus fréquents quand la quantité d'urine augmente.

Si on sectionne l'uretère au voisinage immédiat du bassinet, ses mouvements péristaltiques se produisent encore à intervalles réguliers, bien que l'urine ne le traverse plus.

La cause des contractions périodiques des uretères nous est encore inconnue.

La section des nerfs isolables qui peuvent se rendre à l'uretère ne modifie pas ses mouvements; la section de l'uretère, après avoir provoqué une inhibition temporaire du segment inférieur, laisse réapparaître ses mouvements. — L'action du système nerveux et le mécanisme de la propagation de la contraction péristaltique des uretères nous sont encore inconnus.

*b.* **La vessie.** — La vessie possède une puissante musculature à fibres lisses; on distingue d'ordinaire une couche externe de fibres longitudinales et une couche profonde de fibres circulaires; mais il existe en outre des fibres obliques enchevêtrées, constituant un réseau. La vessie communique avec les uretères, qui traversent obliquement sa paroi, et avec l'urèthre, qui la continue à sa partie inférieure.

On admet l'existence de deux sphincters sur les voies d'expulsion de l'urine : l'un *vésical*, constitué par la couche des fibres lisses, disposées circulairement autour du col de la vessie; l'autre *uréthral*, à fibres striées, disposées autour de l'urèthre; ce dernier occupe : chez la femme la partie de l'urèthre voisine de la vessie; chez l'homme, la région prostatique de l'urèthre.

L'urine, poussée par les contractions des uretères, pénètre dans la vessie et en distend la paroi. Elle ne peut refluer vers les uretères ; les uretères, en effet, traversant obliquement la paroi vésicale, sont comprimés de dehors en dedans par l'élasticité de la paroi vésicale, et de dedans en dehors par la pression exercée par l'urine sur la surface interne de la vessie : ils sont ainsi fermés automatiquement à leur terminaison, et ne se laissent forcer que par l'onde urinaire qui descend du rein. L'urine ne s'écoule pas vers l'urèthre, car l'orifice inférieur de la vessie est normalement fermé par le sphincter lisse ou vésical. Les observateurs ne sont pas d'accord sur le mécanisme de cette fermeture : les uns admettent qu'elle dépend de la seule élasticité des parois du col et de la vessie, sans aucune tonicité des fibres musculaires lisses (ils se fondent sur ce que la vessie ne se vide pas après la mort, la tonicité étant alors suspendue, l'élasticité subsistant seule), les autres admettent que cette fermeture dépend à la fois de l'élasticité et de la tonicité des parois du col de la vessie (ils se fondent sur ce que la pression qu'il faut exercer de l'urèthre vers la vessie, pour forcer l'orifice vésical, est plus petite après la mort, qui supprime la tonicité, que pendant la vie). Le fait sur lequel se fondent les premiers prouve que l'élasticité des parois de l'orifice suffit à fermer la vessie, après la mort ; il ne prouve pas que cette élasticité soit seule en jeu, pendant la vie, et que les fibres musculaires ne prennent pas part à cette fermeture, quand la tonicité des muscles vésicaux existe. Nous admettrons que la fermeture du col de la vessie a pour cause l'élasticité et la tonicité de ses parois.

L'urine, s'accumulant dans la vessie, en détermine la distension. Il arrive un moment (qui dépend de la pression intravésicale et non de la distension vésicale) où se manifeste une sensation de tension dans la région de la vessie; en même temps, par un mécanisme réflexe, se produisent de légères contractions des muscles de la vessie. Sous l'influence de ces contractions, qui déterminent une augmentation de la pression intravésicale, le sphincter à fibres lisses de la vessie se laisse forcer et quelques gouttes d'urine pénètrent dans l'origine de l'urèthre : leur contact avec la muqueuse uréthrale détermine la sensation spéciale, dite *besoin d'uriner*, et, par voie réflexe, la contraction énergique du sphincter de l'urèthre, qui refoule vers la vessie les quelques gouttes d'urine qui s'en étaient échappées. Il s'établit dès lors, entre la musculature vésicale et le sphincter de l'urèthre, une lutte dans laquelle le sphincter a tout d'abord l'avantage, mais dans laquelle il finit par céder à la poussée de plus en plus énergique des muscles vésicaux, dont les contractions augmentent à mesure que la vessie se distend davantage. Le sphincter, une fois forcé, cesse de se contracter et livre facilement passage à l'urine qui s'échappe en totalité de la vessie.

C'est là le mécanisme de la miction, chez les jeunes enfants, et chez les malades qui ne perçoivent plus les impressions nées au niveau de la zone urinaire (lésions de la moelle dorsale, par ex.). Ce mécanisme est complexe et met en jeu un certain nombre de phénomènes réflexes. Ces réflexes s'accomplissent normalement, après qu'on a pratiqué, chez les animaux, une section médullaire, dans la région dorsale inférieure : c'est donc que les centres de ces réflexes siègent dans la région lombo-sacrée.

1. La distension de la vessie par l'urine provoque des contractions vésicales d'autant plus énergiques que la distension est plus grande. Ce phénomène réflexe a pour voies centripètes les fibres sensitives de la vessie, qui, par les plexus hypogastrique et mésentérique, gagnent le tronc du sympathique abdominal, pour passer de là dans la moelle par les racines postérieures des nerfs lombaires et sacrés; — pour voies centrifuges, les fibres motrices de la vessie, qui lui viennent, les unes de la moelle lombaire par les racines antérieures des dernières paires lombaires, les ganglions sympathiques correspondants, le glanglion mésentérique inférieur et le plexus hypogastrique; les autres, de la moelle sacrée, par les racines antérieures des premières paires sacrées, le nerf érecteur et le plexus hypogastrique; — pour centre, la région lombo-sacrée de la moelle épinière. Ces propositions reposent sur des observations pathologiques et expérimentales : quand l'une des parties fondamentales de l'arc réflexe indiqué est détruite ou altérée, la vessie ne se contracte plus, sous l'influence de sa propre distension; elle se laisse alors dilater de façon exagérée et ne se vide plus que sous l'influence de sa seule élasticité, et seulement de l'excès d'urine qu'elle contient; dès que, sous l'influence de cette évacuation partielle, l'élasticité vésicale a diminué et est devenue égale à l'élasticité du sphincter vésical, la miction s'arrête, la vessie restant gonflée. Il suffit dès lors d'un excès minime d'urine pour amener cette élasticité à être supérieure à celle du sphincter et provoquer la sentation du besoin d'uriner. Lors donc que le réflexe que nous étudions est supprimé, le sujet présente une vessie constamment gonflée et éprouve un besoin fréquent d'uriner.

2. Sous l'influence de l'excitation produite sur la muqueuse uréthrale par l'urine qui y a pénétré, il se produit une contraction réflexe du sphincter strié de l'urèthre. Ce phénomène réflexe a pour voies centripètes les filets sensitifs de l'urèthre, qui gagnent la moelle par les racines postérieures des derniers nerfs sacrés; — pour voies centrifuges, les filets moteurs du sphincter de l'urèthre, qui quittent la moelle par les racines antérieures des derniers nerfs sacrés; — pour centre, une région limitée de la moelle, située au niveau de pénétration des derniers nerfs sacrés (cette région est située : chez le chien, au niveau de la 5e vertèbre lombaire, et chez le lapin, au niveau de la 7e vertèbre lombaire). Ces propositions reposent sur des observations pathologiques et expérimentales : quand l'une des parties fondamentales de l'arc réflexe indiqué est détruite ou altérée, le passage de l'urine dans l'urèthre ne détermine plus la contraction du sphincter uréthral, et la miction se produit instantanément et se produit totale. Il suffit dès lors, pour provoquer la miction, que la vessie soit assez gonflée pour forcer le sphincter lisse : le sujet a par conséquent des mictions fréquentes, des mictions impérieuses; la vessie n'est jamais que peu dilatée et se vide à chaque miction.

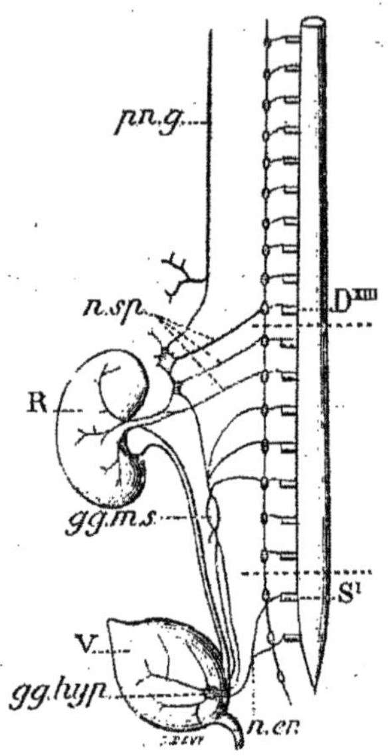


Fig. 182. — Innervation du rein et de la vessie.

R. rein : V, vessie; DXIII, treizième racine dorsale (chez le chien); SI, première sacrée; pn.g pneumogastrique n.sp.; nerfs splanchniques (grand et petit) : gg.m.s. ganglion mésentérique supérieur; gg.hyp. ganglion ou plexus hypogastrique; n.er. nerf érecteur.

3. Enfin, quand le sphincter uréthral se laisse distendre par la poussée de l'urine, il se produit une inhibition de sa tonicité et une contraction énergique des muscles vésicaux. L'inhibition de la tonicité du sphincter se fait vraisemblablement par inhibition centrale médullaire; elle nécessite l'intégrité des voies de communications urèthro-médullaires, et la conservation de leurs rapports normaux avec le centre tonique du sphincter. Notons encore ce fait important que, généralement, une section ou une lésion de la moelle dorsale rend l'inhibition du sphincter uréthral impossible (et détermine par là une rétention d'urine). La mise en action des muscles vésicaux est le résultat d'une action réflexe, ayant pour voies centripètes les filets sensitifs de l'urèthre; pour voies centrifuges, les filets moteurs de la vessie; pour centre, une région de la moelle lombo-sacrée. Si l'inhibition du

sphincter ne se fait pas, l'urine ne s'écoulera qu'autant que les contractions de la vessie seront assez puissantes pour avoir raison de sa résistance; si les contractions de la vessie sont insuffisantes, la miction sera incomplète; et elle se reproduira fréquemment. Si la contraction des muscles vésicaux ne se fait pas, la miction sera également incomplète et elle se reproduira fréquemment.

Cette analyse suffit pour permettre de prévoir les conséquences, au point de vue de la miction, des altérations diverses qui peuvent atteindre les éléments prenant part à la composition des trois arcs réflexes considérés.

On a supposé dans tout ceci que la volonté ne joue aucun rôle dans la miction; c'est ce qui se passe chez le jeune enfant, chez le malade à myélite transverse, chez l'animal à moelle dorsale sectionnée. On sait que, chez l'homme normal, la volonté peut intervenir dans la miction, soit pour la provoquer, soit pour l'arrêter. Le mécanisme de l'action volontaire n'est pas encore définitivement élucidé.

La volonté peut intervenir, au moment où se produit la sensation du besoin d'uriner, pour provoquer le relâchement du sphincter uréthral, et permettre au mécanisme réflexe n° 3 de se produire.

La volonté peut intervenir, sans que se soit produite la sensation du besoin d'uriner, sans même que se soit produite la sensation spéciale due à la réplétion vésicale. En comprimant la vessie par la contraction volontaire du diaphragme et des muscles abdominaux, on parvient à faire passer dans l'urèthre quelques gouttes de liquide, qui mettent en mouvement tout le mécanisme réflexe décrit; la miction, volontaire à son début, se poursuit réflexe. On peut même provoquer la miction, sans contraction des muscles abdominaux ou du diaphragme; on y parvient en évoquant la sensation produite par le passage de l'urine dans l'origine de l'urèthre et le mécanisme réflexe entre jeu.

Dans les cas pathologiques, où la contraction de la vessie et le relâchement du sphincter uréthral ne se produisent pas, la volonté peut faire intervenir à titre de suppléants les muscles abdominaux et provoquer ainsi l'évacuation vésicale.

Inversement, lorsque le sphincter uréthral est sur le point d'être forcé par la pression de l'urine accumulée en amont, on peut, par la volonté, déterminer une contraction plus énergique de ce sphincter, et par là, retarder la miction; — quand l'urine a forcé ce sphincter et en a provoqué l'inhibition, la volonté peut intervenir, et, en déterminant sa contraction, arrêter la miction.

# CHAPITRE XIX

## L'ORIGINE DES GRAISSES DE L'ORGANISME

SOMMAIRE. — Les graisses de l'organisme peuvent-elles provenir des graisses alimentaires? des hydrocarbones alimentaires? des protéines alimentaires? Expériences, critique et conclusions.

a. *Les graisses de l'organisme peuvent-elles provenir des graisses alimentaires?*

On a tenté de résoudre cette question, en ajoutant pendant un certain temps à l'alimentation d'un animal une matière grasse, qui ne se trouve pas normalement dans son organisme, et en la recherchant dans les tissus à la fin de l'expérience.

A un chien (en partie dégraissé par un jeûne de trente jours), on fait ingérer en dix-sept jours 5 250 grammes de viande et 2 250 grammes d'huile de navette qui contient un acide particulier, l'*acide érucasique* $C^{22}H^{42}O^{2}$. On ne retrouve dans les tissus que des traces de cet acide.

A un chien, amaigri par le jeûne, on donne en quarante jours 4 800 grammes de pain, 18 000 grammes de viande, 3 300 grammes de graisses ordinaires et 1 100 grammes de blanc de baleine (*palmitate de céthyle*). On recueille, dans les excreta, 750 grammes de substances solubles dans l'éther, qui peuvent être de la graisse ordinaire ou du blanc de baleine; en supposant, ce qui est sans doute exagéré, que ce soit uniquement du blanc de baleine, 350 grammes de ce dernier ont été sûrement absorbés. On ne retrouve dans les tissus que des traces de palmitate de céthyle.

A deux jeunes chiens, nourris pendant deux mois de viande maigre, pesant respectivement 7 300 grammes et 4 250 grammes, on donne, pendant trois semaines, de la viande à discrétion et 300 grammes de *tributyrine*. Les animaux sacrifiés pèsent respectivement 9 120 grammes et 5 450 grammes; on en retire respectivement 386 grammes et 290 grammes de matières grasses, dans lesquelles on reconnaît la présence de petites quantités de tributyrine (ces quantités, exprimées en butyrate de baryum, sont respectivement 3 g. 84 et 2 g. 75).

Ces expériences établissent que l'organisme retient seulement des traces de graisses étrangères. Elles ne peuvent servir à nous éclairer sur la question posée.

— La graisse des animaux d'une même espèce est un mélange

à proportions sensiblement constantes de trioléine, de tripalmitine et de tristéarine; elle présente dès lors un point de fusion sensiblement constant. La graisse d'animaux d'espèces différentes est formée de proportions de trioléine, de tripalmitine et de tristéarine, qui peuvent être très différentes; elle peut donc présenter un point de fusion très différent, selon qu'elle appartient à telle ou telle espèce. Si on donne à un animal, amaigri par le jeûne, une alimentation contenant en abondance une graisse très différente [1] de la sienne, on constate que la graisse déposée dans les tissus, sans être identique à la graisse ingérée, s'en rapproche notablement. C'est là une indication précieuse, qui rend la fixation des graisses alimentaires dans les tissus assez vraisemblable; car il serait étrange que la graisse ingérée intervînt dans la transformation de protéines ou d'hydrocarbones en graisses, et provoquât la formation d'une variété de graisse semblable à elle-même ou peu différente d'elle-même, variété qui pourrait se fixer dans les tissus, alors qu'elle-même, qui n'en diffère pas sensiblement, ne pourrait pas s'y fixer. Sans doute, la graisse fixée n'est pas identique à la graisse ingérée: mais cela peut se comprendre, si l'on admet que la graisse fixée provient sans doute aussi ou au moins pour une part de la transformation de protéines ou d'hydrocarbones.

Deux jeunes chiens sont amaigris par un jeûne de trente jours; ils ont perdu 40 p. 100 de leur poids. On leur fait ingérer de la viande maigre, et respectivement de l'huile de lin ou du suif de mouton. Quand les animaux ont repris leur poids primitif, on les sacrifie et on détermine le point de fusion de leur graisse. La graisse du chien à huile fond à 0°, celle du chien à suif fond à 50°, celle d'un chien à nourriture normale fond à 20°.

La graisse normale du chien contient 70 p. 100 d'oléine et 30 p. 100 de palmitine et de stéarine. Si on fait ingérer à un chien, amaigri par le jeûne, une grande quantité d'huile de palme (riche en tripalmitine), la graisse contient 40 p. 100 d'oléine, 10 p. 100 de stéarine et 50 p. 100 de palmitine. Si on fait ingérer à un chien, amaigri par le jeûne, une grande quantité (2 260 g. en dix-sept jours) d'huile de navette (riche en oléine), la graisse contient 87 p. 100 d'oléine et 13 p. 100 de palmitine et de stéarine.

Si à un chien, amaigri par le jeûne, on fait ingérer une grande quantité (2 850 g. en quatorze jours) d'acides gras provenant de la graisse de mouton (contenant 80 p. 100 d'acides palmitique et stéa-

1. Nous n'entendons pas dire par là que les constituants de la graisse diffèrent de ceux de la graisse de l'animal, mais simplement que les proportions de ces constituants diffèrent dans la graisse ingérée et dans la graisse de l'animal.

rique et fondant à 50°), avec de la viande maigre, on obtient une graisse contenant 67 p. 100 d'acides palmitique et stéarique et fondant à 42° (la graisse normale du chien ne contient que 30 p. 100 d'acides palmitique et stéarique et fond à 20°).

On est arrivé aux mêmes conclusions, en examinant la composition du lait des femelles laitières : en donnant à des brebis et à des chèvres une alimentation alternativement riche et pauvre en graisses, on a vu la quantité des graisses du lait d'un jour passer de 60 à 10 grammes ; — en ajoutant à l'alimentation de vaches laitières des huiles de sésame, de coco ou d'amande, on a vu les graisses du lait se modifier parallèlement.

— On peut, en le soumettant à un jeûne absolu de trente-cinq à quarante jours, faire perdre à un chien la presque totalité des graisses qu'il contient (à 8 p. 1 000 près), à condition que ce chien soit relativement maigre au début de l'expérience (on opère sur un animal jeune nourri de viande maigre pendant les deux mois qui précèdent le jeûne). On peut connaître le moment où les réserves grasses sont épuisées, en observant l'élimination azotée de l'animal : à ce moment, cette élimination, qui antérieurement était remarquablement constante, présente une brusque augmentation. On donne à l'animal ainsi dégraissé une alimentation contenant une petite quantité de viande maigre et une grande quantité de graisse ; on sacrifie l'animal au bout de quelques jours ; on recueille et on pèse la graisse qu'il contient. Si cette quantité de graisse est trop grande, pour pouvoir provenir des protéines de l'alimentation, on peut admettre qu'elle provient des graisses alimentaires.

A un chien, amaigri par un jeûne de trente-cinq jours, ayant perdu 40 p. 100 de son poids, on donne en six jours, sous forme de viande maigre et de lard, 236 g. 5 de protéines et 2 388 g. 8 de graisses. L'animal étant sacrifié contient 1 353 grammes de graisses ; en admettant qu'il en contenait à la fin du jeûne 8 p. 1 000 de son poids (16 kg.), soit 128 grammes, il en a fixé 1 225 grammes. Ces 1 225 grammes ne sauraient provenir de 236 g. 5 de protéines ; donc une partie importante, sinon la totalité, provient des graisses.

On peut faire à cette conclusion une objection : rien ne prouve de façon absolue que les protéines encore présentes dans l'organisme à la fin du jeûne ne sont pas la matière première de cette graisse. Il sera établi plus loin que les protéines, en se transformant en graisses, ne sauraient fournir plus de 60 p. 100 de leur poids de graisses ; les 1 225 grammes correspondent donc à 2 041 grammes de protéines. L'organisme contient plus de 60 p. 100 d'eau et moins de 40 p. 100 de résidu sec ; le chien de 16 kilogrammes, supposé de constitution conforme à la moyenne, contient donc plus de 9 600 grammes d'eau et moins de 6 400 grammes de résidu sec. Dans ce résidu sec sont comprises les matières minérales; celles-ci représentent, chez l'individu normal, environ 5 p. 100 du poids du corps, et assurément plus, chez un animal amaigri; c'est donc, pour un chien de 16 kilogrammes, 800 grammes au minimum. La quantité de protéines est donc inférieure à 5 600 grammes. Est-il raisonnable d'admettre que de ces 5 600 grammes, plus de 2 000 grammes seront transformés en graisses en 6 jours? — Si on suppose que ces 2 041 grammes de protéines se sont décomposés pour donner de la graisse, l'azote correspondant est éliminé par les urines; or l'azote représente environ 16 p. 100 des protéines; à 2 041 grammes correspondant 326 g. 56 d'azote; il y aurait donc une élimination journalière de 54 g. 41, nombre absolument inadmissible; la quantité d'azote éliminée par l'animal, pendant le jeûne, étant plus de dix fois plus petite. — Enfin, si la graisse ingérée ne se fixait pas, pour une part, sous forme de graisse, elle serait fixée, pour une part peut-être, sous forme d'hydrocarbones, en admettant cette transformation possible, et, pour le reste, serait brûlée. La quantité d'hydrocarbones que contient l'organisme n'est généralement pas supérieure à 1 p. 100 de son poids. L'animal pesant 16 kilogrammes à la fin du jeûne, et ayant reçu environ 3 kg. 500 d'aliments, pèse moins de 20 kilogrammes et contient moins de 200 grammes d'hydrocarbones. Il aurait donc brûlé au moins 1 150 grammes de graisses en six jours, soit 152 grammes par jour, et aurait dès lors éliminé, par jour, une quantité d'acide carbonique égale à 600 ou 700 grammes, nombre supérieur à celui que donnent les déterminations faites sur un animal abondamment nourri de viande et de graisses. Rien ne permet de douter que, dans l'expérience que nous discutons, *les graisses déposées proviennent, pour une part au moins, des graisses ingérées.*

---

### b. *Les graisses de l'organisme peuvent-elles provenir des hydrocarbones de l'alimentation?*

La démonstration d'une transformation possible des hydrocarbones en graisses a été faite pour les graines oléagineuses et pour les fruits huileux. On a montré que ces graines et ces fruits sont riches en hydrocarbones et pauvres en graisses avant la maturation; et que, pendant la maturation, on peut constater une diminution progressive des hydrocarbones correspondant très exactement à une augmentation des graisses. La transformation des hydrocarbones en graisses est donc chimiquement possible dans les organismes végétaux vivants.

Deux méthodes ont été employées pour résoudre cette question dans les cas des animaux.

*1er groupe d'expériences.* — On prend plusieurs animaux de même espèce, aussi semblables que possible; on en sacrifie un, pour doser la quantité des graisses qu'il renferme, et on admet que les autres animaux ont la même constitution. On leur fait ingérer, pendant quelques jours, une alimentation de composition connue, pauvre en graisses et en protéines, riche en hydrocarbones; on recueille les urines et les fèces, pour y doser les graisses et l'azote. On connait donc la quantité des graisses absorbées, par différence entre les graisses ingérées et les graisses excrétées, d'une part; et, d'autre part, la quantité des protéines décomposées, par l'azote urinaire. On sacrifie l'animal et on dose les graisses qu'il contient. Si la différence entre cette quantité de graisse et la quantité contenue au début de l'expérience, c'est-à-dire si la graisse de formation nouvelle est en quantité trop grande, pour provenir des graisses absorbées et des protéines détruites, une partie provient nécessairement des hydrocarbones.

Deux oies sont soumises à un jeûne de cinq jours; l'une *a* pèse alors 2 838 grammes, l'autre *b* 3 007 grammes. On sacrifie l'oie *a*; elle contient 92 g. 41 de graisses; si on admet que les quantités de graisses sont proportionnelles aux poids, l'oie *b* contient $92{,}41 \times \frac{3\,007}{2\,838}$ soit 97 g. 72 de graisses. On lui fait ingérer en six jours une nourriture (1 290 g. orge et 2 820 g. riz) contenant 28 g. 8 de graisses. Les fèces et le contenu intestinal renferment 15 g. 92 de graisses; l'oie a donc absorbé 28,80 — 15,92, soit 12 g. 88 de graisses. L'oie a éliminé par les urines et par les fèces 15 g. 98 d'azote, correspondant à 99 g. 40 de protéines. L'oie sacrifiée contient 542 g. 76 de graisses. Les graisses absorbées et les protéines détruites ont pu fournir des graisses déposées dans les tissus; les graisses ont pu en fournir 12 g. 88 et les 99 g. 40 de protéines, $99{,}40 \times 0{,}60$, soit 59 g. 64 au maximum (il résulte, en effet, de la comparaison des quantités de carbone contenues dans un même poids de graisses et de protéines, que 100 grammes de ces dernières ne peuvent fournir plus de 60 grammes de graisses). Il a donc pu se produire au maximum 12 g. 88 + 59 g. 64, soit 72 g. 52 de graisses, aux dépens de substances autres que les hydrocarbones. — La différence 542 g. 76 — 72 g. 52, soit 470 g. 24, correspond pour 99 g. 40, aux graisses existant au début, et pour le reste 370 g. 84, à des graisses formées aux dépens d'hydrocarbones.

On pourait objecter que la constitution des deux oies à l'origine est différente; que leur teneur en graisses n'est pas la même, contrairement à ce qu'on a supposé: et, en effet, on a constaté que des oies de même poids, d'apparence semblable, contiennent souvent des quantités de graisses différant de 30 p. 100. En admettant qu'il en soit ainsi, dans le cas présent, l'oie *b*, à la fin du jeûne, pourrait donc contenir 97 g. 72 × 0,3, soit 29 g. 32 de plus qu'on a supposé. Ces 29 g. 32 ne rendent pas compte des 370 g. 84 que l'on trouve!

*2° groupe d'expériences.* — Un animal reçoit une alimentation pauvre en protéines et en graisses, riche en hydrocarbones. On détermine les quantités d'azote et de carbone des ingesta et des egesta (pour les ingesta, par l'analyse des aliments; pour les egesta, par la détermination de l'azote des excreta, du carbone des excreta et de la respiration). Par différence, on connaît les quantités d'azote et de carbone fixées dans l'organisme. L'azote est fixé sous forme protéique; on calcule la quantité de carbone correspondante. Il reste un excès de carbone, qui n'a pu être retenu que sous forme de graisses ou d'hydrocarbones, c'est-à-dire sous forme de combinaisons ternaires : nous l'appellerons, pour simplifier, le *carbone ternaire*. Ce carbone ternaire peut provenir des graisses alimentaires, des hydrocarbones alimentaires, des protéines alimentaires organiques décomposées. On peut connaître la quantité des graisses alimentaires absorbées : c'est la différence des graisses ingérées et des graisses des fèces. On peut connaître la quantité des protéines décomposées, en déterminant l'azote des excreta (urines et fèces). On peut calculer sans peine la quantité de carbone correspondant à ces graisses absorbées et à ces protéines décomposées. Si cette quantité de carbone est inférieure à la quantité de carbone ternaire retenue par l'organisme, c'est qu'une partie de ce carbone ternaire provient nécessairement des hydrocarbones de l'alimentation. Enfin, si cette quantité de carbone ternaire, issue des hydrocarbones, est plus grande que la quantité de carbone qui peut se fixer dans l'organisme animal sous forme d'hydrocarbones, c'est qu'une fraction s'est nécessairement déposée sous forme de graisses.

Un porc de 130 kilogrammes reçoit, en sept jours, 14 kilogrammes de riz contenant 5 273 g. 59 de carbone et 115 g. 78 d'azote. Dans les excreta, on retrouve 3333 g. 05 de carbone et 73 g. 22 d'azote. L'animal a donc retenu 1 940 g. 54 de carbone et 42 g. 56 d'azote. Ces 42 g. 56 d'azote correspondent à 264 g. 72 de protéines, contenant 140 g. 90 de carbone. Donc 1 940,54 — 140,90, soit 1 799 g. 64 de carbone sont retenus sous forme ternaire. Les 14 kilogrammes de riz contenaient 55 g. 58 de graisses; les fèces en contenaient 18 g. 62; il en a été absorbé 55,58 — 18,62, soit 36 g. 96, contenant environ 28 g. 42 de carbone. On a trouvé dans les excreta 73 g. 22 d'azote correspondant à 455 g. 43 de protéines, contenant 243 g. 79 de carbone. Donc 28 g. 42 + 243 g. 79, soit 272 g. 21 de carbone ternaire fixé peuvent provenir des graisses alimentaires et des protéines décomposées. La différence 1 799,64 — 272,21 soit 1 527 g. 43 provient nécessairement des hydrocarbones. Ces 1 527 g. 43 ne sauraient avoir été retenus exclusivement sous forme de glycogène; ils représentent en effet 1 527,43 × 2,25, soit 3 436 g. 71; or un animal gorgé de glycogène au maximum n'en contient généralement pas plus de 1 p. 100 de son poids; un porc de 140 kilogrammes n'en contient pas plus de 1 400 grammes, correspondant à 622 g. 32 de carbone. Donc, en supposant le porc débarrassé de glycogène au début de l'expérience, ce qui est sûrement inexact; en le supposant gorgé de glycogène à la fin de l'expérience, il y a encore 1 521 g. 43 — 622 g. 22, soit 705 g. 21 de carbone fixés sous forme de graisses.

A l'appui de cette démonstration de la transformation d'hydrocarbones en graisses, on peut signaler le fait suivant. Si on fait ingérer à un animal à jeun, ou si on injecte dans les veines d'un animal à jeun, une grande quantité de sucre, on observe parfois une augmentation du quotient respiratoire, telle qu'il peut dépasser l'unité. Il y a donc, dans ce cas, production d'un volume d'acide carbonique plus grand que le volume d'oxygène consommé : une partie de cet acide carbonique s'est produite en dehors des phénomènes de combustion. On a admis qu'il résulte de la transformation de sucre en graisse, et on a proposé la formule suivante, d'ailleurs hypothétique, de la réaction :

$$13C^6H^{12}O^6 = C^{55}H^{104}O^6 + 23CO^2 + 26H^2O.$$

Exemple. — Un chien de 17 kilogrammes, à jeun depuis quarante-huit heures, reçoit 600 grammes de sucre, dissous dans un litre de lait. Le quotient respiratoire est 0,701 avant le repas; il est 1,050, une heure après; il est 1,010, deux heures après; il est 0,964, trois heures après. — Un chien de 15 kilogrammes, à jeun depuis quarante-huit heures, reçoit en injection intraveineuse 50 grammes de glycose; le quotient respiratoire est 0,681, avant l'injection; il est 0,972, trois quarts d'heure après; il est 1,050, une heure trois quarts après.

Ces faits, insuffisants par eux-mêmes pour établir la transformation d'hydrocarbones en graisses (car l'acide carbonique en excès pourrait avoir une autre origine, actuellement inconnue), sont intéressants à signaler, quand la démonstration a déjà été faite par les deux méthodes ci-dessus indiquées.

---

### c. *Les graisses de l'organisme peuvent-elles provenir des substances protéiques?*

1. On a démontré cette transformation au moins pour la larve de la *muscida vomitoria*. On dose la quantité de graisse contenue dans un poids déterminé des œufs, qu'on peut recueillir purs sur la viande, où ils ont été déposés par la mouche. On ensemence ces œufs sur du sang défibriné, coagulé par la chaleur, dont on connait la teneur en graisse; on laisse les larves se développer, et on dose la graisse qu'elles contiennent. Les nombres du tableau suivant montrent que cette graisse des larves est plus abondante que la graisse primitivement contenue dans les œufs et dans le sang. Par conséquent, on en peut conclure

que, chez un animal tout au moins, des graisses peuvent provenir des substances protéiques; mais il serait assurément très imprudent de généraliser, et de conclure que ce qui est vrai pour la larve d'un insecte est vrai aussi pour les vertébrés et particulièrement pour l'homme.

| SANG | | ŒUFS | | GRAISSE du sang et des œufs. | GRAISSE des larves. | GRAISSE de nouvelle formation. |
|---|---|---|---|---|---|---|
| Poids total. | Poids de la graisse. | Poids total. | Poids de la graisse. | | | |
| 52g,0 | 0g,0166 | 0g,0205 | 0g,0010 | 0g,0176 | 0g,2012 | 0g,1836 |
| 55 ,7 | 0 ,0188 | 0 ,0600 | 0 ,0029 | 0 ,0217 | 0 ,1856 | 0 ,1639 |
| 56 ,5 | 0 ,0181 | 0 ,0520 | 0 ,0025 | 0 ,0206 | 0 ,1460 | 0 ,1254 |

Une partie de ces graisses néoformées peut provenir, il est vrai, du sucre du sang défibriné; mais, d'une part, il y a glycolyse, au moins partielle, dans le sang défibriné, et n'y eût-il pas eu glycolyse, la quantité de sucre contenue dans 50 à 60 grammes de sang n'est pas assez grande pour rendre compte de la formation de 0 g. 1 254 à 0 g. 1 836 de graisse : le sang contient environ 1,5 p. 1 000 de sucre; 60 grammes de sang en contiennent 0 g. 0900; en considérant les formules du sucre et de la graisse, on peut établir que 1 gramme de sucre ne peut donner plus de 0 g. 58 de graisse (en effet la quantité de carbone contenue dans 0 g. 58 de graisse est égale à la quantité contenue dans 1 gramme de sucre); donc le sucre de 60 grammes de sang, on supposant qu'il n'y ait pas eu glycolyse, ce qui est inexact, n'aurait pu fournir plus de 0 g. 0522 de graisse. Une partie de la graisse trouvée provient donc des protéines du sang.

On a prétendu que, pendant le développement des larves, le sang se putréfiant, ce sont les microbes de la putréfaction qui font cette transformation des protéines en graisses ou en acides gras, et non les larves elles-mêmes. La chose est possible : on a établi que, pendant la maturation du fromage, une partie des protéines se transforme en graisses, par l'action des microbes du fromage. Peu importe que la transformation soit faite par les larves ou par des microbes : *nous ne retenons que le fait de la transformation.*

2. On a cherché à démontrer la transformation des protéines en graisses, chez les vertébrés, dans le cas d'*intoxication phosphorée*. Un chien, à jeun depuis douze jours (son élimination azotée s'est fixée à une valeur constante), reçoit en injections sous-cutanées, pendant cinq jours, une petite quantité d'huile phosphorée; il meurt le sixième jour. Sous l'influence du phosphore injecté, l'élimination azotée a immédiatement doublé et même triplé; la consommation d'oxygène et la production d'acide carbo-

nique ont diminué de moitié. A l'autopsie, on constate une infiltration graisseuse du foie, des muscles, du cœur; les muscles contiennent 42,4 p. 100 (p. 100 de l'organe pesé sec) de graisse, au lieu de 16,7 p. 100 qu'on trouve chez le chien normal; le cœur en contient 20,4 p. 100, au lieu de 9,2 p. 100; le foie 30 p. 100, au lieu de 10,4 p. 100. On ne saurait admettre que cette graisse se soit formée aux dépens des hydrocarbones, car ceux-ci sont trop peu abondants dans l'organisme, pour fournir de telles proportions de graisse. Comme, d'autre part, on note pendant l'intoxication phosphorée une augmentation considérable de l'élimination azotée, on est tout naturellement conduit à admettre que les graisses du foie, des muscles et du cœur dérivent des protéines décomposées.

Cette conclusion toutefois est passible d'objections. Si on avait déterminé l'augmentation absolue de la graisse de l'organisme entier, la conclusion s'imposerait; mais on n'a déterminé que le tant p. 100 de certains organes. — Ne pourrait-on supposer que la graisse, qui s'est accumulée dans le foie et dans les muscles, provient d'un transport de la graisse sous-cutanée? Sans doute, l'animal ayant jeûné douze jours, a perdu une forte proportion de graisse, mais on sait qu'il est loin d'être totalement dégraissé; la disparition presque totale de la graisse ne s'observant pas avant le trente-cinquième jour de jeûne. Cette supposition n'est d'ailleurs pas absolument gratuite, car on a démontré, en expérimentant sur des chiens dont la graisse sous-cutanée avait un point de fusion anormal, supérieur ou inférieur au point de fusion ordinaire de la graisse de chien (alimentation prolongée avec des graisses très facilement ou difficilement fusibles), que la graisse accumulée dans le foie à la suite de l'intoxication phosphorée avait le même point de fusion que la graisse sous-cutanée, quel qu'il fût. N'est-ce pas là au moins une indication que la graisse hépatique provient de la graisse des réserves sous-cutanées? Pourquoi, en effet, cette graisse n'aurait-elle pas toujours le même point de fusion, si elle provenait de la transformation des albumines, qui n'ont subi aucune modification du fait de l'alimentation spéciale à laquelle avaient été soumis les chiens? — Ne pourrait-on supposer encore que, sous l'influence du phosphore, l'organisme perdrait la propriété de consommer sa graisse, pour ne plus utiliser que ses protéines (cette hypothèse s'accordant avec l'augmentation de l'élimination azotée et la diminution de l'élimination carbonée); dès lors les organes paraîtraient s'enrichir en graisse, non pas parce que de la graisse s'y accumulerait, mais parce que leurs composants non gras y disparaîtraient seuls. Sans doute, on a peine à comprendre que l'augmentation apparente de la graisse puisse être aussi considérable que celle observée, mais il ne faut pas oublier que peut-être l'animal ne vit qu'aux dépens de ses protéines et en fait une abondante consommation. La conclusion que nous avions tirée de l'expérience se trouve dès lors, sinon absolument renversée, du moins assez ébranlée, pour nécessiter de nouvelles recherches.

On a cherché à faire une démonstration plus solide sur la grenouille. On a pris trois lots de grenouilles comprenant chacun six grenouilles. — Un lot *c* reçoit en injection sous-cutanée une petite quantité d'huile phosphorée; il est sacrifié au bout de trois jours. Le lot *a* est sacrifié au moment où l'on a pratiqué l'injection phosphorée au lot *c*; le lot *b* est sacrifié en même temps que le lot *c*; pendant les trois jours de survie, les lots *b* et *c* n'ont pas reçu d'aliments. On détermine l'extrait éthéré des trois lots, on obtient des résultats suivants :

| LOTS | POIDS DES GRENOUILLES EN GRAMMES | | POIDS DE L'EXTRAIT ÉTHÉRÉ EN GRAMMES | | |
|---|---|---|---|---|---|
| | | | Poids total. | Poids pour 100g de grenouilles. | |
| | Humides. | Sèches. | | Humides. | Sèches. |
| *a* . . . . . . . . . | 252 | 57,06 | 5,29 | 2,10 | 9,27 |
| *b* . . . . . . . . . | 228 | 53,16 | 5,19 | 2,27 | 9,76 |
| Moyenne de *a* et *b*. | 240 | 55,11 | 5,24 | 2,18 | 9,51 |
| *c* . . . . . . . . . | 260 | 60,66 | 6,13 | 2,36 | 10,10 |

Il y a donc eu, sous l'influence du phosphore, une augmentation de 2,36 — 2,18, soit 0 g. 18 d'extrait éthéré pour 100 grammes de grenouilles fraîches. On en a conclu qu'il y a une formation de graisses aux dépens des protéines. Cette conclusion est tout au moins prématurée. En effet, on a déterminé l'extrait éthéré ; or l'extrait éthéré ne contient pas la graisse seule, mais encore d'autres substances, et notamment la cholestérine; il est possible que ce soit précisément la cholestérine qui est augmentée, dans cette expérience. L'expérience devrait donc être reprise, en séparant ce qui, dans l'extrait éthéré, est cholestérine et ce qui est matières grasses.

Des expériences, qui paraissent définitives, établissent nettement la valeur des diverses objections soulevées : on a démontré que la quantité des matières grasses contenues dans l'organisme tout entier d'animaux soumis à un jeûne préalable de très longue durée est la même approximativement que ces animaux aient été ou n'aient pas été soumis à l'action toxique du phosphore. Donc il ne se produit pas de graisse dans l'intoxication phosphorée, donc les expériences ci-dessus rapportées ne prouvent pas que des graisses peuvent dériver des protéines.

3. On a observé qu'une chienne nourrice, nourrie de viande maigre débarrassée autant que possible de ses hydrocarbones et de ses graisses, élimine, par le lait, plus de graisse que n'en contient son alimentation.

Une chienne de 17 kilogrammes reçoit chaque jour, pendant vingt-deux jours, 1 500 grammes de viande de cheval, maigre et bouillie, contenant 15 g. 9 de graisse, soit, en vingt-deux jours, 349 g. 8 de graisse : on en trouve 486 g. 2 dans le lait, soit un excès de 136 g. 4. Rien ne prouve toutefois que cette graisse provienne des protéines. On sait que la viande de cheval bouillie contient toujours du glycogène, en quantité appréciable, suffisante pour donner une quantité importante de graisse. D'ailleurs, rien ne prouve que ces 136 g. 4 de graisse ne proviennent pas d'un transport de la graisse de réserve de la chienne. — L'expérience ne prouve rien.

4. Supposons qu'on donne à un animal une alimentation riche en protéines, très pauvre en graisses et en hydrocarbones; on peut, dans des circonstances convenables, et avec des doses convenablement choisies d'aliments, observer une élimination azotée totale, et une élimination carbonée incomplète. Une partie du carbone ingéré a été retenue dans l'organisme, sous forme ternaire : si cette quantité est plus grande que celle que l'organisme peut retenir, sous forme de glycogène, c'est qu'une partie a été fixée, sous forme de graisse.

Un chien de 34 kilogrammes reçoit en deux jours 5 000 grammes de viande maigre, soit, d'après les tables d'analyses, 170 grammes d'azote et 626 grammes de carbone; il élimine par les urines 168 g. 76 d'azote et par les fèces 2 grammes d'azote, soit 170 g. 76 d'azote; — il élimine par les urines 101 g. 20, par les fèces 13 g. 4 et par la respiration 427 g. 20 de carbone, soit 541 g. 80 de carbone. Il a par conséquent, étant en équilibre azoté, retenu sous forme ternaire 84 g. 20 de carbone. Or ces 84 g. 20 de carbone, correspondant à 189 g. 40 de glycogène, représentent 5,57 p. 1 000 du poids de l'animal, c'est-à-dire une quantité se rapprochant de la quantité maxima que peut fixer un animal normal. — Or rien ne prouve que l'animal en expérience ne contenait que des traces de glycogène au début, et contient du glycogène au maximum à la fin de l'expérience. Il est donc vraisemblable que de la graisse a été fabriquée.

Cette expérience et toutes celles faites sur le même type ne prouvent absolument rien, étant donnés les nombres qu'elles fournissent. Elles sont passibles des objections suivantes qui leur enlèvent toute valeur — 1° On suppose que la viande maigre ne contient ni graisse, ni glycogène; or la viande de cheval, qui a servi à nourrir le chien, contient environ 0 g. 9 p. 100 de graisse et 0 g. 5 p. 100 de glycogène (correspondant à 0,29 p. 100 de graisse), soit une quantité de composés ternaires, qui, exprimée en graisse, est égale à 1,19 p. 100. Pour 5 000 grammes de viande, cela fait 59 g. 50, dont on n'a tenu aucun compte dans l'expérience précédente. La quantité de carbone d'origine azotée, fixée par l'animal, doit être diminuée de la quantité de carbone correspondant à 59 g. 50 de graisse, soit environ 45 g. 40; elle n'est plus dès lors que de 38 g. 80, correspondant à 87 g. 30 de glycogène, soit 2,56 p. 1 000. Rien ne prouve qu'une partie de ce carbone ait été retenue sous forme de graisse, l'organisme pouvant parfaitement fixer cette proportion de glycogène. — 2° On admet que la viande employée pour l'alimentation de l'animal contient 3,4 p. 100 d'azote, sans faire l'analyse ; or la viande contient souvent 3,6 p. 100 et plus d'azote ; on admet que, dans la viande, le rapport du carbone à l'azote est égal à 3,684 ; mais on l'a aussi trouvé égal à 3,220. Si l'on reprend les calculs, en admettant que la viande contient 3,6 p. 100 d'azote et que le rapport de carbone à l'azote est égal à 3,220, on a les résultats suivants. L'animal reçoit 5 000 grammes de viande, soit 180 grammes d'azote et 579 g. 60 de carbone. Il élimine 170 g. 76 d'azote et 541 g. 80 de carbone ; il n'est pas en équilibre azoté, il retient 180,00 — 170,76, soit 9 g. 24 d'azote, et 579,60 — 541,80, soit 37 g. 80 de carbone. L'azote est retenu sous forme de protéines ; or, dans les protéines, il y a du carbone, et à 9 g. 24 d'azote correspondent 30 g. 03 de carbone. Il ne reste plus qu'un excès de 37,80 — 30,03, soit 6 g. 77 de carbone, auxquels correspondent seulement 15 g. 23 de glycogène, quantité que l'animal a fort bien pu fixer ; et encore, dans ce calcul, ne tient-on pas compte des substances ternaires de la viande.

L'expérience ne démontre donc nullement que l'animal ait fixé des graisses provenant des protéines.

En résumé, *aucune des expériences faites jusqu'à ce jour ne démontre que, dans l'organisme animal des substances protéiques peuvent se transformer en graisses.*

On a dit que cette démonstration est superflue, parce que les protéines pouvant donner des hydrocarbones (voir chapitre xx, p. 420 et 436) et ceux-ci pouvant donner des graisses, les protéines peuvent être la source indirecte de graisses. On ne saurait admettre qu'il en soit nécessairement ainsi, car, d'une part, les protéines ne donnent pas des quantités considérables d'hydrocarbones, et, d'autre part, ceux-ci ne se transforment en graisses que lorsqu'ils sont introduits surabondamment dans l'organisme.

# CHAPITRE XX

## LE GLYCOGÈNE ET LA GLYCOGÉNÈSE

SOMMAIRE. — Glycogène et glycose.

1. **Le glycogène.** — Quantité de glycogène du foie, des muscles, de l'organisme. — Le glycogène diminue et peut disparaître sous l'influence du jeûne, du travail musculaire, du refroidissement. — *a. Le glycogène et les protéines.* — *b. Le glycogène et les hydrocarbones.* — Théorie de l'anhydridation et théorie de l'épargne. — *c. Le glycogène et les graisses.* — Le foie fabrique son glycogène; le muscle fabrique le sien.
2. **La glycose.** — *a. La glycogénèse hépatique.* Le sucre du sang provient du foie : sucre du sang porte et du sang sus-hépatique; sucre du foie extrait de l'organisme, expérience du foie lavé. Le sucre dérive du glycogène hépatique sous l'influence d'une diastase fabriquée par le foie. Hyperglycémie par piqûre bulbaire et par asphyxie; hypoglycémie. — *b. La glycose et les protéines* : l'organisme peut fabriquer du sucre aux dépens des protéines : expériences sur les diabétiques : phlorhizine. — *c. La glycose et les graisses* : on n'a démontré dans aucun cas la transformation des graisses en sucre dans l'organisme; essais de démonstration et critique de ces essais.
3. **Les troubles de la régulation glycémique.** — Le sucre du sang est consommé dans l'organisme. De l'existence d'un mécanisme régulateur de la glycémie normale. Hyperglycémie et hypoglycémie. Hyperglycémie par exagération de la transformation du glycogène en glycose. Hyperglycémie alimentaire. Le diabète léger, exagération de l'hyperglycémie alimentaire. Le diabète grave pathologique et expérimental et son mécanisme : diminution et suppression de l'utilisation de la glycose dans l'organisme. Diabète léger et diabète grave. Hypoglycémie.

On trouve dans l'organisme deux hydrocarbones principaux : le *glycogène*, essentiellement localisé dans les cellules et plus particulièrement dans les cellules hépatiques et dans les fibres musculaires (*forme de dépôt*); — la *glycose*, essentiellement localisée dans les liquides organiques et en particulier dans le plasma sanguin (*forme de transport*).

La quantité de glycose du sang est très constante, très indépendante des conditions physiologiques (sauf dans quelques cas pathologiques); elle oscille entre 1 gramme et 1 g. 5 pour 1 000 centimètres cubes de sang; — la quantité de glycogène de l'organisme, et plus particulièrement du foie, est essentiellement et rapidement variable.

### 1. *Le glycogène.*

Le foie du chien, du chat, du lapin, de l'oie, de la poule, etc. ayant reçu une nourriture abondante et riche en hydrocarbones, peut contenir une quantité de glycogène égale à 8 ou 10 p. 100 du poids de l'organe frais, soit de 30 à 40 p. 100 du poids de l'organe sec ; on a noté exceptionnellement jusqu'à 15 et 18 p. 100 du poids de l'organe frais, soit 60 à 70 p. 100 du poids de l'organe sec.

Les muscles des mêmes animaux contiennent une quantité de glycogène variant généralement de 0,5 à 1 p. 100 du poids de l'organe frais; exceptionnellement, ils peuvent en contenir jusqu'à 4 p. 100.

La quantité de glycogène du foie est essentiellement variable : elle diminue notamment d'importante façon dans l'intervalle des repas; celle des muscles est relativement beaucoup plus constante.

Le foie contient une fraction notable du glycogène total : une oie abondamment nourrie, pesant 2500 grammes, avait un foie de 200 grammes avec 10,5 p. 100 de glycogène, soit 21 grammes ; — 1300 grammes de muscles avec 1,3 p. 100 de glycogène, soit 17 grammes ; — 5 grammes de glycogène dans les autres organes; en tout 43 grammes de glycogène dont 21 grammes, soit 49 p. 100, dans le foie. L'organisme, dans son ensemble, contenait 1,72 p. 100 de glycogène.

Avec des méthodes d'analyse plus parfaites que celles utilisées dans cette détermination, on a obtenu, chez des chiens nourris de viande, de riz, de pommes de terre et de sucre, les nombres suivants, qui sont d'ailleurs des *maxima*. Un chien de 8 800 grammes contenait 300 grammes de glycogène, soit 3,4 p. 100 ; le foie en contenait 115 grammes, les muscles 117 grammes, les autres tissus 68 grammes ; donc le foie en contenait les 0,38, les muscles les 0,39 et les autres organes les 0,23.

— *Le glycogène du foie et des muscles diminue considérablement et tend à disparaître sous l'influence du jeûne, du travail musculaire, du froid.*

Le glycogène du foie diminue dans l'intervalle des repas; on a longtemps admis qu'il disparait sous l'influence du *jeûne absolu* : en six jours chez la poule et chez l'oie; en six à huit jours chez le lapin ; en quinze jours chez le chien; on sait aujourd'hui que, dans ces limites, la disparition du glycogène n'est pas totale: mais la quantité qui subsiste est toujours très minime (1 dg. au maximum dans le foie de la poule). — Pendant le jeûne, le glycogène du muscle persiste plus longtemps que le glycogène du foie; on a admis qu'il disparait en cinq à six jours chez la poule, en huit jours chez le lapin, en quinze jours chez le chien; on sait aujourd'hui que, dans ces limites, la disparition du glycogène musculaire n'est pas totale, mais la quantité qui subsiste est toujours très minime[1] (1 g. au maximum dans les muscles de la poule).

Le *travail musculaire* fait rapidement diminuer et disparaître presque complètement le glycogène du foie : on n'en trouve que des traces dans le foie d'un chien qui a tourné dans une roue pendant six heures; il persiste davantage dans les muscles; — on le fait disparaître complètement, et c'est là le seul procédé permettant d'obtenir ce résultat, en quatre à cinq heures, du foie et des muscles d'un chien, par une dose de strychnine, suffisante pour provoquer des convulsions intenses, insuffisante pour tuer.

Le glycogène diminue rapidement, chez l'animal exposé au *refroidissement*. Si un lapin, abondamment nourri d'hydrocarbones, dont le foie est gorgé de glycogène, est plongé dans l'eau froide, pendant quelques minutes, et abandonné, pendant quelques heures, tout mouillé dans une enceinte à 12°, il perd la presque totalité de son glycogène musculaire et hépatique. Si un chat est immobilisé, après avoir résisté au refroidissement pendant quelques heures, il commence à se refroidir et meurt par abaissement de sa température interne[2] : au moment de la mort, le glycogène a disparu à peu près complètement de son foie et de ses muscles.

---

*a*. **Le glycogène et les protéines.** — *Se forme-t-il du glycogène aux dépens des protéines?*

Des animaux (chiens ou poules), nourris depuis des mois exclusivement avec de la viande maigre, contiennent une abondante réserve de glycogène hépatique et musculaire. — Ces constatations ne sauraient établir l'origine protéique possible du glycogène : 1° parce que rien ne prouve que le glycogène trouvé n'existait pas au début de l'alimentation carnée; 2° parce que la viande contient du glycogène en quantité appréciable. — Il faut donc débar-

1. Le glycogène se maintient longtemps dans les tissus des marmottes en sommeil hivernal (après quatre-vingts jours de sommeil et de jeûne, on en a trouvé 2,2 p. 100 dans le foie, et 0.38 p. 100 dans le muscle); on en a trouvé de même des quantités appréciables dans le foie et les muscles des saumons du Rhin, malgré leur jeûne de plusieurs semaines.

2. Pendant les trois premières heures, sa température s'abaisse de trois degrés; pendant les cinq à douze heures suivantes, elle reste constante : puis elle baisse d'environ un degré par heure; la mort survient quand la température est tombée à 25°.

rasser autant que possible l'animal de son glycogène (par un jeûne prolongé, six jours pour la poule, vingt jours pour le chien), et la viande alimentaire, des hydrocarbones qu'elle renferme (en l'épuisant à l'ébullition, et l'abandonnant quelques jours dans l'eau à 40°, jusqu'à fermentation commençante). En nourrissant avec cette viande, pendant quelques jours, des poules ayant subi un jeûne de six jours, on a trouvé 2 à 3 p. 100 de glycogène hépatique et environ 1 p. 100 de glycogène musculaire. Ce glycogène néoformé ne saurait provenir d'hydrocarbones contenus dans l'organisme (il n'y en avait plus que des quantités minimes), ou d'hydrocarbones alimentaires (il n'y en avait pas) : il provient des graisses ou des protéines alimentaires ou organiques. Comme des expériences, dont nous parlerons, ont établi que les graisses ingérées seules par un animal ayant épuisé son glycogène, sont inefficaces à en reconstituer la réserve, on est conduit à attribuer la néoformation du glycogène aux protéines et non aux graisses.

Il est donc incontestable que du glycogène peut dériver des substances protéiques. Mais nous savons aujourd'hui que de nombreuses substances protéiques considérées longtemps comme des albuminoïdes sont en réalité des glycoprotéides contenant par conséquent un groupement hydrocarboné dans leur molécule : telles sont en particulier l'ovalbumine et de nombreux éléments des tissus : certains auteurs ont cru pouvoir conclure de leurs expériences que seules les protéines contenant un groupement hydrocarboné dans leur molécule sont aptes à engendrer du glycogène dans l'organisme. Il ne semble pas que leurs observations soient à l'abri de tout reproche : il résulte en effet d'autres recherches que la caséine, qui ne contient pas de groupement hydrocarboné, s'est montrée aussi apte, sinon plus apte à engendrer du glycogène que l'ovalbumine, qui contient un tel groupement hydrocarboné. Si ces derniers résultats sont confirmés, le glycogène pourrait dériver de groupements protéiques purs.

Nous noterons toutefois que la quantité de glycogène qui s'amasse dans le foie à la suite d'une alimentation protéique (2 à 3 p. 100 au maximum) est de beaucoup inférieure à celle qui peut s'y amasser (10 à 12 p. 100, parfois même plus) à la suite d'une alimentation très riche en hydrocarbones.

*b.* **Le glycogène et les hydrocarbones.** — *Se forme-t-il du glycogène aux dépens des hydrocarbones alimentaires?*

Chez un animal (poule, lapin), dont le glycogène hépatique et musculaire a presque complètement disparu, à la suite d'un jeûne suffisamment prolongé, on constate la présence d'une quantité de glycogène très importante dans le foie et notable dans les muscles, quelques heures après l'ingestion d'hydrocarbones (glycose, lévulose, galactose, saccharose, maltose, lactose, amidon, etc.).

Si, après un jeûne de six jours, on fait ingérer à un lapin de 25 à 60 grammes de glycose, on trouve dans son foie, huit à douze heures après, de 6 à 12 p. 100 de glycogène. Si, après un jeûne de six jours, on fait ingérer à une poule 20 grammes d'hydrocarbones (glycose, lévulose, galactose, saccharose, lactose), on trouve, quelques heures après (douze heures pour le foie, douze à trente-six heures pour les muscles) : 2,69 à 8,24 p. 100 de glycogène dans le foie et 0,40 à 0,60 p. 100 dans les muscles.

En faisant circuler dans les vaisseaux du foie fraîchement extirpé de l'organisme vivant du sang défibriné fortement sucré, on a pu constater un enrichissement du tissu hépatique en glycogène (dosage du glycogène dans un lobe du foie avant la circulation, dans un autre lobe après la circulation et comparaison des résultats).

Les hydrocarbones sont-ils la matière première aux dépens de laquelle se formera le glycogène par déshydratation (*théorie de l'anhydridation*)? Ou préservent-ils de la destruction, grâce à leur altérabilité plus grande, le glycogène issu d'une autre origine, protéique, par exemple (*théorie de l'épargne*)?

Parmi les hydrocarbones, les uns ne sont pas modifiés dans le tube digestif, les autres sont hydratés. On peut admettre qu'ils ne pénètrent dans le sang que sous les formes glycose, lévulose et galactose. La glycose, aldéhyde de la sorbite, est dextrogyre; la galactose, aldéhyde de la dulcite, est dextrogyre; la lévulose, cétone de la mannite, est lévogyre. Si ces hydrocarbones sont la matière première du glycogène, il est à présumer que le glycogène aura une constitution différente et un pouvoir rotatoire droit ou gauche, selon la nature de l'hydrocarbone générateur. Or il n'en est rien : le glycogène est toujours l'anhydride de la glycose; il est toujours dextrogyre, et son pouvoir rotatoire a toujours la même valeur; il donne toujours les mêmes produits de transformation, sous l'influence de la salive, du suc pancréatique, des acides dilués bouillants, etc.

Si on fait ingérer à un animal, débarrassé de son glycogène

par le jeûne, des substances facilement oxydables, n'appartenant pas au groupe des hydrocarbones (glycol méthylénique, glycol propylénique, glycérine, érythrite, quercite, dulcite, mannite, acide saccharique, acide mucique, anhydride glycuronique, etc.), on constate un dépôt de glycogène typique dans le foie. C'est ainsi que les foies de poules, soumises à un jeûne de cinq jours, contenaient, quelques heures après l'ingestion de 40 à 60 centimètres cubes de glycérine, une quantité de glycogène, comprise entre 0 g. 53 et 1 g. 81 (les foies de poules semblables, soumises à un jeûne de cinq jours, ne contenant que de 0 g. 06 à 0 g. 20 de glycogène).

Ces faits semblent donner raison à la théorie de l'épargne : il est plus simple d'imaginer que ces substances si différentes préservent de la destruction le glycogène issu d'une autre origine (glycoprotéides par exemple), que d'accorder au foie la propriété de remanier ces molécules si diverses, pour en faire un seul et même glycogène. Toutefois, ces faits ne prouvent pas que le foie ne puisse faire du glycogène avec les hydrocarbones, ou tout au moins avec certains d'entre eux. La question doit être étudiée par d'autres méthodes.

— On débarrasse, autant qu'il se peut, un animal de glycogène par le jeûne ; on lui fait ingérer des aliments riches en hydrocarbones, pauvres en protéines et en graisses. On recueille les excreta et on y dose l'azote ; on connaît ainsi la quantité des protéines qui se sont décomposées pendant la durée de l'expérience, et on calcule la quantité maxima de glycogène qui aurait pu se former à leurs dépens. On sacrifie l'animal et on dose le glycogène. Dans les expériences typiques, la quantité de glycogène trouvée est plus grande que la quantité qui peut provenir des protéines détruites ; donc une partie du glycogène s'est formée aux dépens des substances ternaires, hydrocarbones alimentaires ou graisses organiques. Il est invraisemblable que le glycogène dérive des graisses, car il ne s'en produit pas en quantité importante chez l'animal, à la suite d'ingestion de graisses en abondance (voir ci-dessous p. 424). Il provient donc des hydrocarbones.

Une oie (2 kg.) est soumise à un jeûne de cinq jours (chez cet animal, le glycogène a disparu à peu près complètement de tout l'organisme en cinq jours) ; on lui fait manger en cinq jours 766 g. 20 de riz ; — les excreta (y compris le contenu intestinal, recueilli après la mort) contiennent 8 g. 20 d'azote ; les ingesta (766 g. 20 de riz) contiennent, sous forme non assimilable, 3 g. 03 d'azote, qu'on retrouve dans les excreta. La différence 8,20 — 3,03, soit 5 g. 17, représente l'azote résultant de la décomposition protéique : elle correspond à 5,17 × 6,22, soit 32 g. 16 de protéines. On sacrifie l'oie; on trouve 44 g. 17 de glycogène, dont 21 g. 60 dans le foie, 17 g. 52 dans les muscles et 5 g. 05 dans les autres organes. On ne saurait admettre que 44 g. 17 de glycogène proviennent de la décomposition de 32 g. 16 de protéines! Si l'on tient compte de ce fait qu'une partie du glycogène déposé dans le foie disparaît dans l'intervalle des repas, on comprendra que l'organisme a fabriqué, pendant les cinq jours d'alimentation, plus de 44 g. 17 de glycogène, et qu'*a fortiori* une fraction de celui-ci a une origine ternaire.

On a fait de nombreuses expériences, sur le même type, chez la poule et chez le lapin, soumis à un jeûne de six jours et sacrifiés huit heures après l'ingestion de 50 à 80 grammes de sucre (glycose, lévulose, maltose, saccharose, etc.) : en recueillant l'azote éliminé pendant la survie, on peut connaître la quantité des protéines détruites. La quantité de glycogène accumulé dans le foie seul est plus grande que celles de ces protéines : donc une partie du glycogène déposé provient des sucres ingérés, au moins quand ces sucres sont de la glycose, de la lévulose, de la saccharose et de la maltose.

Ces expériences prouvent que du glycogène peut se produire aux dépens de certains hydrocarbones ingérés, glycose, lévulose, saccharose, maltose, amidon, et, par conséquent, que le foie peut remanier leurs molécules ou celles de leurs produits de transformation intestinale, pour en faire du glycogène typique. Mais elles ne prouvent rien contre la théorie de l'épargne : elles ne démontrent pas qu'une partie de l'hydrocarbone absorbé n'est pas brûlée, aux lieu et place de glycogène issu des glycoprotéides des tissus.

*En résumé*, le glycogène déposé dans l'organisme peut provenir de la transformation de certains hydrocarbones alimentaires.

c. **Le glycogène et les graisses.** — *Se forme-t-il du glycogène aux dépens des graisses alimentaires?*

Pour résoudre cette question, on soumet un animal (poule, lapin, chien) à un jeûne suffisant pour faire disparaître la presque totalité du glycogène; on lui fait ingérer des graisses, on le sacrifie quelques heures plus tard et on recherche le glycogène hépatique,

Une poule, après un jeûne de quatre jours, reçoit 60 grammes de graisses, en cinq fois; son foie ne contient que des traces de glycogène. — Après trois jours de jeûne, on trouve, dans le foie des lapins, une quantité de glycogène qui ne dépasse pas 0 g. 03; si on leur fait alors ingérer 20 à 30 centimètres cubes d'huile d'olives, on en trouve de 0 g. 09 à 0 g. 70, d'après certains auteurs; on n'en trouve que des traces, d'après les autres. — Après vingt jours de jeûne, le chien a perdu presque tout son glycogène; si on lui fait alors ingérer des graisses, on trouve de petites quantités de glycogène dans le foie (0 g. 56 après ingestion de 980 grammes de graisses en deux jours; 0 g. 62 après une ingestion de 900 grammes de beurre en quarante heures).

Il est donc possible qu'une très petite quantité de glycogène se produise, à la suite de l'ingestion d'une très grande quantité de graisses; mais rien ne prouve que les graisses soient la matière première de la formation glycogénique. Il est très possible, d'autant plus que la quantité déposée est toujours minime, que les graisses aient préservé de la destruction du glycogène d'origine protéique. Il est même possible que les graisses neutres n'aient joué aucun rôle dans la production de ce dépôt, et que ce soit la glycérine, libérée en petite proportion dans l'intestin, après ingestion des graisses, qui en ait été la cause, sans qu'il soit d'ailleurs possible de dire actuellement si la glycérine intervient comme matière première, ou comme élément d'épargne.

On a prétendu démontrer la transformation de graisses en glycogène, chez le ver à soie, et en amidon, dans les graines oléagineuses. Au commencement de la période chrysalidaire, alors que le ver à soie ne prend pas de nourriture, on constate une diminution rapide de ses graisses et une accumulation de glycogène. Dans les graines oléagineuses, pendant la germination, les graisses disparaissent, en même temps que se forment de l'amidon, de la cellulose, etc. Ces faits ne démontrent nullement que les hydrocarbones produits (glycogène, amidon, etc.) dérivent des graisses disparues; car rien ne prouve qu'ils ne dérivent pas des protéines contenues avec les graisses, dans le corps du ver à soie et dans les graines oléagineuses.

---

Le foie contient des dépôts de glycogène; *ce glycogène se forme-t-il dans le foie?* ou bien est-il formé dans un autre organe et amené au foie par le sang? (Le sang contient des traces, mais seulement des traces minimes de glycogène.)

On peut démontrer, au moins dans certains cas, la transformation d'hydrocarbones en glycogène dans le foie. En voici quelques exemples :

1° Dans le foie d'un chien à jeun depuis quinze jours (contenant 0,6 p. 100 de glycogène, — analyse faite sur un fragment du foie), on fait passer, pendant trois quarts d'heure, un courant de sang défibriné, additionné de 1.5 p. 100 de glycose; on trouve alors dans le foie 1,13 p. 100 de glycogène. — Dans le foie d'un chien, à jeun depuis trois semaines (une analyse faite sur un fragment établit qu'il ne contient pas de glycogène), on fait passer, pendant deux heures, un courant de sang défibriné, additionné de 2 p. 100 de glycose; on trouve alors dans le foie 0 g. 33 de glycogène.

2° En faisant passer dans des foies de chats enlevés du corps immédiatement après la mort, un courant de sang défibriné, contenant 1 p. 100 de sucre surajouté, pendant deux à trois heures, on a constaté un enrichissement du tissu hépatique en glycogène (on avait dosé le glycogène sur un fragment de foie avant de pratiquer la circulation artificielle) :

| | *a* | *b* | *c* | *d* |
|---|---|---|---|---|
| Glycogène p. 100 avant circulation. | 1,58 | 2,07 | 0,46 | 0,74 |
| — après — | 2.38 | 2,78 | 1,73 | 2,04 |

3° Par une branche d'une veine mésentérique d'un lapin soumis à un jeûne de cinq jours (une analyse d'un fragment de foie établit que la quantité de glycogène y est inférieure à 0,1 p. 100), on injecte lentement (environ quinze minutes) 20 grammes de glycose; on trouve, à la fin de l'injection, 0,2 à 0,5 p. 100 de glycogène dans le foie.

4° On peut, en injectant une solution de glycose par une veine mésentérique, chez le lapin, ne provoquer aucune glycosurie, pour une quantité totale de glycose, pour une concentration de la solution, pour une vitesse de l'injection données; alors que la glycosurie apparaît, pour les mêmes quantités, concentration et vitesse, quand l'injection est faite par la veine jugulaire. La glycosurie étant la conséquence de l'hyperglycémie, on en peut conclure que le foie diminue instantanément l'hyperglycémie, consécutive à une injection de sucre : il retient donc du sucre, et on ne saurait raisonnablement imaginer qu'il le retient sous une forme autre que le glycogène.

— Les muscles contiennent des dépôts de glycogène; *ce glycogène se forme-t-il dans les muscles?* ou bien est-il formé dans un autre organe, le foie, par exemple, et amené aux muscles par le sang?

On prend trois lots de grenouilles semblables et de même poids; on les laisse sept jours à jeun, et on dose le glycogène contenu dans les membres inférieurs des grenouilles du groupe n° 1. On enlève le foie des grenouilles des groupes n° 2 et n° 3; les grenouilles du groupe n° 2 sont maintenues à jeun; celle du groupe n° 3 reçoivent, en injection sous-cutanée dorsale, 1/2 gramme de glycose. Après quatre jours, on les sacrifie et on dose le glycogène dans les membres inférieurs :

| | |
|---|---|
| Groupe n° 1. . . . . . . . . . . . . . . . . . . . . | 1g,29 |
| — n° 2. . . . . . . . . . . . . . . . . . . . . | 1 ,27 |
| — n° 3. . . . . . . . . . . . . . . . . . . . . | 1 ,60 |

Donc du glycogène s'est déposé dans les muscles, sans avoir été fabriqué par le foie.

On sait que le glycogène des muscles disparaît pendant la contraction, et réapparaît pendant le repos. Si on détermine la perte totale, de sucre, subie par le sang qui traverse des muscles, on constate que cette perte est maxima dans la période de reconstitution de la réserve de glycogène. C'est donc vraisemblablement au dépens du sucre du sang que se forme le glycogène du muscle.

Nous *admettons* dès lors que les divers tissus qui contiennent du glycogène le fabriquent eux-mêmes aux dépens du sucre du sang. *Le glycogène est la forme de dépôt, la glycose est la forme de transport des hydrocarbones dans l'organisme.* Nous *admettons* que la fonction glycogéno-formatrice est une fonction commune à toutes les cellules contenant du glycogène.

## 2. *La glycose.*

Le sang contient du sucre (ce sucre est toujours et exclusivement de la glycose), en quantité sensiblement constante, oscillant entre 1 gramme et 1 g. 5 par litre.

Ce sucre ne provient pas exclusivement du sucre absorbé dans l'intestin. En effet, il existe en quantité normale, chez l'animal nourri de viande débarrassée d'hydrocarbones, par épuisement à l'ébullition et par fermentation commençante; il existe en quantité normale dans l'intervalle des repas, bien qu'il se consomme constamment à la périphérie. Où se forme-t-il donc?

*a.* **La glycogénèse hépatique.** — Pour résoudre la question, on peut comparer la teneur en sucre du sang qui entre dans les organes et du sang qui en sort. La proportion de sucre est constante dans tout le système artériel; dans le système veineux, elle présente quelques variations légères, suivant l'organe dont sort le sang analysé et suivant l'état de cet organe; cette proportion peut être sensiblement égale, ou un peu inférieure, mais n'est jamais supérieure à celle contenue dans le sang artériel, sauf pour le sang des veines de l'intestin, pendant la période d'absorption (à la suite d'un repas contenant des hydrocarbones en très grande abondance, on a trouvé dans le sang des veines intestinales jusqu'à 4 p. 1 000 de sucre); sauf pour le sang de la veine sus-hépatique, en dehors de la période d'absorption. Donc, le sang peut s'enrichir en sucre, au niveau de l'intestin, pendant l'absorption alimentaire; au niveau du foie, en dehors de l'absorption alimentaire.

La démonstration de l'augmentation de la teneur en sucre du sang qui traverse le foie est toutefois délicate, et beaucoup d'auteurs ont fourni des nombres inexacts, pour n'avoir pas réalisé deux conditions fondamentales : 1° faire simultanément la prise du sang porte et la prise du sang sus-hépatique; — 2° faire ces prises, sans traumatiser le foie et les organes abdominaux. Ces deux conditions doivent être réalisées; en effet, si on fait deux prises de sang successivement, à quelques minutes d'intervalle, le sang de la seconde prise contient toujours plus de sucre que le sang de la première (1/3 ou 1/2 en plus, dans bien des cas) : si donc, en faisant une prise de sang dans la veine porte, puis une prise de sang dans la veine sus-hépatique, on constate une plus grande quantité de sucre dans le sang sus-hépatique, on aurait tort d'accorder au foie une fonction glyco-formatrice, car l'augmentation se serait montrée dans n'importe quel département vasculaire; — si on fait un traumatisme abdominal, on détermine par un mécanisme réflexe, une transformation du glycogène hépatique en sucre, et il est naturel que le sang qui traverse le foie s'enrichisse en sucre; mais rien ne prouve que cette transformation se produise en dehors de tout traumatique abdominal, chez un animal normal.

On peut recueillir, sans traumatisme abdominal, le sang de la veine sus-hépatique : il suffit de faire pénétrer une sonde creuse par la veine jugulaire droite, les veines caves supérieure et inférieure, jusque dans la veine sus-hépatique; mais on ne peut recueillir, sans traumatisme abdominal, le sang de la veine porte. Dès lors, il faut renoncer à comparer les sangs des veines porte et sus-hépatique, dans les conditions requises, et recourir à l'artifice suivant.

Le sang artériel résulte du mélange des divers sangs veineux, donc du mélange des sangs caves et du sang sus-hépatique. Si le foie est l'organe exclusif de la production de la glycose du sang, pendant le jeûne, le sang artériel doit être moins riche en sucre que le sang sus-hépatique : or le sang artériel peut être recueilli sans traumatisme abdominal. Une sonde est donc introduite jusque dans l'orifice de la veine sus-hépatique, une canule est placée dans l'artère crurale, le sang des deux vaisseaux est recueilli au même moment, et le sucre y est dosé.

En opérant ainsi, sur l'animal à jeun, on a constaté dans le sang sus-hépatique : en général excès de sucre, exceptionnellement égalité, jamais déficit. Exemple :

| QUANTITÉ DE SUCRE DANS 100 CM³ DE SANG | | CES NOMBRES SONT DES MOYENNES DE |
|---|---|---|
| Sus-hépatique. | Fémoral. | |
| — | — | — |
| 1$^{g}$,59 | 1$^{g}$,46 | 5 analyses. |
| 1 ,57 | 1 ,47 | 8 — |
| 1 ,55 | 1 ,41 | 8 — |
| 1 ,28 | 1 ,14 | 8 — |
| 1 ,52 | 1 ,52 | 5 — |
| 1 ,34 | 1 ,21 | 2 — |

*Le foie est donc un organe glyco-formateur.*

La démonstration peut se faire d'une autre façon. Si le foie fabrique du sucre et en cède au sang, il est vraisemblable que le tissu hépatique contient du sucre en proportion plus grande que le sang. Si on analyse le sucre du foie, on trouve en effet une proportion de sucre supérieure à celle contenue dans le sang. Mais ces analyses ne permettent de conclure à l'existence d'une fonction glyco-formatrice du foie, que si elles sont faites dans des conditions spéciales. En effet, nous démontrerons que le foie, extrait de l'organisme, fabrique du sucre aux dépens de son glycogène; on ne saurait donc admettre que le sucre trouvé dans le foie existait dans ce viscère *in situ*, qu'à la condition d'empêcher instantanément toute transformation de glycogène en glycose. On y parvient en ouvrant très rapidement la cavité abdominale, détachant d'un coup de ciseaux un fragment de foie et le plongeant immédiatement dans une grande quantité d'eau bouillante. L'opération ne demande que trois à quatre secondes; on trouve 2 et 3 et 4 p. 1 000 de sucre hépatique, le sang n'en contenant que 1,0 à 1,5 p. 1 000.

*Le foie est donc un organe glyco-formateur.*

L'*expérience* dite *du foie lavé* conduit à la même conclusion. On fait passer, à travers les vaisseaux du foie, de la veine porte à la veine sus-hépatique, un courant d'eau salée physiologique : quand l'eau de lavage sort incolore, elle ne contient plus de sucre enlevé au foie, et le tissu hépatique lui-même n'en contient que des traces. Si on abandonne le foie ainsi lavé, à la température ordinaire, pendant une demi-heure, par exemple, on trouve des quantités importantes de sucre dans le tissu du foie; et si on recommence le lavage, on en reconnaît la présence dans l'eau de lavage. Le foie a donc formé du sucre. Si on étudie les lois de la glycogénèse, dans le foie lavé, on peut établir que la production de sucre est d'autant plus considérable que l'observation porte sur une période plus voisine de l'extraction du foie. Exemple :

| 100 G. DE FOIE DE LAPIN CONTIENNENT | | QUANTITÉ DE SUCRE produit en une minute pour 100 g. de foie. |
|---|---|---|
| 2 minutes après l'extraction . . | 0g,36 de sucre. | 0g,0250 |
| 30 — — . . | 1 ,21 — | 0 ,0030 |
| 1 heure — . . | 1 ,41 — | 0 ,0005 |
| 24 heures — . . | 2 ,10 — | |

| 100 G. DE FOIE DE CHIEN CONTIENNENT | | QUANTITÉ DE SUCRE produit en une minute pour 100 g. de foie. |
|---|---|---|
| 3 minutes après l'extraction . . | 0g,34 de sucre. | |
| | | 0g,030 |
| 2 heures — . . | 1,00 — | |
| | | 0,026 |
| 4 — — . . | 1,32 — | |
| | | 0,0085 |
| 8 — — . . | 1,43 — | |

Ces faits démontrent que la glycogénèse est un phénomène normal et non un phénomène cadavérique, car si elle était un phénomène cadavérique, elle devrait augmenter d'intensité à mesure qu'on s'éloigne du moment de l'extraction, *Le foie est donc un organe glyco-formateur.*

Objectera-t-on que le foie n'est glyco-formateur qu'en l'absence du sang? Voici des expériences qui écartent cette objection. Si on lie les vaisseaux du foie sur l'animal vivant, on constate une augmentation rapide du sucre du foie. Un foie de chien, qui contenait 2,4 p. 1 000 de sucre, au moment de la ligature (on en a prélevé un fragment pour l'analyse), en contient, cinq minutes plus tard, 5,6 p. 1 000. Un foie de lapin, qui contenait 3.5 p. 1 000 de sucre, au moment de la ligature, en contient, cinq minutes plus tard, 8 p. 1 000. — *Le foie est donc un organe glyco-formateur.*

Si notre conclusion est légitime, nous devons prévoir que le sucre du sang diminue, quand la circulation hépatique est supprimée ou même réduite. C'est ce qu'on peut constater : après ligature des artères mésentériques et cœliaque, réduisant la circulation hépatique à un minimum, la proportion du sucre du sang diminue et tombe en quelques heures à 30, à 40 et même à 20 p. 100 de sa valeur primitive.

---

*Aux dépens de quelle substance se fait le sucre du sang dans le foie?*

*Le glycogène du foie diminue dans l'intervalle des digestions*, c'est-à-dire précisément dans les conditions où le foie donne du sucre au sang. — A des lapins qui ont perdu leur glycogène, par un jeûne de six jours, on fait ingérer 10 grammes de sucre; on les sacrifie à différents moments après cette ingestion et on dose le glycogène du foie. On en trouve 7,50 p. 100, après douze heures; — 4,75 p. 100, après seize heures; — 3,40 p. 100, après vingt heures; — 1,50 p. 100, après vingt-quatre heures — et 1,00 p. 100 après vingt-huit heures.

*Dans le foie extrait de l'organisme, le glycogène disparaît progressivement, à mesure que le sucre s'y accumule, et la quantité du sucre produit correspond rigoureusement à la quantité du glycogène disparu.*

Exemples. — On sacrifie un animal (chat, lapin); on fait du foie deux parts : dans l'une, on dose le sucre et le glycogène immédiatement : dans l'autre, conservée au laboratoire, on fait le même dosage après trois heures, par exemple.

| | 1re part | | 2e part | |
|---|---|---|---|---|
| I. | Sucre. | 0gr,825 | Sucre. | 1gr,600 |
| | Glycogène 8g,455 correspondant à sucre. | 9 ,435 | Glycogène 7g,975 correspondant à sucre. | 8 ,850 |
| | Total en sucre. | 10 ,260 | Total en sucre. | 10 ,450 |
| II. | Sucre. | 0 ,99 | Sucre. | 1 ,72 |
| | Glycogène 3gr.44 correspondant à sucre. | 3 ,82 | Glycogène 2g,75 correspondant à sucre. | 3 ,06 |
| | Total en sucre. | 4 ,81 | Total en sucre. | 4 ,78 |
| III. | Sucre. | 0 ,975 | Sucre. | 1 ,898 |
| | Glycogène 2g,625 correspondant à sucre. | 2 ,870 | Glycogène 1g,838 correspondant à sucre. | 2 ,042 |
| | Total en sucre. | 3 ,845 | Total en sucre. | 3 ,940 |

Enfin, *il ne se produit pas de sucre hors de l'organisme, dans un foie qui ne contient plus de glycogène* (foie privé de son glycogène par jeûne, refroidissement, travail musculaire).

*Le glycogène du foie est donc la matière première du sucre du sang.*

Cette conclusion a été attaquée. On a prétendu : 1° que le foie extrait de l'organisme, fabrique du sucre, sans que son glycogène diminue, pendant les premiers moments qui suivent l'extraction; — 2° que la quantité du sucre produit est plus grande que celle qui peut provenir du glycogène disparu; — 3° que le foie peut transformer en sucre les peptones et les graisses, qui seraient les matières premières du sucre du sang, chez l'animal normal. Ces trois propositions sont inexactes; elles reposent sur des expériences, dans lesquelles les méthodes d'analyse du sucre et du glycogène comportent des causes d'erreur graves, qui ont été nettement démontrées. Quand on a recours à de bonnes méthodes, on peut établir : 1° que le foie extrait de l'organisme ne fabrique jamais de sucre, sans que son glycogène diminue; 2° que la quantité du sucre produit correspond de façon aussi rigoureuse que possible (voir ci-dessus) à la quantité du glycogène disparu ; 3° que le foie ne fabrique du sucre ni aux dépens des peptones, ni aux dépens des graisses.

*Sous quelle influence le glycogène hépatique se transforme-t-il en sucre ?*

Si, après avoir lavé le foie par un courant d'eau salée physiologique, pour en chasser le sang qu'il contient, on hache son tissu, et si on le fait macérer dans la glycérine, on obtient un extrait glycériné, capable de transformer le glycogène en glycose *in vitro*. Cet extrait perd sa propriété saccharifiante quand il a été chauffé à 100°. On peut admettre qu'il doit sa propriété saccharifiante à une diastase, et que la glycogénèse hépatique est un phénomène diastasique. Cette diastase, diffère de la diastase amylolytique de la salive et du suc pancréatique, et ressemble à la diastase amylolytique du sang; comme cette dernière, en effet, elle transforme le glycogène en glycose, tandis que la diastase des sucs digestifs transforme le glycogène en dextrine et maltose.

On a prétendu que la glycogénèse normale, chez l'animal normal, n'est pas un phénomène diastasique, mais un phénomène vital, ne s'accomplissant qu'en présence des cellules hépatiques vivantes, et, à l'appui de cette opinion, on a fait valoir les faits suivants : — 1° les macérations de foie perdent leur activité saccharifiante, quand elles sont maintenues longtemps à 55°; or ce n'est pas là une température capable de détruire les diastases; — 2° dans le foie extrait de l'organisme, la saccharification, active pendant les deux premières heures au maximum, se ralentit très vite et devient presque nulle, alors qu'une quantité considérable de glycogène existe encore : or les diastases ne se comportent pas ainsi; — 3° on peut, en agissant sur le système nerveux, provoquer la transformation rapide du glycogène hépatique en sucre (hyperglycémie consécutive); or on ne conçoit pas une action nerveuse, intervenant dans une transformation diastasique; — 4° enfin la plupart des expériences ont été faites dans des conditions qui n'excluent pas l'intervention des microbes, et rien ne prouve que les diastases qu'on extrait par la glycérine ne sont pas d'origine microbienne.

A ces objections nous répondrons : 1° les macérations de foie ne perdent pas toujours leur pouvoir saccharifiant à 55° d'une part, et, d'autre part, rien ne prouve que certaines diastases ne puissent être détruites à cette température, surtout quand elle est maintenue pendant longtemps; — 2° la saccharification du glycogène dans le foie, extrait de l'organisme, est rapidement diminuée et presque suspendue; mais on sait que le tissu hépatique subit, hors de l'organisme, des modifications profondes, qu'il devient notamment acide, et que la diastase saccharifiante n'agit pas en milieu acide; — 3° les actions nerveuses peuvent se traduire par une exagération de la production de diastase par les cellules hépatiques (phénomène physiologique) : on sait que le pouvoir diastasique des sucs digestifs peut dépendre d'actions nerveuses s'exerçant sur les cellules glandulaires; — 4° enfin on trouve la diastase saccharifiante dans les extraits de foie faits aseptiquement, ou en présence d'antiseptiques convenables (chloroforme, fluorure de sodium à 1 p. 100, par exemple).

Si on lave un foie au moyen d'une solution aqueuse de fluorure de sodium à 1 p. 100, injectée par une branche de la veine porte sur l'animal vivant, et si, après lavage complet, on hache le foie et si on le fait macérer dans la même solution de fluorure de sodium à 1 p. 100, on obtient une liqueur saccharifiant le glycogène. Or le fluorure de sodium à 1 p. 100 est un antiseptique puissant : il arrête instantanément le fonctionnement des cellules vivantes; on ne saurait donc attribuer la saccharification observée à l'activité vitale des cellules hépatiques, ou à l'activité d'une diastase sécrétée par des microbes. Cette expérience prouve que le tissu hépatique contient une diastase qui lui est propre, capable de saccharifier le glycogène. Sans doute, la saccharification, dans les foies fluorés ou dans les macérations fluorées du foie, se fait moins activement qu'en l'absence de fluorure; mais cela peut se comprendre sans peine, les cellules empêchées par le fluorure ne fabriquant plus de diastase.

On a longuement discuté pour savoir *si la diastase saccharifiante du foie est produite par les cellules hépatiques ou apportée au foie par le sang qui l'emprunterait à d'autres tissus.*

Nous admettrons qu'elle est formée dans le foie : 1° parce que le tissu du foie est plus riche en diastase saccharifiante que le sang et que tous les tissus de l'organisme (les glandes salivaires et le pancréas seuls possèdent un pouvoir saccharifiant plus énergique, mais leur diastase diffère de celle du foie : les diastases digestives engendrent de la maltose, mais non de la glycose; la diastase hépatique engendre de la glycose); — 2° parce que le tissu du foie lavé, abandonné pendant quelque temps à la température ordinaire, hors de l'organisme, est plus riche en diastase, quand il a été lavé avec une solution de chlorure de sodium qui n'agit pas sur les cellules, que quand il a été lavé avec une solution de fluorure de sodium qui supprime leur activité.

*La glycogénèse hépatique peut être augmentée ou diminuée par diverses influences, et notamment par des actions nerveuses.*

Si on pique le plancher du quatrième ventricule, au niveau de la ligne médiane, entre les origines du nerf acoustique et celle du nerf vague, on provoque l'hyperglycémie (le sang peut contenir 4 p. 1 000 de glycose au lieu de 1,5 p. 1 000) et la glycosurie. Cette hyperglycémie résulte d'une exagération de la glycogénèse hépatique; en effet : 1° elle ne se produit pas chez les animaux dont le foie ne contient pas ou presque pas de glycogène (à la suite d'un jeûne, etc.); 2° elle fait rapidement diminuer, puis disparaître le glycogène du foie, et cesse d'exister quand ce glycogène a disparu; — 3° la consommation périphérique de glycose (différence entre les teneurs en sucre des sangs artériel et veineux) est normale.

La piqûre bulbaire ne produit plus l'hyperglycémie quand les nerfs grands splanchniques ont été sectionnés, ou quand la moelle a été tranchée, entre le bulbe et les origines médullaires des nerfs grands splanchniques. Or ces nerfs contiennent des fibres vasomotrices (vaso-constrictrices et vaso-dilatatrices) pour les vaisseaux des viscères abdominaux. On est donc conduit à rechercher si l'hyperglycémie observée n'est pas la conséquence d'une modification vasculaire du foie, d'une vaso-dilatation par exemple. En fait, chez l'animal hyperglycémique par piqûre bulbaire, on constate une vaso-dilatation abdominale (et, par suite, hépatique) intense. On aurait tort toutefois d'en conclure que l'hyperglycémie est la conséquence de la vaso-dilatation abdominale, car on peut provoquer à la fois l'hyperglycémie et la vaso-constriction abdominale : il suffit d'exciter, pendant quinze à vingt minutes, le bout périphérique des nerfs grands splanchniques sectionnés (on excite à la fois des vaso-constricteurs et des vaso-dilatateurs; mais l'effet est toujours une vaso-constriction; par piqûre bulbaire, au contraire, on n'excite que les vaso-dilatateurs contenus dans les nerfs grands splanchniques); ces nerfs contiennent donc des fibres qui provoquent l'exagération de la glycogénèse hépatique, indépendamment de toute modification circulatoire, des *fibres glyco-formatrices* ou mieux *glyco-sécrétoires*.

Une remarque s'impose ici : à la suite de l'excitation des nerfs planchniques sectionnés, on voit le sucre augmenter dans le sang, mais on sait que le sucre augmente dans le sang par le seul fait qu'on a fait une prise de sang. N'est-il pas dès lors dangereux d'admettre que l'hyperglycémie est la conséquence de l'excitation des nerfs? Non, car on a constaté : 1° que l'hyperglycémie post-hémorragique ne se produit que chez l'animal à nerfs splanchniques intacts; 2° que l'hyperglycémie diminue chez l'animal dont on a excité les nerfs splanchniques sectionnés, dès qu'on en cesse l'excitation.

On peut encore produire l'hyperglycémie en soumettant l'animal à l'action de l'*asphyxie* : si l'asphyxie est lente, prolongée, partielle, suffisante pour provoquer des accidents respiratoires, circulatoires, etc., sans déterminer la mort, on constate une hyperglycémie considérable, diminuant assez rapidement après rétablissement de la respiration normale. On sait que l'asphyxie lente détermine une vaso-constriction abdominale : l'hyperglycémie observée n'est donc pas la conséquence d'une vaso-dilatation hépatique; elle n'est pas davantage une conséquence des prises successives de sang, car elle diminue rapidement après cessation de l'asphyxie. L'asphyxie agit comme la piqûre bulbaire et par le même mécanisme : elle ne provoque l'hyperglycémie que chez les animaux à moelle cervico-dorsale et à nerfs grands splanchniques intacts, et à condition que leur foie contienne du glycogène.

Enfin, on peut démontrer cette indépendance de l'hyperproduction de la glycose et de la circulation hépatique par les expériences suivantes. Chez un chien curarisé, on lie l'aorte au-dessus du diaphragme et la veine porte au hile du foie, de façon à supprimer complètement la circulation hépatique; on lie la base d'un lobe hépatique, de façon à le soustraire à toute action nerveuse, transmise par les nerfs splanchniques; puis on excite les bouts périphériques des nerfs splanchniques, ou, chez l'animal à nerfs splanchniques intacts, on fait agir l'asphyxie lente; enfin on dose la glycose et le glycogène dans le lobe isolé et dans le reste du foie. La quantité de glycogène est toujours plus grande dans le lobe à pédicule lié que dans le reste du foie.

*La piqûre bulbaire et l'asphyxie ont donc une action glycosécrétoire indépendante de toute action vasculaire.*

Si on excite les filets des nerfs vagues, qui longent l'œsophage, on provoque au contraire l'hypoglycémie. On admet généralement, — mais la démonstration rigoureuse n'est pas faite, — que les nerfs vagues contiennent des *fibres glyco-fréno-sécrétoires.*

On provoque l'*hyperglycémie* par piqûre du bulbe (au point ci-dessus indiqué), par piqûre ou lésions de la protubérance, du cervelet, des faisceaux antérieurs de la moelle, etc. — On provoque l'*hypoglycémie* par section de la moelle, en un point quelconque compris entre le bulbe et la cinquième vertèbre dorsale, ou par section des nerfs splanchniques.

---

*A défaut de glycogène, l'organisme peut fabriquer du sucre aux dépens de substances premières autres que le glycogène.*

— Quand le glycogène a disparu de l'organisme, sous l'influence du jeûne, du refroidissement ou du travail musculaire, le sang conserve sa proportion normale de sucre, alors même que l'animal est maintenu au jeûne absolu. Comme le sucre continue à être consommé à la périphérie, ainsi qu'en témoignent les analyses comparées du sucre dans le sang artériel et dans le sang veineux, c'est que du sucre a été formé aux dépens des protéines ou des graisses.

*b.* **La glycose et les protéines.** — Une remarque s'impose ici. Sous le nom de protéines, nous réunissons toutes les substances azotées de l'organisme, aussi bien que les glycoprotéides formées par l'union d'un hydrate de carbone simple ou substitué et d'une substance albuminoïde que les substances albuminoïdes simples. On n'a malheureusement pas distingué ici entre les unes et les autres; la démonstration qui va être faite n'est donc valable que pour l'ensemble des substances protéiques.

*L'organisme peut fabriquer du sucre aux dépens des protéines (ou des glycoprotéides).*

I. L'urine de l'homme diabétique contient du sucre, en quantité variable, selon la gravité de la maladie; il n'est pas rare de trouver 50, 100, 200 grammes et plus de sucre dans les urines de vingt-quatre heures, alors même que l'alimentation ne contient que de petites quantités d'hydrocarbones libres. Si un tel malade, éliminant 100 grammes de sucre en vingt-quatre heures, est nourri essentiellement de protéines, on doit admettre que ce sucre provient, pour la presque totalité, des protéines alimentaires ou des graisses de son organisme. Sous l'influence de la maladie, le sujet maigrit, il n'est donc pas possible, *a priori*, d'éliminer l'hypothèse d'une transformation des graisses de l'organisme en sucre; mais, dans bien des cas, la maladie dure assez longtemps pour que la quantité totale du sucre éliminé soit plus considérable que celle qui pourrait résulter des graisses de l'organisme et des petites quantités de graisses et d'hydrocarbones alimentaires. Une partie au moins provient des protéines.

II. Les mêmes constatations peuvent être faites, et les mêmes conclusions peuvent être tirées, chez le chien diabétique par ablation du pancréas. Un tel chien, pesant 8 kilogrammes, nourri de viande maigre, élimine environ 75 grammes de sucre par jour, pendant les quarante jours de survie qu'il présente, soit en totalité 3 kilogrammes de sucre. Ces 3 kilogrammes de sucre ne sauraient provenir de la graisse préexistant dans l'organisme, car la quantité n'en est pas suffisante, d'autant plus qu'au moment de la mort, la graisse n'a pas complètement disparu (certains organes même en contiennent en abondance : le foie en contient de 30 à 40 p. 100 de son poids).

III. Si on fait ingérer à un animal, ou si on lui injecte sous la peau 1 gramme de phlorhizine ou de phlorétine[1] par kilogramme d'animal, on provoque la glycosurie. La glycose éliminée ne saurait provenir de la phlorhizine ou de la phlorétine introduites dans l'organisme, car sa quantité est en général plus grande; — d'ailleurs, au moins dans le cas où le glycoside est injecté dans les veines, on le retrouve en totalité, non modifié, dans les urines.

A un chien, débarrassé de glycogène par un jeûne de trois semaines, on fait ingérer 12 grammes de phlorhizine; on trouve 40 grammes de sucre urinaire.

De deux chiens A et B semblables, nourris de semblable façon, pendant plusieurs jours, l'un A est sacrifié, et le glycogène de son organisme est dosé; l'autre B, maintenu au jeûne pendant douze jours, reçoit chaque jour en injection sous-cutanée de la phlorhizine (92 grammes en tout); le sucre urinaire est dosé; l'animal est sacrifié et le glycogène de son organisme est dosé. Voici les résultats :

| | | |
|---|---|---|
| Glycogène du chien A . . . . . . . . . | 100 g. | |
| — . . . . . . . . . | 25 — | |
| Glycogène consommé par B. . . . . . . | 75 g. | |
| Ayant pu donner de la glycose . . . . . . . . . | | 83g,33 |
| Sucre urinaire . . . . . . . . . . . . . . . . . . | | 286 |
| Quantité du sucre éliminé provenant certainement d'une origine non hydrocarbonée . . . . . . . | | 202g,67 |

1. La phlorhizine est un glycoside qu'on extrait de l'écorce des racines des pommiers, poiriers, cerisiers, etc. Elle résulte de l'union de la glycose et de la phlorétine (cette dernière est dédoublable en phloroglucine et acide phlorétinique). La phlorhizine et les produits dérivés déterminent une glycosurie, qui diffère de toutes les autres glysosuries (de celles dont nous avons parlé ci-dessus, p. 433 et de celles dont nous parlerons ci-dessous p. 443), en ce qu'elle n'est pas la conséquence d'une hyperglycémie. A la suite de l'injection ou de l'ingestion de phlorhizine, le sucre du sang conserve sa proportion normale. On considère en conséquence la glycosurie phlorhizique comme dérivant d'une modification des propriétés du rein qui devient perméable au sucre du sang, alors qu'il ne l'était pas, au moins pour les proportions normales, chez l'animal neuf. C'est pour cela qu'on dit que la glycosurie phlorhizique est une *glycosurie rénale* (ou même quelquefois un diabète rénal, mais cette dernière expression est regrettable parce qu'il convient, à notre avis, de réserver l'expression diabète, aux maladies dans lesquelles l'organisme ne possède plus, au moins au degré normal, la propriété d'utiliser le sucre de glycose, et tel n'est pas le cas pour la glycosurie phlorhizique.

Ces expériences établissent que du sucre s'est formé aux dépens de protéines ou de graisses, sans qu'il soit possible de choisir entre les deux origines; — les expériences suivantes établissent que du sucre se forme aux dépens des protéines.

On peut faire disparaître la totalité des graisses de l'organisme (ou à très peu près) en soumettant un chien, préalablement nourri de viande maigre, à un jeûne de trente-cinq jours, et reconnaître le dégraissage complet par l'augmentation subite de l'élimination azotée. On ne peut faire disparaître la totalité des graisses par un jeûne prolongé, quand le chien était très gras au début du jeûne, ayant été préalablement nourri avec des aliments riches en hydrocarbones. — Considérons deux chiens de même poids, l'un peu gras, l'autre fort gras, et soumettons-les au jeûne. Au trente et unième jour, l'élimination azotée augmente brusquement pour le premier : il est dégraissé; au trente-deuxième jour, on donne aux deux chiens, en injection sous-cutanée, 1 g. 5 de phlorhizine; ils éliminent l'un et l'autre en deux jours environ 25 grammes de sucre. Chez le premier, ce sucre provient des protéines, puisque les graisses n'existent qu'à l'état de traces; d'ailleurs, si le sucre provenait des graisses en même temps que des protéines ne devrait-on pas en trouver plus, chez le second chien, qui possède encore des graisses, que chez le premier qui n'en possède pas?

Enfin on démontre que, chez un chien soumis à un jeûne minimum de trois semaines, ne contenant plus de glycogène, le rapport entre les quantités d'azote et de sucre éliminées par les urines sous l'influence de la phlorhizine, est constant : il est égal à 0.20 (0,19 à 0,21). La quantité du sucre éliminé dans ces conditions est proportionnelle à la quantité des protéines étruites.

Donc, *l'organisme peut faire du sucre aux dépens des protéines. Mais on ne sait pas encore si toutes les protéines peuvent donner du sucre, ou si cette propriété n'appartient qu'aux seules glycoprotéides.*

La transformation des protéines en sucre se fait-elle dans le foie ou dans un autre organe? Il est impossible de répondre actuellement à cette question. En effet, si, d'une part, le foie extrait de l'organisme transforme uniquement son glycogène en sucre, ce qui tendrait à établir qu'il ne transforme pas de protéines en sucre, d'autre part, le sucre diminue rapidement dans le sang d'un animal (grenouille, oiseau ou mammifère) dont le foie a été enlevé, et dont la circulation hépatique a été supprimée, ce qui tendrait à établir que c'est le foie qui transforme les protéines en sucre. La question n'est pas résolue.

*c*. **La glycose et les graisses.** — *L'organisme peut-il faire du sucre aux dépens des graisses?* On a cherché à démontrer cette transformation par diverses expériences, dont aucune n'est démonstrative.

1° Les graines oléagineuses contiennent des réserves abondantes de graisses et peu ou pas d'hydrocarbones. Si on fait germer ces graines, à l'obscurité (pour éviter toute formation directe d'hydrocarbones, aux dépens de l'acide carbonique atmosphérique). il se produit de l'amidon et du sucre, en même temps que les graisses diminuent. Si l'expérience a été faite dans une enceinte close, dont on peut analyser les gaz, avant et après la germination, on constate une consommation d'oxygène. On en a conclu que les hydrocarbones formés proviennent d'une oxydation ménagée des graisses. *Cette conclusion est au moins prématurée*, car rien ne prouve qu'ils ne proviennent pas des protéines de la graine. — Serait-il d'ailleurs établi que les hydrocarbones peuvent dériver réellement ici des graisses dans la graine, la question resterait entière en ce qui concerne les animaux, car les végétaux et les animaux ne se comportent pas toujours et nécessairement de la même façon. — Le seul point qui mérite d'être retenu, c'est la transformation possible de graisses en hydrocarbones dans un organisme végétal vivant.

2° On extrait le foie d'un chien; on le hache, on le mélange avec du sang défibriné et on en fait deux parts; l'une, conservée telle; l'autre, additionnée d'une émulsion grasse; on les maintient l'une et l'autre à 40°, pendant six heures, en les faisant traverser par un courant d'air, et on dose le sucre qu'elles contiennent. On a trouvé, au moins parfois, un excès de sucre dans le mélange contenant la graisse; et on en a conclu que le sucre provient pour une part de la graisse. *Cette conclusion est inexacte*, car si on dose à la fois le sucre et le glycogène des mélanges, on constate que, dans l'un comme dans l'autre, la quantité de sucre produite correspond à la quantité de glycogène disparue. — L'excès de sucre observé, en supposant qu'il ne corresponde pas à une erreur d'analyse, tient donc simplement à ce que les conditions de la transformation du glycogène en glycose étaient plus favorables dans le mélange gras.

3° Si on nourrit un chien de 10 kilogrammes, pendant plusieurs jours, avec 250 grammes de graisse et 50 grammes de viande, on constate une élimination journalière de 15 grammes d'azote, correspondant à 95 grammes environ de protéines. Si la quantité du sucre produit journellement est supérieure à celle qui peut provenir de 95 grammes de protéines, c'est qu'une partie provient des graisses (car les réserves hydrocarbonées de l'organisme ne tardent pas à s'épuiser). Pour connaître la quantité de sucre produite en vingt-quatre heures, on a cherché à déterminer la quantité de sang qui traverse le foie et l'enrichissement en sucre de ce sang, pendant son passage à travers le foie. On a admis que 200 litres de sang, au minimum, traversent le foie de ce chien de 10 kilogrammes et que chaque litre de sang enlève 1 gramme de sucre au foie, de sorte que le foie céderait 200 grammes de sucre au sang en vingt-quatre heures. Or 95 grammes de protéines détruites ne sauraient donner 200 grammes de sucre. Pendant le premier jour, l'excès de sucre peut provenir des hydrocarbones de l'organisme (qui n'en renferme vraisemblablement pas plus de 100 grammes), mais ensuite il provient des graisses alimentaires. *Cette conclusion est inacceptable.* Si, en effet, il est possible que 200 litres de sang traversent le foie en vingt-quatre heures, il est certain que chaque litre ne prend pas 1 gramme de sucre : les analyses comparées du sucre dans les sangs des veines porte et sus-hépatique, faites par de bonnes méthodes, établissent que chaque litre de sang ne prend pas plus de 14 centigrammes de sucre au foie; les 200 litres en prennent donc au maximum 20 grammes et non pas 200 grammes. Or 28 grammes de sucre peuvent provenir de 95 grammes de protéines.

4° La marmotte, après un sommeil hivernal prolongé, pendant lequel elle ne prend pas de nourriture, possède du glycogène, en quantité notable, dans son foie et dans ses muscles. — Après quatre-vingts jours de sommeil hivernal, on en a trouvé 2,20 p. 100 dans le foie et 0,37 p. 100 dans les muscles; — après cent soixante-cinq jours de sommeil, on en a trouvé 1,10 p. 100 dans le foie Or, pendant le sommeil hivernal, la marmotte maigrit; on est donc conduit à penser qu'une partie au moins de cette graisse disparue a pu se transformer en glycogène, et cette hypothèse est appuyée par la constatation souvent faite de valeurs inférieures à 0,70, pouvant atteindre 0,59, pour le quotient respiratoire (une partie de l'oxygène consommé se fixerait sur les graisses, pour donner du glycogène). *Cette conclusion est au moins prématurée et probablement inexacte.* En effet, la quantité de glycogène trouvée dans les tissus de la marmotte n'a rien qui doive trop surprendre, car les échanges matériels de la marmotte endormie étant de trente à quarante fois moindres que ceux de la marmotte éveillée (ainsi qu'il résulte de la détermination de l'oxygène consommé et de l'acide carbonique produit), l'animal se trouve, après quatre-vingts jours de sommeil dans les mêmes conditions qu'après deux ou trois jours de veille; or le glycogène ne disparaît pas, chez la marmotte éveillée, après un jeûne de deux à trois jours. Le glycogène trouvé peut être un reste du glycogène préexistant. Si même on admet que du glycogène se soit formé, rien ne prouve qu'il se soit formé aux dépens des graisses : pendant le sommeil hivernal, la marmotte émet à plusieurs reprises des urines riches en urée; les protéines détruites ont pu fournir du glycogène. Sans doute, on a signalé l'abaissement anormal du quotient respiratoire; mais, de deux choses l'une : ou cet abaissement est constant, ou il est transitoire; s'il est transitoire, il perd toute signification : s'il est constant, et s'il correspond à une transformation de graisses en glycogène, on devrait trouver un enrichissement des tissus, et notamment du foie, en glycogène, ce qui n'est pas le cas, 2,2 p. 100 étant un nombre faible, pour un herbivore. Les observations faites sur la marmotte ne démontrent pas la transformation de graisses en glycogène.

5° Le quotient respiratoire, pendant le travail, chez un animal gorgé d'hydrocarbones, a une valeur voisine de l'unité au début, et diminue progressivement, à mesure que se prolonge le travail. Cet abaissement tient à ce que des substances, autres que les hydrocarbones, sont utilisées; car on sait que, pour un travail modéré, chez un sujet abondamment nourri, les protéines ne sont pas utilisées pour l'accomplissement du travail, ce sont donc les graisses. Si *on admet* que le travail ne peut emprunter son potentiel énergique qu'aux hydrocarbones et non aux graisses, c'est donc que de l'oxygène a été fixé par les graisses, se transformant en hydrocarbones, pour en renouveler la provision. Mais il n'est nullement démontré que le travail musculaire ne peut se faire qu'aux dépens des hydrocarbones; — l'abaissement du quotient respiratoire s'explique par la combustion simultanée des hydrocarbones et des graisses, tout au moins pour toute valeur du quotient respiratoire supérieure à 0,70 (quotient respiratoire des graisses).

6° On aurait constaté, *au moins une fois*, chez l'homme au repos, après accomplissement d'un travail musculaire énergique, et absorption d'une forte proportion de graisses, que le quotient respiratoire était tombé à 0,666. On en a conclu que les graisses ingérées fixaient de l'oxygène, pour se transformer en glycogène et réparer la réserve d'hydrocarbones, entamée par le travail.

*Cette conclusion est au moins prématurée.* Car il faudrait démontrer que l'oxygène retenu ne peut pas l'être autrement, et cette démonstration n'est pas faite. Bien au contraire, on a noté des quotients respiratoires inférieurs à 0,70, sans augmentation des hydrocarbones : on a, par exemple, trouvé, chez le chien soumis à un jeûne de trois jours, des quotients respiratoires égaux à 0,679, à 0,666 et même à 0,647. Or, loin d'augmenter, la réserve de glycogène s'épuise rapidement pendant le jeûne. Il ne faut donc pas conclure de l'existence d'un quotient respiratoire 0,666, à une transformation de graisses en glycogène.

7° Enfin on a noté, chez le diabétique, exceptionnellement il est vrai, des quotients respiratoires de 0,64 et même moins (en général, le quotient respiratoire du diabétique est compris entre 0,70 et 0,80); on en a conclu que les graisses se transforment en hydrocarbones. *Cette conclusion est au moins prématurée*, car on n'a pas démontré que l'oxygène retenu ne peut être employé à une autre transformation. Et pourtant cette démonstration était d'autant plus nécessaire que, précisément dans les cas de diabète dont il s'agit, on a trouvé dans l'urine divers produits d'oxydation, tels que l'acétone, l'acide acétylacétique, l'acide β-oxybutyrique, formés aux dépens des hydrocarbones ou des graisses par fixation d'oxygène, et dont la production détermine un abaissement du quotient respiratoire.

*En résumé, dans aucun cas, on n'a démontré la transformation des graisses en sucre dans l'organisme. On ne peut pourtant pas affirmer que cette transformation est impossible.*

## 3. *Les troubles de la régulation glycémique.*

*Le sucre du sang est consommé dans l'organisme.* On en a donné plusieurs preuves dont nous ne retiendrons que les suivantes : 1° La quantité de sucre du sang carotidien diminue rapidement, pendant les quelques heures de survie, chez l'animal dont on a lié l'aorte, au niveau du diaphragme, et par là supprimé la circulation sous-diaphragmatique : elle tombe de 1,0 à 1,5 p. 1000, valeurs normales, à 0,8 et même à 0,5 p. 1000. — 2° Chez l'animal normal, la quantité de sucre est généralement moindre dans le sang qui revient des organes (exception faite pour le foie), que dans le sang artériel; d'innombrables analyses, faites sur le sang de chien, on peut conclure que le sang artériel contient en moyenne 1 g. 32 de sucre p. 1 000 centimètres cubes, et le sang veineux 1 g. 20.

On a encore indiqué comme preuves de la consommation du sucre du sang : 1° la diminution du glycogène hépatique, sans augmentation du sucre du sang, dans l'intervalle des repas; 2° l'existence de quotients respiratoires compris entre 0,8 et 1,0 (indiquant une combustion d'hydrocarbones), notamment chez les animaux abondamment nourris d'hydrocarbones, et surtout pendant les premières phases du travail musculaire. Mais il faut reconnaître que ces faits n'ont que la valeur de renseignements et sont insuffisants pour établir notre proposition. Sans doute, il est vraisemblable que le glycogène disparu du foie s'est transformé en sucre du sang, mais ce n'est qu'une hypothèse vraisemblable. Quand le quotient respiratoire dépasse 0,8 des hydrocarbones sont brûlés, mais rien ne prouve que ce soit le sucre du sang et non pas le glycogène des tissus.

La teneur en sucre du sang, ne variant ni pendant l'absorption intestinale des matières sucrées, qui gorge l'organisme d'hydrocarbones, ni pendant le travail musculaire qui peut en consommer beaucoup, ni pendant le jeûne qui épuise les réserves de glycogène; c'est donc qu'il existe un mécanisme régulateur de la glycémie normale, grâce auquel le sucre, pénétrant en excès dans le sang intestinal, est retenu dans le foie ou dans d'autres tissus, sous forme de glycogène ou de graisses, d'une part; grâce auquel, d'autre part, les tissus chargés de faire du sucre aux dépens du glycogène ou des protéines, en fournissent au sang des quantités équivalentes à celles qui sont détruites à la périphérie, mécanisme dont nous ne connaissons pas d'ailleurs les éléments constituants.

Si le mécanisme régulateur de la glycémie normale est dérangé, l'équilibre entre la production et la consommation du sucre est rompu, et on observe, suivant le cas, l'*hyperglycémie* ou l'*hypoglycémie*.

I. — Nous avons indiqué (voir p. 433) la production d'hyperglycémie et de glycosurie, à la suite d'une piqûre du plancher du quatrième ventricule, entre les racines du nerf acoustique et celles du nerf vague, et montré qu'elle est la conséquence d'une exagération de la production hépatique du sucre du sang, sans exagération de sa consommation périphérique.

Nous avons indiqué l'hyperglycémie (voir p. 434) consécutive à l'asphyxie lente, et dit que son mécanisme est le même que celui de l'hyperglycémie par piqûre bulbaire. Les mêmes résultats sont obtenus si l'animal respire dans une atmosphère raréfiée ou pauvre en oxygène [1] : Exemple :

| QUANTITÉ DE SUCRE DANS 1 000 CM³ DE SANG | | | | |
|---|---|---|---|---|
| Avant l'asphyxie. | 1,28 | 1,08 | 1,31 | 1,40 |
| Après respiration dans une atmosphère confinée, de petites dimensions | 2,53 | 2,10 | 1,90 | 2,50 |
| Après respiration à l'air libre | 1,77 | 1,50 | 1,40 | — |

| QUANTITÉ DE SUCRE DANS 1 000 CM³ DE SANG | | |
|---|---|---|
| Respiration à l'air libre | 0,95 | 1,50 |
| Respiration dans une atmosphère raréfiée à 20 cm. de mercure | 3,46 | 3,30 |

II. — Il peut y avoir *hyperglycémie alimentaire* et même *glycosurie alimentaire*. Si l'animal absorbe rapidement une quantité de sucre plus grande que celle qu'il peut fixer dans son foie et ses autres tissus, il y a hyperglycémie, puis glycosurie, si la proportion du sucre dans le sang dépasse la limite de résistance du rein. On a signalé la glycosurie alimentaire, chez l'homme, à la suite de l'ingestion de grandes quantités (500 g. et plus) de glycose. On peut la provoquer, chez l'animal, en injectant dans les veines une liqueur sucrée, en quantité telle que la proportion du sucre du sang atteigne ou dépasse 3 p. 1 000. On l'observe tout particulièrement chez le chien qui a été soumis à un jeûne de trois ou quatre jours : l'ingestion de quantités relativement faibles d'amidon ou de sucre, insuffisante pour produire la glycosurie chez un animal régulièrement nourri, la détermine chez celui-là (*diabète du jeûne*, ou mieux *glycosurie du jeûne*).

Dans ces cas, il y a rupture de l'équilibre glycémique normal, par insuffisance des organes utilisateurs de la glycose (qu'il s'agisse d'une formation de glycogène, de graisses ou de toute autre substance, peu importe).

III. — Le *diabète léger*, ou *glycosurie hépatique*, est un cas particulier d'hyperglycémie alimentaire et de glycosurie alimentaire. Certains individus, qui ont des urines non sucrées, quand ils sont à jeun, ou quand ils ont consommé des aliments protéiques et

1. Nous rappelons qu'il s'agit là d'hyperglycémies par exagération de la production hépatique du sucre pour les raisons suivantes. A la suite de la piqûre bulbaire et de l'asphyxie, l'hyperglycémie est nulle, chez les animaux dont le foie a été débarrassé de glycogène par un jeûne préalable, ou dont la circulation hépatique est suspendue. Cette hyperglycémie fait diminuer et disparaître le glycogène hépatique et elle cesse quand est épuisée la réserve de glycogène hépatique.

gras, deviennent glycosuriques à la suite de l'ingestion d'hydrocarbones, en quantité plus ou moins grande. On peut dire qu'ils présentent de la glycosurie alimentaire, pour une absorption d'hydrocarbones, insuffisante pour la déterminer chez l'homme normal. On observe tous les intermédiaires entre l'homme qui peut ingérer des quantités énormes d'hydrocarbones (400 g., 500 g. et plus), sans présenter de glycosurie, et l'homme qui devient glycosurique dès qu'il ingère des quantités minimes de sucre ou d'amidon. On peut reproduire le diabète léger, chez l'animal (chien, porc, par ex.), en pratiquant une ablation partielle du pancréas (ablation des 9/10 chez le chien, des 19/20 environ chez le porc), la glycosurie se produisant pour des quantités d'hydrocarbones ingérées d'autant plus faibles que la quantité de pancréas enlevée est plus grande. On a observé, chez le porc, une élimination de 100 grammes de glycose urinaire, après ablation partielle du pancréas, pour une alimentation de 500 grammes à 1 000 grammes de pain.

La diminution du pouvoir glyco-fixateur de l'organisme, dans les cas de diabète léger, vraie pour la glycose, n'est pas vraie pour la lévulose. A un homme qui, à la suite d'une ingestion de 50 grammes de glycose, élimine 10 grammes de sucre urinaire, on peut faire ingérer 50 grammes de lévulose, sans provoquer de lévulosurie. Le même fait s'observe chez les animaux à dépancréatisation partielle : ils ont perdu partiellement la propriété d'utiliser la glycose ; ils n'ont pas perdu, au moins au même degré, la propriété d'utiliser la lévulose : leur foie ne contient que peu de glycogène, à la suite de l'absorption de glycose ; il en contient beaucoup plus, à la suite de l'absorption d'une même quantité de lévulose.

Ces faits établissent que, dans le diabète léger expérimental (ablation partielle du pancréas), il s'agit d'une utilisation imparfaite de la glycose absorbée, et non d'une exagération de la production de la glycose hépatique ; car la lévulose étant retenue dans le foie, sous forme de glycogène normal, on ne comprendrait pas l'absence de glycosurie après ingestion de lévulose, s'il s'agissait d'une hyperglycogénèse [1].

1. On a signalé des cas de *diabète lévulosique* : le malade ne présentait pas de glycosurie à la suite d'ingestion de glycose ou d'amidon ; mais il avait une lévulosurie, d'ailleurs augmentée à la suite de l'ingestion de lévulose ou de saccharose (cette dernière est, on le sait, transformée dans le tube digestif en glycose et lévulose).

IV. — La glycosurie du *diabète grave ou maigre* (outre la glycosurie, le diabétique présente de la polyurie, de l'azoturie, de la polydypsie, de la polyphagie, de l'amaigrissement) subsiste même avec une alimentation exclusivement protéique et grasse, même pendant le jeûne; elle augmente d'ailleurs par l'alimentation; elle augmente surtout par l'ingestion d'hydrocarbones. Exemple :

| EXP. | ALIMENTATION DU DIABÉTIQUE (24 heures). | | | SUCRE URINAIRE (24 heures). |
|---|---|---|---|---|
| | Protéines. | Graisses. | Hydrocarbones. | |
| — | — | — | — | — |
| α | 0 g. | 0 g. | 0 g. | 52 g. |
| β | 432 — | 453 — | 499 — | 644 — |
| γ | 137 — | 117 — | 332 — | 464 — |
| δ | 0 — | 105 — | 600 — | 429 — |
| ε | 329 — | 80 — | 0 — | 149 — |

On peut reproduire le diabète grave (glycosurie et autres symptômes) par ablation totale du pancréas, chez le chien et chez le chat. Il se produit, après cette opération, rapidement (en quelques heures) de l'hyperglycémie (le sucre du sang atteint 3, 4 et plus p. 1 000) et une glycosurie considérable. La glycosurie persiste, diminuée sans doute, mais importante, après sept jours de jeûne; avec une alimentation exclusivement protéique et grasse, elle est plus considérable que pendant le jeûne; elle augmente encore à la suite de l'ingestion d'hydrocarbones, passant dans les urines, sous forme de glycose.

Certains auteurs ont prétendu séparer, de façon absolue, le diabète grave, dans lequel la glycosurie persiste après suppression des hydrocarbones alimentaires, du diabète léger, dans lequel la glycosurie n'existe qu'après ingestion d'hydrocarbones, et en faire deux maladies distinctes. — Nous ne saurions admettre cette conception. *A priori*, ne serait-il pas étrange que l'ablation presque totale du pancréas produisit une maladie et que l'ablation totale du pancréas en produisit une autre, dont la nature et le mécanisme seraient différents? L'étude méthodique du diabète grave permet d'ailleurs d'établir qu'il n'est qu'une exagération du diabète léger.

L'accumulation du sucre dans le sang et son élimination par les urines, chez le diabétique maigre, peuvent s'expliquer par deux hypothèses : *ou bien l'utilisation* (combustion, transformation et fixation sous forme de glycogène ou de graisse) *du sucre introduit ou formé dans l'organisme est normale et sa production est exagérée; ou bien la production du sucre n'est pas exagérée et son utilisation est diminuée.*

On peut établir que l'utilisation du sucre soit par combustion, soit par fixation glycogénique, grasse ou de toute autre nature, est diminuée ou même supprimée dans le cas de diabète grave, pathologique ou expérimental. Un homme normal peut utiliser par jour 500 grammes d'hydrocarbones, sans présenter de glycosurie; si le diabétique a conservé son pouvoir d'utilisation de la glycose, il utilisera, comme l'homme sain, ces 500 grammes, et le sucre éliminé par les urines représentera une production ou une introduction de glycose en plus de ces 500 grammes. Le tableau suivant indique l'élimination urinaire du sucre et de l'azote chez un diabétique maigre soumis à une alimentation variable.

| EXP. | ALIMENTATION | | | SUCRE URINAIRE | AZOTE URINAIRE | A | B |
|---|---|---|---|---|---|---|---|
| | Protéines. | Graisses. | Hydrocarbones. | | | | |
| α | 0 | 0 | 0 | 52 | 28,5 | 552 | 177,3 |
| β | 432 | 453 | 499 | 644 | 100,7 | 645 | 626,4 |
| γ | 137 | 117 | 332 | 464 | 48,0 | 632 | 298,6 |
| δ | 0 | 105 | 600 | 429 | 19,4 | 329 | 120,7 |
| ε | 329 | 80 | 0 | 149 | 62,4 | 649 | 388,1 |

La colonne A indique les quantités de sucre produites par l'organisme, en supposant conservée l'utilisation normale de 500 grammes (500 g. + sucre urinaire — hydrocarbones alimentaires). La colonne B indique la quantité des protéines détruites (correspondant au produit de l'azote urinaire par 6,22). Dans tous les cas, la quantité du sucre produit serait plus considérable que la quantité des protéines détruites, ce qui est impossible, car le sucre produit dans l'organisme ne peut provenir que des protéines, chez le diabétique maigre, qui ne possède aucune réserve de glycogène. Par conséquent, dans le diabète grave, pathologique ou expérimental, il y a au moins diminution de l'utilisation des hydrocarbones ingérés ou fabriqués dans l'organisme. — On peut établir que, dans le diabète expérimental (par ablation totale du pancréas), tout au moins, il y a suppression complète de cette utilisation. Supposons qu'un chien sans pancréas soit soumis à un régime alimentaire azoté constant et qu'on ait déterminé la quantité du sucre urinaire; on constate que l'animal, recevant en outre une quantité connue d'amidon ou de sucre, élimine par les urines un excès de sucre équivalent. Exemple :

| | | | |
|---|---|---|---|
| Quantités données. . . . . . | 15g | 18g,2 | 75g |
| Excès éliminés . . . . . . . . | 12 ,6 | 18 ,1 | 74 ,2 |

Faut-il voir dans cette inaptitude du diabétique à utiliser la glycose la preuve d'une réduction ou d'une suppression des oxydations de l'organisme? Assurément non : car le diabétique maigre élimine une quantité normale d'acide carbonique et ses produits de désassimilation azotée sont en général qualitativement normaux. Assurément non : car les tartrates, les malates, la benzine même, introduits dans l'organisme diabétique y sont oxydés comme ils le sont dans l'organisme normal. Assurément non : car enfin et surtout, les acides glyconique, glycuronique, saccharique, mucique, etc., qui présentent une parenté chimique si évidente avec la glycose, sont normalement oxydés chez le diabétique. Seule la glycose n'est pas brûlée chez lui : nous le constatons, nous ne l'expliquons pas.

En résumé, dans le diabète, léger ou grave, l'organisme ne possède plus son pouvoir normal d'utilisation du sucre. Si ce pouvoir est encore assez élevé pour que l'organisme puisse utiliser au moins le sucre provenant de la destruction protéique, la glycosurie disparaîtra quand on éliminera les hydrocarbones de l'alimentation, totalement ou partiellement, suivant l'intensité de la maladie, et *le diabète sera dit léger*. Si ce pouvoir est tellement diminué que l'organisme ne puisse même plus utiliser le sucre provenant de la destruction protéique, la glycosurie ne disparaîtra pas quand on éliminera les hydrocarbones alimentaires et *le diabète sera dit grave*.

Chez le diabétique, comme chez le chien sans pancréas, dans le diabète grave, comme dans le diabète léger, l'organisme a conservé le pouvoir d'utiliser la lévulose. On constate, en effet, qu'à la suite de l'ingestion d'une quantité donnée de lévulose, le sucre urinaire n'augmente pas de la quantité équivalente, d'une part; et, d'autre part, que le foie et les muscles contiennent alors des réserves de glycogène, qu'ils ne contiennent pas à la suite de l'ingestion de la même quantité de glycose.

On a constaté l'*hypoglycémie* dans deux circonstances, de façon certaine : 1° quand on extirpe le foie, ou quand on lie ses vaisseaux, le sang qui circule dans l'organisme contient de moins en moins de sucre : on a trouvé, pendant les quelques heures de survie, 0 g. 8 et même 0 g. 6 p. 1 000 ; — 2° quand on sectionne la moelle entre la troisième vertèbre cervicale et la cinquième vertèbre dorsale.

On a également signalé une hypoglycémie légère à la suite de l'ingestion ou de l'injection de phlorhizine : mais tous les auteurs n'admettent pas cette hypoglycémie. Actuellement, on doit se contenter de dire que, sous l'influence de la phlorhizine (et c'est le seul cas de cette nature qui soit connu), il y a glycosurie sans hyperglycémie.

# CHAPITRE XXI

## LE TRAVAIL MUSCULAIRE

SOMMAIRE. — Trois méthodes employées pour rechercher la source de l'énergie de la contraction musculaire.

1. **Le travail musculaire et les oxydations** : Les oxydations sont augmentées pendant le travail musculaire; elles sont la source essentielle de l'énergie de la contraction.
2. **Le travail musculaire et les protéines** : Les substances protéiques ne sont pas les matières fournissant l'énergie nécessaire à la contraction; restrictions qu'il convient d'apporter à cette proposition.
3. **Le travail musculaire et les graisses** : Les graisses peuvent fournir de l'énergie pour la contraction.
5. **Les théories isodyname et isoglycosique** : De la forme sous laquelle les substances sont utilisées.

Le travail musculaire utilise une certaine quantité d'énergie, fournie par des réactions chimiques, se produisant au moment de la contraction. Quelles sont ces réactions? Quelle est la source énergétique de la contraction musculaire?

Trois méthodes ont été employées pour résoudre le problème. La première consiste à analyser le muscle avant et après la contraction; pratiquement, on analyse un muscle au repos depuis un certain temps (les deux muscles symétriques, au repos depuis un certain temps, ont sensiblement la même composition); on fait contracter le muscle symétrique et on l'analyse après la contraction. On peut ainsi connaître la nature et la quantité des substances détruites ou produites dans la contraction. — La deuxième méthode consiste à analyser le sang artériel qui va au muscle et le sang veineux qui en sort : on peut ainsi connaître la nature et la quantité des substances qu'il cède au muscle ou qu'il en reçoit, pendant le repos et pendant la contraction. — La troisième méthode consiste à déterminer qualitativement et quantitativement les échanges nutritifs généraux, pendant le repos et pendant le travail, toutes autres conditions étant égales. Nous aurons recours à ces différentes méthodes et nous emploierons l'une ou l'autre, selon les besoins.

## 1. Le travail musculaire et les oxydations.

*Les oxydations intraorganiques sont augmentées pendant le travail musculaire; les quantités de l'oxygène consommé et de l'acide carbonique produit augmentent.*

1° Les échanges gazeux totaux augmentent : en voici des exemples.

*a. Echanges gazeux d'un homme pendant douze heures :*

| | REPOS | | TRAVAIL | |
|---|---|---|---|---|
| | Oxygène. | Ac. carbonique. | Oxygène. | Ac. carbonique. |
| Sujet *a* . . | 435 g. | 403 g. | 922 g. | 930 g. |
| — *b* . . | 443 — | 533 — | 795 — | 856 — |
| — *c* . . | 372 — | 347 — | 536 — | 563 — |
| — *d* . . | 459 — | 471 — | 503 — | 567 — |

*b. Echanges gazeux d'un cheval pendant une heure :*

| | Repos. | Mastication. | Travail énergique. |
|---|---|---|---|
| Oxygène . . . . . . | 93lit,43 | 103lit,23 | 839lit,61 |
| Acide carbonique . . | 68 ,89 | 86 ,88 | 789 ,50 |

2° Le sang qui traverse le muscle qui se contracte perd plus d'oxygène et se charge de plus d'acide carbonique que le sang qui traverse le muscle au repos. L'expérience a été faite, pour les muscles masséter et releveur de la lèvre supérieure, chez le cheval : on détermine la contraction de ces muscles en faisant manger de l'avoine.

On a obtenu des résultats, que nous pouvons résumer par les moyennes indiquées dans le tableau ci-dessous :

| | | | EN TRAVERSANT LE MUSCLE | | |
|---|---|---|---|---|---|
| | | | Masséter. | Releveur de la lèvre. | |
| 100 cm³ de sang | perdent | pendant le repos | 11cc,40 | 4cc,10 | d'oxygène. |
| | gagnent | | 8 ,70 | 2 ,30 | d'acide carbonique. |
| | perdent | pendant la contraction | 13 ,65 | 8 ,60 | d'oxygène. |
| | gagnent | | 10 ,20 | 10 ,83 | d'acide carbonique. |

Comme le masséter, pendant sa contraction, est traversé par une quantité de sang trois fois plus grande que pendant le repos, et le releveur par une quantité quatre fois et demie plus grande, il convient de multiplier les volumes des gaz échangés pendant la contraction : par 3 en ce qui concerne le masséter, par 4, 5 en

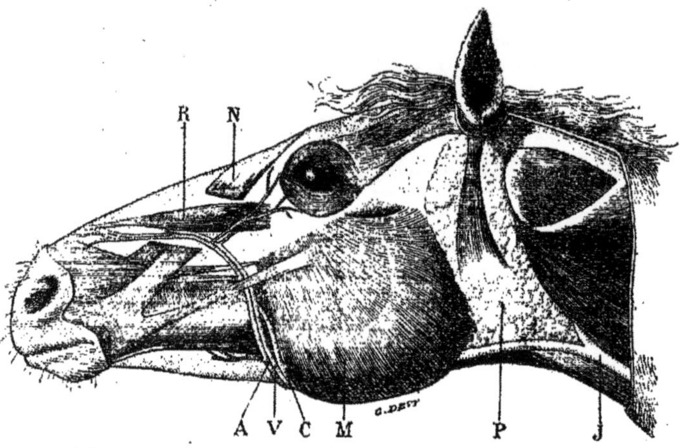


Fig. 183. — Les muscles de la face du cheval.

M, masséter; R, releveur propre de la lèvre supérieure; N, sus-naso-labial (sectionné); A, artère faciale; V, veine faciale; C, canal parotidien; P, parotide; J, veine jugulaire.

ce qui concerne le releveur, pour avoir la valeur absolue des échanges gazeux s'accomplissant entre le sang et le muscle, pendant un même temps. On obtient ainsi les résultats réunis dans le tableau suivant :

| | | | Masséter. | Releveur. | |
|---|---|---|---|---|---|
| Pendant un temps θ le sang qui traverse le muscle. | perd | pendant le repos | 14cc,40 | 4cc,10 | d'oxygène. |
| | gagne | | 8 ,70 | 2 ,30 | d'acide carbonique. |
| | perd | pendant la contraction | 40 ,95 | 38 ,70 | d'oxygène. |
| | gagne | | 30 ,60 | 49 ,05 | d'acide carbonique. |

*Ces résultats conduisent à penser que ce sont les phénomènes d'oxydation qui fournissent l'énergie nécessaire à la contraction musculaire.*

On a soulevé une objection contre cette conclusion. Sans nier l'augmentation des oxydations pendant la contraction, ce qui n'est pas possible, on a prétendu que les oxydations pourraient bien être la cause de la production de chaleur qui accompagne la contraction, cette dernière empruntant l'énergie dont elle a besoin à d'autres phénomènes chimiques, à des dédoublements par ex. Et, à l'appui de ces réserves, on a fait valoir les faits suivants : 1° Certains vers intestinaux, en particulier l'ascaris mystax du chat, ont pu être conservés plusieurs jours dans des milieux ne contenant pas d'oxygène, sans cesser de se mouvoir avec énergie — 2° Un muscle de grenouille isolé du corps, dont on a extrait par le vide la faible quantité d'oxygène qu'il contient, continue à se contracter, sous l'influence des décharges électriques, quand il est conservé dans une enceinte humide, ne contenant pas d'oxygène. Donc, des contractions musculaires peuvent se faire sans oxydations. — Soit, nous admettons parfaitement que certains êtres et des muscles, placés dans certaines conditions, peuvent se contracter en l'absence d'oxygène et emprunter le potentiel énergétique à des phénomènes chimiques autres que les oxydations; mais nous nous gardons bien d'en conclure que la contraction musculaire, chez l'animal normal, n'emprunte pas son énergie aux oxydations. Nous admettons que les muscles, semblables à la levure de bière, sont aérobies et empruntent leur énergie aux oxydations quand celles-ci peuvent se faire, et deviennent anaérobies et empruntent leur énergie à des dédoublements quand les oxydations ne sont pas possibles. Et nous allons le prouver.

On sait que le dédoublement des substances organiques, et notamment des hydrocarbones, libère beaucoup moins d'énergie que leurs oxydations. Exemples :

1 000 G. DE GLYCOSE FOURNISSENT :

| Produits de transformation. | Calories. | Kilogrammètres. |
|---|---|---|
| — | — | — |
| Oxydation. $CO^2$ et $H^2O$ | 3 939 | 1 674 000 |
| Alcool et acide carbonique | 372 | 158 100 |
| Ac. butyrique, ac. carbonique et hydrogène. | 414 | 176 000 |

Or un homme peut faire, en six heures par ex., un travail supérieur à 150 000 kilogrammes (homme de 75 kg. faisant une ascension de 2 000 mètres, sans tenir compte de toute dépense ne servant pas à élever le corps); si ce travail empruntait l'énergie nécessaire à des dédoublements, il s'accompagnerait d'une destruction de 1 000 grammes de sucre. Que seraient devenus les produits de dédoublement, dont on ne retrouve pas trace dans les excreta respiratoires ou urinaires (car il y a simplement augmentation de l'ac. carbonique)? Auraient-ils donc été ultérieurement oxydés et transformés en eau et acide carbonique? Mais alors cette oxydation aurait donné naissance à une quantité de chaleur, égale à la différence des chaleurs d'oxydation et de dédoublement, soit environ 3 500 calories. Sans doute, la chaleur rayonnée pendant le travail augmente; mais l'augmentation peut atteindre au maximum, pour six heures, 1 200 calories, par le travail le plus intense. Nous aurions ici une augmentation de 3 500 calories, et on n'observe jamais une semblable augmentation.

*Les oxydations sont la source essentielle de l'énergie nécessaire à la contraction musculaire.*

## 2. Le travail musculaire et les protéines.

*Les protéines ne sont pas les matières utilisées pour la contraction musculaire.*

C'est un fait d'observation vulgaire, qu'une alimentation riche en protéines permet à l'homme d'accomplir un travail plus considérable qu'une alimentation pauvre en ces substances; d'où cette opinion, que le travail trouve l'énergie dont il a besoin dans la combustion des protéines. Cette conception est inexacte : ce ne sont pas les protéines, qui fournissent l'énergie à la contraction, tout au moins tant que l'animal peut disposer d'autres substances en abondance.

Certains auteurs ont signalé une légère augmentation (0 g. 5 à 0 g. 7 pour 100 g. de muscles) des produits de désassimilation azotée, tels que la créatine (mais non l'urée ou l'acide urique) dans les muscles qui ont été tétanisés. Cette augmentation, intéressante à signaler, ne permet assurément pas d'expliquer le travail musculaire.

Toutefois, il est possible que des déchets azotés soient enlevés par le sang et éliminés à mesure qu'ils se produisent; il convient donc de les rechercher dans les urines où ils passent en totalité.

L'élimination azotée n'est pas diminuée pendant le sommeil. bien que les contractions musculaires soient supprimées; elle n'est pas diminuée pendant la curarisation, bien que la tonicité musculaire soit supprimée. Ces faits constituent au moins d'utiles indications.

Pour résoudre la question, Fick et Wislicenus firent la *classique ascension du Faulhorn* (1956 m. d'altitude au-dessus du point de départ). Pendant les dix-huit heures qui précédèrent l'ascension, ils avaient mangé à peu près exclusivement des hydrocarbones et des graisses. Ils recueillirent et analysèrent les urines des douze heures qui précédèrent l'ascension, des six heures d'ascension et des six heures suivantes, enfin des douze heures suivantes. Ils obtinrent les résultats consignés dans le tableau suivant :

| | | Azote urinaire. | | Protéines correspondantes. | |
|---|---|---|---|---|---|
| Fick | 12 h. avant asc. | | 6g,92 | | 43g,40 |
| | 6 h. d'ascens. . | 3,31 | 5 ,74 | 20,62 | 35 ,73 |
| | 6 h. après asc. | 2,43 | | 15,14 | |
| | 12 h. suivantes. | | 4 ,19 | | 25 ,66 |
| Wislicenus | 12 h. avant asc. | | 6 ,68 | | 41 ,55 |
| | 6 h. d'ascens. . | 3,13 | 5 ,55 | 19,47 | 34 ,52 |
| | 6 h. après asc. | 2,42 | | 15,05 | |
| | 12 h. suivantes. | | 5 ,32 | | 33 ,28 |

Fick pesant 66 kilogrammes et Wislicenus 76 kilogrammes, ils avaient accompli respectivement un travail d'ascension de 129096 et de 148 656 kilogrammètres (en ne tenant pas compte du travail du cœur, de la respiration et en général de tout travail musculaire ne servant pas au soulèvement du corps). — Or 1 gramme de protéines en s'oxydant (urée, eau et acide carbonique) donne au maximum 4 cal. 85, soit 2061 kgm. 25[1]. Les protéines détruites pendant l'ascension représentent donc chez Fick (20 g. 62) 42 503 kilogrammètres et chez Wislicenus (19 g. 47) 40 133 kilogrammètres. Donc la majeure partie du travail d'ascension a certainement trouvé son énergie en dehors des protéines.

Les nombres consignés dans le tableau ci-dessus n'indiquent pas une augmentation de l'élimination azotée, pendant la période d'ascension, sur la période précédente, mais l'expérience n'a pas été faite dans des conditions permettant de poser des conclusions inattaquables parce que les expérimentateurs n'avaient pas pris soin de réaliser l'équilibre nutritif, ni même le simple équilibre azoté.

— Un homme adulte jeune prend, pendant plusieurs jours, une alimentation constante, et détermine l'azote urinaire. Il compare l'élimination azotée pour les jours de repos (travail ordinaire du laboratoire), et pour les jours de travail musculaire énergique (ascension supplémentaire de 500 m., faite rapidement). Voici les résultats :

| Alimentation. | | Azote urinaire. | | |
|---|---|---|---|---|
| 161g | protéines.. | Repos . . . . . . . . . . | 22g,35 | |
| 167 | graisses. . | Repos . . . . . . . . . . | 23 ,36 | |
| 327 | hydrocarb. | Travail . . . . . . . . . . . . . | | 22g,62 |
| 30 | alcool. . . | Repos . . . . . . . . . . | 22 ,81 | |

1. Ce nombre 4,85 est le plus grand nombre fourni par les auteurs. Nous admettrons plus loin le nombre 4,10; mais il convient ici, pour que la démonstration soit plus frappante, d'adopter le nombre le plus désavantageux.

— On a soumis le sujet en expérience (homme), à une alimentation réalisant l'équilibre azoté, au repos : on a fait accomplir un travail musculaire, et comparé l'élimination d'urée, pendant les jours de repos et les jours de travail.

| | | Urée | | |
|---|---|---|---|---|
| | | des 24 h. | des 12 h. de jour. | des 12 h. de nuit. |
| | | — | — | — |
| 1re série. | Repos | 26,8 | 15,9 | 10,9 |
| | Repos | 26,3 | 14,4 | 11,9 |
| | Travail | 25,0 | 11,9 | 13,1 |
| 2e série. | Repos | 37,2 | 21,5 | 15,7 |
| | Repos | 35,4 | 17,8 | 17,6 |
| | Repos | 37,2 | 19,2 | 18,0 |
| | Travail | 36,3 | 20,1 | 16,2 |
| | Travail | 37,3 | 18,9 | 18,4 |

*Le travail musculaire peut donc s'accomplir en dehors de toute oxydation supplémentaire de protéines* : les quelques exemples typiques que nous venons de donner le prouvent nettement.

Toutefois, il n'en est pas toujours ainsi. On constate parfois une augmentation de l'élimination azotée, sous l'influence du travail musculaire, augmentation d'ailleurs de beaucoup insuffisante, dans tous les cas, pour rendre compte du travail accompli.

Le tableau suivant donne des résultats obtenus chez un cheval, recevant une alimentation constante (5 kg. foin, 7 kg. avoine, 1 kg. 5 paille hachée, par jour), pendant cinq périodes de quatorze jours chacune. Résultats correspondant à un jour, moyenne des quatorze jours de la période :

| | Poids du cheval. | Azote urinaire. | Travail accompli. |
|---|---|---|---|
| | — | — | — |
| Période I | 534kg,1 | 99g,0 | 475 000 |
| — II | 520 ,5 | 109 ,3 | 950 000 |
| — III | 522 ,5 | 116 ,8 | 1 425 000 |
| — IV | 508 ,9 | 110 ,2 | 950 000 |
| — V | 518 ,0 | 98 ,3 | 475 000 |

En comparant les périodes I et III, on constate une augmentation de l'élimination d'azote de 17 g. 8 (correspondant à 112 g. de protéines), pour une augmentation de travail de 950 000 kilogrammètres. Or 112 grammes de protéines donnent au maximum 230 860 kilogrammètres, soit environ le quart du travail supplémentaire accompli. — Si on compare les poids du cheval, dans les périodes successives, on constate une diminution de poids; c'est donc que l'alimentation du cheval est insuffisante et qu'il vit en partie aux dépens de ses réserves. On est ainsi conduit à penser que, dans le cas d'alimentation insuffisante, les protéines peuvent contribuer à fournir l'énergie de la contraction musculaire. On a mis ce fait en évidence dans des expériences faites chez l'homme et chez le chien.

— Un homme prend une alimentation constante, insuffisante pour maintenir constant le poids du corps (et même l'équilibre azoté), l'azote urinaire étant supérieur à l'azote alimentaire. On détermine l'azote urinaire pendant les jours de travail (courses de cinq à sept heures avec ascensions de 1 000 à 1 600 m.) :

| | | Azote urinaire de 24 heures. |
|---|---|---|
| 1re série. | Repos 9 jours . . . . . . . . | de 13g,00 à 15g,30 |
| | Excursions 3 jours. . . . . | — 15 ,85 à 17 ,50 |
| 2e série. | Repos 9 jours . . . . . . . . | — 14 ,80 à 16 ,60 |
| | Excursions 3 jours. . . . . | — 16 ,90 à 19 ,30 |
| 3e série. | Repos 14 jours. . . . . . . | — 12 ,69 à 14 ,41 |
| | Excursions 6 jours. . . . . | — 14 ,24 à 18 ,61 |

— On constate de même une augmentation de l'élimination azotée, pendant le travail musculaire, quand celui-ci devient colossal, chez un animal précédemment en équilibre nutritif et azoté.

Un cheval reçoit une alimentation constante et fait chaque jour un travail déterminé, le même pendant chaque période de huit à quinze jours. On a les résultats suivants :

| PÉRIODE | TRAVAIL QUOTIDIEN | AZOTE URINAIRE 24 H. | POIDS DU CHEVAL | REMARQUES |
|---|---|---|---|---|
| I. | 808 000 kgm. | 198g,6 | 416kg,8 | Alim. suffisante. Équilibres de poids et azoté. |
| II. | 2 424 000 — | 211 ,3 à 234 ,3 | 482 ,4 à 462 ,5 | Alim. insuffisante, perte de poids. Excès d'azote urinaire. |
| III. | 808 000 — | 199 ,6 | 457 | Alim. suffisante. Équilibre azoté. |

Dans la période II, l'élimination azotée moyenne est de 222 g. 8, soit de 24 g. 2 supérieure à celle de la période I. Ces 24 g. 2 correspondent à 150 g. 5 de protéines, soit au maximum à 730 calores ou 310 250 kilogrammètres, l'excès du travail accompli étant de 1 616 000 kilogrammètres.

En résumé : *le travail musculaire se fait aux dépens des substances ternaires de l'organisme, exclusivement quand ces substances sont surabondantes, essentiellement dans tous les cas; il n'emprunte de l'énergie aux protéines qu'en cas d'alimentation insuffisante*[1].

### 3. Le travail musculaire et les hydrocarbones.

*Les hydrocarbones sont utilisés par la contraction musculaire.* On en peut fournir plusieurs preuves.

I. — *Le glycogène du muscle diminue pendant la contraction musculaire.*

— Le masséter du cheval au repos (le nerf ayant été sectionné) contient plus de glycogène que le masséter symétrique ayant fonctionné par la mastication[2] :

GLYCOGÈNE POUR 100 G. MUSCLE

| | | |
|---|---|---|
| Masséter au repos | 1,77 | 0,48 |
| — après contraction | 1,40 | 0,31 |

— On sait (voir p. 420) que le glycogène disparait des muscles par le travail musculaire (cinq à six heures suffisent). — Notons enfin que le glycogène est particulièrement abondant dans les muscles qui se contractent peu (muscles pectoraux de la poule, muscles des pattes de la chauve-souris), ou point (muscles énervés).

II. — *Le sang qui traverse le muscle perd plus de sucre pendant la contraction que pendant le repos.*

L'expérience a été faite sur le masséter et sur le releveur de la lèvre supérieure du cheval, pendant la mastication et pendant le repos. On a déterminé la perte en sucre, subie par le sang traversant le muscle, et on a calculé la consommation totale du sucre dans un même temps, en tenant compte de ce que la quantité de sang qui traverse le masséter se contractant, est égale à 3 fois la quantité qui le traverse pendant son repos, et que la quantité de sang qui traverse le releveur de la lèvre supérieure se contractant, est égale à 4,6 fois la quantité qui le traverse pendant son repos.

Voici les résultats pour le masséter.

1. Quelques physiologistes ajoutent *ou de travail exagéré*. Mais cette addition est inutile, puisque, même dans le cas de travail musculaire considérable, il est toujours possible de fournir à l'animal une ration alimentaire non protéique suffisante pour l'empêcher d'entamer ses réserves protéiques. Si donc, dans le cas de travail musculaire considérable, les réserves protéiques sont touchées, c'est que la ration alimentaire non protéique était insuffisante dans les conditions actuelles. La formule que nous avons adoptée convient donc à tous les cas.

2. De nombreuses déterminations ont établi que la proportion de glycogène des muscles symétriques est généralement à peu près la même.

| | N° D'EXP. | 1 000 CM³ de sang artériel contiennent sucre. | 1 000 CM³ de sang veineux contiennent sucre. | PERTE de sucre pour 1 000 CM³ de sang. | CONSOMMATION de sucre par le muscle en un temps T |
|---|---|---|---|---|---|
| Masséter au repos. | N° 1. . . | 1,025 | 0,871 | 0,154 | 0,154 |
| | N° 2. . . | 0,905 | 0,866 | 0,039 | 0,039 |
| | N° 3. . . | 1,085 | 0,915 | 0,170 | 0,170 |
| | Moyenne. | . . . . . | . . . . . | 0,121 | 0,121 |
| Masséter se contractant. | N° 1. . . | 1,093 | 0,919 | 0,174 | 0,522 |
| | N° 2. . . | 0,948 | 0,907 | 0,041 | 0,123 |
| | N° 3. . . | 1,089 | 0,896 | 0,193 | 0,579 |
| | Moyenne. | . . . . . | . . . . . | 0,136 | 0,408 |

III. — *Pendant le travail musculaire* (au moins pendant un certain temps), *le quotient respiratoire augmente et* (dans certains cas, tout au moins) *se rapproche de l'unité, ce qui indique une consommation hydrocarbonée.*

Exemple : Chien à jeun depuis quarante-huit heures, au repos ou faisant tourner une roue :

| | | |
|---|---|---|
| Quotient respiratoire | au repos . . . . . . . . . | 0,74 |
| — — | pendant le travail. . . . . | 0,82 |
| — — | après le travail. . . . . . | 0,72 |

La question des variations du quotient respiratoire, sous l'influence du travail musculaire, mérite d'être analysée.

Si, par une série de secousses d'induction, lancées de 2 secondes en 2 secondes dans la moelle d'un animal, on provoque des contractions énergiques, on note une augmentation du quotient respiratoire.

En voici des exemples pris sur le chien nourri ou à jeun.

| QUOTIENT RESPIRATOIRE | ABONDAMMENT NOURRI | A JEUN DE 24 H. | A JEUN DE 48 H. | A JEUN DE 3 JOURS |
|---|---|---|---|---|
| Avant la contraction. . | 0,88 | 0,87 | 0,74 | 0,60 |
| Pendant la contraction. | 0,97 | 0,90 | 0,82 | 0,80 |
| Après la contraction. . | 0,80 | 0,77 | 0,72 | 0,68 |

Mais ces résultats ne sont valables que si la détermination du quotient respiratoire a été faite pendant les premières phases des contractions.

Si on détermine la valeur de ce quotient, pour les périodes successives du travail musculaire, on le voit progressivement baisser, à partir d'une valeur maxima, qu'il présente à l'origine.

— Exemple : Un chien à jeun, ou abondamment nourri, fait tourner une roue ; on obtient les résultats suivants :

| Quotient respiratoire. | Chien à jeun. | Chien nourri. |
|---|---|---|
| Au repos. . . . . . . . . . . . . . . | 0,72 | 0,79 |
| Après 1/2 heure travail . . . . . . . | 0,92 | 0,94 |
| — 1 heure . . . . . . . . . . . . | 0,88 | 0,91 |
| — 1 h. 1/2 . . . . . . . . . . . . | 0,88 | 0,90 |
| — 2 heures. . . . . . . . . . . . | 0,86 | 0,85 |
| — 2 h. 1/2 . . . . . . . . . . . . | 0,83 | 0,82 |

Ces résultats établissent nettement la consommation d'hydrocarbones, au moins pendant les premières phases du travail ; ils établissent en outre que, lorsque les réserves hydrocarbonées sont entamées, l'animal travaille, au moins pour une part, aux dépens des autres substances.

Si on détermine, chez l'homme au repos, ou accomplissant un travail musculaire prolongé, le quotient respiratoire, pour toute la période de travail (huit à dix heures par exemple), ce quotient a la même valeur, que le sujet se repose ou qu'il travaille, et cette valeur dépend de la nature de son alimentation.

| | Sujet au repos. | Sujet travaillant. |
|---|---|---|
| Alimentation essentiellement grasse. . . . . | 0,72 | 0,72 |
| — — hydrocarbonée. | 0,90 | 0,90 |
| — — protéique . . . | 0,80 | 0,80 |

### 4. *Le travail musculaire et les graisses.*

*Les graisses sont utilisées pour la contraction musculaire.* — 1° On prend trois lots de grenouilles semblables : les unes (A) sont tétanisées jusqu'à épuisement, la circulation sanguine étant suspendue ; — les autres (B) sont tétanisées, comme les précédentes, la circulation sanguine étant conservée ; — les autres (C) sont curarisées, la circulation sanguine étant conservée. En faisant agir l'acide osmique sur les muscles de ces grenouilles, on constate que les muscles A ne se colorent pas, que les muscles B prennent une teinte légèrement noirâtre, que les muscles C deviennent entièrement noirs : donc la graisse des muscles a été consommée pendant la contraction.

— 2° Si on soumet un chien à un jeûne de quelques jours et si on lui fait accomplir un travail musculaire, le glycogène du foie et des muscles disparaît en quelques heures. Ce chien étant maintenu à jeun, on lui fait accomplir, les jours suivants, un travail musculaire énergique ; on recueille les urines et on y dose l'azote. Sous l'influence du travail, accompli dans ces conditions, l'élimination azotée est augmentée sans doute, mais cette augmentation est beaucoup trop faible pour rendre compte du travail accompli ; donc la graisse a été utilisée, puisqu'il n'y a plus, ou presque plus de glycogène.

— 3° Chez le chien recevant une alimentation mixte, le quotient respiratoire, pour une période prolongée de travail, est voisin de 0,80 ; comme le travail ne s'accomplit pas aux dépens exclusifs des protéines, c'est que des graisses sont utilisées ; si les hydrocarbones seuls étaient utilisés avec des protéines, le quotient respiratoire serait supérieur à 0,80.

— 4° Enfin nous avons indiqué (p. 460), chez l'homme recevant une alimentation grasse et accomplissant un travail prolongé, un quotient respiratoire égal à 0,72. Ce quotient indique une combustion abondante de graisses.

*En résumé, les trois groupes de substances organiques peuvent être utilisés pour la contraction musculaire ; mais ils ne sont pas utilisés indistinctement. Quand l'animal est gorgé d'hydrocarbones, le travail s'accomplit essentiellement à leurs dépens ; quand la réserve d'hydrocarbones commence à être entamée, le travail s'accomplit aux dépens des hydrocarbones et des graisses ; quand, enfin, les réserves ternaires sont franchement entamées, le travail s'accomplit aux dépens des trois groupes de substances.*

### 5. *Les théories isodyname et isoglycosique.*

1re QUESTION. — *Sous quelle forme les hydrocarbones sont-ils utilisés dans le travail musculaire?*

Pendant la contraction musculaire, le glycogène du muscle diminue ;

le sucre du sang qui traverse le muscle est retenu en plus grande abondance que pendant le repos. On peut supposer que le muscle qui se contracte consomme du glycogène, et que le sucre du sang qu'il retient lui sert à reconstituer ce glycogène; — on peut supposer que le muscle qui se contracte consomme le sucre du sang qu'il retient et que son glycogène n'est utilisé qu'après transformation en sucre; — on peut supposer enfin que le muscle consomme à la fois, sous leur forme glycogène et sucre, les hydrocarbones qu'il contient ou qu'il retient. Il n'est pas possible de choisir entre ces trois hypothèses.

A l'appui de la première hypothèse, on a fait remarquer que le glycogène se trouve dans l'intérieur de la fibre musculaire, là où doit être libérée l'énergie, et que la consommation du sucre du sang qui traverse le muscle reste considérable dans les premières périodes qui suivent le travail, alors que se reconstitue la provision du glycogène. Mais ces raisons ne sont pas démonstratives, car rien ne prouve que le glycogène ne se transforme pas en sucre dans la fibre musculaire, au moment de sa consommation; rien ne prouve que le sucre du sang ne pénètre pas dans l'intérieur de la fibre; — si le sucre du sang est une matière première pour la formation du glycogène musculaire, il ne s'ensuit pas qu'il ne puisse être utilisé par le muscle que sous forme de glycogène.

A l'appui de la deuxième hypothèse, on a fait remarquer que le muscle continue à se contracter, quand il a épuisé sa provision de glycogène. Cet épuisement démontre que la consommation en est plus rapide que la reconstitution, et par conséquent que, pendant la continuation du travail, une partie au moins du sucre retenu doit être utilisée sous forme de sucre. Mais cette raison n'est pas démonstrative, car c'est précisément quand la provision du glycogène est entamée que les substances grasses et accessoirement les substances azotées sont utilisées par le muscle; c'est à ce moment que le quotient respiratoire s'abaisse, indiquant une diminution de la consommation hydrocarbonée.

2e QUESTION. — *Sous quelle forme les graisses et les protéines sont-elles utilisées dans le travail musculaire?*

La question de la forme d'utilisation des hydrocarbones dans la contraction musculaire n'est pas résolue.

Le muscle ne peut pas toujours refaire sa provision de glycogène aux dépens du sucre du sang. — 1° Quand un animal est à jeun depuis quelque temps (cinq à six jours pour le lapin, deux à trois semaines pour le chien), le muscle ne contient plus de glycogène, bien qu'il reçoive toujours un sang contenant la proportion normale de sucre. C'est là un fait dont l'explication est à trouver. — 2° Chez l'animal diabétique, le muscle ne contient plus de glycogène, bien qu'il reçoive un sang surchargé de sucre. Ce fait s'accorde avec les interprétations qu'on a données du diabète : trouble de nutrition, caractérisé par l'incapacité de l'organisme à utiliser le sucre.

— En ce qui concerne les substances grasses et protéiques utilisées dans le travail musculaire, deux théories sont en présence. Les uns admettent que ces substances sont transformées en sucre, en dehors du muscle, dans le foie ou dans un autre organe, et que le sucre ainsi produit est brûlé au niveau du muscle (cette théorie suppose que les protéines et les graisses peuvent être transformées en sucre dans l'organisme : cette transformation est démontrée pour les protéines ; elle se produit peut-être, mais n'est pas démontrée pour les graisses). Les autres admettent que ces substances sont utilisées sur place, dans le muscle, sans avoir subi ailleurs une transformation préalable; s'il y a transformation préalable en sucre (ce qu'on ne saurait ni affirmer, ni nier), cette transformation se ferait dans le muscle lui-même.

D'après la première théorie, le muscle ne disposerait que de la quantité d'énergie contenue dans le sucre résultant de la transformation des substances grasses et protéiques; la valeur énergétique de ces substances, au point de vue du travail musculaire, serait proportionnelle à leur valeur glycosique. D'après la seconde théorie, le muscle disposerait de la quantité totale d'énergie, contenue dans les substances grasses et protéiques elles-mêmes. — D'après la première théorie, les quantités des diverses substances, équivalentes, au point de vue du travail musculaire, seraient les *quantités isoglycosiques*, c'est-à-dire les quantités capables de fournir la même quantité de glycose; d'après la seconde théorie, ce seraient les *quantités isodynames*, c'est-à-dire les quantités représentant la même quantité d'énergie libérable par la combustion.

Les quantités isodynames, déterminées par les méthodes calorimétriques, sont les suivantes :

| | | | |
|---|---|---|---|
| Graisses . . . . . . | 100 | Glycose. . . . . . . | 255 |
| Glycogène . . . . . | 229 | Albumine . . . . . | 235 |
| Saccharose. . . . . | 235 | | |

Pour calculer les quantités isoglycosiques, on a imaginé des formules de transformation des graisses et des protéines en glycose. On ne saurait trop insister sur ce fait que *ces formules ont été imaginées de toutes pièces et ne correspondent à aucune détermination expérimentale.*

De ces formules, telles qu'on les a proposées, il résulterait que :

100 g. de graisse fournissent. . . . . . . 161 g. glycose.
— d'albumine — . . . . . . . 80 —

Les poids isoglycosiques seraient :

| | | | |
|---|---|---|---|
| Graisses . . . . . . | 100 | Glycose . . . . . . | 161 |
| Glycogène . . . . . | 146 | Albumine . . . . . | 201 |
| Saccharose . . . . . | 153 | | |

L'exposé et la critique des méthodes proposées et des expériences réalisées pour choisir entre les deux théories isodyname et isoglycosique sont trop compliqués et trop délicats pour trouver leur place dans un ouvrage élémentaire.

La majorité des physiologistes accepte aujourd'hui la théorie isodyname et rejette la théorie isoglycosique, parce qu'il résulte des expériences les plus récentes et les plus précises faites à ce sujet que dans la ration alimentaire du travailleur, les graisses et les hydrocarbones sont sensiblement équivalentes à valeurs isodynames égales.

Sans doute, les expériences n'ont pu être faites que dans des conditions très spéciales, mais elles fournissent au moins une précieuse indication et cette indication est nettement favorable à la théorie isodyname.

# CHAPITRE XXII

## LA CHALEUR ANIMALE

SOMMAIRE. — 1. **Les calorimètres** : 1° calorimètres à glace; 2° calorimètres à eau; bains-calorimètres; méthode du double calorimètre; 3° calorimètres à air; 4° calorimètres à température constante : calorimètres par distillation; calorimètres compensateurs.
2. **La thermogénèse.** La *chaleur animale* a son origine dans les réactions chimiques de l'organisme. — *a. La chaleur produite et l'énergie libérée.* La chaleur produite par un animal représente la majeure partie de l'énergie chimique libérée. Détermination de la quantité d'énergie chimique libérée : critique des méthodes. Méthode alimentaire, méthode respiratoire; exemples. Cas de l'animal au repos; cas de l'animal travaillant. Calorimétrie indirecte. — *b. Les variations physiologiques de la calorification.* — *c. Des organes producteurs de la chaleur* et en particulier des glandes et des muscles : phénomènes calorifiques du muscle. De la part du système musculaire dans la calorification. Rôle du système nerveux dans la calorification. Perte de chaleur.

### 1. *Les Calorimètres.*

La *détermination directe des quantités de chaleur* se fait au moyen d'appareils dits *calorimètres.* La description, l'étude et la critique générale de ces appareils relèvent de la physique. Les physiologistes ont employé des calorimètres à glace, des calorimètres à eau, des calorimètres à air.

*Le calorimètre physiologique ne renseigne généralement que sur la quantité de chaleur rayonnée par l'animal et non sur la quantité totale de chaleur produite par lui,* car une partie de cette chaleur produite est utilisée pour évaporer de l'eau soit à la surface du corps, soit au niveau des premières voies respiratoires et des alvéoles pulmonaires, et la calorimétrie physiologique ne comporte pas toujours les dispositifs nécessaires pour en tenir compte.

— Le *calorimètre à glace* est constitué par trois enceintes concentriques, destinées : la première (interne), à contenir l'animal, source de chaleur; la seconde (moyenne) à contenir de la glace fondante pour recueillir la chaleur rayonnée qui sert à fondre la glace; la troisième (externe), à contenir encore de la glace fondante, formant à la seconde enceinte un manchon protecteur contre les radiations calorifiques extérieures. Du poids de glace fondue dans la seconde enceinte (on pèse l'eau de fusion qu'on a recueillie par écoulement), on calcule la quantité de chaleur produite par l'animal en un temps et dans des conditions données.

A cette méthode calorimétrique on peut faire deux objections : — une objection physique : il est difficile de recueillir toute l'eau de fusion de la glace : — une objection physiologique beaucoup plus grave : l'animal est placé dans des conditions absolument anormales (absence de ventilation de l'enceinte et surtout exposition dans une enceinte métallique à 0° d'un animal immobile), modifiant profondément la thermogénèse : les résultats obtenus ne sont valables que dans les conditions très spéciales de la détermination et ne doivent pas être généralisés.

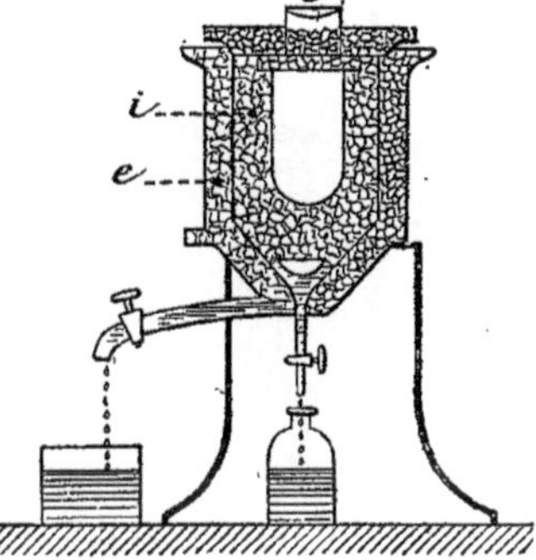

Fig. 184. — Calorimètre à glace de Lavoisier et Laplace.

i, enceinte de glace intérieure; e, enceinte de glace extérieure; c, couvercle avec double paroi de glace.

Cette méthode fournit la chaleur totale produite par l'animal, car la vapeur d'eau expirée se condense dans une enceinte à 0° et cède au calorimètre la chaleur emmagasinée au moment de sa volatilisation.

— Les *calorimètres à eau* peuvent se ranger en deux groupes : 1° Les bains-calorimètres; 2° les calorimètres proprement dits :

La *méthode des bains-calorimètres* consiste à immerger le sujet en expérience dans un bain froid ou tiède, et à calculer la quantité de chaleur cédée par lui à l'eau en un temps donné, au moyen de la détermination du poids de l'eau et de son échauffement.

A cette méthode, on peut faire des objections physiques et physiologiques : — des objections physiques : il est difficile, avec la grande masse d'eau nécessaire (100 litres d'eau au moins), d'en obtenir l'homogénéité thermométrique, et d'en connaître à tout moment la température avec assez de précision pour ne pas commettre une erreur importante sur la quantité de chaleur qu'elle a fixée ; — des objections physiologiques beaucoup plus graves : le sujet en expérience, supposé animal à vie aérienne, se trouve dans des conditions absolument anormales, modifiant du tout au tout sa thermogénèse : il perd de la chaleur non plus seulement par rayonnement, mais encore et surtout par conductibilité.

Dans cette méthode, on ne tient aucun compte de la chaleur rayonnée par la tête du sujet, et on néglige absolument la chaleur de volatilisation de l'eau pulmonaire.

Le *calorimètre à eau* généralement employé en physiologie est constitué par deux enceintes concentriques : une interne dans laquelle est placé le sujet en expérience; une externe contenant un volume connu d'eau calorimétrique. Un système de tubes convenablement disposés permet la ventilation de l'enceinte interne, tout en évitant toute perte de chaleur du fait de cette ventilation. La chaleur rayonnée par l'animal détermine l'échauffement de l'eau calorimétrique; elle peut être calculée si on a déterminé le poids de l'eau calorimétrique et son échauffement.

A cette méthode, on peut faire des objections physiques et physiologiques. Quelles que soient les précautions employées pour protéger le calorimètre contre le rayonnement vers le milieu ambiant, il y a

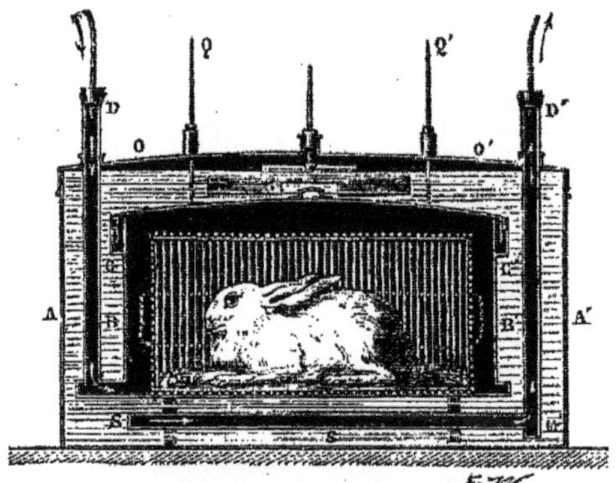


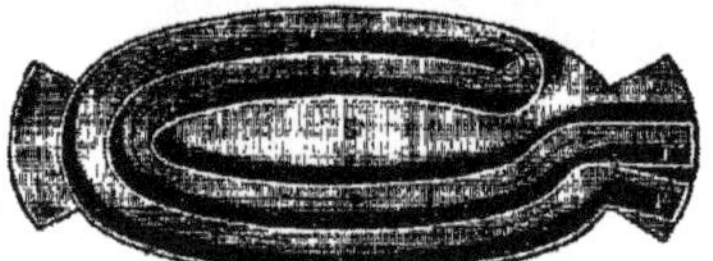

Fig. 185. — Calorimètre à eau.

BB', enceinte interne recevant l'animal; AA, enceinte externe calorimétrique; DD', tubes pour la ventilation.

toujours une quantité de chaleur plus ou moins importante perdue de ce fait. On peut éliminer sans peine cette cause d'erreur : il suffit de disposer d'un second calorimètre, en tout semblable au premier, fonctionnant à vide, et de déterminer son élévation ou son abaissement de température pendant la durée de l'expérience, pour connaître, dans l'échauffement du premier, la part qui revient à l'animal, et celle qui revient au milieu ambiant, la part de l'animal étant la différence algébrique entre l'échauffement total et l'échauffement du second calorimètre. Ainsi perfectionnée, la *méthode du double calorimètre à eau* fournit au point de vue physique d'excellents résultats. Au point de vue physiologique, la principale objection est la suivante : la température de l'enceinte où est contenu l'animal s'élève progressivement dans le cours d'une détermination et cette élévation de la température du milieu ambiant peut modifier de façon importante la thermogénèse.

Dans cette méthode, on ne tient pas compte de la chaleur de volatilisation de l'eau pulmonaire.

— Un *calorimètre physiologique à air* est constitué par deux enceintes concentriques : l'enceinte interne devant recevoir l'animal, source de chaleur; l'enceinte externe contenant une certaine masse d'air, s'échauffant sous l'influence de la chaleur rayonnée et pouvant manifester cet échauffement soit par la variation de sa température déterminée thermométriquement, soit par la variation de sa pression déterminée manométriquement, soit par la variation de son volume. En même temps que cette masse d'air reçoit de la chaleur de l'enceinte interne, elle en rayonne vers le milieu ambiant, et, lorsque l'équilibre thermique est réalisé dans ce système calorimétrique, la quantité de

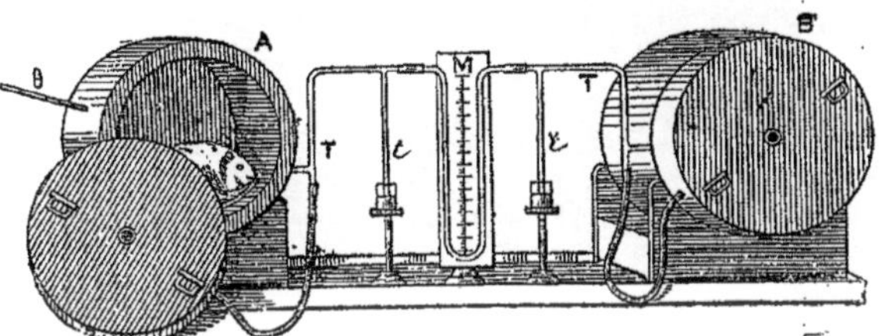


Fig. 186. — Calorimètre double à air.

A, enceinte calorimétrique ; θ, thermomètre ; B, appareil compensateur ; TT, tubes faisant communiquer les enceintes avec un manomètre différentiel M ; *tt*, tubes servant pour le réglage de l'appareil.

chaleur rayonnée par l'animal est égale à la quantité rayonnée dans le milieu ambiant. A ce débit de chaleur, correspond un certain échauffement de la masse d'air, déterminable thermométriquement, manométriquement ou volumétriquement. On gradue l'appareil empiriquement : on détermine l'échauffement de l'air calorimétrique pour un débit de chaleur connu, en introduisant dans l'enceinte interne une source de chaleur à débit constant connu, dont on peut faire varier à volonté la grandeur.

En employant deux calorimètres semblables, dont l'un fonctionne à vide, on évite toutes les causes d'erreur provenant des variations possibles des conditions thermiques du milieu ambiant pendant la durée d'une expérience. En particulier, on peut faire communiquer les deux enceintes à air avec les deux branches d'un manomètre différentiel, empiriquement gradué comme il vient d'être dit. Dans cette méthode encore, au point de vue physiologique, on peut relever la cause d'erreur déjà signalée : l'échauffement de l'air de l'enceinte et les modifications consécutives de la thermogénèse.

On détermine ici encore la chaleur rayonnée seule; on ne connait pas la chaleur employée à la volatilisation de l'eau.

— Pour éviter les modifications plus ou moins importantes de la thermogénèse, résultant des variations de température de l'enceinte contenant l'animal (refroidissement dans le calorimètre à glace, échauffement dans les calorimètres à eau et à air), les physiologistes ont eu recours aux *calorimètres à température constante*.

Ces calorimètres se rangent en deux groupes : dans les uns, dits *calorimètres par distillation*, la chaleur rayonnée par l'animal est utilisée pour volatiliser un liquide, et se mesure à la quantité de liquide volatilisé; dans les autres, dits *calorimètres de compensation*, la chaleur rayonnée par l'animal est constamment utilisée à ramener automatiquement à la température constante de l'enceinte un liquide refroidi et se mesure à la quantité de ce liquide écoulé.

Le calorimètre compensateur est formé de deux enceintes concentriques à parois métalliques : l'enceinte interne contient l'animal en

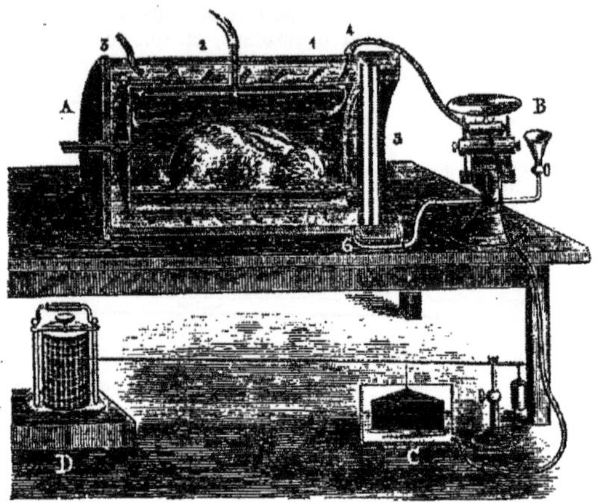


Fig. 187. — Calorimètre compensateur.

A, corps calorimétrique; B, régulateur d'écoulement; 1, 2, spires d'un serpentin noyé dans le liquide qui remplit la cavité calorimétrique (pétrole); 3, tube d'amenée de l'eau glacée; 4, tube d'écoulement dont le débit est automatiquement réglé par le régulateur B; C, flotteur enregistreur; D, cylindre inscripteur; 5, double paroi transparente; 6, tube laissant échapper les gaz respiratoires.

expérience, l'enceinte externe annulaire contient un liquide fortement dilatable (pétrole par exemple) traversé par un serpentin dans lequel peut circuler un courant d'eau refroidie à 0°. Ce courant d'eau traverse un régulateur d'écoulement actionné par le pétrole de l'enceinte et disposé de façon que l'écoulement se produise dès que la température du pétrole s'élève d'une quantité très petite au-dessus de la température de l'enceinte interne et cesse dès que le pétrole a été ramené à cette température. La quantité d'eau écoulée à la fin de l'expérience, ou pendant un certain temps, permet, par un calcul simple, de connaître la quantité de chaleur prélevée par ce liquide pendant son passage dans le serpentin, c'est-à-dire la quantité de chaleur rayonnée par l'animal pendant la durée de l'expérience ou pendant le temps considéré.

La ventilation de l'enceinte interne est assurée par un système d'aspiration d'air, sans qu'il en résulte d'erreurs calorimétriques, l'air ne pouvant sortir du calorimètre qu'après lui avoir cédé toute la chaleur qu'il avait absorbée dans l'enceinte intérieure.

La méthode calorimétrique par compensation satisfait à l'ensemble des conditions d'ordre physique et physiologique requises pour obtenir de bons résultats.

Ces conditions sont les suivantes : 1° placer l'animal dans une enceinte dont la température ne change pas dans le cours d'une expérience, mais peut, à la volonté de l'expérimentateur, être fixée à un degré donné ; — 2° assurer au milieu dans lequel l'animal respire une composition constante dans le cours d'une expérience, mais qu'on peut faire varier à volonté dans des déterminations successives ; — 3° poursuivre l'expérience pendant longtemps pour éliminer les causes d'erreurs accidentelles, et les variations secondaires ; — 4° mesurer la totalité de la chaleur rayonnée par l'animal et ne mesurer qu'elle seule [1].

## 2. *La thermogénèse.*

La chaleur est produite dans l'organisme par les réactions chimiques qui s'y accomplissent. La glycose et les graisses en s'oxydant, les protéines en se dédoublant et en s'oxydant, libèrent de l'énergie, dont une partie peut théoriquement fournir de la chaleur, dont la plus grande partie, en fait, fournit de la chaleur. Les animaux empruntent toute l'énergie dont ils ont besoin à l'énergie chimique de leurs aliments, et la transforment en énergie mécanique ou calorifique. On est autorisé, d'autre part, à affirmer que, dans l'organisme, toute transformation d'énergie chimique s'accompagne d'un dégagement de chaleur ; en effet : 1° dans tous les cas où les réactions chimiques de l'organisme sont accrues, il y a augmentation de la calorification ; — 2° toutes les fois qu'est accompli un travail musculaire, la quantité d'énergie utilisée pour ce travail ne représente qu'une fraction de la dépense énergétique faite : donc une fraction de cette dépense représente de la chaleur produite.

*c.* **La chaleur produite et l'énergie libérée.** — *La chaleur produite par un animal* (nous ne considérons ici que les homéo-

1. Le *calorimètre respiratoire d'Attwater*, à l'aide duquel ont été obtenus les résultats les plus précis que nous possédions sur le métabolisme énergétique de l'organisme, est fondé sur les mêmes principes et répond à toutes ces exigences. — Cet appareil permet à la fois de déterminer la chaleur perdue par un animal (il est calorimètre), et les échanges gazeux respiratoires (il est chambre respiratoire).

thermes) *représente la majeure partie de l'énergie chimique qu'il libère.*

Chez les animaux homéothermes, la quantité de chaleur produite est égale à la quantité de chaleur perdue, puisque leur état calorifique ne varie pas, leur température étant constante. On connaîtra donc la quantité de chaleur produite en déterminant : 1° la quantité de chaleur rayonnée (les calorimètres permettent de faire cette détermination); 2° la quantité de chaleur employée à la volatilisation de l'eau à la surface de la peau et dans les premières voies respiratoires ou dans les alvéoles pulmonaires (on la calcule, connaissant la quantité d'eau évaporée et la température du milieu); 3° la quantité de chaleur employée à échauffer à la température du corps les ingesta (on la calcule connaissant le poids, la chaleur spécifique, la température des ingesta et la température du corps).

Comment *déterminer la quantité d'énergie chimique libérée par l'organisme pendant un temps déterminé?*

Les déchets organiques, eau, acide carbonique et urée, sont des produits d'oxydation : les transformations chimiques, qui s'accomplissent dans l'organisme, peuvent être multiples; elles fournissent, comme termes ultimes, les produits qu'on obtiendrait dans la combustion complète des graisses et des hydrocarbones, dans la combustion incomplète des protéines; donc ces transformations, quelles qu'elles soient, sont équivalentes, au point de vue énergétique, à des oxydations.

On est ainsi amené à se demander s'il ne serait pas possible de déterminer la quantité d'énergie libérée, en mesurant la quantité de l'oxygène consommé, ou la quantité de l'acide carbonique produit dans la combustion.

Si, pendant la durée de l'expérience, une seule substance de l'organisme avait été brûlée, si aucun autre phénomène chimique ne s'était produit, en dehors de cette combustion, on pourrait, connaissant le poids ou le volume de l'oxygène consommé ou de l'acide carbonique produit, et la chaleur de combustion du corps utilisé, calculer la quantité d'énergie libérée.

| | | | |
|---|---|---|---|
| 1 g. d'oxygène | en brûlant des | protéines[1] donne . . | 3cal,30 |
| — | — | graisses . . . . . . . | 3 ,30 |
| — | — | hydrocarbones. . . . | 3 ,50 |

1. Les nombres donnés pour les protéines correspondent à la combustion incomplète, physiologique, conduisant à l'acide carbonique, à l'eau et à l'urée.

| | |
|---|---|
| 1 g. d'acide carbonique provenant de la combustion des protéines correspond à . . . . . . . . . . . | 2cal,80 |
| 1 g. d'acide carbonique provenant de la combustion des graisses correspond à . . . . . . . . . . . . | 3 ,30 |
| 1 g. d'acide carbonique provenant de la combustion des hydrocarbones correspond à. . . . . . . . . | 2 ,50 |
| 1 litre d'oxygène en brûlant des protéines donne. . | 4 ,60 |
| — — graisses. . . . . . | 4 ,60 |
| — — hydrocarbones . . | 4 ,95 |
| 1 litre d'acide carbonique provenant de la combustion des protéines correspond à . . . . . . . . . . . | 5 ,60 |
| 1 litre d'acide carbonique provenant de la combustion des graisses correspond à . . . . . . . . . . . . | 6 ,60 |
| 1 litre d'acide carbonique provenant de la combustion des hydrocarbones correspond à. . . . . . . . . | 5 ,00 |

Mais la combustion ne porte jamais sur un seul groupe de substances; nous en avons pour preuve la valeur du quotient respiratoire, qui ne correspond pas, en général, à la valeur théorique du quotient respiratoire pour les substances d'un groupe déterminé. En outre, en même temps que se font des oxydations, il peut se faire des décompositions sans oxydations, libérant de l'énergie comme les oxydations, et on ne possède aucun moyen pour en déterminer la nature et la grandeur : sans doute, on peut ne tenir aucun compte de ces décompositions transitoires, si l'état chimique initial du sujet est identique à l'état final; mais, pour qu'il en soit ainsi, il est nécessaire que l'expérience soit de longue durée (vingt-quatre heures et plus) et que l'animal soit en équilibre nutritif.

En supposant ces conditions réalisées (longue durée de l'expérience, équilibre nutritif), on peut, connaissant la quantité d'oxygène consommée, connaître approximativement la quantité d'énergie libérée pendant la durée de l'expérience. Nous avons dit qu'à la consommation de 1 gramme d'oxygène correspond une libération d'énergie de 3 cal. 30, de 3 cal. 30 ou de 3 cal. 50, selon que des protéines, des graisses ou des hydrocarbones ont été brûlés; si on admet qu'à 1 gramme d'oxygène consommé correspondent 3 cal. 40 libérées, quelle que soit la substance brûlée, on commet une erreur qui ne dépasse pas 3 p. 100 et qui, par suite, est négligeable dans des expériences de cette nature. Malheureusement, la détermination directe de la quantité d'oxygène consommée est chose difficile, surtout quand il s'agit d'expériences de vingt-quatre heures et plus, et les appareils dont on dispose ne permettent guère de le faire (appareil de Regnault et Reiset, ou appareils équivalents). — On ne peut vraiment déterminer que la quantité d'acide carbonique produite (app. de Pettenkofer et Voit) dans les expériences de longue durée; mais il n'est pas possible de calculer par l'acide carbonique produit la quantité d'énergie libérée; nous voyons en effet qu'à 1 gramme d'acide carbonique correspondent 2 cal. 80, 3 cal. 30 ou 2 cal. 50, selon que des protéines, des graisses ou des hydrocarbones ont été brûlés; si on prend comme valeur moyenne 2 cal. 90, on peut commettre une erreur d'environ 20 p. 100, ce qui n'est plus négligeable.

— Cette méthode, inapplicable dans le cas général, peut être employée dans un cas particulier, pourvu qu'elle subisse une légère modification.

Supposons un animal, ayant épuisé par le jeûne ses réserves hydrocarbonées, vivant aux dépens de ses matières grasses et protéiques; déterminons, pendant un temps connu, sa consommation d'oxygène, sa production d'acide carbonique, son élimination d'azote. Nous pourrons, connaissant la quantité de l'azote éliminé, calculer la quantité correspondante des protéines détruites, la quantité d'oxygène qu'elles ont employée pour brûler, la quantité d'acide carbonique qu'elles ont produite, la quantité d'énergie qu'elles ont libérée. En retranchant ces quantités d'oxygène et d'acide carbonique des quantités totales, nous obtiendrons la quantité de l'oxygène qui a servi à brûler des graisses, et la quantité de l'acide carbonique qui résulte de cette combustion. Connaissant la quantité des graisses brûlées (qu'on peut calculer soit par l'oxygène consommé, soit par l'acide carbonique produit, d'où contrôle), on peut calculer la quantité d'énergie qu'elles ont libérée. On suppose ici qu'il ne s'est produit aucun phénomène de décomposition n'aboutissant pas à une oxydation, et que l'état initial est identique à l'état final; c'est là le point faible, car ces hypothèses sont absolument gratuites, dans des expériences de courte durée.

Voici un exemple, sur un chien soumis à un jeûne de quinze jours.

| | |
|---|---|
| Acide carbonique produit en 1 heure | 8g,85 |
| Oxygène consommé | 8 ,57 |
| Azote éliminé | 0 ,1983 |

0 g. 1983 d'azote correspondent à 1 g. 239 de protéines :

| | |
|---|---|
| A 1gr,230 de protéines brûlées corresp. | 1g,72 oxygène. |
| — — — | 2 ,06 ac. carbonique. |
| — — — | 5 ,08 calories. |

Il reste donc disponibles pour la combustion des graisses :

$8^g,57 - 1^g,72 = 6^g,85$ oxygène.
$8\ ,85 - 2\ ,06 = 6\ ,79$ acide carbonique.

Or 1 gramme d'oxygène brûlant des graisses fournit 3 cal. 28; donc 6 g. 85 fournissent $3,28 \times 6,85 = 22$ cal. 47.

Or 1 gramme d'acide carbonique provenant de la combustion des graisses correspond à 3 cal. 40, donc 6 g. 79 correspondent à $3,40 \times 6$ cal. $79 = 23$ cal. 08.

Les deux résultats 22 cal. 47 et 23 cal. 08 coïncident suffisamment ; prenons la moyenne 22 cal. 77. Le chien a donc libéré, en une heure, 5 cal. 08 provenant des protéines et 22 cal. 77 provenant des graisses, soit en tout 27 cal. 85.

— En général, on détermine plus simplement, et tout aussi exactement, la quantité d'énergie libérée, chez un être vivant, par la méthode suivante.

Par une alimentation convenable qualitativement et quantitativement, on maintient un animal, ou un homme, en équilibre nutritif, pendant un temps plus ou moins long (plusieurs jours en général [1]). Dans ces conditions, l'état initial et l'état final étant identiques, on peut admettre que les aliments ingérés ont été utilisés en totalité et ramenés par combustion à l'état d'eau, d'acide carbonique et d'urée, fournissant une quantité d'énergie égale à la somme des énergies de combustion de chacun d'eux. Les réactions intermédiaires ne doivent pas entrer en compte, puisqu'elles ne correspondent qu'à des stades transitoires, et ne modifient en rien la somme de l'énergie libérée. Il suffit donc de connaître la quantité des protéines, des graisses et des hydrocarbones utilisés dans un temps donné, la chaleur de combustion (complète pour les substances ternaires, incomplète pour les protéines), pour calculer la quantité d'énergie libérée.

La nature et la quantité des substances utilisées peuvent être déterminées par les *ingesta* (*méthode alimentaire*) ou par les *egesta* (*méthode respiratoire*). Voici des exemples de ces deux méthodes.

*a*. **Méthode alimentaire**. — Un homme se maintient en équilibre nutritif en mangeant chaque jour :

1. C'est là le défaut essentiel de ces méthodes : on admet que l'équilibre nutritif est réalisé quand le sujet est en équilibre azoté et conserve un poids constant. En fait, l'équilibre nutritif peut être réalisé dans ces conditions, mais à coup sûr ces conditions ne suffisent pas à le réaliser.

| | | Protéines. | Graisses. | Hydrocarbones. |
|---|---|---|---|---|
| | | — | — | — |
| 800 g. pain. . . . . . . . | soit | 56,8 | 1,6 | 444,0 |
| 600 — viande. . . . . . . | — | 62,4 | 4,5 | 1,5 |
| 600 — pommes de terre. | — | 12,0 | 1,2 | 123,6 |
| Total . . . | — | 131,2 | 7,3 | 569,1 |

ce qui correspond au point de vue énergétique :

| | | | | |
|---|---|---|---|---|
| 131gr,2 protéines | fournissent | 131,2 × 4,1 | soit | 537,62 calories. |
| 7 ,3 graisses | — | 7,3 × 9,3 | — | 67,89 — |
| 569 ,1 hydrocarbones | — | 569,1 × 4,1 | — | 2 333,31 — |
| | | Total. . . . . . . . . . | | 2 939,12 calories. |

*b*. **Méthode respiratoire.** — Un homme en vingt-quatre heures a éliminé 912 grammes d'acide carbonique et 17 g. 35 d'azote et consommé 709 grammes d'oxygène.

17 g. 35 d'azote correspondent à 108 g. 437 de protéines qui, en brûlant (acide carbonique, eau et urée) :

| | | | | |
|---|---|---|---|---|
| Consomment. | 108,437 × 1,392 | soit | 131 | g. d'oxygène. |
| Fournissent . | 108,437 × 1,665 | — | 180 | — d'acide carbonique. |
| — | 108,437 × 4,1 | — | 445 | — calories. |

Il reste disponible pour la combustion des graisses et des hydrocarbones :

709 — 131 soit 558 g. d'oxygène ou 300 litres.
912 — 180 soit 732 g. d'acide carbonique ou 371 —

Soient : *a* le volume d'oxygène qui a servi à brûler des graisses et *b* le volume d'acide carbonique qui en provient. Le quotient respiratoire des graisses étant 0,70, nous avons :

$$\frac{CO^2}{O^2} = \frac{a}{b} = 0,70. \qquad (1)$$

Soit *m* le volume d'oxygène qui a servi à brûler des hydrocarbones, le volume d'acide carbonique produit dans cette combustion est aussi égal à *m*. Nous avons les égalités :

$$a + m = 390 \text{ litres.} \qquad (2)$$
$$b + m = 371 \text{ —} \qquad (3)$$

De ces égalités, nous tirons :

$$a = 63^{lit},33$$
$$b = 44\ ,33$$
$$m = 326\ ,66$$

D'où les résultats suivants :

Quantité d'oxygéne pour combustion des graisses . . . . 90gr,36
— — hydrocarbones. 467 ,12
Quantité d'ac. carbonique de combustion des graisses. . 87 ,77
— — hydrocarbones. 646 ,78

Or

1 g. d'oxygène en brûlant des graisses donne. . . . . 3cal,28
— — hydrocarbones donne, . 3 ,50

Donc

90g,36 d'oxygène brûlant des graisses ont donné . . . 297 cal.
467 ,12 — — hydrocarbones ont donné. 1 635 —

La quantité d'énergie totale a donc été :

445 + 297 + 1 635, soit 2 377 calories.

Nous pouvons dés lors comparer les quantités d'énergie libérée et les quantités de chaleur produite.

Pour le chien, soumis à un jeûne de quinze jours, dont nous avons ci-devant calculé (p. 472) l'énergie disponible : 27 cal. 85 pour une heure, le rayonnement calorifique, mesuré au calorimètre, a été de 26 cal. 90, soit 96,5 p. 100.

Chez l'homme au repos, on a trouvé, pour vingt-quatre heures, une radiation calorifique d'environ 1 700 calories à la température de 15°. En outre, on calcule que 500 calories environ sont nécessaires pour volatiliser l'eau perdue par la peau ou les poumons, et 100 calories environ pour échauffer les ingesta, aliments ingérés et air inspiré : c'est donc un total de 2 300 calories environ. L'homme au repos consomme environ 2 500 calories; dont les 92 p. 100 apparaissent sous forme de chaleur, le reste, 8 p. 100 environ, sert à l'accomplissement des travaux intérieurs (travail du cœur, travail des muscles respiratoires, sécrétions, etc.).

Supposons qu'un homme accomplisse un travail considérable, correspondant à 150 000 kilogrammètres par exemple (à ce travail utile de 150 000 kgm. correspond un travail réel de 200 000 kgm. environ); il consomme 2 600 calories au repos et 4 400 calories en travaillant, soit un supplément de 1 800 calories. Or 200 000 kilogrammètres correspondent à 470 calories; donc, des 1 800 calories supplémentaires, 470, soit 26 p. 100, ont été utilisées sous forme de travail réel (353, soit 20 p. 100, sous forme de travail utile); et 1 330, soit 74 p. 100, sous forme de chaleur. La totalité de la chaleur produite dans ce cas, 2 300 + 1 300, soit 3 630 calories, représente 82 p. 100 de l'énergie libérée.

Le tableau suivant contient des résultats obtenus chez le cheval, en équilibre nutritif :

| | CHEVAL A | CHEVAL B |
|---|---|---|
| | — | — |
| Énergie alimentaire, jours de repos. | 20 136 cal. | 36 855 cal. |
| — — travail. | 30 204 — | 49 140 — |
| Excès d'énergie alimentaire correspondant au travail. . . . . . . . | 10 068 — | 12 285 — |
| soit, exprimé en kilogrammètres. . | 4 278 920 kgm. | 5 211 124 kgm. |
| Travail effectué . . . . . . . . . . | 890 000 — | 1 113 806 — |
| Rendement en travail . . . . . . . | 21 p. 100 | 21 p. 100 |
| — en chaleur. . . . . . . | 79 — | 79 — |

Donc, dans tous cas, *la majeure partie de l'énergie libérée par l'organisme est transformée en chaleur.*

De cette proposition dérive le corollaire suivant :

La quantité de chaleur, produite par un animal au repos, représente environ les 90 p. 100 de l'énergie par lui libérée. On peut connaître indirectement l'influence d'un facteur quelconque sur la calorification, en déterminant son influence sur la grandeur énergétique de la ration d'entretien.

Ainsi se trouve justifiée une *méthode de calorimétrie indirecte*, qui consiste à déterminer la grandeur de l'énergie dépensée, par l'un des procédés indiqués ci-devant et à l'exprimer en chaleur. Cette méthode ne donne pas des résultats rigoureux, c'est de toute évidence; mais elle suffit pour apprécier l'influence de divers facteurs sur la calorification.

*b*. **Les variations physiologiques de la calorification.** — On désigne sous le nom de *coefficient thermique* la quantité de chaleur correspondant, pour un animal donné, dans des conditions données, à 1 kilogramme et à une heure.

I. La radiation calorifique est proportionnelle, pour des animaux de la même espèce, *à la surface du corps*; donc elle sera, pour un même poids du corps (1 kg. par ex.), d'autant plus petite que le poids sera plus grand, car, pour des figures géométriques semblables, le rapport de la surface au volume, ou le rapport de la surface au poids diminuent à mesure qu'augmentent le volume ou le poids. Cette loi se vérifie, pour les animaux de même espèce, et même pour des animaux d'espèces différentes. Exemples :

| POIDS DU LAPIN | CALORIES TOTALES en 1 heure. | CALORIES 1 h. et 1 kg. coeff. thermique. | CALORIES 1 h. et 1 déc. carré. |
|---|---|---|---|
| 200 g. | 2,41 | 7,53 | 0,440 |
| 1 300 — | 6,86 | 5,27 | 0,479 |
| 2 500 — | 9,55 | 3,82 | 0,432 |
| 2 900 — | 10,35 | 3,57 | 0,424 |
| 3 600 — | 10,69 | 2,97 | 0,399 |

| | POIDS | CALORIES 1 heure et 1 déc. carré. | | POIDS | CALORIES 1 heure et 1 déc. carré. |
|---|---|---|---|---|---|
| Oie. . . . | 3 250 g. | 0,445 | Chien. . . | 8 000 g. | 0,441 |
| Canard. . | 1 550 — | 0,461 | Rat. . . . | 125 — | 0,354 |
| Pigeon . . | 340 — | 0,588 | Petit cobaye. . . | 92 — | 0,370 |
| Moineau . | 23 — | 0,353 | | | |

| CHIENS | | LAPINS | | COBAYES | | CANARDS | |
|---|---|---|---|---|---|---|---|
| Poids. | Coeff. therm. | Poids. | Coeff. therm. | Poids. | Coeff. therm. | Poids. | Coeff. therm. |
| 35 kg. | 1,49 | 3kg,700 | 0,108 | 780 g. | 0,275 | 1kg,700 | 0,220 |
| 20 — | 1,91 | 3 ,100 | 0,136 | 510 — | 0,308 | 1 ,350 | 0,242 |
| 10 — | 2.71 | 2 ,500 | 0,205 | 250 — | 0,333 | | |

| POIDS DE L'HOMME | COEFF. THERMIQUE | CALORIES pour 1 h. et 1 déc. carré. |
|---|---|---|
| 67kg,0 | 1,76 | 0,585 |
| 40 ,4 | 2,17 | 0,605 |
| 23 ,7 | 2,47 | 0,578 |
| 11 ,8 | 3,10 | 0,560 |
| 4 ,0 | 3,80 | 0,540 |

II. L'*état de la surface du corps* joue un rôle considérable dans la production de la chaleur et dans son rayonnement. Voici des résultats expérimentaux.

| | | |
|---|---|---|
| Cobaye normal.......... | 3^cal,37 | pour 1 heure. |
| Le même tondu.......... | 4 ,47 | |
| Lapin normal.......... | 4^cal,006 | pour 1 heure. |
| Le même tondu.......... | 6 ,079 | |
| Homme nu, pour 1 heure........ | 124^cal,4 | 91,2 |
| Le même, vêtu............... | 79 ,2 | 69,6 |

III. *L'état de jeûne ou de digestion* modifie la calorification : le rayonnement diminue par l'inanition et augmente par l'alimentation, d'autant plus que la ration est plus grande.

| (1) | CALORIES POUR 1 HEURE | | |
|---|---|---|---|
| | Chien A. | Chien B. | Chien C. |
| | — | — | — |
| En digestion de 1 heure...... | 18,87 | 19,39 | 21,96 |
| A jeun 24 heures.......... | 12,63 | 16,50 | 16,88 |
| — 48 — .......... | 10,90 | | 15,29 |

(2) Chien après repas de 100 g. de viande.......... 4^c,48
— 200 — .......... 4 ,36
— 300 — .......... 4 ,25

| (3) | | | |
|---|---|---|---|
| Homme 1^er jour jeûne. | 1 970^c,5 | Homme 12^e jour jeûne. . | 1 770^c,5 |
| — 5^e — | 1 818 ,5 | — 20^e — .. | 1 746 ,3 |
| — 10^e — | 1 780 ,5 | — 29^e — .. | 1 690 ,4 |

IV. *Le travail musculaire* produit une exagération de calorification ; nous en avons donné déjà des exemples, p. 475.

| | CALORIES POUR 1 HEURE | | Travail accompli. |
|---|---|---|---|
| | Repos. | Travail. | |
| | — | — | — |
| Homme 63 kg..... | 149 | 275 | 23 000 kgm. |
| — 85 —.... | 180 | 312 | 34 000 — |
| — 73 —.... | 140 | 220 | 32 500 — |
| — 52 —.... | 165 | 274 | 22 000 — |
| Femme 62 —.... | 138 | 266 | 21 500 — |
| Moyenne 67 kg. . | 154,4 | 271,2 | 26 000 kgm. |

*c.* **Les organes producteurs de chaleur.** — *Quels sont les organes producteurs de chaleur?*

On peut répondre d'emblée : seront producteurs de chaleur tous les tissus dans lesquels se font des réactions chimiques, et leur rôle calorifique sera d'autant plus important qu'ils seront le siège de réactions chimiques plus intenses et libérant plus d'énergie.

Nous pouvons fixer plus spécialement notre attention sur les *glandes* et sur les *muscles*.

*Les glandes fournissent de la chaleur pendant leur fonctionnement.* C'est ce qui résulte des faits suivants.

1. Le sang des veines sus-hépatiques est le plus chaud de l'économie ; il s'est échauffé en traversant le foie de 0°,2 à 0°,4, donc le foie est une source de chaleur. — Il sera démontré ci-dessous (p. 503) que, pour certaines espèces animales, le réchauffement de l'animal refroidi se fait essentiellement par le foie. — Si l'on admet que le foie de l'homme est traversé en une minute par son poids de sang, ce qui n'est pas exagéré, bien au contraire; si l'on admet que ce sang s'y échauffe de 0°,2, ce qui est une valeur minima, on peut calculer facilement la quantité de chaleur que le foie cède à l'organisme en vingt-quatre heures : on trouve 375 calories, et ce nombre est certainement de beaucoup au-dessous de la réalité.

2. Si on excite le nerf tympanique d'une glande sous-maxillaire, on constate, au moyen d'aiguilles thermo-électriques, piquées dans les deux glandes, que la température de la glande en activité est supérieure à celle de la glande au repos, même quand la circulation a été suspendue dans les deux glandes, quand, par conséquent, l'élévation de température ne saurait être rapportée à la vaso-dilatation qui accompagne la sécrétion provoquée par l'excitation du nerf.

3. Le sang des veines rénales est généralement un peu plus chaud que le sang de l'artère rénale; la température de l'urine qui coule dans le bassinet dépasse souvent, sinon toujours, de 0°,2 celle du sang qui arrive au rein. Donc le rein fabrique de la chaleur. — Si l'on admet que les reins de l'homme reçoivent 300 centimètres cubes de sang par minute, on calcule que ces organes fabriquent environ 80 calories par jour.

*Les contractions musculaires sont accompagnées d'un dégagement de chaleur.* Nous en avons donné des preuves, en établissant que l'excès de consommation énergique, produit dans le travail musculaire, correspond, pour une part seulement, au travail accompli, le reste correspondant à de la chaleur libérée. On peut d'ailleurs démontrer directement cette proposition.

On a constaté, au moyen d'aiguilles thermo-électriques piquées dans les biceps de l'homme, qu'il se produit une élévation de température pouvant atteindre 0°,5 à 1° quand le muscle se contracte (action de scier par ex.). Ce résultat ne prouve pas que la chaleur ait été produite par le muscle : on sait, en effet, que l'irrigation sanguine du muscle qui se contracte est plus grande que celle du muscle au repos; or, pour un muscle superficiel, exposé au refroidissement, comme le biceps, le sang est source de chaleur, et l'on comprend que le muscle s'échauffe, quand il est plus abondamment irrigué, sans qu'il en résulte qu'il ait produit de la chaleur. La démonstration précédente n'aurait de valeur que si elle avait été faite sur un muscle profond, protégé contre le refroidissement par les muscles voisins, ayant la température du sang qui l'aborde, et, par conséquent, n'éprouvant aucune variation de température, du fait des variations circulatoires. Cette détermination n'a pas été faite.

Mais on a fait la démonstration, chez la grenouille, animal à sang froid, dont les muscles et le sang ont la température du milieu ambiant, et chez laquelle, par suite, la température du muscle est indépendante des variations de la circulation. On l'a même faite sur des muscles de grenouilles ne recevant plus de sang (train postérieur sectionné). On a noté, dans le cas de tétanos, une augmentation de température pouvant atteindre 0°,15; et, même, pour une seule secousse, une augmentation de 0°,001 à 0°,005.

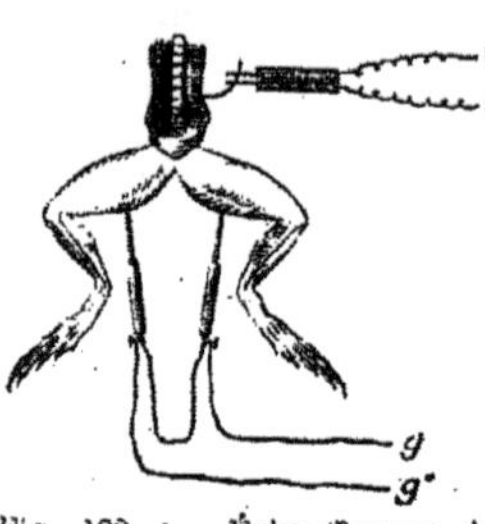

Fig. 188. — Échauffement du muscle de grenouille par la contraction.

ii', fils d'un induit dont les courants excitent les nerfs du plexus lombaire de l'une des pattes, l'autre restant au repos : gg', fils reliant à un galvanomètre des aiguilles thermo-électriques, implantées dans deux muscles symétriques, l'un devenant actif pendant que l'autre reste au repos.

On a cherché à déterminer la *quantité de chaleur produite par le muscle pendant sa contraction*. Si un muscle est protégé contre le refroidissement par rayonnement, soit par sa situation profonde, soit par des dispositions convenables, on peut admettre que sa température est la même que celle du sang qui l'aborde. Si ce muscle se contracte, il produit de la chaleur, sa température devient plus élevée que celle du sang qui le traverse, et il cède de la chaleur au sang, élevant ainsi la température de ce dernier. Si donc on détermine, pendant un temps donné, correspondant à la contraction d'un muscle, la quantité de sang traversant le muscle, son échauffement, pendant son passage dans le muscle, et sa chaleur spécifique; si on connaît le poids du muscle, son échauffement et sa chaleur spécifique, on aura tous les éléments nécessaires au calcul de la quantité de chaleur produite par la contraction du muscle, pendant le temps considéré.

Pratiquement, on modifie la méthode : on ne détermine pas la température du sang avant et après le muscle, mais la température du muscle avant et pendant la contraction, ou encore la température du muscle qui se contracte et celle du muscle symétrique, dont le nerf moteur a été sectionné.

L'expérience a été faite sur le muscle releveur de la lèvre du cheval, pendant la mastication.

Pendant 10 minutes, le muscle qui se contracte est traversé par 132 g. 50 de sang; l'échauffement du muscle et, par suite, du sang, mesuré au moyen d'aiguilles thermo-électriques, piquées l'une dans le muscle qui se contracte, l'autre dans le muscle symétrique, paralysé par section de son nerf moteur, est 0°,42; la chaleur spécifique du sang est 0,90. — Le poids du muscle est 22 g. 50, son échauffement

0°,42; sa chaleur spécifique 0,82. La quantité de chaleur produite est donc, exprimée en millicalories :

$$132,50 \times 0,90 \times 0,42 + 22,50 \times 0,82 \times 0,42 = 57,83.$$

Si on répète la même expérience, après avoir sectionné le tendon du muscle (le muscle se contractant, sans faire de travail mécanique extérieur), on constate une élévation de température de 0°,47. La quantité de chaleur produite dans ce cas est donc, exprimée en millicalories :

$$132,50 \times 0,90 \times 0,47 + 22,50 \times 0,82 \times 0,47 = 64,72.$$

La différence entre ces deux quantités 64,72 — 57,83, soit 6,89, correspond à la quantité d'énergie utilisée sous forme de travail; c'est environ 10 p. 100 de l'énergie totale. Le rendement en travail est d'environ 10 p. 100; le rendement en chaleur est d'environ 90 p. 100.

Le muscle au repos n'est pas en résolution complète; il possède une certaine tonicité. *Il prend part, même pendant le repos, grâce à cette tonicité, à la calorification.* Nous en avons pour preuves : 1° les combustions intenses qui s'accomplissent dans le muscle en repos; 2° la diminution de ces combustions, dans la résolution complète, par section du nerf moteur. Voici des nombres rapportés à 1 kilogramme de muscle et à 1 heure, pour le masséter au repos.

| | |
|---|---|
| Irrigation sanguine. . . . . . . . . . . . . . | 12^lit,229 |
| Consommation d'oxygène. . . . . . . . . . . | 0 ,307 |
| Production d'acide carbonique. . . . . . . | 0 ,221 |
| Consommation de glycose . . . . . . . . . . | 2^gr,042 |

L'énergie libérée par ces combustions se transforme en chaleur, puisque le muscle au repos n'accomplit pas de travail extérieur.

A la suite de la section du nerf moteur d'un muscle, on constate une réduction importante des oxydations, la consommation d'oxygène diminue de 20 p. 100, la production d'acide carbonique diminue de 30 à 35 p. 100.

On peut admettre que *le muscle en résolution totale est encore une source importante de chaleur*, puisque ses combustions, qui ne sauraient fournir que de la chaleur, représentent de 65 à 80 p. 100 des combustions du muscle au repos.

Mais il convient de ne pas oublier que c'est pendant sa contraction que le muscle produit surtout de la chaleur, car c'est alors surtout que ses combustions sont intenses. Le tableau suivant correspond au masséter; les nombres sont rapportés à 1 kilogramme et 1 heure.

| | Repos. | Contraction. |
|---|---|---|
| | — | — |
| Quantité de sang . . . . . . . . . . | $12^{lit},220$ | $56^{lit},321$ |
| Oxygène consommé. . . . . . . . . | 0 .307 | 6 ,207 |
| Acide carbonique produit . . . . . | 0 .221 | 5 ,835 |
| Glycose brûlée . . . . . . . . . . . | $2^{gr},042$ | $8^{gr},439$ |

*Quelle est la part du système musculaire dans la calorification?*

Nous avons vu (p. 475) qu'un homme produisant pendant le repos 2 300 calories, peut en produire 1 330 supplémentaires pendant le travail, soit en tout 3 730. De cette quantité totale, 1 330 au moins sont d'origine musculaire, soit 36 p. 100 au moins. Mais il est certain qu'une partie des 2 300 calories produites pendant le repos est aussi d'origine musculaire. Quelle en est la grandeur?

On a cherché à résoudre cette question de la façon suivante. Si, des fragments de tissus divers étant placés dans une enceinte close, on détermine la quantité d'acide carbonique contenue dans cette enceinte, après un temps déterminé, — et si on admet que les réactions, qui s'accomplissent dans cette enceinte, sont identiques qualitativement et quantitativement aux réactions normales, — on pourra connaître l'importance relative des divers tissus, au point de vue des oxydations intraorganiques et par suite de la calorification.

En opérant ainsi, on a trouvé, pour des poids égaux de divers tissus, des quantités d'acide carbonique (produites dans des temps égaux) proportionnelles aux nombres du tableau suivant :

| | |
|---|---|
| Muscles . . . . . . . . . . . . . . . . . . . . | 100 |
| Cerveau . . . . . . . . . . . . . . . . . . . . | 77 |
| Rein, rate, testicule, viscères . . . . . . . . . . | 32 |
| Sang. . . . . . . . . . . . . . . . . . . . . . | 30 |
| Peau et tissu adipeux . . . . . . . . . . . . . | 20 |
| Os. . . . . . . . . . . . . . . . . . . . . . . | 17 |

Or 100 parties de corps humain sont formées de :

| | | | |
|---|---|---|---|
| Muscles . . . . . . | 43,4 | Sang . . . . . . . . | 11,5 |
| Peau et graisse . . | 17,8 | Cerveau, etc. . . . | 2,1 |
| Squelette . . . . . | 17,5 | | |

Donc les divers tissus libéreraient une quantité d'énergie, et par suite produiraient une quantité de chaleur proportionnelle à :

| | |
|---|---|
| 43,3 × 100 soit 4 340 pour les muscles . . | 74,2 p. 100 de la chaleur totale. |
| 17,8 × 77 soit 356 pour la peau, etc. | |
| 17,5 × 17 soit 298 pour le squelette. | |
| 11,5 × 30 soit 348 pour le sang. | |
| 2,1 × 77 soit 154 pour le cerveau. | |
| 324 pour divers. | |

Cette méthode est mauvaise, car les phénomènes chimiques, qui s'accomplissent dans l'enceinte close, ne sont pas l'image des phénomènes normaux de l'organisme. On a montré, en particulier, que le muscle, tué par une température de 60°, dégage dans l'enceinte de l'acide carbonique, comme le muscle non chauffé. Pour obtenir des résultats de quelque valeur, il eût fallu déterminer la consommation d'oxygène, laquelle est intimement liée à la conservation de la vitalité des tissus, et non de la production d'acide carbonique. On n'a pas fait cette détermination.

On peut essayer, non de résoudre définitivement la question, mais d'en amorcer la solution, de la façon suivante :

Si on admet qu'on peut juger du rôle joué par un tissu dans la calorification, par la grandeur des oxydations dont il est le siège, il suffit de comparer les consommations d'oxygène et les productions d'acide carbonique, dans les muscles au repos et dans les autres tissus, pour établir la part qui revient aux muscles dans la calorification.

Le sang artériel arrivant aux muscles, et le sang veineux provenant de muscles au repos, chez le chien, renferment les quantités suivantes de gaz :

| | Oxygène. | Ac. carbonique. |
|---|---|---|
| | — | — |
| 100$^{cc}$ sang artériel . . . . . . . . . . . | 20,0 | 35,1 |
| 100$^{cc}$ sang veineux . . . . . . . . . . . . | 8,8 | 43,6 |
| Différence . . . . . . . . . . . . . . | 11,2 | 8,5 |

Si on compare la teneur en gaz du sang du cœur gauche et du sang du cœur droit, on constate que :

100$^{cc}$ de sang perdent à la périphérie 7$^{cc}$,2 d'oxygène.
— reçoivent — 5$^{cc}$,7 d'acide carbonique.

Or le système musculaire contient le quart du sang total ; sur 400 centimètres cubes de sang du cœur droit, 100 centimètres cubes reviennent des muscles. Donc, pour une consommation d'oxygène égale à 7,2 × 4, soit 28 cm$^3$ 8 (correspondant à 400 cm$^3$ de sang), les muscles interviennent pour 11 cm$^3$ 2 (correspondant à 100 cm³ de sang), soit 39 p. 100; — pour une production d'acide carbonique égale à 5,7 × 4, soit 22 cm³ 8, les muscles interviennent pour 8 cm³ 5, soit 37 p. 100.

Donc *les muscles au repos interviendraient pour 40 p. 100 environ dans la production de chaleur.*

Dans l'exemple précédemment cité (p. 475), sur 2 300 calories dégagées au repos, les muscles produiraient 920 calories (40 p. 100); et, pendant le travail, ils en produiraient 1 330 + 920 ou 2 250 sur 3 630, soit 62 p. 100.

*Le système nerveux produit-il de la chaleur en lui-même par son fonctionnement? A priori*, on peut répondre oui : tout organe qui fonctionne est le siège de combustions, et par suite libère de l'énergie, dont une partie apparait sous forme de chaleur: rien ne permet de supposer qu'il n'en soit pas, pour les tissus nerveux, comme pour les autres tissus. Mais cette quantité de chaleur produite est-elle importante, est-elle même appréciable? Toute la question est là.

En appliquant des aiguilles thermo-électriques, sensibles au millième de degré, sur des nerfs, on n'a constaté aucun phénomène thermique, à la suite de leur excitation électrique.

En appliquant sur la substance cérébrale, ou dans sa profondeur, soit des aiguilles thermo-électriques, soit des thermomètres extrêmement sensibles, on a pu constater une légère augmentation (quelques millièmes de degré) de température, à la suite de l'excitation énergique de la substance cérébrale ou de nerfs centripètes, et cela, dans des conditions où l'on ne pouvait rapporter cette élévation de température à une augmentation de l'afflux sanguin (c'est le cas lorsque la température cérébrale surpasse la température du sang aortique, ou lorsque la circulation cérébrale est suspendue).

Le système nerveux produit donc de la chaleur, mais les phénomènes thermiques qui se passent dans le système nerveux sont infiniment petits, et n'interviennent pas de façon appréciable dans la calorification générale.

Le système nerveux joue, dans la calorification, un *rôle indirect* important, par son action sur les muscles et sur les glandes. Dans toute contraction musculaire, il y a un élément nerveux; dans toute tonicité musculaire [1], il y a un élément nerveux; dans toute

1. La tonicité musculaire doit être considérée comme une réaction réflexe, ou tout au moins comme comportant un élément réflexe. En voici quelques preuves. Si on suspend verticalement une grenouille décapitée ou ayant subi la section interbulbo-médullaire de l'axe nerveux, on constate que les membres inférieurs, quoique pendants, ne sont pas flasques; si on sectionne alors un nerf sciatique, le membre correspondant devient flasque et la chose est rendue évidente par l'apparence générale du membre. Le même résultat est obtenu si on sectionne les seules racines postérieures correspondant à un membre, donc si on supprime les influx nerveux centripètes nés dans ce membre. On admet que ces impressions ont des origines multiples (peau, articulations, muscles). Le tonus est donc

sécrétion glandulaire, il y a un élément nerveux. Donc le système nerveux intervient indirectement dans la production de chaleur, due à la contraction et à la tonicité musculaires, ou à la sécrétion glandulaire. Nous ne prétendons pas d'ailleurs que tout phénomène calorifique ait comme cause première un phénomène nerveux : nous avons établi que le muscle énervé constitue encore une source de chaleur; mais nous voyons que tout phénomène calorifique succédant à un phénomène physiologique déterminé par une action nerveuse, a sa cause première dans le système nerveux. A ce titre, les nerfs moteurs et glandulaires peuvent être appelés *nerfs calorifiques* : ils le sont médiatement, par suite de la mise en jeu par le système nerveux de la propriété spécifique de l'organe considéré.

Les nerfs peuvent-ils provoquer dans les tissus des phénomènes calorifiques, indépendants de la contraction musculaire, de la tonicité musculaire et de la sécrétion? Nous n'avons aucune indication à ce sujet. — Les nerfs peuvent-ils agir sur les tissus pour y activer, en dehors de tout fonctionnement spécifique, les oxydations et y produire de la chaleur? Nous n'avons aucune indication à ce sujet. Mais si nous admettons, ce qui est au moins vraisemblable, que plus est grand l'afflux de sang dans un organe, plus les combustions y sont actives; si nous admettons que plus la ventilation pulmonaire et l'hématose sont parfaites, plus les combustions sont actives, nous retrouvons l'influence du système nerveux dans la calorification, par ses actions vaso-motrices, respiratoires, etc.

L'organisme fabrique constamment de la chaleur; il en perd constamment; la perte égale la production : la température reste constante. Cette perte de chaleur se fait à la périphérie, au niveau de la peau et des poumons.

A la surface cutanée, la chaleur se perd de deux façons : une partie est rayonnée, une partie est employée à vaporiser l'eau qui s'élimine par la perspiration cutanée. Dans les voies respiratoires,

réflexe. — Si on sectionne chez le chien la moelle cervicale inférieure, les membres inférieurs sont en état de résolution complète, or à ce moment tous les réflexes sont supprimés; quand ceux-ci se manifestent de nouveau, l'influence inhibitrice de la section se dissipant, la tonicité musculaire réapparaît. — Enfin, chez l'homme, quand des lésions de la moelle entraînent une exagération des réflexes, elles provoquent une exagération du tonus; quand elles produisent une suppression des réflexes, et aussi longtemps qu'elles produisent une suppression des réflexes, elles produisent aussi une résolution musculaire complète, la chaleur se perd de deux façons : une partie sert à échauffer l'air inspiré (on peut la considérer comme rayonnée), une partie est employée à vaporiser l'eau qui s'élimine avec l'air expiré.

La quantité de chaleur employée à la vaporisation de l'eau, soit à la surface cutanée, soit dans les voies respiratoires, est extrêmement variable : elle dépend de la quantité d'eau évaporée, et celle-ci dépend : pour la perspiration, de l'état des téguments (nus, poilus, vêtus, etc.), de la température et de l'état hygrométrique du milieu ambiant; — pour l'évaporation pulmonaire, de l'état hygrométrique de l'air respiré.

Un homme au repos élimine environ 800 grammes d'eau par la peau et les poumons; un homme travaillant énergiquement peut en éliminer 1 400 grammes, ce qui correspond environ à 475 calories dans le premier cas, et à 825 dans le second. Or nous avons une production de chaleur de 2 300 calories dans le premier cas, de 3 600 dans le second. La quantité de chaleur utilisée à vaporiser de l'eau représente donc $\frac{475}{2\,300}$, soit environ 20 p. 100 dans le premier cas, et $\frac{825}{3\,600}$, soit environ 25 p. 100 dans le second.

Le système nerveux intervient dans la déperdition calorifique : il agit sur les vaisseaux cutanés et détermine un afflux périphérique plus ou moins considérable du sang, et par suite un rayonnement plus ou moins intense; — il intervient dans la production de la sueur et modifie la quantité de chaleur utilisée par la vaporisation de l'eau cutanée; — il intervient dans le rythme respiratoire et modifie la quantité de chaleur employée à la vaporisation de l'eau pulmonaire.

# CHAPITRE XXIII

## LA TEMPÉRATURE ANIMALE

SOMMAIRE. — Thermomètres et aiguilles thermo-électriques. Animaux à température constante; animaux à température variable.

1. **Les homéothermes.** — Température constante et oscillation journalière. *a. La distribution des températures.* — *b. La lutte de l'organisme contre le refroidissement* : température cutanée et température centrale; le bain froid; vaso-constriction cutanée et augmentation de la thermogénèse. Le frisson. Réchauffement : type musculaire et type hépatique. La résistance au refroidissement est limitée. — *c. La lutte de l'organisme contre l'échauffement* : vaso-dilatation cutanée, diminution de la thermogénèse, augmentation de l'évaporation, type à sudation, type à polypnée. La résistance à l'échauffement est limitée. — *d. L'appareil nerveux thermo-régulateur.* — *e. Les fièvres* : aperçu sur leur mécanisme.
2. **Les poïkilothermes.**

Les températures sont mesurées au moyen de *thermomètres* à mercure ou à alcool, divisés en dixièmes de degré; ils affectent des dispositions diverses, permettant de les introduire dans la cavité de l'organe, ou de les appliquer exactement à la surface de l'organe, dont on détermine la température. Quand on doit apprécier non plus des températures, mais des différences ou des variations de température, on a avantage à employer des *aiguilles* ou des *sondes thermo-électriques*, surtout quand ces différences et variations sont petites. On sait que, si deux lames de deux métaux différents sont soudées par leurs deux extrémités, il s'établit dans le circuit ainsi constitué un courant électrique, si la température d'une soudure est différente de celle de l'autre soudure, ce courant persistant aussi longtemps que persiste une différence de température. Pour de petites différences de température entre les deux soudures, l'intensité du courant est proportionnelle à la différence de température. Si donc on suppose que ces deux soudures sont en contact intime avec deux milieux à température différente, on peut, au moyen d'un galvanomètre à gros fils, introduit dans le circuit, connaître l'existence de cette différence de température et la déterminer. Dans les expériences physiologiques, les deux lames métalliques soudées doivent être engainées dans une sonde en gomme, pour éviter la production de courants électriques, qui se développeraient au contact des deux métaux, en présence des liquides organiques; on obtient ainsi les *sondes thermo-électriques*. Ces sondes présentent l'inconvénient de ne pouvoir se mettre que lentement en équilibre de température avec le milieu, par suite de la présence de cette gomme isolante; aussi leur a-t-on substitué, avec un grand avantage, les *aiguilles thermo-électriques*. L'un des deux métaux représente une tige creuse, terminée par une pointe; l'autre, une tige pleine, qu'on introduit dans la cavité de la tige creuse et qu'on lui soude au voisinage de la pointe. Cette disposition permet de supprimer la gomme isolante, puisqu'un seul métal se trouve en contact avec les liquides des tissus, et par suite de rendre toute sa sensibilité à

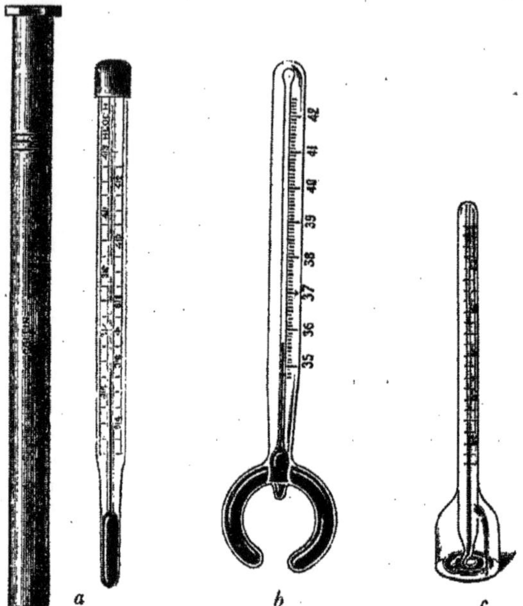


Fig. 189. — Thermomètres médicaux.

a, thermomètre axillaire ou rectal; b, thermomètre buccal; c, thermomètre cutané.

l'appareil : on peut, avec de telles aiguilles, reconnaître des variations extrêmement fugitives de température et des différences moindres que 0°,001.

Les animaux peuvent se diviser en deux groupes principaux, au point de vue de leur température. — Les uns ont une température centrale remarquablement constante, quelle que soit la température ambiante : ils sont dits *homéothermes* ou *animaux à température constante*, et quelquefois animaux à sang chaud (cette dernière expression étant impropre, car les autres animaux peuvent avoir le sang chaud, quand la température ambiante s'élève). Les homéothermes sont les mammifères et les oiseaux (moins les mammifères hibernants pendant la période d'hiberna-

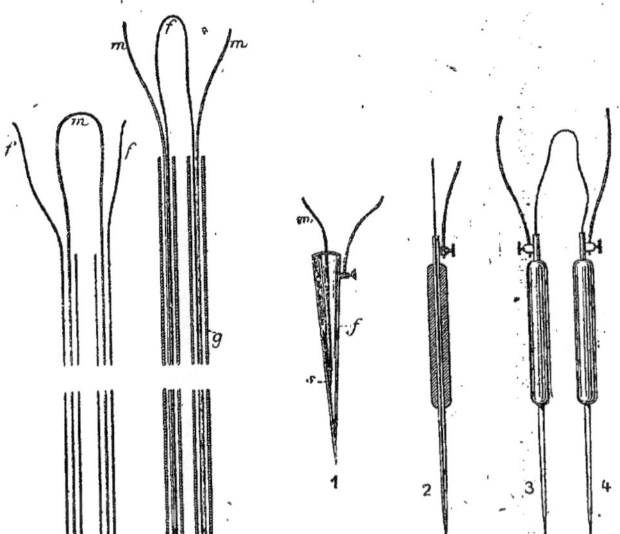


Fig. — 190. Sondes thermo-électriques.

m.f, fil métallique, maillechort et fer. — Dans le modèle de gauche l'un des métaux engaine l'autre; la soudure est à l'intérieur du tube engaineur; dans le modèle de droite les fils sont protégés par une sonde en gomme g.

Fig. 191. — Aiguilles thermo-électriques.

f, tube effilé en fer, à l'intérieur duquel est soudé un fil de maillechort. — 1. Métal nu. — 2. Même disposition de la soudure, avec gaine d'ébonite pour pouvoir manœuvrer l'aiguille sans l'échauffer. — 3, 4, aiguilles couplées

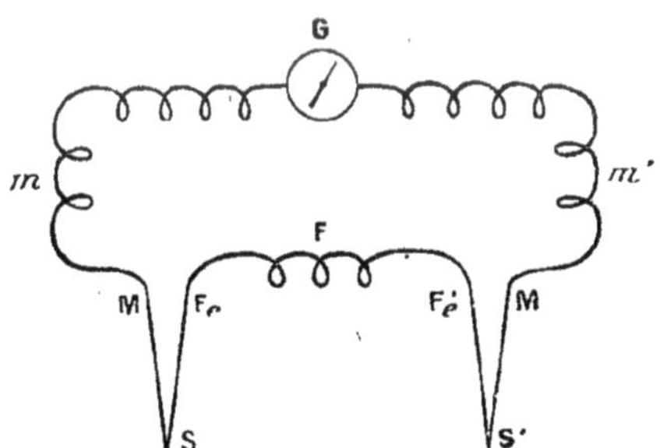


Fig. 192. — Schéma d'un circuit à sondes thermo-électriques.

S et S', sondes ou aiguilles thermo-électriques formées de maillechort M et de fer Fe. F, fil de fer; m et m' fils de maillechort; G, galvanomètre.

tion et, dans une certaine mesure, les animaux nouveau-nés). — Les autres ont une température centrale essentiellement variable, suivant les oscillations de la température extérieure : ce sont les *poïkilothermes* ou *animaux à température variable* (ou improprement animaux à sang froid).

Un groupe spécial doit être fait pour les *animaux hibernants*, qui présentent des caractères très particuliers au point de vue de leur température.

## 1. *Les homéothermes.*

Quand on parle de température constante, il s'agit de la température des parties centrales, non exposées au refroidissement, et non des températures périphériques, ces dernières étant variables, et suivant les oscillations de température du milieu ambiant ; — il s'agit des températures buccale, rectale, vaginale et accessoirement chez l'homme, des températures axillaire et inguinale (le bras étant appliqué contre le tronc, la cuisse étant fléchie sur le bassin[1]).

La température moyenne de l'homme est 37° (température axillaire) et 37°,5 (température rectale).

La température des téguments est essentiellement variable, suivant les variations de la température du milieu ambiant, suivant que la peau est nue ou couverte. La température de la peau recouverte des vêtements, dans les conditions ordinaires de la vie, est comprise entre 32° et 35°. La température de la peau nue varie de 29° à 32° pour des températures de l'air comprises entre 10° et 25°. La température des téguments augmente d'ailleurs à mesure qu'on pénètre plus profondément dans leur profondeur : sur un sujet plongé dans un bain à 15°, on a noté 21° à la surface, 23°,5 à 2 millimètres de profondeur et 36° à 12 millimètres de profondeur.

On trouve comme valeur moyenne de la température centrale (température rectale), chez les animaux, les nombres suivants :

| | | | |
|---|---|---|---|
| Ane . . . . . . . . | 37°,4 | Bœuf. . . . . . . | 39°,5 |
| Cheval. . . . . . | 37 ,7 | Mouton. . . . . . | 39 ,6 |
| Chat . . . . . . . | 38 ,8 | Porc. . . . . . . | 39 ,7 |
| Chien . . . . . . | 39 ,2 | Loup. . . . . . . | 40 ,5 |
| Cobaye. . . . . . | 39 ,2 | Pigeon. . . . . . | 42 ,0 |
| Chèvre. . . . . . | 39 ,3 | Canard. . . . . . | 42 ,2 |
| Lapin . . . . . . | 39 ,5 | Poule et gallinacés. | 42 ,5 |

1. Chez l'homme, la température axillaire est généralement inférieure de 0°,2 à 0°,3 à la température buccale, et de 0°,4 à 0°,5 à la température rectale ou à la température vaginale.

La constance de la température centrale n'est pas absolue, elle présente des variations : les unes régulières, les autres accidentelles. — Chez l'homme, on constate une *oscillation journalière :* la température présente un minimum vers quatre heures du matin (36°,5 environ) et un maximum vers quatre heures du soir (37°,5 environ), réunis par une ascension et une descente assez régulières de la courbe de température.

Exemple (températures axillaires) :

| | | | |
|---|---|---|---|
| A minuit. . . . . | 37°,1 | A midi. . . . . . | 37°,3 |
| A 4 h. matin. . . | 36 ,5 | A 4 h. soir. . . . | 37 ,5 |
| A 8 h. — . . . | 36 ,8 | A 8 h. — . . . . | 37 ,4 |

On constate, comme variation accidentelle, une élévation de température, qui peut atteindre 1°, sous l'influence d'un travail musculaire très intense, élévation qui disparaît rapidement après la fin du travail.

Un expérimentateur constata sur lui-même une élévation de température de 1°,1 après avoir scié du bois pendant plusieurs heures. Un autre observateur a relevé un accroissement de température de 1°,4 à la fin d'une ascension pénible. Un autre enfin a noté une élévation de température de 0°,7, après avoir accompli en deux heures un travail de 60 000 kilogrammètres.

Des faits équivalents ont été observés chez les animaux : tels par exemple des pigeons qu'on avait forcés à voler en portant une forte charge :

| | Température avant le vol. | Température après le vol. |
|---|---|---|
| *a*. . . . . . . . . . . . . . . . . . . . . | 42°,2 | 43°,1 |
| *b*. . . . . . . . . . . . . . . . . . . . . | 42 ,0 | 42 ,8 |
| *c*. . . . . . . . . . . . . . . . . . . . . | 42 ,1 | 43 ,2 |

La température de l'enfant nouveau-né est un peu inférieure à la température de l'adulte, et surtout elle présente une oscillation journalière beaucoup plus faible.

| AGE DE L'ENFANT | TEMPÉRATURE AXILLAIRE | | OSCILLATIONS |
|---|---|---|---|
| | Maximum. | Minimum. | |
| 5 à 8 jours. . . . . . | 37°,00 | 36°,75 | 0°,25 |
| 4 à 5 semaines . . . . | 37 ,25 | 36 ,90 | 0 ,35 |
| 2 à 3 mois . . . . . . | 37 ,40 | 36 ,80 | 0 ,60 |
| 6 mois . . . . . . . . | 37 ,40 | 36 ,60 | 0 ,80 |
| 2 à 5 ans. . . . . . . | 37 ,50 | 36 ,40 | 1 ,10 |
| 18 à 22 ans. . . . . . | 37 ,40 | 36 ,20 | 1 ,20 |

En clinique humaine, on a coutume de prendre la température deux fois par jour, le matin vers huit heures, le soir vers six heures. Il importe que ces températures soient prises à 1/10e de degré près, dans des conditions toujours identiques, et en particulier à heures fixes et durant le repos du sujet. Il ne suffit généralement pas de prendre une seule fois par jour la température du malade; il est généralement inutile de prendre la température plus de deux fois et en dehors des heures ci-dessus indiquées.

*a*. **La distribution des températures.** — La température varie suivant les régions de l'organisme ; une étude très précise de

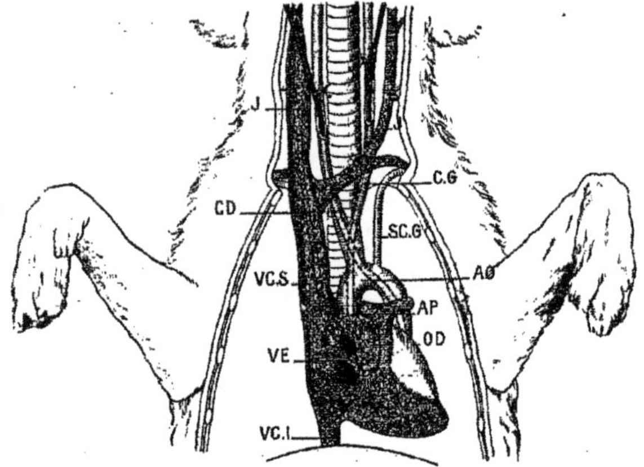


Fig. 193. — Cathétérisme du cœur et des gros vaisseaux du cou.

VD, ventricule droit; OD. oreillette droite : AP, artère pulmonaire ; V.C.I. veine cave inférieure ; V.C.S. veine cave supérieure : J. jugulaire ouverte à droite ; le double trait pointillé indique le trajet de la sonde pour pénétrer dans l'oreillette droite et de là dans le ventricule droit. En tournant le bec courbé de la sonde en dehors, on la dirigerait tout aussi facilement dans la veine cave inférieure V.C.I; VE, valvule d'Eustache ; AO, crosse de l'aorte ; S.C.G, artère sous-clavière gauche : C.D. et C.G, artère carotide droite et artère carotide gauche naissant d'un tronc brachio-céphalique commun. Deux sondes sont engagées, une dans chacun de ces vaisseaux : les doubles traits pointillés indiquent comment on pénètre, par la carotide droite, dans l'aorte descendante et par la carotide gauche dans l'aorte ascendante et dans le ventricule gauche (d'après Cl. Bernard).

la *distribution des températures* dans l'appareil circulatoire a été faite chez les mammifères et en particulier chez le chien : en voici les principaux résultats :

1° *La température du sang est plus élevée dans le ventricule droit que dans le ventricule gauche*. Les déterminations ont été faites, soit à l'aide de longs thermomètres ou de longues sondes thermo-électriques, introduits par la jugulaire et la carotide, soit à l'aide d'aiguilles thermo-électriques, piquées dans les cavités ventriculaires :

| | Ventricule droit. | Ventricule gauche. | Différence en faveur du ventricule droit. |
|---|---|---|---|
| *a.* Chien . . . . . . . . . . | 38°,30 | 38°,10 | 0°,20 |
| *b.* — . . . . . . . . . . | 38 ,43 | 38 ,28 | 0 ,10 |
| *c.* — . . . . . . . . . . | 38 ,40 | 38 ,22 | 0 ,18 |
| *d.* — . . . . . . . . . . | 38 ,38 | 38 ,18 | 0 ,23 |

2° *La température du sang artériel est constante*, de l'origine du système, jusqu'au voisinage des branches terminales.

3° En ce qui concerne le *sang veineux*, la température du sang est généralement plus basse dans les veines des membres que dans l'artère correspondante. — La température du sang, dans la veine cave inférieure, croît depuis son origine jusqu'à sa terminaison : à son origine, la température du sang est plus basse que dans

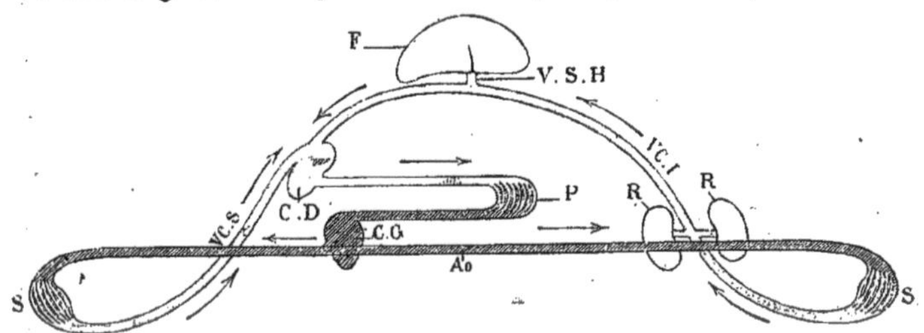


Fig. 194. — Schéma de la répartition des températures chez l'homme et les mammifères.

l'aorte ; au niveau de l'orifice des veines rénales, les deux températures veineuse et artérielle sont égales ; au niveau de sa terminaison, la température du sang est plus élevée que dans l'aorte. — La température du sang de la veine sus-hépatique est plus élevée que celle du sang de la veine cave à sa terminaison. Enfin la température du sang des veines caves supérieures, à leur terminaison, est égale à la température du sang aortique. Voici des nombres chez le chien :

| | | | | |
|---|---|---|---|---|
| Sang aortique . . . . . . | 38°,7 | | | 38°,4 |
| — porte. . . . . . . . | 39 ,2 | 39°,7 | 39°,6 | |
| — sus-hépatique . . . | | 41 ,3 | 39 ,9 | 39 ,4 |

La température du sang diminue à la périphérie, dans les points où il peut être en contact avec la surface rayonnante ou évaporante (peau et poumon), ce qui ne veut pas dire qu'il ne se produit pas de chaleur à la périphérie, mais simplement que la perte est plus grande que la production. La température du sang augmente dans les viscères, et plus particulièrement dans le foie, où s'accomplissent des réactions exothermiques et où la radiation calorifique et l'évaporation aqueuse sont nulles.

Encore quelques mots, au sujet des phénomènes calorifiques qui s'accomplissent au niveau des capillaires de la peau et des muscles, et au niveau des capillaires pulmonaires.

Dans les capillaires des membres (que nous considérons plus particulièrement), le sang reçoit de la chaleur produite par les contractions musculaires; le sang perd de la chaleur qu'il cède à la peau pour le rayonnement et pour l'évaporation de l'eau. Il n'est pas

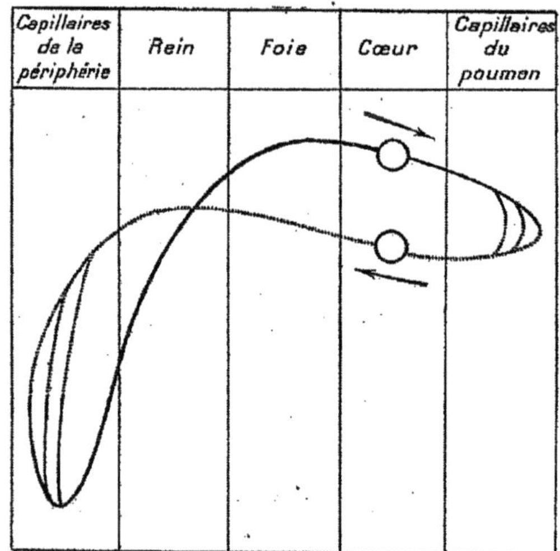


Fig. 195. — Schéma de la topographie de la température (d'après Bergonié). Comparaison des circulations cutanée et pulmonaire.

possible *a priori* de dire si le sang doit s'échauffer, ou se refroidir à la périphérie; l'expérience établit que le sang s'y refroidit.

Dans les capillaires pulmonaires, le sang cède de la chaleur pour l'évaporation de l'eau et pour l'échauffement de l'air inspiré [1]. Il perd

1. Toutefois, la chaleur ainsi utilisée n'est pas exclusivement fournie par le sang pulmonaire, car l'air s'échauffe déjà et se charge d'humidité dans les

de la chaleur, du fait de la dissociation des bicarbonates, qui libèrent de l'acide carbonique; il gagne de la chaleur, du fait de la combinaison de l'oxygène avec l'hémoglobine. Il n'est donc pas possible *a priori* de dire si le sang doit s'échauffer, ou se refroidir, au niveau des poumons : l'expérience établit que le sang s'y refroidit.

Les quantités de chaleur libérées ou absorbées dans les phénomènes chimiques pulmonaires ne sont pas négligeables. — On a établi que 1 gramme d'oxygène, se combinant à l'hémoglobine, fournit 0 cal. 475. Les 750 grammes d'oxygène, consommés par l'homme en vingt-quatre heures, fournissent 356 cal. 25. — On a établi que 1 gramme d'acide carbonique, passant de l'état de combinaison dissociable à l'état gazeux, absorbe 0 cal. 140; les 850 grammes d'acide carbonique, éliminés par l'homme en vingt-quatre heures, consomment 119 calories. La différence 356,25 — 119,00, soit 237 cal. 25, représente la quantité de chaleur effectivement produite par l'ensemble des phénomènes chimiques pulmonaires : cette chaleur produite compense (l'expérience montre qu'elle ne la compense que pour une part) la perte calorifique due à l'échauffement de l'air et à la votilisation de l'eau.

Au niveau des capillaires de la circulation générale, dans les organes producteurs de chaleur, les réactions chimiques inverses et les phénomènes calorifiques inverses se produisent : dissociation de l'oxyhémoglobine, libérant en vingt-quatre heures 750 grammes d'oxygène et absorbant 356 cal. 25; combinaison de l'acide carbonique, fixant en vingt-quatre heures 850 grammes d'acide carbonique en libérant 119 calories; et, par conséquent, somme toute, absorption périphérique de 237 cal. 25. Cette chaleur, absorbée à la périphérie, compense (l'expérience montre qu'elle ne la compense que pour une part) le gain calorifique dû aux réactions chimiques intra-organiques.

Ce sont là des mécanismes remarquables, grâce auxquels les différences de température des organes producteurs et déperditeurs de la chaleur sont diminuées; grâce auxquels la température des différents tissus est sensiblement la même (exception faite, toutefois, de la surface cutanée). Il n'y a aucun organe qui soit exclusivement producteur, ou exclusivement déperditeur de chaleur. Dans tout organe se produisent des phénomènes calorifiques inverses, dont le signe de la somme algébrique varie suivant les organes, ce qui permet de considérer des organes qui sont pratiquement producteurs de chaleur et des organes qui sont pratiquement déperditeurs de chaleur.

Chez la plupart des homéothermes, le corps est recouvert de poils ou de plumes, constituant une couche isolante, destinée à diminuer la perte calorifique par rayonnement ou par conductibilité. Le rôle de cette couche isolante peut être mis en évidence, par l'étude du rayonnement calorifique chez l'homme nu et chez

premières voies respiratoires, sans qu'il soit possible de fixer la part qui revient, dans ces phénomènes calorifiques, au sang pulmonaire, et la part qui revient au sang de la circulation générale; — sans qu'il soit possible, par suite, de décider si le refroidissement qui en résulte se manifestera exclusivement sur le sang du cœur droit, ou à la fois sur le sang du cœur droit et sur le sang du cœur gauche.

l'homme recouvert de vêtements, chez le lapin normal et chez le lapin rasé. C'est ainsi qu'un lapin normal, dans une enceinte à 15°, rayonne de 3 cal. 7 à 4 cal. 2, pendant que le lapin rasé rayonne de 5 cal. 6 à 6 cal. 8.

---

La température des homéothermes reste constante, alors que la température extérieure augmente ou diminue, alors que la production de chaleur augmente ou diminue. Il existe donc un *mécanisme régulateur de la température normale.* Nous étudierons ce mécanisme, plus particulièrement chez l'homme, dans deux cas particuliers : dans le cas de refroidissement intense et dans le cas d'échauffement du milieu ambiant; dans les cas, par conséquent, où il y a *lutte de l'organisme contre le refroidissement ou contre l'échauffement.*

Il convient de noter que la régulation de la température ne se fait pas aussi parfaitement chez le *nouveau-né* que chez l'adulte. Soit que le mécanisme nerveux thermo-régulateur soit encore imparfaitement constitué, soit que les moyens d'action mis à sa disposition soient encore insuffisants, le nouveau-né se refroidit ou s'échauffe plus vite que l'adulte sous l'influence des variations de la température ambiante, et ne parvient pas à compenser l'action de températures extérieures contre lesquelles l'adulte est parfaitement armé. Ce n'est que progressivement, pendant les premiers mois de sa vie, quelquefois même seulement pendant les premières années que l'enfant acquiert un mécanisme thermo-régulateur équivalent à celui de l'adulte. — Il en est de même chez les mammifères nouveau-nés.

*b.* **La lutte de l'organisme contre le refroidissement.** — Supposons l'organisme en équilibre calorifique, pour une certaine température extérieure : la quantité de chaleur produite dans un temps donné est égale à la quantité de chaleur rayonnée et utilisée par l'évaporation périphérique, pendant le même temps. Supposons que le milieu ambiant se refroidisse; il se produira nécessairement une augmentation de la radiation, car les quantités de chaleur rayonnée sont proportionnelles aux différences de température entre le corps rayonnant et le milieu ambiant (Loi de Newton). Si, dans ces conditions, l'organisme ne se refroidit pas, *ou bien la radiation calorifique n'est pas augmentée, ou bien la production calorifique est augmentée.*

Pour que la radiation calorifique ne soit pas augmentée, il suffirait que la température de la peau s'abaissât du même nombre de degrés que le milieu extérieur. Or la température de la peau s'abaisse quand la quantité de sang qu'elle reçoit diminue : en effet, à l'état d'équilibre calorifique, pour une température déterminée de la peau et du milieu ambiant, la quantité de chaleur perdue par la peau est égale à la quantité de chaleur empruntée au sang par la peau, et cette dernière quantité est proportionnelle, toutes autres conditions égales, à la quantité de sang reçue. Si donc la quantité de sang qui arrive à la peau diminue, la quantité de chaleur cédée par le sang à la peau diminue; dès lors, la perte surpassant le gain, la température de la peau s'abaisse (et, par suite, la radiation diminue), jusqu'à ce qu'elle atteigne une valeur pour laquelle il y a égalité entre les quantités de chaleur reçues et perdues. Une vaso-constriction cutanée détermine donc nécessairement une diminution de la perte calorifique; de sorte que, théoriquement tout au moins, grâce à ce mécanisme vaso-constricteur, la radiation calorifique pourrait rester constante, dans un milieu dont la température s'abaisse : la température centrale resterait constante par simple modification de la température cutanée, sans que l'organisme doive nécessairement produire un excès de chaleur. *La température cutanée serait sacrifiée pour sauver la température centrale.*

Ce sont là des considérations théoriques qui se vérifient dans la pratique, au moins dans une certaine mesure. On sait que la peau exposée à l'air froid pâlit par constriction de ses artérioles et affaissement de ses veinules. Si on plonge une main dans l'eau froide, on la voit pâlir; on voit même généralement la seconde main pâlir aussi, bien qu'elle ne soit pas soumise au refroidissement. Si on applique de la glace sur une partie quelconque du corps, on constate un pâlissement général et un abaissement général de la température de la peau. Cette réaction à distance montre que la vaso-constriction périphérique générale, provoquée par un refroidissement localisé, met en jeu le système nerveux vaso-moteur par mécanisme réflexe. Y a-t-il, en outre, au point refroidi, action directe du froid sur les fibres musculaires lisses des vaisseaux? C'est ce qu'on ne saurait dire actuellement.

On a cherché à déterminer calorimétriquement la grandeur de

la perte calorifique cutanée et ses variations, sous l'influence du refroidissement du milieu ambiant. Voici des nombres obtenus chez l'homme exposé nu dans une enceinte à différentes températures.

| TEMPÉR. DE L'AIR | CALORIES PERDUES | |
|---|---|---|
| | Pour 1 heure en totalité. | Pour 1 h. et 1 kg. de poids du corps. |
| 4° | 313 cal. | 4,9 |
| 14°,5 | 153 — | 2,4 |
| 20° | 112 — | 1,6 |
| 26° | 72 — | 1,1 |

Mais ces déterminations ne peuvent conduire à des conclusions absolument précises et rigoureuses ; en effet, la quantité de chaleur perdue par la peau se divise en deux parts : l'une est rayonnée et peut être mesurée par le calorimètre ; l'autre est employée à l'évaporation de l'eau, et ne peut être mesurée par le calorimètre. Or, cette dernière part varie avec la température extérieure, car la quantité d'eau évaporée, au niveau de la peau, varie nécessairement avec la température ; par conséquent, si le calorimètre nous renseigne sur la quantité de chaleur rayonnée, il ne nous fournit pas de renseignements exacts sur la quantité totale de chaleur perdue par la peau ; négliger la chaleur employée à vaporiser l'eau, ce serait négliger une fraction importante de la chaleur totale, et fausser de façon trop considérable les résultats.

La détermination peut toutefois se faire avec exactitude, dans le cas particulier où l'évaporation cutanée est nulle, c'est-à-dire dans le cas très spécial où le sujet est plongé dans un bain.

Supposons un homme plongé dans un bain froid à température donnée, et déterminons, en notant l'élévation de la température de l'eau, de minute en minute, les quantités de chaleur perdues par le sujet ; nous aurons des renseignements précis sur les variations de la radiation calorifique, sous l'influence du refroidissement.

Le tableau suivant fournit des exemples de semblables déterminations, chez l'homme :

| CALORIES PERDUES EN 1 HEURE PENDANT LA | TEMPÉRATURE DU BAIN | | | | |
|---|---|---|---|---|---|
| | 5° | 12° | 18° | 24° | 30° |
| 1re minute . . . | 80,4 | 56,0 | 38,9 | 24,5 | 11,1 |
| 2e — . . . | 21,1 | 28,0 | 14,1 | 8,5 | 5,3 |
| 3e — . . . | 20,0 | 14,0 | 10,0 | 6,5 | 3,5 |
| 4e — . . . | 18,3 | 12,9 | 8,5 | 6,0 | 3,3 |
| 5e — . . . | 18,1 | 11,8 | 7,5 | 5,2 | 3,0 |
| 6e — . . . | 18,0 | 11,7 | 7,5 | 4,9 | 2,7 |
| 7e — . . . | 18,0 | 11,7 | 7,3 | 4,6 | 2,5 |
| 8e — . . . | 18,0 | 11,7 | 7,3 | 4,3 | 2,3 |
| 9e — . . . | 18,0 | 11,7 | 7,2 | 4,0 | 2,1 |
| 10e — . . . | 18,0 | 11,7 | 7,2 | 4,0 | 2,1 |

Ce tableau montre la modification considérable que subit la radiation calorifique cutanée, pendant les premières minutes du bain froid. On peut, au moyen d'un thermomètre en contact intime avec la peau, noter la température de la peau ; l'expérience, faite chez l'homme, a donné les résultats suivants :

| | Température cutanée. |
|---|---|
| Après 5 min. de séjour dans un bain à 7°. . . . . | 17°,4 |
| — 10 — — à 14°. . . . . | 19 ,9 |
| — 10 — — à 22°. . . . . | 24, 6 |

L'expérience, faite sur le chien plongé dans un bain à 7°, a donné les résultats suivants :

| | Température cutanée. |
|---|---|
| Au début de l'expérience . . . . . . . . . . . . . . . . | 31° |
| 2 min. après le début . . . . . . . . . . . . . . . . . . | 24 |
| 4 — — . . . . . . . . . . . . . . . . . | 19 |
| 6 — — . . . . . . . . . . . . . . . . . | 17 |

Le refroidissement de la peau a pour causes, ou tout au moins peut avoir pour causes : 1° la vaso-constriction cutanée, dont nous avons donné des exemples ci-dessus ; 2° le refroidissement par conductibilité, résultant de ce contact avec le liquide ambiant.

*Il y a donc, sous l'influence du refroidissement, diminution de la température de la peau et consécutivement diminution de la perte de chaleur par la peau.* Mais il ne résulte pas de ces faits que cette diminution de la radiation cutanée soit le seul facteur de la constance de la température interne. On démontre, au contraire, calorimétriquement, qu'il y a, en même temps, augmentation de la production de chaleur. (On sait d'ailleurs que les combustions augmentent toujours, chez les homéothermes, sous l'influence du refroidissement du milieu ambiant.) La détermination calorimétrique doit se faire sur un sujet plongé dans un bain froid, de façon à éviter l'erreur due aux variations de l'évaporation cutanée, sous l'influence des changements de la température du milieu.

Si on détermine la quantité de chaleur, perdue par un animal plongé dans un bain froid, on constate après la période de diminution de la radiation que nous avons signalée, dans le tableau précédent, une période de radiation constante. La quantité de chaleur rayonnée, pendant cette seconde période, est d'autant plus grande que la température du bain est plus basse : donc la quantité de chaleur fabriquée, égale à la quantité de chaleur perdue pendant cette période d'équilibre, est d'autant plus grande que le bain est plus froid. C'est ainsi que, chez l'homme, on a obtenu les résultats suivants :

| | | |
|---|---|---|
| Chaleur perdue en 1 minute pendant la période de radiation constante | dans un bain à 5°. . | 18$^{cal}$,00 |
| | — 12. . | 11 ,70 |
| | — 18. . | 7 ,20 |
| | — 24. . | 4 ,00 |
| | — 30. . | 2 ,10 |

Chez les animaux, on a obtenu les résultats suivants, pour la quantité de chaleur perdue en une minute, pour 1 kilogramme d'animal :

| TEMPÉRATURE du bain. | SINGE de 2$^{kg}$,70 | PORCELET de 2$^{kg}$,20 | LAPIN de 2$^{kg}$,50 | COBAYE de 0$^{kg}$,50 | CHIEN de 8 kg. |
|---|---|---|---|---|---|
| + 5 | 0$^{cal}$,83 | 1$^{cal}$,05 | 0$^{cal}$,29 | 1$^{cal}$,11 | 0$^{cal}$,41 |
| + 12 | 0 ,57 | 0 ,75 | » | 0 ,63 | 0 ,28 |
| + 18 | 0 ,40 | 0 ,51 | » | 0 ,16 | 0 ,18 |
| + 24 | 0 ,26 | 0 ,32 | 0 ,13 | » | 0 ,11 |

Donc, *au moins dans le bain froid, la température centrale de l'animal est maintenue constante, grâce à un double mécanisme* : 1° *refroidissement de la peau et par suite diminution de sa radiation calorifique*; — 2° *augmentation de la production de chaleur.*

Mais il faut se garder de généraliser immédiatement et d'appliquer sans discussion ces conclusions au cas d'un animal placé dans l'air; en effet, la quantité de chaleur perdue par un animal aérien, plongé dans un bain froid, est beaucoup plus grande que la quantité de chaleur perdue par lui dans l'air. L'homme dans l'air, à la température ordinaire, 18° par exemple, perd environ 2 300 calories en vingt-quatre heures; l'homme, plongé dans un bain à 18°, perd 7 cal. 20 par minute, soit 10 368 calories en vingt-quatre heures, soit environ quatre fois et demie plus. Il en est de même pour les animaux.

| | CHALEUR PERDUE POUR 1 H. ET 1 KG. DANS UN MILIEU A 12° | | |
|---|---|---|---|
| | Chien. | Cobaye. | Lapin. |
| Dans l'air | 2^cal^,54 | 6^cal^,60 | 3^cal^,25 |
| Dans l'eau | 16 ,80 | 37 ,80 | 15 ,00 |

Notons, en passant, ce fait intéressant, que les mammifères marins, dont la température est de 38°,8 pour la baleine et 36°,6 pour le marsouin, doivent ou produire une quantité énorme de chaleur, ou être remarquablement protégés contre la conductibilité calorifique, par la nature de leurs téguments. On sait que les oiseaux aquatiques ont les plumes huileuses et ne sont pas mouillés par l'eau, ce qui les protège contre les pertes énormes de chaleur par conductibilité.

Notons encore ce fait du même ordre : les animaux recouverts d'un vernis, qui augmente leur pouvoir thermo-émissif, perdent, même dans l'air, beaucoup plus de chaleur que les animaux normaux. Exemple, pris chez le lapin : calories perdues en une heure et pour 1 kilogramme dans l'air à 10° :

| | Normal. | Après tonte. | Après vernissage. |
|---|---|---|---|
| Lapin *a* | 4,20 | 5,98 | 7,28 |
| — *b* | 4,73 | 5,90 | 8,02 |
| — *c* | 4,31 | 5,40 | 7,85 |
| Moyenne de 8 expériences | 4,16 | 5,97 | 7,58 |

Dès lors, il serait possible, au moins théoriquement, que les modifications de la température cutanée, chez les animaux aériens, fussent insuffisantes pour lutter contre le refroidissement dans l'eau, tout en étant suffisantes pour lutter contre le refroidissement dans l'air, et que, par suite, l'organisme animal luttât contre le refroidissement dans l'air par le seul sacrifice de sa température périphérique. Nous ne pouvons accepter cette hypothèse : on a établi, en effet, que les combustions sont toujours augmentées, chez les homéothermes, sous l'influence du refroidissement de l'atmosphère. Exemple :

La quantité d'acide carbonique produite pour une heure et 1 kilogramme à des températures de 0°, 15° et 35°, est donnée par le tableau suivant :

| | A 0° | A 15° | A 25° |
|---|---|---|---|
| Petits oiseaux . . . . . . . . . . | 18gr,98 | 13gr,03 | 8gr,98 |
| Gros — . . . . . . . . . . | 7 ,15 | 4 ,45 | 2 ,69 |
| Cobayes . . . . . . . . . . . . . | 3 ,54 | 2 ,33 | 2 ,09 |
| Souris . . . . . . . . . . . . . . | 17 ,85 | 16 ,71 | 8 ,99 |

*En résumé : l'animal, qu'il soit dans l'air ou qu'il soit dans l'eau, lutte contre le refroidissement par refroidissement de la peau et par augmentation de la production de chaleur.*

— On doit se demander *où et par quel mécanisme est produit cet excès de chaleur.* La question n'est pas résolue complètement : on a surtout étudié le rôle du système musculaire dans ce phénomène.

On a démontré que les affusions d'eau froide sur la peau du chien déterminent, en même temps qu'une vaso-constriction cutanée, une vaso-dilatation musculaire : en effet, dans ces conditions, la pression sanguine et le débit sanguin augmentent dans les veines musculaires des membres. Il est donc logique de localiser dans les muscles une part tout au moins de l'excès des combustions qui se produisent, sous l'influence du refroidissement cutané, d'autant plus que, pour certains viscères, et en particulier pour le rein, il y a vaso-constriction.

C'est un fait d'observation courante que, sous l'influence du froid, le tonus musculaire est augmenté. On sait que ce tonus doit être considéré comme une réaction réflexe (p. 484) ; et on a signalé, parmi les causes génératrices de ce réflexe, les excitations cutanées qui se produisent constamment. C'est un fait d'observation banale que le froid (air froid, bain froid, douche froide, etc.) provoque le *frisson*, c'est-à-dire une série de très petites secousses musculaires convulsives. Il y a là une source de chaleur, comme nous l'avons précédemment établi.

L'exagération de la tonicité musculaire et le frisson sont produits par l'intervention du système nerveux central, provoquée par l'action exercée par le froid à la périphérie : ce sont des réactions réflexes. Ces deux mécanismes (et cela a été particulièrement étudié pour le frisson), peuvent intervenir de deux façons dans la lutte contre le refroidissement : *préventivement* et *curativement*; préventivement, sous l'influence du froid agissant à la périphérie, et avant tout abaissement de la température centrale; curativement, quand la température centrale s'est abaissée au-dessous de la normale : c'est ainsi que, si l'on abandonne à la température ordinaire un chien anesthésié par le chloral, par exemple, on voit sa température interne s'abaisser progressivement de quelques degrés; puis, quand commencent à se dissiper les effets anesthésiques, on voit se produire un petit frisson, grâce auquel l'abaissement de température se produit moins rapidement; puis un frisson de plus en plus intense, grâce auquel la température reste d'abord stationnaire, puis s'élève progressivement, jusqu'à reprendre sa valeur normale.

Des organes autres que les muscles prennent-ils part à la lutte contre le refroidissement, comme producteurs de chaleur? C'est possible; mais la démonstration expérimentale n'en a pas été faite. Toutefois, dans le cas d'un animal refroidi, dont la température centrale est inférieure à la normale, on a pu démontrer l'influence qu'exerce, dans le réchauffement, le foie, comme producteur de chaleur. Voici les faits. — On peut, en plongeant un animal (chien ou lapin) dans un bain froid à 5° ou 10°, le refroidir progressivement et amener sa température centrale à 30°, par exemple. Supposons que l'expérience soit faite sur le *lapin*, et que l'animal, refroidi à 30°, soit retiré du bain, essuyé et enveloppé de couvertures; des thermomètres ou des aiguilles thermo-électriques enfoncés dans la peau, dans une masse musculaire, dans le foie et dans le rectum, renseignent sur le mode de réchauffement. On constate que, dans une premiere phase, la peau se réchauffe, jusqu'au voisinage de 30°, les parties profondes conservant sensiblement leur température basse; et que, dans une une seconde phase, *pendant laquelle il ne se produit pas de frisson*, le foie se réchauffe, les muscles conservant d'abord leur température basse et ne se réchauffant eux-mêmes que progressivement et secondairement, sans avoir jamais présenté l'exagération de tonicité ou le frisson : c'est là un type de réchauffement, qu'on peut appeler le *type hépatique*, dans lequel la chaleur produite est essentiellement, sinon exclusivement, produite par le foie. — Supposons que l'expérience soit faite sur le chien, refroidi à 30° : on constate que, dans une première phase, la peau se réchauffe jusqu'au voisinage de 30°, les parties profondes conservant sensiblement leur température basse; et que, dans une seconde phase, *pendant laquelle il se produit de violents frissons*, les muscles et le foie se réchauffent simultanément : ce sont d'abord les muscles qui présentent un échauffement plus rapide que le foie; c'est ensuite le foie qui présente un échauffement plus rapide que les muscles : c'est là un type de réchauffement, qu'on peut appeler *type musculo-hépatique*, dans lequel la chaleur est à la fois produite par les muscles et par le foie.

De ces faits, on peut conclure que le foie prend une part essentielle chez le lapin, importante chez le chien, dans la production de chaleur pour la lutte contre le refroidissement, ou plus exactement dans la lutte pour le réchauffement. En est-il de même quand l'animal lutte préventivement contre le refroidissement? C'est possible; mais nous devons nous abstenir de l'affirmer, en l'absence de toute démonstration.

L'organisme n'est pas toujours victorieux dans sa lutte contre le refroidissement; son pouvoir régulateur thermique peut être mis en défaut, et il est des circonstances dans lesquelles la régulation de la température n'est que *partielle* ou *temporaire*.

Il ne s'agit ici que de la température des parties profondes, et non de la température des parties superficielles. En effet, la température des parties superficielles est essentiellement variable et suit (de loin sans doute) les oscillations thermiques du milieu ambiant; ce ne sont que les parties profondes, qui conservent une température constante, dans les conditions où le mécanisme régulateur thermique fonctionne bien. On peut dire que l'animal homéotherme est constitué par un noyau homéotherme, recouvert d'une enveloppe poïkilotherme.

La régulation de la température peut n'être que temporaire et partielle. Sans doute, on a cité le cas d'animaux vivant dans les régions polaires, et dont la température interne se maintient constante à 75° au-dessus de la température ambiante; on a observé :

| | | | |
|---|---|---|---|
| 40°,3 | chez le renard polaire | par un froid de . . | — 35° |
| 39 ,4 | — lièvre polaire | — . . | — 35 |
| 40 ,5 | — loup | — . . | — 33 |
| 37° | chez l'homme bien protégé par ses vêtements | — . . | — 40 à — 50° |

Mais cette régulation n'est possible que pour certaines espèces, et seulement pour des sujets merveilleusement protégés par un abondant pelage. L'homme qui, bien protégé par ses vêtements, résiste de façon absolue à un froid de — 50°, se refroidit (température centrale) quand il est exposé, nu et immobile, à une température inférieure à + 17°.

*La résistance au froid est limitée*, et limitée de deux façons : — 1° *par un certain abaissement de la température ambiante* que l'animal ne peut compenser : cet abaissement varie selon l'espèce considérée; et, dans une même espèce, selon la taille du sujet, selon qu'il est nouveau-né, jeune ou adulte, selon qu'il a sa pelure, qu'il est tondu, qu'il est recouvert d'un vernis, selon que le milieu ambiant est de l'air sec, de l'air humide, de l'eau; — 2° *par une certaine durée du refroidissement* : après un temps (variable suivant l'espèce, l'âge, l'état de nutrition, la nature de la surface du corps, la nature du milieu, la température du milieu), pendant lequel l'animal a lutté avec efficacité contre le refroidissement, la température interne s'abaisse progressivement.

Exemple. — L'homme nu se refroidit, quand il est dans un milieu à température extérieure à + 17°, s'il reste immobile; le porc ne se refroidit pas dans les mêmes conditions. — De deux sujets de même espèce et de taille différente, le plus petit se refroidit plus vite, toutes conditions égales, puisque sa surface rayonnante est, proportionnellement au poids, plus grande que celle du sujet le plus grand. — Le mammifère nouveau-né (enfant ou animal) se refroidit considérablement dans l'air, à la température ordinaire des laboratoires. Chez l'enfant, après la naissance, malgré les couvertures, la température s'abaisse généralement, pendant un à deux jours, à 36°, et même à 35°; — chez les petits animaux, on a constaté que :

| | | | | | | | | |
|---|---|---|---|---|---|---|---|---|
| De petits chiens de 24 h. | dans l'air à | 13° | perdent | 16° | en | 4 heures. |
| — lapins | — | 14 | — | 14 | — | 1/2 heure. |
| — — | — | 14 | — | 16 | — | 3/4 — |
| — — | — | 14 | — | 20 | — | 2 heures. |
| — moineaux de 3 jours | | 17 | — | 18 | — | 4 — |

— Un lapin recouvert de vernis passe de 39°,5 à 22°,8, en vingt-quatre heures, dans l'air à 15°.

— A la fin du jeûne absolu, la température du corps s'abaisse de quelques degrés, dans l'air à la température ordinaire de 15° :

| | | | |
|---|---|---|---|
| Chat au 14° jour de jeûne.. | 38°,7 | Chat au 17° j. de jeûne. | 37°,6 |
| — 15° — .. | 38 ,6 | — 18° — . | 35 ,8 |
| — 16° — .. | 38 ,3 | — 19° — . | 33 ,0 mort. |

— D'intéressantes études ont été faites sur le refroidissement général dans le bain froid.

Voici, prises chez l'homme, dans le bain à 12°, la température du biceps et du rectum : on constate la courte résistance primitive, puis le commencement de la chute des températures :

| | Température du biceps. | Température rectale. |
|---|---|---|
| A l'origine . . . . . . . . . . . | 36°,15 | 37°,15 |
| Après 2 minutes. . . . . . . | 36 ,55 | 37 ,19 |
| — 4 — . . . . . . . . . | 36 ,58 | 37 ,20 |
| — 6 — . . . . . . . . . | 36 ,42 | 37 ,20 |
| — 8 — . . . . . . . . . | 36 ,11 | 37 ,19 |
| — 10 — . . . . . . . . . | 35 ,90 | 37 ,14 |
| — 12 — . . . . . . . . . | 35 ,70 | 37 ,06 |

Voici quelques résultats obtenus, chez le lapin (3 kg. 700) plongé dans un bain à 10° :

| | TEMPÉRATURE DE | | | | |
|---|---|---|---|---|---|
| | Peau. | Tissu cellulaire sous-cutané. | Muscle demi-tendineux. | Foie. | Rectum. |
| A l'origine. . . | 20,7 | 34,5 | 36,1 | 39,0 | 37,9 |
| Après 5 min. . | 21,0 | — | — | — | 37,4 |
| — 30 — . . | — | 26,0 | — | — | 32,8 |
| — 50 — . . | — | 24,4 | 28,6 | 28,9 | 29,5 |
| — 70 — . . | 19,9 | — | 25,3 | — | 23,0 |
| — 90 — . . | — | 22,2 | 20,1 | 24,5 | 21,0 |
| — 100 — . . | mort 18°,0 | | — | — | 18,0 |

Autres exemples :

| | TEMPÉRATURE | | | | |
|---|---|---|---|---|---|
| | Peau. | Tissu cellulaire sous-cutané. | Muscles. | Foie. | Rectum. |
| Porc 40 min. dans bain à 8°. | 16°,2 | 22°,0 | 27°,0 | 32°,0 | 30°,5 |
| Porc 40 min. dans bain à 18°. | 20 ,5 | 24 ,0 | 33 ,0 | 37 ,5 | 36 ,2 |
| Lapin 80 min. dans bain à 9°. | 19 ,7 | 20 ,5 | 21 ,0 | 23 ,0 | 21 ,8 |
| Lapin 80 min. dans bain à 16°. | 24 ,0 | 23 ,5 | 28 ,8 | 31 ,0 | 29 ,5 |
| Lapin 80 min. dans bain à 25°. | 27 ,5 | 29 ,0 | 34 ,9 | 36 ,0 | 35 ,5 |

Ces résultats montrent combien le mammifère aérien résiste mal au refroidissement quand il est plongé dans un bain froid : sa température s'abaisse progressivement, et la mort survient, après une période de diminution de toutes les fonctions vitales, quand la température interne est descendue au voisinage de 20°. Chez l'homme, on a signalé des températures de 24°,7, de 24° et de même 22°,5 (le retour à l'état normal a été dans ces cas obtenu par réchauffement artificiel du sujet), mais non inférieures : la mort se produit vraisemblablement, pour lui, un peu au-dessous de 22°, tandis que le lapin résiste jusqu'à 18°, le chien jusqu'à 20°.

Lorsqu'un animal a été refroidi par le bain froid et qu'il est retiré du bain, deux cas peuvent être distingués, selon que l'abaissement de la température interne est petit ou grand. — 1° Si cet abaissement de température ne dépasse pas quelques degrés, sans qu'il soit possible de fixer un nombre, car les choses varient selon l'espèce (disons seulement, pour fixer les idées, 4°, par exemple), l'animal, retiré du bain, réagit efficacement en fabriquant de la chaleur supplémentaire, d'autant plus efficacement qu'il est plus apte à fabriquer cette chaleur supplémentaire : le chien revient rapidement à la température normale, grâce à sa double réaction musculaire et hépatique signalée précédemment (p. 503); le lapin, par contre, qui ne possède pas de réaction musculaire, mais seulement une réaction hépatique, ne recouvre sa température normale que lentement et péniblement. — 2° Si l'abaissement de la température centrale est grand, sans qu'il soit possible de fixer un nombre, car les choses varient selon l'espèce (disons seulement, pour fixer les idées, 12°, par exemple), la réaction ne se produit plus : c'est ce que les physiologistes expriment en disant que les tissus suffisamment refroidis ont perdu les propriétés physiologiques, grâce auxquelles ils fabriquent, chez l'animal normal, un excès de chaleur (c'est là le simple énoncé d'un fait, ce n'est pas une explication). Dès lors, la température s'abaisse progressivement, même si l'animal est maintenu dans une enceinte à 15°, et la mort survient, précédée d'une phase d'engourdissement général : l'animal est immobile, ou ne fait que des mouvements rares, lents et maladroits; les mouvements respiratoires sont diminués de nombre et d'amplitude et interrompus par des pauses passagères; les battements du cœur sont rares et faibles; la sensibilité, d'abord émoussée, finit par disparaître; une invincible somnolence saisit le sujet et le conduit doucement à la mort. Mais, si imminente que soit la mort, le refroidissement ne produit aucune altération organique irrémédiable; on peut toujours, par un réchauffement artificiel, ramener à la vie un animal refroidi, dont le cœur bat encore, si peu que ce soit, alors même qu'il a perdu toute sensibilité et toute motricité.

On appelle *température critique*, la température interne au-dessous de laquelle l'animal ne peut plus se réchauffer spontanément; on appelle *zéro vital* la température interne au-dessous de laquelle la vie n'est plus possible.

*c*. **La lutte de l'organisme contre l'échauffement.** — Pour *lutter contre l'échauffement*, l'organisme dispose des procédés inverses de ceux qui lui servent à lutter contre le refroidissement. Si on suppose un animal en équilibre thermique, pour une température donnée du milieu ambiant, et si on imagine que cette température s'élève, la radiation calorifique sera diminuée, puisqu'elle est proportionnelle à la différence des températures de la peau de l'animal et du milieu ambiant, et que cette différence est diminuée; si donc la température de la peau reste constante, si la production de chaleur reste constante, l'animal doit s'échauffer. Il ne peut conserver sa température constante qu'aux conditions suivantes : 1° la température de la peau s'élève de façon que la différence des températures de la peau et du milieu ambiant reste la même qu'avant l'échauffement de l'air; 2° la production de chaleur diminue; 3° une partie de la chaleur produite est absorbée.

1° Sous l'influence de l'échauffement du milieu ambiant, la peau présente une *vaso-dilatation* évidente, manifestée par sa rougeur, déterminant une élévation de sa température. Cette vaso-dilatation est essentiellement produite par un mécanisme réflexe, car elle est généralisée, alors même que l'action thermique a été localisée. Cette vaso dilatation constitue un *moyen préventif* de lutte contre l'échauffement, se produisant avant que la température interne se soit modifiée. Elle peut se produire aussi, comme *moyen curatif*, quand, sous une influence quelconque (travail musculaire, inspiration d'air chaud, ingestion d'aliments chauds), la température du sang dépasse la normale.

2° Sous l'influence de l'échauffement du milieu ambiant, *la quantité de chaleur produite diminue* : on sait que, dans ces conditions, l'intensité des combustions diminue : la quantité d'oxygène consommée et la quantité d'acide carbonique produite diminuent. Cette réduction des oxydations se produit certainement, pour une part tout au moins, dans les muscles, dont la tonicité est diminuée; mais il est impossible de dire si cette réduction ne porte que sur les oxydations musculaires, ou si elle intéresse les oxydations accomplies dans d'autres organes.

Ces deux modes de lutte contre l'échauffement pourraient suffire à maintenir constante la température du corps, quand la température ambiante s'élève tout en restant notablement inférieure à la température du corps. Ils sont manifestement insuffisants, quand la température ambiante devient égale ou supérieure à la température du corps : — puisque, pour une température extérieure égale à la température du corps, le rayonnement calorifique est nul et que la chaleur produite dans l'organisme, réduite sans doute, mais non supprimée, ne peut servir qu'à échauffer l'organisme ; — puisque, pour une température extérieure supérieure à la température du corps, l'organisme absorbe de la chaleur (en quantité faible sans doute, quand il est pourvu d'une pelure ou d'un plumage peu conducteurs), et que la température du corps doit augmenter, du fait de cette chaleur absorbée et surtout de la chaleur produite dans l'organisme. Ces considérations établissent la nécessité d'un mécanisme supplémentaire de lutte contre l'échauffement.

3° L'organisme lutte contre l'échauffement par *augmentation de l'évaporation d'eau* à la surface de la peau et dans les voies respiratoires. Normalement, une quantité importante d'eau s'évapore à la périphérie (peau et voies respiratoires); on peut admettre, comme renseignement très approximatif que cette évaporation consomme, chez l'homme adulte de poids moyen, au repos dans une enceinte à 15°, environ 500 calories par vingt-quatre heures. Quand la température extérieure s'élève, l'évaporation cutanée est plus active; c'est là un phénomène physique bien connu, et, de ce fait, la quantité de chaleur absorbée pour cette évaporation augmente. Mais l'organisme intervient activement pour augmenter cette évaporation, et, selon les espèces, il intervient en augmentant l'évaporation cutanée par la sudation (*type à sudation*, homme, cheval, âne), ou l'évaporation respiratoire par la polypnée (*type à polypnée*, chien).

Dans un chapitre spécial (p. 518), nous étudierons la *sécrétion sudorale* et son mécanisme. Rappelons seulement ici que la sudation se produit dans deux circonstances : 1° quand la température extérieure s'élève (quand, par exemple, elle atteint 35° à 40°); 2° quand la température interne s'élève au-dessus de la normale (travail musculaire, inspiration d'air très chaud, ingestion d'aliments ou de boissons chauds). Dans le premier cas, la sudation est un moyen préventif; dans le second cas, un moyen curatif pour lutter contre l'échauffement interne; dans le premier cas, elle est la conséquence d'un réflexe provoqué par une action produite à la périphérie par la chaleur et réfléchie par le système nerveux sur les glandes sudoripares; dans le second cas, elle est la conséquence de la mise en activité autochtone des centres sudoripares par le sang surchauffé.

La quantité de chaleur consommée pour évaporer la sueur est importante : la chaleur de vaporisation de l'eau à 37° étant égale à 581 calories.

Le tableau suivant indique les quantités de sueur produites par l'homme dans diverses circonstances et les quantités correspondantes de chaleur absorbée (on suppose la vaporisation faite à 37°, température du corps).

| | QUANTITÉ DE SUEUR pour 1 heure. | QUANTITÉ DE CHALEUR CORRESPONDANTE pour 1 heure. | pour 24 heures. |
|---|---|---|---|
| Mouvements modérés dans appartement chaud. | 7g,60 | 4cal,42 | 106cal,08 |
| Mouvements violents dans appartement chaud. | 7 ,60 | 4 ,42 | 106 ,08 |
| Mouvements modérés en plein soleil d'été. | 21 ,80 | 12 ,67 | 304 ,08 |
| Mouvements violents en plein soleil d'été. | 28 ,30 | 16 ,44 | 394 ,56 |

Si l'on admet que l'organisme fabrique environ 100 calories par heure (2 400 en vingt-quatre heures), l'évaporation de la sueur sécrétée en plein soleil consomme environ 12,5 p. 100 de cette chaleur.

La consommation de chaleur par l'évaporation sudorale est l'une des raisons (et la principale sinon la seule) pour lesquelles l'homme résiste bien à des températures très élevées dans l'air sec, où l'évaporation est rapide ; tandis qu'il résiste mal à des températures élevées dans l'air saturé d'humidité. L'homme maintient sa température constante, pendant une heure, dans une étuve sèche, à 60°, il ne peut la maintenir que quelques minutes dans une atmosphère humide à 44°.

Exemples. — Dans l'air sec à 94°, la température du corps de l'homme est restée normale (37°,5) après vingt minutes; dans l'air sec à 98°, elle est 38°,6 après vingt minutes; dans l'air sec à 100°, elle est 38°,9 après dix minutes.

— A 48°, le chien maintient sa température normale dans l'air sec ; — il gagne 1°,20 en quarante minutes dans l'air saturé d'humidité ; — il gagne 2°,70 en trois minutes dans un bain.

— Un lapin placé dans une étuve humide (saturée) meurt en deux minutes à 80°, en trois minutes à 60°, en dix minutes à 45° ; — dans une étuve sèche à 100° il meurt en dix minutes. Dans une étuve sèche à 60°, sa température s'élève, il est vrai, jusqu'à 45° et la mort survient; mais la survie est de vingt minutes; elle n'est que de trois minutes dans l'étuve humide à 60°.

| | Température du lapin. | | Température du lapin. |
|---|---|---|---|
| Au début. . . . . . | 39°,5 | Après 10 min. . . . . | 43° |
| Après 2 min. . . . | 41 | — 15 — . . . . . | 44 |
| — 4 — . . . . | 42 | — 20 — . . . . . | 45 mort. |

Dans le chapitre consacré à l'étude de la ventilation pulmonaire (p. 365), nous avons fait connaître les phénomènes de *polypnée thermique* et leur mécanisme, chez le chien. Rappelons seulement ici que la polypnée se produit dans deux circonstances : 1° quand la température extérieure s'élève (quand, par exemple elle atteint 40°); 2° quand la température interne s'élève au-dessus de la normale (travail musculaire, inspiration d'air très chaud, ingestion d'aliments ou de boissons chauds). Dans le premier cas, la polypnée est un moyen préventif, dans le second cas, un moyen curatif, contre l'échauffement interne; dans le premier cas, elle est la conséquence d'un réflexe provoqué par une action produite à la périphérie par la chaleur, et réfléchie par le système nerveux sur l'appareil musculaire de la ventilation pulmonaire; dans le second cas, elle est la conséquence de la mise en activité autochtone, suivant un mode spécial, du centre respiratoire par le sang surchauffé. Nous venons de répéter mot pour mot, au sujet de la polypnée, ce que nous avons dit, quelques lignes plus haut, au sujet de la sudation : n'est-il pas légitime de dire que l'évaporation polypnéique est l'évaporation sudorale des animaux qui n'ont pas de glandes sudoripares, — ou encore, que les animaux polypnéiques suent par les voies respiratoires.

On a mesuré par la balance la quantité d'eau perdue par la polypnée, chez un chien de moyenne taille, et on a rapporté cette quantité à 1 heure et à 1 kilogramme de poids du corps : on a trouvé 11 grammes, ce qui correspond, à la température du corps du chien, 38°, à 6 cal. 3. Or, un chien de moyenne taille produit, pour 1 heure et 1 kilogramme de 2,0 à 3,5 cal.; donc l'animal pourrait perdre par polypnée le double de la chaleur qu'il produit.

La polypnée constitue un mécanisme d'une remarquable efficacité, ainsi qu'en témoignent les faits suivants. Après 14 heures de séjour dans une étuve à 43°, un chien dont la température au début était de 38°,5, a une température de 38°,8. Le même animal muselé (ne pouvant dès lors être polypnéique), présente, dans la même étuve à 43°, une température de 43°,8 après une heure.

— Le mécanisme régulateur antithermique peut être en défaut. C'est le cas, lorsque la température extérieure atteint une certaine valeur, variable suivant le milieu ambiant (air sec, air humide, eau); dans ces conditions, la température du corps augmente progressivement et la mort survient généralement, quand elle dépasse d'environ 5° la température normale (nous disons généralement, mais il y a des exceptions : on a signalé, chez l'homme, exceptionnellement toutefois, des températures de 43° à 44°, dans le cours de certaines maladies infectieuses. avec retour à la santé).

Quand l'hyperthermie commence à se produire, l'animal présente une vive agitation; les battements du cœur et les mouvements respiratoires s'accélèrent et atteignent une fréquence exceptionnelle. Lorsque la température de l'animal se rapproche de la température mortelle, l'agitation cesse pour faire place à un coma interrompu de temps en temps par des crises convulsives. La mort survient brusquement au milieu d'un accès convulsif : l'animal pousse un cri et tombe, fixé dans une attitude étrange. — L'autopsie pratiquée immédiatement montre que le cœur est rigide et inexcitable : on admet que la mort subite résulte de l'arrêt brusque du cœur fixé par la rigidité de chaleur. Les muscles striés sont, comme le muscle cardiaque, en état de rigidité et inexcitables. Les autres éléments anatomiques ne paraissent pas avoir été altérés.

*d.* **L'appareil nerveux thermo-régulateur.** — Les études que nous venons de faire montrent que l'appareil régulateur thermique peut être mis en activité par des actions centrales. — Sous l'influence du froid extérieur, nous avons vu se produire la vaso-constriction cutanée, le frisson musculaire, l'augmentation des combustions ; sous l'influence de la chaleur extérieure, nous avons vu se produire la vaso-dilatation cutanée, la diminution de la tonicité musculaire, la diminution des combustions, la sudation ou la polypnée, sans que la température interne du corps soit modifiée. L'appareil régulateur thermique a fonctionné *préventivement.* — Si, pour une cause quelconque, l'appareil régulateur thermique a manqué à son rôle préventif, si la température interne a dépassé la normale (travail musculaire), ou s'est abaissée au-dessous de la normale (anesthésie chloralique), nous avons vu se produire, sous l'influence du sang surchauffé ou refroidi, des phénomènes réparateurs; la sudation ou la polypnée d'origine centrale d'une part, le frisson d'origine centrale d'autre part. L'appareil régulateur thermique a fonctionné *curativement*.

La régulation thermique est sous la dépendance du système nerveux. En effet, les mécanismes par lesquels l'organisme lutte contre le refroidissement et contre l'échauffement sont pour la plupart commandés par le système nerveux : phénomènes vaso-moteurs, phénomènes de tonicité musculaire et frisson, sudation ou polypnée. En outre, la grandeur de ces phénomènes et leur harmonie concourent à maintenir la température constante, tant que l'appareil thermo-régulateur n'est pas débordé. C'est là la preuve de l'existence d'un appareil nerveux recueillant les impressions calorifiques périphériques ou centrales et réagissant sur la périphérie suivant les besoins et dans la mesure des besoins.

L'appareil régulateur thermique est mis en activité sous l'influence de la chaleur et du froid agissant sur la peau. Dans ce cas, les voies centripètes du réflexe sont représentées par les nerfs sensibles de la peau, les voies centrifuges, par les nerfs vaso-moteurs, moteurs, sudoripares. Où se mettent en rapport les voies centripètes et les voies centrifuges? Où se trouve le centre présidant à la régulation thermique? On ne possède pas de données certaines à ce sujet.

Nous signalerons, à titre d'indications, les modifications de la température interne, consécutives à certaines actions portées sur le système nerveux central, actions qui faussent le mécanisme thermo-régulateur.

Si on sectionne, chez le lapin, la moelle entre les régions cervicale et dorsale on constate que la température du corps tombe en quelques heures à 20°, l'animal étant placé dans une enceinte à 15°. — On obtient le même résultat, si, au lieu de pratiquer cette section de la moelle, on enlève successivement, en plusieurs séances, la moelle dorsale et la moelle lombaire dans leur totalité. L'animal ainsi opéré (section sous-cervicale, ou ablation de la moelle dorso-lombaire), étant protégé contre le refroidissement par des couvertures, conserve une température de 38°; — au bout de plusieurs semaines, il a même recouvré la propriété de se maintenir à 38° sans couvertures, pourvu que la température ambiante ne soit pas inférieure à 10°. Sous l'influence de l'opération, il se produit une vaso-dilatation énorme et une résolution musculaire complète, dans toutes les parties du corps innervées par des fibres issues de la moelle, au-dessous de la section : le train antérieur de l'animal est incapable de suppléer le train postérieur. La réapparition du pouvoir thermo-régulateur, après plusieurs semaines, a été interprétée par quelques physiologistes, mais non pas par tous, comme résultant de la disparition d'une inhibition du centre thermo-régulateur provoquée par l'opération. Cette inhibition disparaissant, le train antérieur de l'animal, en relation avec le centre thermo-régulateur, pourrait suppléer le train postérieur. C'est pour cela qu'on a proposé de localiser le centre thermo-régulateur au-dessus de la moelle dorsale.

Si on enlève, chez le pigeon, les hémisphères cérébraux, on n'observe aucune modification thermométrique ou calorifique : la température reste normale, constante, avec l'oscillation journalière ; la quantité de chaleur rayonnée est normale. C'est pour cela qu'on a proposé de localiser le centre thermo-régulateur au-dessous des hémisphères cérébraux.

Mais, entre les hémisphères cérébraux et la moelle dorsale, on ne peut préciser, dans ce vaste territoire, la place du centre thermo-régulateur. — Les expériences de section de l'axe nerveux, dans la région médullaire, ne peuvent donner de renseignement, car elles déterminent la vaso-dilatation et la résolution musculaire dans les régions du corps sous-jacentes, privant le centre thermo-régulateur de ses moyens d'action. — Les expériences de section de l'axe nerveux encéphalique n'ont pas fourni de renseignements nets, car si elles ne déterminent jamais que des vaso-dilatations et des résolutions musculaires très limitées, elles peuvent inhiber à distance le centre thermo-régulateur, et provoquer ainsi des troubles thermiques, sans que le centre ait été directement intéressé par l'opération : c'est ainsi qu'on a souvent noté, chez le chien et chez le lapin, une élévation de température de 2° environ, après piqûre des couches optiques et des corps striés; c'est ainsi qu'on a souvent signalé, chez l'homme, une élévation de température de 3° et plus, à la suite d'hémorragies ou de ramollissements cérébraux ; c'est ainsi qu'on a observé une importante élévation de température, chez les animaux, à la suite de piqûres, sections ou hémi-sections de la protubérance et de la moelle cervicale.

On a étudié l'action de diverses substances toxiques sur la température du corps. On peut dire de façon générale que les anesthésiques et les paralysant abaissent la température et que les convulsivants l'élèvent.

c. **Des fièvres.** — On désigne sous le nom de *fièvres*, des états pathologiques essentiellement caractérisés par une élévation de température. Les fièvres diffèrent par leurs causes et par leurs manifestations cliniques et thermométriques. La question est d'ordre pathologique ; nous n'en donnons ici qu'un aperçu.

Dans la fièvre, l'appareil thermo-régulateur est en défaut. Ou bien, il est *débordé*, c'est-à-dire il est impuissant à faire face aux nécessités de la situation; ou bien il est *déréglé*, ou plus exactement réglé pour une température anormale.

Nous avons signalé deux cas, dans lesquels l'appareil thermo-régulateur est débordé, et dans lesquels la température s'élève au-dessus de la normale : 1° le cas de travail musculaire considérable; 2° le cas d'une température élevée du milieu ambiant. En est-il de même dans la fièvre?

En général, la quantité de chaleur produite dans la fièvre dépasse de 20 à 50 p. 100 la quantité normale, les expériences de calorimétrie le démontrent; mais ce ne sont pas là des excès de chaleur que l'organisme normal ne puisse largement compenser. D'ailleurs, il y a des cas de fièvre, rares sans doute, mais bien constatés, sans augmentation de la production de chaleur.

En général, au début de la fièvre, la radiation calorifique diminue, par suite de la constriction des vaisseaux de la peau, les expériences de calorimétrie le démontrent; mais ce n'est pas là une modification que l'organisme normal ne puisse compenser. D'ailleurs, il y a des cas de fièvre, sans diminution de la radiation calorifique, même au début.

*L'appareil thermo-régulateur, supposé normal*, n'est donc pas débordé dans la fièvre, par une augmentation de la chaleur produite ou par une diminution de la chaleur rayonnée.

*Nous admettons que, dans la fièvre, l'appareil thermo-régulateur est réglé par une température anormale et pour une courbe anormale de la température.* Dans cette hypothèse, les phénomènes signalés, surproduction de chaleur, diminution de radiation, ne sont pas la cause, mais la conséquence du changement de réglage; ils sont provoqués par l'appareil thermo-régulateur lui-même, pour amener la température à la nouvelle valeur, pour laquelle il est réglé.

Si l'appareil est brusquement réglé pour 40°, chez un homme dont la température est 37°, cet homme se trouve dans les mêmes conditions que l'homme dont l'appareil est réglé pour 37° et dont la température est tombée à 34°. Le sujet réagit : 1° en augmentant la production de chaleur (augmentation de la tonicité musculaire, production de frissons, augmentation des combustions); 2° en diminuant la radiation de chaleur (vaso-constriction cutanée, suppression de la sueur et desséchement de la peau), tous phénomènes qu'on observe, ou dont on observe au moins quelques-uns dans la fièvre. Selon les circonstances d'ailleurs, selon que la cause de la fièvre aura modifié plus ou moins profondément le fonctionnement des instruments dont dispose le centre thermo-régulateur, celui-ci aura recours à tels ou tels de ces instruments.

Quand la température pour laquelle est réglé l'appareil thermo-régulateur fébrile est atteinte, il maintient cette température aussi exactement qu'il maintenait auparavant la température normale. On en peut fournir des preuves : que l'air soit chaud ou froid, le fébricitant maintient sa température à 40° ; plongé dans un bain froid, le fébricitant lutte contre le refroidissement, en fabriquant plus de chaleur, etc.

L'homme fébricitant est comparable aux mammifères dont la température normale est 40°; il règle sa production et sa dépense calorifiques, de façon à maintenir cette température constante.

Les choses demeurent ainsi jusqu'à ce que la cause de la fièvre disparaissant, l'appareil thermo-régulateur est de nouveau réglé pour 37°. Le corps étant alors au-dessus de cette température, on voit apparaître, comme moyens curatifs de l'hyperthermie, la vaso-dilatation cutanée, la sudation, la résolution musculaire.

Ainsi comprise, la fièvre relève du thermomètre; elle ne relève pas du calorimètre, comme certains l'ont prétendu. Fondamentalement, la question de la fièvre n'est pas une question de production ou de radiation de chaleur, c'est une question de température.

*Nous distinguerons de façon absolue la fièvre et les hyperthermies fonctionnelles* : la *fièvre*, dans laquelle l'organisme, pour maintenir sa température constante à un degré supérieur à la normale, augmente sa production, diminue sa radiation et lutte activement contre toute cause tendant à ramener sa température à la normale; les *hyperthermies fonctionnelles* (hyperthermie du travail musculaire, par exemple), dans lesquelles l'organisme diminue sa production, augmente sa radiation et lutte activement pour ramener sa température à la normale.

A côté de cette hyperthermie fébrile, y a-t-il une hypothermie de même nature, une hypothermie qu'on pourrait appeler fébrile, c'est-à dire résultant du déréglage de l'appareil thermo-régulateur? On n'en a pas signalé d'exemples incontestables. — Si on considère l'ensemble des homéothermes, les appareils thermo-régulateurs ne sont pas réglés au même niveau, et, dans cette série, l'homme représente un cas d'hypothermie.

## 2. Les poïkilothermes.

Aux *homéothermes*, on oppose les *poïkilothermes*, improprement appelés *animaux à sang froid*; nous disons improprement, puisque leur température peut égaler celle des animaux à sang chaud, quand les conditions du milieu ambiant sont convenables.

Ces animaux (poissons, batraciens, reptiles et invertébrés) sont caractérisés par les oscillations de leur température, parallèles aux oscillations de température du milieu ambiant. Voici un exemple, pris sur la tortue :

| Température ambiante. | Température interne. | Excès de température sur le milieu. |
|---|---|---|
| — | — | — |
| 38°,4 | 39°,3 | 0°,9 |
| 30 ,6 | 31 ,1 | 0 ,8 |
| 15 ,4 | 15 ,7 | 0 ,4 |
| 13 ,6 | 13 ,9 | 0 ,3 |

Nous notons, dans tous les cas, un excès de la température interne sur la température du milieu ambiant. Cet excès de la température varie suivant l'espèce animale considérée, suivant la nature et la température du milieu ambiant. On a constaté que les poissons ont de 0°,2 à 0°,3 au-dessus du milieu ambiant; les tortues, de 0°,3 à 0°,9; la vipère, 5°; le lézard, de 7° à 8°; le boa, au moins, pendant l'incubation, 21°,5 (température du corps, 41°,5 dans une atmosphère à 20°). — Chez quelques batraciens nus, et notamment chez la grenouille, on a quelquefois relevé une température de quelques dixièmes de degré inférieure à la température ambiante : cet abaissement de température est la conséquence du refroidissement dû à l'évaporation de l'eau à la surface du corps.

Les poïkilothermes n'ont pas d'appareil thermo-régulateur. Ils constituent dès lors de précieux réactifs pour l'étude de l'action de la température sur des phénomènes nutritifs de l'organisme. C'est ainsi qu'on a établi, chez eux, que la grandeur des échanges nutritifs et respiratoires augmente avec la température : c'est là ce qui explique

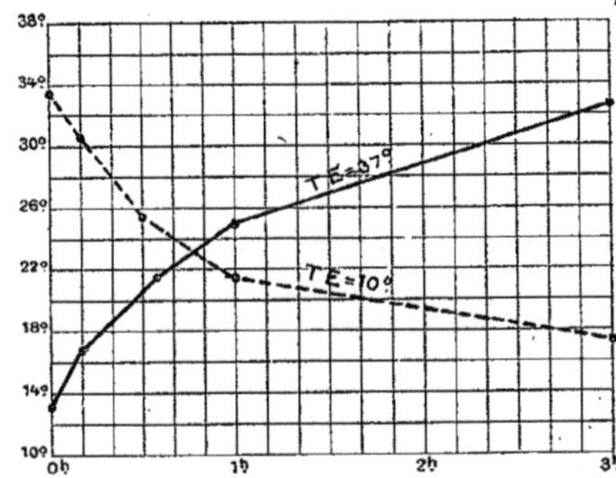


Fig. 196. -- Variations de la température d'un animal à sang froid d'après celle de son milieu.

Ligne pleine : tortue dont la température propre initiale est 13°, placée brusquement dans un milieu à la température de 37°. Marche du réchauffement. Ligne de traits : tortue dont la température initiale est 33°, placée brusquement dans un milieu à la température de 10°. Marche du refroidissement (d'après Richet).

que l'excès de leur température sur celle du milieu ambiant est d'autant plus grand que la température du milieu ambiant est plus élevée.

# CHAPITRE XXIV

## LES GLANDES SUDORIPARES

Sommaire. — Les glandes sudoripares. Les causes de la sudation. Action du système nerveux, nerfs sudoripares. Nerfs sudoripares et nerfs vaso-dilatateurs; sudation et circulation. Trajet des nerfs sudoripares des membres. Centres sudoripares médullaires; fonctionnement réflexe et fonctionnement autochtone. Nerfs sudoripares de la face.
Action de la pilocarpine et de l'atropine sur la sécrétion sudorale.
Existe-t-il des nerfs fréno-sudoraux ?

La sueur est sécrétée par de petites glandes, constituées par un tube pelotonné, logé dans le tissu sous-dermique; elle se déverse à la surface de la peau par un canal excréteur rectiligne. Ces glandes sont inégalement réparties à la surface du corps, chez l'homme : elles sont plus abondantes à la paume de la main, à la plante du pied, dans l'aisselle, dans le pli de l'aine, au front, à la partie antérieure de la poitrine. Le cheval sue abondamment. Chez le chat[1] et chez le jeune chien, on n'observe la sudation qu'à la pulpe des doigts, dans les parties non couvertes de poils : le chien adulte, le lapin, la chèvre ne suent pas. Le bœuf a une abondante sécrétion du mufle qu'on peut assimiler à une sudation.

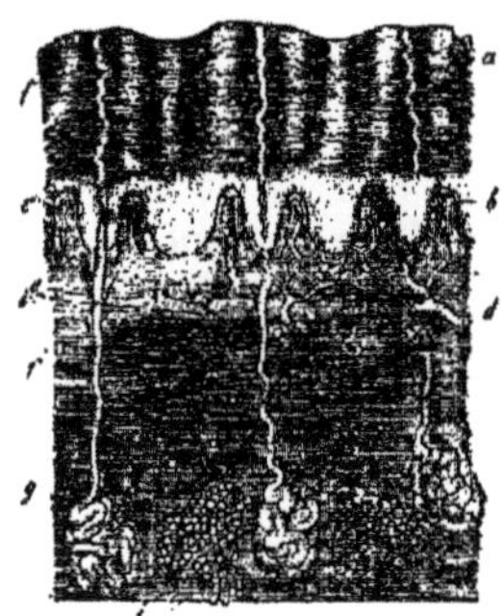

Fig. 197. — Glandes sudoripares.

Coupe de la peau de l'homme perpendiculairement à sa surface : *a*, couche cornée de l'épiderme ; *b*, corps muqueux de Malpighi ; *c*, papilles du derme ; *h*, amas de cellules adipeuses sous le derme ; *g*, glomérule de la glande sudoripare ; *e*, canal excréteur de la glande ; *d*, vaisseaux ; *i*, nerfs (d'après Duval).

Quand il n'apparaît pas de gouttelettes de sueur sur les téguments, et qu'il se produit simplement une évaporation modérée, on dit qu'il y a *transpiration insensible.*

La sudation se produit, dans les circonstances suivantes, chez l'homme surtout : 1° quand la température ambiante, s'élevant, s'approche de la température du corps ; 2° quand, par suite d'un

1. Le chat nouveau-né ne sue pas, même aux pulpes digitales : — on sait que l'enfant nouveau-né ne sue pas non plus.

travail musculaire énergique, la température du corps tend à s'élever au-dessus de la normale. On observe encore la sudation dans un certain nombre d'autres circonstances normales ou pathologiques : dans la dyspnée, dans l'asphyxie, dans l'agonie, etc.

La sudation est commandée par le système nerveux. Il se produit une sudation généralisée, chez l'homme, quand la chaleur agit sur une partie limitée du corps, et sans qu'il y ait eu échauffements, du sang; c'est là une sudation réflexe, nécessairement commandée par le système nerveux. On a observé, chez l'homme, dans des cas pathologiques, soit la suppression de la sudation dans une région limitée du corps (lésions destructrices du système nerveux), soit l'établissement d'une sudation permanente (lésions irritatives du système nerveux). — Si on sectionne un nerf sciatique, chez le chat, et si on place l'animal dans une étuve à 40°, on voit la sueur apparaître sur les pulpes des trois pattes dont les nerfs sont intacts, mais non sur les pulpes de la patte dont le nerf sciatique a été sectionné. — Si on excite le bout périphérique d'un nerf sciatique sectionné, chez le chat, on détermine la sudation sur la pulpe des doigts de la patte correspondante : il s'agit bien là d'une sudation vraie et non d'une expulsion de sueur préformée, par suite d'une contraction des fibres musculaires lisses de la peau, consécutive à l'excitation du nerf, car cette sudation se produit pendant plusieurs heures sous l'influence d'excitations répétées (mêmes résultats sur la patte antérieure, à la suite de la section et de l'excitation des nerfs médian et cubital).

Quand la sudation se produit, sous l'influence de la chaleur extérieure ou du travail musculaire, par exemple, la peau est congestionnée. On doit donc rechercher si la sudation est une conséquence de la vaso-dilatation, et si les nerfs sudoripares sont les nerfs vaso-dilatateurs. — Les nerfs sudoripares ne sont pas les nerfs vaso-dilatateurs, car on peut observer une sudation sans vaso-dilatation, et inversement une vaso-dilatation sans sudation. Il se produit quelquefois une sudation, accompagnée de pâleur, sous l'influence des émotions (peur), ou à l'agonie. — Si on excite le bout périphérique du nerf sciatique du chat au moyen de courants très faibles, on voit souvent la peau pâlir, la température baisser, et pourtant des gouttelettes de sueur apparaissent à la pulpe digitale. — Si on excite le bout périphérique du nerf sciatique, chez de jeunes chiens ou chez des chats curarisés, après avoir lié l'artère crurale correspondante, ou même l'aorte abdominale, on provoque une sudation digitale. Enfin, on a pu provoquer, par l'excitation du nerf sciatique, pendant vingt minutes, une sudation modérée dans une patte de chat amputée, toute circulation étant suspendue. — Si on injecte sous la peau du chat de l'atropine, on ne peut plus provoquer la sudation par l'excitation du nerf sciatique; il n'en serait pas ainsi, si la sudation était la

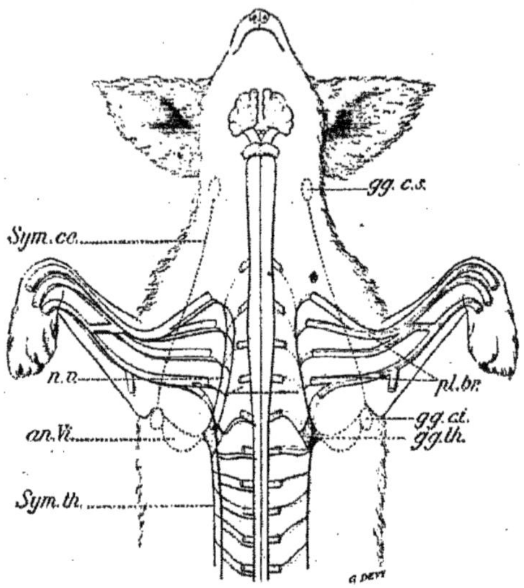


Fig. 193. — Origine médullaire et distribution des nerfs moteurs ganglionnaires du membre thoracique.

Nerfs vaso-moteurs en rouge; nerfs sudoraux en jaune. Les rameaux d'origine sont fournis par la moelle thoracique et suivent la chaîne sympathique; les rameaux de distribution suivent le nerf vertébral *n.v.* pour rejoindre le plexus brachial.

conséquence nécessaire d'une vaso-dilatation, car l'atropine ne modifie pas les phénomènes vaso-dilatateurs.

La sudation n'est donc pas liée indissolublement à une vaso-dilatation; toutefois la conservation de la circulation est une condition nécessaire de la sudation continuée, car le sang contient la réserve des matières premières de la sudation. La sudation ne dure que quinze à vingt minutes dans le membre amputé. Chez l'animal dont l'aorte a été comprimée ou liée, la sudation, sous l'influence de l'excitation du nerf sciatique, ne dure pas plus de quinze minutes; elle cesse ensuite de se produire, bien qu'on continue l'excitation, et ne reparaît que si on cesse de comprimer l'aorte.

*Quel trajet suivent les nerfs sudoripares, de la moelle à la périphérie?* La section des racines antérieures et des racines postérieures, correspondant aux nerfs sciatique, médian et cubital (nerfs qui contiennent les fibres sudoripares des membres), chez le chat, n'intéresse pas les nerfs sudoripares. En effet, après ces sections, la sudation se produit aux pulpes digitales, quand on place l'animal dans une étuve,

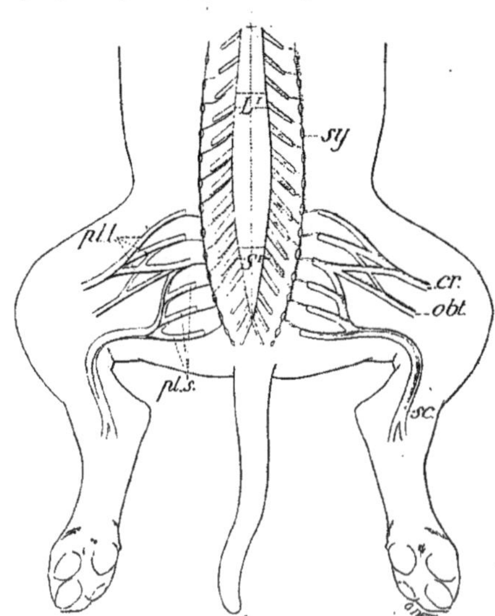


Fig. 199. — Origine médullaire et distribution des nerfs moteurs ganglionnaires du membre abdominal.

Nerfs vaso-moteurs en rouge; nerfs sudoripares en jaune. A quelques variations près, les origines et la distribution des nerfs involontaires de fonctions différentes sont sensiblement les mêmes.

ou quand on le soumet à l'asphyxie. L'excitation de ces mêmes racines ne produit pas de sudation. Les nerfs sudoripares ne suivent donc pas, au voisinage de la moelle, le même trajet que les nerfs moteurs. — La section des racines antérieures, des six premières paires dorsales supprime la sudation d'origine réflexe ou d'origine centrale (chaleur périphérique et asphyxie), dans le membre antérieur correspondant; l'excitation de ces mêmes racines provoque la sudation aux pulpes digitales correspondantes. La section des racines antérieures des deux dernières paires dorsales et des quatre premières paires lombaires supprime la sudation d'origine réflexe ou d'origine centrale dans le membre postérieur correspondant; l'excitation des mêmes racines provoque la sudation aux pulpes digitales correspondantes. La section et l'excitation des autres racines antérieures sont sans action sur la sudation des pulpes digitales. La section du sympathique abdominal, au-dessous du point où il reçoit le rameau communicant du quatrième nerf lombaire, supprime la sudation d'origine réflexe ou d'origine centrale dans le membre postérieur correspondant; son excitation, dans la région lombaire supérieure, provoque la sudation dans les pulpes digitales correspondantes. La section du sympathique thoracique, au niveau du ganglion premier thoracique, ou l'arrachement de ce ganglion, suppriment la sudation d'origine réflexe ou d'origine centrale dans le membre antérieur correspondant; son excitation, dans la région dorsale supérieure, provoque la sudation dans les pulpes digitales correspondantes.

En résumé, les nerfs sudoripares du membre supérieur quittent la moelle par les racines antérieures des six premiers dorsaux, gagnent, par les rameaux communicants, les ganglions sympathiques, remontent dans la chaine sympathique et finalement gagnent par les rameaux communicants correspondants les nerfs cubital et médian; — les nerfs sudoripares du membre inférieur quittent la moelle par les racines antérieures des deux derniers nerfs dorsaux et des quatre premiers nerfs lombaires, gagnent, par les rameaux communicants, les ganglions sympathiques, descendent dans la chaine sympathique et finalement gagnent par les rameaux communicants correspondants le nerf sciatique. Les premiers naissent de la moelle au-dessous des nerfs sensitivo-moteurs; les seconds, au dessus des nerfs sensitivo-moteurs correspondants. Les uns et les autres suivent rigoureusement le trajet des nerfs vasculaires correspondants.

Si on sectionne la moelle entre les huitième et neuvième vertèbres dorsales, et si on soumet l'animal à la chaleur ou à l'asphyxie, on provoque une sudation des pulpes digitales des membres postérieurs (l'expérience ne réussit d'ailleurs que si l'on a attendu que les effets inhibiteurs de la section médullaire se soient dissipés : deux jours suffisent). — Si on sectionne la moelle au même niveau, et si on sectionne les racines postérieures du segment médullaire sous-jacent, la sudation ne se produit plus aux pulpes digitales, sous l'influence de la chaleur; elle se produit, au contraire, sous l'influence de l'asphyxie, ou sous l'influence de l'ingestion d'une grande quantité d'eau à 45°, capable d'élever la température du sang. Ces différents faits établissent qu'il existe, au-dessous de la section médullaire, un centre nerveux de la sudation des pulpes digitales des membres postérieurs; ce centre peut être excité par des impressions nées à la périphérie (chaleur) et transmises à la moelle par les racines postérieures correspondantes; — ou bien il peut être excité directement par le sang asphyxique, ou par le sang surchauffé : il présente donc un fonctionnement réflexe et un fonctionnement automatique ou autochtone.

Si on sectionne la moelle entre les huitième et neuvième vertèbres dorsales (en enlevant même le segment médullaire sous-jacent), l'action de la chaleur ou de l'asphyxie provoque encore la sudation des pulpes digitales antérieures : il existe donc un centre sudoripare des membres antérieurs distinct du centre sudoripare des membres postérieurs. — La sudation se produit encore, dans les membres antérieurs, sous les mêmes influences (chaleur, asphyxie), quand on a en outre pratiqué une section sous-bulbaire de la moelle (avec conservation de la vie par la respiration artificielle); le centre sudoripare des membres supérieurs peut donc être localisé au-dessus de cette section. — On démontre, comme pour le centre sudoripare des membres inférieurs, que ce centre supérieur fonctionne de façon réflexe (sous l'influence de la chaleur agissant à la périphérie), ou autochtone (sous l'influence du sang asphyxique, ou du sang surchauffé).

On a fait quelques études, incomplètes d'ailleurs, sur les nerfs sudoripares de la face, chez l'homme, le cheval, le porc (glandes du groin). On a établi que le nerf trijumeau contient les fibres sudoripares de la face; la section de ce nerf supprime la sudation faciale du côté correspondant; l'excitation, pratiquée chez le porc et chez le cheval, provoque la sudation. — On démontre, pour les glandes du groin du porc, que les filets sécrétoires proviennent essentiellement de la moelle dorsale et gagnent la face par le sympathique dorsal supérieur, par le sympathique cervical, et par le nerf trijumeau : la section des fibres sympathiques, en un point de ce trajet, supprime la sécrétion du côté correspondant; leur excitation provoque la sudation. Chez le cheval, au contraire, la plus grande partie des fibres sudoripares de la face ne passe pas dans le sympathique, car la section du sympathique ne supprime pas la sécrétion sudorale (chaleur ou asphyxie). On sait que les nerfs vasculaires de la face ont aussi une double origine; le nerf trijumeau les reçoit, partie du sympathique, partie de ses propres racines; et, selon les sujets ou les espèces, la part de l'une ou de l'autre origine est plus ou moins grande. L'étude complète des nerfs sudoripares de la face est encore à faire.

Existe-t-il, à côté ou au-dessus des centres sudoripares médullaires, un centre bulbaire? On l'a prétendu, en s'appuyant sur ce fait, que la sudation réflexe est moins abondante, chez l'animal dont la moelle a été sectionnée au-dessous du bulbe, que chez l'animal normal. Le fait est exact, mais il ne prouve pas l'existence d'un centre bulbaire : la section sous-bulbaire de la moelle détermine une inhibition temporaire des centres réflexes sous-jacents, suffisante pour expliquer la diminution de la sudation : chez un animal à section sous-bulbaire, dont la vie doit être entretenue par la respiration artificielle, l'expérience est toujours faite pendant la période d'inhibition médullaire. L'existence d'un centre sudoripare bulbaire n'est pas établie.

On a prétendu qu'il existe des centres cérébraux de la sudation, parce que certaines émotions provoquent une sudation. Le fait est vrai; mais il démontre seulement que les centres sudoripares peuvent être mis en activité par des impressions cérébrales.

La pilocarpine et l'atropine, ou leurs sels, agissent de remarquable façon sur la sécrétion sudorale. La pilocarpine (1 cg. pour un chat) la provoque abondante et prolongée; l'atropine (1 mg. pour un chat) la suspend : l'excitation du nerf sciatique, chez le chat atropiné, est absolument inefficace.

Si on injecte 1 centigramme de pilocarpine sous la peau d'un chat, dont on a sectionné un nerfs ciatique, on voit la sudation apparaître, abondante aux quatre pattes. Cette observation démontre que la pilocarpine exerce une action à la périphérie, sans démontrer toutefois qu'elle n'exerce pas d'action centrale. Cette action périphérique s'exerce-t-elle sur l'élément nerveux ou sur l'élément glandulaire du système périphérique? Si on répète l'expérience sur un animal dont le nerf sciatique a été sectionné deux jours auparavant, la sécrétion sudorale est moins abondante à la patte correspondante qu'aux trois autres. Si on répète l'expérience sur un animal dont le nerf sciatique a été sectionné six jours auparavant (le nerf est dégénéré), la sécrétion sudorale est nulle à la patte correspondante. La pilocarpine agit donc sur l'appareil nerveux terminal, car on ne saurait admettre comme vraisemblable une dégénérescence glandulaire, rigoureusement parallèle à la dégénérescence nerveuse.

Mais l'action de la pilocarpine ne s'exerce pas seulement à la périphérie; elle s'exerce aussi au niveau des centres sudoripares. — Si on lie l'aorte abdominale du chat, et si on injecte dans une veine jugulaire 1 centigramme de pilocarpine, on voit la sécrétion sudorale se produire, abondante aux pattes antérieures, faible, mais très nette, aux pattes postérieures; or, on ne saurait admettre que la pilocarpine soit venue au contact des terminaisons nerveuses, dans les pulpes digitales des pattes postérieures, puisque l'aorte est liée : donc l'action n'a pu porter que sur les centres sudoripares lombaires. Cette conclusion se trouve encore appuyée par ce fait que la section d'un nerf sciatique, chez le chat à aorte abdominale liée, empêche la sécrétion sudorale de se produire du côté correspondant, sous l'influence de la pilocarpine.

L'atropine est l'antagoniste typique de la pilocarpine : chez l'animal atropiné, il ne se produit plus de sudation, sous l'influence de l'action périphérique ou centrale de la chaleur, de l'asphyxie, de l'excitation des nerfs sciatique, médian et cubital. — On démontre, comme pour la pilocarpine, que l'action de l'atropine s'exerce à la fois sur l'appareil nerveux terminal et sur les centres sudoripares.

On a cherché à établir l'existence de *nerfs fréno-sudoraux*, antagonistes des nerfs sudoripares.

Si on sectionne, chez le cheval, le sympathique cervical, on voit la peau de la face, au voisinage de l'oreille, se couvrir de sueur; l'excitation du bout supérieur du cordon sympathique diminue cette sudation. — Ce fait ne démontre pas l'existence de nerfs fréno-sudoraux dans le sympathique, car il trouve une explication suffisante dans la vaso-constriction faciale, consécutive à l'excitation du sympathique. — Si on excite le bout périphérique du nerf sciatique sectionné, chez un chat qui a reçu une injection faible de pilocarpine, on voit quelquefois la sudation diminuer. Ce fait ne démontre pas l'existence de nerfs fréno-sudoraux dans le nerf sciatique, car il trouve une explication suffisante dans la vaso-constriction consécutive à l'excitation de ce nerf.

L'existence des nerfs fréno-sudoraux est encore à démontrer.

# CHAPITRE XXV

## LE CYCLES DU CARBONE ET DE L'AZOTE. NOTIONS ÉLÉMENTAIRES DE PHYSIOLOGIE GÉNÉRALE

SOMMAIRE. — 1. **Cycles du carbone.** Les plantes à chlorophylle : décomposition de l'acide carbonique, fixation du carbone, libération d'oxygène. L'amidon, les graisses. Retour le plus simple à l'acide carbonique. Cycles complexes. De l'amidon à l'acide carbonique par la cellulose : fermentation de la cellulose. De l'amidon à l'acide carbonique par les sucres, chez les végétaux et chez les animaux. Phénomènes énergétiques dans le cycle évolutif du carbone.

2. **Cycles de l'azote.** — Les plantes fabriquent des protéines aux dépens des nitrates, des sels ammoniacaux et des corps azotés de l'humus. Origines des nitrates : acide nitrique atmosphérique; ferments nitriques transformant l'ammoniaque; phase nitreuse, phase nitrique. Origine de l'ammoniaque. Origine des corps azotés de l'humus : fixation d'azote atmosphérique par les microbes du sol; fixation d'azote par les légumineuses; symbiose bactéries-légumineuses. Évolution des protéines chez les animaux : produits de décomposition et leur destinée. Rôle respectif des bactéries, des végétaux, des animaux, dans le cycle de l'azote.

Les êtres vivants empruntent au monde extérieur les éléments de leurs tissus et de leurs réserves; ils lui rendent les déchets de leur fonctionnement. Il se produit ainsi un *mouvement incessant d'entrée et de sortie*, une évolution constante des produits chimiques, qui jouent un rôle dans les phénomènes de la vie. Nous étudierons ce *cercle évolutif pour le carbone et pour l'azote.*

Dans l'atmosphère et dans les eaux, qui constituent le *milieu ambiant*, on trouve de l'*azote*, de l'*acide carbonique*, de l'*eau*: — dans les êtres vivants, on trouve des *hydrocarbones*, des *graisses*, des *protéines*. Comment passe-t-on des premières substances aux secondes, et de celles-ci aux produits d'élimination et finalement à l'azote, à l'acide carbonique, à l'eau?

Les plantes peuvent faire la synthèse de composés complexes, en partant d'éléments simples; les animaux ne le peuvent pas : ils doivent emprunter aux tissus végétaux ou animaux ces composés complexes.

### 1. *Les cycles du carbone.*

Les plantes à chlorophylle, exposées à la lumière, dans une atmosphère contenant de l'acide carbonique, même en très faibles proportions, fixent le carbone de ce gaz et en libèrent l'oxygène. On a démontré que le volume d'oxygène libéré est égal au volume d'acide carbonique décomposé; par conséquent, l'acide carbonique est décomposé par la plante en carbone qui est retenu, et en oxygène qui est éliminé en totalité. Si on examine une partie vivante végétale, on y trouve des grains d'amidon $C^6(H^2O)^5$, qu'on peut considérer comme résultant de l'union d'eau et de carbone : le carbone peut provenir de la décomposition de l'acide carbonique : l'eau existe dans le milieu ambiant et dans les tissus végétaux. Si on expose à la lumière une plante verte, ne contenant pas de réserves amylacées (il suffit au préalable de la maintenir quelque temps à l'obscurité), on la voit se charger d'amidon à mesure qu'elle décompose de l'acide carbonique et dégage de l'oxygène (à la lumière solaire, ces grains se sont déjà formés en cinq minutes chez la spirogyre, en une heure chez l'elodea, etc.). Dans certaines plantes, il ne se forme pas d'amidon, mais les sucs cellulaires se chargent de glycose $C^6(H^2O)^6$. Ces hydrocarbones se produisent-ils d'emblée? Les premiers produits formés sont-ils autres? Nous l'ignorons.

Les graisses végétales se produisent-elles directement aux dépens de l'acide carbonique et de l'eau, avec élimination d'un volume d'oxygène plus grand que le volume d'acide carbonique décomposé? Se produisent-elles par réduction des hydrocarbones? Se produisent-elles par un autre mécanisme? Nous l'ignorons.

Si on abandonne à l'obscurité une plante contenant des hydrocarbones, on constate une consommation d'oxygène, une production d'acide carbonique, une disparition des hydrocarbones. Le volume d'oxygène consommé étant égal au volume d'acide carbonique produit, il est évident que ces hydrocarbones ont été brûlés et ont fourni de l'acide carbonique et de l'eau. C'est là le cycle le plus simple du carbone : parti de l'acide carbonique, il donne des hydrocarbones et revient à l'acide carbonique.

Au moment de la germination ou du développement, les hydrocarbones accumulés dans le végétal ou dans la graine se transforment en glycose, pour circuler dans la plante; cette glycose constituant la matière première aux dépens de laquelle se formeront divers constituants des tissus végétaux, et notamment la cellulose. Dans les plantes mortes, soumises à la décomposition, la cellulose est transformée par les micro-organismes; la transformation varie suivant l'agent qui la provoque; tantôt elle donne naissance à l'acide carbonique, au gaz des marais, à l'hydrogène; tantôt elle donne naissance à l'acide carbonique, à l'hydrogene, aux acides gras (butyrique, acétique, etc.). Nous ignorons le sort du gaz des marais; les acides gras sont utilisés par certains microbes et transformés en acide carbonique et en eau. C'est là un second cycle du carbone, dont les stades principaux sont l'amidon, la glycose, la cellulose, les acides gras.

Les hydrocarbones des plantes abandonnées à la décomposition subissent des dédoublements ou des oxydations, par suite du développement de certains microbes : tantôt ils donnent directement de l'acide carbonique et de l'eau, tantôt ils donnent des acides gras (lactique, butyrique, acétique, etc.), et ces derniers, repris et brûlés par d'autres microbes, donnent de l'acide carbonique et de l'eau.

On peut admettre que les graisses subissent des transformations de même nature, qui les ramènent finalement à l'état d'acide carbonique et d'eau; l'étude de ces transformations n'est pas parfaite.

En résumé, le carbone ternaire des plantes, issu de l'acide carbonique de l'air, revient à l'acide carbonique, soit directement, soit après une série de transformations.

Les substances ternaires, végétales, ingérées, digérées, absorbées par l'animal herbivore, se déposent dans ses tissus, sous forme de glycogène et de graisses. Le glycogène et les graisses sont brûlés dans l'organisme animal et transformés en acide carbonique et eau, pour l'accomplissement du travail musculaire, pour la production de la chaleur animale, etc. L'acide carbonique est éliminé en majeure partie par les poumons (à l'état de liberté chimique), accessoirement et exceptionnellement par les urines quand celles-ci sont alcalinées (sous forme de carbonates et de bicarbonates). Les substances ternaires des tissus des herbivores peuvent être ingérées ou absorbées par les carnivores, et subir, dans l'organisme de ces derniers, des oxydations qui en feront de l'acide carbonique et de l'eau.

Les substances ternaires des organismes animaux, abandonnés à la décomposition, donnent les mêmes produits que celles des organismes végétaux.

La formation d'hydrocarbones, en partant de l'acide carbonique et de l'eau, représente une accumulation d'énergie; cette énergie est empruntée à la lumière solaire. La destruction d'hydrocarbones en produits simples représente une libération d'énergie chimique. Les végétaux à chlorophylle sont des *accumulateurs d'énergie chimique*, les végétaux sans chlorophylle et les animaux sont des *consommateurs d'énergie chimique*.

## 2. *Les cycles de l'azote.*

L'azote existe à l'état de liberté dans l'atmosphère; les êtres vivants le contiennent sous forme protéique. Les végétaux peuvent faire des protéines, au moyen de *nitrates*, de *sels ammoniacaux*, et de produits azotés divers (azote organique) constituant l'humus. Ainsi les céréales se développent et fabriquent des protéines quand on les cultive sur des sols artificiels ne contenant d'autres substances azotées que des nitrates : — certaines moisissures poussent sur des milieux ne contenant d'autres substances azotées que des sels ammoniacaux; les végétaux en général constituent leurs tissus azotés aux dépens des substances azotées de l'humus.

L'*acide nitrique* se produit dans l'atmosphère et se précipite avec les pluies : peut-être résulte-t-il d'une combinaison de l'azote et de l'oxygène atmosphériques, sous l'influence des décharges électriques. Les produits de la désintégration et de la putréfaction organiques contiennent des composés ammoniacaux; or le sol renferme des microbes, dits *ferments nitriques*, capables de transformer cette ammoniaque en acide nitrique, qui, en présence des bases du sol, donne des nitrates; cette transformation se fait vraisemblablement en deux phases, dont les agents seraient des microbes différents : une *phase nitreuse* et une *phase nitrique*.

L'*ammoniaque* existe parmi les produits de désintégration ou de putréfaction organique : elle se produit par fermentation de l'urée;

elle résulte encore vraisemblablement de la réduction microbienne ou chimique des nitrates du sol. L'air contient toujours de l'ammoniaque, mais en quantité extrêmement petite.

Les *matières azotées de l'humus*, sur la nature desquelles nous n'avons pas de renseignements précis, ont une double origine : les unes proviennent de la destruction protéique; les autres proviennent de la fixation de l'azote atmosphérique (sous une forme inconnue) par le sol. Ces substances ne sont vraisemblablement pas utilisées directement par les végétaux; elles sont probablement transformées au préalable par les microbes en substances ammoniacales ou en nitrates. L'humus représente ainsi une réserve azotée, fournissant, sous des influences microbiennes, des substances azotées utilisables par les végétaux. La réserve azotée de l'humus est entretenue par les substances organiques qui s'incorporent constamment au sol et par l'azote atmosphérique. — L'humus donne de l'ammoniaque sous des influences microbiennes mal connues; cette ammoniaque est ensuite nitrifiée par des microbes spéciaux n'agissant que dans un sol assez riche en calcaire, bien aéré, humide et assez chaud. L'agent de nitrification ou nitromonade de Winogradski se développe, en dehors du sol, à l'abri de la lumière, dans un milieu absolument exempt de matières organiques, contenant seulement du carbonate de chaux, du carbonate de magnésie, du sulfate d'ammoniaque et du phosphate de potasse.

Il est établi aujourd'hui que le sol peut emprunter de l'azote à l'atmosphère et le fixer, sous une forme autre que l'ammoniaque et l'acide nitrique. Cette fixation ne se produisant pas à basse température, se produisant bien à 40°, ne se produisant pas dans les sols stérilisés, peut être considérée comme résultant de l'activité de certains microbes du sol.

Certaines plantes du groupe des *légumineuses* peuvent emprunter de l'azote à l'atmosphère directement, pour en faire des protéines : cette propriété des légumineuses est liée à la présence, sur leurs racines, de nodosités contenant des *microbes* de plusieurs espèces, variables d'ailleurs, suivant la légumineuse considérée. La légumineuse seule ne fixe pas l'azote, les microbes seuls ne le fixent pas : la légumineuse, unie aux microbes, le fixe : il y a là un phénomène remarquable de *symbiose*. Quel est le mécanisme de cette production protéique? Nous l'ignorons.

Les protéines végétales, ingérées par les animaux herbivores, sont transformées en protéoses et en acides-aminés dans leur tube digestif, puis reconstituées et fixées dans les tissus. Les carnivores empruntent leurs protéines aux tissus des herbivores.

Les protéines subissent dans l'organisme animal, des dédoublements et des oxydations. Elles peuvent donner des hydrocarbones et peut-être (mais la démonstration n'en est pas faite) des graisses. Leur azote passe à l'état d'urée, d'urates, de bases xanthiques, de créatine, etc. Ainsi éliminés, les composés azotés subissent, sous l'influence des microbes, des décompositions les ramenant à des formes chimiques simples. L'urée, par exemple, donne du carbonate d'ammoniaque, utilisable par les végétaux, soit directement, soit après transformation en nitrates. On ne connait pas les transformations extraorganiques des urates, etc. On a prétendu que certains microbes peuvent ramener certains produits de désassimilation azotée à la forme azote libre.

Par la putréfaction, il se produit des substances extrêmement variables, suivant les circonstances; les plus abondantes sont l'acide carbonique, l'ammoniaque et les diverses substances entrant dans la constitution de la terre végétale.

Tel est le remarquable cycle de l'évolution protéique de l'azote, dans lequel interviennent des microbes, des végétaux, des animaux et des microbes : des microbes commencent l'élaboration de l'azote; les végétaux achèvent la synthèse protéique; les animaux commencent la décomposition protéique; des microbes l'achèvent.

La production des protéines aux dépens des éléments représente une fixation d'énergie chimique. A quoi est empruntée cette énergie? A la lumière solaire? Aux combustions d'hydrocarbones? A d'autres phénomènes chimiques exothermiques? Nous l'ignorons.

# CHAPITRE XXVI

## LES PRODUITS DE DÉSASSIMILATION DES PROTÉINES

SOMMAIRE. Azote urinaire et azote fécal. Azote de désassimilation.
1. **L'urée.** — *a. Les précurseurs possibles de l'urée.* Comment l'urée provient-elle des protéines; des intermédiaires possibles. Les acides-aminés, l'acide urique et les urates, les sels ammoniacaux à acides organiques peuvent être des précurseurs de l'urée; transformation intrahépatique de ces corps en urée. — *b. Les précurseurs réels de l'urée : les corps ammoniacaux*, etc. Transformation des sels ammoniacaux en urée dans l'organisme; cas des affections hépatiques; — la fistule d'Eck et ses conséquences urinaires et autres; de l'empoisonnement carbamique. Des corps ammoniacaux et de leur répartition dans le sang et dans les tissus; conséquences, au point de vue de leur origine. Le foie est le seul organe capable de transformer en urée les corps ammoniacaux? L'urée provient-elle exclusivement des corps ammoniacaux : acides-aminés et urée; acide urique et urée? — *c. La production extrahépatique d'urée.* Les protéines forment-elles directement de l'urée? Généralité de cette production. Résumé.
2. **Les sels ammoniacaux.** — Quantité des sels ammoniacaux urinaires. Transformation intraorganique des sels ammoniacaux, chez les carnivores et chez les herbivores. Augmentation des sels ammoniacaux urinaires, sous l'influence des acides non combustibles dans l'organisme : résistance à l'empoisonnement par les acides.
3. **L'acide urique.** — Variations sous l'influence de l'alimentation : augmentation dans la leucocythémie : *a. L'acide urique chez les mammifères.* Acide urique, bases xanthiques et nucléoprotéides. — Élimination urique urinaire et leucocytose. Les corps alloxuriques ou purines. Physiologie des purines. — *b. L'acide urique chez les oiseaux.* Production et élimination des urates. Expériences de suppression physiologique du foie, et modifications urinaires qui en résultent. Transformation des sels ammoniacaux, de l'urée, des acides aminés en acide urique, dans l'organisme des oiseaux.
4. **Produits divers.** — L'allantoïne; les acides oxalurique et oxalique; — la créatine; — l'acide hippurique.

Les produits sulfurés et phosphorés de la désintégration protéique.

Nous avons établi, en étudiant les échanges gazeux de l'organisme, qu'il ne s'élimine pas d'azote ou de composés azotés par les *voies pulmonaire et cutanée* (voir p. 380) en quantité appréciable. L'élimination azotée se fait par la *voie intestinale et surtout par la voie rénale*.

Les matières fécales contiennent des produits azotés. Ce sont des substances alimentaires, non absorbées (kératines, nucléines, etc.) ce sont des substances provenant des sucs digestifs (mucines, etc.) et de l'épithélium intestinal; ce sont des produits de fermentations microbiennes des substances intestinales. La quantité d'azote contenue dans les fèces n'est pas négligeable : il faut en tenir compte dans la détermination des échanges azotés; mais l'azote fécal ne doit pas entrer en ligne de compte dans la détermination de la désintégration protéique; les substances azotées des fèces ne résultent pas, au moins pour la part la plus importante, de la transformation intraorganique des substances azotées des tissus. L'azote de désintégration tissulaire est, à peu près exclusivement, contenu dans l'urine.

Chez l'animal en équilibre azoté, la quantité d'azote contenue dans les urines et dans les fèces, dans un temps donné, est égale à la quantité d'azote ingérée, pendant le même temps, à une approximation près, qui ne dépasse pas les erreurs inhérentes aux dosages et aux procédés d'étude adoptés, — sauf dans deux circonstances : 1° chez les femelles de mammifères, quand il y a lactation (une partie importante de l'azote passant dans le lait); 2° chez les animaux (homme, cheval) qui ont des glandes sudoripares, quand il y a sudation abondante (une partie d'ailleurs très minime de l'azote passant dans la sueur).

Cette proposition n'est vraie que dans le cas d'équilibre azoté : quand cet équilibre azoté n'est pas réalisé (amaigrissement azoté ou engraissement azoté chez l'adulte, — croissance de l'organisme chez le jeune), l'élimination azotée urinaire et fécale est supérieure ou inférieure à l'ingestion azotée, selon que l'organisme décompose les protéines de ses tissus ou fixe des protéines dans ses tissus.

Donc l'élimination azotée se fait exclusivement [1] par les urines et par les fèces; — chez le chien (surtout chez le chien nourri de viande), l'azote se retrouve presque uniquement dans l'urine; les fèces n'en renferment que 1 à 3 p. 100; — chez les herbivores, l'azote fécal est toujours plus considérable et peut même parfois égaler l'azote urinaire.

Exemples dans le cas d'équilibre azoté et nutritif :

1. Il y a toutefois une petite perte azotée, par suite de la chute des productions épidermiques. Extrêmement faible chez l'homme (fractions de cg. par jour), elle est plus importante chez les animaux ; elle atteindrait 0g,2 par jour chez le chien, et même 0g,6 à l'époque de la mue; elle atteindrait 2 grammes par jour chez le bœuf.

| | AZOTE INGÉRÉ | AZOTE EXCRÉTÉ | | | DURÉE DE L'EXPÉRIENCE |
|---|---|---|---|---|---|
| | | Urinaire. | Fécal. | Total. | |
| Chien . . . . . | 2 499g,00 | 2 475g,00 | 30g,6 | 2 595g,6 | 49 jours. |
| — . . . . . | 986 | 943 ,7 | 39 ,1 | 982 ,9 | 58 — |
| — . . . . . | 612 | 603 ,3 | 8 ,6 | 611 ,9 | 12 — |
| — . . . . . | 714 | 711 ,4 | 7 ,1 | 718 ,5 | 14 — |
| Cheval. . . . . | 117 ,25 | 76 ,76 | 44 ,74 | 121 ,50 | Par jour. |
| — . . . . . | 213 ,76 | 145 ,29 | 66 ,72 | 212 ,76 | — |
| Bœuf . . . . . | 174 ,50 | 90 ,00 | 81 ,50 | 171 ,50 | — |
| Vache laitière . | 1 448 ,77 | 562 ,35 | 575 ,71 | 1 138 ,06 Déficit de 310g,71, comblé par l'azote du lait 293g,08. | 6 jours. |
| Pigeon. . . . . | 147 ,00 | » | » | 145g,9 | 124 jours. |

Les substances azotées de l'urine, qui représentent en fait la presque totalité de l'azote de désassimilation, sont, chez l'homme et chez les mammifères : l'*urée* et accessoirement les *urates*, les *hippurates*, les *sels ammoniacaux*, la *créatinine*, les *bases xantiques*; — chez les oiseaux et chez les reptiles : les urates et accessoirement l'urée; — chez les batraciens (grenouille) : l'urée, comme chez les mammifères, sans urates.

I. — Exemples de constitutions moyennes d'urines, chez l'homme :

| | | 1 litre d'urine. | Urine d'un jour 1 300cc. |
|---|---|---|---|
| Eau. . . . . . . . . . . . . . | 956g | | |
| Matières organiques . . . . . | 28 | | |
| Sels. . . . . . . . . . . . . | 16 | | |
| Urée . . . . . . . . . . . . | | 25g,00 | 33g,00 |
| Acide urique. . . . . . . . . | | 0 ,50 | 0 ,60 |
| Acide hippurique . . . . . . | | 0 ,50 | 0 ,60 |
| Créatinine. . . . . . . . . . | | 0 ,75 | 1 ,00 |
| Xanthine, etc.. . . . . . . . | | 0 ,05 | 0 ,06 |
| Sels ammoniacaux. . . . . . | | 0 ,75 | 0 ,90 |

2° Exemple d'urines humaines (moyennes) provenant d'adultes et d'enfants et d'urine d'oie : comparaison de la composition azotée :

| | | | | | |
|---|---|---|---|---|---|
| Homme. | Urée. . . . . . . . | 86 p. 100 | (de 84 à 87) | de l'azote total. |
| | Sels ammoniacaux. | 3 — | (de 2 à 5) | — |
| | Acide urique. . . . | 2 — | (de 1 à 3) | — |
| | Autres substances azotées . . . . . | 9 — | » | — |

| | | | | |
|---|---|---|---|---|
| Enfant nouveau-né. | Urée. . . . . . . . . | 75 p. 100 | (73 à 78) | de l'azote total. |
| | Sels ammoniacaux | 9 — | (8 à 10) | — |
| | Acide urique. . . . | 5 — | (3 à 7) | — |
| | Autres substances azotées. . . . . . | 11 — | (8 à 14) | — |
| Oie. | Acide urique. . . | 60 à 70 p. 100 | | de l'azote total. |
| | Autres substances azotées. . . . . | 18 à 20 — | | — |

## *L'urée.*

L'urée est le produit le plus important, au point de vue pondéral, de l'élimination azotée, chez l'homme et chez les mammifères. La quantité d'urée, éliminée dans un temps donné, n'est pas modifiée par le travail musculaire, ou par le refroidissement du milieu ambiant, chez les animaux abondamment nourris de substances ternaires, ou contenant d'importantes réserves ternaires; elle est augmentée, mais seulement très légèrement augmentée par ces causes, chez les animaux exclusivement nourris de protéines, ou en état d'inanition. Le grand facteur des variations de l'urée, et par suite des variations de l'élimination azotée, est l'alimentation. La quantité d'urée augmente avec la quantité des protéines ingérées, et l'animal tend à se mettre en équilibre azoté, c'est-à-dire à éliminer autant d'azote qu'il en reçoit (voir Équilibre azoté, p. 563). Exemple :

| Viande ingérée. | Urée éliminée. | Viande ingérée. | Urée éliminée. |
|---|---|---|---|
| 300 g. | 32 g. | 1 500 g. | 106 g. |
| 600 — | 49 — | 1 880 — | 128 — |
| 900 — | 68 — | 2 000 — | 144 — |
| 1 200 — | 88 — | 2 500 — | 173 — |

*a.* **Les précurseurs possibles de l'urée.** — *Comment l'urée provient-elle des protéines?*

Deux hypothèses sont possibles : ou l'urée dérive immédiatement de la décomposition protéique, ou elle est l'un des termes ultimes d'une série de transformations, commençant à la molécule protéique complexe, pour aboutir aux produits simples d'élimination. C'est cette seconde hypothèse qu'on a plus particulièrement soumise au contrôle expérimental : on a donc dû rechercher *in vivo* les intermédiaires entre les protéines et l'urée.

Il est logique de supposer que ces intermédiaires sont : soit des substances qu'on obtient dans la décomposition chimique, *in vitro*, des protéines; soit des substances azotées, qu'on trouve dans l'organisme, et dont on a pu obtenir, *in vitro*, la transformation en urée.

*Hors de l'organisme*, les protéines se décomposent : sous l'influence du *suc pancréatique*, en acides-aminés (leucine, tyrosine, acide aspartique, glycocolle, etc.); — sous l'influence de la *vapeur d'eau surchauffée, ou des terres alcalines à haute température*, en acides-aminés, acides diaminés (arginine, etc.), ammoniaque, acide carbonique, etc.; — sous l'influence des *alcalis caustiques ou de la putréfaction*, en acides-aminés, ammoniaque, acide carbonique, indol, scatol, etc.

*Dans l'organisme*, on trouve comme produits de désassimilation azotée, à côté de l'urée, de l'acide urique et des bases xanthiques, de la créatine, des sels ammoniacaux. — Sous l'influence des oxydants, l'acide urique fournit des produits de décomposition, parmi lesquels est l'urée. — On connaît les relations étroites du carbonate d'ammoniaque et de l'urée, celle-ci étant la carbamide.

— *Les acides-aminés pourraient-ils être les précurseurs de l'urée de l'organisme?*

Les acides-aminés ont pu être transformés, au moins partiellement, par l'action de certains réactifs oxydants, en acide carbamique (forme intermédiaire entre le carbonate d'ammoniaque et l'urée). — Parmi les acides-diaminés, l'arginine tout au moins a pu être transformée par hydratation en urée et ornithine (ac. diamino-valérianique).

Un animal étant en équilibre azoté pour un régime alimentaire déterminé, si on lui fait ingérer, ou si on injecte dans ses vaisseaux de la *leucine*, du *glycocolle*, ou de l'*acide aspartique*, on constate une augmentation de l'urée éliminée; — la tyrosine et la phénylalanine ne produisent pas d'augmentation d'urée.

Exemple. — Chien en équilibre azoté :

| | GLYCOCOLLE INGÉRÉ | AZOTE DE L'URÉE ÉLIMINÉE | GLYCOCOLLE INGÉRÉ | AZOTE DE L'URÉE ÉLIMINÉE |
|---|---|---|---|---|
| 1er jour . . . . | 0 | 3g,25 | 0 | 4g,50 |
| 2e — . . . . | 0 | 3 ,06 | 0 | 4 ,52 |
| 3e — . . . . | 11g,6 | 5 ,68 | 0 | 4 ,34 |
| 4e — . . . . | 0 | 3 ,44 | 0 | 4 ,58 |
| 5e — . . . . | 0 | 3 ,25 | 25 g. | 7 ,44 |

Les acides-aminés, introduits dans l'organisme, sont-ils la matière première de la production de l'urée? Ou ne déterminent-ils une augmentation de l'élimination de l'urée qu'en provoquant une désintégration protéique plus intense, eux-mêmes passant dans les excreta sans transformation, ou après une transformation quelconque, autre que la transformation en urée?

Pour résoudre cette question, on a fait les expériences suivantes Dans des foies d'animaux à jeun depuis vingt-quatre heures, on fait circuler du sang défibriné; ce sang passant dans le foie, de vingt-cinq à trente fois, en trois ou quatre heures, s'enrichit d'abord en urée, pendant les premiers passages, puis conserve une teneur en urée constante, quel que soit le nombre des passages et la durée de la circulation. (Cette proposition n'est vraie que pour les foies d'animaux à jeun depuis vingt-quatre heures au moins). Ce fait étant établi, on fait circuler, dans le foie extrait du corps d'un animal à jeun depuis plus de vingt-quatre heures, du sang défibriné, jusqu'à ce que le sang et le foie se soient mis en équilibre d'urée. On ajoute alors au sang une quantité connue d'acide-aminé, et on le fait circuler de nouveau, vingt à vingt-cinq fois, en quelques heures, dans le même foie. On dose, au bout de ce temps, l'urée contenue dans le sang. Les résultats de ces expériences sont consignés dans le tableau suivant :

| URÉE DANS 100$^{cm3}$ DE SANG | | NATURE ET QUANTITÉ de l'acide-aminé ajouté. | L'EXCÈS D'URÉE TROUVÉ correspond à tant p. 100 de la quantité d'acide-aminé ajouté. |
|---|---|---|---|
| Avant l'addition de l'acide-aminé. | A la fin de l'expérience. | | |
| 0g,045 | 0g,074 | 1 g. glycocolle | 73,7 p. 100 |
| 0 ,042 | 0 ,075 | 1 — | 81,7 — |
| 0 ,042 | 0 ,074 | 2 — | 39,5 — |
| 0 ,059 | 0 ,146 | 2 — | 100,0 — |
| 0 ,039 | 0 ,046 | 2 g. leucine | 44,0 — |
| 0 ,056 | 0 ,106 | 2 — | 100,0 — |
| 0 ,059 | 0 ,091 | 2 — | 85,2 — |
| 0 ,036 | 0 ,062 | 2g,2 ac. aspartique | 51,5 — |
| 0 ,044 | 0 ,044 | 0 | 0 |

Comme, dans ces expériences, la quantité d'urée produite peut atteindre la quantité théorique, résultant de la transformation des acides-aminés en urée, mais ne dépasse cette quantité dans aucun cas, on est autorisé à admettre que l'urée néoformée provient de la transformation matérielle des acides-aminés eux-mêmes, au moins dans les expériences de circulation artificielle à travers le foie extrait de l'organisme.

— *L'acide urique pourrait-il être un précurseur de l'urée dans l'organisme?*

Si à un mammifère en équilibre azoté on fait ingérer, ou si on injecte dans ses vaisseaux, de l'acide urique ou des urates, on constate une augmentation de l'élimination d'urée. Après ingestion de 24 grammes d'acide urique, on a obtenu un excès de 16 grammes d'urée.

Si, dans le foie extrait de l'organisme d'un mammifère à jeun depuis vingt-quatre heures au moins, on fait circuler du sang défibriné, contenant de l'acide urique ou des urates, on constate une diminution progressive de l'acide urique ou des urates et une augmentation correspondante de l'urée; la quantité d'urée produite ne dépassant jamais la quantité théorique, pouvant provenir de l'acide urique ou des urates ajoutés au sang, mais pouvant, dans certaines expériences, tout au moins, se rapprocher de cette quantité théorique (on a noté, par exemple, la formation d'une quantité d'urée correspondant à 96 p. 100 de la quantité pouvant dériver des urates ajoutés), on a admis que l'acide urique et les urates peuvent se transformer en urée dans le foie.

Enfin si, au liquide obtenu par trituration et expression du foie d'un animal (chat) en digestion, on ajoute une petite quantité d'urate de potasse, on peut constater qu'à la température du corps, une partie de ce sel disparaît, en même temps qu'augmente dans le liquide la proportion d'urée. Donc l'acide urique et les urates pourraient être, dans l'organisme, des précurseurs de l'urée.

— *Les sels ammoniacaux pourraient-ils être des précurseurs de l'urée dans l'organisme?*

On a constaté tout d'abord les faits suivants : si on fait ingérer à un chien à jeun depuis vingt-quatre heures, 3 grammes, par exemple, de citrate de potasse ou de soude, les urines qui étaient acides deviennent alcalines; si on lui fait ingérer 3 grammes de citrate d'ammoniaque, les urines restent acides. Or la plupart des sels à acides organiques se transforment en carbonates dans l'organisme; les carbonates de potasse et de soude, éliminés par les reins, rendent les urines alcalines; si les urines ne deviennent pas alcalines, après ingestion de citrate d'ammoniaque, c'est vraisemblablement que le carbonate d'ammoniaque, qui en dérive, a été transformé. On peut se demander s'il n'a pas été transformé en urée, combinaison à réaction neutre. Dans ces expériences, on obtient les mêmes résultats, si on fait ingérer au chien, au lieu de citrates, des acétates, des malates, des tartrates, etc. : l'ingestion des sels de soude ou de potasse rend les urines alcalines, l'ingestion des sels d'ammoniaque ne modifie pas leur réaction acide.

Si, à un animal en équilibre azoté, on fait ingérer, ou si on lui injecte dans les veines un sel ammoniacal à acide organique, on constate que la quantité d'urée urinaire augmente, et que la quantité des sels ammoniacaux urinaires reste constante.

Exemple. — Chien en équilibre azoté avec 500 g. de viande par jour.

| | | |
|---|---|---|
| Élimination journalière. | Ammoniaque. . . | 0g,526 (de 0,484 à 0,556). |
| | Urée. . . . . . . | 32 ,470 (de 30,660 à 35,110). |

On lui fait ingérer par jour, pendant deux jours, 5 g. 92 d'ammoniaque, sous forme de carbonate d'ammoniaque; on constate :

| | | |
|---|---|---|
| Élimination journalière. | Ammoniaque . . . . . . . . . . . . . | 0g,516 |
| | Urée . . . . . . . . . . . . . . . . . . . | 36 ,560 |

La transformation des sels ammoniacaux en urée se fait dans le foie. En effet : — 1° Si on fait circuler 25 à 50 fois, en 2 heures, du sang défibriné dans les principaux organes (foie, reins, muscles), d'un animal préalablement soumis à un jeûne d'au moins 24 heures, on ne constate pas d'augmentation d'urée dans ce sang. Si on ajoute au sang circulant des sels ammoniacaux à acides organiques (acétates, tartrate, malate, etc.), on constate un enrichissement en urée du sang qui circule dans le foie et de celui-là seul.

| SANG | | URÉE dans 100cmc sang avant circulation. | URÉE dans 100cmc sang après circulation. |
|---|---|---|---|
| circulant dans | additionné de | | |
| Foie . . . . . | 0 | 0g,0448 | 0g,0143 |
| — | Carbonate d'ammoniaque. 0g,016 à 0g,087 p. 100cc. | 0 ,0452 | 0 ,0812 |
| — | | 0 .0193 | 0 .0594 |
| — | | 0 .0538 | 0 ,1253 |
| — | Formiate d'ammoniaque. 0g,85 p. 100cc. | 0 ,0312 | 0 ,0961 |
| Reins. . . . . | Carbonate d'ammoniaque. 0g,05 p. 100cc environ. | 0 ,0402 | 0 ,0398 |
| Muscles. . . . | | 0 ,0140 | 0 ,0138 |
| — | | 0 ,0383 | 0 ,0382 |

2° Si, chez un chien néphrectomisé (chez lequel, par suite, l'urée formée ne s'élimine plus), on injecte des sels d'ammoniaque à acides organiques (carbonate, carbamate, formiate), on constate une augmentation de l'urée du sang, plus grande que chez les animaux témoins néphrectomisés, qui n'ont pas reçu de sels ammoniacaux.

| SUBSTANCE INJECTÉE et quantité pour 100cm³ sang environ. | URÉE POUR 100cm³ SANG avant l'injection. | URÉE POUR 100cm³ SANG 1 heure après l'injection. | ACCROISSEMENT de l'urée pour 1 heure et pour 100cm³ sang. |
|---|---|---|---|
| Rien. . . . . . . . . . . . | 0g,0450 | 0g,0510 | 0g,0060 |
| 1g carbamate d'ammoniaque. | 0 ,0237 | 0 ,0424 | 0 ,0187 |
| 0 ,50 formiate — | 0 ,0534 | 0 ,1075 | 0 ,0541 |

3° Si, après la néphrectomie et avant l'injection de sel ammoniacal, on pratique la ligature des vaisseaux sanguins du foie, on ne constate plus d'augmentation de l'urée.

| | | |
|---|---|---|
| Urée pour 100cm³ sang. | A l'origine . . . . . . . . | 0g,0426 |
| | 90 min. après l'injection du sel ammoniacal . . . . . | 0 ,0423 |
| Urée pour 100cm³ sang. | A l'origine . . . . . . . . | 0 ,0624 |
| | 55 min. après l'injection du sel ammoniacal . . . . . | 0 ,0616 |

Ces dernières expériences tendraient à prouver que le foie est le seul organe capable de transformer en urée les sels ammoniacaux; il est plus prudent de réserver cette conclusion, si l'on tient compte des troubles profonds de nutrition, occasionnés par la suppression anatomique ou fonctionnelle du foie.

*b.* **Les précurseurs réels de l'urée : les corps ammoniacaux, etc.** — Mais de ce que l'organisme peut transformer en urée les acides-aminés, les urates et les sels ammoniacaux à acides organiques, il n'en résulte pas que ces substances soient nécessairement les précurseurs de l'urée. Sans doute, l'organisme fabrique au moins des sels ammoniacaux et des urates, puisqu'on les retrouve dans l'urine; mais rien ne prouve que le foie les puisse transformer en urée, à la dose minime qu'ils représentent dans le sang; rien ne prouve surtout que l'urée dérive nécessairement de ces substances.

Dans certaines maladies du foie (notamment dans l'atrophie aiguë du foie, dans la dégénérescence amyloïde du foie, dans l'empoisonnement phosphoré), on constate (dans quelques cas, mais non dans tous) que les rapports de l'urée et des sels amoniacaux urinaires ne sont pas normaux. Chez l'homme normal, l'urée contient 86 p. 100 de l'azote urinaire; les sels ammoniacaux en contiennent 3 p. 100; — chez l'homme à troubles hépatiques, l'urée peut ne contenir que 56 p. 100 de l'azote urinaire et les sels ammoniacaux peuvent en contenir jusqu'à 36 p. 100 : on trouve également, dans ces cas pathologiques, des acides-aminés, et notamment de la leucine dans l'urine.

Ces observations ne sauraient d'ailleurs établir que les sels ammoniacaux et les acides-aminés sont les précurseurs nécessaires de l'urée. Il serait possible que, par suite de la suppression des fonctions hépatiques, des troubles nutritifs se manifestent, en dehors du foie, entraînant eux-mêmes une modification des réactions de la désintégration extrahépatique. Cette hypothèse est d'autant plus vraisemblable que, dans les cas considérés, apparaissent dans l'urine des acides anormaux, tels que l'acide sarcolactique et l'acide oxybutyrique d'une part, et que, d'autre part, l'injection de ces mêmes acides, chez les animaux sains, provoque la diminution de l'urée et l'augmentation des sels ammoniacaux urinaires. Les observations pathologiques ne constituent plus, dès lors, qu'un fait intéressant.

— Plus précis sont les renseignements fournis par les animaux porteurs de la *fistule d'Eck*. La fistule d'Eck est réalisée de la

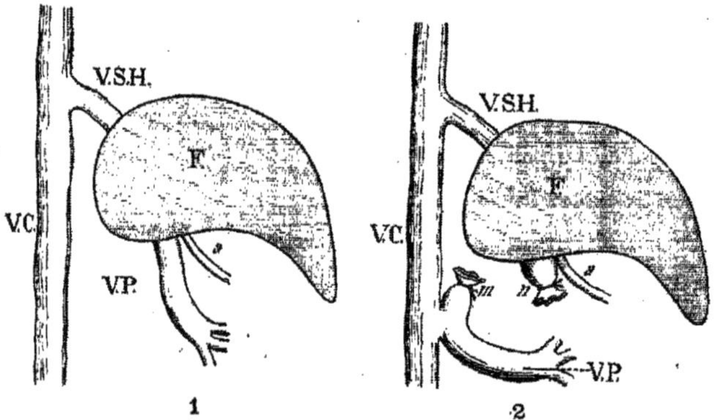


Fig. 200. — La fistule d'Eck (fig. schématique).
1. Dispositions avant la fistule.
2. — après —

F, foie; V.C., veine cave inférieure; V.S.H., veine sus-hépatique; V.P., veine porte; *a*, artère hépatique; *m.n*, les tronçons de la veine porte ligaturée et sectionnée.

façon suivante : on lie la veine porte au niveau du hile du foie; on pratique un orifice latéral dans le bout intestinal de cette veine, et on suture les bords de cet orifice aux bords d'un orifice semblable, pratiqué à hauteur convenable dans la paroi de la veine cave inférieure. Dans ces conditions, le sang du système porte s'écoule directement dans le système cave inférieur, sans traverser le foie; le foie ne reçoit plus de sang que de l'artère hépatique, qui suffit à entretenir sa vitalité et à lui permettre de remplir ses fonctions, au moins de façon suffisante, pour assurer la survie.

L'urine des animaux à fistule d'Eck, sans ligature de l'artère hépatique, ne présente pas, au moins en général, de modification profonde dans sa composition. Il n'en est plus de même, si on pratique, chez ces animaux, la ligature de l'artère hépatique, ou l'ablation du foie. Pendant les quelques heures de survie (quinze à vingt-cinq en général), on constate les faits suivants : diminution de l'urée, augmentation de l'acide urique et des sels ammoniacaux; diminution du rapport de l'azote de l'urée à l'azote total, augmentation du rapport de l'azote ammoniacal à l'azote total, augmentation du rapport de l'azote ammoniacal à l'azote de l'urée.

Exemples. On compare la constitution de l'urine, chez l'animal normal et chez le même animal opéré (fistule d'Eck et ligature de l'artère hépatique).

I. — Élimination d'urée pour une heure :

| | | | |
|---|---|---|---|
| Avant l'opération | 0g,94 | 0g,79 | 0g,68 |
| Après l'opération | 0 ,22 | 0 ,55 | 0 ,27 |
| Durée de survie | 14 h. | 26 h. | 20 h. |

Rapport $\frac{\text{Az. d'urée}}{\text{Az. total}}$ = { Avant l'opération. . . . . . . 88,5 p. 100
Après — . . . . . . . . 77,2 —

II. — Élimination d'acide urique pour une heure :

| | | | |
|---|---|---|---|
| Avant l'opération | 0g,0018 | 0g,0042 | 0g,0018 |
| Après l'opération | 0 ,0157 | 0 ,0170 | 0 ,0096 |
| Durée de survie | 7 h. | 14 h. | 24 h. |

III. — Élimination d'ammoniaque pour une heure :

| | |
|---|---|
| Avant l'opération | 0g,0161 |
| Après l'opération | 0 ,0165 |

| Rapport $\frac{\text{Az. ammon.}}{\text{Az. urée}}$ | | |
|---|---|---|
| Avant l'opération. | 2,0 p. 100 | 1,3 p. 100 |
| Après — | 3,3 — | 3,0 — |

En recherchant la forme sous laquelle se présente l'ammoniaque, dans les urines de l'animal qui a subi la fistule d'Eck et la ligature de l'artère hépatique, on a été amené à supposer que c'est la forme carbamate (l'acide carbamique est la monocarbamide, l'urée est la bicarbamide). L'urine et le sang normaux renferment des traces de carbamates; l'urine et le sang des animaux opérés en renferment de plus grandes quantités. Faut-il donc supposer que les carbamates sont des précurseurs de l'urée dans l'organisme et que le foie les transforme en urée? L'observation des animaux à fistule d'Eck, sans ligature de l'artère hépatique, justifie cette hypothèse.

Le chien à fistule d'Eck présente à intervalles irréguliers des crises, durant lesquelles on observe ce qui suit. Doux et obéissant de son naturel, il devient alors méchant et entêté; puis faible et somnolent; sa marche est irrégulière et ataxique; plus tard, il est en proie à une agitation extrême; on note en même temps une légère ataxie, mais surtout de remarquables phénomènes d'analgésité et de cécité : l'animal entend, mais il ne voit pas, il heurte les objets situés sur son passage : il ne sent pas la douleur : on peut lui transpercer le nez, lui écraser la patte, sans provoquer de réactions; plus tard enfin, il présente des convulsions cloniques et tétaniques, puis du coma, alternant avec les convulsions. L'ensemble de ces phénomènes, qui constitue une crise, dure environ trois jours. La mort peut survenir dans le coma, ou l'animal peut se rétablir, revenir à une santé en apparence parfaite, pour présenter, à intervalles plus ou moins éloignés, de nouvelles crises semblables à la première, auxquelles il survit, ou dont il finit par mourir.

On peut faire apparaître à volonté une crise, chez un animal à fistule d'Eck : il suffit de lui faire ingérer un repas riche en viande ou de la poudre de viande.

Ces accidents sont dus à l'accumulation de carbamates dans l'organisme des chiens à fistule d'Eck, car on peut les reproduire en injectant dans les veines d'un chien normal une solution de carbamate de soude ou de chaux (solution à 5 p. 100 dans l'eau salée à 5 p. 1 000). Si on en injecte 0 g. 25 par kilogramme, on note de la somnolence et de l'ataxie motrice intense; si on injecte 0 g. 30 par kilogramme, on note de l'agitation extrême et de l'ataxie légère, de la cécité et de l'analgésie totale; si on en injecte 0 g. 60 par kilogramme, on note des convulsions cloniques et tétaniques, et la mort peut survenir dans le coma, ou les accidents peuvent se dissiper.

Si on fait ingérer à un chien normal de 24 kilogrammes, par exemple, 10 grammes de carbamate de soude (additionné de carbonate, pour éviter une décomposition par l'acide du suc gastrique), on ne provoque aucun accident. Si on fait ingérer à un chien à fistule d'Eck, du même poids, 24 kilogrammes par exemple, 10 grammes de carbamate de soude, additionné de carbonate de soude, on observe tous les symptômes de l'empoisonnement carbamique : somnolence et ataxie, puis agitation, cécité et analgésie (les phénomènes convulsifs ne se manifestent pas avec cette dose, introduite dans l'estomac). Le carbamate de soude, ingéré dans l'estomac, est donc toxique pour le chien à fistule d'Eck, à des doses pour lesquelles il est inoffensif pour le chien normal.

Dira-t-on que, dans ces expériences avec le carbamate de soude, ce sel, décomposé dans l'organisme, fournit de l'ammoniaque et qu'on assiste à l'empoisonnement ammoniacal? Nous répondrons que, dans l'empoisonnement ammoniacal, on constate surtout une exagération de l'excitabilité réflexe, mais jamais la somnolence, la cécité et l'analgésie.

*En résumé*, les accidents consécutifs à la fistule d'Eck résultent de l'accumulation de carbamates dans l'organisme, la circulation réduite du foie ne permettant plus à ce viscère de les transformer en quantité suffisante, et le rein ne parvenant plus à les éliminer, quand ils se produisent plus abondamment, à la suite de l'alimentation carnée. — Si l'on remarque que, chez les animaux à fistule d'Eck avec ligature de l'artère hépatique, il y a diminution de la quantité absolue d'urée, diminution du rapport de l'azote de l'urée à l'azote total, augmentation du rapport de l'azote ammoniacal à l'azote total, on peut admettre que l'animal normal est capable de transformer en urée les carbamates produits dans ses tissus, et que l'animal opéré est incapable de faire cette transformation.

Mais, dira-t-on, qui prouve que, chez l'animal normal, les carbamates sont les précurseurs de l'urée, ou même parmi les précurseurs de l'urée? Ne peut-on pas supposer que, par suite de la réduction des fonctions hépatiques, il se produit, en dehors du foie, un trouble nutritif, dont la conséquence serait la production de carbamates, aux lieu et place d'une autre substance? Nous connaissons des faits du même ordre : la suppression fonctionnelle du pancréas, par exemple, produit des troubles de la nutrition sucrée, dans l'intimité des tissus.

*On doit considérer les carbamates comme des produits normaux de la désintégration protéique*, car on a démontré leur présence normale dans le sang du chien normal et dans l'urine de l'homme, du chien et du cheval normaux.

Les carbamates sont-ils les seuls précurseurs de l'urée? ou d'autres substances, dérivant comme eux des protéines, jouissent-elles de la même propriété? En particulier, l'ammoniaque ne provient-elle des protéines que sous la forme carbamate, ou peut-elle affecter une autre forme? — Il n'est pas possible actuellement de répondre à ces questions. On doit toutefois noter la présence dans le sang de traces de lactate d'ammoniaque (plus abondant au moment du maximum de désintégration protéique : 0 g. 30 à 0 g. 50 par litre de sang après le repas, contre 0 g. 15 après un jeûne de quarante-huit heures); on doit noter aussi que ce sel apparaît dans l'urine, en quantité importante, quand il y a insuffisance hépatique (cirrhose du foie, hépatite aiguë, empoisonnement phosphoré).

Si, renonçant à séparer actuellement les carbamates et les sel ammoniacaux, on les réunit en un seul groupe, sous le nom de *corps ammoniacaux*, on peut aller plus loin dans la connaissance de l'origine de ces composés et de leur transformation en urée; car si on ne possède pas de procédés satisfaisants de dosage des carbamates, on peut doser les corps ammoniacaux, pris dans leur ensemble, assez exactement pour en faire l'étude physiologique.

En dosant les corps ammoniacaux (exprimés en ammoniaque correspondante), dans les divers tissus du chien, soit à jeun depuis deux à quatre jours, soit nourri de viande, soit nourri de pain et de lait, on a trouvé, pour 100 grammes d'organes, les résultats suivants :

| TISSUS EXAMINÉS | CORPS AMMONIACAUX EXPRIMÉS EN AMMONIAQUE CORRESPONDANTE | | |
|---|---|---|---|
| | A jeun. | Nourriture carnée. | Nourriture pano-lactée. |
| | Millig. | Millig. | Millig. |
| Sang artériel . . . . . | 0,38 | 1,6 — 1,4 — 1,3 — 1,5 — 1,7 | 2,7 |
| Sang de la veine cave inférieure . . . . . . | — | 1,1 — 1,9 | — |
| Sang de la veine porte. | — | 8,4 — 5,6 — 4,0 — 3,7 — 3,8 | — |
| Sang de la veine sus-hépatique . . . . . . | — | 1,8 — 2,0 — 0,5 | — |
| Lymphe. . . . . . . . . | — | 0,57 | — |
| Foie. . . . . . . . . . | 7,3 | 24,0 | 7,6 |
| Pancréas . . . . . . . | 6,0 | 10,6 | 9,1 |
| Rate. . . . . . . . . . | 4,6 | 14,8 | 9,1 |
| Muscles . . . . . . . . | — | 19,4 | 11,3 |
| Cerveau. . . . . . . . . | 4,6 | 10,7 | 5,5 |
| Reins . . . . . . . . . | — | 20,3 | 12,3 |
| Poumons . . . . . . . | — | 1,1 | — |
| Muqueuse gastrique . . | 21,5 | 52,8 — 43,2 — 44,9 | 16,0 |
| Contenu gastrique . . . | — | 16,4 — 24,3 — 9,9 | 3,4 |
| Muqueuse intestinale. . | 16,2 | 23,0 — 41,7 — 28,9 | 9,1 |
| Contenu intestinal. . . . | — | 43,6 — 40,2 — 22,4 | 29,0 |

Ce tableau présente des points importants à relever. 1° Le sang de la veine sus-hépatique est moins riche en corps ammoniacaux que le sang de la veine porte; donc des corps ammoniacaux disparaissent pendant la traversée du foie. — 2° Le sang de la veine cave inférieure contient la même quantité de corps ammoniacaux que le sang artériel; donc les corps ammoniacaux ne prennent pas naissance à la périphérie, en dehors du territoire porte. — 3° Le sang de la veine porte est beaucoup plus riche en corps ammoniacaux que le sang artériel, donc les corps ammoniacaux se produisent dans les capillaires du territoire porte; l'analyse du sang des diverses branches de la veine porte a donné les résultats suivants :

| | | |
|---|---|---|
| Sang de la veine | pancréatico-duodénale | 11,2 |
| — — | mésentérique | 6,7 |
| — — | gastrique | 6,7 |

Ces résultats indiquent qu'il se produit des corps ammoniacaux dans l'ensemble des capillaires origines de la veine porte, donc dans les capillaires du tube digestif et de ses annexes. Cette conclusion est confirmée par la richesse des muqueuses gastrique et intestinale en corps ammoniacaux.

Ces corps ammoniacaux proviennent-ils d'une fermentation intestinale, se produisant aux dépens des aliments? C'est possible, pour une part; ce n'est pas vraisemblable, pour la totalité. Si, en effet, la teneur en corps ammoniacaux est, dans le contenu intestinal, égale ou supérieure à la teneur dans la muqueuse intestinale, par contre, dans l'estomac, la muqueuse est plus riche que le contenu, et, dans ce viscère, où la réaction est fortement acide, on ne saurait parler d'une fermentation microbienne importante. D'autre part, même pendant le jeûne, les muqueuses gastrique et intestinale contiennent une forte proportion de corps ammoniacaux.

Enfin, si, à un chien œsophagotomisé et gastrostomisé, on fait prendre un repas fictif; si on recueille le suc gastrique qui s'écoule par la fistule gastrique, pendant les deux heures qui suivent ce repas; si on sacrifie alors l'animal, et si on dose les corps ammoniacaux, contenus dans 100 grammes des différents viscères abdominaux, on obtient les résultats suivants :

| | |
|---|---|
| Muqueuse gastrique | 42,2 |
| Contenu, c'est-à-dire suc gastrique | 4,0 |
| Muqueuse intestinale | 24,6 |
| Pancréas | 18,6 |
| Foie | 21,3 |

Donc, d'une part, la richesse en corps ammoniacaux des viscères abdominaux est indépendante de la présence d'aliments; d'autre part (cela résulte de la comparaison de ces derniers nombres avec ceux obtenus chez l'animal à jeun; — voir tableau précédent,

p. 544), la richesse en corps ammoniacaux des organes digestifs est liée à leur fonctionnement sécrétoire.

Cette conclusion est confirmée par les faits suivants. Si un chien œsophagotomisé est maintenu au jeûne pendant dix-huit heures, si on recueille ses urines des six heures suivantes, et si on y dose l'azote ; si ce même chien est maintenu au même jeûne de dix-huit heures et reçoit alors un repas fictif (qui provoque les sécrétions gastrique et pancréatique), si on recueille ses urines de six heures suivantes, et si on y dose l'azote : — on constate une augmentation de l'azote urinaire à la suite du repas d'épreuve, donc à la suite des sécrétions gastrique et pancréatique.

Les organes digestifs jouent donc un rôle important dans la production des corps ammoniacaux, mais non un rôle exclusif; car, dans maints autres organes, on peut même dire dans presque tous les organes, on trouve des quantités de corps ammoniacaux plus grandes que dans le sang. Il est donc vraisemblable que tous les organes prennent part à la production des corps ammoniacaux, les organes digestifs y prenant seulement une part prépondérante.

*Le foie est-il le seul organe capable de transformer en urée les corps ammoniacaux?* — Les expériences de circulations artificielles, faites dans divers organes extraits de l'organisme, ont démontré que le sang additionné de sels ammoniacaux ne s'enrichit en urée que dans le foie (voir p. 538). D'ailleurs, si, dans l'organisme intact, des organes autres que le foie peuvent transformer en urée des corps ammoniacaux, ce qui n'est pas démontré, il reste établi, par les expériences sur les animaux à fistule d'Eck, que cette transformation ne serait que secondaire, insuffisante pour suppléer à la transformation hépatique. On peut donc admettre que le foie seul transforme en urée les corps ammoniacaux.

---

*Toute l'urée formée dans l'organisme provient-elle d'une transformation des corps ammoniacaux?* Nous avons établi que le foie transforme en urée les urates et divers acides-aminés, introduits dans le sang. Or, le sang de l'animal normal renferme au moins des traces d'urates : on a pu, dans des cas exceptionnels d'ailleurs, les manifester par la réaction de la murexide. Donc, à moins que le foie ne soit impuissant à transformer en urée les urates, quand ils n'existent qu'en proportions minimes dans le sang, et rien ne permet de faire cette supposition; une partie des urates, issus des tissus et contenus dans le sang, est transformée en urée par le foie. Quelle quantité d'urée provient ainsi des urates, nous l'ignorons. — Quant aux acides-aminés, il n'est pas certain qu'ils existent dans le sang de l'animal normal : on ne les y a pas démontrés. Sans doute, on trouve dans la bile du cholalate de glycocolle (ac. glycocholique), et dans l'urine du benzoate de glycocolle (ac. hippurique), mais rien ne prouve que le glycocolle lui-même existe quelque part, à l'état de liberté chimique. Sans doute, on trouve des acides-aminés dans l'urine, dans les cas d'atrophie aiguë du foie, mais rien ne prouve qu'ils ne se produisent pas alors, comme conséquence des troubles nutritifs qu'entraîne cette maladie : et cette dernière hypothèse est d'autant plus vraisemblable qu'on n'en trouve pas trace dans l'urine normale, qu'on n'en trouve pas trace dans l'urine des oiseaux, auxquels on a enlevé le foie, et des mammifères à fistule d'Eck, auxquels on a lié l'artère hépatique. On ne saurait donc affirmer, jusqu'à nouvel ordre, qu'une partie de l'urée provient de la transformation intrahépatique d'acides-aminés.

*L'acide urique et les urates formés dans l'organisme, l'acide urique, les urates, les acides-aminés introduits dans le sang sont-ils directement transformés en urée? Ou subissent-ils une transformation préalable en corps ammoniacaux, carbonate d'ammoniaque ou carbamates alcalins?* Nous n'en savons rien; il convient toutefois de placer ici les remarques suivantes:

La transformation chimique, au moins partielle, de l'acide urique en urée, a été obtenue dans les conditions suivantes. En faisant agir sur l'acide urique, à froid, des agents oxydants convenables et en particulier l'acide nitrique, on a obtenu de l'urée et de l'alloxane. En faisant agir sur l'alloxane, à chaud, des agents oxydants et en particulier l'acide nitrique, on a obtenu de l'acide carbonique et de l'acide parabanique, qui, en fixant de l'eau, donne de l'acide oxalurique [1]. Enfin l'acide oxalurique lui-même a pu être transformé en acide oxa-

1. $$\underset{\text{Ac. urique.}}{C^5H^4N^4O^3} + O + H^2O = \underset{\text{Alloxane.}}{C^4H^2N^2O^4} + \underset{\text{Urée.}}{CO(NH^2)^2}$$

$$\underset{\text{Alloxane.}}{C^4H^2N^2O^4} + O = CO^2 + \underset{\text{Ac. parabanique.}}{C^3H^2N^2O^3}$$

$$\underset{\text{Ac. parabanique.}}{C^3H^2N^2O^3} + H^2O = \underset{\text{Ac. oxalurique.}}{C^3H^4N^2O^4}$$

$$\underset{\text{Ac. oxalurique.}}{C^3H^4N^2O^4} + H^2O = \underset{\text{Ac. oxalique.}}{C^2O^4H^2} + \underset{\text{Urée.}}{CO(NH^2)^2}$$

lique et urée. C'est là un premier groupe de réactions intéressantes, car sans prétendre que ces mêmes réactions se passent dans l'organisme, il convient de signaler la présence, dans l'urine, de traces d'acide oxalurique et de quantités appréciables d'acide oxalique.

En faisant agir sur l'acide urique des agents oxydants convenables et en particulier le permanganate de potasse, on le décompose en acide carbonique et allantoïne. L'allantoïne se décompose, par l'action prolongée des oxydants, en urée et acide oxalique. Cette allantoïne, d'autre part, a pu être préparée synthétiquement, en fondant de l'urée et de l'acide glyoxylique : c'est la diuréide de l'acide glyoxylique. Or, on trouve de l'allantoïne dans le liquide amniotique et dans l'urine des fœtus humains et des fœtus de veaux; on en trouve dans l'urine des chiens, auxquels on a fait absorber de l'acide urique.

Enfin, on a fait la synthèse de l'acide urique en partant de l'urée et du glycocolle. La réaction inverse est donc, au moins vraisemblablement, possible. Et nous trouvons, sinon du glycocolle, du moins du cholotate de glycocolle ou acide glycocholique dans la bile.

Ce sont là des réactions chimiques intéressantes, qui rattachent l'urée à l'acide urique, sans passer par les corps ammoniacaux. Rien ne prouve que ces réactions ou des réactions semblables se produisent dans l'organisme; toutefois la présence, au moins accidentelle, dans certains tissus et liquides de l'organisme, de certaines des substances qu'on trouve dans le cours de ces réactions, rend vraisemblable l'hypothèse d'une transformation d'acide urique ou d'urates en urée, sans passer par les corps ammoniacaux, par l'intermédiaire de réactions semblables, ou à peu près semblables aux réactions des chimistes.

En ce qui concerne les acides-aminés, introduits dans l'organisme (puisque des corps n'y existent pas normalement), nous nous rallierions plutôt à l'idée d'une transformation préalable en corps ammoniacaux, nous appuyant sur la transformation chimique du glycocolle et de la leucine en acide carbamique, réalisée par les chimistes, en faisant réagir sur ces acides-aminés les agents oxydants en milieu alcalin.

*c.* **La production extrahépatique d'urée.** — *De l'urée se forme-t-elle directement en partant des protéines sans intermédiaires?*

L'urée diminue dans l'urine, à la suite de la fistule d'Eck combinée avec la ligature de l'artère hépatique; elle diminue dans l'urine, dans le cas d'atrophie aiguë du foie; mais elle ne disparaît ni dans un cas, ni dans l'autre. Cette conservation de l'urée ne prouve-t-elle pas que ce corps peut prendre naissance, sans passer par la forme intermédiaire acides-aminés, acide urique et urates,

$$C^5H^4N^4O^3 + O + H^2O = C^4H^6N^4O^3 + CO^2$$

Ac. urique. — Allantoïne.

$$C^4H^6N^4O^3 + 2H^2O + O = C^2O^4H^2 + 2CO(NH^2)^2$$

Allantoïne. — Ac. oxalique. — Urée.

corps ammoniacaux, puisque la transformation de ces derniers corps en urée n'est plus possible, dans les conditions expérimentales (suppression du foie) considérées. On objectera sans doute que, dans l'atrophie aiguë du foie, la suppression fonctionnelle de cet organe n'est que partielle; nous reconnaissons volontiers le bien-fondé de cette objection; — et que, dans la fistule d'Eck avec ligature de l'artère hépatique, l'urée éliminée, pendant les quelques heures de survie, était préformée au moment de l'opération; nous ne pouvons ici admettre cette objection. En effet, si on dose l'ammoniaque et l'urée, dans le sang du chien, au moment de l'opération, et quelques heures plus tard, on ne trouve généralement pas de diminution de leur quantité, bien que de l'urée ait été éliminée par le rein, pendant ces quelques heures. Donc de l'urée a été formée par l'organisme, sans l'intervention du foie, et comme l'intervention du foie est nécessaire à la transformation des acides-aminés, des urates et des corps ammoniacaux en urée, cette urée dérive des protéines par un mécanisme différent de celui que nous avons étudié. Quel est ce mécanisme, nous l'ignorons.

Exemple :

| | URÉE EN MILLIGRAMMES DANS 100 G. DE SANG | | | | |
|---|---|---|---|---|---|
| Avant l'opération. . . | 82,6 | 67,7 | 152,3 | 42,1 | 60,7 |
| Après l'opération. . . | 81,8 | 132,5 | 244,0 | 40,7 | 125,5 |
| Nombre d'heures après l'opération . . . . . | 11 h. | 3 h. | 4 h. | 4 h. 1/2 | 3 h. 1/2 |

Donc, *le foie n'est pas dans l'organisme le lieu exclusif de la production de l'urée; il est seulement le lieu exclusif de la transformation des acides-aminés, des urates, des corps ammoniacaux en urée.*

On a cherché à démontrer la *généralisation de la production de l'urée* par différentes expériences.

1° On a fait le dosage comparatif de l'urée dans le sang artériel et dans différents sangs veineux. Les nombres trouvés ne diffèrent pas, sauf pour deux organes; pour le rein, lieu d'élimination de l'urée, le sang veineux est moins riche en urée que le sang artériel; — pour le foie, lieu de production maxima de l'urée, le sang sus-hépatique est plus riche en urée que le sang artériel et que le sang porte. — Ces expériences ne démontrent pas une production extrahépatique d'urée.

2° On a fait circuler du sang défibriné dans divers tissus extraits de l'organisme; on n'y a jamais vu l'urée augmenter. L'urée n'augmente que si on ajoute au sang circulant des acides-aminés, de l'acide urique ou des urates, des corps ammoniacaux, la circulation artificielle se faisant dans le foie. Ces expériences ne démontrent pas une production extrahépatique d'urée.

3° On a lié l'aorte et la veine cave inférieure, au niveau du diaphragme, et dosé l'urée du sang circulant dans le train antérieur; au moment de la ligature et une heure après (la survie est d'environ une heure); on a trouvé, en général, une légère augmentation :

URÉE EN MILLIGRAMMES DANS 100 $C^{cm3}$ SANG

| | | | | | | |
|---|---|---|---|---|---|---|
| Au moment de l'opération. | 17 | 15 | 24 | 17 | 39 | 52 |
| 1 heure après l'opération . | 23 | 18 | 27 | 21 | 49 | 58 |

4° On a dosé l'urée dans les tissus et dans le sang qui les irrigue; on a trouvé que les tissus sont toujours plus riches en urée que le sang : ils sont donc vraisemblablement producteurs d'urée. Exemples :

URÉE EN MILLIGRAMMES DANS 100 G. D'ORGANE

| | Sang. | Foie. | Cerveau. | Muscle. | Rate. |
|---|---|---|---|---|---|
| | 34 | 163 | 118 | 42 | 61 |
| | 23 | 116 | 36 | 100 | 50 |
| | 35 | 44 | 51 | 42 | 54 |
| | 37 | 162 | 78 | 71 | 85 |
| Moyennes. . . . . . . | 32 | 109 | 86 | 64 | 62 |

*En résumé*, l'urée a vraisemblablement plusieurs sources dans l'organisme. — Une partie provient sans doute de la désintégration des protéines, sur place, dans les divers tissus. Cette production d'urée est, sans doute, accompagnée d'une production de corps ammoniacaux, car ces derniers sont, comme l'urée, plus abondants dans les divers tissus que dans le sang. — Une partie de l'urée provient de la transformation intrahépatique des corps ammoniacaux, produits dans les divers tissus, et plus particulièrement dans les tissus du tube digestif et de ses annexes. — Une partie de l'urée enfin provient, sans doute, de la transformation intrahépatique d'acide urique ou d'urates, formés dans les tissus.

## 2. *Les sels ammoniacaux.*

Dans l'étude de la production de l'urée, nous avons vu les relations qui peuvent être établies entre l'urée et les *sels ammoniacaux*. Ceux-ci dérivent de la désintégration protéique, dans les tissus, et, pour une part, mais pour une part seulement, se transforment en urée dans le foie, le reste s'éliminant par les reins.

La quantité absolue des sels ammoniacaux urinaires varie avec l'alimentation : elle est maxima avec le régime carné, minima avec le régime végétal.

QUANTITÉ D'AMMONIAQUE ÉLIMINÉE PAR LES URINES EN 24 HEURES

| | Chien. | Homme. |
|---|---|---|
| Régime carné pur | 0g,608 | 0g,875 |
| — mixte | 0 ,414 | 0 ,642 |
| — végétal pur | 0 ,266 | 0 ,400 |

L'introduction, dans l'organisme du chien, de sels ammoniacaux, détermine une augmentation de l'élimination de l'urée quand les sels injectés sont transformables dans l'organisme en carbonate d'ammoniaque par oxydation (formiate, citrate, carbamate, etc.); elle ne détermine aucune augmentation de l'élimination d'urée quand les sels injectés ne sont pas transformés dans l'organisme en carbonate d'ammoniaque (chlorhydrate, benzoate, etc.). La transformation préalable en carbonate d'ammoniaque paraît être une *condition nécessaire* de la transformation en urée des sels ammoniacaux introduits *dans l'organisme du chien.*

Il n'en est pas de même chez les herbivores, et notamment *chez le lapin* : l'introduction dans l'organisme de ces animaux, de sels ammoniacaux quelconques détermine toujours une augmentation de l'élimination d'urée. La différence que présentent les carnivores et les herbivores n'est qu'apparente : en effet, les végétaux, ingérés par les herbivores, contiennent en abondance des sels d'alcalis à acides organiques, transformables en carbonates dans l'organisme (les urines des herbivores sont fortement alcalines). Dès lors, des doubles décompositions peuvent se faire, dans l'organisme des herbivores, entre ces carbonates d'alcalis et les sels ammoniacaux introduits, d'où résulte la formation de sels d'alcalis et de carbonate d'ammoniaque; — les mêmes doubles décompositions ne se font pas, au moins avec la même intensité, dans l'organisme des carnivores, relativement pauvre en carbonates alcalins.

On peut donc prévoir que l'introduction dans l'organisme d'acides incapables de se transformer en acide carbonique par oxydation intra-organique, augmentera la quantité d'ammoniaque dans l'urine, car l'acide introduit, se combinant à une partie tout au moins de l'ammoniaque provenant de la désintégration des tissus, la soustraira à la transformation en urée. — L'expérience vérifie cette conception. Exemple :

1° Un homme prend une alimentation connue, pendant cinq jours; il élimine, pendant ce temps, 4 g. 159 d'ammoniaque par les urines. Pendant les cinq jours suivants, il prend la même alimentation, à laquelle il ajoute 2 g. 81 d'acide chlorhydrique; il élimine, pendant ce temps, 6 g. 194 d'ammoniaque, par les urines.

2° Un chien, recevant par jour 400 grammes de viande et 50 grammes de graisse, élimine de 0 g. 438 à 0 g. 592 d'ammoniaque par les urines; — on ajoute à son alimentation 4 grammes d'acide sulfurique, il élimine 0 g. 776 d'ammoniaque; on ajoute à son alimentation 7 grammes d'acide sulfurique, il élimine 1 g. 570 d'ammoniaque.

3° On obtient le même résultat en faisant ingérer à l'animal ou à l'homme de l'acide benzoïque (non transformable en acide carbonique dans l'organisme), mais non en leur faisant ingérer des acides citrique, tartrique, malique, acétique, etc.

Ce sont là des faits qui permettent d'apercevoir le mécanisme de résistance à l'*empoisonnement par les acides* : tant que la quantité d'ammoniaque produite suffit à saturer les acides introduits, il ne se produit aucun accident; les accidents apparaissent quand il ne reste plus d'ammoniaque disponible pour saturer l'acide en excès (on observe alors un abaissement de température, de la dyspnée, de la somnolence, du colapsus). Les herbivores résistent infiniment moins que les carnivores à l'empoisonnement acide : des quantités d'acides très faibles produisent des accidents; on doit rapprocher de ce fait la pauvreté extrême des urines des herbivores. et notamment du lapin, en sels ammoniacaux; — que cette pauvreté ait pour cause une transformation plus rapide et plus complète de l'ammoniaque en urée par le foie, ou une production réduite de l'ammoniaque dans les tissus.

Si l'introduction dans l'organisme d'acides non transformables en acide carbonique provoque une augmentation de l'ammoniaque urinaire, l'introduction de carbonates alcalins ou des sels alcalins à acides organiques transformables en carbonates dans l'organisme provoque une diminution de l'ammoniaque urinaire.

Exemple. — Un chien recevant 400 grammes de viande et 60 grammes de graisse élimine chaque jour de 0 g. 582 à 0 g. 644 d'ammoniaque par les urines; si on ajoute à sa ration alimentaire 10 grammes d'acétate de soude, il n'élimine plus que 0 g. 263 à 0 g. 258 d'ammoniaque par les urines.

Dans l'organisme se forment, par désintégration des protéines, des acides incombustibles, acide sulfurique et acide phosphorique notamment. On est amené à supposer que ces acides se combinent à l'ammoniaque produite dans la même désintégration, et que, sous cette forme, l'ammoniaque non transformable en urée, est entraînée dans les urines. Cette supposition est d'autant plus vraisemblable que la quantité d'ammoniaque urinaire, et surtout le rapport de l'azote de l'ammoniaque à l'azote total urinaire, augmentent quand augmente la désintégration protéique, et, par suite, quand augmente la quantité des acides sulfurique et phosphorique, engendrés dans l'organisme. C'est ce qui se produit dans les circonstances suivantes : — à la suite d'un repas riche en protéines; — pendant l'inanition ; — dans certains empoisonnements, tels que l'empoisonnement par le phosphore. C'est ainsi que le rapport $\frac{\text{az. ammon.}}{\text{azote total}}$ passe de sa valeur normale 2 à 5 p. 100, à 13 et 16 p. 100 au quatrième ou cinquième jour de l'inanition chez l'homme; à 8 et 12 p. 100, dans le diabète grave, etc.

Notons, en passant que, dans le diabète grave, il se forme en abondance, par un mécanisme que nous ignorons, des acides organiques non transformables en acide carbonique dans l'économie; tels sont l'acide acétylacétique et l'acide oxybutyrique, dont la quantité peut atteindre 30 grammes et 50 grammes par jour. L'ammoniaque passe dans les urines, où l'on en trouve de 0 g. 90 à 6 grammes et plus.

L'organisme se défend donc contre les acides, dérivant de la décomposition protéique, par l'ammoniaque qu'il produit; les sels ammoniacaux résultant de leur combinaison sont inoffensifs et s'éliminent par les reins; — il se défend contre l'ammoniaque dérivant de la décomposition protéique, pour une part, par les acides qu'il produit; pour une autre part, par la formation hépatique d'urée aux dépens de l'excès d'ammoniaque; cette urée étant, comme les sels ammoniacaux, inoffensive, et, comme eux, éliminée par les reins.

### 3. *L'acide urique.*

L'*acide urique* existe dans l'urine des *mammifères* sous forme d'urates acides. Sa quantité varie avec la nature et l'abondance de la ration alimentaire : elle est plus petite dans l'alimentation végétale, plus grande dans l'alimentation carnée, et d'autant plus grande que la ration est plus abondante. On a trouvé, par exemple, dans l'urine des vingt-quatre heures, chez un homme :

| | |
|---|---|
| Avec une alimentation purement végétale. . . . . . . | 0g,478 |
| — mixte. . . . . . . . . . . . . . | 0 ,650 |
| — purement carnée . . . . . . . . | 0 ,981 |
| — carnée excessive . . . . . . . | 1 ,950 |

L'acide urique urinaire présente une augmentation remarquable dans les deux cas suivants : 1° à la suite de l'*ingestion de thymus* (500 g.) ou de *pancréas*, chez le chien, le chat ou l'homme, on a vu l'élimination urique passer de 0 g. 80 à 1 g. 60; à la suite de l'*ingestion* de 10 grammes d'une *nucléine* extraite du tissu splénique, on a vu l'élimination urique passer de 0 g. 80 à 1 g. 25; — 2° dans la *leucocythémie*, l'acide urique urinaire est d'ordinaire considérablement augmenté; on a trouvé, chez des leucocythémiques, 4 g. 20 et même 5 g. 95 d'acide urique (ou plus exactement 4 g. 50 d'acide urique et 1 g. 45 d'urate d'ammoniaque) en vingt-quatre heures. — Un leucocythémique et un homme sain, recevant une même alimentation, ont éliminé en vingt-quatre heures : le premier 1 g. 20, le second 0 g. 66 d'acide urique.

*a.* **L'acide urique chez les mammifères.** — Actuellement, l'étude de l'origine de l'acide urique doit se faire séparément, chez les mammifères et chez les oiseaux.

On a demandé à la chimie des indications sur l'origine probable, ou possible, de l'acide urique, produit dans la désintégration protéique.

Les chimistes ont établi des relations entre l'acide urique et le groupe des corps connus sous le nom de *bases xanthiques* ou *bases alloxuriques* (adénine, hypoxanthine, xanthine, guanine, etc.). Les bases xanthiques, traitées par l'acide chlorhydrique fumant, donnent de l'ammoniaque, du glycocolle, de l'acide carbonique et de l'acide formique; l'acide urique, traité par l'acide chlorhydrique fumant, donne de l'ammoniaque, du glycocolle et de l'acide carbonique, c'est-à-dire les mêmes produits que les bases xanthiques, moins l'acide formique. — D'autre part, sous l'action des agents oxydants, les bases xanthiques et l'acide urique fournissent les mêmes produits d'oxydation. Or on a pu, *in vitro*, obtenir des bases xanthiques, en partant des nucléoprotéides, et en passant par les stades intermédiaires de nucléines et d'acides nucléiques. Donc, on doit se demander si l'acide urique ne provient pas de la désintégration des nucléoprotéides dans l'organisme.

Cette hypothèse se trouve appuyée par l'augmentation de l'élimination urique, à la suite de l'ingestion de thymus, de pancréas, (corps riches en nucléoprotéides), ou de nucléines, que nous venons de signaler. — Pendant le jeûne, l'élimination urique n'est pas supprimée; elle est seulement réduite; de sorte qu'on est conduit à admettre que l'acide urique de l'urine provient : pour une part, de la désintégration des nucléoprotéides ingérées, et, pour une autre part, de la désintégration des nucléoprotéides des tissus : il y aurait, peut-on dire, production exogène et production endogène d'acide urique.

Exemple. — Elimination urinaire d'acide urique, chez l'homme, pendant deux heures :

| | Ac. urique. |
|---|---|
| Homme à jeun depuis 24 heures. . . . . . . . . . . | 0g,0468 |
| Ingestion de 5g,50 de nucléine en suspension dans l'eau. | |
| Elimination pendant les 2 heures suivant l'ingestion. | 0 ,0469 |
| — les 2 heures suivantes . . . . . | 0 ,0647 |
| — — . . . . . | 0 ,0936 |

On a établi une relation remarquable entre la grandeur de l'élimination d'acide urique par les urines et le nombre des leucocytes du sang. Ainsi, dans la leucocythémie, le nombre des leucocytes et la quantité de l'acide urique urinaire sont augmentés; il y a plus : dans cette maladie, le nombre des leucocytes et la quantité de l'acide urique urinaire présentent des variations parallèles. — A la suite d'un repas de viande, et même (mais à un degré moindre) à la suite d'un repas quelconque, le nombre des leucocytes augmente, en général dans le sang; l'élimination urique augmente dans les heures qui suivent le repas de viande et même (mais à un degré moindre) le repas quelconque. Tous les hommes ne présentent pas au même degré cette hyperleucocytose post-alimentaire (pour un même repas); l'augmentation post-alimentaire d'acide urique varie suivant les sujets : elle est d'autant plus grande qu'ils présentent une hyperleucocytose plus considérable. — A la suite d'injection de tuberculine, il se produit, suivant les sujets, soit une réaction accompagnée d'hyperleucocytose, soit aucune réaction et aucune hyperleucocytose. L'acide urique urinaire augmente, chez les sujets qui ont présenté une réaction; il n'augmente pas chez les autres. — Enfin certaines substances, telles que la pilocarpine et l'antipyrine, produisent une hyperleucocytose; tandis que d'autres, telles que la quinine et l'atropine, produisent une hypoleucocytose : la quantité d'acide urique urinaire augmente sous l'influence des premières; elle diminue sous l'influence des secondes.

Certains auteurs ont conclu de ces faits que l'acide urique provient exclusivement, et dans tous les cas, de la destruction des leucocytes. Ils admettent que la destruction leucocytaire doit être d'autant plus grande que le nombre des leucocytes contenus dans le sang est plus grand (c'est là, avouons-le, une hypothèse purement gratuite); et, puisque l'élimination urique urinaire augmente avec le nombre des leucocytes du sang, ils admettent que l'acide urique provient exclusivement des leucocytes (c'est là, avouons-le, une conclusion prématurée). Nous nous garderons de tirer des faits signalés aucune conclusion, jusqu'à ce que des faits nouveaux permettent de le faire d'une façon précise.

— Nous n'avons parlé jusqu'ici que de l'acide urique et des urates; il eût, sans doute, mieux valu réunir dans une même étude l'acide urique et les bases xanthiques ou alloxuriques, formant le groupe des corps alloxuriques (les corps alloxuriques comprennent les bases alloxuriques et l'acide urique) ou *purines*.

Les chimistes ont préparé, en partant de l'acide urique, un corps, la *purine*, dont les corps alloxuriques peuvent être considérés comme les dérivés prochains, ainsi que l'indique le tableau suivant :

| | | | |
|---|---|---|---|
| Adénine. . . . . | = Aminopurine. | Théophylline. . | = Diméthyldioxypurine. |
| Hypoxanthine. . | = Oxypurine. | Théobromine. . | = Id. |
| Xanthine . . . . | = Dioxypurine. | Paraxanthine . . | = Id. |
| Guanine . . . . | = Aminooxypurine. | Hétéroxanthine . | = Méthyldioxypurine. |
| Caféine. . . . . | = Triméthyldioxypurine. | Acide urique . . | = Trioxypurine. |

Tous ces corps présentent, au point de vue physiologique, des rapports intéressants. — Dans l'urine de l'homme et des animaux domestiques, on trouve toujours, à côté de l'acide urique, des bases xanthiques : dans l'urine des vingt-quatre heures, chez l'homme normal, on en trouve de 0 g. 08 à 0 g. 13, soit environ une quantité égale à 1/10e de la quantité d'acide urique. Dans l'urine des leucocythémiques, les bases xanthiques sont augmentées, comme l'acide urique : toutefois il convient de noter que les oscillations de la quantité d'acide urique de l'urine sont, chez ces malades, inverses des oscillations de la quantité des bases xanthiques; la somme de l'azote des bases xanthiques et de l'azote de l'acide urique (les physiologistes disent souvent l'azote des purines) restant sensiblement constante, pour une alimentation invariable. — Dans l'urine des grenouilles, où l'acide urique manque, on trouve à sa place des bases xanthiques : cette substitution est intéressante à noter, en ce qu'elle démontre bien nettement l'équivalence physiologique des bases xanthiques et de l'acide urique.

L'élimination d'azote, sous forme de purines, diminue en général pendant les deux ou trois premiers jours du jeûne absolu, pour se maintenir ensuite sensiblement constante, pendant toute la durée de l'inanition; on a ainsi trouvé, chez l'homme, au vingtième jour de jeûne, 0 g. 25 d'azote des purines urinaires, pour vingt-quatre heures.

L'élimination d'azote, sous forme de purines, peut augmenter, sous l'influence de l'alimentation : mais il faut relever des différences considérables, selon la nature de l'alimentation : si l'alimentation ne renferme pas de purines, l'élimination urinaire des purines reste ce qu'elle était pendant le jeûne, ou à très peu près; si l'alimentation renferme des purines, quelles qu'elles soient (nucléines, urates, caféine, bases xanthiques, etc.), l'élimination urinaire des purines est augmentée. Parmi les aliments riches en purines, citons : la viande et surtout le thymus, le café et le cacao; — parmi les aliments pauvres en purines, ou n'en renfermant pas, citons : le lait, la pomme de terre, le pain blanc, le riz, les œufs, la salade, les choux[1], etc. Le tableau suivant montre comment se comporte l'élimination des purines, quand l'alimentation varie.

1. Voici quelques nombres indiquant la proportion de purines contenue dans nos aliments : morue 0,023; sole 0,032; saumon 0,047; mouton 0,039; veau 0,046; porc 0,018, jambon 0,046; bœuf 0,052; foie 0,110; thymus 0,402; poulet 0,052; dindon 0,050; lapin 0,038; farine d'avoine 0,021; pois 0,026; haricots 0,025; pomme de terre 0,0007; oignon 0,003; asperges 0,009; pain blanc, riz, tapioca, chou, salade, chou-fleur 0,000.

| ALIMENTATION RICHE EN PURINES (carnée). | | ALIMENTATION TRÈS PAUVRE EN PURINES OU SANS PURINES | | |
|---|---|---|---|---|
| | | Très azotée animale. | Peu azotée animale. | Peu azotée végétale. |
| 250 g. veau + [1].<br>120 — jambon +.<br>300 — pain.<br>30 — fromage.<br>100 — beurre.<br>30 — sucre.<br>30 — café +.<br>600 — bière. | | gr.<br>1 000 lait.<br>600 œufs.<br>360 pain.<br>90 fromage.<br>100 beurre.<br>600 bière. | gr.<br>500 lait.<br>240 œufs.<br>300 pain.<br>100 riz.<br>200 beurre.<br>25 sucre.<br>600 bière. | gr.<br>500 pomm. de terre.<br>100 riz.<br>360 pain.<br>150 beurre.<br>40 sucre.<br>— salade.<br>600 bière. |
| Azotes des purines urinaires. | 0g,339 | 0,202 | 0,203 | 0,203 |
| Azote de l'ac. urique. . . . | 0 ,298 | 0,190 | 0,193 | 0,193 |
| Azote des bases xanthiques. | 0 ,041 | 0,012 | 0,011 | 0,010 |

Il convient de relever la constance remarquable de l'élimination des purines en l'absence de purines alimentaires, quelle que soit, qualitativement et quantitativement, la ration alimentaire.

Les purines alimentaires augmentent les purines urinaires, mais la totalité des purines alimentaires ne passe pas dans l'urine : des purines du muscle, du foie, de la rate, 50 p. 100 réapparaissent dans l'urine ; des purines du thymus, 25 p. 100 seulement ; des purines du café, 33 p. 100 passent dans l'urine.

Ce déficit des purines ne doit pas nous surprendre : on a en effet démontré, dans divers tissus de l'organisme, la présence de *diastases*, dites *uricolytiques*, capables de transformer l'acide urique et sans doute plus généralement les purines.

L'existence de ces diastases doit être précieusement notée, car elle nous conduit à admettre qu'une partie tout au moins de l'acide urique résultant de la désintégration des nucléines n'arrive pas jusqu'au rein, transformé qu'il a été par quelque tissu de l'organisme. Le taux de l'acide urique urinaire ne renseigne donc pas

1. Le signe + indique les aliments riches en purines (veau, jambon, café).

exactement sur le taux de la désintégration nucléinique; et l'augmentation de l'acide urique urinaire, constatée par les cliniciens en maintes circonstances, peut reconnaître pour cause aussi bien la diminution de l'uricolyse que l'augmentation de l'uricogénèse.

*b*. **L'acide urique chez les oiseaux.** — *La production des urates chez les oiseaux*, a été l'objet d'études intéressantes. Les urates représentent la forme principale des produits de la désassimilation azotée, chez ces animaux.

| | Poules. | | Épervier. | Oies. | | |
|---|---|---|---|---|---|---|
| Acide urique . . . | 3g,00 | 5g,00 | 2g,50 | 1g,19 | 2g,95 | 3g,57 |
| Urée . . . . . . . . | 0 ,20 | 0 ,15 | 0 ,35 | ? | ? | ? |
| Ammoniaque . . . | 0 ,20 | 0 ,20 | 0 ,33 | 0 ,08 | 1 ,13 | 0 ,17 |

Les urates, chez les oiseaux, sont éliminés par les reins; mais ne se forment pas dans les reins, au moins pour la presque totalité. En effet, si, chez des pigeons ou des poules, on lie les uretères, on constate, après la mort, qui survient après plusieurs heures, des dépôts uratiques dans les reins, les séreuses, le cœur, le foie, etc.: — si, chez des pigeons ou des poules, on lie les vaisseaux sanguins des reins, on trouve, après la mort, qui survient après quelques heures, des dépôts uratiques dans les divers tissus ci-dessus indiqués, sauf dans les reins; — on peut obtenir, dans le sang des animaux qui ont succombé après ligatures des vaisseaux sanguins du rein, la réaction de la murexide; on ne peut l'obtenir, dans le sang des animaux normaux. Donc *l'acide urique se forme chez les oiseaux*, au moins pour la plus grande part, *en dehors des reins*.

On sait que, chez les oiseaux, il existe une veine porte rénale, se détachant de la veine cave inférieure, pour gagner les reins; cette veine porte rénale communique par une anastomose, dite veine de Jacobson, avec la veine porte hépatique, de sorte que le système porte hépatique communique avec le système cave inférieur, en amont du foie (veine porte hépatique, veine de Jacobson, veine porte rénale, veine cave inférieure), comme chez le mammifère à fistule d'Eck. Cette disposition permet de lier les vaisseaux sanguins afférents du foie, chez les oiseaux, sans provoquer la mort immédiate (on a une survie plus ou moins longue: chez l'oie, elle peut atteindre douze, quinze et même vingt heures).

L'urine de l'oie normale est trouble, remplie de dépôts; l'urine de l'oie qui a subi la ligature de la veine porte hépatique et de l'artère hépatique, avec ou sans ablation du foie, est claire et transparente, sans dépôts. La composition de l'urine est changée : la quantité totale d'azote éliminée est diminuée; la quantité d'acide urique éliminée est diminuée, mais non annulée, même quand la survie est de vingt heures; la quantité d'ammoniaque éliminée est en général augmentée; le rapport de l'azote urique à l'azote total est considérablement diminué, tandis que le rapport de l'azote ammoniacal à l'azote total est considérablement augmenté.

Chez l'oie normale, l'acide urique contient 60 à 70 p. 100 de l'azote urinaire; il n'en contient plus que 3 à 4 p. 100 chez l'oie opérée. Chez l'oie normale, l'ammoniaque contient 9 à 18 p. 100 de l'azote urinaire; elle en contient 55 à 70 p. 100 chez l'oie opérée.

Tels sont les faits d'expérience. Quelle conclusion en pouvons-nous tirer? Pouvons-nous supposer que, chez l'oie normale, des sels ou corps ammoniacaux, nés de la désintégration protéique, sont transformés par le foie en acide urique ou en urates? Cette conclusion serait prématurée, si elle reposait sur les seules observations que nous venons d'indiquer. L'ammoniaque existe dans l'urine des oies opérées, sous forme de lactate d'ammoniaque, tandis que, dans l'urine des oies normales, il n'existe pas de lactate d'ammoniaque. Il est impossible de dire si l'augmentation de l'élimination ammoniacale, à la suite de la suppression du foie, chez les oiseaux, est la conséquence de la non-transformation par le foie de sels ammoniacaux, transformés en acide urique par ce viscère chez l'animal normal; ou la conséquence de la production anormale d'un acide lactique, non combustible dans l'organisme, se combinant à l'ammoniaque et la fixant sous une forme non transformable par le foie, ou par un autre organe. Nos expériences ne permettraient de tirer une conclusion précise que si l'on avait établi qu'il se produit normalement du lactate d'ammoniaque dans l'organisme : mais il ne semble pas que cette démonstration ait encore été faite de façon rigoureuse et définitive.

Il faut donc aborder autrement la question. L'oie normale peut transformer en acide urique des sels ammoniacaux ingérés sous forme de carbonate ou de formiate d'ammoniaque. A cet effet, on établit un équilibre azoté avec une alimentation déterminée; on dose l'ammoniaque et l'acide urique urinaires, comparativement, en donnant, ou en ne donnant pas de sels ammoniacaux avec l'alimentation.

| | QUANTITÉ D'AMMONIAQUE INGÉRÉE | URINE | | DE L'AMMONIAQUE INGÉRÉE REPARAISSENT SOUS FORME | |
|---|---|---|---|---|---|
| | | Acide urique. | Ammoniaque. | d'ammoniaque. | d'acide urique. |
| 1. | » | 1g,485 | 0g,078 | » | » |
| 2. | 0g,806 (carbonate). | 3 ,201 | 0 ,150 | 7,83 p. 100 | 72,20 p. 100 |
| 3. | 0 ,879 — | » | » | » | 80,77 — |
| 4. | 0 ,985 (formiate) . | » | » | 5,36 — | 84,31 — |

En faisant circuler dans un foie d'oie extrait de l'organisme du sang défibriné d'oie, normal ou additionné d'un sel ammoniacal, on a constaté une diminution de la teneur en ammoniaque du sang et un enrichissement de ce sang en urates. Donc le foie transforme, chez les oiseaux, les sels ammoniacaux en acide urique.

L'oie normale peut également transformer en acide urique l'urée et certains acides-aminés (leucine, glycocolle, acide aspartique). On démontre, en effet, que l'introduction de ces divers corps dans l'organisme d'une oie en équilibre azoté détermine une augmentation importante de l'acide urique urinaire.

*En résumé chez les mammifères*, les produits immédiats de la désintégration des protéines, sont les corps ammoniacaux, l'urée, l'acide urique. Dans le foie. les corps ammoniacaux et l'acide urique se transforment partiellement en urée. L'urée a donc, chez les mammifères, une double origine : pour une part, elle provient directement des protéines; pour une autre part, elle provient de la transformation intrahépatique des corps ammoniacaux et de l'acide urique ou des urates.

*Chez les oiseaux*, il se forme également dans les tissus des corps ammoniacaux, de l'urée et de l'acide urique; les corps ammoniacaux et l'urée se transforment pour une part, dans le foie, en acide urique. L'acide urique a donc, chez les oiseaux, une double origine : pour une part, il provient directement des nucléo-protéides; pour une autre part, il provient de la transformation intrahépatique des corps ammoniacaux et de l'urée.

### 4. *Produits divers.*

A côté de l'acide urique, il faut placer quelques substances, peu importantes pondéralement, très importantes par leur signification physiologique : telles sont l'*allantoïne*, l'*acide oxalurique* et l'*acide oxalique*.

Nous avons indiqué la formation possible d'allantoïne, *in vitro*, en partant de l'acide urique : en faisant agir modérément les oxydants, tels que l'ozone ou le permanganate de potasse, sur des solutions aqueuses d'acide urique, ou d'urates d'alcalis, on a obtenu la formation d'allantoïne et d'acide carbonique. L'allantoïne, ainsi dérivée de l'acide urique, peut conduire à l'urée : en effet, sous l'influence prolongée des mêmes oxydants, elle donne de l'urée et de l'acide oxalique. Elle nous apparaît donc comme un terme de passage entre l'acide urique et l'urée. Rappelons enfin que l'allantoïne a été obtenue par synthèse, en fondant ensemble de l'urée et de l'acide glyoxylique : elle est une diuréide de l'acide glyoxylique.

Tous ces faits prennent de l'importance, par suite de la présence dans l'urine normale de petites quantités d'allantoïne et d'acide oxalique. On trouve d'assez notables proportions d'allantoïne dans l'urine des femmes enceintes, dans l'urine des nouveau-nés, dans le liquide amniotique humain; on peut même la mettre en évidence dans l'urine de l'homme adulte, du chien, du chat, du lapin. Enfin, on a constaté une augmentation importante de l'allantoïne urinaire, chez le chien, à la suite de l'ingestion d'acide urique. Chez le chien nourri de viande, on a obtenu en quarante-huit heures 0 g. 40 d'allantoïne; chez le même chien nourri de viande, on a trouvé en quarante-huit heures, après ingestion de 4 grammes d'acide urique, 1 g. 42 d'allantoïne. Ce fait est fort important, car on sait que l'acide urique ingéré détermine une augmentation de l'urée. Comme nous constatons en même temps une augmentation de l'allantoïne, nous sommes autorisés à admettre que la transformation intraorganique de l'acide urique en urée se fait, comme sa transformation *in vitro*, par l'intermédiaire de l'allantoïne.

Nous avons indiqué la formation *in vitro*, d'acide oxalurique et d'acide oxalique, en faisant agir sur l'acide urique des oxydants convenables, et notamment l'acide nitrique (voir p. 547). Or on trouve dans l'urine des traces d'oxalurate d'ammoniaque et de petites quantités d'oxalates. En opérant sur 100 litres d'urine, on a pu obtenir les réactions caractéristiques de l'oxalurate d'ammoniaque. On trouve, dans les urines de vingt-quatre heures, chez l'homme, environ 0 g. 02 d'acide oxalique, dans le cas d'alimentation carnée, ou dans l'inanition, dans des conditions, par conséquent, où il n'a pu être introduit par les aliments végétaux qui en contiennent. Sa quantité augmente dans l'urine, à la suite de l'ingestion d'aliments végétaux oxalatés : l'acide oxalique ne s'oxyde pas dans l'organisme. La présence de traces d'acide oxalurique et d'acide oxalique dans l'urine est intéressante à signaler, car ces corps nous apparaissent, *in vitro*, comme des intermédiaires entre l'acide urique et l'urée, dans un cycle de transformation différent du cycle allantoïnien.

---

L'urine renferme de la *créatinine* : de 0 g. 60 à 1 g. 30, en vingt-quatre heures, chez l'homme adulte. Cette créatinine provient vraisemblablement de la créatine du muscle, dont elle est l'anhydride :

$$\underset{\text{Créatine.}}{C^4H^9N^3O^2} = \underset{\text{Créatinine.}}{C^4H^7N^3O} + H^2O.$$

Cette hypothèse est appuyée par ce fait : si on introduit de la créatine dans l'estomac ou dans les vaisseaux d'un chien, on constate une augmentation de la créatinine urinaire.

---

L'urine renferme de l'*acide hippurique* (benzoate de glycocolle), ou plus exactement des *hippurates* : l'homme, recevant une alimentation mixte, en élimine environ 0 g. 70 en vingt-quatre heures. Les hippurates diminuent, mais ne disparaissent pas dans le cas d'alimentation exclusivement carnée et dans l'inanition; ils augmentent dans le cas d'alimentation végétale (surtout quand la ration contient en abondance des fruits). Il sont peu abondants dans l'urine des carnivores; ils sont très abondants dans celle des herbivores.

On provoque la formation d'hippurates en injectant ou en faisant ingérer de l'acide benzoïque (ou des benzoates), ou des substances capables de se transformer en acide benzoïque dans l'organisme, telles que le toluène, l'acide cinnamique, l'acide quinique, etc., sans qu'il soit besoin d'introduire en même temps du glycocolle. Toutefois la quantité des hippurates produits, pour une quantité d'acide benzoïque introduite dans l'organisme, est plus grande quand on introduit en même temps du glycocolle.

Cette synthèse d'acide hippurique, aux dépens de ses constituants, semble se faire exclusivement dans le rein, *chez le chien*. Si, en effet, on injecte l'acide benzoïque et le glycocolle, chez des chiens néphrectomisés, on ne trouve d'acide hippurique ni dans le sang, ni dans le foie, ni dans les muscles. Si on fait circuler du sang défibriné, contenant de l'acide benzoïque et du glycocolle, dans un rein de chien, extrait de l'organisme, on constate la production d'acide hippurique. Mais ceci n'est vrai que pour le chien : chez le *lapin* et chez la *grenouille* néphrectomisés, il se fait de l'acide hippurique aux dépens de l'acide benzoïque et du glycocolle injectés : donc en dehors du rein.

Chez les oiseaux, l'introduction d'acide benzoïque ne détermine pas la formation d'acide hippurique, mais celle d'un acide analogue, l'*acide ornithurique*, résultant de la combinaison de l'acide benzoïque et d'un acide-aminé, l'*ornithine* ou *acide diamino-valérianique*.

Dans l'organisme, l'acide benzoïque peut provenir, en dehors de toute introduction directe, de la fermentation intestinale de matières végétales : parmi les produits de la putréfaction de ces matières, on a signalé en effet l'acide benzoïque et l'acide phénylpropionique ; ce dernier, introduit dans l'organisme, s'oxyde et donne de l'acide benzoïque. Mais il doit se former, dans les tissus mêmes de l'organisme, un peu d'acide benzoïque ou d'un générateur d'acide benzoïque, puisque les hippurates ne disparaissent pas des urines par un jeûne prolongé. — Quant au glycocolle, on ne le trouve jamais libre dans les tissus, mais il s'en forme vraisemblablement dans l'organisme, puisqu'on trouve : dans l'urine, des hippurates (benzoate de glycocolle et d'alcalis) : dans la bile, des glycocholates (cholalate de glycocolle et d'alcalis).

A côté de l'acide hippurique et des hippurates, on doit signaler l'*acide phénacéturique* ou phénylacétylglycocolle. Dans la fermentation et la putréfaction des protéines, on trouve de l'acide phénylacétique. Cet acide introduit dans l'organisme n'est pas oxydé, comme l'acide benzoïque n'est pas oxydé ; et, comme ce dernier, il se combine au glycocolle. On trouve régulièrement, mais en très petites quantités, des phénacéturates dans l'urine des herbivores[1].

---

Les protéines contiennent du *soufre*, et quelquefois du *phosphore*. Ces éléments sont éliminés sous forme saline. On peut admettre que, dans l'organisme, il se forme des acides sulfurique et phosphorique. Ceux-ci se combinent, pour une part, aux bases alcalines du sang et des tissus, donnant des sulfates et phosphates d'alcalis ; — pour une part, aux phénols provenant des fermentations intestinales ou de la désintégration des protéines des tissus, donnant des phénylsulfates ; — pour une part enfin, à l'ammoniaque produite dans la désintégration des protéines des tissus, donnant des sulfate et phosphate d'ammoniaque.

On retrouve en outre une partie du soufre dans la bile, sous forme de taurocholates, et une partie dans l'urine, sous forme de combinaisons organiques peu étudiées ou mal connues.

1. Cette fixation du glycocolle sous une forme fixe, non transformable dans l'organisme, est très générale : on l'a obtenue en faisant pénétrer dans l'organisme de l'acide salicylique ou acide oxybenzoïque (l'urine contient du salicylate de glycocolle ou acide oxyhippurique), de l'acide naphtalique (l'urine contient du naphtalate de glycocolle ou acide naphtalurique), etc.

# CHAPITRE XXVII

## L'ÉQUILIBRE AZOTÉ

Sommaire. — Détermination de l'azote des ingesta et des egesta. Voies de l'élimination azotée. — Élimination azotée, pendant le jeûne absolu ; régime constant de l'élimination. Élimination azotée, pendant le jeûne azoté. Élimination azotée, pendant l'alimentation ; ration d'entretien ou d'équilibre azoté. L'équilibre azoté. Des deux limites de l'alimentation azotée. Variation de la limite inférieure ; abaissement de cette limite ; les graisses et les acides gras, les hydrocarbones, la gélatine, aliments d'épargne. Gaspillage azoté sous l'influence du phosphore et des substances thyroïdiennes.

Un être vivant est en équilibre nutritif quand la composition de son organisme, déterminée à des époques fixes, toutes les vingt-quatre heures par exemple, est constante qualitativement et quantitativement. Comme il est impossible, pratiquement, de reconnaître cette constance pour tous les éléments simples ou complexes qui prennent part à la constitution du corps, on se contente de faire deux vérifications : on vérifie la constance du poids du sujet, et on vérifie son équilibre azoté.

Mais il faut insister, pour éviter toute méprise, sur ce qu'un animal en équilibre azoté, n'est pas, par là même, en équilibre nutritif : l'équilibre azoté est réalisé dans maintes circonstances dans lesquelles l'animal perd de son poids, et par conséquent n'est pas en équilibre nutritif général.

L'étude du seul équilibre azoté est donc une étude purement expérimentale, et un peu artificielle ; mais nous avons le plus grand intérêt à la poursuivre avec soin et avec rigueur, puisqu'elle est un des éléments fondamentaux de l'étude de l'équilibre nutritif total.

Des substances azotées sont fournies à l'organisme par l'alimentation : ce sont des albuminoïdes, des protéides, des albumoïdes, etc. ; des substances azotées se retrouvent dans les excreta : ce sont l'urée, les urates, etc. Sans tenir compte de la nature des substances ingérées et excrétées, on peut se proposer de déterminer la quantité totale d'azote qui traverse (entre et sort) un organisme donné, placé dans des conditions données, en un temps donné.

La méthode de Kjeldahl permet de doser rapidement, et avec une exactitude suffisante pour les déterminations physiologiques, l'azote total des matières organiques. On peut dès lors connaître la quantité d'azote ingéré, si on détermine l'azote total sur une fraction de la masse alimentaire, transformée en une bouillie homogène par hachage, broyage et trituration. Malheureusement, les physiologistes se sont à peu près toujours contentés de peser les divers aliments ingérés, et d'en calculer la teneur en azote total, en se reportant à des tables, établies une fois pour toutes, et donnant la composition chimique, et notamment la teneur en azote, des divers aliments. C'est là une façon de procéder extrêmement regrettable, qui entache d'une erreur importante tous les résultats publiés; car il est certain que la viande, le riz, le pain, etc., n'ont pas toujours et partout la même composition et la même teneur en azote.

Pour déterminer l'azote des excreta, il est nécessaire de recueillir l'ensemble des substances azotées éliminées. Nous avons vu, en étudiant les échanges gazeux pulmonaires (p. 381), que les poumons n'éliminent ni azote, ni composés azotés. Les excreta azotés se retrouvent dans l'urine et dans les fèces, exclusivement dans la plupart des cas. Toutefois, dans certaines conditions, des substances azotées peuvent être éliminées par d'autres voies (par la mamelle, dans la lactation; par la peau, dans la sudation, ou dans la mue épidermique); mais ces conditions ne sont pas réalisées en général, et on peut pratiquement (sauf dans le cas de lactation), négliger la quantité d'azote éliminée par ces voies.

On a prétendu autrefois qu'on ne retrouve pas, dans l'urine et dans les fèces, la totalité de l'azote ingéré, qu'il y a *déficit d'azote*. Les expériences les plus précises ont démontré que ce déficit n'existe pas (abstraction faite du faible déchet épidermique). Ce n'est que dans le cas où l'alimentation renferme en surabondance des substances azotées, et seulement pendant quelques jours, même dans ce cas, que l'organisme présente un déficit d'azote excrété par les urines et par les fèces; cela ne prouve d'ailleurs nullement que de l'azote soit éliminé par une voie autre que le rein et l'intestin, mais seulement qu'une partie de l'azote ingéré est retenue dans les tissus. Inversement, dans le cas d'alimentation azotée insuffisante, il y a excès d'excrétion azotée, une partie de l'azote excrété provenant de la désintégration des tissus eux-mêmes.

Voici quelques exemples de l'équilibre azoté, c'est-à-dire de l'égalité des quantités d'azote ingérées excrétées :

1° Chien, en quarante-neuf jours, reçoit 73 500 grammes de viande, contenant 2 499 grammes d'azote. On recueille dans les urines 2 495 grammes et dans les fèces 30 g. 6 d'azote; total 2 525 g. 6.

2° Chien, en vingt-trois jours, reçoit 34 500 grammes de viande, contenant 1 173 grammes d'azote. On recueille dans les urines 1 163 g. 5 et dans les fèces 13 g. 4 d'azote; total 1 176 g. 9.

3° Chien, en cinquante-huit jours, reçoit 29 000 grammes de viande, contenant 986 grammes d'azote. On recueille dans les urines 943 g. 7, et dans les fèces 39 g. 1 d'azote ; total 982 g. 8.

4° Vache laitière, reçoit en six jours 78 960 grammes de paille, contenant 1 089 g. 65 d'azote, et 14 718 grammes de farine, contenant 359 g. 12 d'azote : soit 1 448 g. 77 d'azote. On recueille, dans les urines, 562 g. 35, dans les fèces 575 g. 71, dans le lait 293 g. 08 d'azote ; total 1 431 g. 14.

Les substances azotées, éliminées par les urines proviennent de la décomposition des substances azotées de l'organisme ; les substances azotées, contenues dans les fèces représentent les substances azotées alimentaires non absorbées, et les substances azotées provenant des déchets épithéliaux du tube digestif et des sucs digestifs.

---

*Comment se comporte l'élimination azotée chez un aminal soumis au jeûne absolu?*

I. — Exemples :

| | CHIEN *a* | CHIEN *b* | CHIEN *c* | CHIEN | CHAT. | CHAT | LAPIN |
|---|---|---|---|---|---|---|---|
| 1er jour . . | 30g,1 | 13g,3 | 6g,9 | 7g,5 | 2g,9 | 6g,15 | Moyenne journalière 1,67 |
| 2e — . . | 12 ,5 | 9 ,3 | 5 ,8 | 5 ,6 | 2 ,3 | 4 ,25 | |
| 3e — . . | 9 ,6 | 7 ,9 | 6 ,0 | 4 ,8 | 2 ,0 | 4 ,23 | |
| 4e — . . | 8 ,7 | 7 ,4 | 5 ,9 | 4 ,8 | 1 ,9 | 4 ,21 | Moyenne 1,46 |
| 5e — . . | 6 ,6 | 7 ,4 | 5 ,8 | 4 ,9 | 2 ,0 | 3 ,78 | |
| 6e — . . | 6 ,7 | 6 ,4 | 5 ,6 | 4 ,7 | 1 ,9 | 3 ,60 | Moyenne 1,38 |
| 7e — . . | 6 ,3 | 6 ,4 | 5 ,4 | 4 ,6 | 1 ,9 | 3 ,44 | |
| 8e — . . | 6 ,2 | 6 ,1 | 5 ,3 | 4 ,5 | 2 ,0 | 3 ,45 | — |
| 9e — . . | 6 ,3 | 5 ,9 | 5 ,3 | 4 ,2 | — | 3 ,38 | — |
| 10e — . . | 6 ,1 | 5 ,8 | 5 ,1 | 4 ,1 | — | 3 ,29 | — |

L'animal soumis au jeûne absolu élimine de l'azote jusqu'à sa mort. La quantité d'azote éliminée diminue d'un jour au suivant, pendant les premiers jours de l'inanition ; elle tombe ainsi, plus ou moins rapidement, à un taux auquel elle se maintient sensiblement pendant toute la durée de l'inanition, tout en diminuant très légèrement. Cette diminution, extrêmement peu marquée d'ailleurs, qu'on observe pendant la période secondaire de l'inanition, se maintient jusqu'à la mort, chez les animaux qui étaient très gras au début de l'inanition (la mort survient avant l'épuisement total des réserves adipeuses); chez les animaux maigres au début de l'inanition, au contraire, la diminution cesse environ deux jours avant la mort (à ce moment les réserves adipeuses sont à peu près totalement épuisées), et on constate une importante augmentation de l'élimination azotée.

II. — Exemples chez l'homme (jeûneurs) : élimination azotée. Le tableau suivant contient les valeurs de la quantité d'azote des urines de 24 heures.

| CETTI | | BREITHAUPT | | SUCCI | |
|---|---|---|---|---|---|
| 1er jour . . . | 13,6 | 1er jour. . . . | 10,0 | 1er jour . . . | 13,8 |
| 2e — . . . | 12,6 | 2e — . . . . | 9,9 | 2e — . . . | 11,0 |
| 3e — . . . | 13,1 | 3e — . . . . | 13,3 | 4e — . . . | 12,8 |
| 4e — . . . | 13,4 | 4e — . . . . | 12,8 | 6e — . . . | 10,1 |
| 5e — . . . | 10,7 | 5e — . . . . | 11,0 | 8e — . . . | 8,4 |
| 6e — . . . | 10,1 | 6e — . . . . | 9,9 | 10e — . . . | 6,8 |
| 7e — . . . | 10,9 | | | 12e — . . . | 7,2 |
| 8e — . . . | 8,9 | | | 14e — . . . | 5,3 |
| 9e — . . . | 10,8 | | | 16e — . . . | 5,5 |
| 10e — . . . | 9,5 | | | 18e — . . . | 5,5 |
| | | | | 20e — . . . | 4,4 |
| | | | | 22e — . . . | 4,8 |
| | | | | 24e — . . . | 3,6 |
| | | | | 26e — . . . | 3,1 |
| | | | | 28e — . . . | 3,6 |
| | | | | 29e — . . . | 4,1 |
| | | | | 30e — . . . | 6,6 |

III. — Exemples d'augmentations prémortelles chez des animaux maigres au début du jeûne, et de diminution continue chez des animaux gras au début du jeûne.

| CHIEN MAIGRE | | CHIEN GRAS | | CHAT MAIGRE | | CHAT GRAS | |
|---|---|---|---|---|---|---|---|
| 30e jour. | 1g,8 | 53e jour. | 2g,3 | 7e jour. | 2g,2 | 11e jour. | 2g,0 |
| 31e — | 1 ,7 | 54e — | 2 ,4 | 8e — | 2 ,1 | 12e — | 1 ,9 |
| 32e — | 1 ,6 | 55e — | 2 ,2 | 9e — | 2 ,1 | 13e — | 1 ,7 |
| 33e — | 1 ,6 | 56e — | 2 ,4 | 10e — | 2 ,4 | 14e — | 1 ,7 |
| 34e — | 1 ,8 | 57e — | 2 ,1 | 11e — | 2 ,4 | 15e — | 1 ,5 |
| 35e — | 2 ,8 | 58e — | 2 ,0 | 12e — | 3 ,1 | 16e — | 1 ,6 |
| 36e — | 3 ,2 | 59e — | 1 ,7 | 13e — | 3 ,1 | 17e — | 1 ,1 |
| | Mort. | | Mort. | | Mort. | | Mort. |

L'établissement du régime constant se produit plus ou moins vite, suivant que l'animal a reçu, avant l'expérience, une alimentation pauvre ou riche en substances azotées. Si la nourriture était abondante et riche en protéines, le régime constant s'établit lentement (c'est le cas du chien *a* du tableau I, p. 565). Si la nourriture était peu abondante et pauvre en protéines, le régime constant s'établit presque d'emblée (c'est le cas du chien *c* du tableau I, p. 565). Si la nourriture était moyenne, comme quantité et richesse en protéines, le régime constant s'établit en un temps intermédiaire aux temps extrêmes (c'est le cas du chien *b* du tableau I, p. 565).

Enfin, toutes autres conditions égales, la valeur de l'élimination azotée constante dépend de la richesse des tissus en graisse : un animal gras éliminant moins d'azote qu'un animal maigre : cette élimination est, proportionnellement au poids, plus grande chez les petits animaux que chez les grands (d'une même espèce), plus grande chez les jeunes que chez les adultes.

L'élimination continue d'azote pendant le jeûne prouve que les protéines de l'économie se décomposent jusqu'à la mort. On est ainsi amené à se demander si l'organisme décompose nécessairement des protéines alors même qu'il n'en reçoit pas du dehors; — ou si la décomposition protéique du jeûne prolongé n'est pas la conséquence de l'épuisement des réserves hydrocarbonées et grasses (ne venons-nous pas de dire que l'élimination azotée est moindre, toutes autres conditions égales, chez les animaux gras que chez les animaux maigres?).

L'expérience permet de résoudre la question. Il suffit d'étudier l'élimination de l'azote, chez un animal soumis au *jeûne azoté pur*, c'est-à-dire ne recevant pas de protéines, mais recevant des substances ternaires (hydrocarbones ou graisses).

On soumet un animal au jeûne absolu et on l'y maintient, jusqu'à ce que soit établi le régime constant de l'élimination azotée. On lui fait ingérer alors soit des graisses sans protéines, soit des hydrocarbones sans protéines, et on suit la marche de l'élimination azotée. On constate : 1° dans le cas de l'alimentation exclusivement grasse, il se produit, *quelquefois mais non pas toujours*, une *très faible* diminution de l'élimination azotée (4 g. 80 au lieu de 5 grammes chez un chien, après ingestion de 100 grammes de graisse); mais l'élimination azotée se maintient jusqu'à la mort, comme dans le cas du jeûne absolu; on n'observe pas d'augmenlation prémortelle de l'élimination azotée; la mort se produit plus tard que dans le jeûne absolu (environ soixante jours, au lieu de trente-cinq, pour le chien; environ vingt-cinq jours, au lieu de dix, pour le rat); — 2° dans le cas de l'alimentation exclusivement hydrocarbonée, il se produit *toujours* une diminution *appréciable* de l'élimination azotée, mais l'élimination azotée se maintient jusqu'à la mort, comme dans le cas du jeûne absolu; on n'observe pas d'augmentation prémortelle de l'élimination azotée; la mort se produit plus tard que dans le jeûne absolu.

Donc, l'organisme élimine nécessairement de l'azote, quelle que soit l'alimentation qualitativement ou quantitativement. Pour maintenir l'organisme en équilibre azoté, il est nécessaire de lui fournir de protéines.

---

Si un animal (chien par exemple), pendant la période d'élimination azotée constante, élimine par jour une quantité d'azote $a$, on peut supposer que, pour le maintenir en équilibre azoté, il suffira de lui donner une quantité de protéines assimilables contenant $a$ d'azote. L'expérience ainsi instituée permet de constater les faits suivants :

1° Si on fait absorber à un animal, préalablement soumis au jeûne absolu, et éliminant journellement la quantité constante $a$ d'azote, une quantité de protéines (viande par exemple) contenant $a$ d'azote, la quantité d'azote éliminée augmente; elle devient $A > a$. Donc, une partie $a'$ de l'azote éliminé provient de la décomposition des protéines des tissus : l'équilibre azoté n'est pas réalisé.

Exemple : Un chien de 10 grammes élimine 5 grammes d'azote par jour, pendant la période d'élimination constante du jeûne. On lui fait ingérer 150 grammes de viande (contenant 5 g. d'azote); il élimine 8 grammes d'azote, correspondant à 240 grammes de chair. Il perd donc par jour 3 grammes d'azote correspondant à 90 grammes de chair de ses tissus.

2° Si on fait absorber à un animal, préalablement soumis au jeûne absolu, et éliminant journellement la quantité constante $a$ d'azote, une quantité quelconque B de protéines (viande par exemple), contenant $b$ d'azote, la quantité d'azote éliminée $a'$, provenant de la décomposition des tissus, est toujours plus petite que pendant le jeûne absolu, et d'autant plus petite que la quantité B des protéines ingérées est plus grande. Pour une valeur convenable de B, cette quantité $a'$ devient nulle : l'équilibre azoté est réalisé.

Exemples : Un chien est soumis au jeûne absolu, ou reçoit une alimentation exclusivement carnée : on a les résultats suivants :

| VIANDE INGÉRÉE | PROTÉINE DÉTRUITE EXPRIMÉE EN POIDS CORRESPONDANT DE CHAIR | | 100 G. DE VIANDE INGÉRÉE déterminent une décomposition protéique supplémentaire qui, exprimée en chair, est |
|---|---|---|---|
| | Totale. | Des tissus. | |
| 0 | 190 g. | 190 g. | 0 |
| 300 g. | 379 — | 79 — | 63 g. |
| 600 — | 665 — | 65 — | 79 — |
| 900 — | 941 — | 41 — | 83 — |
| 1 100 — | 1 103 — | 3 — | 83 — |

L'équilibre azoté est réalisé sensiblement pour 1 100 grammes de chair, tandis que, pendant le jeûne, l'animal ne détruisait que 190 grammes de chair.

La quantite minima de chair, qui permet d'obtenir l'équilibre azoté, est appelée *ration d'entretien* ou *ration d'équilibre azoté*.

Si on donne à un animal une quantité de chair plus grande que la ration d'entretien, il y a augmentation de l'élimination azotée, mais la quantité d'azote éliminée est plus petite que la quantité d'azote correspondant à la chair ingérée : l'organisme retient de l'azote : il y a *engraissement azoté*.

| Viande ingérée. | Protéine détruite totale. | Protéine fixée dans les tissus. |
|---|---|---|
| 1 200g | 1 180g | 20g |
| 1 500 | 1 446 | 54 |

Mais cette fixation d'azote n'est que temporaire : à mesure que l'organisme s'enrichit en protéines, la ration alimentaire restant constante, la quantité d'azote, fixée journellement par l'organisme, diminue progressivement, jusqu'à devenir nulle : à ce moment, l'organisme est en équilibre azoté, pour une ration carnée plus grande que la ration strictement nécessaire pour réaliser cet équilibre.

Un organisme étant supposé en équilibre azoté, pour une ration carnée déterminée, supérieure à la ration d'entretien, — si on augmente la ration, on constate une fixation de protéines, progressivement décroissante de jour en jour, et finalement, un nouvel équilibre azoté, pour l'organisme enrichi en chair, entre la chair ingérée et les protéines décomposées; si on diminue la ration, on constate une perte de protéines des tissus, progressivement décroissante, et finalement, un nouvel équilibre azoté, pour l'organisme appauvri en chair, entre la chair ingérée et les protéines décomposées. Il y a eu *amaigrissement azoté.*

Exemple : 1° Chien de 35 kilogrammes en équilibre azoté avec 500 grammes de viande, reçoit 1 500 grammes de viande :

| | 1er j. | 2e j. | 3e j. | 4e j. | 5e j. | 6e j. | 7e j. | 8e j. |
|---|---|---|---|---|---|---|---|---|
| Chair décomposée. | 1 222 | 1 310 | 1 390 | 1 410 | 1 440 | 1 450 | 1 500 | 1 500 |
| Chair fixée . . . . | 278 | 190 | 110 | 90 | 60 | 50 | 0 | 0 |

2° Chien de 35 kilogrammes, en équilibre azoté avec 1 500 grammes de viande, reçoit 1 000 grammes de viande.

| | 1er j. | 2e j. | 3e j. | 4e j. | 5e j. | 6e j. | 7e j. |
|---|---|---|---|---|---|---|---|
| Chair décomposée. . . . | 1 153 | 1 086 | 1 080 | 1 050 | 1 027 | 1 000 | 1 000 |
| Chair des tissus détruite. | 153 | 86 | 80 | 50 | 27 | 0 | 0 |

On a pu ainsi obtenir l'équilibre azoté chez un chien de 35 kilogrammes avec des doses de viande comprises entre 500 grammes et 2 500 grammes; cet équilibre est réalisé d'autant plus vite que l'écart est plus petit entre les deux régimes alimentaires institués. On peut ainsi faire décomposer par un chien une quantité de chair qui est de douze à quinze fois égale à celle qu'il détruit pendant l'inanition. L'homme parvient à décomposer une quantité de chair six fois, mais seulement six fois, égale à celle qu'il détruit pendant l'inanition (180 grammes environ, pendant l'inanition).

La quantité de chair que peut décomposer un animal en équilibre azoté présente deux limites : une limite inférieure, représentée par la ration d'entretien, et une limite supérieure, représentée par la quantité maxima de viande qui peut être ingérée, digérée, absorbée, sans provoquer d'accidents. Ces deux limites sont difficiles à fixer, même pour un animal d'espèce déterminée; en effet, la limite inférieure dépend de l'état des réserves hydrocarbonées et grasses; la limite supérieure dépend du nombre des repas, de l'état de la muqueuse digestive, etc.

Dans les expériences précédentes, l'équilibre azoté a été obtenu par l'alimentation avec de la chair musculaire, riche en substances albumineuses. On a recherché s'il peut être obtenu par l'alimentation avec les protéoses et avec la gélatine.

Avec les *protéoses*, l'équilibre azoté peut être obtenu, comme avec les albumines de la viande, les lois établies précédemment sont applicables au cas de l'alimentation protéosique, sans aucune exception; à teneur égale en azote, l'alimentation protéosique est rigoureusement équivalente à l'alimentation carnée.

On a pu même maintenir en équilibre azoté un animal recevant comme aliments azotés les produits ultimes des transformations digestives, les acides-aminés dérivés des aliments.

Il n'en est pas de même avec la *gélatine*. Un animal nourri de gélatine, sans albumines, ne peut pas se mettre en équilibre azoté, quelle que soit la quantité de gélatine ingérée. La gélatine ingérée est utilisée, et totalement transformée en urée, etc.; mais l'élimination azotée est toujours supérieure à l'ingestion azotée; il y a toujours destruction d'une certaine quantité de protéines de l'organisme. Sans doute, cette quantité de protéines de l'organisme détruites, est notablement diminuée à la suite de l'ingestion de gélatine, mais elle n'est jamais supprimée. Un animal recevant une alimentation formée de gélatine, de substances ternaires et de sels, est destiné à mourir prochainement; un chien de 50 kilogrammes, recevant chaque jour 200 grammes de gélatine, 250 grammes de fécule, 100 grammes de graisse et 12 grammes d'extrait de viande, meurt le trentième jour[1].

— La ration d'entretien, c'est-à-dire la quantité minima de protéines pour laquelle l'équilibre azoté est possible, doit retenir plus particulièrement l'attention; nous étudierons ses variations dans le cas d'alimentation mixte, c'est-à-dire quand l'animal reçoit avec

1. Les substances protéiques sont transformées en acides-aminés dans le tube digestif et l'organisme reconstitue ses substances protéiques au moyen de ces acides-aminés. Mais, pour que cette reconstitution soit possible, il est nécessaire que les aliments fournissent tous les acides-aminés qui entrent dans les protéines à reconstituer. La gélatine répond-elle à cette condition? Assurément non, car trois au moins de ces acides-aminés font défaut, la tyrosine, la cystine et le tryptophane. On a pensé qu'on peut maintenir en équilibre azoté des animaux ne recevant comme substance protéique que de la gélatine, à condition d'ajouter à leur ration alimentaire de la tyrosine, du tryptophane et de la cystine (100 grammes d'azote alimentaire étaient répartis ainsi : 93 de gélatine, 4 de tyrosine, 2 de cystine, 1 de tryptophane). Ce n'est pas rigoureusement exact, car ce mélange ne peut que jouer le rôle d'aliment d'épargne azotée, comme la gélatine, mais pourtant plus que la gélatine.

de la viande, soit des hydrocarbones, soit des graisses, soit de la gélatine, soit un mélange de ces diverses substances.

L'équilibre azoté étant réalisé, chez un animal déterminé, avec la ration minima de viande, on peut obtenir, avec cette même ration de viande, une fixation d'azote dans les tissus, si on lui ajoute de la graisse. Donc, on pourra obtenir l'équilibre azoté, dans le régime adipo-carné, pour une quantité de viande moindre que dans le régime carné pur. D'une façon générale, l'addition de graisse à la ration carnée diminue toujours l'élimination azotée.

Exemple : Chien recevant une alimentation carnée pure ou une alimentation adipo-carnée :

| RATION ALIMENTAIRE | | PROTÉINES DÉCOMPOSÉES exprimées par le poids correspondant de chair. | PROTÉINES TISSULAIRES décomposées (—) ou fixées (+). |
|---|---|---|---|
| Viande. | Graisse. | | |
| 1 500 g. | 0 | 1 512 | — 12 |
| 1 500 — | 150 | 1 474 | + 26 |
| 500 — | 0 | 556 | — 56 |
| 500 — | 100 | 520 | + 20 |
| 500 — | 0 | 522 | — 22 |
| 500 — | 300 | 456 | + 44 |

Exemple : Un chien qui a besoin d'ingérer un minimum de 1 000 grammes de viande dans le régime carné pur, pour être en équilibre azoté, reste en équilibre azoté après ingestion de 500 à 600 grammes de viande et de 100 à 150 grammes de graisse.

La graisse des réserves corporelles joue, au moins dans une certaine mesure, le même rôle d'épargne pour les protéines que la graisse alimentaire. Nous avons dit précédemment que, pendant le jeûne absolu, l'élimination d'azote est un peu moindre, toutes autres conditions égales, chez l'animal gras que chez l'animal maigre.

L'addition de graisse à la viande, dans l'alimentation, permet de réaliser une fixation importante de protéines dans les tissus. On a établi en effet : 1° que pour une même quantité de chair ingérée, la fixation d'azote par l'organisme est plus grande, si on ajoute à la ration alimentaire de la graisse que si on n'en ajoute pas, et d'autant plus grande que la quantité de graisse ajoutée est plus grande; 2° que, pour une même quantité de chair ingérée, la durée de la période pendant laquelle se fait la fixation d'azote par l'organisme est plus grande dans le régime adipo-carné que dans le régime carné pur (en d'autres termes, l'équilibre azoté est moins vite réalisé dans le régime adipo-carné que dans le régime carné pur).

Les acides gras, contenus dans les graisses neutres, possèdent le même pouvoir d'épargne que ces graisses neutres : un poids donné d'acides gras étant équivalent au poids de graisses qu'il fournirait en se combinant à la glycérine (ceci est d'accord avec le fait indiqué p. 289, de la transformation des acides gras ingérés en graisses neutres, pendant leur passage à travers la paroi intestinale).

Les *hydrocarbones* (sucres, amidons, dextrines) possèdent, comme les graisses, un pouvoir d'épargne pour les protéines.

L'addition d'hydrocarbones à une ration carnée fixe diminue la décomposition protéique dans l'organisme. En voici quelques exemples :

| RATION | | PROTÉINES DÉCOMPOSÉES exprimées par le poids correspondant de chair. | PROTÉINES TISSULAIRES décomposées (—) ou fixées (+). |
|---|---|---|---|
| Viande. | Hydrocarbones. | | |
| 500 g. | 0 | 546 g. | — 46 g. |
| 500 — | 250 g. | 475 — | + 25 — |
| 1 500 — | 0 | 1 599 — | — 99 — |
| 1 500 — | 250 — | 1 454 — | + 46 — |
| 2 000 — | 0 | 1 991 — | + 9 — |
| 2 000 — | 250 — | 1 792 — | +208 — |

Donc, des rations de viande, insuffisantes pour couvrir le déchet protéique de l'organisme, deviennent suffisantes par addition d'hydrocarbones; des rations de viande, suffisantes pour maintenir l'équilibre azoté, déterminent une fixation d'azote quand elles sont additionnées d'hydrocarbones.

Pour une même quantité de viande ingérée, la quantité des

protéines décomposées diminue à mesure que la quantité d'hydrocarbones ajoutés à la ration augmente. En voici quelques exemples :

| RATION | | CHAIR DÉCOMPOSÉE TOTALE | CHAIR DE L'ORGANISME décomposée (—) ou fixée (+) |
|---|---|---|---|
| Viande. | Hydrocarbones. | | |
| 500 g. | 100 g. | 537 g. | — 37 g. |
| 500 — | 200 — | 505 — | — 5 — |
| 500 — | 300 — | 466 — | + 34 — |
| 200 — | 250 — | 263 — | — 63 — |
| 200 — | 300 — | 223 — | — 23 — |
| 200 — | 600 — | 172 — | + 28 — |

Le rôle d'épargne des hydrocarbones est plus grand, à poids égal, que celui des graisses. Nous en avons une double preuve :

1° Pour une ration carnée constante, la destruction protéique est d'autant moindre que la quantité des hydrocarbones ajoutés à cette ration est plus grande, et la diminution de cette destruction est presque proportionnelle (au moins pour des quantités moyennes d'hydrocarbones) à la quantité des hydrocarbones ajoutés; — tandis que, dans l'alimentation adipo-carnée, la décomposition protéique, au moins dans la majorité des cas, ne dépend pas de la quantité de la graisse ingérée.

| RATION ALIMENTAIRE | | | CHAIR DÉCOMPOSÉE TOTALE | CHAIR DE L'ORGANISME décomposée (—) ou fixée (+). |
|---|---|---|---|---|
| Viande. | Hydrocarbones. | Graisses. | | |
| 500 g. | 100 g. | — | 537 g. | — 37 g. |
| 500 — | 200 — | — | 505 — | — 5 — |
| 500 — | 300 — | — | 466 — | + 34 — |
| 1 500 — | — | 30 g. | 1 457 — | + 43 — |
| 1 500 — | — | 100 — | 1 451 — | + 49 — |
| 1 500 — | — | 150 — | 1 455 — | + 45 — |

2° A poids égaux, les hydrocarbones ont une action plus grande que les graisses sur la destruction protéique :

| RATION ALIMENTAIRE | | | CHAIR DÉCOMPOSÉE TOTALE | CHAIR DE L'ORGANISME décomposée (—) ou fixée (+). |
|---|---|---|---|---|
| Viande. | Hydrocarbones. | Graisses. | | |
| 500 g. | » | 250 g. | 558 g. | — 58 g. |
| 500 — | 200 g. | » | 505 — | — 5 — |
| 500 — | 300 — | » | 466 — | + 34 — |
| 800 — | » | 250 — | 773 — | + 27 — |
| 800 — | 250 — | » | 745 — | + 55 — |
| 2 000 — | 250 — | 250 — | 1 883 — | + 117 — |
| 2 000 — | » | » | 1 792 — | + 208 — |

On a pu, chez le chien, dans les cas les plus favorables, réduire la dépense protéique de 7 p. 100 au moyen des graisses et de 15 p. 100 au moyen des hydrocarbones.

On peut, par l'ingestion d'hydrocarbones, réduire la quantité des protéines détruites dans l'organisme à un taux moindre que le taux d'inanition; ainsi un chien qui, au vingt-deuxième jour d'inanition, détruit 160 grammes de sa chair, ne détruit que 122 grammes de chair quand il reçoit une ration de 200 grammes de viande et de 500 grammes d'hydrocarbones.

Pendant le jeûne absolu, on peut diminuer la destruction protéique, pendant la période d'élimination azotée constante, en faisant ingérer des hydrocarbones.

La *gélatine*, nous l'avons vu, p. 571, ne peut pas remplacer les albumines, au point de vue de l'équilibre azoté; mais elle constitue un *aliment d'épargne* comme les graisses et les hydrocarbones. En effet, l'ingestion de gélatine diminue la destruction des albumines alimentaires ou des albumines des tissus et peut permettre la fixation d'azote dans les tissus, pour des doses d'albumines ingérées, suffisantes seulement, ou même insuffisantes pour réaliser l'équilibre azoté. D'une façon générale, les recherches expérimentales ont établi que 1 000 grammes de gélatine économisent environ 30 grammes d'albumines, ou environ 150 grammes de chair. Voici pour illustrer ces diverses propositions, quelques résultats expérimentaux choisis entre beaucoup d'autres semblables.

| RATION ALIMENTAIRE | | CHAIR DÉCOMPOSÉE TOTALE | CHAIR DE L'ORGANISME décomposée (—) ou fixée (+). |
|---|---|---|---|
| Viande. | Gélatine. | | |
| 500 g.<br>500 — | 0<br>200 g. | 522 g.<br>446 — | — 22 g.<br>+ 54 — |
| 2 000 —<br>2 000 — | 0<br>200 — | 1 970 —<br>1 624 — | + 30 —<br>+ 376 — |
| 200 —<br>200 — | 200 —<br>300 — | 318 —<br>282 — | — 118 —<br>— 82 — |
| 200 —<br>0 | 200 —<br>200 — | 175 —<br>118 — | + 25 —<br>— 118 — |

Si, à un chien à l'inanition, pendant la période d'élimination azotée constante, on fait ingérer de la *gélatine*, l'élimination azotée augmente, mais la destruction des protéines des tissus diminue.

La gélatine est un aliment d'épargne plus puissant que les hydrocarbones et, *a fortiori*, que les graisses. — Un chien qui perd par jour 50 grammes de chair, en ingérant 400 grammes de viande et 200 grammes de graisse, gagne 44 grammes de chair en ingérant 400 grammes de viande et 200 grammes de gélatine. — Comme aliment d'épargne, 100 grammes de gélatine sont équivalents à environ 200 grammes d'hydrocarbones.

Certains auteurs ont attribué un rôle d'épargne à certains acides-aminés, abondamment contenus dans les végétaux, tels que l'asparagine, etc. Ils auraient constaté ce rôle chez le mouton, la chèvre, l'oie, le lapin, mais non pas chez le rat et chez le chien. — Il convient de n'accepter qu'avec la plus grande réserve, au moins actuellement, ces résultats.

— A ces aliments d'épargne, on peut opposer certaines *substances de gaspillage*, substances qui, introduites dans l'organisme, augmentent la décomposition protéique.

Le *phosphore* (l'arsenic et l'antimoine se comporteraient de même) est une de ces substances; introduit dans l'organisme en émulsion dans l'huile, il provoque une exagération de l'élimination azotée. Exemple : Un chien est soumis au jeûne absolu; on dose l'azote (de l'urée seule; on aurait dû, pour bien faire, doser l'azote total) urinaire, on injecte le phosphore du cinquième au septième jour; l'élimination d'urée augmente :

| | | | | | |
|---|---|---|---|---|---|
| 1er jour. . . . . | Urée. | 22,4 | 6e jour. (0g,010 P.). | Urée. | 18,6 |
| 2e — . . . . . | — | 16,5 | 7e — (0 ,015 P.). | — | 29,9 |
| 3e — . . . . . | — | 14,8 | 8e — . . . . . | — | 42,8 |
| 4e — . . . . . | — | 14,4 | 9e — . . . . . | — | 35,6 mort |
| 5e — (0g,005 P.). | — | 16,9 | | | |

Il se produit aussi une augmentation de l'élimination azotée, sous l'influence de l'ingestion ou de l'injection sous-cutanée des *préparations thyroïdiennes* (thyroïde desséchée, extraits de thyroïdes. hyroïodine) et des produits dérivés de l'hypophyse. Un animal, en équilibre azoté pour une alimentation déterminée, perd un excès d'azote sous leur influence; un animal au jeûne absolu, présentant une élimination azotée constante, perd un excès d'azote, sous leur influence.

*En résumé*, l'organisme peut se mettre en équilibre azoté, plus ou moins rapidement, pour des quantités de protéines ingérées extrêmement variables, comprises entre une limite supérieure correspondant à la quantité de substances qu'il peut ingérer, sans présenter d'accidents, et une limite inférieure. Celle-ci varie avec l'état général de l'animal, avec sa grosseur, avec l'état de ses réserves; elle est modifiée (abaissée) par l'ingestion de graisses (ou d'acides gras), d'hydrocarbones ou de gélatine. Ces substances, dites aliments d'épargne, diminuent plus ou moins la consommation protéique et peuvent ainsi en abaisser la limite inférieure au-dessous même de la valeur qu'elle présente pendant l'inanition absolue et prolongée.

# CHAPITRE XXVIII

## LES ALIMENTS NÉCESSAIRES

SOMMAIRE. — 1. **De l'inanition** : consommation des protéines et des graisses. Résistance à l'inanition ; mort par inanition. Perte de poids des tissus pendant l'inanition.

2. **Les aliments nécessaires.** Sensations de faim. — *a. L'eau-aliment* ; perte d'eau pendant le jeûne absolu ; sensations de soif ; conséquences de la privation d'eau. — *b. Protéines* ; minimum nécessaire. — *c. Les substances ternaires* sont-elles un aliment nécessaire ? Réponse théorique et réponse pratique. — *d. Les sels minéraux-aliments*. Le jeûne salin et essais d'explication ; — aliments physiologiques et aliments chimiques. Le chlorure de sodium. Les sels de chaux. Les composés ferrugineux. — *e. L'oxygène.*

### 1. *L'inanition.*

Un animal privé d'aliments consomme ses réserves ; nous avons étudié (p. 565) les lois de la désassimilation azotée pendant l'inanition ; le glycogène disparaît sous l'influence du jeûne (p. 419) : ce sont donc les graisses et les protéines qui font exclusivement les frais de la dépense, pendant l'inanition, si l'on ne tient pas compte des deux ou trois premiers jours : aussi a-t-on coutume d'exprimer la dépense d'inanition en protéines et en graisses.

L'homme résiste de quatre à six semaines, le chien de trente à quarante jours, le cheval de trois à quatre semaines, le lapin de quinze à vingt jours. Les animaux jeunes meurent plus vite que les adultes : l'enfant nouveau-né ne résisterait pas plus de trois à cinq jours.

La résistance à l'inanition chez des animaux de même espèce varie avec l'abondance des réserves contenues dans l'organisme au début du jeûne et avec la grandeur des dépenses pendant le jeûne. Les animaux bien pourvus de réserves hydrocarbonées et grasses survivent plus longtemps que les animaux maigres. Les animaux jeunes ou de petite taille (produisant proportionnellement à leur poids plus de chaleur, succombent avant les animaux adultes ou de grande taille ; — les animaux exposés au refroidissement (et conséquemment fabriquant beaucoup de chaleur pour maintenir leur température) succombent avant les animaux maintenus dans une atmosphère chaude; les animaux obligés d'accomplir un travail musculaire intense succombent avant les animaux maintenus en repos.

Voici quelques résultats obtenus chez des jeûneurs à différentes périodes du jeûne :

| | JOUR DE JEÛNE | POIDS DU SUJET | PROTÉINES DÉTRUITES | GRAISSES DÉTRUITES |
|---|---|---|---|---|
| Cetti | 1er jour. . . . | 56kg,5 | 95 g. | 170 g. |
| | 5e — . . . . | 52 ,5 | 67 — | 166 — |
| | 10e — . . . . | 50 ,6 | 60 — | 165 — |
| Breithaupt | 1er jour. . . . | 59 ,5 | 63 — | 162 — |
| | 2e — . . . . | 58 ,8 | 62 — | 160 — |
| | 6e — . . . . | 56 ,4 | 60 — | 160 — |
| Succi | 1er jour. . . . | 62 ,4 | 104 — | ? |
| | 10e — . . . . | 56 ,7 | 51 — | 170 — |
| | 20e — . . . . | 52 ,8 | 33 — | 170 — |
| | 29e — . . . . | 50 ,2 | 31 — | 169 — |

Voici des résultats obtenus chez le chat :

| JOUR DE JEÛNE | PROTÉINES DÉTRUITES | GRAISSES DÉTRUITES | JOUR DE JEÛNE | PROTÉINES DÉTRUITES | GRAISSES DÉTRUITES |
|---|---|---|---|---|---|
| 1er. . . . . | 24g,5 | 4g,3 | 10e . . . . | 10g,2 | 8g,0 |
| 2e. . . . . | 16 ,4 | 7 ,6 | 11e . . . . | 9 ,1 | 8 ,2 |
| 3e. . . . . | 12 ,9 | 9 ,6 | 12e . . . . | 8 ,4 | 8 ,7 |
| 4e. . . . . | 11 ,7 | 9 ,4 | 13e . . . . | 10 ,5 | 7 ,2 |
| 5e. . . . . | 14 ,7 | 7 ,3 | 14e . . . . | 10 ,5 | 6 ,7 |
| 6e. . . . . | 13 ,4 | 7 ,4 | 15e . . . . | 9 ,1 | 7 ,0 |
| 7e. . . . . | 11 ,9 | 7 ,5 | 16e . . . . | 9 ,3 | 6 ,2 |
| 8e. . . . . | 12 ,1 | 7 ,0 | 17e . . . . | 5 ,2 | 7 ,2 |
| 9e. . . . . | 12 ,5 | 6 ,9 | 18e . . . . | mort | |

La mort arrive, chez l'animal adulte, quand la perte de poids est égale à environ deux cinquièmes du poids primitif (on suppose que l'animal n'a reçu ni aliments, ni eau); — la mort arrive, chez le jeune, quand la perte de poids est égale à environ un quart du poids primitif.

Le chat, dont l'observation est résumée dans le précédent tableau, pesait, au début de l'expérience 2464 grammes; il mourut le dix-huitième jour, ayant perdu 1 197 grammes dont :

| | | | | |
|---|---|---|---|---|
| 204$^{g}$,5 | de protéines soit . . . . | 17 p. 100 de la perte totale. | | |
| 132 ,75 | de graisses — . . . . | 11 | — | — |
| 864 ,0 | d'eau — . . . . | 72 | — | — |

Les divers tissus avaient perdu respectivement :

| | De sa valeur primitive. | | De sa valeur primitive. |
|---|---|---|---|
| | — | | — |
| Tissu adipeux. . | 97 p. 100 | Peau . . . . . . | 20,6 p. 100 |
| Rate . . . . . . | 66,7 — | Intestins . . . . | 18,0 — |
| Foie . . . . . . | 53,7 — | Poumons . . . . | 18,7 — |
| Muscles. . . . . | 30,5 — | Os . . . . . . . . | 13,9 — |
| Sang . . . . . . | 27,0 — | Centres nerveux. | 3,2 — |
| Reins. . . . . . | 25,9 — | Cœur . . . . . . | 2,6 — |

Pendant l'inanition, on observe un amaigrissement remarquable; la bouche est sèche, les sécrétions sont taries, les urines sont rares et fortement acides; il y a parésie musculaire et cardiaque. Finalement, il se produit un état comateux, avec abaissement de la température, et la mort survient (la température est à ce moment comprise entre 26° et 30°)[1].

## 2° *Les aliments nécessaires.*

Le besoin d'aliments provoque en nous la *sensation de faim.* Il est extrêmement difficile d'analyser cette sensation. On admet généralement qu'elle résulte de l'épuisement des réserves de l'organisme et de l'usure de ses tissus, et qu'elle est satisfaite par la reconstitution des réserves et la réparation des tissus. Mais il nous semble qu'à côté de cette *faim vraie*, de cette *faim curative*, il y a lieu de considérer une *faim précoce*, une *faim préventive*, qui se manifeste dès que sont quelque peu entamées nos réserves;

1. Il existe quelques cas remarquables, où certains organes augmentent de poids et de volume, pendant l'inanition. On sait que, pendant leur séjour de six à neuf mois dans les fleuves, les saumons ne mangent pas. Or, pendant que leurs muscles diminuent, les ovaires augmentent de volume et de poids. — La larve du crapaud accoucheur cesse de manger vers la fin du printemps : elle a alors une queue de 8 centimètres de longueur ; pendant son jeûne, qui dure cinq semaines environ, cette queue fond, mais les pattes poussent et se développent.

c'est cette faim préventive que nous connaissons tous; c'est cette faim que nous satisfaisons à nos repas, et que nous faisons disparaître longtemps avant que soit accomplie la digestion et que soit réalisée la réparation de nos réserves. La faim vraie est vraisemblablement une sensation très générale; nous localisons plutôt la faim préventive dans l'estomac et nous avons coutume de la calmer en ingérant des aliments.

Il convient de distinguer entre *la faim et l'appétit.* La faim est toujours une sensation pénible, qu'elle soit préventive ou curative. L'appétit est un désir de manger, un plaisir que nous éprouvons à manger. La faim est en rapport avec la nutrition; elle répond au besoin d'aliments; l'appétit est en rapport avec la digestion : il est la condition d'une bonne et abondante sécrétion psychique de l'estomac.

— Les aliments absorbés par les animaux contiennent, en proportions variables, de l'eau, des protéines, des hydrocarbones, des graisses, des sels minéraux. Ces éléments sont-ils tous indispensables? Quelles quantités doivent être ingérées? Sous quelle forme ces substances doivent-elles entrer dans la ration alimentaire? Quels sont les accidents résultant de leur suppression totale ou partielle?

*a.* **L'Eau.** — L'organisme perd constamment de l'eau par l'urine, par la respiration, par l'évaporation cutanée, par les fèces. La quantité totale d'eau éliminée varie avec la quantité totale ingérée. On peut admettre que, dans les conditions d'alimentation moyenne, l'homme élimine environ 2 à 3 litres d'eau en vingt-quatre heures, dont 1 200 grammes par l'urine, 100 grammes par les fèces, le reste par les poumons et par la peau. Cette eau éliminée provient, pour les cinq sixièmes environ, de l'eau ingérée et pour un sixième de l'eau formée dans les combustions intraorganiques.

Si l'organisme ne reçoit pas d'eau, la quantité d'eau éliminée diminue : ainsi, au deuxième jour de jeûne absolu, chez l'homme, on a noté une élimination totale d'eau réduite à 900 centimètres cubes.

Pendant le jeûne absolu, l'organisme continue à éliminer de l'eau jusqu'à la mort, en quantité réduite. Cette eau provient, pour une part, de l'eau accumulée dans les tissus (où elle constitue une réserve), et, pour une autre part, de l'eau résultant de la combustion de ces tissus. — Mais la teneur en eau des tissus ne varie pas notablement pendant le jeûne absolu (l'eau provenant des réserves aqueuses des tissus correspond donc seulement aux portions de tissus qui ont disparu pendant le jeûne). On a indiqué, dans les divers tissus et dans l'organisme, les proportions suivantes d'eau :

| | | |
|---|---|---|
| Organisme total contient | 66 | p. 100 d'eau. |
| Os | 25 | — |
| Muscles | 75 | — |
| Viscères | 75 | — |
| Tissus adipeux | 10 | — |

Si l'organisme perd de l'eau plus qu'il n'en reçoit, la *sensation de soif* apparait. C'est d'abord une sensation localisée dans la bouche et le pharynx, puis une sensation généralisée, sans localisation : la sensation généralisée ne disparaît que par introduction d'eau dans l'organisme.

Comme la sensation de faim, la sensation de soif est d'une analyse difficile. On peut distinguer une *soif vraie* ou *soif curative*, sensation générale, se produisant quand l'organisme est appauvri en eau et qu'on satisfait en rendant l'eau aux éléments anatomiques, et une *soif précoce* ou *soif préventive*, sensation plus spéciale, qu'on localise dans les premières voies digestives et qu'on satisfait en buvant, sans qu'il soit nécessaire que le liquide absorbé ait passé dans le sang et dans les tissus.

Pour étudier les conséquences de la simple privation d'eau, il faut éviter l'inanition en donnant aux animaux des aliments desséchés. En nourrissant des pigeons avec des graines sèches, on a vu des accidents commencer à se manifester quand ils eurent perdu une quantité d'eau égale à peu près à un dixième de leur poids; on a noté quelques accidents convulsifs, mais surtout des phénomènes de parésie et de paralysie; la mort survint (quand ils eurent perdu une quantité d'eau égale à peu près à un cinquième de leur poids) par parésie progressivement croissante du muscle cardiaque et des muscles respiratoires.

On a constaté, à la suite de brûlures étendues ou dans le choléra, un appauvrissement de l'organisme en eau (le sang en perd de 2 à 3 p. 100; les muscles en perdent de 5 à 6 p. 100). Quelques-uns des accidents observés dans ces maladies peuvent être rapportés à la perte d'eau : telles sont les contractions musculaires, la dépression nerveuse, la parésie des muscles cardiaque et respiratoires

*b.* **Les protéines.** — L'organisme a besoin de *protéines*. Nous avons vu précédemment qu'un animal, qui ne reçoit pas de protéines, perd constamment de l'azote, qu'il soit soumis au jeûne absolu (p. 565), ou simplement au jeûne protéique (p. 567), et finalement meurt. Nous avons vu que, parmi les protéines, les albumines et les protéides seules peuvent fournir l'azote nécessaire, la gélatine étant incapable de remplir le même rôle. Nous avons vu qu'il faut ingérer une grande quantité de viande, type de l'aliment protéique, pour maintenir l'équilibre azoté; il en faudrait, pour maintenir l'équilibre nutritif total, une quantité beaucoup plus grande encore, tellement grande que l'homme ne saurait la supporter plusieurs jours de suite sans présenter d'accidents (inappétence, nausées, vomissements, etc.). Si donc une albumine ou une protéide est théoriquement suffisante pour constituer la ration alimentaire, elle ne saurait pratiquement être employée seule; elle doit être accompagnée d'une substance d'épargne, gélatine, hydrocarbone ou graisse, au moins chez l'homme.

La privation de protéines conduit, que le jeûne soit total, ou qu'il soit seulement protéique, à l'affaiblissement et finalement à la mort. La mort survient plus ou moins vite, suivant l'espèce animale, suivant l'âge du sujet, suivant que l'animal est soumis à l'inanition totale, ou qu'il reçoit des graisses ou des hydrocarbones.

Le lapin meurt d'inanition absolue en huit à trente jours (moyenne dix-sept jours); il meurt d'inanition protéique (recevant des hydrocarbones), en vingt-deux à soixante et un jours (moyenne quarante-deux jours). — Le chien meurt d'inanition absolue en trente à quarante jours; avec une alimentation exclusivement ternaire, il meurt en cinquante-cinq à soixante jours. — Le rat meurt d'inanition absolue en huit à neuf jours; il meurt d'inanition protéique en quatre semaines.

*c*. **Les substances ternaires.** — On admet que les substances ternaires ne sont pas des aliments nécessaires pour les carnivores : un carnivore, en effet, peut, en ingérant journellement une quantité de viande égale à un vingtième ou un vingt-cinquième de son poids, se maintenir en équilibre azoté, et, pendant un certain temps, fixer de l'azote et augmenter de poids. Toutefois, si la viande est un aliment essentiellement protéique, elle n'est pas exclusivement protéique : voici des moyennes d'analyses de viandes de cheval, de bœuf, de veau, de mouton, de porc :

| | | |
|---|---|---|
| Eau . . . . . . . . . . . . . . . . | 72 à 79 | p. 100. |
| Substances sèches . . . . . . . . . | 21 à 28 | — |
| Protéines . . . . . . . . . . . . . | 17 à 21 | — |
| Graisses . . . . . . . . . . . . . | 1 à 7 | — |
| Glycogène . . . . . . . . . . . . . | 1 à 1,5 | — |

Comme on n'a pas fait d'expériences d'alimentation de carnivores, avec des protéines absolument débarrassées de graisses et d'hydrocarbones, on n'a pas le droit d'affirmer que le carnivore peut vivre sans ingérer de substances ternaires.

Quant à l'homme et aux herbivores, ils doivent, de toute nécessité, ingérer des substances ternaires. L'homme ne peut ingérer, pendant plus d'un ou de deux jours, 1500 à 2000 grammes de viande sans présenter d'accidents; or ces quantités, suffisantes pour réaliser l'équilibre azoté, sont insuffisantes pour couvrir le besoin de calories : il faudrait au moins 2500 grammes de viande par jour. — Les substances ternaires sont donc pratiquement indispensables à l'homme. Mais on peut à volonté prendre des graisses, ou des hydrocarbones, ou un mélange de graisses et d'hydrocarbones; les deux groupes de substances pouvant être substitués l'un à l'autre, proportionnellement à leurs valeurs isodynamiques.

*d*. **Les matières minérales.** — Les urines, et accessoirement les fèces, contiennent des sels minéraux, chlorures, sulfates et carbonates, sels de potasse, de soude, de chaux, de magnésie et de fer. L'élimination des sels persiste pendant toute la durée de l'inanition, jusqu'à la mort; mais elle est considérablement réduite : on a vu, chez l'homme, l'élimination du chlorure de sodium diminuer pendant les premiers jours de l'inanition, pour se maintenir ensuite à un taux constant; on a trouvé au dixième jour de jeûne 0 gr. 60 à 0 gr. 90 de chlorure de sodium dans les urines des vingt-quatre heures. Les phosphates de chaux et de magnésie entrent dans la constitution des os; le fer fait partie de la molécule d'hémoglobine; les chlorures et les phosphates de soude, de potasse, de chaux et de magnésie se trouvent dans les cendres de tous les tissus et liquides de l'organisme.

On a étudié, chez le chien et chez le pigeon, les conséquences du *jeûne salin*, c'est-à-dire de la privation de matières salines. On a donné aux deux chiens en expérience une ration composée de graisses, de sucres, d'amidon, aussi pauvres que possible en sels, et de résidu carné (résidu de la préparation de l'extrait Liebig), ce résidu étant débarrassé autant que possible de ses sels solubles, par ébullitions répétées dans l'eau; — et aux trois pigeons en expérience une ration composée d'amidon et de caséine, la caséine étant précipitée du lait par acidification et débarrassée de ses sels par ébullitions répétées dans l'eau. On sacrifia les chiens, l'un au vingt-sixième jour, l'autre au trente-sixième jour, dans un état d'affaiblissement tel, que la mort était sûrement proche : les trois pigeons moururent respectivement le treizième, le vingt-cinquième, et le vingt-neuvième jour.

Les symptômes observés[1] (parésie et tremblements musculaires, convulsions, troubles digestifs) et la mort ne sont pas la conséquence d'un déchet azoté, car ce déchet a été nul ou minime dans ces expériences. Le déchet salin lui-même a été très faible : pendant les vingt-six jours de survie, chez un chien de 32 kilogrammes soumis au jeûne salin, il ne passe dans les urines que 30 grammes d'acide phosphorique et 7 grammes de chlorure de sodium.

Si l'on prend en considération ce faible déchet salin ; si l'on remarque, d'autre part, qu'un chien soumis au jeûne absolu ne meurt pas avant le quarantième jour de jeûne, et peut atteindre, dans quelques cas, le cinquantième jour, tandis que le chien soumis au jeûne salin meurt avant le quarantième jour, on est amené à se demander si, dans de telles expériences, la mort doit bien réellement être rapportée au jeûne salin.

On a fait remarquer que de l'acide sulfurique est produit, dans la désintégration des protéines aux dépens de la cystine qui représente l'un des noyaux fondamentaux de leur molécule ; avec l'alimentation normale, on introduit dans l'organisme des carbonates ou des sels alcalins à acides organiques, capables de se transformer en carbonates dans l'économie ; ces carbonates peuvent saturer l'acide sulfurique produit et les accidents de l'empoisonnement acide sont évités. Avec l'alimentation sans sels, la désintégation protéique n'est pas diminuée ; la quantité d'acide sulfurique produite n'est pas diminuée, mais les carbonates ou leurs générateurs ne sont pas introduits dans l'organisme : on en a conclu que les accidents de l'empoisonnement acide se produisent, parce que l'acide sulfurique n'est pas neutralisé. Si, pendant l'inanition absolue, les mêmes accidents ne se produisent pas, c'est que la désintégration protéique, et par suite la formation d'acide sulfurique, sont diminuées. A l'appui de cette conception, on a fait, sur des souris, les expériences suivantes. On a donné à ces animaux une pâtée formée de saccharose et de caséine, obtenue en précipitant le lait par l'acide acétique et épuisant le précipité par l'eau bouillante, pâtée ne contenant que des traces de matières minérales. Des souris ainsi alimentées meurent du onzième au vingt et unième jour. Notons que les souris soumises au jeûne absolu meurent en trois ou quatre jours, donc, contrairement à ce qui se passe chez le chien, plus vite que les souris soumises au jeûne salin. Si on ajoute à la pâtée du carbonate de soude ou de potasse, en quantité convenable pour neutraliser l'acide sulfurique pouvant résulter de la

1. Chez le chien soumis au jeûne salin, on observe les accidents suivants. La tonicité musculaire est très rapidement diminuée ; déjà, au bout de deux semaines, l'animal présente une parésie confinant à la paralysie, surtout dans le train postérieur. Plus tard, on note successivement un affaissement général, puis un état d'excitation extrême, enfin des convulsions qui conduisent à la mort par asphyxie.

Malgré tout, les échanges nutritifs ne sont pas profondément modifiés ; la digestion est normale pendant longtemps, et ce n'est que très tardivement qu'on voit se produire des vomissements et de la diarrhée.

Si on rend au chien une nourriture salée normale, les accidents s'atténuent, mais avec une extrême lenteur ; ce n'est que plus d'un mois après le retour au régime normal que disparaît totalement la parésie du train postérieur de l'animal.

désintégration de la caséine ingérée, on observe une survie de seize à trente-six jours. Or cette survie n'est pas due à l'introduction de sodium ou de potassium, car si on ajoute à la pâtée des souris des quantités de chlorure de potassium ou de chlorure de sodium renfermant les mêmes quantités de métaux, la survie n'est que de dix à vingt jours, comme en l'absence de sels.

Ce sont là des faits intéressants : mais ils sont insuffisants pour expliquer la mort dans le jeûne salin. En effet, s'il ne s'agissait là que de faits d'empoisonnement acide, l'addition de carbonates d'alcalis devrait, non pas seulement prolonger la survie, mais empêcher absolument la mort, et il n'en est rien. — D'autre part, si dans la désintégration protéique, il se produit de l'acide sulfurique, il se produit également de l'ammoniaque, en quantité plus que suffisante pour saturer l'acide sulfurique produit (il reste en effet un excès d'ammoniaque, que le foie transforme en urée). Si donc la désintégration protéique augmente, la production d'ammoniaque doit augmenter parallèlement à la production d'acide sulfurique, et il est impossible que de l'acide sulfurique ne soit pas saturé par l'ammoniaque, puisque celle-ci est en excès. Cela est si vrai qu'on ne relève pas les symptômes de l'empoisonnement acide, quand la désintégration protéique est augmentée, et qu'on ne les observe exceptionnellement que si l'organisme fabrique des acides anormaux, en sus de l'acide sulfurique (tel est le cas du coma diabétique, où les acides β-oxybutyrique et acétylacétique se produisent en abondance).

Il nous paraît plus vraisemblable que la mort, observée dans les expériences de jeûne salin, est la conséquence de la modification qualitative, subie par les constituants alimentaires, sous l'influence des manipulations employées pour les désaler.

1° En ajoutant à la pâtée caséine-saccharose des souris un mélange de sels, représentant qualitativement et quantitativement les sels de la quantité équivalente de lait, on n'a pu maintenir en vie les souris que pendant vingt à trente jours : des souris nourries exclusivement de lait ont vécu indéfiniment.

2° Avec un mélange de jaune d'œuf cuit et d'amidon, on conserve indéfiniment en vie des souris; elles meurent du vingt-septième au trente-deuxième jour quand on les nourrit avec un mélange de sérum-albumine, de graisses, de sucres purs, additionné des éléments minéraux du lait et d'une combinaison ferrugineuse.

N'est-il pas logique de conclure de tout cela qu'il existe des formes de la matière alimentaire capables d'entretenir indéfiniment, en bon état de nutrition, les êtres vivants (ces formes existant dans les aliments naturels, tels qu'ils sont consommés d'habitude), et que, par des modifications chimiques, sur la nature desquelles nous ne sommes pas fixés, ces matières deviennent inaptes à constituer un aliment convenable ? N'est-il pas logique de séparer nettement les *aliments physiologiques*, capables d'entretenir la vie, et les *aliments chimiques*, qui ne jouissent pas toujours de cette propriété ?

---

Les aliments que nous consommons contiennent les sels nécessaires à la vie et les contiennent sous une forme convenable. Nous ajoutons toutefois à nos aliments du *chlorure de sodium*, en assez grande quantité. On a prétendu justifier physiologiquement cette pratique culinaire.

L'observation nous apprend que, d'une façon générale, les animaux carnivores n'aiment pas le sel, tandis que les herbivores en sont très friands; et que, parmi les races humaines, ce sont les races exclusivement carnivores (chair ou poisson) qui ne consomment pas de sel, tandis que les races herbivores en consomment. Or, les aliments carnés et les aliments végétaux contiennent sensiblement la même quantité de soude, mais ils diffèrent considérablement au point de vue de leur teneur en potasse : les végétaux sont très riches, les viandes sont relativement pauvres en potasse. On a alors imaginé que, par double décomposition entre le carbonate de potasse introduit avec les aliments ou résultant de la combustion dans l'organisme des sels de potasse à acides organiques et le chlorure de sodium du sang, il se produit du chlorure de potassium et du carbonate de soude, et que ce dernier est éliminé par les urines, aux lieu et place du carbonate de potasse introduit; de sorte que l'introduction de sels de potasse aurait pour conséquence un appauvrissement de l'organisme en sels de soude. On imagine alors que cet appauvrissement en soude engendre, chez l'homme qui ingère des végétaux, le besoin, le goût, l'instinct du sel marin ! Ce sont là des conceptions plus poétiques que scientifiques; nous ne les avons signalées que parce qu'elles ont séduit, bien à tort, nous semble-t-il, quelques esprits. Il serait facile d'accumuler les objections expérimentales contre cette conception. Contentons-nous de dire que le sang de jeunes lapins, dont les uns sont nourris de lait de vache (1 équivalent de soude, pour 1 à 3 équivalents de potasse), dont les autres sont nourris de paille (1 équivalent de soude, pour 10 équivalents de potasse) contient, contrairement à cette théorie, la même quantité de soude ! Notons aussi que, dans l'Afrique centrale, on rencontre de nombreuses peuplades végétariennes, qui ajoutent à leurs aliments un sel qui n'est pas du chlorure de sodium, mais un sel végétal renfermant une très forte proportion de sels potassiques accompagnés d'une proportion minime de sels sodiques ! Dira-t-on qu'il s'agit là d'un goût contre-nature ?

---

L'organisme a besoin de *sels de chaux*. En nourrissant de jeunes chiens avec de la viande, de la graisse et de l'eau ne contenant pas de chaux, on a constaté une insuffisance très nette du développement du squelette. — En nourrissant des pigeons adultes pendant une année avec des grains de blé épuisés par l'eau bouillante, et avec de l'eau distillée, on a vu se produire chez eux une modification remarquable des os : ceux-ci étaient devenus très cassants; le crâne et le sternum étaient amincis et perforés, toutes modifications rappelant l'*ostéoporose*, telle qu'on l'observe assez fréquemment chez les vieillards. Le squelette a donc besoin, pour se développer et pour se conserver, de sels de chaux apportés par l'alimentation.

On a attribué le *rachitisme* des organismes en voie de développement au manque de sels de chaux alimentaires ; mais cette opinion n'est pas justifiée, au moins dans le plus grand nombre des cas. Si, en effet, on a pu produire un rachitisme typique, chez des animaux jeunes nourris de viande, de graisse et d'eau, ne contenant pas de composés calciques, on a, d'autre part, observé le rachitisme dans le cas où l'alimentation renfermait manifestement une quantité suffisante de sels de chaux : c'est ainsi que, de deux enfants nourris du même lait, l'un est rachitique, l'autre ne l'est pas. Le rachitisme peut provenir d'un manque de sels de chaux dans l'alimentation ; il peut également provenir d'une inaptitude de l'organisme et du tissu osseux à fixer les sels de chaux alimentaires.

Pendant les derniers mois de la grossesse, le fœtus emprunte à l'organisme maternel une très forte proportion de sels calciques pour constituer son squelette osseux. On a attribué à ces emprunts l'*ostéomalacie* de la grossesse, maladie caractérisée par un appauvrissement minéral considérable des os, qui deviennent flexibles et d'apparence parcheminée. L'étude de cette maladie a fait justice de cette conception : l'ostéomalacie résulte de l'inaptitude du tissu osseux à retenir les sels de chaux qui l'imprègnent : c'est un trouble de nutrition du squelette, vraisemblablement produit par l'action d'une substance engendrée par l'ovaire dans le cours de la grossesse, ainsi qu'en témoignent les guérisons obtenues par la castration des malades.

---

L'organisme a besoin de *composés ferrugineux*.

Lorsqu'un enfant est nourri avec du lait, aliment pauvre en fer[1], pendant trop longtemps, lorsque les réserves ferrugineuses de l'organisme se sont peu à peu épuisées, employées qu'elles ont été à fournir la matière nécessaire à la constitution de l'hémoglo-

1. 100 grammes de résidu sec de lait contiennent environ 2 mg. 3 de fer ; — 100 grammes d'orge en contiennent 4 mg. 9 ; — 100 grammes de froment 5 mg. 5 ; — 100 grammes de pommes de terre 6 mg. 4 ; — 100 grammes de haricots 8 mg. 3 ; — 100 grammes de viande 17 milligrammes ; — 100 grammes de jaune d'œuf 24 milligrammes ; — 100 grammes de sang 227 milligrammes.

bine, on voit apparaître les symptômes de l'*anémie*, ou plus exactement, de l'*anhémoglobinhémie* : il y a pâleur du sang, décoloration des téguments et des muqueuses, faiblesse générale. Ces accidents disparaissent d'ailleurs d'ordinaire très vite quand l'alimentation cesse d'être exclusivement lactée, donc quand elle devient plus riche en composés ferrugineux.

Au moment de leur naissance, les jeunes mammifères (au moins ceux qui doivent se nourrir de lait pendant un temps plus ou moins long, tels que le lapin, le rat, le chat, le chien, l'homme) apportent en leur organisme une importante réserve de fer, sous une forme autre que l'hémoglobine, forme d'ailleurs tout à fait inconnue. Pendant la période d'alimentation lactée, cette réserve ferrugineuse est progressivement utilisée pour former de l'hémoglobine, car on la voit peu à peu diminuer, en même temps qu'augmente la quantité totale du pigment sanguin. Toutefois cette transformation ne suffit généralement pas à maintenir constante la proportion de l'hémoglobine pour un même poids de corps, et c'est ainsi que se manifestent les symptômes de l'anémie, malgré l'enrichissement de l'organisme en hémoglobine. Ce n'est qu'à partir du moment où le régime alimentaire n'est plus exclusivement lacté qu'on voit augmenter à la fois la quantité totale et la proportion de l'hémoglobine, et dès lors disparaître les manifestations de l'anémie infantile.

Exemple : jeunes rats d'une même portée.

| AGE DE L'ANIMAL | POIDS DE L'HÉMOGLOBINE contenue dans le corps entier moins l'intestin. | POIDS DE L'HÉMOGLOBINE pour 1 000 grammes de poids du corps. |
|---|---|---|
| 1 jour | 0,026 | 12,96 |
| 6 jours | 0,048 | 6,42 |
| 11 — | 0,064 | 4,88 |
| 22 — | 0,105 | 4,64 |
| Ici cesse l'alimentation exclusivement lactée. | | |
| 28 — | 0,221 | 6,70 |
| 32 — | 0,296 | 7,39 |

L'absorption de composés ferrugineux est d'ailleurs aussi nécessaire à l'adulte qu'au nourrisson, car l'organisme élimine constamment du fer ; la voie d'élimination est l'intestin et non le rein. On ne trouve pas en effet de quantités appréciables de fer dans les urines : on en trouve toujours dans les fèces (7 à 8 mg. par jour chez l'homme). On pourrait supposer que ce fer fécal correspond au fer alimentaire non absorbé, ou au fer contenu dans les sécrétions digestives. Mais on n'a pas constaté la présence de fer, en quantité appréciable, dans les sécrétions digestives, d'une part; d'autre part, si on isole une anse d'intestin, en respectant le mésentère, et si, après avoir suturé ses extrémités, on l'abandonne dans la cavité abdominale pendant quelques semaines (la continuité de l'intestin ayant été rétablie par une suture), on trouve du fer dans la masse qui remplit cette anse, masse qui a été produite pendant la survie, quand l'animal a été nourri de viande. Il y a plus : si on détermine, pendant ce temps, la quantité de fer contenue dans les fèces, on constate que le rapport des quantités de fer contenues dans l'anse séquestrée et dans la totalité des fèces est sensiblement égal au rapport des surfaces de l'anse séquestrée et du reste de l'intestin. Donc le fer fécal résulte bien d'une élimination intestinale, et non d'une non-absorption du fer alimentaire.

Sous quelle forme le fer doit-il être donné, pour être absorbé et utilisé? Les aliments contiennent des combinaisons organiques ferrugineuses, différant absolument des combinaisons salines (dont elles ne présentent pas les réactions chimiques [1]). La mieux connue de ces combinaisons est l'*hématogène* de l'œuf d'oiseau (nucléoprotéide ferrugineuse [2]). L'organisme absorbe et utilise incontestablement ces combinaisons, puisqu'elles lui permettent de se maintenir indéfiniment en équilibre ferrugineux, malgré l'élimination constante du fer.

L'organisme peut-il absorber et assimiler les sels de fer (sulfure, iodure, acétate, lactate, citrate, malate, oxalate, etc.), comme il absorbe et assimile les combinaisons ferrugineuses dans lesquelles la présence du fer est masquée? La question s'est posée à propos du traitement ferrugineux de la chlorose. On sait que *la chlorose*, maladie des jeunes gens et plus particulièrement de la jeune fille à l'époque de la puberté, est caractérisée par la teinte jaune légèrement verdâtre des téguments, la décoloration des muqueuses, la diminution de la quantité d'hémoglobine du sang (diminution de la valeur hémoglobinique des hématies, car le nombre des hématies n'est pas nécessairement diminué dans la chlorose, qui se différencie par là nettement des anémies consécutives

1. Elles ne précipitent pas par le sulfhydrate d'ammoniaque; elles ne donnent pas le bleu de Prusse avec le ferrocyanure de potassium, etc.

2. L'hématogène contient environ 0,5 p. 100 de fer. On a décrit une substance équivalente, contenant 0,25 p. 100 de fer qu'on a retirée des œufs de carpe. On a extrait de divers végétaux et notamment des feuilles d'épinards une combinaison de même nature.

aux hémorragies) et les conséquences respiratoires et générales de cette diminution. Or le traitement ferrugineux (par les sels de fer) a généralement raison de cette maladie. Faut-il tirer de ce résultat thérapeutique la conclusion que la chlorose s'est développée comme conséquence d'une insuffisance de l'alimentation ferrugineuse, et qu'en ajoutant à l'alimentation des sels de fer, on a satisfait aux besoins de l'organisme? Cette conclusion ne paraît pas s'imposer : le chlorotique, au moment où s'est développée son affection, recevait généralement une ration alimentaire équivalente à celle dont se contentent les hommes normaux pour maintenir leur équilibre ferrugineux : il diffère de l'homme normal en ce qu'il ne peut fixer sous forme d'hémoglobine les composés ferrugineux qu'il reçoit : la chlorose n'est pas une anémie par insuffisance alimentaire; c'est une anémie par insuffisance assimilatrice; la chlorose est à l'anémie infantile ce que le rachitisme est à l'ostéoporose.

Le traitement par les sels de fer a raison de la chlorose, c'est là un fait indéniable. Pourquoi et comment? Deux hypothèses sont possibles : ou bien les sels de fer sont intervenus physiologiquement pour exciter l'activité des organes qui participent à la production de l'hémoglobine aux dépens des combinaisons ferrugineuses organiques des aliments; — ou bien ces sels de fer sont intervenus chimiquement pour fournir aux organes formateurs d'hémoglobine la matière première nécessaire à l'élaboration du produit qu'ils étaient devenus inhabiles à faire à l'aide des composés organiques.

Mais l'organisme peut-il faire de l'hémoglobine avec les sels de fer? Quand on fait ingérer à des hommes ou à des animaux des sels de fer, on les retrouve à peu près rigoureusement dans les fèces, comme s'ils n'avaient pas été absorbés; certains auteurs en ont conclu que les sels de fer ne sont pas absorbables, et que, par conséquent, ils ne sauraient en aucun cas servir à la formation de l'hémoglobine. Cette conclusion est au moins imprudente, car il serait très possible que ces sels de fer, absorbés au niveau du duodénum eussent été éliminés au niveau du cæcum, après avoir circulé dans l'organisme, sans y être retenus, parce que l'organisme était en équilibre ferrugineux, et parce que l'ingestion des sels de fer n'avait pas été accompagnée de l'ingestion de substances capables de fournir les groupements atomiques nécessaires (pyrrol, etc.) à la synthèse de l'hémoglobine.

Ces faits ne sauraient donc prouver que les sels de fer ne sont pas absorbés et ne peuvent pas, dans des conditions convenables, fournir le fer nécessaire à la formation du pigment sanguin.

On a cherché à résoudre la question par d'autres expériences que l'on peut grouper en deux catégories : 1° De jeunes mammifères, exclusivement nourris de lait pendant un temps assez long pour avoir fortement entamé les réserves ferrugineuses qu'ils possédaient à la naissance, ont reçu, les uns une alimentation exclusivement lactée, les autres une alimentation lactée additionnée de sels de fer : après quelques jours, ou quelques semaines, on a trouvé chez les uns et chez les autres la même quantité d'hémoglobine et la même quantité

1. On constate au contraire une augmentation de l'hémoglobine quand on ajoute au lait de l'hémoglobine ou de l'hématine : ces deux substances sont donc aptes à produire du pigment sanguin, comme les composés ferrugineux organiques de nos aliments.

de fer total [1]. Il ne semble donc pas que l'organisme ait fait de l'hémoglobine aux dépens des sels de fer ajoutés au lait, ou même ait fixé sous une forme quelconque ces sels de fer. — 2° Des animaux aussi semblables que possible, ayant reçu une alimentation non lactée, sont privés d'une même quantité de sang; les uns reçoivent alors une alimentation exclusivement lactée; les autres reçoivent la même alimentation additionnée de sels de fer. Les derniers compensent beaucoup plus vite l'hémorragie que les premiers; beaucoup plus vite, le nombre des globules rouges et le taux de l'hémoglobine redeviennent normaux.

Ces deux groupes d'expériences ne sont pas en désaccord, si l'on admet que les sels de fer ajoutés n'interviennent pas chimiquement, pour reconstituer l'hémoglobine, mais seulement physiologiquement, pour exalter l'activité des organes hémoglobinopoïétiques : dans le premier cas, cette exaltation a été sans effet, parce que ces organes avaient épuisé leurs réserves de matières ferrugineuses aptes à fournir de l'hémoglobine; dans le second cas, cette exaltation a été efficace, parce que ces organes étaient pourvus des réserves ferrugineuses nécessaires.

Aucune des expériences qui ont été indiquées ne démontre que les sels de fer peuvent être la matière première de la production de l'hémoglobine. Mais, par contre, aucune expérience ne démontre qu'ils ne le pourraient être dans des conditions convenables, quand, par exemple, on aurait fait ingérer à l'animal, à côté d'eux, des substances aptes à fournir les divers noyaux atomiques qu'on sait exister dans la molécule d'hémoglobine.

La solution définitive de cette question doit encore être présentement réservée.

*c.* **L'oxygène.** — L'oxygène doit être considéré comme un aliment au même titre que les protéines, les hydrocarbones et les graisses, car les phénomènes d'oxydation, auxquels l'organisme emprunte la majeure partie de l'énergie dont il a besoin, résultent de la combinaison de cet oxygène avec les hydrocarbones, les graisses et les protéines.

On sait que l'organisme humain consomme ainsi par jour de 400 à 500 litres d'oxygène, soit de 600 à 800 grammes. On sait aussi que cet oxygène doit être fourni à l'organisme sous une tension non inférieure à 80 millimètres de mercure (voir ci-devant p. 377 et p. 305).

# CHAPITRE XXIX

## LA RATION ALIMENTAIRE, L'APPORT ET LA DÉPENSE D'ÉNERGIE. CHEZ L'HOMME

SOMMAIRE. — 1. **L'équilibre nutritif.** — Équilibre azoté, avec ou sans équilibre carboné. Adaptation de l'organisme au régime alimentaire qui lui est fourni : limites de cette adaptation.
2. **La statistique alimentaire.** — L'alimentation normale de l'homme, établie par la statistique, et sa valeur énergétique.
3. **La consommation énergétique.** — Méthodes pour déterminer la consommation énergétique de l'homme, dans des conditions expérimentales données; causes d'erreurs de ces méthodes. De la part des diverses catégories d'aliments dans l'apport d'énergie. De la dépense énergétique et de ses sources pendant l'inanition. De l'apport d'énergie aux différents âges. Variations de la consommation énergétique, suivant l'alimentation ou le jeûne, le travail ou le repos, la température ambiante, la surface du corps, l'âge. De l'isodynamie des aliments : démonstration de la possibilité de la substitution des aliments à quantités isodynames égales.
4. **La ration alimentaire.** — De l'établissement de la ration alimentaire théorique de l'homme, dans des conditions données, en tenant compte de la digestibilité des aliments, du minimum d'azote et de la tolérance du tube digestif.
5. **La complexité du problème de l'alimentation pratique.** — Aliment tonique, Digestibilité et digestion. Appétit. Pain, viande, lait, œufs, légumes et fruits.
6. **L'alimentation du nouveau-né.** — Le lait maternel et les sécrétions digestives du nouveau-né. Lait de femme et lait de vache.
7. **La question de l'alcool-aliment.**

L'établissement du régime alimentaire de l'homme est une importante question d'hygiène pratique : nous ne pouvons qu'en effleurer l'étude, en restant dans les lignes générales.

### 1. *L'équilibre nutritif.*

Un animal ou un homme peut être en équilibre azoté, avec ou sans équilibre carboné :

1° Exemple d'équilibre azoté, sans équilibre carboné :

| ENTRÉES | Azote. | Carbone. | | SORTIES | Azote. | Carbone. |
|---|---|---|---|---|---|---|
| 137 g. protéines . . . | 19,5 | 315,5 | | Urines . . . . . . . . | 17,4 | 12,6 |
| 117 — graisses. . . . | 0,0 | | | Fèces . . . . . . . . . | 2,1 | 14,5 |
| 352 — hydrocarbones. | 0,0 | | | Respiration . . . . . | 0,0 | 248,6 |
| Total . . . | 19,5 | 315,5 | | Total . . . | 19,5 | 275,7 |

2° Exemple d'équilibre azoté, avec équilibre carboné :

| ENTRÉES | Azote. | Carbone. | SORTIES | Azote. | Carbone. |
|---|---|---|---|---|---|
| 100 g. protéines . . . | 15,5 | 53,0 | Urines . . . . . . . . | 14,4 | 6,16 |
| 100 — graisses. . . . | 0,0 | 79,0 | Fèces. . . . . . . . . | 1,1 | 10,84 |
| 250 — hydrocarbones. | 0,0 | 93,0 | Respiration. . . . . | 0,0 | 208,00 |
| Total . . . | 15,5 | 225,0 | Total. . . | 15,5 | 225,00 |

Nous avons établi qu'un organisme peut se mettre en équilibre azoté, pour des quantités extrêmement variables de protéines ingérées (voir le chapitre de l'*Équilibre azoté*, p. 563). L'animal étant en équilibre azoté pour une ration déterminée de protéines : si on augmente cette ration, de l'azote est fixé dans l'organisme, jusqu'à ce que, par suite de cet enrichissement de l'organisme en protéines (*engraissement azoté*), la désintégration protéique soit égale à l'apport; — si on diminue cette ration, de l'azote des tissus est éliminé de l'organisme, jusqu'à ce que, par suite de cet appauvrissement de l'organisme en protéines (*amaigrissement azoté*), la désintégration protéique soit égale à l'apport. Il est toutefois nécessaire de fournir à l'organisme une quantité de protéines égale ou supérieure à la ration d'entretien, sous peine de ne pouvoir obtenir l'équilibre azoté et de conduire infailliblement l'animal à la mort.

Il en est de même pour le carbone. Si un animal que, pour simplifier, nous supposons en équilibre azoté, reçoit une quantité de carbone (sous forme protéique ou ternaire, peu importe) supérieure à la quantité désintégrée, il fixe du carbone, à l'état de substances ternaires (glycogène ou graisses), jusqu'à ce que la désintégration carbonée, augmentant du fait de cet enrichissement en carbone (*engraissement carboné*), devienne égale à l'apport; — si, au contraire, l'animal reçoit une quantité de carbone inférieure à la quantité désintégrée, il élimine du carbone de ses réserves hydrocarbonées ou grasses, jusqu'à ce que la désintégration carbonée, diminuant du fait de cet appauvrissement en carbone (*amaigrissement carboné*), devienne égale à l'apport.

Il y a ainsi adaptation remarquable de l'organisme au régime alimentaire qu'il reçoit, et réalisation plus ou moins rapide d'un équilibre nutritif azoté et carboné[1].

1. On ne possède pas de procédé parfait permettant de constater l'invariabilité de l'organisme. *On admet que l'équilibre nutritif est réalisé* quand sont remplies

On comprend que l'organisme, recevant une alimentation surabondante, fixe du carbone et de l'azote, jusqu'à ce que la désassimilation égale l'apport, la fixation étant d'autant plus grande que la ration alimentaire est plus considérable. L'engraissement, ou plus exactement la fixation possible de carbone et d'azote, est toutefois limitée par le pouvoir d'absorption du tube digestif. — Inversement, on peut réduire considérablement la ration alimentaire, tout en maintenant l'organisme réduit en équilibre. L'amaigrissement, ou plus exactement la réduction possible du carbone et de l'azote, est toutefois limitée par l'apparition d'un affaiblissement incompatible avec la santé et avec la vie.

Entre ces deux limites, l'équilibre nutritif se réalise, plus ou moins vite, pour une alimentation quelconque. Au point de vue pratique, ces limites doivent être moins étendues : en effet, pour une alimentation trop abondante, il peut y avoir surcharge graisseuse, incompatible avec une bonne santé et un travail convenable ; pour une alimentation trop réduite, voisine de l'alimentation minima, il peut y avoir affaiblissement incompatible avec le travail matériel.

## 2. *La statistique alimentaire*.

Au point de vue pratique, la statistique et l'observation fournissent des renseignements précieux pour fixer le régime alimentaire convenable pour l'homme. L'adulte prend une nourriture, grâce à laquelle il maintient son corps en équilibre nutritif, pendant des années; grâce à laquelle il accomplit le travail auquel l'oblige sa situation sociale. Donc, en déterminant les rations alimentaires d'un grand nombre d'individus, placés dans certaines conditions, pendant des semaines et des mois, on peut obtenir des moyennes, capables de renseigner sur la ration alimentaire convenable pour un homme moyen.

Les tableaux suivants sont empruntés à l'ouvrage de M. Armand Gautier : *L'Alimentation et les régimes chez l'homme sain et chez les malades*. On a fait trois groupes, selon que les sujets sont au repos, accomplissent un travail modéré, mais cependant fatigant, ou un travail intense.

deux conditions : 1° *invariabilité de poids*; — 2° *invariabilité de l'azote de l'organisme*, c'est-à-dire équilibre azoté.

I. — NON TRAVAILLEURS.

| | PROTÉINES | GRAISSES | HYDROCARBONES | CALORIES |
|---|---|---|---|---|
| Jeune médecin anglais. . . . . . . | 127 | 89 | 362 | 2 833 |
| — . . . . . . . | 134 | 102 | 292 | 2 695 |
| Anglais 25 ans. . . . . . . . . . | 116 | 68 | 345 | 2 523 |
| Bourgeois anglais . . . . . . . . | 130 | 95 | 325 | 2 749 |
| Ouvrier anglais (travail très modéré). | 132 | 90 | 450 | 3 223 |
| Ouvrier anglais, repos . . . . . . . | 90 | 80 | 285 | 2 281 |
| Ouvrier allemand, repos. . . . . . | 137 | 72 | 352 | 2 674 |
| Médecin 48 ans . . . . . . . . . . | 92 | 61 | 235 | 1 908 |
| Médecin 25 ans . . . . . . . . . . | 108 | 77 | 378 | 2 709 |
| Ouvrier français, repos . . . . . . | 80 | 50 | 378 | 2 343 |
| Professeurs américains . . . . . . | 107 | 135 | 444 | 3 392 |
| Professeurs allemands. . . . . . . | 110 | 102 | 269 | 2 503 |
| Médecins suédois . . . . . . . . . | 100 | 103 | 299 | 2 594 |
| Médecin danois . . . . . . . . . . | 135 | 140 | 250 | 2 881 |
| Médecin allemand. . . . . . . . . | 90 | 79 | 285 | 2 272 |
| Bourgeois russe. . . . . . . . . . | 100 | 44 | 470 | 2 746 |
| Étudiant italien . . . . . . . . . . | 104 | 50 | 354 | 2 341 |
| Moyennes . . . . . . . . . . | 111,3 | 84,5 | 337,6 | 2 626 |

II. — TRAVAILLEURS, 1re CATÉGORIE.

| | PROTÉINES | GRAISSES | HYDROCARBONES | CALORIES |
|---|---|---|---|---|
| Ouvriers français (sud) à la pompe. | 159 | 85 | 798 | 4 714 |
| Ouvrier agricole. sud de la France. | 157 | 86 | 740 | 4 478 |
| Ouvrier de chemin de fer . . . . . | 179 | 84 | 707 | 4 444 |
| Laboureur, département du Nord . | 157 | 120 | 1 020 | 5 942 |
| Ouvrier agricole vaudois. . . . . . | 168 | 88 | 766 | 4 648 |
| Forgeron anglais . . . . . . . . . | 176 | 71 | 666 | 4 113 |
| Soldat français (guerre) . . . . . . | 182 | 40 | 651 | 3 787 |
| Marin français — . . . . . . | 152 | 41 | 591 | 3 428 |
| Bûcheron allemand . . . . . . . . | 135 | 108 | 876 | 5 150 |
| Fermier allemand . . . . . . . . . | 143 | 108 | 788 | 4 721 |
| Travailleurs militaires. . . . . . . | 160 | 66 | 580 | 3 648 |
| Laboureur anglais. . . . . . . . . | 184 | 71 | 570 | 3 752 |
| Soldat prussien (guerre). . . . . . | 183 | 34 | 624 | 3 625 |
| Soldat anglais — . . . . . . . | 154 | 31 | 457 | 2 793 |
| Soldat américain — . . . . . . . | 197 | 37 | 553 | 3 419 |
| Moyennes . . . . . . . . . . | 167 | 71 | 692 | 4 183 |

III. — Travailleurs, 2e Catégorie.

| | PROTÉINES | GRAISSES | HYDRO-CARBONES | CALORIES |
|---|---|---|---|---|
| Scieurs de bois d'Astrakan | 211 | 93 | 867 | 5 283 |
| Charpentiers — | 144 | 73 | 693 | 4 108 |
| Ouvriers du port de Cronstadt | 220 | 95 | 931 | 5 602 |
| Mineurs de Tomsk | 266 | 60 | 985 | 5 828 |
| Paysans de Novgorod | 152 | 57 | 798 | 4 421 |
| Charpentiers suédois | 189 | 110 | 714 | 4 726 |
| Bûcherons allemands | 135 | 208 | 876 | 6 079 |
| Briquetiers allemands | 167 | 117 | 675 | 4 540 |
| Paysans autrichiens | 182 | 93 | 968 | 5 581 |
| Charretiers américains | 254 | 363 | 826 | 7 805 |
| Vélocipédiste (course) | 187 | 185 | 585 | 4 885 |
| Moyennes | 191,3 | 132,2 | 810,8 | 5 351 |

Ces nombres ne renseignent que sur la quantité des substances ingérées, et non sur la quantité des substances utilisées, car une partie des substances ingérées, variable suivant leur nature et leur quantité absolue, n'est pas absorbée. — On pourrait connaître cette partie non absorbée, par l'analyse des fèces, mais on ne la connaîtrait qu'approximativement : en effet, en ce qui concerne l'azote en particulier, on a établi que 30 p. 100 environ de l'azote fécal provient des déchets de l'épithélium intestinal, ou des sucs digestifs entraînés avec des fèces, ainsi qu'il résulte de leur analyse chez l'animal qui a été soumis soit au jeûne absolu, soit au jeûne azoté.

### 3. *La consommation énergétique.*

Les aliments représentent un apport d'énergie, permettant à l'être vivant de faire du travail mécanique, de la chaleur, des réactions chimiques endothermiques. Quand un être vivant est en *équilibre nutritif*, il faut comprendre qu'il s'agit d'un *double équilibre*, à la fois *matériel* et *énergique*.

Pour déterminer la valeur énergétique des aliments, on admet que, dans l'organisme, les graisses et les hydrocarbones sont brûlés totalement, donnant de l'acide carbonique et de l'eau; et que les protéines sont brûlées partiellement, donnant de l'acide carbonique, de l'eau et de l'urée. L'énergie libérée par les graisses et par les hydrocarbones correspond donc à l'énergie libérée dans leur combustion totale; — l'énergie libérée par les protéines correspond à la différence des énergies libérées dans leur combustion totale (acide carbonique, eau et azote) et dans la combustion totale (acide carbonique, eau et azote) de l'urée.

On admet, comme valeurs moyennes de ces énergies, exprimées en grandes calories, les nombres suivants :

| | | D'apr. Rubner. | D'apr. Attwater. |
|---|---|---|---|
| | | — | — |
| 1 g. de protéines | donne . . . . | 4$^{cal}$,10 | 4$^{cal}$,40 |
| 1 g. de graisses | — . . . . | 9 ,30 | 9 ,40 |
| 1 g. d'hydrocarbones | — . . . . | 4 ,10 | 4 ,15 |

Les nombres fournis pour les protéines correspondent aux nombres obtenus avec les mélanges de protéines animales et végétales qui entrent dans l'alimentation ordinaire de l'homme; les nombres fournis pour les graisses correspondent aux moyennes des nombres fournis par l'huile d'olives, les graisses animales et le beurre; les nombres fournis pour les hydrocarbones correspondent à l'amidon, hydrocarbone fondamental de l'alimentation de l'homme.

Donc, au point de vue énergétique, 100 grammes de graisses sont équivalents à environ 225 grammes de protéines ou d'hydrocarbones[1].

C'est au moyen de ces nombres qu'on a calculé l'énergie-chaleur correspondant à l'alimentation de l'homme, portée dans la quatrième colonne des tableaux précédents (p. 596-597), dont nous rappelons les résultats moyens :

| | | | |
|---|---|---|---|
| Energie-chaleur | pour les | non-travailleurs. . . . . | 2 626 cal. |
| — | — | travailleurs, 1$^{re}$ catégorie. | 4 183 — |
| — | — | — 2$^{e}$ — | 5 351 — |

L'énergie a été calculée d'après l'alimentation ingérée, et non d'après l'alimentation utilisée; or, si la presque totalité des hydrocarbones est absorbée, il y a toujours une partie notable des protéines et une partie importante des graisses qui ne l'est pas, et cette fraction varie avec la nature des substances ingérées, leur quantité absolue, etc.

1. Ces nombres ne sont que des moyennes : les chaleurs de combustion oscillent : pour les protéines, de 3,96 à 4,23; pour les hydrocarbones, de 3,74 à 4,23.

| | | |
|---|---|---|
| Les protéines de la viande donnent un résidu de. | 2 à 3 | p. 100 |
| — du lait . . . . . . . . . . . . . . . | 6 à 13 | — |
| — des céréales et des légumineuses. . | 10 | — |
| — des pommes de terre . . . . . . . | 32 | — |

D'un grand nombre d'analyses, faites pour déterminer une moyenne de l'énergie perdue par suite de la non-résorption d'une partie des aliments ingérés (détermination de l'énergie contenue dans les fèces), il résulte qu'on peut admettre une perte approximative de 8 à 10 p. 100, chez l'homme adulte, recevant une alimentation mixte, dans laquelle les trois sortes d'aliments entrent sensiblement dans les proportions des moyennes obtenues pour les habitants de l'Europe moyenne.

La consommation d'énergie serait dès lors :

| | |
|---|---|
| Pour les non-travailleurs, environ . . . . . . . . . | 2 350 cal. |
| Pour les travailleurs, 1re catégorie, environ . . . . . | 3 800 — |
| — — 2e — . — . . . . . | 4 800 — |

Ces résultats sont seulement approximatifs : ils comportent des causes d'erreur énormes, que nous pouvons résumer ainsi : — 1° les aliments sont simplement pesés, et, de ce poids, on déduit, en se reportant à des tables, établies une fois pour toutes, la composition de la ration en protéines, graisses et hydrocarbones ; il y a là une première cause d'erreur qui peut être énorme, car l'aliment consommé peut différer, de façon colossale, de l'aliment qui a servi à l'analyse type ; — 2° on admet un déchet énergétique de 10 p. 100, par suite de l'absorption partielle des aliments ingérés : il y a là une seconde cause d'erreur, qui peut être énorme, car rien ne prouve que, dans le cas particulier et chez le sujet en observation, le déchet ne diffère pas d'une façon colossale du déchet-décime type ; — 3° on admet comme valeur énergétique des aliments des nombres qui ne sont que des moyennes et rien ne prouve que, dans le cas considéré, les valeurs vraies ne diffèrent pas des valeurs moyennes, de façon notable : il y a là une troisième cause d'erreur qui, sans être colossale, peut cependant être importante.

Cette méthode de détermination de l'énergie libérée présente une très grave cause d'erreur : on admet que le sujet est en équilibre nutritif quand il est en équilibre de poids et quand il est en équilibre azoté ; or il est évident que ces deux conditions sont absolument insuffisantes, et il se peut fort bien qu'elles soient réalisées sans que soit nécessairement réalisé l'équilibre nutritif total.

— On s'est efforcé de déterminer de façon plus précise la consommation énergétique d'un homme donné, dans des conditions données d'alimentation, de température ambiante, de travail, etc., au moyen de la méthode suivante.

On détermine la ration alimentaire ingérée, pendant une

période déterminée, et on calcule la quantité des substances azotées et ternaires qu'elle contient, d'où l'on déduit les quantités d'azote et de carbone ingérées. On recueille les excreta : urines, fèces, produits de la respiration, et on y dose l'azote et le carbone. On compare les quantités d'azote et de carbone ingérées et excrétées, et on peut, par soustraction, connaître les quantités d'azote et de carbone fixées dans l'organisme, ou excrétées aux dépens des tissus, pendant la période considérée. De ces valeurs, on peut calculer les quantités correspondantes de protéines et de graisses fixées ou décomposées, et, par suite, les quantités correspondantes d'énergie libérée.

La méthode suppose : 1° que les egesta, recueillis pendant une période de temps déterminée, correspondent rigoureusement aux produits de désassimilation formés pendant cette période, et que, par conséquent, ces produits de désassimilation passent dans les egesta aussitôt formés : des expériences, instituées pour vérifier cette hypothèse, ont prouvé qu'elle est exacte, en ce qui concerne l'acide carbonique, et suffisamment exacte, en ce qui concerne les produits de désassimilation azotée; — 2° que les egesta, correspondant à une période de temps déterminée, peuvent être recueillis sans mélange avec ceux correspondant aux périodes précédente et suivante : pour les egesta respiratoires, il suffit de les recueillir pendant la durée de la période considérée; pour les egesta urinaires, il suffit de vider la vessie au début et à la fin de la période considérée; pour les egestas intestinaux, il suffit de mélanger aux ingesta pris avant l'expérience et aux ingesta pris après l'expérience, du noir de fumée, pour limiter rigoureusement le bol fécal correspondant à la durée de l'expérience; — 3° que les substances ternaires fixées ou décomposées sont exclusivement des graisses : c'est là une hypothèse absolument inexacte, car l'organisme utilise d'abord ses hydrocarbones, et fixe sous forme hydrocarbonée une importante partie, tout au moins, des ingesta hydrocarbonés; il y a, de ce fait, dans la méthode, une cause d'erreur importante, et dont la grandeur est inconnue; — 4° que la totalité des substances ingérées est absorbée; il y a, de ce fait, une cause d'erreur importante, dont la grandeur est inconnue. — La méthode présente donc des causes d'erreurs importantes, et, comme la méthode alimentaire statistique, ne fournit que des résultats approximatifs.

— Exemple :

| ENTRÉES | Az. | C. | SORTIES | Az. | C. |
|---|---|---|---|---|---|
| 100 g. Protéines . . . | 16,0 | 53,6 | Urines. . . . . . . . . | 13.8 | 8,0 |
| 60 — Graisses . . . . | 0 | 45,9 | Fèces . . . . . . . . . | 1,2 | 5,0 |
| 500 — Hydrocarbones. | 0 | 200,0 | Respiration . . . . . | 0 | 256,6 |
| Total. . . . | 16,0 | 299,5 | Total . . . | 15,0 | 269,5 |

L'organisme a donc retenu 1 gramme d'azote, soit 6 g. 25 de protéines, lesquelles contiennent 3 g. 35 de carbone. L'organisme a retenu 299,5 — 269,5, soit 30 grammes de carbone, dont 3 g. 35 sous forme protéique et 30,00 — 3,35, soit 26 g. 65 sous forme ternaire; nous admettons que c'est uniquement sous forme de graisses (ce en quoi nous faisons vraisemblablement une erreur importante); dès lors 26 g. 65 de carbone correspondent à 34 g. 80 de graisse. — Le calcul de l'énergie se fait de la façon suivante :

| ENTRÉES | | RÉSERVES | |
|---|---|---|---|
| 100 g. protéines . . . . | 410 cal. | 6g,25 protéines . . . . . | 25cal,6 |
| 60 — graisses. . . . . | 558 — | 34,80 graisses . . . . . . | 323 ,6 |
| 500 — hydrocarbones. . | 2 050 — | Total . . . . . | 349cal,2 |
| Total . . . . | 3 018 cal. | | |

L'organisme a donc utilisé 3 018 — 349,2, soit 2 668 cal. 8, différence entre la quantité ingérée, 3 018 calories, et la quantité retenue dans les réserves, 349 cal. 2.

— Exemple dans le cas particulier du jeûne.

| ENTRÉES | | SORTIES | |
|---|---|---|---|
| Azote. . . . . . . . . . . . | 0 | Azote. . . . . . . . . | 8g,024 |
| Carbone . . . . . . . . . . | 0 | Carbone . . . . . . | 184g,500 |

Or 8 g. 024 d'azote correspondant à 8,024 × 6,25, soit 50 g. 15 de protéines, contenant 50,15 × 53,6, soit 26,88 de carbone. Des 184 g. 50 de carbone éliminés, 26,88 sont d'origine protéique et 184,50 — 26,88, soit 157,62, sont d'origine ternaire (grasse, d'après notre hypothèse, qui serait une réalité dans le cas présent, si la réserve hydrocarbonée était épuisée par le jeûne); ces 157 g. 62 correspondent à 206 grammes de graisses. Dès lors l'organisme a libéré :

| | |
|---|---|
| Des 50g,15 de protéines. . . . . . . . . . . . . . | 205cal,6 |
| — 206 g. de graisses. . . . . . . . . . . . . . . . | 1 915 ,8 |
| Total. . . . . . . . . . . . . . . . . | 2 121cal,4 |

Bien que ces méthodes ne donnent que des résultats approximatifs, on a pu résoudre un certain nombre de questions intéressantes.

— 1re question. — *Quelle est la part relative des diverses espèces d'aliments, dans la fourniture de l'énergie à l'organisme humain?*

Si on se reporte aux moyennes des tableaux des pages 596-597, on trouve :

1° *Pour les non-travailleurs :*

| | | | |
|---|---|---|---|
| 111g,3 protéines | soit 456cal,3. . . . . . | soit 17,4 p. 100 |
| 84 ,5 graisses | — 785 ,8. . . . . . | — 30,0 — |
| 337 ,6 hydrocarbones | — 1 384 ,2. . . . . . | — 52,6 — |

2° *Pour les travailleurs, 1re catégorie :*

| | | |
|---|---|---|
| 167 g. protéines | soit 684cal,7. . . . . . | soit 16,3 p. 100 |
| 71 g. graisses | — 660 ,3. . . . . . | — 15,8 — |
| 692 g. hydrocarbones | — 2 837 ,2. . . . . . | — 68,9 — |

3° *Pour les travailleurs, 2e catégorie :*

| | | | |
|---|---|---|---|
| 191g,3 protéines | soit 784cal,3 | . . . . . | soit 14,6 p. 100 |
| 132 ,2 graisses | — 1 229 ,5 | . . . . . | — 22,9 — |
| 810 ,8 hydrocarbones | — 3 321 ,3 | . . . . . | — 62,5 — |

D'où ces conclusions : 1° dans l'alimentation naturelle de l'homme moyen, les hydrocarbones représentent toujours la majeure partie de l'énergie totale; 2° la répartition de l'énergie entre les trois groupes d'aliments n'est pas essentiellement différente chez les travailleurs et chez les non-travailleurs.

— 2e question. — *Comment est fournie l'énergie pendant l'inanition, chez l'homme?*

D'observations faites sur des jeûneurs, on a tiré les résultats suivants :

| | | | |
|---|---|---|---|
| 1er jour de jeûne 1 970cal,5 | 95g protéines soit 389cal,5. . . . | soit 19,8 p. 100 |
| | 170 graisses — 1 581 ,0. . . . | — 80,2 — |
| 5e jour de jeûne 1 818cal,4 | 67g protéines soit 274cal,7. . . . | soit 15,2 p. 100 |
| | 165 graisses — 1 543 ,8. . . . | — 84,8 — |
| 10e jour de jeûne 1 780cal,5 | 60g protéines soit 246cal,0. . . . | soit 13,8 p. 100 |
| | 165 graisses — 1 534 ,5. . . . | — 86,2 — |

D'où ces conclusions : 1° la proportion d'énergie fournie par les protéines n'est pas considérablement modifiée par l'inanition (elle était 17,4 p. 100 pendant l'alimentation moyenne; elle est comprise entre 19,8 et 13,8 p. 100 pendant l'inanition); 2° à mesure que se prolonge le jeûne, la part des protéines diminue, la part des graisses augmente, dans la fourniture d'énergie; — 3° la quantité absolue des graisses consommées pendant l'inanition reste constante: la diminution de l'énergie consommée porte uniquement sur l'énergie protéique.

— 3e question. — *Comment varie la part des différentes catégories d'aliments dans l'apport d'énergie, aux différents âges de la vie?*

En comparant l'alimentation moyenne du nourrisson, de l'enfant, de l'adulte, du vieillard, on a les résultats moyens suivants :

| | Calories des protéines. | Calories des graisses. | Calories des hydrocarbones. |
|---|---|---|---|
| Nourrisson . . . . | 18,7 p. 100 | 52,9 p. 100 | 28,4 p. 100 |
| Enfant . . . . . . | 16,6 — | 31,7 — | 51,6 — |
| Adulte . . . . . . | 16,7 — | 16,3 — | 66,9 — |
| Vieillard . . . . . | 17,4 — | 21,8 — | 60,7 — |

D'où ces conclusions : 1° l'apport relatif des protéines est constant, ou à très peu près, pendant toute la vie; — 2° il y a inversion des apports relatifs des graisses et des hydrocarbones, chez le nourrisson et chez l'enfant; les graisses fournissent la moitié de l'énergie totale chez le nourrisson, le tiers chez l'enfant, le sixième chez l'adulte; les hydrocarbones en fournissent le tiers chez le nourrisson, la moitié chez l'enfant, les deux tiers chez l'adulte.

— La consommation d'énergie varie, pour un organisme donné, suivant les conditions d'*alimentation*, de *travail*, de *température ambiante* et de *surface du corps* (nature et étendue).

On a montré que la consommation d'énergie est plus considérable chez l'homme qui reçoit une alimentation que chez l'homme qui jeûne; on a montré que les oxydations et l'élimination azotée augmentent après les repas. On s'est appuyé sur ces observations pour dire que l'organisme fait une *consommation de luxe*, un *gaspillage* d'énergie, quand on lui fournit des aliments en abondance.

C'est ainsi qu'un homme qui consomme à jeun 2 400 calories, en consomme 2 550 quand il est abondamment nourri.

A cette théorie de la consommation de luxe, on peut faire des objections. 1° Les aliments ne sont pas à la température du corps; ils absorbent donc de la chaleur, et la quantité de chaleur correspondante (qui peut être évaluée en moyenne à 100 calories par jour) augmente évidemment avec la quantité des aliments ingérés. — 2° Le travail physiologique du tube digestif (sécrétions) consomme vraisemblablement de l'énergie; nous en avons pour preuves l'exagération de la consommation de l'oxygène après le repas, pendant la période des sécrétions, avant la période de l'absorption d'une part, et, d'autre part, l'exagération de l'élimination azotée (v. p. 546), à la suite d'un repas fictif (il y a sécrétions gastrique et pancréatique, sans absorption digestive). Ce travail physiologique et la consommation énergétique correspondante augmentent évidemment avec la quantité des aliments ingérés[1].

La consommation de luxe correspond donc peut-être tout simplement au supplément de travail organique nécessaire à l'élaboration du supplément d'aliments ingérés.

La température ambiante modifie considérablement la grandeur

1. Notons en passant ce fait intéressant : selon qu'une même liqueur nutritive est introduite dans le tube digestif ou dans les vaisseaux, elle augmente ou elle n'augmente pas la consommation énergétique.

des échanges ; il y a augmentation ou diminution des oxydations (de l'oxygène consommé, selon que cette température ambiante s'élève ou s'abaisse. — Les habitants des régions tropicales consomment environ 500 calories de moins que les habitants des régions tempérées.

Le travail musculaire augmente la dépense énergétique ; on voit cette dépense passer, chez le même sujet, ou chez des sujets différents, de 2 300 à 2 450, à 2 850 et à 3 350 calories, selon que le sujet garde le repos ou accomplit un travail minime, moyen, considérable. On a même noté, chez certains ouvriers, une dépense de 5 000 calories.

On peut admettre que, pour un travail énergique tout au moins, l'excès de dépense énergétique, constaté sous l'influence du travail, peut se décomposer en deux parts : l'une, qui représente environ 25 p. 100, transformée en travail mécanique ; l'autre, qui représente 75 p. 100, transformée en chaleur. Le rendement de la machine humaine est 1/4, mais ce rendement correspond à la fois au travail non utilisable (mouvements du corps, etc.) et au travail utilisable ; on admet que ce dernier correspond à un cinquième seulement de l'excès de dépense énergétique. Ces résultats sont applicables seulement au travail énergique (par ex. à un travail utilisable de 60 000 kgm.) ; pour un travail moyen ou faible, le rendement total et le rendement utilisable sont moindres.

La dépense énergétique varie avec la grandeur du corps ; elle est sensiblement proportionnelle, pour le sujet au repos, à la surface du corps.

Exemples pris chez l'enfant et chez l'homme :

| POIDS DU SUJET | CALORIES dépensées par jour et par kilog. | SURFACE DU CORPS en centim. carrés. | CALORIES dépensées par jour et par mètre carré de surface. |
|---|---|---|---|
| 4kg,3 | 91,3 | 3 013 | 1 221 |
| 11 ,8 | 81,5 | 7 191 | 1 343 |
| 16 ,4 | 73,9 | 7 681 | 1 579 |
| 23 ,7 | 59,5 | 10 156 | 1 389 |
| 30 ,9 | 57,7 | 12 122 | 1 472 |
| 40 ,4 | 52,1 | 14 491 | 1 452 |
| 67 ,0 | 42,4 | 20 305 | 1 399 |

### 4. *La ration alimentaire.*

Les notions que nous avons acquises nous permettent d'aborder le problème suivant : *Établir une alimentation rationnelle pour un homme placé dans des conditions déterminées, devant accomplir un travail déterminé.*

Nous avons admis que les aliments ont une valeur énergétique physiologique égale à leur valeur énergétique chimique, mais il est nécessaire de démontrer que l'organisme peut, indistinctement utiliser les différentes catégories d'aliments pour faire de la chaleur, du travail, des sécrétions, etc. Il est nécessaire d'établir expérimentalement ce qu'on appelle le *principe de l'isodynamie des aliments* à quantités calorimétriquement égales.

Pour faire la démonstration de ce principe, on s'appuie sur l'observation suivante. Lorsqu'un animal est soumis au jeûne, depuis quatre ou cinq jours, sa consommation énergétique journalière est sensiblement constante. Sans doute, elle décroît progressivement, mais cette décroissance, d'un jour au suivant, est assez petite pour qu'on la puisse négliger dans des expériences approximatives. Si cet animal, soumis à un jeûne de quatre ou cinq jours, reçoit une alimentation peu abondante, insuffisante pour le maintenir en équilibre nutritif, la consommation énergétique reste constante et égale à ce qu'elle était pendant le jeûne absolu : elle ne diffère de la consommation énergétique du jeûne que par l'origine de l'énergie : celle-ci est empruntée alors, au moins pour la plus grande part, aux substances ingérées.

On peut dès lors, par l'analyse des excreta (azote et carbone), connaître la nature et la quantité des substances décomposées, et établir à quelle quantité de graisses décomposées s'est substituée une quantité déterminée de protéines décomposées.

En opérant ainsi, on a trouvé les résultats suivants :

| | VALEURS EXPÉRIMENTALES | | VALEURS CALORIMÉTRIQUEMENT ÉGALES |
|---|---|---|---|
| | Moyennes. | Extrêmes. | |
| Graisses | 100 | » | 100 |
| Protéines | 211 | 208,7 à 213,9 | 201 |
| Amidon | 232 | » | 221 |
| Saccharose | 234 | 209 à 244 | 231 |
| Glycose | 256 | 231 à 258 | 243 |

Le principe de l'isodynamie des aliments à valeurs calorimétriques égales étant démontré, on peut, dans l'établissement d'une ration alimentaire, remplacer les aliments les uns par les autres, proportionnellement au poids isodynames. Il suffit de fournir à l'organisme, sous une forme quelconque, le nombre convenable de calories; pourvu que les trois conditions suivantes soient remplies :

1° Il est nécessaire de tenir compte de la *digestibilité des aliments*, car seuls les aliments absorbés fournissent de l'énergie. On a fait des recherches pour établir cette digestibilité : on a fait ingérer à un animal une quantité connue d'une substance donnée, et on a recherché, dans les excreta, les substances protéiques, grasses et hydrocarbonées non absorbées; par différence, on a calculé la quantité absorbée. Voici quelques résultats :

QUANTITÉ ABSORBÉE POUR 100 G. INGÉRÉS

| | Protéines. | Graisses. | Hydrocarbones. |
|---|---|---|---|
| Viande | 97 | 93 | » |
| Œufs | 97 | 95 | » |
| Lait | 94 | 96 | 100 |
| Pain | 79 | » | 99 |
| Riz | 80 | 93 | 99 |
| Purée de pois | 83 | » | 96 |
| Purée de pommes de terre | 80 | » | 96 |

Mais ces résultats ne sont qu'approximatifs. En effet, les excreta contiennent des substances azotées et des substances grasses, éliminées par l'intestin, de sorte qu'on a considéré comme non absorbée une fraction trop grande; de ce chef, les nombres du tableau sont trop petits (mais l'erreur ainsi commise est pratiquement sans importance). D'autre part, la proportion d'une substance donnée, qui est absorbée dans l'intestin, varie avec la quantité absolue ingérée; les nombres du tableau ne sont donc valables que pour les quantités absolues ingérées dans les expériences qui les ont fournis.

Dans la pratique courante, on admet que, du fait de l'absorption imparfaite dans le tube digestif, il y a un déchet énergétique d'environ 10 p. 100, quand l'alimentation est composée à la fois d'aliments d'origine végétale et d'aliments d'origine animale. C'est un nombre approximatif sans doute, mais qu'il convient, faute de mieux, d'adopter dans la pratique.

2° Il faut tenir compte du besoin d'un *minimum d'azote.* — Nous avons étudié la question du minimum d'azote et de ses variations dans un précédent chapitre (chap. XXVII.)

*A priori*, on ne peut connaître ce minimum d'azote; pour en déterminer la valeur, on fait absorber à un homme une ration mixte, contenant une quantité convenable de calories, et dans laquelle les protéines entrent pour une part variable. On fait décroître la quantité de ces substances azotées (en augmentant d'une quantité isodynamique les substances ternaires), jusqu'à ce que l'équilibre azoté cesse d'être réalisable.

Voici des résultats :

| | | Azote minimum total. | Azote minimum pour 1 kg. | Protéine pour 1 kg. |
|---|---|---|---|---|
| | | — | — | — |
| Poids de l'homme. . | 73kg | 7,44 | 0,10 | 0,63 |
| — — . . | 64 | 5,28 | 0,08 | 0,52 |
| — — . . | 65 ,5 | 5,28 | 0,08 | 0,50 |
| — — . . | 74 ,5 | 5,88 | 0,08 | 0,49 |
| — — . . | 58 ,9 | 4,52 | 0,08 | 0,48 |

Toutefois, ces expériences ont toujours été de trop courte durée, pour qu'on puisse admettre que ces quantités minima d'azote suffiraient à entretenir indéfiniment le sujet en parfait état nutritif. — On préfère, pour la pratique, adopter les nombres qui sont fournis par les tableaux de statistique alimentaire :

Voici quelques nombres :

| | Protéine consommée totale. | Protéine consommée pour 1 kg. |
|---|---|---|
| | — | — |
| Poids du corps 70 kg. | 118 | 1,69 |
| — 48 — | 54,7 | 1,14 |
| — 55 — | 67,8 | 1,23 |
| — 50 — | 50 | 1,01 |
| — 46 — | 52 | 1,19 |
| — 73 — | 57 | 0,78 |
| — 32 — | 30 | 0,96 |
| — 52 — | 60 | 1,15 |

En faisant abstraction du premier nombre 1,69, qui est manifestement trop grand, nous obtenons des nombres dont la moyenne est 1 gramme par kilogramme. Ce nombre représente une ration protéique suffisante, et même plus que suffisante, puisqu'il est égal au double du nombre expérimentalement trouvé. En l'acceptant, il faudrait donner à un homme de 70 kilogrammes environ 80 grammes de protéines; si on en donne 100 grammes, on est sûr de fournir une quantité d'azote plus que suffisante.

3° La quantité d'aliments à ingérer ne doit pas dépasser la *quantité que peut supporter le tube digestif*, sans en éprouver des accidents. Ainsi l'homme ne peut se nourrir exclusivement de viande, car la quantité à ingérer ne serait pas tolérée, pendant plusieurs jours, par le tube digestif, sans vomissements, diarrhée, etc. Ainsi, l'homme ne peut se nourrir exclusivement de pommes de terre, car la quantité à ingérer serait telle que le tube digestif n'y suffirait pas.

Supposons qu'il faille fournir aux besoins d'un homme 2 700 calories; en tenant compte de la non-absorption de un dixième en moyenne, on lui fera ingérer une ration alimentaire qui en contient 3 000. — En lui donnant 100 grammes de protéines, on satisfait largement à son besoin d'azote : ces 100 grammes correspondent à 410 calories. Il reste à trouver 2 590 calories : on peut les trouver dans 278 grammes de graisses ou dans 632 grammes d'hydrocarbones, ou dans un mélange à proportions convenables de graisses et d'hydrocarbones.

Pour déterminer les proportions de graisses et d'hydrocarbones, on se laisse guider par les considérations suivantes : 1° L'organisme supporte mal, en général, de fortes doses de graisses; il supporte mieux de fortes doses d'hydrocarbones : c'est là un fait d'observation. 2° D'autre part, les hydrocarbones sont, en général, moins chers que les graisses ; on a donc, au point de vue pratique, avantage à diminuer la dose de graisses et à augmenter celle d'hydrocarbones. — Dans la pratique courante, on trouve d'ordinaire 1 gramme de graisses pour 8 à 10 grammes d'hydrocarbones, dans l'alimentation des pauvres, et 1 gramme de graisses pour 4 à 6 grammes d'hydrocarbones, dans l'alimentation des riches.

Un régime convenable pour fournir les 2 700 calories demandées pourra être le suivant :

| | | | |
|---|---|---|---|
| 100 g. protéines | soit | 410 | calories. |
| 55 — graisses | — | 511,5 | — |
| 507 — hydrocarbones | — | 2 078,7 | — |
| Total | | 3 000,2 | |
| Perte de 10 p. 100 | | 300 | |
| Reste | | 2 700,2 | |

En fait, nous ne consommons pas des substances protéiques, grasses, hydrocarbonées isolées, mais des aliments complexes. Des analyses nous renseignent approximativement sur leur composition.

Dans ces analyses, on détermine les quantités des diverses substances de la façon suivante. On dose l'azote par la méthode de Kjeldahl, et on multiplie par 6,25 le nombre obtenu ; on admet que ce produit représente la quantité des protéines. — On extrait les substances solubles dans l'éther et on pèse le résidu de l'évaporation éthérée ; on admet que ce résidu comprend les graisses et rien que les graisses. — On détermine le poids des cendres de la matière incinérée. La somme des protéines, des graisses, des sels déterminés comme il vient d'être dit, retranchée du poids du résidu sec de la matière analysée donne le poids des hydrocarbones. Toutes ces déterminations sont évidemment très approximatives et peuvent comporter de graves inexactitudes.

Grâce à ces analyses, on peut, par tâtonnements, résoudre, au point de vue théorique, la question que nous nous sommes posée.

### 5. *La complexité du problème de l'alimentation pratique.*

Nous venons d'étudier le problème alimentaire en physiciens ne tenant compte que du métabolisme énergétique et en chimistes ne tenant compte que des substances relevant de l'analyse chimique. Nous avons simplifié par là le problème et nous avons pu fixer quelques notions fondamentales ; mais nous n'avons pas, et de beaucoup, épuisé le sujet : le côté purement physiologique reste entier.

L'observation nous apprend que si les diverses albumines, les diverses graisses, les divers hydrocarbones peuvent se substituer les uns aux autres suivant les lois que nous avons posées, les divers aliments, pain, viande, lait, œufs, fruits et légumes ne sont pas physiologiquement équivalents, à valeur isodyname égale. Le sujet qui se nourrirait exclusivement de lait pourrait bien recevoir sous cette forme la somme des calories qu'il réclame; il ne serait pas équivalent à un sujet qui emprunterait cette même somme de calories à une alimentation dans laquelle le pain et la viande seraient largement représentés. Le premier serait mou et prompt à se fatiguer; le second serait vigoureux et résistant. Le lait n'est donc pas physiologiquement équivalent à la viande ou au pain; il lui manque quelque chose que possèdent ces derniers, quelque chose grâce à quoi l'organisme qui l'absorbe est dans un état spécial de vigueur, d'énergie, de tonus : la viande est un *aliment tonique*, le lait n'est pas une aliment tonique.

Nous ne savons pas actuellement quelle est la cause de ces différences : sans doute la viande contient-elle, en quantité d'ailleurs assez petite pour que les chimistes ne les y aient pas décelées, des substances que le lait ne contient pas, substances qui jouent un rôle dans la nutrition générale du sujet et entretiennent sa tonicité.

Le physiologiste et le médecin doivent tenir compte de ces différences dans l'établissement d'un régime alimentaire pratique; les chimistes et ceux qui ont accepté leurs conclusions simplistes n'en ont assurément pas assez tenu compte jusqu'ici.

D'autre part, l'observation nous apprend que les divers aliments calorimétiquement équivalents ne le sont pas digestivement; les chimistes ne tiennent pas compte de cette *digestibilité* — ils ont désigné sous le nom de digestibilité alimentaire l'utilisation alimentaire, ce qui est tout autre chose — qui joue pourtant un rôle important dans l'état de santé que doit présenter l'homme pour remplir ses fonctions physiologiques intégralement.

La digestibilité des matières ingérées ne suffit pas pour en assurer la *digestion* parfaite et rapide; il faut que les sucs digestifs soient sécrétés abondants et actifs et nous avons ci-devant insisté sur le rôle prépondérant de l'appétit. Les aliments doivent donc être présentés sous une forme agréable au goût, capable d'éveiller l'*appétit*, et être assez variés pour entretenir cet appétit.

Ce sont là sans doute choses d'hygiène pratique plus que choses de physiologie; mais il nous paraît nécessaire de les indiquer tout au moins, pour éviter les conséquences déplorables que pourrait avoir dans la pratique la simplification vraiment trop grande que les chimistes ont fait subir au problème de l'alimentation de l'homme.

Sans vouloir examiner en détail la question de la valeur physiologique de nos principaux aliments, nous résumerons les faits qui nous paraissent essentiels.

— Le *pain* est l'aliment fondamental de l'homme. La farine de blé intimement mélangée avec une quantité convenable d'eau constitue une pâte, à laquelle on incorpore du levain destiné à faire subir à la pâte une fermentation légère : des bulles de gaz carbonique se dégagent qui font lever la pâte, une partie de l'amidon est en même temps modifié et transformé en dextrines; la cuisson parachève la transformation de l'amidon ou tout au moins l'accentue.

Le pain est un aliment essentiellement hydrocarboné; les matières grasses y sont extrêmement peu abondantes; les protéines, par contre, y sont assez abondantes pour satisfaire à nos besoins azotés; ces protéines d'ailleurs, comme en général toutes les protéines végétales, ne libèrent dans le tube digestif que peu de substances toxiques. Le pain peut satisfaire à tous nos besoins alimentaires, et, parmi tous nos aliments, c'est le seul (le riz pour les Extrême-Orientaux remplit le même rôle) qui puisse assurer à l'homme une vie normale matériellement et dynamiquement, sans avoir besoin d'être corrigé par quelque autre aliment. Le pain est un aliment digestif par excellence : il est extrêmement succagogue; il est extrêmement peptogène grâce aux dextrines qu'il contient.

— La *viande* est un aliment essentiellement protéique, très pauvre en hydrocarbones, assez riche en graisses; elle peut très avantageusement compléter le pain, en augmentant les protéines et en ajoutant des graisses. — L'homme ne saurait se nourrir exclusivement de viande, parce que son appareil digestif ne la tolérerait pas sans présenter de graves accidents aux doses nécessaires pour satisfaire à ses besoins énergétiques.

L'homme n'en doit consommer qu'une quantité modérée, car elle engendre en assez grande quantité dans le tube digestif des substances toxiques, dont l'action incessamment répétée et prolongée pendant des années provoque des accidents chroniques variés, légers ou graves.

La viande est un aliment très succagogue : elle détermine la production d'un suc psychique abondant, et, par les matières extractives qu'elle renferme, la production d'un suc chimique complémentaire. Mais elle n'est pas, comme le pain, peptogène, ou tout au moins elle ne l'est qu'à un degré beaucoup moindre que lui.

La viande est avant tout un *aliment tonique*, et c'est à ce titre qu'elle doit prendre place dans l'alimentation du jeune homme à la période de développement, de l'ouvrier d'industrie, de l'homme qui doit fournir un travail énergique, du convalescent qui doit recouvrer les forces atténuées par la maladie.

— Le *lait de vache* est un aliment riche en protéines, riche en graisses, relativement pauvre en hydrocarbones. Comme la viande, il constitue un complément naturel du pain, puisqu'il compense l'insuffisance relative de celui-ci en protéines et son insuffisance absolue en graisses.

Mais le lait présente pour l'homme adulte deux inconvénients. Il n'est pas toujours et sous toutes ses formes facilement et parfaitement digéré; il n'est pas tonique, c'est peut-être le moins tonique de tous nos aliments. On peut d'ailleurs le plus souvent parer à ces inconvénients. Les troubles digestifs consécutifs à l'ingestion du lait sont généralement la conséquence d'une association alimentaire défavorable, et telle personne qui ne digère pas le lait ingéré en même temps que viande, fruits, légumes, etc., le digère admirablement quand il n'est accompagné que d'œufs et de pain, ou quand il est ingéré seul (presque tous les hommes peuvent s'accommoder du régime lacté absolu, au point de vue digestif). L'addition d'œufs au lait permet d'ailleurs d'obtenir l'action tonique que le lait seul ne produit pas.

Sous ces deux réserves, le lait représente un excellent aliment : les graisses abondantes qu'il contient sont finement émulsionnées, donc aptes à être immédiatement absorbées sans transformation préalable, sans fatigue digestive; sa caséine ne fournit pas de produits toxiques dans l'intestin, et l'on peut dire que le régime lacté absolu est le régime le plus atoxique qu'il nous est possible de réaliser.

— Les *œufs de poule* sont des aliments protéiques et gras, comme la viande : ils contiennent en outre, en plus grande quantité que la viande, des combinaisons organiques phosphorées (lécithines) et ferrugineuses (hématogènes) facilement assimilables, grâce auxquelles ils sont parmi les plus efficaces agents des médications phosphorées et ferrugineuses. Ils présentent sur la viande deux avantages : leurs graisses sont sous une forme très favorable à l'absorption; leurs protéines, et surtout l'ovalbumine n'engendrent pas autant de produits toxiques que les protéines de la viande. Enfin, sans peut-être être toniques au même degré que la viande, les œufs le sont d'indiscutable façon.

— La valeur alimentaire des *légumes* et des *fruits* est moindre que celle des aliments que nous venons de passer en revue; tantôt elle est grande encore (haricots, lentilles, pommes de terre), tantôt elle est très faible (carottes, salades, fruits), et pourtant les légumes et les fruits doivent jouer un rôle important dans notre alimentation. Leurs variétés nombreuses nous permettent de faire varier à l'infini nos menus et d'entretenir notre appétit qui souffrirait d'une trop fréquente répétition des mêmes mets. Les résidus non digestifs qu'ils donnent en quantité toujours importante favorisent, comme nous l'avons vu, le péristaltisme intestinal et assurent la progression régulière et rapide des matières dans l'intestin.

## 6. *L'alimentation du nouveau-né.*

L'aliment naturel du nouveau-né est le *lait maternel*; aucun aliment artificiel ne saurait être considéré comme équivalent, et, autant que possible, aucun autre aliment ne devrait le remplacer.

Le lait maternel en effet correspond exactement aux besoins nutritifs et aux capacités digestives du nouveau-né. Nous rappellerons que ce lait a la composition moyenne suivante

| | | |
|---|---|---|
| Eau | 80,25 | p. 100 |
| Matières fixes | 9,75 | — |
| Caséine | 1 | — |
| Graisses | 2,5 | — |
| Sucre de lait | 6 | — |
| Cendres | 0,25 | — |

L'organisme du nouveau-né est, comme on le sait, très imparfaitement développé : les sécrétions digestives n'ont pas encore acquis toute leur abondance et toutes leurs puissances; les mécanismes de défense contre les intoxications digestives sont encore rudimentaires.

L'estomac sécrète, il est vrai, mais cette sécrétion, très riche en labferment, diastase caséifiante, est très pauvre en pepsine, diastase protéolytique. Le pancréas est peu actif et sa sécrétion ne possède que pour mémoire les propriétés du suc pancréatique de l'adulte.

L'intestin par contre, comme chez l'adulte, fournit un suc riche en diastases saccharolytiques et en érepsine. Donc l'aliment du nouveau-né doit pouvoir être digéré et absorbé, sans avoir à subir les actions peptique, tryptique, stéapsique et amylolytique qui relèvent des sucs gastrique et pancréatique, en subissant simplement l'action du suc intestinal.

Le lait en général, le lait maternel en particulier répondent à ces conditions. On sait que l'érepsine du suc intestinal, diastase des protéoses qu'elle décompose en acides-aminés, n'agit pas sur les protéines naturelles, sauf sur une seule, la caséine du lait : elle suffit à assurer sa transformation complète. La caséine est d'ailleurs la seule protéine naturelle qui puisse être facilement hydrolysée dans l'organisme du nouveau-né, puisque l'hydrolyse de toutes les autres protéines naturelles nécessite l'intervention des sucs gastrique et pancréatique précédant l'intervention du suc intestinal, et que ces deux sucs sont fort peu actifs, sinon tout à fait inactifs, chez le nouveau-né.

Le suc gastrique du nouveau-né agit, il est vrai, sur le lait; il le caséifie, c'est-à-dire précipite la caséine, et avec elle la matière grasse emprisonnée dans la masse du caillot : cette caséification n'est pas à proprement parler un phénomène digestif; c'est bien plutôt une mise en réserve de la caséine et de la graisse, qui, — au lieu de passer trop rapidement et trop abondamment dans l'intestin qu'elles soumettraient à un surmenage digestif, et dont elles dépasseraient peut-être les capacités d'absorption — passent peu à peu dans le duodénum, de façon à assurer au nouveau-né une digestion et une absorption régulières et continues, pour une alimentation intermittente.

Notons que le caséum du lait de femme est floconneux, léger, poreux, facile à mobiliser et à évacuer dans l'intestin, éminemment perméable aux sucs digestifs.

Les graisses du lait sont émulsionnées, finement émulsionnées dans le lait de femme; elles sont donc aptes à être absorbées sans transformation préalable. Ces graisses, bien que moins abondantes dans le lait maternel que dans le lait de vache, représentent pourtant une fraction importante des matières fixes du lait : elles permettent au nouveau-né de constituer facilement, sans travail digestif, sans travail chimique ultérieur, les réserves de graisses dont il peut avoir besoin.

Le sucre de lait est dédoublé chez le nouveau-né, comme il l'est chez l'adulte. Nons ignorons la raison d'être de ce sucre particulier : nous savons que le nouveau-né pourrait hydrolyser la saccharose comme il hydrolyse la lactose; nous ne savons pourquoi le lait ne contient pas tout simplement de la glycose absorbable et directement assimilable au lieu de lactose.

Nous rappellerons encore ici que le lait est, parmi tous nos aliments, un de ceux qui engendrent dans le cours de leur évolution intestinale le moins de produits toxiques, et que ce caractère du lait est particulièrement important à relever à propos de l'alimentation du nouveau-né, celui-ci ne possédant pas les mécanismes de défense contre les intoxications, qui apparaissent peu à peu à mesure que se développe l'organisme : est-il besoin de rappeler la facilité avec laquelle se produisent chez les nouveau-nés les phénomènes d'intoxication générale consécutifs aux troubles gastro-intestinaux, même les plus légers.

On a soutenu que le lait maternel, comme les laits en général, présente deux imperfections : ce n'est pas un aliment tonique; c'est un aliment très pauvre en fer. Mais le nouveau-né a-t-il vraiment besoin de toniques? Sa vie, toute de digestion et d'assimilation, exige-t-elle les mêmes stimulants que la vie de l'homme des villes ou du travailleur d'industrie? Poser la question, c'est la résoudre. D'autre part, le nouveau-né apporte avec lui d'abondantes réserves ferrugineuses, suffisantes pour satisfaire à ses besoins pendant plusieurs mois : c'est dire que l'insuffisance ferrugineuse du lait ne se manifeste que tardivement et si l'alimentation exclusivement lactée a été trop prolongée.

Si l'allaitement maternel n'est pas possible, on est obligé de nourrir artificiellement le nouveau-né à l'aide de lait de vache en général. Cette alimentation n'est jamais équivalente à l'alimentation maternelle, on ne saurait trop le répéter : et on peut le comprendre aisément.

Le lait de vache a la composition suivante

| | |
|---|---|
| Eau | 86 p. 100 |
| Matières fixes | 14 — |
| Caséine | 4 — |
| Graisses | 4 — |
| Sucre de lait | 5 — |
| Cendres | 1 — |

Il est, par conséquent, beaucoup plus riche que le lait de femme en caséine, notablement plus riche en graisses, un peu plus pauvre que lui en sucre de lait. Alors même qu'on diluerait le lait de vache par addition d'eau, de façon à ramener à 10 p. 100 sa teneur en matières fixes, sa richesse en caséine serait encore considérable, puisqu'il en renfermerait 2,8 à 3 p. 100 au lieu de 1 p. 100 trouvé dans le lait de femme. Cette abondance de la caséine, justifiée dans le cas de l'alimentation du veau dont la croissance est très rapide, ne l'est plus dans le cas de l'alimentation de l'enfant dont la croissance est beaucoup plus lente.

C'est surtout au point de vue digestif que l'infériorité du lait de vache vis-à-vis du lait de femme est tout à fait manifeste. Sous l'influence du suc gastrique, le lait de vache est caséifié, comme le lait de femme, mais alors que ce dernier fournit un caillot floconneux et poreux, le lait de vache donne un caillot massif, fortement rétractile et compact, dont la désagrégation n'est pas toujours facile, ni surtout pas toujours rapide. Il en résulte, sinon en général, au moins dans bien des cas, des insuffisances digestives et nutritives plus ou moins graves. On remédie dans une certaine mesure à ce grave défaut du lait de vache en le faisant préalablement bouillir : le caséum fourni par le lait bouilli présentant une condensation beaucoup moindre que celle du lait cru. Dans certains cas pourtant, cette ébullition ne suffit pas à rendre le lait de vache supportable par quelques enfants : il convient de recourir alors, au moins temporairement, à des laits plus semblables au lait de femme (lait de jument ou d'ânesse par exemple).

L'alimentation maternelle est encore supérieure à l'alimentation artificielle au point de vue de l'asepsie alimentaire. Le lait de femme pris au sein par l'enfant est aseptique; le lait de vache ne l'est pas, étant données les manipulations diverses auxquelles il est soumis avant d'être livré à la consommation : les biberons dont on se sert ne le sont bien souvent pas non plus. On fait donc ingérer au nourrisson des germes nombreux qui, se développant dans son appareil digestif, déterminent, ou tout au moins peuvent déterminer des accidents toxiques qui compromettent gravement sa santé et son développement. L'alimentation artificielle ne saurait être inoffensive que si les plus grandes précautions ont été prises pour assurer l'asepsie des biberons et la stérilisation du lait.

## 7. *La question de l'alcool-aliment.*

Nous n'avons considéré jusqu'ici comme substances alimentaires que les substances appartenant aux groupes des protéines, des graisses et des hydrocarbones. Mais d'autres substances peuvent encore être considérées comme telles, et notamment l'alcool.

*L'alcool est-il un aliment?* Nous appelons aliment toute substance capable de fournir à l'organisme soit la matière première de ses tissus et de ses réserves, soit l'énergie chimique dont il a besoin (sans exercer sur lui d'action toxique aiguë ou chronique, prochaine ou éloignée), et substituable dans la ration alimentaire à une quantité calorimétriquement égale de protéines, de graisses ou d'hydrocarbones.

La définition comprend ainsi trois propositions : 1° non-toxicité; 2° libération d'énergie; 3° substitution dans la ration.

L'observation courante nous apprend que l'alcool pris en excès détermine les accidents aigus de l'ivresse et les accidents chroniques de l'alcoolisme : l'alcool pris en excès ne constitue pas par conséquent un aliment répondant à la définition que nous venons d'énoncer[1].

L'observation courante nous apprend par contre que l'alcool pris modérément, et sous forme de boisson fermentée en particulier, ne produit aucun accident, ni aigu, ni chronique. L'alcool consommé en quantité modérée, et sous forme de boisson fermentée, est-il un aliment? Fournit-il de l'énergie à l'organisme?

On a prétendu que l'alcool ingéré et absorbé est éliminé en nature et en totalité par les reins et par les poumons, et que, par conséquent, il n'intervient en aucune façon dans le bilan des échanges matériels et énergétiques de l'organisme. — Cette affirmation dépasse de beaucoup les faits expérimentaux. Sans doute, on a retrouvé de l'alcool dans les tissus d'un animal en état d'ivresse; sans doute, on a constaté l'élimination d'alcool par les reins et par les poumons à la suite de l'absorption d'une grande quantité de boissons alcooliques; mais ce sont là des conditions toutes particulières, et nous avons éliminé de notre examen le cas d'abus d'alcool et en particulier le cas d'ivresse; — et même, dans ce cas, de beaucoup le plus défavorable, la plus grande partie de l'alcool ingéré est transformée en acide carbonique et eau avec libération d'énergie.

Dans le cas d'une consommation modérée d'alcool, sous forme de boisson fermentée, cas auquel nous limitons notre examen, la totalité de l'alcool ingéré est brûlée dans l'organisme : on ne retrouve d'alcool dans aucun des excreta. Or cette combustion d'alcool libère de l'énergie; donc l'alcool, dans les conditions spécifiées, répond à la seconde condition de notre définition.

1. Cette remarque n'est pas propre à l'alcool; la viande est incontestablement un aliment; et cependant elle doit cesser de l'être, quand elle est prise en quantité trop considérable, d'après notre définition, puisque, dans ces conditions, elle provoque soit des troubles aigus (troubles gastro-intestinaux), soit des troubles chroniques (maladies de la nutrition). Une même substance peut donc être aliment, et cesser de l'être, selon la dose ingérée et selon le sujet qui l'ingère. La viande cesse d'être un aliment pour l'homme à une dose où elle est encore un aliment pour le chien.

L'alcool peut-il être substitué à des quantités isodynames de protéines, de graisses ou d'hydrocarbones?

Des expériences d'une remarquable précision, faites à l'aide du calorimètre respiratoire d'Attwater, ont établi que l'alcool absorbé en quantité modérée, sous forme de vin étendu d'eau, par doses fractionnées, et pendant le repas (quantité ne dépassant pas par jour 1 l. de vin à 7 p. 100 d'alcool chez un homme de 70 kg., soit 1 g. d'alcool par jour et par kg.) peut être substitué rigoureusement dans la ration alimentaire à une quantité isodyname de protéines, de graisses ou d'hydrocarbones.

Dans les conditions ci-dessus spécifiées, de forme et de quantité, l'alcool peut donc être considéré comme un aliment.

Toutefois, même dans ces conditions, l'alcool présente avec les aliments parfaits, avec les *aliments typiques* une différence fondamentale. Tous les aliments typiques sont, après l'absorption, rapidement fixés dans les tissus sous forme de réserves, de sorte que l'équilibre chimique du sang et des tissus n'est pas sensiblement modifié par l'absorption de ces aliments typiques. L'alcool, au contraire, ne fournit pas de réserves, il reste dans le sang ou dans les tissus jusqu'à utilisation, et, par conséquent, il rompt, au plus grand désavantage de leur fonctionnement régulier, l'équilibre chimique du sang et des tissus.

*Si donc l'alcool est un aliment, ce n'est pas un aliment typique*; il forme dans la classe des aliments une catégorie spéciale.

# CHAPITRE XXX

## LES GLANDES A SÉCRÉTION INTERNE

SOMMAIRE. — 1. **Le Pancréas.** — L'ablation du pancréas et le diabète. Le diabète ne résulte pas de la suppression de l'écoulement du suc pancréatique; il ne résulte pas des lésions opératoires. Le pancréas organe hémopoïétique. Hypothèses sur l'origine du diabète pancréatique. Aucune solution actuelle.
2. **Les Capsules surrénales.** — Ablation des capsules surrénales chez le chat, le lapin, la grenouille. Des causes de la mort après capsulectomie; aucune conclusion sur la fonction des capsules. Symptômes morbides consécutifs à la capsulectomie. L'insuffisance capsulaire et la maladie d'Addison; les pigmentations. Hypothèses sur le rôle des capsules. Adrénaline.
3. **Les Thyroïdes et les Parathyroïdes.** — Distinction fondamentale des thyroïdes et des parathyroïdes. Des effets de la thyroïdectomie globale chez l'homme : myxœdème post-opératoire; exceptionnellement, tétanie. Expériences chez les animaux : chien, lapin. Les parathyroïdes sont-elles organes vicariants des thyroïdes? De la parathyroïdectomie et des accidents tétaniques qui en sont la conséquence. De la thyroïdectomie et des accidents trophiques qui en sont la conséquence. — Les accidents consécutifs à la thyroïdectomie globale ne sont pas la conséquence des lésions opératoires. Des effets des injections ou ingestions thyroïdiennes. De la thyroïodine, de l'extrait thyroïdien et des composés iodés, considérés dans leur action sur le cœur. Du rôle supposé des thyroïdes dans la circulation du sang.
4. **La Rate.** — Des effets de la splénectomie. Aucune conclusion sur le rôle de la rate.
5. **Les Glandes génitales et leurs annexes.** — Castration, ménopause, corps jaunes et grossesse. Greffes ovariennes. Le développement des glandes mammaires.
6. **Les Hormones.** — Mécanismes nerveux et humoral. Exemples d'hormones.

Il existe dans l'organisme un certain nombre d'organes, désignés sous le nom de *glandes à sécrétion interne* ou *glandes vasculaires sanguines*.

L'étude physiologique de ces glandes n'est qu'amorcée à l'heure présente, et on ne sait rien de certain sur leurs fonctions : on sait seulement qu'elles jouent un rôle nécessaire ou utile à l'équilibre normal des fonctions organiques, sans pouvoir indiquer quel est ce rôle; et que leur ablation, leur destruction ou leurs altérations produisent des phénomènes morbides plus ou moins graves.

Nous étudierons spécialement le *pancréas*, les *capsules surrénales*, les *thyroïdes* et les *parathyroïdes*, et la *rate* : on ne connaît rien de bien précis sur le *thymus* et sur l'*hypophyse* [1].

1. L'*ablation du thymus* a été pratiquée chez divers mammifères, chiens, chèvres, cobayes, etc., sans provoquer aucun accident, sans déterminer aucun changement appréciable.

On a souvent considéré le thymus comme un organe appelé à jouer un rôle

### 1. *Le pancréas.*

Le pancréas joue un rôle dans les phénomènes intimes de la nutrition : il intervient dans les phénomènes de consommation et d'utilisation des hydrocarbones. Le chien, auquel on enlève la totalité du pancréas, présente, aussitôt après l'opération, tous les symptômes du *diabète grave* : polyurie, polydypsie, polyphagie, hyperglycémie et glycosurie, azoturie, amaigrissement. On observe les mêmes faits, chez les autres mammifères dont le pancréas peut être enlevé en totalité, tel que le chat et le singe. Quand l'ablation du pancréas est partielle, soit qu'on l'ait voulue telle (chien par ex.), soit qu'elle ne puisse être faite totale (porc par ex.), le diabète est plus ou moins léger, suivant la quantité de glande conservée, et, pour une quantité de glande égale à un dixième environ de la glande normale, il n'y a aucun symptôme appréciable. — Dans un certain nombre de cas de diabète grave, chez l'homme, on a constaté, à l'autopsie, des lésions pancréatiques. — Chez les oiseaux domestiques (pigeon, canard), l'ablation du pancréas ne produit pas le diabète ; elle le produirait, au contraire, chez les oiseaux de proie (faucon, busard).

*Le diabète expérimental est-il la conséquence de la suppression de l'écoulement du suc pancréatique dans l'intestin ?* — Non, car si, chez le chien, on enlève toute la portion du pancréas accolée au duodénum, en n'en conservant que les cornes, qui ne

seulement dans la première enfance, parce qu'on admettait que cet organe présente son développement maximum chez l'enfant de deux ans. En fait, le thymus augmente de volume jusqu'à quinze ans et ne commence vraiment à s'atrophier qu'à cinquante ans.

On ne connaît absolument rien de ses fonctions.

L'*ablation de l'hypophyse* a été pratiquée chez divers animaux et par divers procédés. Les animaux ne survivent généralement pas à l'opération. Mais la position profonde de l'hypophyse ne permettant de l'atteindre qu'au prix d'un traumatisme grave et de lésions très étendues, il est difficile de savoir si les animaux meurent, après hypophysectomie, du traumatisme opératoire ou du déficit de l'organe.

Les recherches faites pour mettre en évidence les propriétés physiologiques des extraits d'hypophyse ne sont pas d'une interprétation facile et inattaquable. En fait, elles n'ont rien appris de précis sur les fonctions de l'hypophyse.

De divers côtés, on a signalé des rapports possibles entre des lésions ou des modifications de l'hypophyse, le *gigantisme* et l'*acromégalie* (maladie dans laquelle on signale, entre autres symptômes, un développement exagéré des mains, des pieds, de la mâchoire inférieure, du nez, etc.) ; mais tout cela est encore, au moins présentement, très problématique.

possèdent pas de canal excréteur débouchant dans le duodénum, on n'observe pas le diabète.

*Le diabète expérimental est-il la conséquence du traumatisme opératoire?* Non, car le traumatisme opératoire est le même, quand on enlève les neuf dixièmes, ou quand on enlève la totalité du pancréas ; or le diabète ne se manifeste que pour l'ablation totale. La démonstration peut recevoir une forme frappante : on enlève le corps et une corne du pancréas, et on insère la seconde corne sous la peau de l'abdomen, en lui conservant son pédicule vasculaire, jusqu'à ce que se soient établies des communications vasculaires pancréatico-cutanées ; on sectionne alors le pédicule vasculaire de la corne pancréatique. L'animal porteur de cette *greffe sous-cutanée du pancréas*, sans connexions nerveuses ou vasculaires normales, n'est pas diabétique; mais il le devient, quand on enlève cette greffe, bien que l'opération pratiquée soit insignifiante et n'intéresse que des filets nerveux cutanés. D'ailleurs, si des lésions ou traumatismes du système nerveux (piqûre bulbaire, arrachement du plexus solaire, etc.) peuvent provoquer des glycosuries, ils ne produisent jamais le diabète : la glycosurie nerveuse est temporaire et résulte d'une exagération de la production du sucre aux dépens du glycogène, et non, comme le diabète, d'une diminution ou d'une suppression du pouvoir utilisateur de la glycose, ainsi que nous l'avons établi chapitre xx, p. 433. On arrive aux mêmes résultats chez les animaux en *parabiose*. Il est facile de greffer à l'aide de sutures cutanées deux animaux de même espèce l'un à l'autre (deux chiens par exemple). Des communications vasculaires ne tardent pas à s'établir au niveau des parties accolées entre les deux animaux. Or si on enlève le pancréas à l'un des deux chiens vivant en parabiose, il ne devient pas diabétique; mais il le devient dès qu'on rompt par une section convenable les connexions vasculaires entre les deux animaux, l'opération nécessaire étant une opération sans importance, ne représentant aucun traumatisme sérieux.

*Le diabète est donc la conséquence de la suppression fonctionnelle de la glande pancréatique.*

*Par quel mécanisme se produit le diabète expérimental?* Deux hypothèses sont possibles : ou le pancréas est le point de départ d'excitations, qui, réfléchies par le système nerveux, agissent sur les organes consommateurs, et utilisateurs de la glycose ; — ou le pancréas modifie la composition ou les propriétés du sang qui le traverse (organe hémopoïétique). La première hypothèse doit être rejetée, puisque le diabète ne se produit pas chez le chien à greffe pancréatique sous-cutanée, dont toutes les connexions nerveuses normales du pancréas ont été détruites; *le pancréas est un organe hémopoïétique.*

Ici encore deux hypothèses sont possibles : ou le pancréas fabrique et déverse dans le sang une substance capable d'agir sur la glyco-régulation de l'organisme; — ou il retient, détruit ou neutralise une subtance, contenue dans le sang, produite ailleurs, et capable d'agir sur la glyco-régulation de l'organisme. Entre ces deux hypothèses, on ne peut pas actuellement choisir.

Si, en effet, le pancréas fabriquait une substance capable d'agir sur la glyco-regulation, les macérations pancréatiques contiendraient vraisemblablement cette substance, et, injectées sous la peau ou dans les veines d'un chien diabétique, elles supprimeraient ou diminueraient, tout au moins temporairement, les manifestations diabétiques. Or les résultats de telles expériences sont négatifs. — Si le pancréas déversait normalement dans le sang une substance capable d'agir sur la glyco-régulation, le sang d'un animal diabétique (transfusion, sans ou après saignée préalable du transfusé ou du transfuseur), diminuerait temporairement les manifestations diabétiques. Or on n'a constaté, dans de semblables expériences, aucune diminution de la glycosurie.

Doit-on en conclure que le pancréas retient une substance toxique, troublant le mécanisme glyco-régulateur normal? S'il en était ainsi, on pourrait vraisemblablement provoquer la glycosurie, chez un chien normal, en lui transfusant du sang de chien diabétique : or il n'en est rien; si on injecte le sang d'un chien diabétique à un chien qui présente une glycosurie légère (ablation partielle du pancréas), on ne provoque aucune augmentation de la glycosurie.

De nouvelles recherches sont nécessaires pour établir le mécanisme du diabète expérimental [1].

On constate purement et simplement que l'ablation du pancréas produit le diabète ; on est impuissant à établir le mécanisme de ce trouble nutritif.

### 2. *Les capsules surrénales.*

On a pratiqué l'ablation ou la destruction des capsules surrénales chez le chat. le lapin, le chien, le cobaye, le rat, la gre-

1. Deux théories ont été proposées pour expliquer l'origine du diabète pancréatique. — Selon les uns, le pancréas sécréterait une substance qui, déversée dans le sang, agirait sur le foie, pour en augmenter l'activité glycogénique. Cette théorie doit être rejetée, car le diabète résulte essentiellement d'une diminution de l'utilisation du sucre et non d'une augmentation de sa production. — Selon les autres, le pancréas déverserait dans le sang une diastase glycolytique capable de faire disparaître le sucre du sang (*in vitro*). Cette théorie doit être rejetée, car le sang circulant dans les vaisseaux ne contient pas de diastase glycolytique.

nouille, le triton, l'anguille. Les conséquences de cette opération ont été plus particulièrement étudiées chez le chat, le lapin et la grenouille.

Si, *chez le chat*, on pratique la double capsulectomie, l'animal meurt en 36 à 130 heures (moyenne 68 h.); si on pratique la capsulectomie unilatérale, l'animal survit sans présenter d'accidents. Si on enlève une capsule en totalité et une partie de l'autre, tantôt l'animal survit, après avoir présenté des accidents plus ou moins graves, tantôt il meurt. Si on pratique la double capsulectomie, en deux séances espacées de quelques jours, il y a mort de l'opéré, mais la survie serait plus longue qu'à la suite de la double capsulectomie, en une seule séance : elle serait de 20 à 330 heures (moyenne de 134 h.).

*Chez le lapin*, on observe des faits analogues : la mort se produit en 5 à 6 jours, après la double capsulectomie en une séance; elle se produirait moins vite après la double capsulectomie en deux séances, et d'autant moins vite que les deux séances sont plus éloignées (survie de 8 jours pour un intervalle de 5 jours; — survie de 12 jours pour un intervalle de 24 jours; — survie de 16 jours pour un intervalle de 106 jours). Les capsulectomies partielles (il convient de conserver au moins un dixième de la masse capsulaire) sont sans action, ou provoquent la mort, chez le lapin, comme chez le chat, et dans les mêmes conditions. — On a signalé chez le lapin, exceptionnellement, des cas de survie après la double capsulectomie, pratiquée en deux séances espacées de quelques jours; mais on peut se demander si, dans ces cas exceptionnels, il n'y avait pas quelques capsules accessoires : on en a en effet signalé la présence assez fréquente chez les lapins.

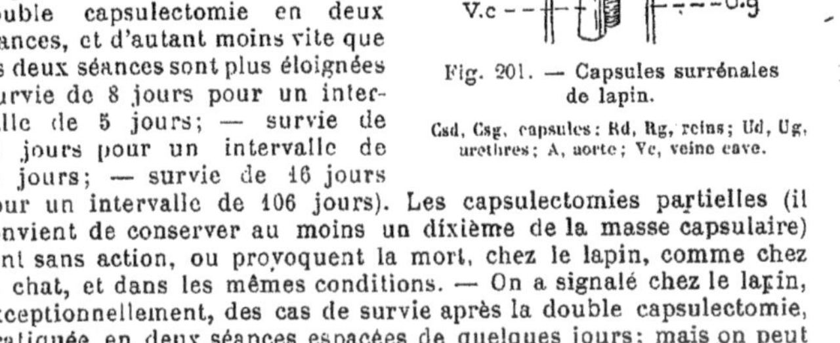

Fig. 201. — Capsules surrénales de lapin.

Csd, Csg, capsules; Rd, Rg, reins; Ud, Ug, urethres; A, aorte; Vc, veine cave.

Les résultats sont semblables pour le chien (mort en 20 à 30 h. après double capsulectomie); pour le cobaye (mort en 15 à 20 h., après double capsulectomie en une séance; mort en 15 à 48 h., après double capsulectomie en deux séances); pour le rat, pour le pigeon (mort en 24 h.); pour la grenouille (ablation ou destruction par ignipuncture, mort en 2 à 12 j.)

Des nombreux faits expérimentaux publiés, on peut conclure que l'ablation des deux capsules entraîne la mort; que l'ablation d'une capsule et d'une partie de l'autre a des conséquences variables suivant l'espèce considérée, et, pour une espèce donnée, suivant la quantité de capsule conservée et suivant sa vitalité.

*La mort, après double capsulectomie, est-elle la conséquence du traumatisme opératoire, ou de la suppression des capsules?*

La première hypothèse n'est guère admissible, car on peut ouvrir l'abdomen, tirailler les capsules, sectionner et déchirer les tissus voisins sans provoquer la mort, pourvu que les capsules ne soient pas nécrosées; car les excitations et les destructions sont aussi graves dans le cas d'ablation d'une capsule et d'une partie de l'autre (opération qui n'entraîne pas nécessairement la mort), que dans le cas d'ablation totale (opération qui entraîne nécessairement la mort). Pour répondre définitivement à la question, il faudrait pouvoir, après avoir pratiqué la capsulectomie unilatérale, greffer la seconde capsule sous la peau, constater la survie de l'animal porteur de cette greffe, et en provoquer la mort par ablation de la capsule greffée. Mais, d'une part, les connexions anatomiques des capsules surrénales ne permettent pas de les attirer sous la peau, sans sectionner leur pédicule vasculaire ; et, d'autre part, les capsules isolées de ce pédicule et insérées sous la peau, ou ailleurs, s'y résorbent toujours. *La greffe capsulaire vivace n'a pu être réalisée.*

*Comment se produit la mort à la suite de la double capsulectomie?* Est-ce par suppression d'une action nerveuse, née à leur niveau, et allant se réfléchir dans les centres nerveux, pour régler une fonction organique importante, d'ailleurs indéterminée? Est-ce par suppression d'une action hémopoïétique? La première hypothèse est peu vraisemblable, car les délabrements les plus variés et les plus graves, pratiqués dans la sphère des capsules, ne produisent pas d'accidents graves; toutefois, les expériences de greffe pourraient seules donner une certitude à ce sujet, mais elles ne sont pas praticables.

On peut *admettre* que les capsules ont une *fonction hémopoïétique*.

Détruisent-elles une substance contenue dans le sang, nuisible à l'organisme? Produisent-elles une substance nécessaire à l'organisme, pour la céder au sang? On ne saurait répondre à ces questions, car les expériences réalisées ne fournissent aucune conclusion ferme. On a prétendu démontrer que le sang des animaux acapsulés, dans les périodes prémortelles, est toxique : en l'injectant dans les veines d'un animal, ayant subi l'ablation d'une capsule et demie, on aurait précipité la mort; mais cette conclusion est prématurée, car la mort ne survient pas à date fixe, après cette opération. Notons que l'injection du sang d'un animal acapsulé mourant à un animal sain ne provoque aucun accident, et que l'injection d'extraits capsulaires à des animaux acapsulés ne produit aucune prolongation certaine de la survie.

Parmi les symptômes décrits chez les animaux acapsulés, on a relevé les suivants (chat). Dans les premières heures qui suivent l'opération, on ne note aucun phénomène morbide; dans les premiers jours, on ne note qu'une diminution de l'appétit.

Pendant les vingt-quatre à trente heures qui précèdent la mort, le chat demeure en général immobile, et, s'il doit se mouvoir, il manifeste de la faiblesse (asthénie), ou, peut-être vaudrait-il mieux dire, de la fatigue, et de l'incertitude dans les mouvements des membres postérieurs. L'apathie et l'asthénie augmentent en même temps que baisse la température; la respiration devient lente et progressivement insuffisante; les battements du cœur sont lents et affaiblis; la pression sanguine est abaissée; on note quelques troubles digestifs; la mort survient sans convulsions.

Ces divers symptômes sont à rapprocher des *symptômes cliniques de l'insuffisance surrénale.* Cette insuffisance évolue tantôt sous forme aiguë, tantôt sous forme chronique avec poussées aiguës. On peut noter une asthénie profonde sans émaciation, empêchant l'accomplissement de tout travail physique : tout mouvement détermine une fatigue extrême et constitue même un danger, car il expose aux syncopes. C'est là le symptôme le plus frappant; mais on peut également noter des troubles digestifs et un abaissement très net de la pression sanguine.

Dans la *maladie bronzée d'Addison*, on relève tous les symptômes de l'insuffisance surrénale et notamment l'asthénie et la fatigue précoce; mais on note en outre, plus tard, la *mélanodermie* : on voit apparaître par plaques à la surface de la peau (surtout au visage, au cou, à la face dorsale des mains et au niveau des articulations des membres) d'abord, des muqueuses (lèvres, gencives, langue, joues, etc.) ensuite, des taches grisâtres, puis brunâtres et enfin bronzées, qui finissent par se fusionner plus ou moins complètement.

Dans l'insuffisance surrénale et dans la maladie bronzée d'Addison, qui est une insuffisance surrénale compliquée de mélanodermie, on a noté des lésions destructrices diverses des capsules surrénales (tubercules, cancers, inflammations, etc.).

On aurait signalé, chez les animaux et notamment chez les lapins, au moins dans quelques cas, à la suite de l'ablation d'une capsule et d'une partie de la seconde, l'apparition très tardive (plusieurs mois après l'opération) de petites taches, d'abord isolées, puis confluentes, d'abord couleur de tabac, puis brunes et enfin bronzées, au voisinage du nez et de la bouche, et sur la langue. Mais ces faits auraient besoin, avant d'être admis, d'une confirmation sérieuse. Rien ne prouve d'ailleurs que, dans la maladie d'Addison, la mélanodermie relève de l'insuffisance capsulaire.

On a prétendu que l'asthénie des animaux acapsulés doit être attribuée à une sorte de curarisation incomplète des terminaisons nerveuses motrices, en s'appuyant sur ce que l'excitation électrique d'un nerf moteur, chez l'animal acapsulé à l'agonie, ne produit pas une contraction musculaire aussi intense que chez l'animal normal. Ce fait peut être exact, mais rien ne prouve qu'il en faille rechercher la cause dans l'ablation des capsules, plutôt que dans l'agonie; et cela d'autant plus que, chez l'animal acapsulé, asthénique mais non agonisant, la réaction musculaire, consécutive à l'excitation d'un nerf, se produit avec les caractères et l'intensité normaux.

On a prétendu que les capsules surrénales détruisent une substance toxique, produite dans le travail musculaire; en s'appuyant sur ce que les symptômes morbides s'aggravent chez l'acapsulé, à la suite du travail musculaire; et sur ce que l'injection du sang d'un animal épuisé par le travail musculaire produit, chez l'acapsulé, des accidents plus graves que chez l'animal normal. Ces raisons sont sans valeur, car on sait que le travail musculaire aggrave les accidents dans nombre de maladies d'origines diverses, et qu'une substance toxique produit généralement des accidents plus graves chez le malade, quelle que soit la cause de la maladie, que chez l'individu sain.

On ne possède aucun renseignement sur la fonction surrénale. On a établi seulement que les extraits capsulaires ont une grande toxicité et peuvent provoquer la mort de l'animal auquel on les injecte (injections sous-cutanées ou intraveineuses). A dose non mortelle, ces extraits agissent sur le cœur et sur les vaisseaux : ils provoquent une hyper-excitabilité de l'appareil accélérateur du cœur et une hypo-excitabilité de l'appareil modérateur et du nerf dépresseur; ils sont, à ces divers points de vue, antagonistes des extraits thyroïdiens et de la thyroïodine.

Ils provoquent aussi une augmentation considérable, mais peu durable de la pression sanguine.

On a retiré de l'extrait de capsules surrénales une substance dialysable et cristallisable, soluble dans l'eau et dans l'alcool, non destructible par la chaleur d'ébullition, l'*adrénaline*, qui exerce sur le cœur et sur les vaisseaux une action remarquable, à dose très petite. Une goutte d'une solution d'adrénaline à 1 p. 10 000, déposée sur une muqueuse, ou sur la conjonctive, provoque une constriction vasculaire considérable, donc une anémie locale intense. Un centimètre cube de la même solution, injecté dans les veines d'un chien de poids moyen ou d'un lapin, provoque une

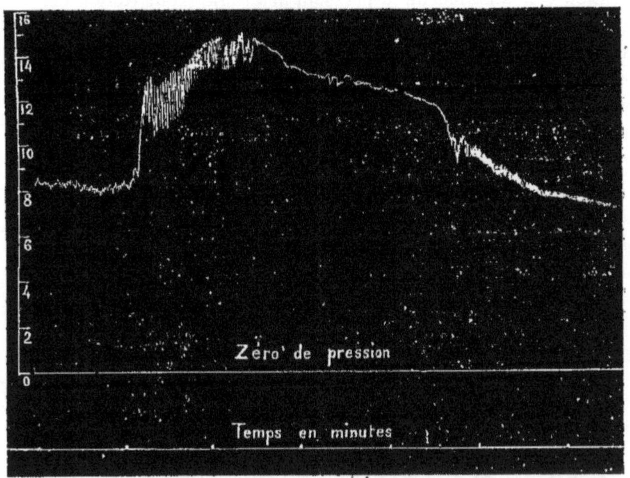


Fig. 202. — Influence de l'adrénaline sur la pression artérielle. En A, injection intraveineuse de 0,2 milligrammes d'adrénaline chez le lapin. Courbe de pression carotidienne.

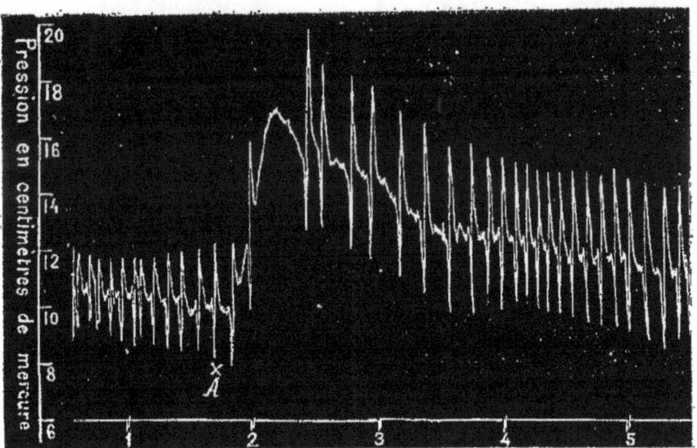


Fig. 203. — Influence de l'adrénaline sur la pression artérielle, chez le chien atropiné (c'est-à-dire chez lequel a été supprimée l'action cardio-modératrice des nerfs vagues). En A, injection de 0,01 milligramme d'adrénaline par kilogramme dans les veines.

élévation considérable de la pression artérielle (constriction générale de toutes les artérioles de l'économie par action directe, périphérique), un ralentissement et un renforcement du cœur[1]. Ces effets sont d'ailleurs fugaces et ne persistent pas au delà de quelques minutes.

On obtient des résultats équivalents en injectant des extraits de capsules surrénales.

L'adrénaline, en injection intraveineuse, est toxique pour le lapin à la dose de 0 mg. 1 à 0 mg. 2 par kilogramme, et pour le chien à la dose de 1 à 2 milligrammes.

### 3. *Les thyroïdes et les parathyroïdes.*

Chez l'homme, le *corps thyroïde* est formé par une masse unique,

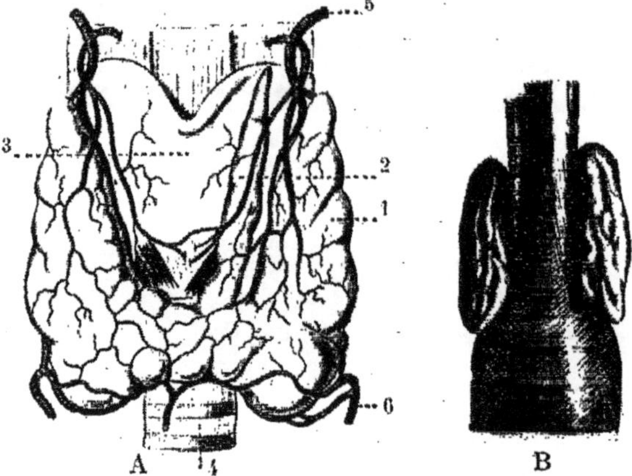


Fig. 204. — A, glande thyroïde de l'homme; B, face postérieure des glandes thyroïdes et de l'œsophage (d'après Zuckermandel).

1. Lobe gauche; 2, pyramide de Lalouette; 3, cartilage thyroïde; 4, trachée; 5 et 6, artères thyroïdiennes (d'après Testut).

dans laquelle on distingue deux lobes latéraux réunis par un isthme médian. — Chez les animaux domestiques (cheval, chien, chat, lapin,

1. On note couramment des pressions de 22 à 24 centimètres de mercure, à la suite de l'injection intraveineuse d'adrénaline chez le lapin normal. Chez le lapin dont les nerfs vagues ont été sectionnés, ou chez le lapin atropiné dont les nerfs vagues ne fonctionnent plus comme modérateurs cardiaques, on a noté des pressions de 30 centimètres de mercure (2/5 d'atmosphère), sans ralentissement du rythme du cœur.

cobaye, chèvre, âne, mouton, oiseaux), il y a deux corps thyroïdes distincts, rejetés sur les côtés du larynx. Il n'est pas très rare de trouver, chez ces animaux, des lobes thyroïdiens accessoires, généralement situés sur le trajet des artères thyroïdiennes, plus ou moins éloignés de la masse thyroïdienne principale, dont ils ont la structure et qu'ils peuvent suppléer, au moins partiellement.

De ces thyroïdes vraies, il faut distinguer les *parathyroïdes*, qu'on a considérées trop souvent comme des thyroïdes accessoires. *Les parathyroïdes diffèrent essentiellement des thyroïdes au point de vue histologique, au point de vue embryologique, au point de vue physiologique.*

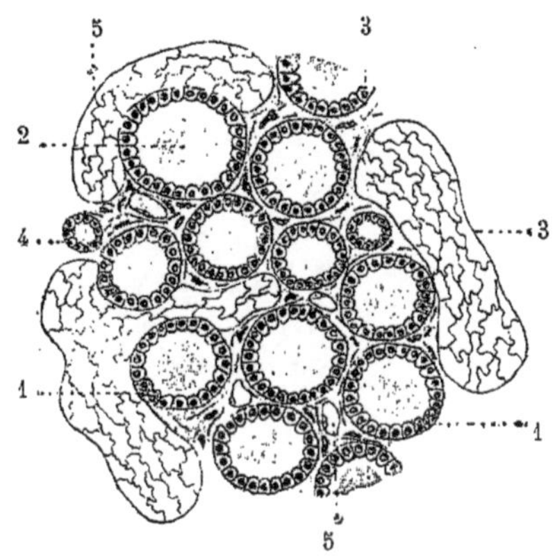


Fig. 205. — Structure de la thyroïde. Lobule de la glande après injection des lymphatiques au nitrate d'argent.

1, 1, vésicules ; 2, leur contenu colloïde ; 3, 3, vaisseaux lymphatiques avec endothélium imprégné 4, capillaires sanguins ; 5, 5, cellules plus colorées dans la paroi des vésicules (Vialleton).

Au point de vue histologique, les parathyroïdes n'ont pas la structure des thyroïdes (adultes ou embryonnaires) et ne prennent jamais cette structure (même après ablation des thyroïdes). Au point de vue embryologique, les thyroïdes dérivent d'un bourgeon pharyngien, les parathyroïdes dérivent des troisième et quatrième arcs branchiaux. Au point de vue physiologique, nous établirons ci-dessous des différences absolues. Chez les animaux domestiques (notamment chez le chien, le chat et le lapin), il existe deux paires de parathyroïdes : les unes externes, souvent séparées des thyroïdes par un intervalle très net (lapin), en tous cas non contenues dans sa gaine fibreuse; les autres, internes, contenues dans cette gaine fibreuse, tantôt accolées aux thyroïdes, tantôt partiellement enfoncées dans les thyroïdes, tantôt plongées dans la profondeur des thyroïdes, où l'on ne peut les découvrir qu'en pratiquant des coupes. — Chez certains individus, et exceptionnellement, il peut exister plus de deux paires de parathyroïdes.

C'est pour n'avoir pas nettement fixé ces points d'anatomie, qu'une confusion regrettable a régné si longtemps dans les études sur les propriétés des thyroïdes et des parathyroïdes.

Dans la plupart des opérations chirurgicales de thyroïdectomie, chez l'homme, on a pratiqué la thyroïdectomie globale, sans distinguer

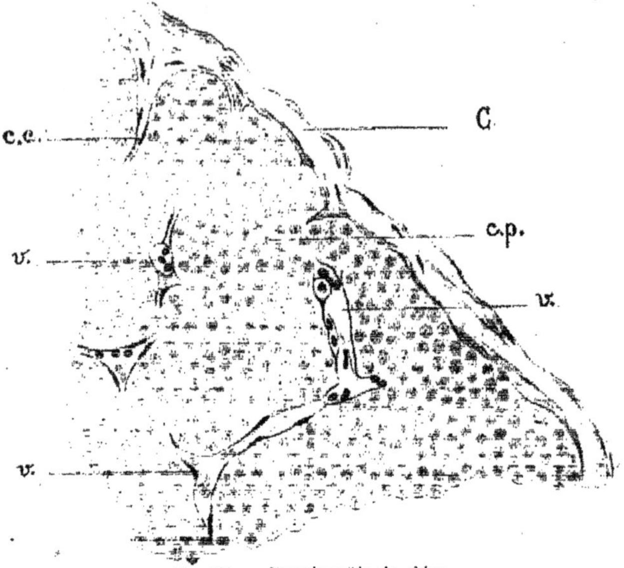


Fig. 206. — Parathyroïde du chien.

C, capsule conjonctive; *c.c*, cloisons conjonctives profondes; *c.p*, cellule épithéliale de la parathyroïde; *v*, vaisseaux capillaires sanguins (Vialleton).

entre les thyroïdes et les parathyroïdes : on a pratiqué la *thyro-parathyroïdectomie* plus ou moins complète.

Les *chirurgiens* ont observé, *à la suite d'ablations de goitres*, des accidents remarquables, apparaissant à une époque plus ou moins éloignée de l'opération (quelques semaines à quelques mois). Le malade accuse un sentiment de lassitude générale et une sensation de froid aux extrémités; il se plaint d'éprouver, dans les masses musculaires, de la faiblesse, de la fatigue, des douleurs, des tiraillements : en même temps, la face, puis les membres, puis le corps tout entier augmentent de volume : le visage et les paupières sont bouffis, les lèvres sont épaissies; les plis cutanés s'effacent. la peau devient pâle et sèche, infiltrée d'un faux œdème non dépressible au doigt; des cheveux tombent et ceux qui restent sont durs et cassants; les muqueuses pâlissent; le nombre des hématies s'abaisse à 4 000 000 par millimètre cube et au-dessous. — Les mouvements sont d'une lenteur extrême; les mains sont maladroites; la démarche est hésitante. Le malade devient triste, mélancolique, taciturne; sa mémoire diminue; il ne peut plus prêter attention : lenteur des mouvements de la langue, lenteur pour émettre une idée : c'est le type de l'idiot crétinoïde. Si l'opération a été pratiquée pendant la période de croissance, il se produit en outre un arrêt plus ou moins complet du développement.

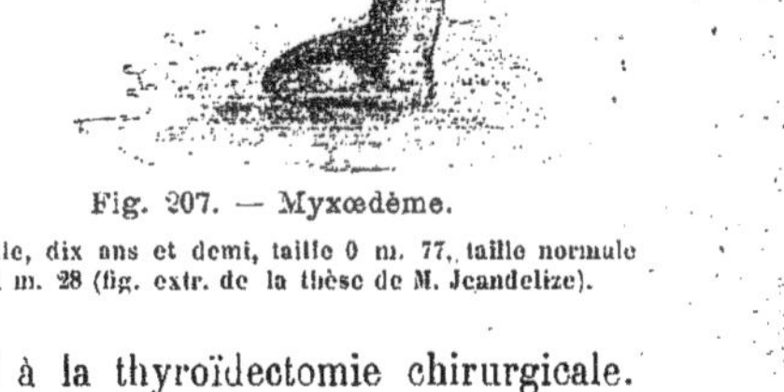

Fig. 207. — Myxœdème.

Fille, dix ans et demi, taille 0 m. 77, taille normale 1 m. 28 (fig. extr. de la thèse de M. Jeandelize).

Ces phénomènes : état cachectique, altérations cutanées et hématiques, troubles psychiques et éventuellement arrêt de développement, présentant une remarquable identité avec les symptômes de la maladie spontanée dite *myxœdème*, on a désigné sous le nom de *myxœdème post-opératoire*, l'état pathologique consécutif à la thyroïdectomie chirurgicale.

L'identité des deux processus pathologiques est encore plus frappante, si l'on tient compte de l'atrophie du corps thyroïde, qu'on a signalée, tout au moins dans certains cas de myxœdème spontané.

Le myxœdème post-opératoire aurait été également observé par quelques expérimentateurs, mais non pas par tous, *chez le singe*, après la thyroïdectomie : l'animal devient apathique; la peau du visage et du ventre présente des modifications équivalentes à celles que nous avons signalées chez l'homme.

Le myxœdème post-opératoire ne se produit que tardivement, ou ne se produit qu'incomplètement, lorsqu'un petit fragment thyroïdien a été laissé en place.

Toutefois, on a observé quelquefois, chez l'homme, à la suite de la thyroïdectomie globale, des symptômes d'un tout autre caractère. Il se produit (et cela en général peu de temps après l'opération) des tremblements et des secousses musculaires, des accès de dyspnée et de suffocation, des convulsions tétaniques, en un mot le syndrome *tétanie*. Ces accidents tétaniques, exceptionnels chez l'homme, ont été notés assez fréquemment chez le singe; ils sont temporaires ou définitifs; temporaires, ils précèdent les accidents trophiques; définitifs, ils se terminent assez rapidement par la mort. — *Chez le chien*, l'ablation d'un seul corps thyroïde ne produit aucun accident, l'ablation des deux corps thyroïdes entraîne la mort, généralement du sixième au neuvième jour après l'opération. Quelquefois, la mort ne survient que tardivement, vers le trentième jour. Exceptionnellement, l'animal survit, tantôt sans présenter aucun accident, tantôt en présentant de temps en temps, et généralement sous une forme atténuée, les accidents que nous allons décrire, tels qu'on les observe chez les chiens qui meurent après thyroïdectomie double : ces faits exceptionnels sont attribués par les physiologistes, à une thyro-parathyroïdectomie incomplète (lobules aberrants ou opération partielle).

Après la thyroïdectomie totale, pratiquée chez le chien et chez le chat, on observe comme symptôme dominant la *tétanie* : on constate des contractions fibrillaires, des contractures, des contractions spasmodiques, de véritables crises épileptiformes, comparables à celles du tétanos. La tétanie peut être localisée ou généralisée; elle se produit par accès, soit spontanément, soit sous l'influence d'un attouchement. La démarche est raide, titubante; la station debout est souvent impossible. La respiration est accélérée; elle devient dyspnéique (exceptionnellement polypnéique) au moment des accès convulsifs. Les crises tétaniques deviennent de plus en plus rapprochées et intenses et se terminent par la mort de l'animal.

Dans les cas exceptionnels où le chien ne présente pas d'accidents, à la suite de la thyroïdectomie double, ou ne présente que des accidents atténués et espacés, on aurait observé quelques troubles trophiques tardifs : épaississement de la peau, chute des poils (de neuf mois à deux ans après l'opération).

L'ablation totale des corps thyroïdes, pratiquée chez le mouton, la chèvre, l'âne, le cheval, le porc, la poule, le pigeon ne produit jamais d'accidents tétaniques. Produit-elle des accidents trophiques chez l'adulte? C'est possible, mais on ne les a pas nettement observés.

— L'histoire de la *thyroïdectomie chez le lapin* doit retenir l'attention, car elle met sur la voie d'une distinction à établir entre

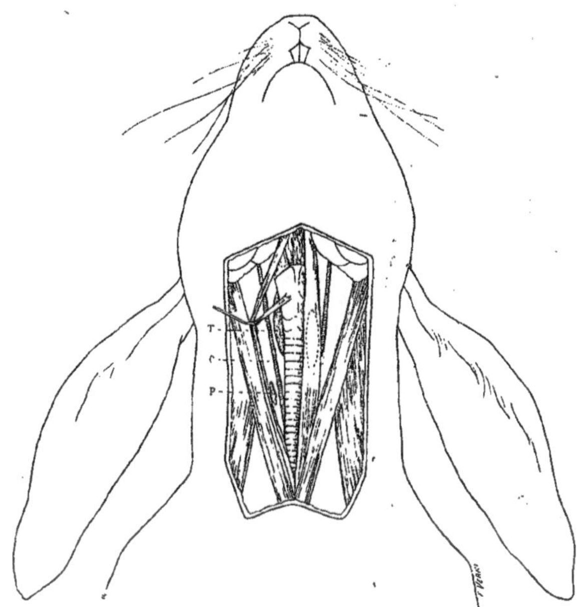


Fig. 208. — Thyroïdes et parathyroïdes du lapin.
T. thyroïdes; P, parathyroïdes; C, carotide.

les fonctions des thyroïdes et des parathyroïdes. Le lapin possède une paire de parathyroïdes, nettement distinctes des thyroïdes, dont elles sont toujours séparées, et recevant une artère propre. Quand, chez le lapin (chez le chat et la souris), on enlève les thyroïdes et ces parathyroïdes externes, on observe toujours les accidents tétaniques, tels qu'ils ont été décrits chez le chien (secousses musculaires, contractions fibrillaires, respiration dyspnéique, mouvements convulsifs, apparaissant de seize à quarante-huit heures après l'opération et conduisant à la mort en deux à huit jours); quand on enlève les parathyroïdes, en laissant en place les thyroïdes, on n'observe pas d'accidents tétaniques. Il suffit même, pour ne pas engendrer d'accidents tétaniques, de laisser en place soit une parathyroïde externe, soit une thyroïde; les accidents apparaissent quand, après un intervalle de quelques jours à quelques mois, on enlève l'organe laissé en place, parathyroïde ou

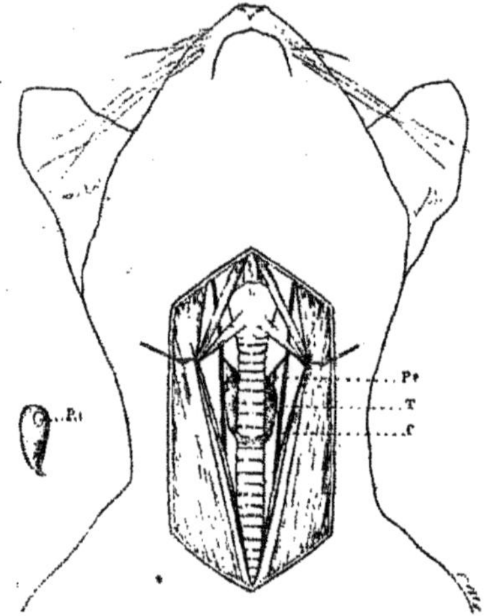


Fig. 209. — Thyroïdes et parathyroïdes chez le chat (Morat et Doyon).

T, glandes thyroïdes; P.e, parathyroïde externe; C. carotide; P.i. parathyroïde interne située à la face interne de la glande.

thyroïde. Ces faits ont conduit à penser que les thyroïdes et les parathyroïdes peuvent se suppléer dans leurs fonctions physiologiques; et cette opinion a encore été appuyée par l'observation de l'hypertrophie, que présentent généralement les parathyroïdes conservées, après l'ablation des thyroïdes. Les parathyroïdes seraient-elles donc des thyroïdes accessoires?

Cette conclusion est inexacte, ainsi qu'il résulte des faits suivants :

La structure des parathyroïdes est absolument différente de celle des thyroïdes, même quand ces organes se sont hypertrophiés, à la suite de l'ablation des thyroïdes. Sans doute, il ne faut pas conclure de la différence histologique à une différence nécessaire de fonctions; mais il y a là une indication, invitant à la prudence dans les conclusions.

D'autre part, nous n'avons tenu, ci-devant, aucun compte des parathyroïdes internes, qui existent toujours, plus ou moins dissimulées, dans la profondeur des thyroïdes. Or, dans toutes les opérations où l'on n'a pas provoqué d'accidents, une parathyroïde, soit externe, soit interne, avait été conservée : et l'on doit se demander si les accidents tétaniques ne sont pas la conséquence de la seule parathyroïdectomie totale. — Les parathyroïdes externes s'hypertrophient à la suite de la thyroïdectomie, mais cette hypertrophie peut être attribuée à la parathyroïdectomie interne, qui accompagne toujours la thyroïdectomie.

On ne peut, chez le lapin, enlever les parathyroïdes internes, généralement enfouies dans les thyroïdes, en laissant en place ces dernières; mais on y peut généralement réussir chez le chien, où les parathyroïdes internes se distinguent le plus souvent nettement à la surface des thyroïdes. A la suite de cette opération (parathyroïdectomie totale, sans thyroïdectomie), les chiens présentent (deux ou trois jours après l'opération) les accidents tétaniques typiques : secousses, convulsions, tétanie. La mort survient plus ou moins vite après l'opération, en général de trois ou quatre jours, exceptionnellement huit jours après. Il n'y a survie, sans accidents, ou avec accidents espacés et atténués, que lorsqu'un lobule parathyroïdien a été laissé en place. Dans les cas où l'ablation des thyroïdes avec conservation d'une parathyroïde au moins, est matériellement possible, chez le chien, on n'observe aucun accident tétanique primitif ou tardif. — On observe des faits analogues chez le chat.

Donc, les accidents de tétanie, consécutifs à l'opération, dite communément thyroïdectomie, chez le chien, sont dus en réalité à la parathyroïdectomie. — Dans les cas de parathyroïdectomie incomplète, chez le chien et chez le chat, quand des accidents se produisent, sans avoir une gravité suffisante pour provoquer la mort, on note un appétit capricieux, une légère élévation de température, une accélération du rythme du cœur, quelques secousses musculaires, des accès de dyspnée, se produisant à l'occasion d'un travail léger; tous phénomènes qu'on retrouve, aggravés, dans les cas où l'opération est mortelle.

La cautérisation des parathyroïdes (les thyroïdes étant respectées), chez le coq, provoque l'apparition, au bout de six heures environ, d'accidents aigus comparables à ceux signalés pour le chien et le lapin (tremblements généralisés, convulsions, etc.), conduisant à la mort en vingt-quatre à trente-six heures.

Ces résultats peuvent-ils être généralisés? On n'a pas fait d'expériences assez nombreuses, pour fournir des indications, même simplement probables, à ce sujet. Sans doute, la thyroïdectomie globale, faite sans prendre garde aux parathyroïdes, ne produit pas d'accidents chez le cheval, l'âne, le porc, le mouton, la chèvre; mais il ne faut pas oublier que ces animaux possèdent généralement des parathyroïdes, distinctes des thyroïdes; que la chèvre en particulier possède toujours des parathyroïdes voisines de la glande sous-maxillaire, pourvues d'une artériole spéciale, et qu'on laisse en place quand on pratique la thyroïdectomie. — La question n'est donc pas résolue.

En résumé, *les accidents consécutifs à la thyroïdectomie globale, et la mort, à laquelle ils conduisent*, observés chez le chien, le chat, le lapin (et exceptionnellement chez l'homme, — ce qui semblerait établir que la conservation des parathyroïdes n'est généralement pas une condition nécessaire de la conservation de la vie dans l'espèce humaine), doivent être considérés comme la *conséquence de la parathyroïdectomie*, et non de la thyroïdectomie pure.

Si l'on tient compte de ce fait que les accidents trophiques, qu'on observe chez l'homme, à la suite de la thyroïdectomie, ont été observés exceptionnellement chez les chiens qui ont survécu à l'opération de la thyroïdectomie, qui possèdent par conséquent, très vraisemblablement, des restes de parathyroïdes, on est conduit à se demander si ces accidents ne sont pas la conséquence de la thyroïdectomie vraie. Mais cette conclusion ne s'impose pas nécessairement *a priori*, car ces accidents pourraient aussi être la conséquence tardive de la parathyroïdectomie. L'observation et l'expérimentation permettent de choisir entre ces deux hypothèses.

Les chirurgiens ont observé que le myxœdème post-opératoire se produit presque toujours chez les adolescents thyroïdectomisés; qu'il est fréquent chez les adultes de vingt à trente ans, rare de trente à quarante ans, exceptionnel au delà de cinquante ans. Partant de cette observation, on a pratiqué, sur de jeunes animaux, pendant la période de croissance, la thyroïdectomie globale (pour les espèces qui supportent l'opération, sans présenter d'accidents tétaniques, porc, chèvre, poule), ou la thyroïdectomie sans parathyroïdectomie totale (pour les espèces qui présentent des accidents tétaniques à la suite de l'opération globale, et pour lesquels cette opération partielle est possible, chien, chat, lapin). On a observé de remarquables accidents trophiques sans accidents tétaniques.

Chez le *porcelet*, on a noté un retard considérable de développement, avec troubles trophiques cutanés : la peau est rude, les soies sont grossières, longues et raides; il y a *myxœdème généralisé*.

Chez la *chevrette*, on a noté de l'apathie et un arrêt remarquable de la croissance : l'opération ayant été faite dix jours après la naissance, l'animal, à six mois, n'est pas plus développé qu'un animal d'un mois; le corps est épais, l'abdomen est volumineux, l'appareil génital est

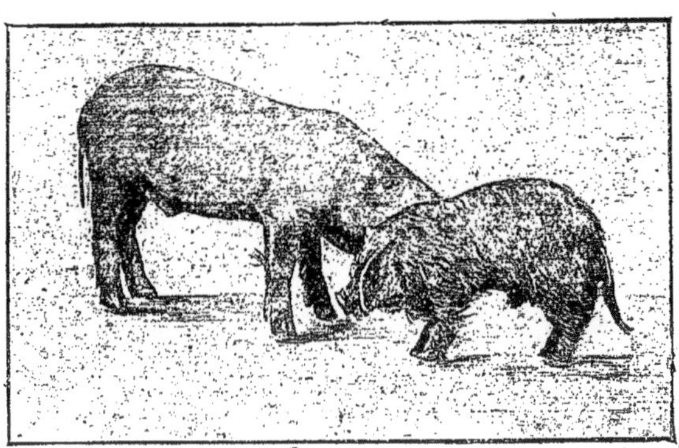

Fig. 210. — Porcelet thyroïdectomisé depuis deux mois, et porcelet témoin (d'après Moussu).

atrophié, la voix est celle d'une chevrette naissante; il y a *crétinisme atrophique simple, sans myxœdème.*

Chez le *petit lapin*, la thyroïdectomie, sans parathyroïdectomie totale, ralentit le développement du squelette, des testicules, etc.; la fourrure est moins belle que celle des animaux normaux; il y a *crétinisme atrophique, sans myxœdème.*

Chez le *petit chien*, opéré à deux mois environ, la thyroïdectomie sans parathyroïdectomie détermine l'établissement d'un *crétinisme myxœdémateux typique* en quelques mois : la face est ridée, la peau s'épaissit et se plisse, le tronc s'élargit, l'abdomen s'arrondit; les poils deviennent rudes.

Chez le *petit chat*, opéré de deux semaines à deux mois après sa naissance, la thyroïdectomie sans parathyroïdectomie détermine, après deux à trois mois, de l'apathie, de l'indolence, de la tristesse; en général, les symptômes du *crétinisme atrophique, sans myxœdème.*

Enfin, chez le *petit coq*, opéré à trois mois, on a observé du *crétinisme atrophique, sans myxœdème.*

Tous ces faits permettent de conclure que *les accidents trophiques, consécutifs à la thyroïdectomie globale, sont la consé-*

*quence de la thyroïdectomie pure*. Ces phénomènes sont plus marqués pendant l'adolescence, mais on les observe accessoirement pendant l'âge adulte.

Nous distinguerons donc nettement *deux organes et deux fonctions* : une fonction *thyroïdienne* et une fonction *parathyroïdienne*. La *parathyroïdectomie* entraîne, chez le chien, le chat, le lapin, etc., des *accidents convulsifs* et la *mort*; — la *thyroïdectomie pure* provoque des *accidents trophiques*, caractérisés

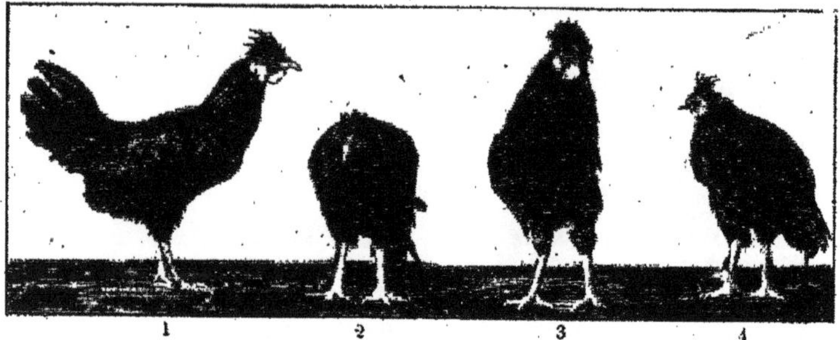


Fig. 211. — Ablation des thyroïdes chez la poule.

2, 4, sujets thyroïdectomisés ; 1, 3, témoins (d'après Moussu).

par un ralentissement et une diminution du développement, chez l'adolescent, avec ou sans myxœdème, suivant l'espèce considérée : *crétinisme atrophique, avec ou sans myxœdème.*

*Les accidents qui se produisent après la thyroïdectomie et la parathyroïdectomie sont-ils la conséquence des lésions opératoires?* Non ; et en voici les preuves. Les lésions les plus variées des régions péri-thyroïdiennes, ligatures, sections et arrachements de nerfs, introduction de corps étrangers septiques, décollement des thyroïdes, n'ont jamais produit les accidents caractéristiques, tétaniques ou trophiques. Les accidents tétaniques se produisent au contraire chez le chien, quand on lie les vaisseaux thyroïdiens, en réduisant au minimum le traumatisme opératoire. Si on enlève, chez le chien, un des corps thyroïdes avec les parathyroïdes correspondantes, et si, décollant le second corps thyroïde, en respectant ses vaisseaux, on l'insère sous la peau, on ne détermine pas d'accidents; — les accidents apparaissent quand, pratiquant une simple incision cutanée, on enlève l'organe ectopié. On peut, chez le chat et chez le rat, faire une *greffe sous-cutanée abdominale thyro-parathyroïdienne* : un corps thyroïde avec la parathyroïde qu'il contient peut être enlevé, et inséré entre l'aponévrose abdominale et le péritoine : des connexions vasculaires s'établissent entre ce corps et les parties voisines, et l'organe conserve indéfiniment sa vitalité et sa structure normales. Si on enlève le corps thyroïde non ectopié, il ne se produit pas d'accidents ; les accidents convulsifs apparaissent, quand, ensuite, on enlève le corps thyroïde ectopié. Donc, chez le chat et chez le rat, les accidents parathyroïdiens ne sont pas la conséquence des lésions opératoires. — On sait que la conservation d'un fragment thyroïdien, dans l'opération du goître, empêche l'apparition des troubles trophiques, chez l'homme ; or les lésions opératoires ne sont pas plus graves dans la thyroïdectomie totale que dans la thyroïdectomie presque totale, surtout chez le goitreux ; donc, chez l'homme, les accidents trophiques thyroïdiens ne sont pas la conséquence des lésions opératoires.

*Les accidents consécutifs à la thyroïdectomie et à la parathyroïdectomie sont-ils la conséquence de la suppression d'actions nerveuses, nées au niveau des organes thyroïdiens et parathyroïdiens, et réagissant sur des fonctions organiques importantes, par l'intermédiaire du système nerveux?* Non. Les expériences de greffes thyro-parathyroïdiennes sous-cutanées abdominales, faites chez le chat et chez le rat, répondent non, en ce qui concerne les parathyroïdes, puisque ces organes ectopiés remplissent encore leurs fonctions normales et empêchent l'apparition des accidents tétaniques. —Les expériences de greffes imparfaites (ne se vascularisant pas), pratiquées chez l'homme, répondent non, en ce qui concerne les thyroïdes, puisqu'elles empêchent les accidents trophiques de se manifester, ou en atténuent l'intensité au moins pendant quelque temps. — La même conclusion négative résulte des expériences d'injections intraveineuses ou intrapéritonéales de suc thyro-parathyroïdien ; ces injections suppriment temporairement les accidents consécutifs à la thyro-parathyroïdectomie.

Quand à la nature des fonctions thyroïdiennes et parathyroïdiennes, nous ne possédons aucune indication précise. Voici toutefois à ce sujet quelques faits intéressants.

1. Pour obtenir une greffe vivace, il est nécessaire de n'employer que des organes de petites dimensions (thyroïdes de rats, de belettes), ou de petits lobules de thyroïdes plus grosses.

Chez l'homme, les symptômes myxœdémateux (gonflement cutané, affaissement physique et intellectuel) diminuent et peuvent disparaître temporairement, à la suite de l'injection sous-cutanée de suc thyroïdien, ou de l'ingestion de tissu thyroïdien (ingestion de 3 à 4 grammes par jour d'un hachis de thyroïde fraiche de mouton. pour un homme adulte); mais ils reparaissent ensuite spontanément, pour céder encore une fois à une nouvelle injection, ou a une nouvelle ingestion thyroïdienne. A cette méthode thérapeutique, *opothérapie thyroïdienne*, qui ne fournit que des améliorations passagères, on a cherché à substituer la méthode des greffes thyroïdiennes. On a inséré, sous la peau du myxœdémateux, des fragments de thyroïdes d'animaux vertébrés ou d'hommes, espérant réaliser des greffes permanentes; mais le fragment greffé ne s'est vascularisé dans aucun cas, et s'est toujours peu à peu résorbé : l'amélioration s'est produite, passagèrement comme dans les cas d'injection et d'ingestion [1].

L'opothérapie thyroïdienne détermine une incontestable amélioration de l'état général dans le cas de *crétinisme*, cette affection étant d'ailleurs généralement considérée par les cliniciens, comme résultant d'une insuffisance thyroïdienne. L'insuffisance thyroïdienne se manifesterait ainsi chez l'homme tantôt sous une forme trophique, le myxœdème, tantôt sous une forme nerveuse, le crétinisme; l'opothérapie serait efficace dans les deux cas, plus encore peut-être dans le second que dans le premier.

Les améliorations, dues au traitement thyroïdien, prouvent que le myxœdème et le crétinisme ne résultent pas de l'accumulation dans l'organisme d'un produit toxique, fabriqué par l'organisme et normalement détruit, ou neutralisé par la thyroïde, mais de l'absence d'un corps normalement fabriqué par la thyroïde. Donc, la thyroïde est une *glande à sécrétion interne*.

Quel est le produit sécrété? Cette question, intéressante au point de vue théorique, est importante au point de vue pratique. La médication thyroïdienne, qui améliore le myxœdémateux, n'est pas sans inconvénient, ni sans danger pour lui : on a constaté que les préparations thyroïdiennes, quelles qu'elles soient, injectées ou ingérées,

1. Les greffes thyroïdiennes faites chez l'homme ont été presque toujours resorbées plus ou moins vite, et les accidents trophiques qui s'étaient atténués à la suite de la greffe ont alors repris leur évolution régulière. Dans un cas au moins, toutefois, une greffe thyroïdienne a fait disparaître complètement des lésions et des troubles myxœdémateux, et la guérison persistait trois ans après l'opération.

ne tardent pas, quand le traitement se prolonge, à provoquer des accidents de nutrition : il se produit un amaigrissement considérable et une désintégration protéique intense, malgré une alimentation surabondante; l'équilibre azoté n'est plus réalisable, l'organisme s'appauvrit en azote, envers et contre tout. N'est-il pas logique de supposer que la thyroïde contient, à côté de la substance anti-myxœdémateuse spécifique, une autre substance provoquant l'exagération de la désintégration protéique? Il y aurait un intérêt évident, en admettant l'exactitude de cette hypothèse, à séparer ces deux substances, pour obtenir un produit uniquement antimyxœdémateux.

Les chimistes ont extrait de la thyroïde plusieurs substances intéressantes, qu'ils ont considérées successivement comme la substance spécifique. On a établi, dans la suite, que ces substances sont essentiellement dissemblables, et qu'aucune ne peut remplacer, dans le traitement du myxœdème, le tissu thyroïdien.

Parmi ces substances, la *thyroïodine* ou *iodothyrine* mérite de fixer particulièrement l'attention. C'est un corps *remarquable par sa richesse en iode*, qui se produit comme résidu insoluble de l'action de l'acide sulfurique à 10 p. 100, bouillant, sur le tissu thyroïdien. Or, les médecins savent que le goitre est amélioré, au moins dans certains cas, par les préparations iodées. N'est-ce pas à la thyroïodine, substance iodée, qu'on extrait de la thyroïde, que les préparations thyroïdiennes doivent leur action thérapeutique vis-à-vis du goître? et cela d'autant mieux qu'on a signalé la pauvreté en iode du tissu thyroïdien. chez les goitreux. N'est-ce pas la thyroïodine qui détermine l'amélioration du myxœdème par le traitement thyroïdien? N'est-ce pas elle qui, fabriquée normalement par la thyroïde, empêche l'apparition du myxœdème chez l'homme sain?

On ne saurait admettre que la thyroïodine est la substance spécifique de la thyroïde, pour les raisons suivantes. La thyroïodine n'améliore pas de façon certaine le myxœdème, ce que fait toujours le tissu thyroïdien. La thyroïde ne contient pas toujours de combinaisons iodées, tout en possédant son pouvoir spécifique sur le myxœdème (un animal dont la thyroïde ne contient pas d'iode n'est pas myxœdémateux; — un tissu thyroïdien qui ne contient pas d'iode améliore le myxœdème) : chez l'homme, on trouve quelquefois de l'iode dans la thyroïde, en quantité plus ou moins grande, mais, la plupart du temps, on n'en trouve ni chez l'adulte, ni chez l'enfant; — la thyroïde du chien ne contient généralement pas d'iode; celles du porc, du cheval et du bœuf n'en contiennent que des traces; seule, celle du mouton en renferme presque toujours des quantités appréciables.

La thyroïodine n'est donc pas la substance spécifique de la thyroïde; elle est une substance accidentelle. La thyroïde renferme en abondance des composés iodés chez les hommes ou chez les chiens qui ont subi un traitement ioduré (ingestion d'iodures, pansements iodoformés, etc.) avant la mort. La thyroïde ne contient jamais d'iode chez les animaux qui ont été nourris pendant longtemps exclusivement avec de la viande (qui ne contient pas d'iode) : elle en contient au contraire généralement chez les animaux qui ont reçu une alimentation végétale (de nombreux végétaux contiennent de petites quantités d'iode). Les combinaisons iodées de la thyroïde (nous ne disons pas la thyroïodine, car rien ne prouve que cette substance, qui se produit dans une destruction du tissu thyroïdien par l'acide sulfurique fort, bouillant, préexiste dans ce tissu) semblent donc être le résultat d'une fixation d'iode dans cet organe, quand des composés iodés pénètrent dans l'organisme; — il en est de même pour le brome, qui s'accumule dans la thyroïde, dans la rate, dans le foie, à la suite du traitement bromuré. — Ces combinaisons iodées ne sont pas les substances spécifiques de la thyroïde.

Quelle est la substance thyroïdienne spécifique? On l'ignore. Comment agit-elle? On l'ignore.

On peut supposer que les parathyroïdes possèdent, comme les thyroïdes, une substance spécifique, s'opposant aux accidents de tétanie, — car le traitement thyroïdien global (thyroïdes et parathyroïdes), ou les greffes thyroïdiennes globales qui ne se vascularisent pas, semblent, chez le chat et le chien, produire un retard dans l'apparition des accidents. Quelle est la substance spécifique parathyroïdienne? On l'ignore. Cette substance n'est certainement pas la thyroïodine, car celle-ci est inefficace à modifier les accidents tétaniques que le chien présente après la parathyroïdectomie. Comment agit cette substance spécifique? On l'ignore. On sait seulement que les accidents tétaniques sont de nature nerveuse : en effet, ces accidents ne se produisent pas dans les masses musculaires dont les nerfs moteurs ont été sectionnés; ils ne se produisent pas dans le train postérieur d'un animal dont la moelle dorsale a été sectionnée.

On a montré que la thyroïdectomie globale et le goitre modifient profondément le fonctionnement de l'appareil nerveux cardiaque. Chez les lapins et chez les chiens goitreux, et mieux encore chez les animaux thyroïdectomisés, on constate une diminution de l'excitabilité des nerfs vagues[1], modérateurs du cœur, et des nerfs dépresseurs, et une augmentation de l'excitabilité des nerfs accélérateurs. Après thyroïdectomie, il peut y avoir suppression complète de l'action modératrice directe des nerfs vagues et de l'action vaso-dilatatrice réflexe des nerfs dépresseurs.

Si on injecte dans les vaisseaux d'un lapin quelques grammes de thyroïodine en solution aqueuse, on constate au contraire une augmentation de l'excitabilité des nerfs vagues et des nerfs dépresseurs et une diminution de l'excitabilité des nerfs accélérateurs. Si l'injection est faite, chez des animaux goitreux ou thyroïdectomisés, on constate que l'excitabilité des appareils nerveux cardiaques peut redevenir, pour un temps, normale. De ces expériences, certains auteurs ont conclu que la thyroïodine est la substance spécifique de la thyroïde, vis-à-vis de l'appareil nerveux cardiaque. Cette conclusion est au moins prématurée, car on n'observe pas de troubles de cet appareil nerveux, dans le cas où la thyroïde de l'animal ne contient pas d'iode.

Les préparations iodurées, et notamment les iodures alcalins, injectés dans les vaisseaux, ou ingérés, diminuent l'excitabilité des

1. A Fribourg, en Suisse, les animaux qui servent aux expériences physiologiques, chiens et lapins, sans présenter de goitre à proprement parler, ont tous un développement exagéré des corps thyroïdes. Sur ces animaux, il ne m'a jamais été possible autrefois d'obtenir l'arrêt ou même un ralentissement appréciable du cœur par excitation des nerfs vagues au niveau du cou.

nerfs accélérateurs, manifestant ainsi une action antagoniste de la thyroïodine. Or la thyroïde possède la propriété de retenir l'iode, sous une forme autre que la forme iodure, d'une part; et, d'autre part, elle fabrique une substance (que ce soit de la thyroïodine ou autre chose, peu importe) antagoniste des iodures. Il y a là un remarquable mécanisme de défense de l'organisme contre les substances iodurées qui pourraient altérer le mécanisme nerveux régulateur du cœur.

Il est regrettable que ces intéressantes études n'aient pas été faites, en distinguant la thyroïde et la parathyroïde, et qu'elles n'aient pas été faites avec l'extrait thyroïdien lui-même, au lieu d'avoir été faites avec la thyroïodine.

— On a voulu faire jouer aux thyroïdes un rôle mécanique dans la circulation du sang; on a prétendu qu'elles constituent des voies de circulation anastomotique entre le système carotidien et le système sous-clavier, et entre les systèmes céphaliques droit et gauche. Cela peut être vrai, au moins quelquefois, et dans une certaine mesure, chez l'homme; mais cela n'est généralement pas vrai chez les animaux. On a prétendu que les thyroïdes, gorgées de sang, pouvaient comprimer les carotides et diminuer le courant sanguin se dirigeant vers le cerveau; cela n'est vrai ni pour l'homme, ni pour les animaux. On a considéré les thyroïdes comme des réservoirs sanguins, pouvant, selon les circonstances, dériver une partie du sang se dirigeant vers le cerveau, ou céder une partie de leur sang pour augmenter le courant carotidien : ce sont là des hypothèses essentiellement fantaisistes, ne reposant sur aucun fait expérimental.

Il est possible cependant que les thyroïdes interviennent, dans une certaine mesure, au moins dans une circonstance, pour régler la circulation cérébrale. Les thyroïdes reçoivent leurs nerfs vasculaires du nerf laryngé supérieur (vaso-dilatateurs) et du sympathique (vaso-constricteurs). L'excitation du bout central du nerf dépresseur détermine une vaso-dilatation réflexe intense des thyroïdes, par l'intermédiaire du nerf laryngé supérieur, et diminue l'afflux sanguin cérébral. Cette dérivation sanguine n'est pas négligeable, étant donné la multiplicité et la grosseur des artères thyroïdiennes.

## 4. *La rate.*

Les fonctions de la rate ne sont pas connues; nous nous bornerons aux indications suivantes :

On a pratiqué la *splénectomie* : chez l'homme, dans un but thérapeutique (ectopie, tumeurs); chez les animaux, dans un but expérimental. Les sujets dératés peuvent vivre des années, sans présenter aucun trouble appréciable. On a signalé, à la suite de la splénectomie, une diminution du nombre des hématies et une augmentation du nombre des leucocytes; mais ces modifications hématiques, essentiellement temporaires, ont disparu huit à neuf semaines après l'opération. Les ablations de la rate, faites sur les jeunes animaux (chat, cobaye, rat), ne déterminent aucun trouble de développement. Bref, les opérations de splénectomie démontrent que la rate n'est pas un organe indispensable; elles ne renseignent pas sur ses fonctions.

De ce que le nombre des hématies diminue et de ce que le nombre des leucocytes augmente, après la splénectomie, on a conclu que la rate joue un rôle dans la transformation, d'ailleurs hypothétique, des leucocytes en hématies : cette conclusion ne s'impose pas, car la rate peut fort bien réagir normalement sur un autre organe, qui serait l'agent immédiat de cette hypothétique transformation.

Les modifications hématiques, consécutives à la splénectomie, sont temporaires : on en a conclu que la rate est physiologiquement remplacée par quelque organe vicariant, ganglions lymphatiques, ou moelle rouge des os : — ganglions lymphatiques, parce que souvent ils sont gonflés, après la splénectomie humaine; mais ce gonflement n'est pas général chez l'homme, et il est exceptionnel chez les animaux; — moelle rouge des os, parce qu'elle renferme des cellules hémoglobinées, rappelant les hématies embryonnaires, paraissant plus nombreuses après la splénectomie; mais les poissons, qui n'ont pas de moelle des os, supportent la splénectomie sans présenter d'altérations hématiques.

Nous avons signalé (p. 15, 16 et 30) les raisons pour lesquelles on attribue un rôle à la rate dans la production et la destruction des hématies. Nous avons examiné (p. 220) les raisons qu'on a données d'une intervention de la rate dans la transformation du trypsinogène en trypsine.

On a prétendu que la rate joue un rôle, d'ailleurs non défini, dans la reproduction ; mais il est nettement établi que les animaux dératés peuvent fort bien se reproduire et engendrer des animaux normaux.

Nous ne savons donc rien de précis sur les fonctions de la rate. Elle n'est pas indispensable au fonctionnement normal de l'organisme, ce qui ne veut pas dire qu'elle ne joue aucun rôle, quand elle est présente.

### 5. *Les glandes génitales et leurs annexes.*

Les glandes génitales, *testicules* chez le mâle, *ovaires* chez la femelle, produisent les deux éléments essentiels de la reproduction, le spermatozoïde et l'œuf, qui représentent leur sécrétion externe. Elles peuvent être rapprochées, d'autre part, des glandes vasculaires sanguines précédemment étudiées, car leur destruction ou leur ablation produisent diverses modifications à distance que nous allons sommairement indiquer, nous bornant actuellement à exposer quelques faits, sans chercher à les interpréter.

Quand la *castration* est pratiquée chez l'homme (ablation des testicules), ou chez la femme (ovariotomie) avant la puberté, ou quand les glandes sexuelles ont été atrophiées ou arrêtées dans leur développement par une cause quelconque avant la puberté, l'organisme ne présente pas avec la netteté coutumière les caractères sexuels secondaires qui, — abstraction faite des organes génitaux — distinguent l'homme de la femme.

Quand l'ovaire subit chez la femme, à l'âge de la *ménopause* des altérations profondes de structure et un arrêt total de fonctionnement, on note des accidents divers généralement légers, parfois plus graves, qu'on ne peut pas ne pas rattacher à la régression ovarienne; et un changement général très manifeste des organes génitaux (atrophie utérine, etc.) et de l'organisme tout entier. On constate d'ailleurs les mêmes accidents généraux, la même atrophie utérine et la suppression des menstruations chez la femme qui a subi l'ovariotomie double.

— Lorsqu'une vésicule de de Graaf s'est rompue pour mettre en liberté l'œuf qu'elle contenait, elle devient le siège d'un travail histologique très actif, qui donne naissance au *corps jaune*. Si l'œuf mis en liberté a été fécondé, il se fixe dans l'utérus pour y suivre son évolution. On a démontré que cette fixation n'est possible que si les ovaires, et, dans les ovaires, le ou les corps jaunes néoformés sont conservés. Si, en effet, chez la lapine, on pratique, dans les quinze jours qui suivent la copulation (toujours efficace chez l'animal normal), l'ablation des ovaires ou la cautérisation des corps jaunes, on constate, à l'autopsie de l'animal sacrifié quelques jours plus tard, que les œufs fécondés ne sont pas demeurés dans l'utérus. La fixation de l'œuf fécondé et sa rétention dans l'utérus dépendent donc de l'existence des corps jaunes ovariens.

Les expériences pratiquées chez les animaux ont démontré que les conséquences de l'ablation des ovaires ne dépendent pas d'actes nerveux, mais d'interventions chimiques. On a pu en effet, chez les animaux, reconnaître que les destructions nerveuses les plus étendues, pratiquées dans la sphère des nerfs utérins, ne déterminent pas d'atrophie utérine et ne rendent pas impossibles les grossesses et le développement normal des fœtus. Les greffes ovariennes, pratiquées chez la lapine ovariotomisée, ont empêché l'atrophie utérine, conséquence constante de l'ovariotomie chez cet animal. Les greffes ovariennes, pratiquées chez des cobayes femelles très jeunes ovariotomisées, ont permis le développement régulier et normal de l'utérus, qui s'arrête complètement chez les animaux de cette espèce simplement ovariotomisés. — Les ovaires agissent donc sur le développement de l'utérus par sécrétion interne,

— Dans le cours de la grossesse, les mamelles subissent une remarquable augmentation de volume, essentiellement due à l'hypertrophie du tissu glandulaire. Ce phénomène est sous la dépendance de la grossesse, car il ne se produit nettement que dans le cours de la grossesse. et il disparaît quand la grossesse est prématurément interrompue par la mort du fœtus. On peut, dans ce cas particulier, démontrer très nettement que cette action à distance ne s'exerce pas par l'intermédiaire du système nerveux : on a constaté en effet, chez la lapine, de la façon la plus manifeste et la plus indiscutable. l'hypertrophie d'une glande mammaire ectopiée, par conséquent privée de son innervation normale. Il s'agit donc là d'une action exercée sur la glande mammaire atrophiée par une substance chimique engendrée soit par le corps jaune de grossesse, soit par l'utérus gravide, soit par le placenta, soit par le fœtus vivant (il serait peut-être imprudent de préciser davantage, dans l'état actuel de nos connaissances). Cette conclusion est d'ailleurs confirmée par le fait bien établi de l'hypertrophie des glandes mammaires chez des femelles gravides ayant subi les traumatismes nerveux les plus graves et les plus variés, notamment la section des nerfs de la sphère génitale ou la destruction de la moelle lombo-sacrée. Il s'agit donc bien là d'un fait de sécrétion interne.

### 6. *Les hormones.*

Dans l'organisme des animaux, les divers tissus réagissent les uns sur les autres, de telle sorte que toute modification ou toute excitation de l'un d'eux entraîne des modifications ou des réactions plus ou moins intenses, quelquefois très évidentes, quelquefois très atténuées, des autres. Ces modifications et ces réactions sont ce que nous avons appelé les phénomènes de la vie d'ensemble.

Ils peuvent se produire par deux mécanismes, un mécanisme nerveux ou un mécanisme humoral. Une action produit en un point déterminé de l'organisme une excitation; celle-ci est recueillie par les terminaisons d'un nerf centripète et par lui conduite dans un centre nerveux, d'où elle est réfléchie par un nerf centrifuge vers un organe périphérique, qui manifeste une réaction. C'est là un *mécanisme nerveux*. Nous en avons signalé maints exemples dans les chapitres précédents : c'est ainsi que nous avons vu les aliments sapides exciter la muqueuse linguale, et, par l'intermédiaire d'un arc réflexe représenté par le nerf lingual, le bulbe et le nerf vague, provoquer dans l'estomac la sécrétion du suc psychique.

D'autre part, une substance peut être sécrétée ou engendrée sous certaines influences en un point du corps, qui, après passage dans le sang, s'en va, en d'autres régions, exciter l'activité nutritive ou fonctionnelle de divers organes et provoquer ainsi une réaction à distance, dans laquelle le système nerveux ne joue aucun rôle. C'est là un *mécanisme humoral*. Nous en avons signalé un exemple très net à propos de la sécrétion du suc pancréatique : les composés acides du chyme, évacué à travers le pylore, engendrent, aux dépens d'une substance normalement contenue dans la muqueuse duodénale, une sécrétine, qui, passant dans le sang, s'en va impressionner les cellules pancréatiques et les faire sécréter. Nous venons d'en signaler un autre exemple très net à propos du développement des glandes mammaires pendant la grossesse : une substance engendrée en un point non défini de la sphère génitale, passe dans le sang et s'en va exciter les éléments des glandes mammaires partiellement atrophiées, pour en provoquer la prolifération ou l'hypertrophie.

On désigne sous le nom d'*Hormones* (ce qui signifie excitants) ces substances, dont le nombre augmente de jour en jour, dont l'importance est de plus en plus manifeste.

Hormone, comme nous venons de le rappeler cette sécrétine duodénale, qui provoque les sécrétions pancréatique, biliaire ou intestinale; hormone aussi, cette gastro-sécrétine, qui détermine la sécrétion chimique de l'estomac.

Hormone, cette substance inconnue et non isolée, dont pourtant nous ne pouvons contester l'existence, qui, dérivée du pancréas, joue un rôle fondamental dans la régulation glycémique de l'économie.

Hormone, cette substance produite par les thyroïdes, qui, pendant les années du développement organique, en assure l'évolution normale.

Hormone, cette substance que fabriquent les corps jaunes, substance qui préside à la nutrition et à l'évolution périodique de l'utérus; hormone, cette autre substance, dont nous venons de parler, qui, née dans la sphère génitale, va déterminer l'activité nutritive des glandes mammaires atrophiées.

Hormone, pourrait-on dire vraiment, l'acide carbonique dérivé de l'activité de tous les tissus, qui s'en va, entraîné par le sang, exciter le centre respiratoire et en régler l'activité.

Hormones, en général toutes ces substances nées de l'activité normale ou pathologique des tissus, sécrétions ou excrétions, simples agents d'excitation physiologique ou substances toniques, qui, partout et à chaque instant, modifient, loin de leur lieu d'origine, la nutrition et le fonctionnement des tissus, faisant participer ainsi chacun d'eux à la vie de chacun des autres, en dehors de toute intervention du système nerveux.

# CHAPITRE XXXI

## LA REPRODUCTION

SOMMAIRE. — L'œuf et le spermatozoïde. — Les organes génitaux femelles; ovulation, menstruation. — Les organes génitaux mâles; formation du sperme, érection, éjaculation. Fécondation.
Notions sommaires sur la physiologie de l'embryon : nutrition, circulation.
L'accouchement.
La lactation et les glandes mammaires.

La reproduction des animaux supérieurs est une reproduction sexuée. Le nouvel être résulte de l'évolution d'une cellule, dite *œuf fécondé*, formée par l'union de deux éléments : l'élément femelle ou *œuf*, et l'élément mâle ou *spermatozoïde*.

L'*œuf* du mammifère est une grosse cellule différenciée de l'ovaire, logée dans le follicule de de Graaf (elle a de 180 à 200 μ de diamètre, chez la femme), formée d'un protoplasma granuleux (*vitellus*), renfermant un noyau (*vésicule germinative*), contenant lui-même un nucléole (*tache germinative*), et entouré d'une membrane épaisse, élastique, résistante (*zone pellucide*). Cet œuf est dit *holoblastique* : tout son vitellus prend part à la segmentation. On retrouve ce même œuf, chez tous les mammifères, sauf les monotrèmes, chez les batraciens et chez les poissons cyclostomes. Chez les oiseaux, les monotrèmes, les reptiles et les poissons, excepté les cyclostomes, l'œuf est dit *méroblastique*, le vitellus comprend deux parties : un *vitellus* blanc ou *formatif*, qui se segmente, et un *vitellus* jaune ou nutritif, qui ne prend pas part à la segmentation et constitue une réserve nutritive pour l'embryon. Quand le développement de l'œuf se fait hors de l'organisme maternel, il peut s'adjoindre au jaune des réserves nutritives supplémentaires (blanc de l'œuf des oiseaux, par ex.).

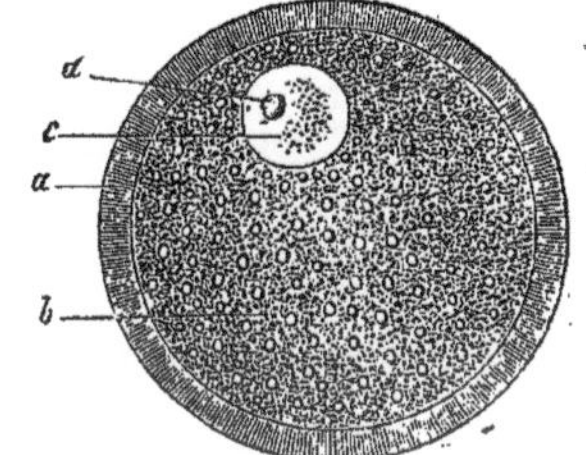

Fig. 212. — Ovule de lapine à maturité.

— Le *spermatozoïde*, petit corps de 30 à 70 μ de longueur, issu du testicule, se compose d'un renflement piriforme aplati, la *tête* (3 à 5 μ de longueur, 2 à 3 μ de largeur) d'un *segment intermédiaire* (6 μ de longueur, 1 μ de largeur) moins volumineux que la tête, et d'un long flagellum, la *queue* (40 à 60 μ de longueur), animée de mouvements ondulatoires très rapides, grâce auxquels le spermatozoïde peut se déplacer de 0 mm. 10 à 0 mm. 50 par seconde. Dans le testicule, où ils sont formés, les spermatozoïdes n'ont pas de mouvements; ils en présentent de très vifs dans le sperme total (mélange des sécrétions du testicule et de ses annexes, épididyme, canal déférent, glandes de Cowper, glandes prostatiques, vésicules séminales), ce qui conduit à admettre que l'une au moins des sécrétions complémentaires renferme une substance excito-motrice pour les spermatozoïdes; ils conservent leurs mouvements, pendant plusieurs jours, dans les sécrétions génitales de la femelle, pourvu que ces sécrétions soient alcalines, ils les conservent, mais moins longtemps, dans les solutions salines neutres diluées; ils les perdent rapidement dans l'eau, dans les solutions salines neutres concentrées, dans les liqueurs fortement alcalines, ou dans les liqueurs acides.

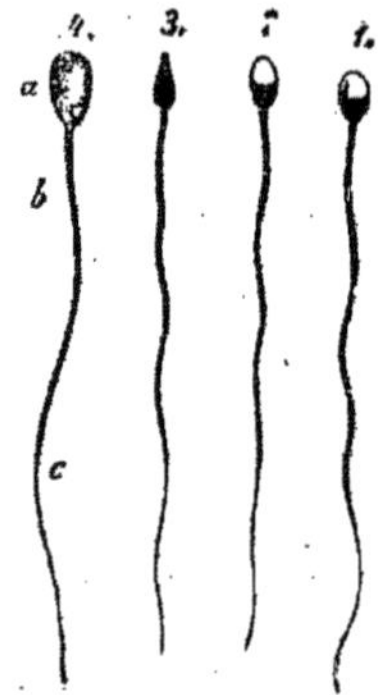

Fig. 213. — Spermatozoïdes.

1, 2, 3, de l'homme à un grossissement de 570 diamètres. 1, 2, la tête vue de face, 3, de profil, 4, spermatozoïde du taureau grossi 450 fois. — *a*, tête, *b*, segment moyen, *c*, filament caudal (d'après Kolliker).

— L'appareil génital du mammifère femelle comprend : les ovaires, organes de production des œufs; les trompes, organes de transport; l'utérus, organe de développement de l'embryon; le vagin, organe d'accouplement. — L'appareil génital du mammifère mâle comprend; les testicules, organes de production des spermatozoïdes; les canaux déférents (avec l'épididyme) et les glandes annexées, organes de transport et de sécrétion des parties accessoires du sperme; les vésicules séminales, organes de conservation du sperme; la verge, organe d'accouplement. A l'époque de la *puberté* (maturité sexuelle), l'individu produit, selon son sexe, des œufs ou des spermatozoïdes. La puberté se produit, chez la femme, entre douze et quinze ans, dans les climats tempérés; plus tôt, dans les climats chauds; — chez l'homme de quatorze à seize ans. La fonction génératrice cesse, chez la femme (ménopause), vers quarante-cinq à cinquante ans; — on ne saurait fixer de limite précise pour l'homme.

A intervalles réguliers, tous les vingt-huit jours environ, chez la femme, l'ovaire se congestionne; un follicule se distend par accumulation de liquide dans sa cavité, fait saillie à la surface de l'ovaire, se rompt, et expulse l'œuf qu'il contient. L'œuf est recueilli par le pavillon de la trompe, qui vient s'appliquer sur l'ovaire et est entraîné, par le mouvement des cils vibratiles, qui recouvrent le pavillon de la trompe et la cavité de celle-ci, vers la trompe et vers l'utérus. C'est là le phénomène de l'*ovulation*. Des modifications histologiques importantes se produisent au niveau du follicule rompu, et conduisent à la formation d'un organe transitoire, le *corps jaune*. On distingue généralement deux catégories de corps jaunes : le *corps jaune de la menstruation*, dont l'évolution est de courte durée puisqu'il a déjà en grande partie disparu au moment de l'ovulation suivante; et le *corps jaune de la grossesse*, qui ne diffère du précédent que par son volume plus considérable et sa plus longue durée : sa régression et sa disparition ne se produisent en effet qu'après l'accouchement.

A ces phénomènes ovariens correspondent des phénomènes utérins, qui en sont la conséquence (car ces derniers ne se produisent pas chez les femmes ovariotomisées, tandis que l'ovulation se produit chez les femmes hystérectomisées), et qu'on peut grouper en trois stades successifs : dans un premier stade, la muqueuse utérine se congestionne, puis s'hypertrophie; dans un second stade, les couches superficielles de cette muqueuse s'exfolient, et, en se détachant, déterminent la rupture d'un certain nombre de petits vaisseaux superficiels : il en résulte un écoulement muco-sanguin par les voies génitales, qui persiste en s'atténuant progressivement pendant quatre

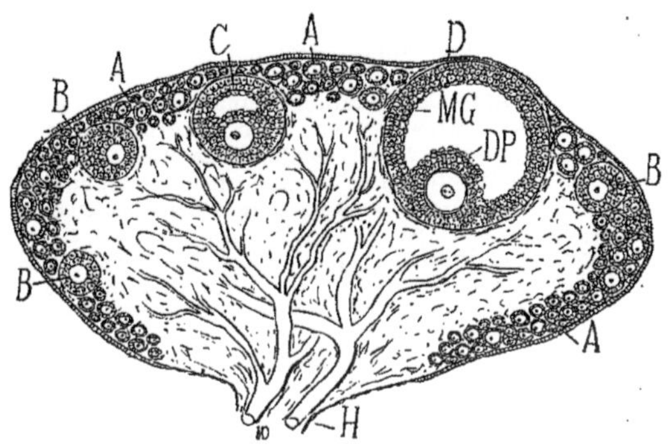


Fig. 214. — Coupe de l'ovaire, montrant sa couche corticale ou ovigène, formée d'ovisacs aux diverses périodes de leur évolution.

A, A, A, jeunes ovisacs; B, B, B, ovisacs plus développés : C, ovisac approchant de la maturité D, ovisac mûr avec son disque proligère (DP) contenant l'ovule; MG, membrane granuleuse H, le hile de l'ovaire.

ou cinq jours ; c'est là le phénomène de la *menstruation*. Les couches profondes de la muqueuse utérine ne sont pas intéressées dans ce processus et régénèrent, pendant un troisième stade, la muqueuse utérine.

Les auteurs ne sont pas d'accord sur les rapports de l'ovulation et de la menstruation : les uns admettent que l'hémorragie précède la rupture de la vésicule de de Graaf, correspond à l'expulsion de l'œuf non fécondé de la période précédente, et constitue un mécanisme préparatoire pour la réception et la fixation dans l'utérus de l'œuf de la prochaine ovulation (s'il est fécondé); — les autres admettent que l'hémorragie se produit à la suite de la rupture de la vésicule de de Graaf et est provoquée par l'évolution de l'œuf qui vient d'être mis en liberté. Pour les premiers, par conséquent, la menstruation indique une fécondation non faite; pour les seconds, elle indique une fécondation à faire.

— Le *sperme*, liquide d'origine multiple (testicules et glandes annexes), paraît être sécrété de façon continue et s'accumule dans les voies spermatiques et dans les vésicules séminales jusqu'au moment de son élimination : sous l'influence des excitations génitales, sa sécrétion est exagérée.

La *fécondation*, c'est-à-dire l'union de l'œuf et du spermatozoïde, a comme condition préalable l'introduction du spermatozoïde dans les organes génitaux de la femelle, pour les espèces dont la fécondation est interne (mammifères, oiseaux); — la fécondation est externe chez les batraciens et chez les poissons : le sperme est déposé sur les œufs, soit au moment de la ponte, soit après la ponte.

Chez les mammifères, le sperme est porté dans le vagin par la verge en érection. Cette érection de la verge est due à sa congestion intense ; l'organe devient volumineux, dur et rigide. Les vaisseaux artériels de la verge se dilatent, déterminant un afflux considérable de sang; d'autre part, les veines (sauf la veine dorsale, qui constitue toujours une voie libre) sont comprimées par la contraction des muscles ischio-caverneux, bulbo-caverneux et transverse du périnée, mais cette compression ne va pas jusqu'à l'oblitération complète. On a prétendu que ces phénomènes vasculaires peuvent bien rendre compte de l'augmentation de volume de la verge, pendant l'érection, mais non de sa rigidité, et on a fait intervenir, comme cause de rigidité, la contraction des fibres musculaires lissés contenues dans les tissus de la verge. Cette hypothèse n'est pas nécessaire; les phénomènes vasculaires suffisent pour produire tous les phénomènes de l'érection, car on peut la déterminer, sur le cadavre, en injectant du liquide par les artères de la verge, en même temps qu'on comprime légèrement les veines qui en sortent.

La vaso-dilatation des artères de la verge est sous la dépendance des *nerfs érecteurs*, issus des trois premiers nerfs sacrés; — la contraction des muscles ischio-caverneux, bulbo-caverneux et transverse du périnée est sous la dépendance des troisième et quatrième nerfs sacrés. — L'érection peut être provoquée par l'excitation du bout périphérique de ces nerfs : elle peut être provoquée par voie réflexe ; c'est ce qui se produit sous l'influence de l'excitation des nerfs sensibles de la peau de la verge, sous l'influence des excitations produites par la contraction volontaire des muscles ischio-caverneux, et bulbo-caverneux, sous l'influence enfin de l'évocation de sensations génitales. — Les expériences faites chez les animaux et les observations anatomo-cliniques faites chez l'homme ont conduit à placer le centre de l'érection dans la moelle lombo-sacrée, région d'origine des nerfs qui interviennent dans le phénomène. Ce centre, qui peut être excité par un mécanisme réflexe (excitations de la verge, etc.), peut l'être également par mécanisme autochtone ou automatique : sous l'influence du sang asphyxique, agissant comme excitant des centres médullaires, l'érection se produit.

Les frottements de la verge en état d'érection contre les parois vaginales produisent une excitation des fibres sensitives de cet organe; l'*éjaculation* en est la conséquence réflexe : les canaux déférents et les vésicules séminales se contractent énergiquement et chassent dans l'urèthre le sperme qu'ils contiennent : les muscles du périnée, et notamment les bulbo-caverneux, se contractent alors rythmiquement et projettent le sperme hors de l'urèthre, dans le vagin. — Les voies centripètes du réflexe sont représentées par le nerf dorsal de la verge, les voies centrifuges par des filets sympathiques issus des quatrième et cinquième nerfs lombaires (canaux déférents et vésicules séminales) et par des fibres des troisième et quatrième nerfs sacrés (muscles bulbo-caverneux).

Les spermatozoïdes, déposés dans le vagin, ou peut-être projetés dans l'utérus, lors de l'éjaculation, progressent, grâce aux mouvements de leur queue : ils remontent dans l'utérus, dans les trompes et jusqu'à la surface de l'ovaire ; on les a trouvés en effet en ces différents points, d'une part, et, d'autre part on a observé des grossesses extrautérines, dans lesquelles le fœtus était placé dans les trompes ou dans la

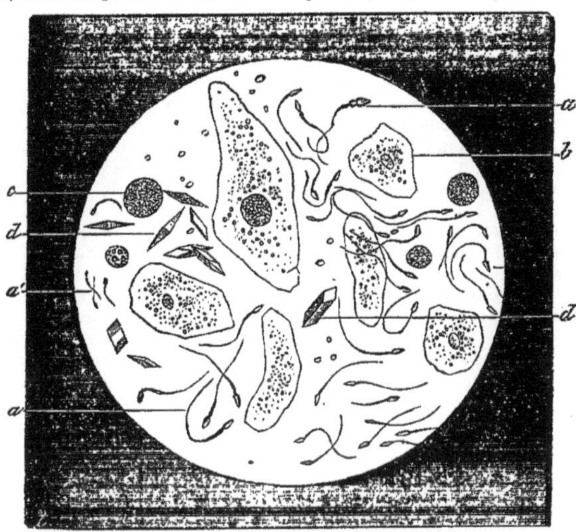


Fig. 215. — Éléments du sperme éjaculé.

*a*, spermatozoïdes ; *b*, cellules épithéliales pavimenteuses ; *c*, leucocytes (cellules migratrices ou globules blancs) ; *d*, cristaux de phosphate de magnésie (grossissement de 400 diam.).

cavité péritonéale. On admet que la progression des spermatozoïdes dans les voies génitales de la femelle est une progression active déterminée par les mouvements de leur queue, parce que les cils vibratiles dont sont munies ces voies génitales détermineraient un mouvement de rétrogression dirigé de l'ovaire vers le vagin : les spermatozoïdes ont donc à lutter contre les cils pariétaux et progressent malgré ces cils pariétaux, qui, dans les conditions normales, retardent seulement leur progression. On tend à admettre que des actions chimiotaxiques non encore définies interviennent pour diriger les spermatozoïdes dans leur progression.

L'existence de grossesses extrautérines prouve que la fécondation peut se faire avant l'arrivée de l'œuf dans l'utérus. On ne saurait dire si l'œuf est toujours fécondé au voisinage de l'ovaire ; il est plus vraisemblable que sa fécondation se peut faire en un point quelconque du trajet qu'il parcourt, depuis l'ovaire jusqu'à l'utérus.

On établit en embryologie comparée, pour des œufs d'invertébrés, et on admet que la chose est vraie pour les œufs des animaux supérieurs et de la femme, qu'un seul spermatozoïde féconde l'œuf : il enfonce sa tête dans le protoplasma de l'œuf, perd sa queue, et, pronucléus mâle, se fusionne avec le pronucléus femelle de l'œuf, pour former le noyau de l'œuf fécondé. La segmentation de l'œuf commence, l'embryon se constitue. La physiologie de l'embryon se confond en grande partie avec l'histoire de son développement anatomique et histologique. Deux points seulement retiendront notre attention : la nutrition et la circulation fœtales.

L'œuf fécondé (en admettant que la fécondation ait été faite en amont de l'utérus) est entraîné à travers les trompes jusque dans la cavité utérine : il se fixe en un point de la muqueuse utérine et est englobé dans cette muqueuse. Pendant cette première période, l'œuf peut se nourrir aux dépens des matériaux contenus dans les liquides tubaires ou utérins, dans lesquels il baigne. — L'œuf, une fois la segmentation poussée à un certain degré, se divise en deux portions, l'une qui constituera l'embryon, l'autre qui sera la vésicule ombilicale; cette dernière contient une petite quantité de liquides nutritifs destinés à être absorbés par les vaisseaux omphalo-mésentériques et leurs branches, qui rampent à la surface de la vésicule et s'abouchent dans l'appareil circulatoire embryonnaire. — Dans une troisième période, de beaucoup la plus longue et la plus importante, l'allantoïde s'est développée et s'est étalée au contact de la muqueuse utérine; le placenta s'est formé dans cette région de contact, partie aux dépens de la muqueuse utérine, partie aux dépens des membranes fœtales; les capillaires maternels et les capillaires fœtaux sont voisins les uns des autres, sans communiquer les uns avec les autres; les échanges nutritifs et respiratoires se font à ce niveau. Le fœtus ne digère pas; il reçoit ses aliments élaborés par la mère, aux dépens de laquelle il vit en parasite.

La circulation du fœtus est commandée par les nécessités de la nutrition. Dans une première période, la nutrition se fait aux dépens de la vésicule ombilicale; le sang passe dans les vaisseaux qui rampent à la surface de cette vésicule et revient dans les veines du fœtus. Dans une seconde période, la nutrition se fait au placenta: la circulation est placentaire. Le sang, parti du ventricule gauche, passe dans l'aorte, dans les artères, les capillaires, les veines et revient à l'oreille droite, comme chez l'adulte: mais, en outre, de l'aorte partent les artères ombilicales, qui, par le cordon, se rendent au placenta, pour permettre au sang d'y recueillir les aliments et l'oxygène, et d'y éliminer les excreta et l'acide carbonique. Le sang revient par la veine ombilicale, contenue dans le cordon, pénètre, pour une part, dans le foie, où il se mélange au sang porte, et, pour une autre part, passe directement (par le canal veineux) dans la veine cave inférieure et dans l'oreillette droite. De l'oreillette droite, le sang est lancé, partie dans l'oreillette gauche par le trou de Botal percé dans la paroi interauriculaire, partie dans le ventricule droit par l'orifice tricuspidien. Du ventricule droit, le sang passe dans l'artère pulmonaire, et de celle-ci, pour une très petite partie dans les poumons, pour la plus grande partie dans l'aorte, grâce à l'existence du canal artériel, voie de communication existant entre l'artère pulmonaire et l'aorte. Enfin le sang des poumons revient à l'oreillette gauche par les veines pulmonaires et de là passe dans le ventricule gauche.

Vers la fin du neuvième mois se produit l'*accouchement* ; on ne sait quelle est la cause immédiate qui met en activité son mécanisme. Il se produit des contractions, d'abord uniquement utérines, plus tard utérines et abdominales. Les contractions utérines sont involontaires, prolongées (100 sec. en moyenne), périodiques et douloureuses ; elles se succèdent de plus en plus fréquentes, jusqu'à la fin de l'accouchement. Elles naissent au niveau des trompes et se propagent vers l'orifice utérin. On a admis que ces mouvements coordonnés des muscles utérins et des muscles abdominaux sont commandés par un centre nerveux, situé dans la moelle lombo-sacrée; mais cette hypothèse n'est pas appuyée par l'expérimentation : on a constaté, au moins chez la chienne, des contractions utérines efficaces, après section des nerfs qui vont de la moelle à l'utérus. Sous l'influence de ces contractions, le fœtus est expulsé de la cavité utérine à travers le col utérin qui s'est préalablement dilaté et à travers les voies génitales qui sont progressivement distendues. Après l'expulsion du fœtus, le placenta fœtal se détache et est expulsé à son tour (*délivrance*); en se détachant du placenta maternel, le placenta fœtal détermine une hémorragie plus ou moins abondante, suivant les conditions générales dans lesquelles elle se produit. L'hémorragie proprement dite est assez rapidement arrêtée par les contractions toniques de l'utérus. Elle est suivie d'un écoulement muco-sanguin (*lochies*) produit par l'utérus : cet écoulement persiste pendant une dizaine de jours, de moins en moins sanglant, de plus en plus muqueux.

Après l'accouchement, les modifications ovariques et utérines produites par l'état de grossesse disparaissent progressivement : le corps jaune de la grossesse s'atrophie ; l'utérus qui s'était hypertrophié au point de peser quinze fois plus à la fin de la grossesse qu'il ne pèse à l'état normal, subit une régression dont la durée n'excède pas six semaines — Chez les femmes qui ne nourrissent pas leur enfant au sein, l'ovulation et la menstruation se reproduisent régulièrement à partir de la quatrième à la sixième semaine après l'accouchement. — Chez les femmes nourrices, les menstruations ne se produisent que beaucoup plus tardivement, en général seulement quelques mois après l'accouchement, alors que la sécrétion lactée commence à se tarir ; les ovulations peuvent d'ailleurs se produire chez elles plus tôt et indépendamment de toute menstruation ; ainsi qu'il résulte des faits des nouvelles grossesses assez souvent notées dans le cours de la lactation et en l'absence de toute menstruation.

Après l'accouchement, la *lactation* s'établit chez la femelle. Les glandes mammaires, qui ont augmenté de volume pendant la grossesse, commencent à sécréter, chez la femme, de un à deux jours après l'accouchement [1]. Ces glandes ont leurs culs-de-sac tapissés d'une

1. On a coutume de distinguer du lait vrai le *colostrum*. qui est le premier liquide sécrété par les mamelles. Cette distinction est justifiée par la différence de constitution des deux liquides. Le colostrum est riche en lactalbumine et en lactoglobuline et pauvre en caséine ; il est coagulable par la chaleur ; le lait est pauvre en albumine et en lactoglobuline et riche en caséine ; il n'est pas coagulable par la chaleur. Le lait est caséifié par la présure ; le colostrum ne l'est pas, et ne le devient que s'il est additionné de sels de chaux solubles dans l'eau, chlorure ou sulfate par exemple.

couche unique de cellules, reposant sur la membrane propre; ces cellules, selon que la glande a sécrété abondamment, ou n'a pas sécrété depuis quelque temps, sont aplaties ou gonflées. Dans ce dernier état, elles renferment, dans leur partie voisine de la lumière du canal, un globule gras. On admet qu'au moment de la sécrétion du lait, cette portion interne de la cellule tombe et se dissout dans le liquide sécrété, le globule gras qu'elle contient devenant un globule du lait.

Il n'est pas possible de dire si la totalité du lait dérive de la fonte cellulaire, ou si cette fonte fournit seulement certains éléments, passant en solution, ou en suspension, dans un liquide exsudé à travers les cellules. Il n'est pas possible de dire quelle influence le système nerveux exerce sur la sécrétion, au point de vue quantitatif et qualitatif; et, en admettant qu'il exerce une influence, comment elle s'exerce : directement sur la cellule glandulaire, ou indirectement par action vaso-motrice. Il n'est pas possible de dire pourquoi la sécrétion lactée est entretenue, pendant si longtemps, par la succion ou par la traite.

Les éléments constituants du lait : caséine et lactose, sont formés au niveau de la mamelle, car on ne les rencontre en aucun autre point de l'organisme. Aux dépens de quelles substances et par quel mécanisme, on ne le saurait dire. Les matières grasses sont formées dans les cellules mammaires, mais on ne saurait dire si cette formation a lieu aux dépens de graisses empruntées à l'organisme par l'intermédiaire du sang, ou aux dépens de substances protéiques ou hydrocarbonées. La quantité des graisses contenues dans le lait des herbivores étant généralement supérieure à la quantité contenue dans les aliments, une partie provient nécessairement de substances protéiques ou hydrocarbonées, sans qu'il soit possible de décider entre elles. Sous l'influence d'une alimentation azotée abondante, les graisses du lait augmentent: on en a conclu que ces graisses peuvent dériver des substances protéiques alimentaires : cette conclusion est prématurée, car les substances protéiques peuvent jouer le rôle d'aliments d'épargne, vis-à-vis des graisses et des hydrocarbones des tissus, qui deviendraient disponibles pour la sécrétion lactée.

# CHAPITRE XXXII

## LE MUSCLE

Sommaire. — 1. **Notions histologiques** : tissus musculaires; muscle strié; fibre musculaire striée; fibrille et sa constitution; terminaisons musculaires des nerfs moteurs.
2. **Les propriétés du muscle** : élasticité et contractilité. Excitation directe et indirecte. Excitants du muscle. Le muscle est directement excitable. Contractilité et ses variations.
3. **La secousse et le tétanos** : Myographes et myogrammes. La secousse; analyse de son myogramme. Le tétanos et sa courbe.
4. **L'onde contractile** : épaississement du muscle et sa propagation.
5. **La fatigue et la rigidité du muscle.**
6. **Modification du muscle qui se contracte** : — *a*, *Phénomènes histologiques.* — *b*, *Phénomènes calorifiques.* — *c*, *Phénomènes électriques* : courant de repos, variation négative. — Les poissons électriques.

### 1. *Notions histologiques.*

On appelle *tissus musculaires* les tissus doués de contractilité. On a distingué le tissu musculaire de la vie animale (se contractant sous l'influence de la volonté) et le tissu musculaire de la vie organique (soustrait à l'influence de la volonté). Le premier constitue le tissu musculaire à *fibres striées*; le second, le tissu musculaire à *fibres lisses*. Le *muscle cardiaque* possède une structure intermédiaire et des propriétés spéciales. Nous étudierons ici les propriétés des fibres striées.

Un *muscle de la vie animale* est formé d'un ensemble de parties identiques, disposées parallèlement et réunies par du tissu conjonctif : ces parties identiques sont des *fibres musculaires.*

Une *fibre musculaire* isolée a la forme d'un cylindre ayant de 10 à 100 μ de diamètre et en général de 3 à 12 centimètres, soit de 30 000 à 120 000 μ de longueur. Elle présente une *striation longitudinale* grossière, souvent mal indiquée, la subdivisant en colonnettes musculaires juxtaposées (colonnettes de Leydig); — et une *striation transversale*, fine et régulière.

La fibre musculaire est constituée par une enveloppe, le *myolemme* ou *sarcolemme*, renfermant un contenu qui comprend des *noyaux*, du *protoplasma* et des *fibrilles primitives.*

La fibre musculaire peut être assimilée à une énorme cellule, dont le sarcolemme constitue la membrane d'enveloppe. Les noyaux de la fibre musculaire, très nombreux, disséminés soit à la surface de la fibre, sous le myolemme (homme), soit dans l'axe de la fibre (invertébrés), soit, de façon irrégulière, dans la fibre (grenouille), correspondent au noyau de la cellule, subdivisé à l'infini. Autour de ces noyaux, et s'insinuant entre les colonnes musculaires, un protoplasma granuleux donne au muscle son apparence striée longitudinalement. Enfin, les fibrilles primitives, parties essentielles, au point de vue fonctionnel, de la fibre musculaire, extrêmement fines (1 à 3 μ de diamètre), apparaissent comme des traînées moniliformes, dont les grains, alternativement sombres et clairs, sont disposés de façon que les parties claires et les parties sombres se correspondent dans les fibrilles juxtaposées, donnant à la fibre son aspect transversalement strié. Les colonnes musculaires, ou colonnettes de Leydig, résultent de la juxtaposition de quelques fibrilles primitives.

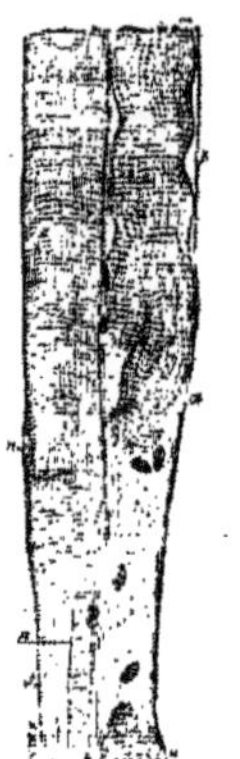

Fig. 216. — Fibres musculaires striées (Ranvier).

Si on considère une fibrille, on y distingue des *parties sombres* (obscures à la lumière du microscope, très colorables par les agents colorants, biréfringentes, et par conséquent apparaissant claires sur un fond obscur, quand elles sont vues au microscope polarisant à nicols croisés), alternant avec des *parties claires* (claires à la lumière du microscope, faiblement colorables par les agents colorants, monoréfringentes, et par conséquent présentant le même éclairement que le fond, quand elles sont vues au microscope polarisant). Ces parties sombres et claires sont appelées *disques sombres* et *disques clairs*.

Chaque disque clair présente, en sa partie moyenne, une bande sombre mince, présentant les propriétés du disque sombre; on l'appelle *bande d'Amici* ou *disque sombre mince*, ou *disque mince*; le disque sombre étant généralement appelé *disque sombre épais*, ou *disque épais*. Chaque disque épais est subdivisé en deux parties (et quelquefois en plus de deux parties) par une bande claire mince (ou par plusieurs bandes claires minces), présentant les propriétés du disque clair; on l'appelle la *strie intermédiaire*, ou *strie de Hensen*.

On peut considérer une fibrille primitive comme formée d'une série linéaire d'éléments semblables, dits *cases musculaires de Krause*, comprenant tout ce qui va d'un disque mince au disque mince suivant, donc : entre deux disques minces, un disque sombre, limité par deux demi-disques clairs et subdivisé par une ou plusieurs stries de substance claire.

Les nerfs moteurs se terminent, au contact des fibres musculaires, par des dispositions qui paraissent très différentes (*plaques terminales*, *éminences de Doyère*, *buissons terminaux*), mais qu'on peut ramener à un type unique, celui de la plaque terminale.

Chez les mammifères, les oiseaux et quelques reptiles, le nerf moteur aborde la fibre musculaire, après avoir perdu sa gaine de myéline, constitué dès lors par son cylindre-axe, sa gaine de Schwann, et une enveloppe conjonctive, connue sous le nom de gaine de Henle. Il se termine dans une formation granuleuse, contenant de nombreux noyaux et disposée à la surface de la fibre musculaire et sous le myolemme. La gaine de Henle s'étale à la surface de la plaque terminale et se continue avec le myolemme : la gaine de Schwann se perd dans la substance granuleuse de la plaque terminale; le cylindre-axe se subdivise en nombreuses ramifications, qui se répandent dans la substance granuleuse de la plaque terminale. Les noyaux de la plaque terminale appartiennent à trois types et occupent trois plans superposés : les uns, superficiels, petits et granuleux (noyaux vaginaux), appartiennent à la gaine de Henle; les autres, situés dans la substance granuleuse, en contact avec les arborisations, petits et irréguliers

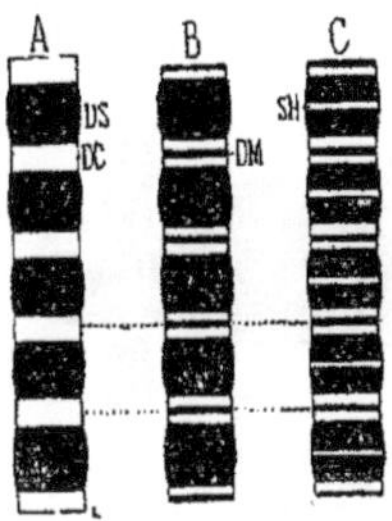


Fig. 217. — Schémas de la fibrille striée.

A, disques clairs et disques sombres; B, disques minces dans le disque clair; C, strie intermédiaire dans le disque sombre.

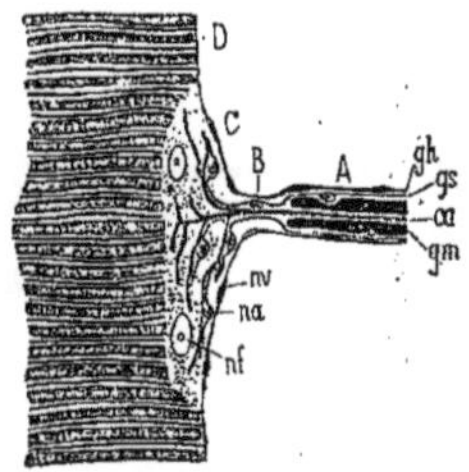


Fig. 218. — Schéma des terminaisons nerveuses dans la plaque terminale.

En A, la fibre nerveuse; *ca*, cylindre-axe; *gm*, gaine de myéline; *gs*, gaine de Schwann; *gh*, gaine de Henle En C, plaque terminale : *nv*, noyaux vaginaux; *na*, noyaux de l'arborisation : *nf*, noyaux fondamentaux.

(noyaux de l'arborisation) appartiennent à la gaine de Schwann; les autres enfin, refoulés contre la substance musculaire, grands et clairs, peu colorables (noyaux fondamentaux), appartiennent à la substance fondamentale de la plaque. On admet que la substance fondamentale est du protoplasma de la fibre musculaire, et que les noyaux fondamentaux sont des noyaux de la fibre musculaire.

L'éminence de Doyère des invertébrés ne diffère de la plaque terminale que par l'abondance de la substance fondamentale, qui dissimule l'arborisation nerveuse terminale. — Le buisson terminal de la grenouille diffère de la plaque terminale par l'absence de la substance fondamentale et des noyaux fondamentaux.

## 2. *Les propriétés du muscle.*

Le muscle présente des *propriétés physiques* et des *propriétés physiologiques* : ses propriétés physiques les plus importantes sont l'*extensibilité* et l'*élasticité*; sa propriété physiologique fondamentale est la *contractilité*.

*Le muscle est extensible et élastique* : il se laisse distendre par des tractions légères et, quand la traction cesse de s'exercer, il revient à sa position primitive (pourvu que la traction n'ait pas été excessive). L'extensibilité du muscle diffère de celle du caoutchouc : pour celui-ci, l'allongement est proportionnel au poids tenseur; pour le muscle, l'allongement augmente bien avec le poids tenseur mais non proportionnellement : pour un même accroissement du poids tenseur, l'accroissement de l'allongement diminue à mesure qu'augmente le poids tenseur.

*Le muscle est contractile*, c'est-à-dire capable de diminuer de

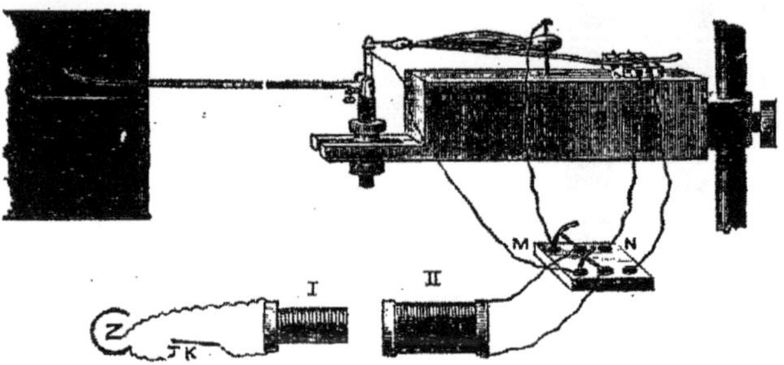


Fig. 219. — Excitation comparative du muscle et de son nerf.

Z, pile; K, coupe-courant; I, bobine d'induction; II, bobine induite; M, distributeur du courant.

longueur, en augmentant d'épaisseur, changeant de forme, sans changer de volume : le raccourcissement maximum du muscle peut égaler les deux tiers de sa longueur au repos.

On peut déterminer la contraction du muscle en agissant sur lui directement, ou indirectement par l'intermédiaire du nerf moteur. Quand on veut déterminer la contraction en agissant sur le nerf, on peut employer, comme excitant, tout excitant des neurones (voir p. 684). Quand on veut déterminer la contraction, en agissant sur le muscle, on peut employer des excitants mécaniques, physiques ou chimiques. A égalité d'intensité de l'excitant, la contraction est plus énergique si l'excitation est portée sur le nerf, que si elle est portée sur le muscle.

On peut exciter le muscle mécaniquement, par coupures, piqûres, chocs, tractions, pincements. Selon l'intensité et la durée de l'excitation, le muscle peut présenter une forme de contraction différente (secousse ; tétanos à secousses plus ou moins fusionnées; tétanos parfait). Les excitants mécaniques sont précieux, parce qu'ils permettent de localiser l'excitation en un point très limité du muscle; ils sont désavantageux, parce qu'ils désagrègent et détruisent rapidement le tissu musculaire, dès qu'ils sont un peu énergiques.

On peut exciter le muscle en l'échauffant brusquement, ou en le refroidissant brusquement.

On excite généralement le muscle par l'électricité, et on emploie soit le courant continu, soit le courant induit.

Les lois générales de l'action des courants électriques sur les muscles sont les suivantes. — Si deux électrodes impolarisables (c'est-à-dire telles qu'il ne résulte pas de courant électrique de leur contact avec la substance musculaire) sont placées sur les deux extrémités d'un muscle, et communiquent respectivement avec chacun des pôles d'une pile, il se produit une contraction, quand on forme le circuit; une contraction, quand on l'ouvre; aucune contraction, pendant toute la durée du passage du courant. Il se produit encore une contraction, quand on augmente brusquement, ou quand on diminue brusquement l'intensité du courant. Pour produire une contraction de fermeture et une contraction d'ouverture, le courant doit avoir une certaine intensité, variable suivant la nature et l'état physiologique et physique du muscle excité. Quand le courant est extrêmement faible, il est inefficace, soit à la fermeture, soit à l'ouverture; quand son intensité augmente, il devient d'abord efficace à la fermeture; quand l'intensité augmente encore, il se produit une contraction de fermeture et une contraction d'ouverture, la contraction de fermeture étant tout d'abord plus grande que la contraction d'ouverture. — Pour produire une contraction, le courant doit avoir une certaine durée : les courants connus sous le nom de courants à haute fréquence sont inefficaces, quelle que soit leur intensité. — Le muscle est excité au niveau de la cathode, par la fermeture du courant; au niveau de l'anode, par l'ouverture du courant.

Les lois précédentes ne s'appliquent qu'aux courants dits d'intensité moyenne; dans le cas particulier où le courant est extrêmement intense, la contraction musculaire persiste pendant toute la durée du passage du courant.

Les courants induits se comportent comme les courants constants, mais ils ne donnent qu'une seule contraction, la fermeture et l'ouverture du courant superposant leurs effets.

Le muscle étant constitué par des fibres musculaires et par des terminaisons nerveuses, les conséquences de l'excitation directe du muscle ne différant pas des conséquences de l'excitation du muscle par l'intermédiaire du nerf, on doit se demander si, dans les expériences d'excitation des muscles, on n'agit pas indirectement sur la fibre musculaire, par l'intermédiaire des nerfs. *La fibre musculaire est-elle directement excitable?* Oui. On en a donné les preuves suivantes :

1° Si on sectionne un nerf moteur, il dégénère en quatre à six jours : soumis à l'action d'un excitant, il ne provoque plus la contraction des muscles qu'il innerve. Ces muscles ainsi énervés restent directement excitables. — 2° Si on curarise un animal, l'excitation des nerfs moteurs est inefficace. Les muscles se contractent par excitation directe. — 3° Si on fait passer dans un nerf moteur un courant continu ascendant[1] (courant polarisant), on diminue l'excitabilité du nerf dans sa portion périphérique, et, pour une intensité convenable du courant, on rend le bout périphérique du nerf inexcitable, pour un excitant de nature et d'intensité déterminées. On constate que, dans ces conditions expérimentales, ce même excitant, agissant directement sur le muscle, en peut provoquer la contraction. Dans ces trois circonstances d'ailleurs, la contraction du muscle, produite par un excitant déterminé, est souvent moins grande, elle n'est jamais plus grande que dans les conditions normales, ce qui se comprend aisément : dans les conditions normales, on excite la fibre musculaire à la fois directement, et indirectement par l'intermédiaire des nerfs contenus dans le muscle. — 4° On a signalé la contraction qu'on peut provoquer, en excitant mécaniquement ou chimiquement des portions de muscles, dans lesquelles l'examen microscopique ne révèle pas la présence de fibres nerveuses. Telles sont certaines régions du couturier de la grenouille et du rétracteur du bulbe oculaire du chat. Tel est le cœur de l'embryon de poulet qui, pendant les premières heures de son fonctionnement, ne contient aucun élément nerveux différencié, et qu'on peut faire contracter par des excitants mécaniques, physiques et chimiques. La pointe du cœur de la grenouille, qu'on avait considérée comme exclusivement formée d'éléments musculaires, renferme de fines fibrilles nerveuses, et ne peut, par conséquent, servir à nous éclairer sur

1. C'est-à-dire tel que l'électrode positive soit comprise entre le muscle et l'électrode négative.

l'excitabilité propre du tissu musculaire. — 5° Enfin, il existe des substances qui peuvent déterminer la contraction du muscle, quand elles sont déposées sur le tissu musculaire, mais non quand elles sont déposées sur le nerf moteur. Donc *le tissu musculaire est directement excitable.*

L'*excitabilité musculaire* peut varier. Elle augmente sous l'influence des causes qui favorisent la nutrition du muscle; elle diminue sous l'influence des causes inverses. Elle augmente quand augmente l'*afflux du sang* dans les muscles : on a signalé l'hyperexcitabilité des muscles gastro-cnémiens de la grenouille, sous l'influence de la vaso-dilatation produite par la section des nerfs vaso-constricteurs lombaires; on a signalé l'hyperexcitabilité des muscles de la langue de la grenouille, sous l'influence de la vaso-dilatation produite par l'hémisection bulbaire, etc. — Elle augmente, quand augmente l'*oxygénation du sang* : on a signalé l'hyperexcitabilité des muscles d'une grenouille, placée dans une atmosphère d'oxygène pur, l'hypoexcitabilité des muscles d'une grenouille, placée dans une atmosphère d'azote ou d'acide carbonique. — Elle augmente avec la *température*, depuis les températures basses jusqu'à un certain optimum, à partir duquel elle décroît rapidement, pour disparaître bientôt définitivement. — Elle augmente sous l'influence de *certains poisons*, vératrine et ésérine par exemple.

Inversement, elle diminue par la *réduction de la circulation*; elle diminue par suite de contraction prolongée (*fatigue*); elle diminue par *abaissement de la température*; elle diminue par l'action de *certains poisons*, upas antiar, substances biliaires, sels de potasse par exemple.

Le tissu musculaire perd son excitabilité propre quand *son irrigation sanguine est suspendue* depuis quelque temps : sans doute, on peut prolonger pendant des heures, à condition d'éviter la dessiccation, les expériences sur les muscles de grenouille non irrigués; mais on ne le saurait faire sur des muscles de mammifères. Si on lie l'aorte abdominale d'un lapin, de façon à supprimer toute circulation dans les membres inférieurs, ceux-ci ne tardent pas à cesser de se mouvoir : dans une première phase, qui débute un quart d'heure environ après l'arrêt de la circulation, les muscles ne se contractent plus quand on excite leurs nerfs moteurs : mais ils se contractent encore quand on les excite directement; dans une seconde phase, qui débute plus tardivement, deux ou trois heures après l'arrêt de la circulation, le tissu musculaire lui-même n'est plus excitable. — On a noté des faits équivalents chez l'homme. Si on pose sur la base d'un membre une bande d'Esmarch pour anémier le membre, on constate que les mouvements de ce membre cessent d'être possibles quinze à vingt minutes plus tard; mais les muscles peuvent encore se contracter sous l'influence d'une excitation électrique portée directement sur eux. Chez l'homme normal, on ne peut songer à réaliser par ce procédé la suppression de l'excitabilité musculaire propre, parce que la douleur est trop vive; mais on y parvient fort bien chez les hystériques présentant de la contracture et de l'anesthésie d'un membre : si on pose une bande d'Esmarch sur la base du membre considéré, on voit disparaître instantanément la contracture; après quinze à vingt minutes, les mouvements volontaires, enfin, après deux heures environ, l'excitabilité propre du tissu musculaire, les muscles ne se contractant plus quand on les excite électriquement eux-mêmes. Si on enlève la bande d'Esmarch, on voit réapparaître presque aussitôt l'excitabilité propre, les mouvements volontaires et la contracture.

### 3. *La secousse et le tétanos.*

Le muscle présente des contractions qui se rattachent à deux types mécaniques : *la secousse et le tétanos.*

Pour étudier ces phénomènes de contraction, on a recours aux appareils dits *myographes*, dont il existe d'innombrables modèles. Le myographe schématique est constitué de la façon suivante. Le muscle M est suspendu à une pince fixe P, par une de ses extrémités; par son autre extrémité, il est fixé à un levier L, oscillant autour d'un point fixe O et supportant un plateau C, qu'on peut charger de poids variables. La pointe du levier mobile se déplace devant une surface noircie, animée d'un rapide mouvement de déplacement (au moyen d'un pendule, d'un ressort, d'un mouvement d'horlogerie) et sur laquelle elle dessine la courbe amplifiée de raccourcissement musculaire, le *myogramme*. Le muscle, en

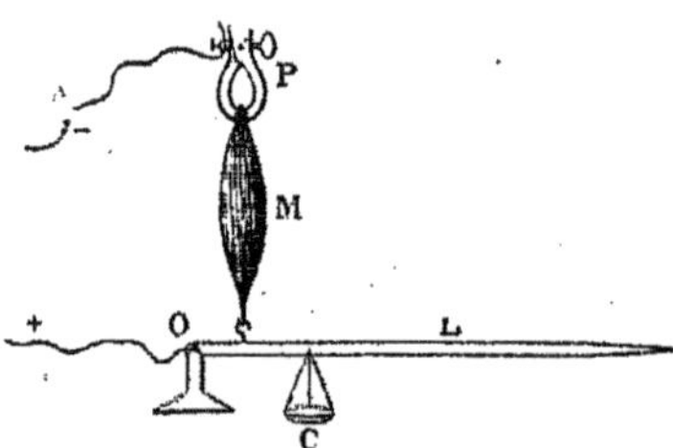

Fig. 220. — Schéma du myographe.

position dans le myographe, peut être excité directement (dans ce cas la pince P et le levier L, l'une et l'autre métalliques, qui sont en rapport avec ses deux extrémités, communiquent respectivement avec chacun des pôles d'une pile) ou indirectement (dans ce cas le nerf moteur reposé sur deux électrodes impolarisables, communiquant avec les deux pôles d'une pile).

Si on dispose sur une même verticale de la surface noircie réceptrice : 1° la pointe du levier L ; 2° une pointe portée par un diapason donnant 100 ou 200 vibrations à la seconde ; 3° la pointe du levier d'un signal électro-magnétique de Despretz, placé dans le circuit du courant excitant, on pourra étudier dans tous ses détails la contraction du muscle.

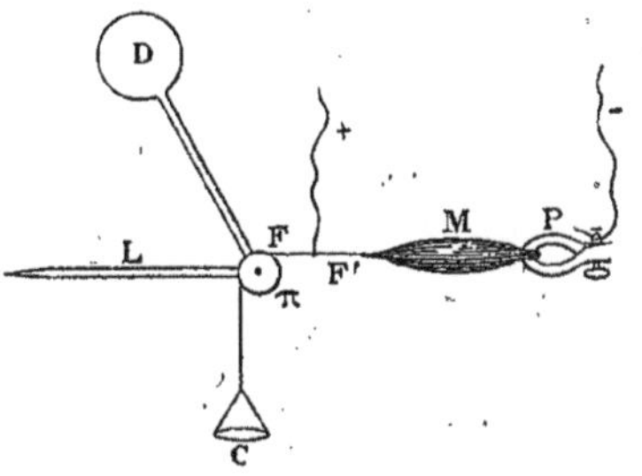

Fig. 221. — Schéma du télégraphe musculaire

Le *télégraphe musculaire de du Bois-Reymond* ne diffère pas essentiellement du myographe. Le muscle M est fixé entre une pince P et un fil F' métalliques, ce dernier se prolongeant par un fil F qui s'enroule autour d'une poulie π et supporte une charge variable C. La poulie π porte, suivant un de ses rayons, une pointe inscrivante, qu'on peut disposer devant une surface noircie qui se déplace, ou un disque D, dont les déplacements sont visibles pour un auditoire. L'excitation directe du muscle se fait par l'intermédiaire de la pince P et du fil F'.

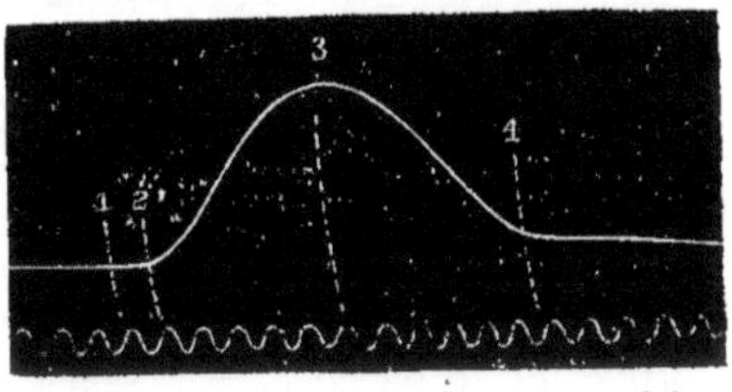

Fig. 222. — Graphique de la secousse musculaire.

1, moment de l'excitation : 2, début de la contraction ; 3, son sommet ; 4, sa fin. De 1 à 2, temps de l'excitation latente : de 2 à 3, période de raccourcissement ; de 3 à 4, période de relâchement du muscle.
Un diapason vibrant inscrit une ligne sinueuse qui marque des centièmes de seconde (Morat-Doyon).

La contraction du muscle, provoquée par une excitation de courte durée (courant induit, ouverture et fermeture de courant, décharge de condensateur) est appelée *secousse*. Le muscle se contracte rapidement, puis revient rapidement au repos.

Le *myogramme de la secousse* permet d'en faire l'analyse. On y distingue trois parties.

L'excitation se produit en E. Pendant un certain temps, dit *période de l'énergie latente*, le muscle ne se contracte pas ; puis la contraction se fait avec une grande brusquerie et dure un certain temps, dit *période de l'énergie croissante*; enfin la décontraction se fait immédiatement, sans pause en contraction, et dure un certain temps, généralement un peu plus long que le temps de contraction; c'est la *période de l'énergie décroissante*. On peut encore considérer la *grandeur du raccourcissement* ou

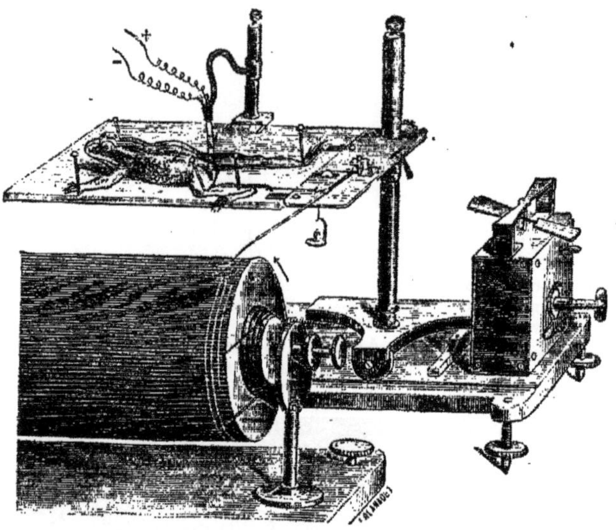


Fig. 223. — Myographe simple.

*amplitude de la secousse*, représentée proportionnellement par l'ordonnée maxima, pour un muscle donné et pour des dispositions expérimentales adoptées.

La *période de l'énergie latente* (ou d'excitation latente), intervalle entre le moment de l'excitation et le début de la contraction, est très courte; elle ne dépasse pas, pour un muscle frais, non fatigué, un centième de seconde. Elle diminue, quand la température du muscle s'élève, jusqu'à une température optima; elle diminue, quand l'intensité de l'excitant augmente. — Elle augmente, quand la température du muscle s'abaisse; elle augmente avec la fatigue du muscle; elle augmente, à mesure que s'accumulent dans le muscle les produits de désintégration (par ex. dans le cas de circulation insuffisante); elle augmente avec le poids tenseur. — Pendant cette période d'énergie latente, le muscle est le siège de phénomènes électriques (voir p. 673).

La *période de l'énergie croissante* commence au début de la contraction, pour se terminer au moment du maximum de raccourcissement du muscle. Sa durée moyenne est de trois à quatre centièmes de seconde. Cette durée est d'autant plus courte que le raccourcissement du muscle est moindre (excitation faible), que le poids tenseur est moindre, que le muscle est moins fatigué.

La *période de l'énergie décroissante* commence au moment où le muscle présente son maximum de raccourcissement, et se termine quand le muscle a repris sa longueur primitive. Elle est généralement un peu plus longue que la période de l'énergie croissante; elle varie dans le même sens que cette dernière, sous l'influence des mêmes conditions.

Pour un muscle donné et pour une intensité constante de l'excitant, l'*amplitude de la secousse* diminue sous l'influence du refroidissement, de l'insuffisance de la circulation, de la fatigue; elle augmente sous l'influence de l'échauffement, jusqu'à une température optima, à partir de laquelle elle diminue rapidement. L'amplitude est moindre pour un muscle qui se contracte à vide que pour un muscle qui soulève une charge faible; elle augmente d'abord avec la charge soulevée, jusqu'à une valeur optima de cette dernière, variable selon le muscle considéré; puis elle décroît à mesure que croît la charge, à partir de cette valeur optima.

Lorsqu'on excite un muscle, en employant des excitants très faibles, on ne détermine aucune contraction; les contractions ne se produisent que pour une valeur de l'excitant supérieure à une valeur minima, dite *seuil de l'excitation*. Mais si l'on emploie un excitant inférieur à l'excitant minimum efficace, mais très voisin de lui, on peut, en répétant plusieurs fois de suite l'excitation, produire, à la suite de ces nouvelles excitations, une contraction : il y a *addition latente des excitations*. On traduit encore ce fait, en disant que *des excitants inefficaces augmentent l'excitabilité du muscle*, et peuvent, par suite, devenir efficaces. — Si on emploie l'excitant efficace minimum, on observe une contraction de faible amplitude; si on répète plusieurs fois la même excitation, en lui conservant son intensité, chaque excitation succédant à la précédente, soit pendant la contraction, soit quelque temps après la contraction produite par cette dernière, on observe des contractions qui augmentent de l'une à la suivante, pendant un certain temps, et atteignent un maximum, auquel elles se maintiennent. On traduit ce fait en disant qu'*un excitant musculaire, suffisant pour produire des contractions, augmente l'excitabilité du muscle.*

Si on excite le muscle par des excitants de grandeur croissante, à partir du seuil de l'excitation, l'amplitude de la secousse augmente avec la grandeur de l'excitant, jusqu'à un certain maximum, auquel elle se maintient ensuite, quelque grand que soit l'excitant. On distingue ainsi des *secousses submaximales* et des *secousses maximales*.

L'amplitude d'une secousse maximale ne correspond pas au maximum de contraction possible du muscle; il est rare que, dans la secousse, le muscle se raccourcisse de plus d'un cinquième de sa longueur: tandis que dans le tétanos (produit par une série d'excitations suffisamment rapprochées), le muscle peut se raccourcir des 2/3 de sa longueur.

A la suite de la secousse, le muscle ne reprend sa longueur primitive que s'il est suffisamment tendu; sinon, il reste un peu raccourci pendant quelque temps. Ce phénomène, appelé *contracture* ou *raccourcissement consécutif*, est d'autant plus accentué que le muscle est en plus mauvais état de nutrition (arrêt prolongé de la circulation, etc.), et qu'il est plus fatigué.

— Si le muscle est soumis à deux excitations successives de très courte durée chacune, trois cas sont à distinguer; 1° la seconde excitation se produit après la fin de la première secousse; elle détermine une secousse, comme la première; — 2° la seconde excitation se produit pendant la première secousse : elle détermine une seconde secousse qui s'ajoute à la première, dont elle augmente l'amplitude et la durée; 3° la seconde excitation se produit pendant la période d'excitation latente de la première : il ne se produit qu'une seule secousse, qui n'est pas plus ample que celle produite par une seule excitation.

Si le muscle est soumis à une série d'excitations de très courte durée chacune, suffisamment rapprochées, le myogramme pré-

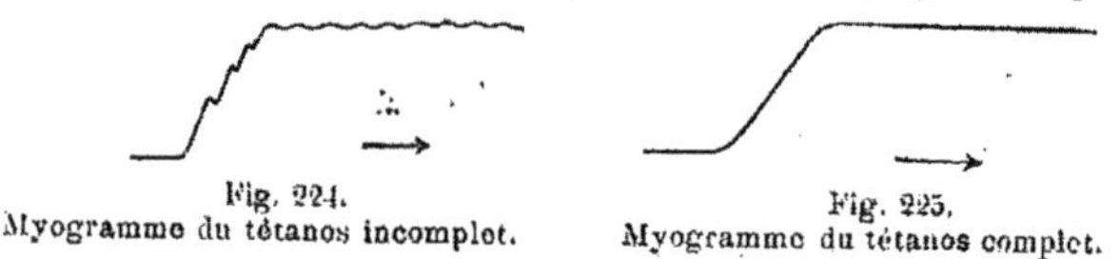

Fig. 224. Myogramme du tétanos incomplet.

Fig. 225. Myogramme du tétanos complet.

sente une forme nouvelle, différente de celle du myogramme de la secousse. Les figures schématiques 224 et 225 en montrent les deux formes essentielles : la première correspond au *tétanos incomplet*, la seconde au *tétanos complet*. Dans la première, on constate une ascension de la courbe, par degrés successifs, en escalier, puis un plateau horizontal ondulé; dans la seconde, une ascension rectiligne, suivie d'un plateau rectiligne. Le tétanos incomplet se produit pour des excitations espacées, le tétanos complet pour des excitations rapprochées. Pour obtenir le tétanos complet, il faut employer des excitations répétées au moins deux ou trois fois par seconde pour les muscles de tortue, au moins vingt-cinq à trente fois pour les muscles de grenouille, au moins quarante fois pour les muscles d'homme ou de lapin, au moins cent fois pour les muscles d'oiseaux, au moins trois cent cinquante à quatre cents fois pour les muscles d'insectes. Des excitations moins fréquentes donnent le tétanos incomplet; des excitations

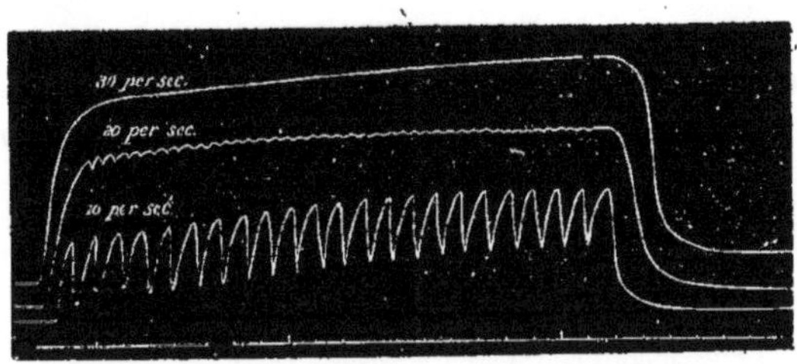


Fig. 226. — Genèse du tétanos (muscle de grenouille).

Excitation d'un muscle avec des chocs d'induction d'un rythme croissant; fusion de plus en plus parfaite des secousses.

moins fréquentes encore donnent des secousses isolées, sans qu'il soit possible de fixer des nombres, car ces nombres varient selon l'état de nutrition ou de fatigue du muscle : le tétanos commençant à se manifester pour des excitations d'autant plus espacées que le muscle est moins bien nourri ou plus fatigué [1].

Le myogramme du tétanos complet présente un plateau horizontal rectiligne, mais il est possible de démontrer que la contraction n'est continue qu'en apparence. — 1° Si on ausculte un muscle tétanisé, par l'intermédiaire d'un corps solide appliqué à sa surface, ou au moyen d'un téléphone dont les deux fils sont terminés par deux épingles, respectivement piquées dans le tendon et dans le corps du muscle, on entend un bruit sourd (bruit moléculaire ou rotatoire), dont la hauteur correspond au nombre des excitations. — 2° Si on analyse le courant musculaire au moyen d'un électromètre capillaire, dont on photographie le ménisque sur une bande sensible mobile (le galvanomètre ne permet pas de faire cette recherche), on constate, pendant le tétanos, une discontinuité de l'état électrique, correspon-

1. Si on excite un muscle à l'aide de courants d'intensité et de fréquence suffisantes pour obtenir un tétanos complet, on constate que l'intensité et la fréquence restant la même, un tétanos incomplet de plus en plus net se substitue au tétanos complet à mesure que se prolonge l'excitation (phénomène de fatigue).

dant aux excitations tétanisantes. On peut, au moyen de ce courant musculaire, agir sur le nerf isolé d'une patte de grenouille (*patte galvanoscopique*) : on observe dans les muscles correspondants un tétanos et non une secousse, ce qui indique des oscillations de l'intensité du courant.

On admet que la contraction musculaire, physiologique, volontaire ou réflexe, est tétanique, car le myogramme correspondant, quelque courte que soit la contraction, n'est jamais une courbe de secousse. Le muscle fortement contracté sous l'influence de la volonté présente à l'auscultation un son correspondant à environ 40 vibrations par seconde.

L'amplitude de la contraction tétanique dépend, dans une certaine mesure, de l'intensité de l'excitation; elle dépend surtout de la charge; elle est indépendante de la fréquence des excitations.

### 4. *L'onde contractile.*

Le muscle, en se contractant, diminue de longueur et augmente d'épaisseur; son volume ne varie pas : si, en effet, un muscle est suspendu dans une enceinte close, contenant un liquide et munie d'un manomètre, si on l'y fait se contracter, en l'excitant au

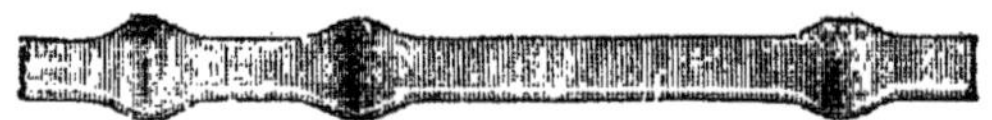

Fig. 227. — Aspect de l'onde musculaire vue au microscope, d'après Aeby.

moyen de deux électrodes plongeant dans l'enceinte et s'appliquant sur le muscle, le niveau du liquide reste invariable dans le manomètre.

Dès lors, on peut étudier les propriétés du muscle, au moyen de son épaississement : on se sert à cet effet d'appareils, dits *pinces myographiques*, et on en distingue deux sortes, selon qu'elles inscrivent directement ou par transmission les modifications de l'épaisseur du muscle Si on suppose un plan résistant sur lequel repose le muscle, et un levier articulé à ce plan résistant, reposant sur le muscle, et pouvant inscrire ses déplacements au moyen de sa pointe, on a le schéma de la pince myographique directe. Si on suppose que ce levier agit sur la membrane d'un tambour, conjugué avec un tambour enregistreur, on a le schéma de la pince myographique à transmission.

Les myogrammes, obtenus au moyen des pinces myographiques se superposent aux myogrammes obtenus au moyen des myographes.

Si on pose deux pinces myographiques en deux points d'un muscle, et si on excite le muscle au voisinage de l'un de ces

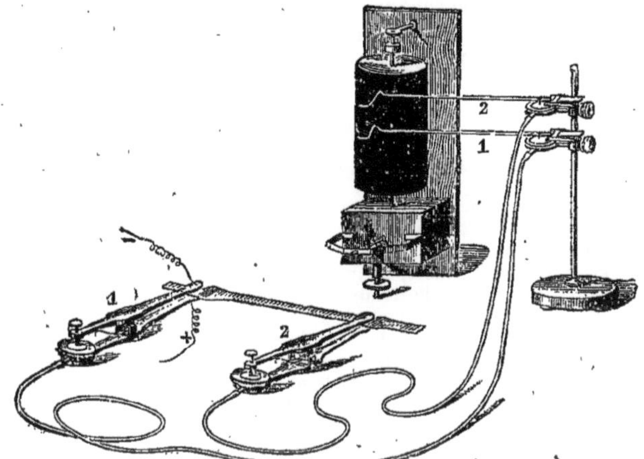


Fig. 228. — Passages de l'onde musculaire explorés au moyen de deux pinces myographiques.

points, on peut étudier l'*onde contractile,* qui se propage dans le muscle de proche en proche, à partir du point excité. On mesure

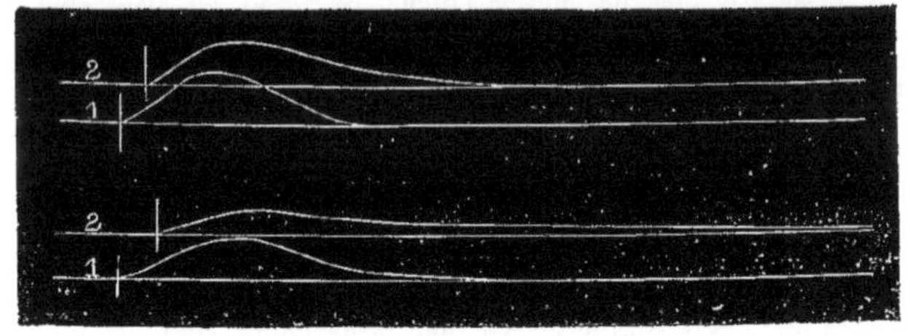


Fig. 229. — Tracés du passage de l'onde musculaire.

sa vitesse, en recueillant sur un cylindre tournant les myogrammes fournis par deux pinces myographiques reposant en deux points du muscle, distants d'une longueur connue et dont les pointes s'appuient sur une même génératrice du cylindre.

Connaissant la vitesse de rotation du cylindre et la distance horizontale qui sépare les débuts des myogrammes, on peut calculer le temps qui les a séparés. En divisant la distance qui sépare les deux pinces myographiques posées sur le muscle, par ce temps, on aura la vitesse de transmission de l'onde contractile. On a trouvé 1 mètre par seconde pour le muscle du homard, 3 à 4 mètres pour celui de la grenouille, 4 à 5 mètres pour celui du lapin et 10 à 12 mètres pour celui de l'homme.

### 5. *La fatigue et la rigidité du muscle.*

Quand un muscle a été soumis à une série d'excitations répétées à de courts intervalles, quand il s'est produit pendant un certain temps des secousses égales entre elles ou un tétanos à plateau horizontal, pendant un temps variable, suivant les conditions de l'expérience (température, intensité de l'excitant, intervalle séparant les excitations, irrigation du muscle, etc.), on voit se produire des modifications du myogramme : allongement de la période d'excitation latente, diminution de l'amplitude de la secousse ou du tétanos, augmentation de la durée de la secousse et surtout de la phase de décontraction, fusion possible des secousses, pour des intervalles d'excitations donnant primitivement des secousses séparées. Ce sont là des manifestations de la *fatigue du muscle.* — Quand, pendant la fatigue, le muscle donne des secousses, on constate que les sommets des secousses sont en ligne droite descendante; quand, pendant la fatigue, le muscle est en tétanos, on constate que le myogramme présente une descente rectiligne. Donc, la diminution de l'amplitude de contraction, pendant la période de fatigue, est proportionnelle à la durée de la fatigue, et, pour une durée suffisante, elle est égale à l'amplitude de la contraction : le muscle ne réagit plus.

Si on cesse d'exciter un muscle fatigué, qu'il soit en place sur l'animal ou extrait de l'organisme, il se produit, plus ou moins rapidement et plus ou moins complètement, selon les conditions de l'expérience, un retour à l'état normal, une *restauration du muscle.* Cette restauration se fait d'autant plus rapidement et complètement que l'irrigation du muscle est plus parfaite; pour l'obtenir, dans un muscle extrait de l'organisme, il convient de faire passer dans les vaisseaux de ce dernier un courant de sang défibriné bien oxygéné.

On appelle *rigidité* un état particulier du muscle, qui se produit après la mort. Cet état est caractérisé par un léger raccourcissement et un léger épaississement, par une raideur remarquable, par une diminution de l'extensibilité et par une perte de l'excitabilité du muscle. Cet état apparaît, chez l'homme, plus ou moins vite après la mort (selon les circonstances qui l'ont précédée) : de dix minutes à huit heures, mais plus généralement de deux à quatre heures et dure jusqu'à putréfaction commençante : de un à six jours [1]. On distingue

1. En général, ce sont les muscles des mâchoires qui se raidissent les premiers, puis ceux du cou, puis ceux des membres. L'attitude du cadavre humain en état

parfois dans la rigidité deux phases successives : une première, pendant laquelle le muscle est déjà un peu raide, mais reste excitable; une seconde pendant laquelle il est inexcitable. On peut, sur le vivant, faire apparaître la rigidité avec tous ses caractères, en liant les artères musculaires : au bout d'une heure, l'excitation du nerf moteur est inefficace; au bout de quatre à cinq heures, l'excitation du muscle lui-même est inefficace; plus tard, apparaît la raideur du muscle. Si on rétablit la circulation pendant la première phase, sur le vivant, ou bien si on fait circuler, dans les vaisseaux du cadavre, du sang défibriné oxygéné, on rend aux muscles leurs propriétés normales; ces moyens sont inefficaces pendant la seconde phase. — On admet que la rigidité résulte de la transformation d'une substance protéique du muscle, le myosinogène, en myosine. A côté de cette *rigidité vraie*, on peut placer des rigidités ayant les mêmes caractères généraux, mais provoquées par d'autres causes; telles sont la *rigidité de chaleur*, qui se produit quand on plonge les muscles des homéothermes dans l'eau à 50°, ou les muscles des poïkilothermes dans l'eau à 40°; — la *rigidité d'eau*, qui se produit, quand les muscles sont imprégnés d'eau distillée; — la *rigidité acide*, qui se produit, quand on fait agir des acides dilués sur les muscles, etc.

## 6. *Les modifications du muscle qui se contracte.*

Le muscle qui se contracte présente à considérer des *modifications histologiques*, *mécaniques*, *physiques* (*thermiques et électriques*) *et chimiques* que nous passerons rapidement en revue.

*a.* **Phénomènes histologiques.** — De nombreuses théories ont été proposées pour expliquer le rôle des divers éléments de la fibrille musculaire dans la contraction. Il appartient aux histologistes de les exposer et d'en faire la critique. Nous nous bornerons à résumer la conception qui correspond le mieux aux observations physiologiques et histologiques. Examinons des fibres musculaires, fixées par l'acide osmique dans les quatre états suivants : au repos non tendues, — au repos tendues, — contractées non tendues, — contractées tendues. Si on compare, dans chacun des deux états de repos et de contraction, les fibres tendues et les fibres non tendues, on constate qu'elles ne diffèrent pas par leurs disques sombres épais, mais qu'elles diffèrent par leurs disques clairs : les disques clairs sont peu épais sur les muscles non tendus; ils sont épais sur les muscles tendus. — Si on compare dans chacun des deux états de tension et de non-tension les fibres au repos et les fibres contractées, on constate qu'elles ne diffèrent pas par leurs disques clairs, mais qu'elles diffèrent par leurs disques sombres épais : les disques sombres épais sont plus volumineux dans

de rigidité est caractéristique : le pouce est replié dans la paume de la main et recouvert par les autres doigts; les mâchoires sont serrées; les yeux sont ouverts; la tête est renversée en arrière; le membre supérieur est en demi-flexion; le membre inférieur est très légèrement fléchi, l'abdomen est excavé.

les muscles au repos; dans les muscles en contraction, ils sont plus petits, plus sphériques, surtout plus courts, comme s'ils avaient expulsé autour d'eux une partie du plasma musculaire, qui les gorge pendant le repos. — Enfin, les disques sombres minces ne sont modifiés dans aucun des quatre états considérés. — On est ainsi conduit à admettre que les disques sombres minces sont des parties squelettiques (c'est pour cela que nous les avons placés à la limite de la case musculaire de Krause); que les disques sombres épais sont les organes de la contractilité, et que les disques clairs sont les organes de l'élasticité.

Cette conception histologique rend compte de certains faits d'observation : faits physiologiques : augmentation de l'épaisseur, diminution de la longueur du muscle contracté; — faits histologiques : striation transversale plus serrée et plus fine (par diminution de l'épaisseur du disque sombre épais); striation longitudinale plus apparente (par exsudation de plasma musculaire transparent, entre les parties fortement réfringentes des disques sombres épais) du muscle contracté.

L'*élasticité musculaire* joue un rôle important dans la contraction : sans elle, le mouvement serait brusque et à soubresauts; grâce à elle, la force de contraction se transforme en accroissement d'élasticité, capable de continuer progressivement le mouvement commencé.

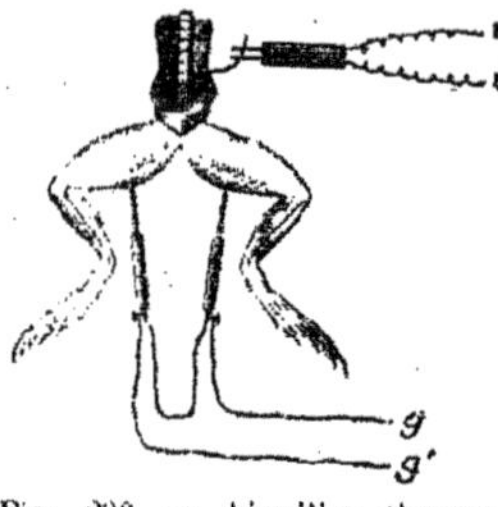

Fig. 230. — Aiguilles thermo-électriques pour la mesure de l'échauffement du muscle pendant la contraction.

i i', fils d'un induit disposés pour l'excitation du nerf d'un côté; g, g', fils des aiguilles thermo-électriques, implantées dans deux muscles symétriques, l'un contracté, l'autre au repos (Morat-Doyon).

*b*. **Phénomènes calorifiques.** — *Le muscle, en se contractant, dégage de la chaleur.* Nous avons montré, dans l'étude de la chaleur animale, qu'une partie importante de la chaleur de l'organisme est produite au niveau des muscles.

On démontre directement cette production de chaleur dans la contraction musculaire, en appliquant contre le muscle, ou en plongeant dans la masse du muscle, soit des thermomètres à cuvettes petites, soit des aiguilles thermo-électriques. En opérant ainsi, on a relevé des élévations de température de 0°.5 à 1° chez l'homme.

Toutefois, ces expériences ne sauraient prouver que le muscle produit de la chaleur par sa contraction, car les expériences ayant été faites sur des muscles superficiels exposés au refroidissement, on peut tout aussi légitimement rapporter l'échauffement observé à la vaso-dilatation qui accompagne toujours la contraction musculaire, qu'à cette contraction elle-même. Et cette réserve est d'autant plus justifiée, que l'échauffement observé est d'autant moindre que la circulation est moins parfaite dans les muscles considérés.

On a repris les déterminations sur la grenouille, animal dont le sang a la même température que le milieu ambiant, chez lequel, par suite, la température d'un organe périphérique est indépendant de l'état de sa circulation; on les a reprises même sur des muscles de grenouille détachés du corps. On a constaté ainsi, pendant la tétanisation, des élévations de température de 0°,15 quand l'expérience dure assez longtemps; une simple secousse peut produire une élévation de température de 0°,001 à 0°,005.

On a établi les lois suivantes : — 1° la contraction musculaire produit de la chaleur; — 2° une contraction interrompue produit plus de chaleur qu'une contraction continue; — 3° un muscle se contractant en soulevant un poids, ou accomplissant un certain travail extérieur, dégage moins de chaleur qu'un muscle se contractant sans soulever de charge, ou sans accomplir de travail; — 4° un muscle dégage d'autant plus de chaleur que la résistance opposée à son raccourcissement est plus grande; — 5° un muscle fatigué dégage moins de chaleur qu'un muscle non fatigué.

c. **Phénomènes électriques.** — *Le muscle qui se contracte est le siège de phénomènes électriques.*

Si on réunit par un circuit métallique, contenant un galvanomètre, deux points quelconques de la surface d'un muscle intact, en établissant le contact du circuit et du muscle au moyen d'électrodes impolarisables, c'est-à-dire incapables d'engendrer des courants électriques par leur contact avec le muscle, on constate que ces points sont iso-électriques.

Il n'en est plus de même sur le muscle sectionné. On appelle *section transversale* toute section perpendiculaire à l'axe du muscle, c'est-à-dire à la direction de ses fibres. On appelle *section longitudinale*, soit la surface naturelle, soit toute section parallèle à l'axe du muscle, c'est-à-dire à la direction de ses fibres. Tous les points d'une section longitudinale d'un muscle sectionné ont une tension électrique positive; tous les points d'une section transversale ont une tension électrique négative. La tension est maxima, pour la section longitudinale, dans l'équateur équidistant des deux sections transversales, limitant le segment de muscle considéré; et, pour la section transversale, au centre géométrique de cette section. La tension diminue régulièrement, tant pour la section longitudinale que pour la section transversale, depuis le point où la tension est maxima, jusqu'aux limites de la section, où la tension est nulle. — Si on réunit, par un circuit métallique, muni d'un galvanomètre, et porteur de deux électrodes impolarisables, deux points ayant des tensions électriques différentes, on constate l'existence d'un courant, dont l'intensité dépend de la différence des tensions des deux points considérés : ce courant est maximum quand les électrodes reposent, l'une au centre d'une section transversale, l'autre sur la section longitudinale, à égale distance des sections transversales limites. La force électro-motrice d'un tel courant, déterminée sur des muscles de grenouille ou de mammifère, est de 0,05 à 0,08 d'élément de pile Daniell.

Dans le muscle qui se contracte sous l'influence d'une excitation portée sur le nerf moteur ou sur le muscle lui-même (il faut, dans ce cas, opérer sur un muscle d'animal curarisé), on observe des modifications électriques importantes.

On choisit d'ordinaire un muscle assez court pour que les fibres qui le composent s'étendent de l'une de ses extrémités à l'autre, le couturier de la grenouille par exemple. — Si on excite ce muscle (pris sur un animal curarisé) à l'une de ses extrémités, on constate, au moyen d'appareils qu'il n'y a pas lieu de décrire ici, qu'il se propage dans le muscle, à partir du point excité, une onde de tension électrique négative, passant d'une tranche musculaire à la tranche suivante et parcourant le muscle avec une vitesse égale à la vitesse de propagation de l'onde contractile. Cette onde électrique naît, sans aucun retard, au moment précis de l'excitation; elle se produit donc avant la contraction, pendant la période d'excitation latente; sa durée est d'environ 0,004 de seconde.

En réunissant, par un circuit à galvanomètre et à électrodes impolarisables, deux points de la surface d'un muscle intact, non situés dans une même section transversale, $a$ et $b$ on ne note aucun courant tant que le muscle est en repos; si on excite le muscle en un point A, plus voisin de $a$ que de $b$, on constate l'existence d'un très court courant allant de $b$ vers $a$, suivi d'un très court courant allant de $a$ vers $b$; ces courants résultant de la propagation de l'onde électrique négative, qui atteint d'abord $a$ puis $b$.

En réunissant, par un circuit à galvanomètre et à électrodes impolarisables : 1° deux points de la section longitudinale d'un muscle sectionné, ces points n'étant pas situés dans la même section transversale, *a* et *b* par exemple, on constate que le courant de repos (dirigé de *a* vers *b* par ex.) subit une double variation : une diminution (mais non un changement de sens), quand l'onde négative passe en *a*; une augmentation, quand l'onde négative passe en *b*; — 2° un point de la section longitudinale et un point de la section transversale, *l* et *t* par exemple; on constate que le courant de repos (dirigé de *l* vers *t*) subit une oscillation, une *variation négative* (c'est-à-dire une diminution d'intensité, mais non un changement de sens), quand l'onde négative atteint le point *l*. — L'onde négative ne se manifeste pas dans la section transversale.

Si on tétanise un muscle (soit un muscle d'animal curarisé directement excité, soit un muscle d'animal normal excité par l'intermédiaire du nerf), le courant de repos recueilli, en réunissant par un circuit à galvanomètre et à électrodes impolarisables un point de la section longitudinale et un point de la section transversale, présente une variation négative, mais non une interversion. Cette variation négative est discontinue : on le démontre en recueillant l'image du ménisque de l'électromètre capillaire (en rapport avec deux points du muscle, l'un situé dans la section longitudinale, l'autre dans la section transversale) sur un papier photographique, mû d'un mouvement régulier ; on obtient un tracé à oscillations; — on le démontre encore en faisant reposer un nerf sciatique de grenouille à la fois sur un point de la section longitudinale et sur un point de la section transversale du muscle tétanisé : il se produit dans la *patte galvanoscopique*, sous l'influence du courant musculaire, un tétanos et non une secousse (donc le phénomène électrique du muscle en tétanos est discontinu).

A cette question de l'électricité musculaire peut se rattacher celle des *poissons électriques*. On sait que la *torpille*, le *gymnote* et le *malaptérure* font de l'électricité à haute tension, capable de produire des décharges comme de puissantes batteries électriques. Ces décharges se produisent soit par la volonté de l'animal, soit par voie réflexe (excitation de la peau), soit par excitation directe du nerf de l'organe électrique.

L'*organe électrique* est essentiellement formé de colonnettes juxtaposées, constituées par des plaquettes superposées; chaque plaquette est munie de terminaisons nerveuses, toutes disposées sur les faces de même orientation.

L'extrémité de l'organe électrique, vers laquelle est tournée la face de la plaquette munie de nerfs, est négative; l'autre extrémité est

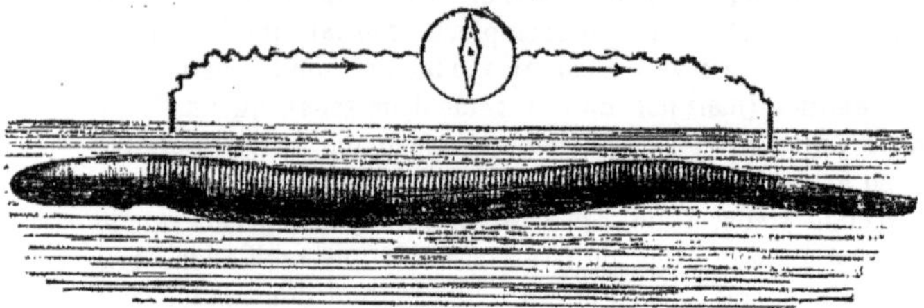

Fig. 231. — Gymnote. Les flèches indiquent la direction du courant électrique dans le corps et hors du corps (dessin de Waller).

positive. Chez la torpille, les colonnettes vont de la face ventrale à la face dorsale; les nerfs s'étalent à la face ventrale des plaquettes; si on réunit par un circuit les faces ventrale et dorsale de la torpille, la décharge va de la face dorsale à la face ventrale. Chez le gymnote et le malaptérure, les colonnettes sont horizontales; chez le gymnote, la tête est positive, la queue est négative; chez le malaptérure, la tête est négative, la queue est positive. La décharge n'est pas unique; elle est constituée par un petit nombre de décharges successives, se produisant à intervalles de 1/200° de seconde environ.

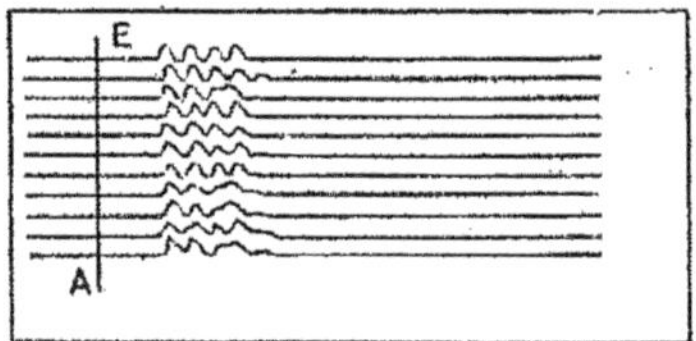


Fig. 232. — Décharges d'une torpille provoquées par une excitation unique des centres nerveux en A E.

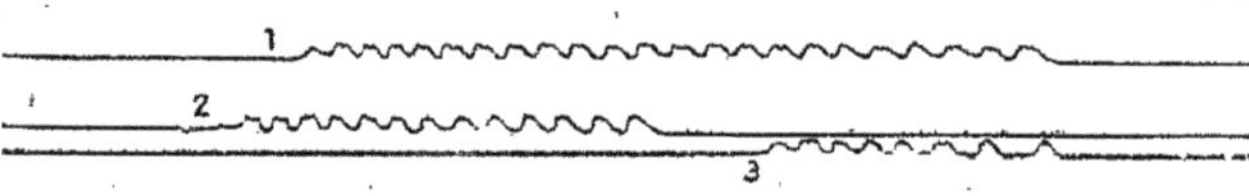


Fig. 233. — Trois décharges volontaires d'une torpille.

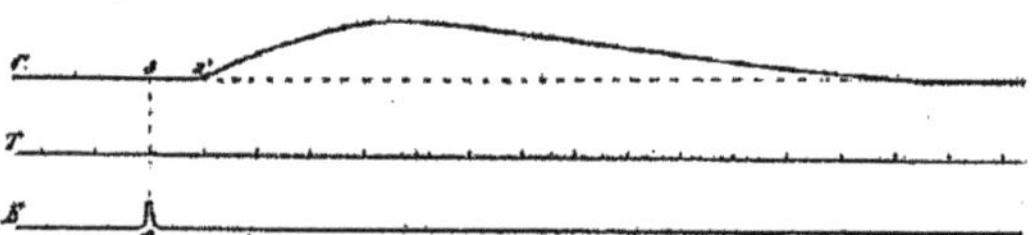


Fig. 234. — Contraction d'un muscle lisse.

C, courbe myographique; a, a', temps perdu de contraction; T, les temps en secondes; E, ligne des excitations; l'excitation produite en e.

On peut considérer les organes électriques comme des muscles modifiés, ayant perdu la contractilité, mais ayant acquis une remarquable aptitude à faire de l'électricité. Ce sont des muscles ne pouvant dépasser la période d'excitation latente.

Les phénomènes chimiques de la contraction musculaire ont été étudiés dans le chapitre sur le travail musculaire (chap. XXI, p. 430).

---

Nous ne possédons que des renseignements imparfaits sur les muscles lisses; leur contraction se fait selon le même type que celle des muscles striés, mais tous les éléments du myogramme sont allongés. La striation des muscles n'est pas en rapport avec la propriété contractile, mais avec la brusquerie de la contraction.

# CHAPITRE XXXIII

## LE NEURONE

SOMMAIRE. — 1. **L'unité histologique du neurone.** — Cellule nerveuse et fibre nerveuse. — Le neurone. L'unité histologique du neurone, démontrée anatomiquement et physiologiquement. Dégénérescence et régénération. Cylindre-axe et prolongements protoplasmiques. Divers types de neurones.

2. **L'excitabilité du neurone.** — Conductibilité : l'appareil neuro-musculaire, excitants mécaniques (tétanomoteur), chimiques, physiques. De l'excitation électrique : courant constant interrompu, courant induit. La conductibilité n'est pas une propriété spécifique du neurone. Le pouvoir émissif du neurone.

3. **La conductibilité équivoque du neurone.** — Conduction cellulifuge et conduction cellulipète. — L'excitation expérimentale se transmet dans les deux sens. Les démonstrations de cette proposition basées sur les sutures nerveuses et les greffes sont sans valeur. Démonstrations valables de cette proposition : muscles de grenouille, appareil électrique du malaptérure. phénomènes électriques du nerf : le courant de repos et la variation négative.

4. **De la vitesse de l'influx nerveux.** — Des méthodes employées pour mesurer cette vitesse. Résultats et conclusions relatives à la nature de l'influx nerveux.

5. **Des modifications de l'excitabilité du neurone.** — Le phénomène de l'avalanche. Électrotonus et variations électrotoniques de l'excitabilité. — De la fatigue de l'appareil neuro-musculaire. Y a-t-il fatigue du neurone : expériences tendant à démontrer que la fatigue doit être localisée dans la plaque terminale.

6. **Les excitations naturelles.** — Fatigue et curarisation. L'excitation physiologique est équivalente à l'excitation normale. Catégories de neurones basées sur la nature de l'organe terminal. — Tous les neurones pris isolément sont identiques.

### 1. *L'unité histologique du neurone.*

On a longtemps décrit deux éléments histologiques du système nerveux ; la *cellule nerveuse* et la *fibre nerveuse*.

La *cellule nerveuse* est une cellule nue, dont le protoplasma, granuleux dans les parties périnucléaires et fibrillaire dans les parties périphériques englobe un noyau : elle est hérissée de prolongements, dont les uns. expansions protoplasmiques ramifiées, sont appelés *prolongements protoplasmiques* (leur ensemble constituant les *dendrites*) ; dont l'autre, unique, cylindrique et non ramifié, est appelé *prolongement de Deiters*.

La *fibre nerveuse* ou *axone* est généralement complexe : l'axe en est occupé par un filament à structure fibrillaire, seule partie essentielle et constante, le *cylindre-axe* ou *neurite*, enveloppé d'une gaine protectrice et isolante, la *gaine de myéline*, limitée elle-même extérieurement par une cuticule, la *gaine de Schwann*.

A cette notion binaire du système nerveux, on a substitué la notion du *neurone*.

Un neurone est une cellule, dans laquelle on peut, pour la commodité de la description, distinguer le *corps ou centre* et les *prolongements*. Le *corps du neurone* est l'ancienne cellule nerveuse, moins ses prolongements; c'est la masse centrale protoplasmique

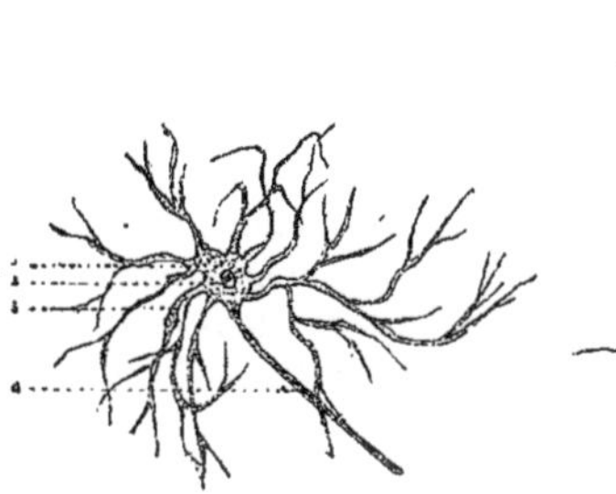

Fig. 235 — Cellule nerveuse multipolaire. 1, corps de la cellule; 2, noyau avec son nucléole; 3, prolongement protoplasmique; 4, prolongement cylindre-axile.

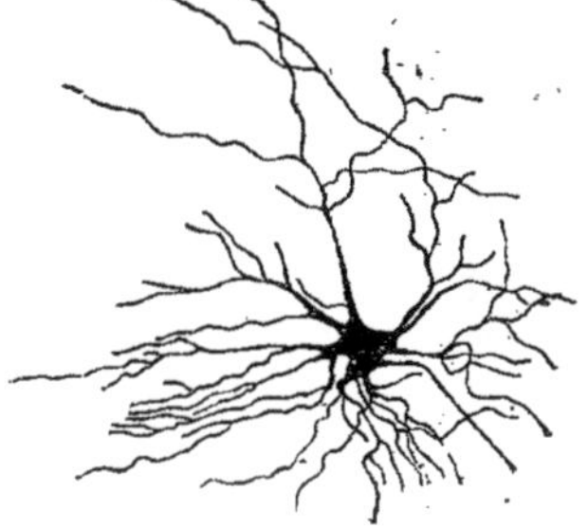

Fig. 236. — Cellule multipolaire préparée d'après la méthode de Golgi-Cajal.

et nucléée, d'où partent les divers prolongements. Ces *prolongements* sont de deux ordres : 1° les *prolongements protoplasmiques*, généralement ramifiés dans toute leur étendue; 2° le *prolongement cylindre-axile* ou *neurite*, généralement non ramifié jusqu'au voisinage de sa terminaison, constitué par le prolongement de Deiters et par le cylindre-axe de la fibre nerveuse, qui en est le prolongement direct. Le neurone est donc constitué par l'ancienne cellule nerveuse et par la partie fondamentale de la fibre nerveuse.

A ce neurone s'ajoutent en général des parties accessoires : ce sont la gaine de myéline et la gaine de Schwann, qui enveloppent généralement, sur la plus grande partie de son parcours, le prolongement cylindre-axile. (Ces parties sont accessoires, car tous les neurones n'en sont pas pourvus.)

L'*unité histologique du neurone* et son *individualité* sont démontrées par l'anatomie et par la physiologie.

1° Si l'on dispose de préparations sur lesquelles on puisse suivre le prolongement de Deiters sur une assez grande étendue, on constate qu'il naît du corps du neurone, sans indice de discontinuité, et se continue, sans indice de discontinuité, avec le cylindre-axe d'une fibre. — 2° Pendant leur développement, les neurones apparaissent comme des cellules indépendantes, dépourvues à l'origine de toute expansion; plus tard, elles poussent un bourgeon, qui, en se développant, constitue un cylindre-axe. Ce dernier apparaît donc comme une expansion protoplasmique du centre du neurone, comme apparaîtront plus tard les expansions protoplasmiques elles-mêmes. — 3° Si, par une section, on sépare le cylindre-axe de la cellule nerveuse, la portion du cylindre-axe, restée en continuité avec le corps de la cellule, conserve sa structure et ses propriétés : on y reconnaît toujours le cylindre-axe et la gaine de myéline avec leurs caractères histologiques normaux; on y constate les caractères physiologiques d'excitabilité et de conductibilité[1]; la portion du cylindre-axe isolée du corps cellulaire présente, au contraire, des modifications appréciables (au bout de quatre à cinq jours pour les nerfs de

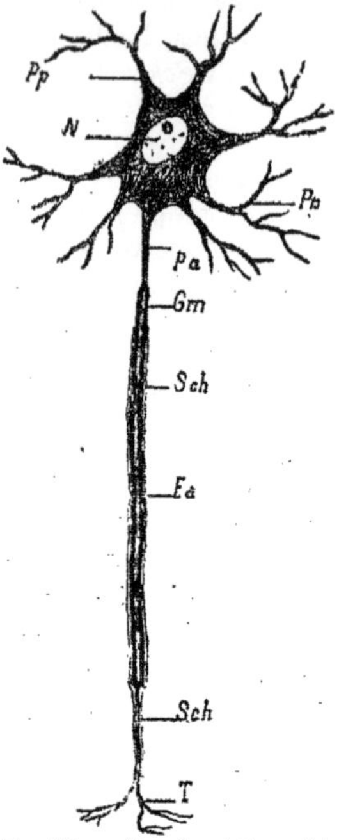

Fig. 237. — Représentation schématique d'un neurone.

N, noyau de la cellule nerveuse; *Pp*, prolongements protoplasmiques; *Pa*, cylindre-axe; *Gm*, gaine de myéline; *Sch*, gaine de Schwann; *Ea*, étranglement annulaire; T, ramifications terminales du cylindre-axe.

1. Il convient pourtant de noter que des altérations, connues sous le nom de *dégénérescence rétrograde*, ont été observées à la suite d'amputations ou de résections nerveuses dans le bout central des nerfs sectionnés : ce sont surtout des modifications de la cellule nerveuse, beaucoup plus que du cylindre-axe; ces modifications n'ont d'ailleurs aucune ressemblance, prochaine ou lointaine, avec les modifications de la dégénérescence wallérienne, et leur signification est tout autre. Nous signalons l'existence de telles dégénérescences rétrogrades histologiquement manifestables, parce qu'on s'en est servi pour localiser dans le système nerveux central les cellules d'origine de certains nerfs périphériques.

l'homme) : le cylindre-axe isolé a perdu son excitabilité [1], des modifications histologiques [2] se manifestent, dont la plus importante est la destruction lente, mais continue, et finalement complète du cylindre-axe. Ces altérations histologiques, dites *dégénérescence wallérienne ou descendante*, envahissent toute la partie de la fibre isolée du corps du neurone, *Loi de Waller*).

Le cylindre-axe, isolé de la cellule dont il provient, se comporte comme ces fragments de protoplasma isolés de la cellule dont ils font partie, dans les expériences de *mérotomie*. On sait qu'on peut, chez certains êtres unicellulaires, et notamment chez certains infusoires (stentor), pratiquer des sections isolant un fragment protoplasmique sans noyau. Ce fragment protoplasmique ne tarde pas à perdre ses propriétés vitales, à se désorganiser, à se désagréger et à disparaître. Le reste de l'infusoire, au contraire, répare sa blessure, s'organise de nouveau et reconstitue

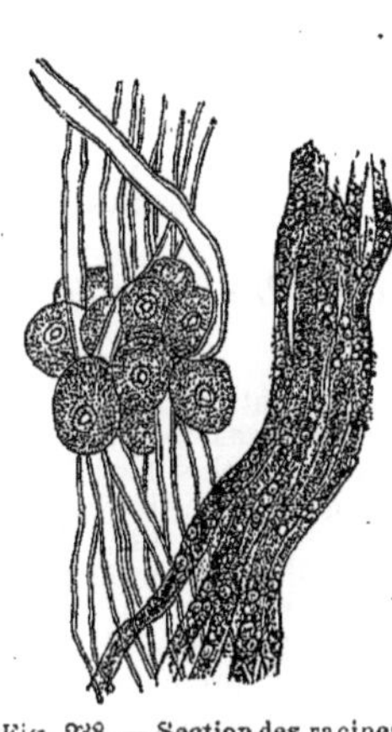

Fig. 238. — Section des racines d'un nerf rachidien au ras de la moelle : aspect des fibres après quelques jours.

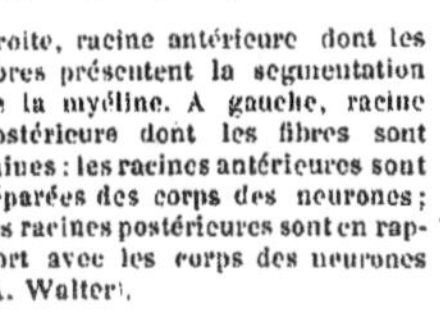

A droite, racine antérieure dont les fibres présentent la segmentation de la myéline. A gauche, racine postérieure dont les fibres sont saines : les racines antérieures sont séparées des corps des neurones ; les racines postérieures sont en rapport avec les corps des neurones (A. Walter).

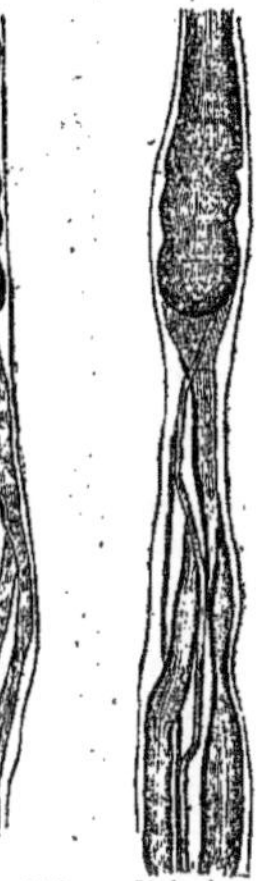

Fig. 239. — Régénération des fibres nerveuses plusieurs mois après la section. De l'extrémité de l'ancienne fibre nerveuse naissent par bourgeonnement une et souvent plusieurs fibres nouvelles plus petites (d'après Ranvier).

1. La perte totale de l'excitabilité est réalisée en quarante-huit heures chez le lapin, en trois jours chez le pigeon, en quatre jours chez le chien, en cinq jours chez l'homme, et, chez la grenouille, en un temps variable selon la saison, pouvant atteindre trente jours en hiver.

2. Le premier phénomène appréciable est la *segmentation de la myéline*; puis le protoplasma des cellules de la gaine s'épaissit; puis le cylindre-axe se fragmente et se résorbe; la gaine, totalement transformée, reste alors le seul témoin de l'existence de la fibre détruite dans sa structure et perdue pour ses fonctions. Le nerf dégénéré a une teinte grisâtre.

un être complet et parfait, doué de toutes ses propriétés anatomiques et physiologiques (voir p. 4). Ne doit-on pas conclure de ces faits que le cylindre-axe n'est qu'une expansion purement protoplasmique, qui, isolée de la partie nucléée de la cellule (qui joue le rôle de centre trophique), dégénère et disparaît. Le rapprochement est d'autant plus légitime que, comme l'infusoire, la cellule nerveuse peut réparer sa blessure et pousser, par l'extrémité du cylindre-axe encore en continuité avec le centre cellulaire, un bourgeon, nouveau cylindre-axe, qui se substitue à l'ancien, détruit et disparu (*régénération* [1]).

*Le neurone est donc, à bon droit, considéré comme une unité histologique.*

Anatomiquement, le prolongement cylindre-axile est équivalent aux prolongements protoplasmiques. Sans doute, il est cylindrique; sans doute, il est en général beaucoup plus long; sans doute, il est en général non ramifié sur presque tout son parcours; sans doute, en général, il naît du corps cellulaire avant les prolongements protoplasmiques; sans doute, il est muni d'une gaine de myéline. — Mais si ces différences sont nettes pour certains neurones, on en trouve d'autres pour lesquels elles s'atténuent, et parfois même disparaissent; il est des cylindres-axes courts; il en est qui présentent des branches latérales sur la plus grande partie de leur trajet, et tous se ramifient à leur terminaison; il en est qui naissent, non du corps cellulaire, mais de la base d'un prolongement protoplasmique; il en est qui ne sont pas munis de la double gaine myélinique et de Schwann, et tous en sont dépourvus à leur origine et à leur terminaison. Donc, anatomiquement cylindre-axe et prolongement protoplasmique sont équivalents. Nous verrons qu'au point de vue physiologique, au contraire, une distinction très nette doit être posée entre eux (p. 723).

Dans sa portion cylindre-axile, le neurone est en général enveloppé d'une gaine de myéline. Certains auteurs admettent que cette gaine est constituée par une série de cellules creuses, ayant subi la dégénérescence graisseuse, dont le protoplasma est à peine visible, dont le noyau est rejeté sur la paroi externe cuticulisée. Lorsque la fibre a été sectionnée, on assiste, dans le bout périphérique, à une modification des cellules de la gaine de myéline. La myéline est résorbée, le protoplasma devient plus abondant, le noyau se divise, et cette transformation est si frappante, que c'est elle qui avait retenu l'attention des premiers observateurs, de sorte que l'on décrivait, comme suite de la

1. Cette régénération ne se produit qu'à la condition que les deux parties du nerf sectionné soient contiguës ou au moins très voisines l'une de l'autre; d'où l'indication de la *suture nerveuse chirurgicale*. On voit alors l'extrémité saine du cylindre-axe se gonfler et pousser un ou plusieurs prolongements cylindre-axiles, qui s'insinuent dans les gaines du bout dégénéré. A mesure que progressent dans ces gaines (à raison de 0 mm. 3 à 1 mm. 0 par jour au maximum) les cylindres-axes, les cellules revivifiées des gaines subissent des transformations inverses de celles qu'elles ont présentées lors de la dégénérescence : le protoplasma se raréfie, la myéline se reforme.

section d'une fibre, le phénomène de la *segmentation de la myéline*, à l'exclusion des autres. — Nous ne commettrons pas cette faute : le phénomène essentiel, c'est la mort et la disparition du cylindre-axe; les phénomènes accessoires sont ceux qui se passent dans la gaine de myéline. Il semble que, lorsque le cylindre-axe est doué de toutes ses propriétés physiologiques, il tient dans un état d'asservissement et de dégénérescence les cellules de sa gaine; vient-il à perdre ses propriétés fondamentales, les cellules de la gaine sortent de leur état de dégénérescence et acquièrent une vitalité considérable : elles se gorgent de protoplasma et divisent leurs noyaux. Cette lutte entre le neurone et les cellules myéliniques se manifeste de nouveau, lors de la régénération du neurone. Lorsque le bout central du neurone sectionné pousse un prolongement nouveau, qui s'insinue dans les cellules myéliniques, celles-ci subissent de nouveau la dégénérescence graisseuse, comme avant la section de la fibre.

## 2. *L'excitabilité du neurone.*

*Le neurone est excitable* par les agents mécaniques, physiques, chimiques et physiologiques (les expériences ne se font pas sur un seul neurone, mais sur des groupes naturels de neurones, sur des nerfs périphériques), mais cette excitabilité ne nous est pas immédiatement révélée par des modifications sensibles dans le neurone lui-même. Les terminaisons du neurone se mettent en rapport, à la périphérie, avec une fibre musculaire, avec une cellule glandulaire, etc., en général avec un élément anatomique. Lorsqu'une excitation, convenable en qualité et suffisante et quantité, est portée sur un neurone, on constate une réaction de l'organe périphérique, lorsque cet organe est capable de manifester une réaction appréciable par nos moyens d'investigation (muscle, glande, etc.); or cet organe n'a pas été directement excité, il n'a pu l'être que par l'intermédiaire du neurone : il y a eu transmission de l'excitation, suivant le neurone et par le neurone. *Le neurone est un élément conducteur*, et son excitation nous est révélée grâce à et par ce phénomène de *conductibilité*. La réaction du neurone aux excitants est donc la conductibilité. Nous montrerons ultérieurement que cette conductibilité n'est pas assimilable à celle d'un fil métallique pour la chaleur et pour l'électricité. Aussi serait-il convenable de la désigner sous le nom de *conductibilité spécifique*.

Pour la commodité du langage, on dit que le neurone conduit l'*influx nerveux* ou l'*onde nerveuse*. Cette expression est vague, et elle est bonne, parce qu'elle est vague. On ne connait pas la nature des phénomènes qui se produisent dans le neurone excité; on sait seulement que l'excitation se propage de proche en proche; on traduit ce fait par l'expression : influx nerveux, ou onde nerveuse.

Le plus simple et surtout le mieux connu de tous les appareils permettant d'étudier l'excitabilité du neurone est l'*appareil neuro-musculaire.*

Supposons qu'on ait préparé le muscle gastro-cnémien de la grenouille et le nerf sciatique correspondant; supposons que l'extrémité supérieure du muscle soit fixe et que son extrémité inférieure soit mise en rapport avec le levier d'un myographe, disposé devant le cylindre enregistreur; supposons enfin que la préparation soit à l'abri de la dessiccation dans une chambre humide. Si l'on fait agir sur le nerf des agents mécaniques, physiques, ou chimiques, et si l'on observe le tracé donné par le myographe, on obtient les résultats suivants :

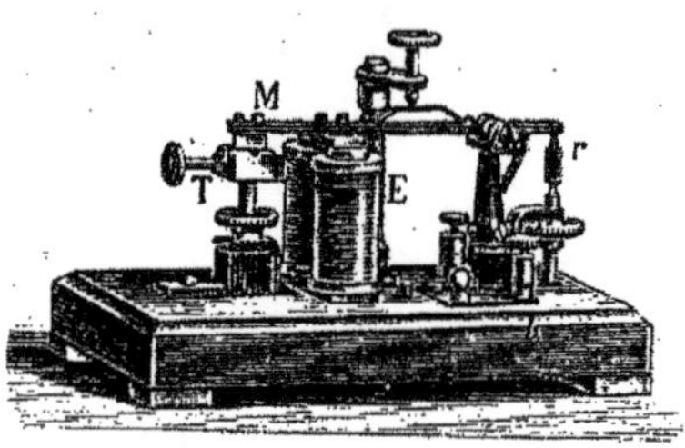


Fig. 240. — Tétanomoteur.

E, électro-aimant, commandé par un courant amené aux bornes *b*. T, tablette d'ivoire portant une rainure pour recevoir le nerf. M, marteau mu par l'action de l'électro-aimant et du ressort *r*.

1° *Le nerf est excitable par des agents mécaniques* : une traction brusque, un choc brusque, un pincement, un écrasement du nerf provoquent la contraction du muscle. La *brusquerie* dans l'action mécanique est une condition nécessaire de l'excitation : on peut, au contraire, exercer sur un nerf des pressions énormes, sans provoquer de contraction du muscle, si l'on prend soin de commencer par exercer une pression infiniment petite, qu'on fait croître progressivement avec une grande lenteur. Une brusque traction, un pincement, un écrasement désorganisent et détruisent généralement le nerf au point excité; dans les expériences précises sur l'excitation mécanique des nerfs, il est nécessaire d'éviter cette désorganisation. On y parvient en employant le *tétanomoteur.* C'est essentiellement un petit marteau en ivoire, pouvant frapper sur un nerf, étendu sur une tablette d'ivoire. Le marteau oscille autour d'un axe et est mis en mouvement par le jeu d'un électro-aimant. On peut régler le nombre des chocs en un temps donné et leur force.

On peut ainsi provoquer dans les muscle des contractions tétaniques, en agissant sur le nerf, et, par conséquent, établir qu'à chaque choc, une excitation se produit dans le nerf, qui, transmise au muscle, en détermine la contraction.

2° *Le nerf est excitable par certains agents chimiques*, dont les principaux sont les alcalis caustiques fixes, les acides minéraux, l'alcool, l'éther, le chloroforme, la glycérine, etc. L'ammoniaque et l'eau de chaux (excitants du muscle) ne peuvent exciter le nerf.

L'excitation chimique des nerfs est accompagnée, le plus généralement, d'une destruction de la fibre.

3° *Le nerf peut être excité par de brusques variations de température* : brusquement refroidi à une température inférieure à 0°, ou brusquement échauffé à 45°, il provoque la contraction du muscle.

4° *Le nerf est excitable par l'électricité.* — Les agents électriques sont les *excitants de choix*, car on en peut régler avec rigueur l'intensité et la durée; on peut les produire et les suspendre avec la plus grande facilité; enfin on peut les employer sans désorganiser le nerf. Une condition, indispensable pour des études précises, doit toutefois être remplie : si l'on applique l'électricité aux nerfs au moyen de conducteurs quelconques, et en général au moyen de conducteurs métalliques, il naît, au contact du métal et du nerf, des courants secondaires qui compliquent et troublent l'action due aux courants employés. Aussi convient-il d'avoir recours, pour les expériences délicates et précises, à des électrodes, incapables d'engendrer de tels courants. Il existe de telles électrodes, dites *électrodes impolarisables*. Dans ces électrodes, le fil métallique, qui est en rapport avec une pile et dont il faut éviter le contact avec les tissus, plonge dans un tube rempli d'une solution saline convenable (sulfate de cuivre pour un fil de cuivre; sulfate de zinc pour un fil de zinc). L'extrémité de ce tube est fermée par un bouchon de kaolin imprégné d'une solution de chlorure de sodium pur à 9 p. 1 000, ce bouchon ayant reçu une forme convenable pour être appliqué sur le nerf ou sur le muscle, ou pour supporter le nerf ou le muscle.

Les physiologistes ont employé l'électricité, comme excitant du nerf, sous trois formes : les décharges d'électricité statique, le courant de pile et le courant induit.

Nous supposons que deux électrodes impolarisables sont mises respectivement en rapport, soit avec les deux lames d'un condensateur, soit avec les deux pôles d'une pile, soit avec les deux extrémités d'un conducteur, dans lequel se produit un courant induit, et nous supposons que ces deux électrodes sont appliquées sur le nerf. Si les deux électrodes sont placées en face l'une de l'autre, dans une même section transversale du nerf, de façon que

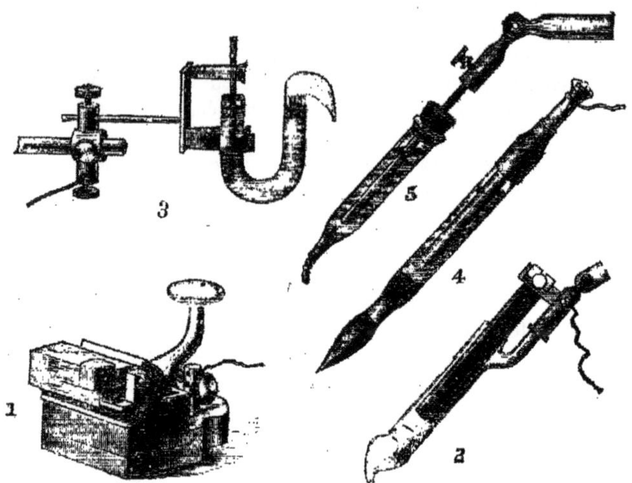


Fig. 241. — Électrodes impolarisables. — Divers modèles employés dans les laboratoires de physiologie. En 1, une cuve métallique renferme l'eau salée qui imbibe un paquet de feuilles de papier filtre sur lequel repose le nerf. — En 2, 3, 4, 5, l'eau salée contenue dans un tube de verre imbibe le bouchon de kaolin qu'on applique sur le nerf.

le courant électrique traverse le nerf perpendiculairement à son axe, il n'y a pas d'excitation : le muscle ne se contracte pas. L'excitation ne se produit que si les deux électrodes sont placées en deux points tels que le courant traverse le nerf obliquement, ou mieux encore longitudinalement, c'est-à-dire parallèlement à son axe.

La décharge d'un condensateur, passant à travers un nerf, provoque essentiellement une secousse dans le muscle, donc une excitation dans le nerf. Les physiologistes ont renoncé, d'une façon très générale à employer les décharges de condensateurs, pour exciter les nerfs, parce que la décharge ne correspond pas à un phénomène électrique unique, mais comprend une décharge principale, suivie d'une série de petites décharges de plus en plus faibles.

Le courant de pile, passant dans un nerf, détermine une secousse musculaire, dite *secousse de fermeture*, au moment où le courant commence à passer; il ne produit rien pendant toute la durée de son passage, pourvu que son intensité reste constante; il produit une secousse, dite *secousse d'ouverture*, au moment de la rupture du courant, c'est-à-dire du moment où le courant cesse de passer. C'est donc, quand il se produit un changement dans l'état électrique du nerf, que se manifeste l'excitation. Ce changement doit être brusque et avoir une certaine grandeur. Dans le cas contraire, le courant est inefficace. Si, par exemple, on fait passer dans un nerf un courant de pile très faible, inefficace, et si on augmente, par additions infiniment petites, l'intensité de ce courant, on peut arriver à faire passer dans le nerf des courants assez intenses pour le désorganiser, sans avoir jamais pu observer la moindre excitation. Au contraire, toute variation brusque de l'intensité d'un courant traversant un nerf, produit une excitation, au même titre que l'établissement et la suppression du courant.

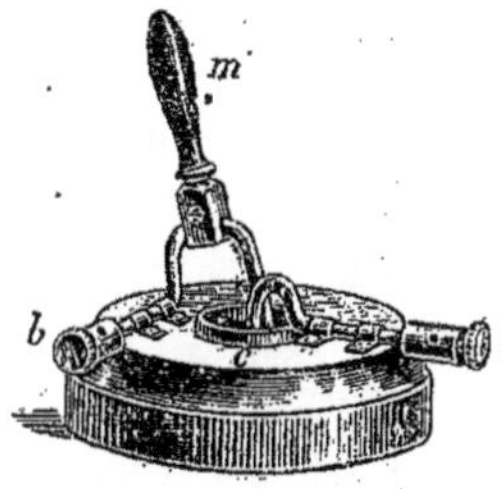

Fig. 242. — Interrupteur à mercure. — Par les mouvements de la manette, on peut faire plonger une tige de cuivre dans le mercure contenu dans la cuve *c* et fermer le circuit entre les bornes *b b*, auxquelles arrive un courant de pile. Par un mouvement inverse, on rompt le courant.

Donc, pour produire une excitation du nerf par le courant constant, il faut des courants brusquement établis ou supprimés, ou brusquement augmentés ou diminués. — Il faut encore que la durée du passage du courant ne soit pas infiniment courte : c'est ainsi qu'un courant durant moins de 0,0015 de seconde, quelle que soit son intensité, est inefficace (courants à haute fréquence par exemple).

Il existe un certain nombre d'appareils, que décrivent les physiciens, permettant d'interrompre et de rétablir le courant : ce sont les appareils dits *interrupteurs*. Ces appareils, ou tout au moins certains d'entre eux, permettent d'obtenir des ruptures ou des fermetures de courant plus ou moins nombreuses : chaque ouverture et chaque fermeture produit une excitation du nerf, qu'on constate par la contraction du muscle. Si les interruptions sont suffisamment espacées, on a des secousses musculaires; si elles se rapprochent suffisamment, on a une contraction tétanique.

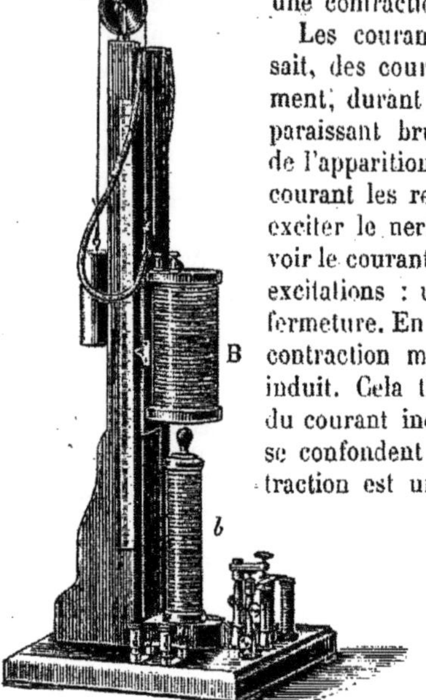


Fig. 243. — Chariot de Du Bois-Reymond. — La bobine induite B peut, en s'élevant ou s'abaissant, s'éloigner ou se rapprocher de la bobine inductrice *b* et fournir ainsi des courants induits d'intensité variable pour une même intensité du courant inducteur.

Les courants d'induction sont, on le sait, des courants apparaissant brusquement, durant très peu de temps et disparaissant brusquement. La brusquerie de l'apparition et de la disparition de ces courant les rend éminemment propres à exciter le nerf. On devrait s'attendre à voir le courant d'induction produire deux excitations : une d'ouverture et une de fermeture. En fait, il ne se produit qu'une contraction musculaire pour un courant induit. Cela tient à la très petite durée du courant induit : les deux excitations se confondent en une seule, et la contraction est unique. Les physiologistes utilisent le plus généralement, pour les excitations courantes des nerfs, dans la pratique, ces courants d'induction, qui leur sont fournis par la *bobine de Ruhmkorff*, appelée souvent par les physiologistes *chariot de Du Bois Reymond*. Cet appareil est disposé de façon à produire des interruptions fréquentes, et à obtenir des courants d'induction plus ou moins intenses. Si le nerf est traversé par une série de courants d'induction, il se produit une série de secousses dans le muscle, si les courants sont assez espacés; il se produit un tétanos, si les courants sont assez rapprochés.

*Le nerf est excitable dans toute son étendue* : l'un des excitants précédemment indiqués produit une réaction musculaire, quel que soit son point d'application.

Pour que l'excitation du nerf soit efficace, c'est-à-dire, dans l'exemple choisi, pour qu'elle provoque la contraction du muscle, deux conditions doivent être remplies : 1° le nerf doit être *continu*, depuis le point excité jusqu'à ses terminaisons dans la plaque terminale; 2° il doit posséder, dans tout ce trajet, son *intégrité* complète, *anatomique et physiologique*.

Si le nerf a été sectionné entre le point excité et ses terminaisons, l'excitation est inefficace, alors même que les deux bouts sectionnés sont rapprochés et mis en contact intime; si le nerf a été désorganisé dans son trajet entre le point excité et ses terminaisons, par exemple par un choc, suffisant pour rompre l'arrangement normal de ses parties constituantes, sans le rompre mécaniquement; ou si, en un point de ce trajet, le nerf a perdu momentanément ses propriétés physiologiques, par suite d'une compression (il suffit d'une pression de 50 cm. de mercure) ou par suite de l'action d'un poison protoplasmique, tel que la cocaïne, par exemple (il suffit de 5 à 10 mmg.), l'excitation est inefficace.

On a souvent considéré comme une propriété spécifique du neurone cette conductibilité. Ce n'est pas exact. On peut démontrer l'existence de phénomènes de conductibilité dans des éléments autres que les neurones. — Si on excite une fibre musculaire en un point limité, on peut constater qu'une onde de contraction, née au point excité, se propage de part et d'autre de ce point, à une distance plus ou moins grande, suivant l'intensité de l'excitation. — Si on observe au microscope un protozoaire du groupe des orbitolites, muni de longs prolongements protoplasmiques (cils vibratiles), et si on sectionne un de ces prolongements, on voit se produire, au niveau de la blessure, un épaississement du cil, et cet épaississement se propage lentement, comme une onde qui chemine, vers la base du cil, qu'elle n'atteint d'ailleurs généralement pas, ayant diminué, puis disparu, en se propageant. — On admet même, mais sans en pouvoir donner, dans la majorité des cas de démonstration, que la conductibilité est une propriété générale du protoplasma; toute excitation produite en un point limité d'un élément anatomique se propage aux régions voisines du même élément, à des distances d'autant plus grandes que l'excitation a été plus forte. La conductibilité du neurone ne saurait donc être considérée comme une propriété caractéristique du neurone, puisqu'on la démontre dans plusieurs autres éléments, puisqu'on l'admet dans tous. Toutefois, la conductibilité du neurone est maxima : aucun autre élément organisé ne possède la propriété de transmettre, dans ses différentes parties, l'excitation au même degré que le neurone.

Le neurone possède une autre propriété, qui est beaucoup plus caractéristique (sans l'être toutefois de façon absolue) que la conductibilité.

Il peut communiquer l'excitation aux éléments anatomiques avec lesquels il est en rapport, que ces éléments anatomiques soient ou ne soient pas des neurones. C'est ainsi que le neurone en rapport avec la fibre musculaire possède la propriété de communiquer l'excitation à cette fibre; d'autres neurones peuvent transmettre l'excitation à des neurones voisins. *Le neurone possède la propriété d'émettre l'excitation; il est doué d'un pouvoir émissif pour l'excitation.* Pour les autres éléments anatomiques, l'excitation née dans une cellule et propagée dans cette cellule, ne se communique généralement pas aux cellules voisines; pour les neurones, une excitation, née dans un neurone, se propage généralement aux éléments voisins. Cette propriété toutefois n'est pas, non plus, absolument caractéristique; on sait que si l'on excite en un point très limité la pointe du cœur, séparée de la base ventriculaire, la contraction se produit dans toutes les parties de cette pointe, l'excitation s'étant ainsi propagée de fibre musculaire en fibre musculaire.

Si on excite le neurone, en employant des courants aussi faibles que possible, mais suffisants pour provoquer une réaction musculaire, on constate que ce même courant, appliqué au muscle directement (après curarisation, c'est-à-dire après suppression physiologique des fibres nerveuses qu'il contient), est inefficace. Il faut augmenter beaucoup l'intensité du courant, agissant directement sur le muscle curarisé, pour le rendre efficace. Donc, un même excitant, appliqué sur le nerf ou sur le muscle, produit un effet beaucoup plus considérable, quand il est appliqué sur le nerf. La conductibilité nerveuse n'est donc nullement comparable aux conductibilités physiques. Le neurone est excité et il réagit : comment, on l'ignore d'ailleurs; on sait seulement que cette réaction du neurone a pour conséquence une excitation des éléments qui sont en rapport avec lui, plus intense que si l'excitant avait agi directement sur ces éléments. — Il y a là un caractère spécial de l'activité du neurone, qu'on ne retrouve pas dans les autres éléments anatomiques.

### 3. *La conductibilité équivoque du neurone.*

Nous avons pris comme type le neurone dont les extrémités cylindre-axiles sont en rapport avec des fibres musculaires. Dans un tel neurone, l'excitation physiologique normale se transmet du corps neuronique aux extrémités du cylindre-axe : la conduction est *cellulifuge.* Mais il est d'autres neurones, dont les terminaisons cylindre-axiles sont en rapport, à la périphérie, avec des appareils, destinés à recevoir les impressions des agents extérieurs, neurones pour lesquels l'excitation naît aux terminaisons cylindre-axiles et se propage suivant le cylindre-axe, jusqu'aux corps de la cellule : tels sont les nerfs dits sensitifs. La conduction y est *cellulipète.*

Dans les cas de fonctionnement physiologique normal, la conduction est donc toujours cellulifuge dans les neurones moteurs, toujours cellulipète dans les neurones sensitifs, parce qu'elle naît dans les premiers au voisinage immédiat de la cellule, et dans les seconds aux extrémités du cylindre-axe. Mais est-elle nécessairement cellulifuge dans les premiers et cellulipète dans les seconds? Si, par exemple, on excite expérimentalement le cylindre-axe en un point déterminé, l'excitation se propage-t-elle uniquement vers les terminaisons, s'il agit d'un neurone moteur, et vers la cellule, s'il s'agit d'un neurone sensitif? — Non, *l'excitation se transmet dans les deux sens.*

On a cherché à démontrer cette *conductibilité équivoque* par des expériences de *greffes*. On a opéré sur le rat. On fixait sous la peau du dos d'un rat l'extrémité de sa queue dénudée : lorsque des adhérences suffisantes et des anastomoses vasculaires s'étaient établies entre les tissus dorsaux et l'extrémité de la queue, on sectionnait la queue à sa base. Le rat portait une queue, implantée sur son dos par ce qui était normalement sa pointe, et libre par ce qui était normalement sa base. L'opération étant terminée, on constatait, après quelques semaines, que les pincements de l'extrémité maintenant libre, c'est-à-dire de l'ancienne base caudale, provoquaient des réactions douloureuses. Or, à l'époque où ces expériences étaient faites, on admettait qu'il se produit une soudure des nerfs dans les plaies et dans les greffes. On interprétait donc le phénomène observé, en disant que l'excitation s'était propagée, dans les filets sensitifs de la queue, de la base vers la pointe, donc en sens inverse du sens normal. Ces filets sensitifs conduisaient donc dans les deux sens. Cette expérience ne prouve rien : on sait aujourd'hui que les nerfs sectionnés dégénèrent et que leur cylindre-axe disparaît, sans jamais se souder à un autre cylindre-axe. Donc, une fois la base de la queue sectionnée, les nerfs de cette queue dégénèrent tous. S'il se produit des phénomènes de sensibilité, ils ne sont explicables que par la présence, dans la queue, de nerfs de formation nouvelle, bourgeons émanés des cylindre-axes sectionnés dans la peau du dos, pour lesquels, par suite, la conduction est cellulipète, comme précédemment.

On a sectionné, chez le chien, le nerf lingual sensitif et le nerf hypoglosse moteur; on a suturé le bout central du lingual et le bout périphérique de l'hypoglosse, pour les souder (on imaginait que la soudure se faisait). Au bout d'un certain temps, on excitait le nerf suturé, au niveau du bout central du nerf lingual, et on constatait des phénomènes généraux de douleur et des contractions dans la langue. Cette expérience ne prouve rien, car les fibres sectionnées du bout périphérique de l'hypoglosse et du lingual dégénèrent : si donc l'excitation provoque des mouvements de la langue, cela tient à la régénération de fibres du lingual, qui ont emprunté le trajet de l'hypoglosse. Or le nerf lingual n'est pas exclusivement sensitif, il contient quelques filets moteurs qui lui sont fournis par la corde du tympan : on peut supposer que ce sont ces filets qui provoquent les contractions de la langue. Ce qui justifie cette hypothèse, c'est que l'expérience ne réussit plus, quand on a sectionné la corde du tympan, et, par conséquent, empêché la régénération des fibres motrices dans le nerf lingual.

On prépare le muscle couturier de la grenouille et le nerf qui y pénètre; par un coup de ciseaux, parallèle à la direction des fibres musculaires, on sépare le quart inférieur du muscle en deux languettes : ces deux languettes reçoivent des fibrilles nerveuses. distribuées de telle façon que quelques-uns au moins des cylindres-axes fournissent des fibrilles à la fois aux deux languettes. Si on excite électriquement l'une des languettes, on constate que quelques fibres musculaires se contractent dans l'autre languette. Ceci ne peut s'interpréter qu'en admettant que l'agent électrique a excité les terminaisons nerveuses motrices dans la languette excitée; que les phénomènes d'excitation se sont propagés dans le sens cellulipète dans ces fibrilles; que les fibrilles nerveuses émanant du même tronc cylindre-axile ont été excitées et que l'excitation s'est transmise dans celles-ci dans le sens cellulifuge. Donc, dans un même neurone, on démontre la conductibilité équivoque.

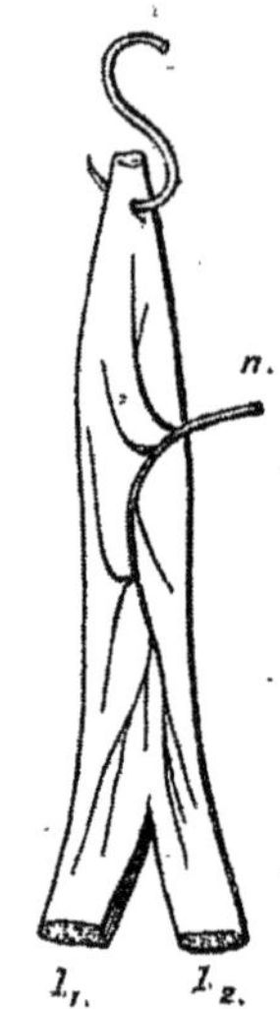


Fig. 214. — Le couturier de la grenouille.

$l_1$ et $l_2$ les deux languettes produites par l'incision longitudinale ; *n*, une fibre nerveuse se divisant dans le muscle en fibrilles.

La même démonstration peut se faire avec le muscle vaste interne de la grenouille. Ce muscle est divisé en deux parties musculaires, séparées par une intersection tendineuse complète : des fibrilles d'un même cylindre-axe se rendent dans les deux parties charnues. Si on sectionne le muscle, suivant cette intersection tendineuse, on constate que l'excitation d'une partie provoque la contraction de quelques fibres de l'autre partie. L'explication est la même que dans le cas du couturier.

La malaptérure électrique, poisson capable de produire des décharges électriques, a un organe électrique double, dont chaque moitié est innervée par un seul cylindre-axe énorme fortement subdivisé vers la périphérie. L'excitation de ce cylindre-axe, provoque la décharge de l'organe électrique. Si on isole une des subdivisions périphériques, si on la sectionne et si on excite son bout central, on provoque une décharge de tout l'organe. Donc l'excitation, née au point excité, s'est propagée dans le sens cellulipète, puis dans le sens cellulifuge dans un même cylindre-axe.

Enfin, l'étude des phénomènes électriques du nerf au repos et du nerf en activité, conduit à cette même conclusion : les modifications consécutives à l'excitation se produisent de part et d'autre du point excité, quel que soit le nerf en expérience. Si on sectionne un nerf, et si on établit un circuit conducteur entre la surface naturelle du nerf et sa surface de section, on peut mettre en évidence l'existence, dans ce circuit, d'un courant électrique, dit *courant de repos*, allant de la surface naturelle (positive) à la surface de section (négative). Un galvanomètre, placé sur ce circuit, permet de connaître l'existence d'un courant, le sens et

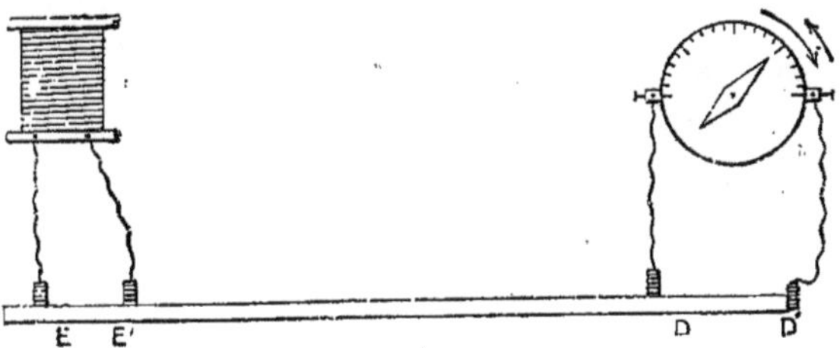


Fig. 245. — Schéma de l'expérience de la constatation et de la mesure de la variation négative.

l'intensité de ce courant. — Si ce nerf est excité électriquement, physiquement, chimiquement, ou mécaniquement, on constate que le courant de repos est diminué d'intensité; il existe encore un courant de même sens que le courant de repos, mais moins intense : il y a *variation négative du courant nerveux*. Cette variation se produit lorsque le nerf est excité; elle est propre au nerf et se manifeste en lui. Elle est même le seul phénomène, actuellement étudié, s'accomplissant dans le nerf et permettant d'en reconnaître l'excitation. Or, dans un fragment du nerf, terminé par deux sections planes, la variation négative se manifeste aux deux extrémités, quel que soit le nerf : qu'il soit mixte, c'est-à-dire formé d'un paquet de neurones moteurs et de neurones sensitifs (nerf sciatique par exemple); qu'il soit exclusivement moteur (racine antérieure d'un nerf rachidien); qu'il soit exclusivement sensitif (racine postérieure d'un nerf rachidien). Donc les modifications qui accompagnent l'excitation du neurone se produisent en amont et en aval du point excité; d'où cette conclusion : *le neurone propage l'excitation dans les deux sens*.

### 4. *La vitesse de l'influx nerveux.*

Les différents points d'un neurone, excité en un certain point, entrent successivement, et de proche en proche, en activité : l'excitation, ou, comme on dit, l'influx nerveux se propage dans le neurone. Avec quelle vitesse ?

On prépare un couple neuro-musculaire, formé par le nerf sciatique et le muscle gastro-cnémien de la grenouille ; le muscle est adapté à un myographe, dont la pointe inscrivante est appliquée sur le cylindre noirci ; le nerf repose sur une paire d'électrodes impolarisables, très voisines l'une de l'autre, ces électrodes faisant partie d'un circuit de pile, dans lequel on a disposé un interrupteur et un électro-aimant inscripteur, dont la pointe, destinée à indiquer par un crochet le moment du passage ou de la rupture du courant, est placée contre le cylindre noirci, sur la même génératrice que celle du myographe. Sur cette même génératrice s'appuie la pointe d'un électro-aimant inscripteur, situé dans un circuit de pile, contenant un diapason vibrant, capable de faire 200 vibrations par seconde, et, par suite, d'interrompre et de rétablir le courant 200 fois par seconde. — Le cylindre enregistreur étant mis en mouvement, on ferme le courant : il se produit une secousse musculaire. L'examen du graphique montre que la secousse se produit en retard sur l'excitation : les oscillations de la pointe du second électro-aimant donnent une courbe, dont deux points correspondants voisins sont séparés de l'espace dont s'est déplacé le cylindre pendant 1/200$^e$ de seconde. Ceci permet de mesurer en 1/200$^e$ de seconde le temps perdu de la contraction. Ce temps perdu est la somme des grandeurs suivantes : 1° temps perdu de la naissance de l'excitation au point excité, soit $a$ ; 2° temps de la propagation de l'excitation de ce point aux terminaisons juxta-musculaires, soit $b$ ; 3° temps perdu de la contraction musculaire proprement dite, soit $c$.

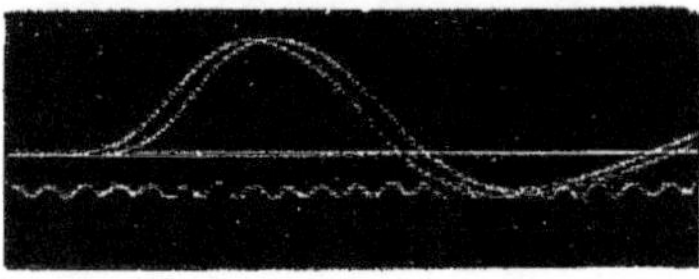

Fig. 246. — Mesure de la vitesse de conduction dans un nerf.

La ligne supérieure est le myogramme, la ligne inférieure est l'inscription des temps à 1/200$^e$ de seconde.

On recommence l'expérience, en posant les électrodes impolarisables en un autre point du neurone, distant du premier d'une longueur qu'on peut mesurer, soit $l$. On note un autre temps perdu total, lequel correspond à la somme des grandeurs suivantes : 1° temps perdu de la naissance de l'excitation au point excité, soit $a$ (car rien ne nous permet de supposer que ce temps perdu diffère suivant le point excité) ; 2° temps de propagation de l'excitation de ce point aux terminaisons juxta-musculaires $b'$, différent de $b$, car la distance à parcourir n'est pas la même ;

3° temps perdu de la contraction musculaire proprement dite, c'est-à-dire $c$, comme précédemment.

La différence des temps perdus observée correspond donc à $b - b'$, c'est-à-dire au temps nécessaire à la propagation de l'excitation du point B au point B'. Si on divise l'espace qui sépare ces deux points, soit $l$, par le temps employé à le parcourir, on obtient la vitesse de propagation de l'influx nerveux, soit $\frac{l}{b - b'}$.

La même détermination peut se faire d'après le principe suivant. On démontre en physique que si l'on fait passer dans un galvanomètre un courant de pile de très courte durée, l'écart de l'aiguille, pour un courant d'intensité donnée, est proportionnel à la durée du courant. Dans le circuit d'une pile, on dispose un interrupteur du courant, deux électrodes impolarisables, sur lesquelles repose le nerf à exciter (par exemple le nerf sciatique de la grenouille), et un galvanomètre. Le muscle, commandé par le nerf excité, est fixé à l'une de ses extrémités, et, par l'autre extrémité, mis en rapport avec un petit interrupteur, disposé de telle façon que le circuit soit rompu, au moment de la contraction du muscle. Si on lance le courant dans le circuit, en fermant l'interrupteur, le nerf est excité, le muscle se contracte : en même temps, l'aiguille du galvanomètre a oscillé d'un certain angle. On refait la même expérience en posant les électrodes en un autre point du neurone, et on détermine la nouvelle déviation de l'aiguille du galvanomètre. Ces déviations sont proportionnelles aux durées de passage des courants, c'est-à-dire aux temps qui séparent le moment de la fermeture du courant du commencement de la contraction musculaire. Or, ces temps diffèrent entre eux du temps nécessaire à la transmission de l'influx nerveux, entre les deux points excités. — Donc, la différence des déviations du galvanomètre correspond à un courant, durant autant que dure la transmission entre les deux points excités. Si on a déterminé directement la déviation pour le même courant, passant pendant un temps bien exactement connu, on pourra, par proportionnalité, connaître la durée de cette transmission.

On a déterminé la vitesse de la transmission nerveuse motrice, chez l'homme, sans opération, en reliant le doigt à un myographe convenablement disposé, et en excitant au niveau du bras, à travers la peau, en deux points de son parcours, le nerf moteur des muscles fléchisseurs des doigts.

— On a cherché à déterminer la vitesse de l'influx nerveux dans les nerfs sensitifs. Le principe de la méthode consiste à exciter un nerf sensitif en deux points distincts, et à noter le temps qui s'écoule entre le moment de l'excitation, qu'on inscrit sur un cylindre noirci tournant, et la réaction musculaire volontaire, qu'on peut inscrire sur le même cylindre tournant, dont la vitesse de rotation est déterminée au moyen du diapason enregistreur. Par exemple, on excite le nerf médian, au voisinage du poignet, et, dès que la sensation est perçue, on contracte un doigt qui met en mouvement un levier inscripteur. On répète l'expérience en excitant le nerf médian au bras; on constate une différence dans la durée du temps perdu de la réaction : elle correspond à la durée de transmission entre les deux points excités.

En opérant ainsi, on a trouvé les résultats suivants :

La *vitesse de l'influx nerveux*, dans les nerfs moteurs de la grenouille, est d'environ 25 mètres par seconde, à la température ordinaire des laboratoires. Dans les nerfs moteurs de l'homme, elle est de 30 à 40 mètres, ainsi que dans les nerfs sensitifs.

Cette vitesse de transmission varie avec la température : elle est de 45 mètres chez la grenouille à 35° ; elle diminue par le refroidissement : on a noté 1 mètre chez les hibernants pendant le sommeil d'hiver.

Ces résultats conduisent aux conséquences suivantes :

1° Il n'y a pas de différence pour la vitesse de transmission, dans les neurones moteurs et dans les neurones sensitifs, — nouveau fait à l'appui de l'identité des phénomènes intimes qui s'accomplissent dans les deux catégories de neurones.

2° La vitesse de propagation de l'influx nerveux est infiniment petite, par rapport à la vitesse de transmission de l'électricité (300 000 kilomètres à la seconde); par conséquent, il ne s'agit nullement de transmission d'électricité. Cette conclusion est d'accord avec ce que nous avons dit précédemment : à savoir, qu'un nerf lésé en un point de son parcours peut conduire l'électricité, mais ne conduit plus l'influx nerveux.

On a pu, par des procédés qu'il est inutile de décrire ici, mesurer la vitesse de propagation de la variation négative dans le nerf : on a trouvé qu'elle se propage avec la même vitesse que l'influx nerveux. Elle apparaît donc bien comme un phénomène intimement lié aux phénomènes d'excitation du neurone.

### 5. *Les modifications de l'excitabilité du neurone.*

Les neurones sont excitables, mais leur excitabilité n'est pas constante : elle est modifiée par de nombreuses influences. Si, au moyen du système neuro-musculaire, qui nous a déjà servi, on détermine soit l'intensité minima de l'excitant, pour laquelle il y a une contraction du muscle, soit la grandeur de la contraction musculaire pour une excitation constante, produisant les secousses sub-maximales (voisine du seuil de l'excitation), on obtient des renseignements sur les variations de l'excitabilité d'un neurone.

On a prétendu que l'excitabilité du neurone n'est pas la même en ses différents points : que, notamment dans le cas du neurone moteur, elle croît à mesure qu'on se rapproche du corps du neurone, de sorte que l'effet visible de l'excitation, c'est-à-dire la contraction musculaire, se produirait pour une excitation minima d'autant plus petite que le point excité serait plus éloigné du muscle. Les choses se passeraient comme si l'influx nerveux augmentait, en se propageant vers le muscle : plus le trajet à parcourir serait grand, plus l'influx nerveux augmenterait. Ce serait comme une *avalanche.* Nous avons présenté ces propositions sous forme dubitative, car les faits sont contestés par certains auteurs. Tous admettent des variations dans l'excitabilité des diverses régions d'un neurone. Mais tous n'admettent pas la loi ci-dessus énoncée, et beaucoup pensent que ces variations sont la conséquence de l'opération nécessaire pour mettre à nu le nerf. On a noté en effet qu'immédiatement après une section, le nerf est plus excitable au voisinage de la section que plus près de la périphérie : un peu plus tard, c'est l'inverse.

Les actions mécaniques portées sur le neurone, les chocs, les compressions et surtout les sections, en modifient l'excitabilité, au voisinage du point intéressé : les compressions du nerf diminuent généralement son excitabilité, les sections au contraire l'augmentent en général. — Certains corps chimiques, tels que les sels neutres dilués, les acides et alcalis dilués, augmentent son excitabilité ; les mêmes substances en solutions concentrées la diminuent. Les anesthésiques, et en particulier l'éther et le chloroforme, commencent par augmenter l'excitabilité des neurones, puis la diminuent et la suppriment.

Le plus remarquable des procédés qu'on possède pour modifier l'excitabilité du neurone est le *courant continu électrotonisant.*

Nous avons indiqué précédemment que si l'on met en rapport un segment de neurone de l'appareil neuro-musculaire avec deux électrodes impolarisables, faisant partie d'un circuit de pile, une contraction se produit au moment de la fermeture et au moment de l'ouverture du courant ; aucune contraction ne se produit pendant toute la durée du passage du courant. Mais ce courant constant, qui est sans effet musculaire sur l'appareil neuro-musculaire, modifie et maintient modifié, pendant toute sa durée, l'état du neurone. Le neurone est, comme on dit, en *électrotonus*, ou en *état électrotonique.* — Le courant qui traverse le neurone est appelé *courant polarisant*, ou *électrotonisant.*

Le neurone en état électrotonique présente des phénomènes de divers ordres, dont un seul doit être signalé ici : la *modification de son excitabilité.* Le sens de cette modification varie, suivant que la région considérée est au voisinage de l'électrode positive ou *anode*, ou au voisinage de l'électrode négative ou *cathode.* On distingue dès lors des *modifications anélectrotoniques et des modifications cathélectrotoniques de l'excitabilité.* Dans la région anodique (que ce soit entre les deux électrodes polarisantes, ou en dehors de l'anode), l'excitabilité est diminuée; dans la région cathodique (que ce soit entre les deux électrodes polarisantes, ou en dehors de la cathode) l'excitabilité est augmentée. La modification de l'excitabilité est d'autant plus grande, qu'on est plus près de l'anode ou de la cathode ; l'excitabilité est conservée normale, au milieu de l'espace compris entre l'anode et la cathode. Pour étudier l'excitabilité, on peut employer comme excitants, soit un courant induit, soit une fermeture ou une ouverture de courant constant, soit une excitation mécanique.

Ces modifications électrotoniques de l'excitabilité se produisent au moment même de l'établissement du courant polarisant. Lors-

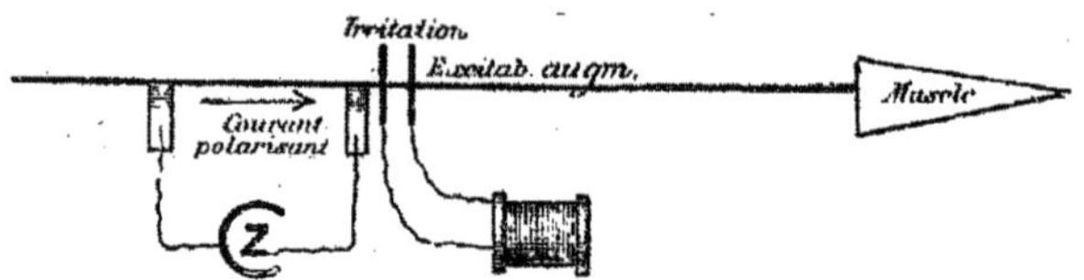


Fig. 217. — Épreuve de l'excitabilité faite sur le segment myopolaire pendant le passage d'un courant électrotonisant.

qu'on supprime le courant polarisant, on constate une inversion des modifications d'excitabilité, savoir : pendant un temps d'ailleurs court, elle est augmentée vers l'anode et diminuée vers la cathode. Puis toute modificattion d'excitabilité disparaît.

On observe encore des modifications, — mais des modifications apparentes, — de l'excitabilité des neurones, quand ils ont été soumis pendant un temps plus ou moins long, à l'action des excitants expérimentaux. Quand un organe quelconque, qui réagit d'une façon déterminée, quantitativement et qualitativement, sous l'influence d'un excitant constant, a fourni pendant un certain temps des réactions constantes, on le voit généralement présenter des modifications progressivement croissantes de ces réactions.

On désigne sous le nom de *phénomènes de fatigue*, ou tout simplement de *fatigue*, ces modifications de l'excitabilité et par suite de la réaction de l'organe.

Si on excite le nerf moteur d'un appareil neuro-musculaire par des agents mécaniques ou électriques, d'intensité constante, pendant un certain temps, la réaction musculaire, tout d'abord constante finit par se modifier : l'amplitude diminue, le temps perdu augmente, la durée de la secousse augmente. L'excitation continuant, le muscle cesse bientôt de réagir tout à fait. Ce sont là des phénomènes de fatigue. Dans quelle partie du système neuromusculaire doit-on les localiser : dans le neurone, dans la fibre musculaire, ou dans l'organe interposé, la plaque terminale ?

Si, au moment où le muscle cesse complètement de réagir, on l'excite directement, tout en continuant à exciter le nerf, on détermine des contractions normales. Donc le muscle n'est pas fatigué. La fatigue doit être localisée, soit dans le neurone, soit dans la plaque terminale. C'est cette dernière qui est le siège des modifications de fatigue, essentiellement, sinon exclusivement, ainsi qu'il résulte des faits suivants.

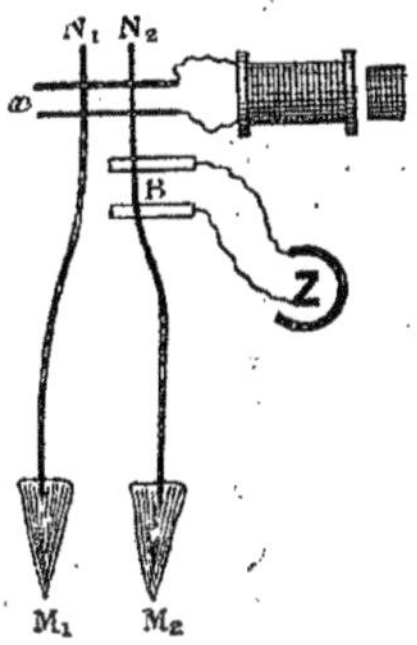

Lorsqu'on excite un neurone sectionné, on peut constater une variation négative du courant propre du neurone. Cette variation négative se produit, identique à elle-même, que le nerf soit frais et reposé, ou qu'il ait été soumis à une série d'excitations, suffisantes pour supprimer toute réaction musculaire. Sans doute, on fera remarquer que, si l'on a établi que tout neurone qui fonctionne physiologiquement présente la variation négative, on n'a pas établi que tout neurone qui présente la variation négative fonctionne; et de ceci nous sommes d'accord. Mais si l'expérience n'est pas absolument démonstrative de l'infatigabilité du neurone, elle en est une précieuse indication, et elle prouve tout au moins que l'un des phénomènes constants qui accompagnent le fonctionnement nerveux n'est pas supprimé lorsque apparaît la fatigue du système neuro-musculaire.

Fig. 248. — Infatigabilité des nerfs.

Deux muscles $M_1$, $M_2$, munis de nerfs, $N_1$, $N_2$ sont excités simultanément en $x$ par un courant d'induction. Le nerf $N_2$ est anélectrotonisé en B par un courant constant Z, de manière à empêcher l'excitation de parvenir au muscle $M_2$ et à soustraire ce muscle à la fatigue. Le muscle $M_1$ se fatigue rapidement et cesse de se contracter. Si alors on rompt le courant de la pile Z, pendant que l'excitation continue à se faire sur les deux nerfs en $x$, on voit que le muscle $M_2$ se contracte ; donc son nerf n'a pas subi les effets de la fatigue.

Chez deux chats A et B, on prépare un nerf sciatique : le chat A étant normal, le chat B ayant été curarisé à dose limite. On excite, par des courants induits, égaux et constants, les deux nerfs sciatiques; on observe des contractions chez le chat A et pas de contractions chez le chat B, car le curare supprime toute contraction musculaire d'origine nerveuse. La respiration artificielle étant entretenue, le chat B se débarrasse peu à peu du curare. On continue sans interruption l'excitation des deux nerfs sciatiques. Les phénomènes de fatigue apparaissent chez le chat A, et finalement le muscle ne réagit plus. On continue encore les excitations, jusqu'à ce que le curare soit en partie éliminé chez le chat B; on constate que, chez ce dernier, les muscles commencent à se contracter, comme si le nerf n'avait pas été excité pendant toute la durée de la curarisation; tandis que, chez le chat A, les muscles sont absolument inertes. Donc le nerf n'a pas été fatigué, au moins suffisamment pour qu'on le puisse apprécier.

Enfin, on prépare les deux nerfs sciatiques d'une grenouille et on les dépose sur les deux électrodes d'un chariot d'induction : sur l'un des nerfs sciatiques, le droit par exemple, on fait agir, entre le muscle et la région excitée du nerf, un courant constant polarisant descendant (le courant induit excitant est situé du côté de l'anode). L'intensité des courants a été choisie telle que, dans le système sciatique-gastro-cnémien droit, il n'y ait pas de réaction, par suite de la diminution anélectrotonique de l'excitabilité. On continue l'excitation jusqu'à ce que le système gauche ne réagisse plus, donc jusqu'à fatigue manifeste du système gauche. Si on supprime à ce moment le courant polarisant, le gastrocnémien droit se contracte normalement. Donc, malgré l'excitation continuée, il ne s'est pas fatigué d'une façon appréciable.

Comme dans toutes ces expériences le muscle est toujours resté directement excitable, on en peut conclure que la plaque terminale est responsable des phénomènes de fatigue neuro-musculaire.

Nous ne dirons pas que le nerf ne saurait manifester de phénomènes de fatigue, mais nous dirons que nous ne pouvons pas les mettre en évidence, et que, dans les expériences citées à l'appui de cette fatigue des nerfs, il s'agit d'une apparence, non d'une réalité.

On ne saurait pas ne pas rapprocher ces phénomènes de fatigue des phénomènes de curarisation. Lorsqu'on soumet un animal à l'action du curare, on constate que le muscle a conservé sa contractilité directe, que le nerf a conservé son excitabilité, démontrée d'une part, dans les nerfs sensitifs, par la conservation des phénomènes de sensibilité ; d'autre part, dans les nerfs moteurs, par l'existence de la variation négative, sous l'influence des excitants. Ici encore, il s'agit d'une action portant, au moins essentiellement, sur la plaque terminale.

### 6. *Les excitations naturelles.*

Toutes les expériences, dans lesquelles on agit sur le neurone par un moyen quelconque, mécanique ou physique, sont-elles une image de ce qui se passe normalement, lorsque les neurones sont excités par leur excitant normal physiologique ?

Oui, et en voici la preuve :

Lorsqu'on sectionne des neurones, il se produit des modifications observables dans les organes, avec lesquels leurs terminaisons se mettent en rapport. On constate, par exemple, qu'un muscle ne se contracte plus, qu'une glande ne sécrète plus, qu'un vaisseau reste distendu. On en conclut que la contraction du muscle, la sécrétion de la glande, le resserrement du vaisseau étaient sous la dépendance d'actions nerveuses transmises par le nerf. Or, si l'on excite le nerf en question par des courants appropriés, par des actions mécaniques, etc., on constate la contraction du muscle, la sécrétion de la glande, le resserrement des artérioles. On en conclut que ces excitations sont équivalentes aux excitations normales, qualitativement. Cette loi est si bien établie, que, maintenant, lorsqu'on veut étudier les propriétés d'un nerf, on note les conséquences de la section du nerf d'une part, et celles de l'excitation de son bout périphérique d'autre part.

Il n'est pas jusqu'aux phénomènes de la variation négative qu'on n'ait observés, au moins dans quelque cas, sous l'influence du fonctionnement naturel des neurones : lorsque, par exemple, on distend la cage thoracique, on constate une variation négative dans le tronc du nerf vague, sectionné au niveau du cou : il a été établi précédemment (p. 338) que les fibres pulmonaires du nerf vague sont excitées lors de cette distension.

Nous arrivons à cette conclusion que les neurones ne diffèrent pas les uns des autres ; ce sont des conducteurs qui sont tous équivalents. Ils nous apparaissent doués de propriétés diverses, parce que nous ne connaissons leur activité que grâce aux organes avec lesquels ils sont en rapport, dans lesquels ils se terminent. C'est grâce à ces organes terminaux que nous pouvons distinguer des neurones moteurs, glandulaires, vaso-moteurs, ou sensitifs, suivant qu'ils sont en rapport avec des muscles, des glandes, des vaisseaux, ou les organes spéciaux de la sensibilité. — Quant aux excitants normaux des neurones, ils ne sont pas quelconques : en général, un neurone déterminé est toujours excité par un même agent, et cela grâce à ses origines et aux organes spéciaux avec lesquels ces origines sont en rapport. — Les neurones des organes des sens, olfactifs, optiques, auditifs, etc., sont en rapport avec des appareils terminaux, disposés de façon à recueillir les impressions spéciales d'odeur, de lumière, de son, etc., en écartant les autres impressions. — Les neurones centrifuges sont en rapport avec des régions encéphalo-médullaires, disposées de façon à transmettre des excitations nées ou apportées dans le système nerveux central. Mais tous ces neurones peuvent être mis en activité par un agent d'excitation quelconque, pourvu que cet agent puisse les atteindre.

Nous distinguerons en particulier des *neurones centripètes* et des *neurones centrifuges* : les premiers recueillant des excitations périphériques, pour les transmettre aux centres nerveux; les seconds recueillant des excitations centrales pour les transmettre à la périphérie; — et, dans le premier groupe, nous distinguerons des neurones de sensibilité spéciale (olfactifs, optiques, etc.), des neurones de sensibilité générale (douleur), et des neurones centripètes simples; — parmi les seconds, nous distinguerons des neurones moteurs, glandulaires, vaso-moteurs (et peut-être trophiques).

Ce faisant, nous ne considérons plus le neurone seul, mais nous lui associons l'organe terminal, dans lequel il se termine normalement. Les neurones considérés seuls, absolument isolés, ne sont ni centripètes, ni centrifuges, ni sensitifs, ni moteurs. Ils sont indifférents. Ils ne deviennent spécialisés que grâce à leurs relations anatomiques.

# CHAPITRE XXXIV

## LE SYSTÈME NERVEUX : PRÉLIMINAIRES ANATOMIQUES ET EMBRYOLOGIQUES

SOMMAIRE. — Les vésicules cérébrales primitives et leurs subdivisions. Constitution embryologique du système nerveux central.

Le système nerveux apparait, chez l'embryon, dès les premiers jours du développement, d'abord comme une bandelette épaissie, orientée selon l'axe du corps, la *plaque neurale*; — puis comme une gouttière formée de cellules épiblastiques différenciées, la *gouttière neurale*, dont les bords se rapprochent pour constituer le *canal neural*, dont on retrouve le vestige chez l'adulte, où il constitue le *canal de l'épendyme*.

La partie antérieure se développant rapidement présente bientôt trois renflements successifs, séparés par deux étranglements. Ces renflements sont les *vésicules cérébrales primitives* : antérieure, moyenne et postérieure. La vésicule antérieure est la plus volumineuse ; la vésicule postérieure est la plus petite et se continue, sans ligne de démarcation, avec la partie non renflée de l'axe nerveux. La région renflée formera l'encéphale; la région non renflée, la moelle épinière.

La *vésicule cérébrale antérieure* (protencéphale) pousse, sur les côtés et en avant, deux petits bourgeons, qui sont les *vésicules oculaires primitives*, origines des nerfs optiques et des rétines. Puis elle émet, dans sa région médiane et antérieure, un bourgeon bilobé qui, en se développant, se divise en deux parties symétriques, séparées par un sillon longitudinal : ce sont les *vésicules hémisphériques*, origines des hémisphères cérébraux. La vésicule cérébrale antérieure comprend dès lors deux parties : en avant les *vésicules hémisphériques* ou *cerveau antérieur*, en arrière, la *vésicule*, ou *cerveau intermédiaire*. — La *vésicule cérébrale moyenne*, ou *cerveau moyen*, ne se subdivise pas. — La *vésicule cérébrale postérieure* se subdivise en deux parties : une antérieure, le *cerveau postérieur*; une postérieure, l'*arrière-cerveau*. — La cavité de l'axe nerveux primitif subsiste, dilatée au niveau des vésicules encéphaliques, où elle constitue les *ventricules cérébraux*.

On peut alors considérer : 1° les vésicules hémisphériques, futurs *hémisphères cérébraux*, creusés des *ventricules latéraux* et futurs *corps striés*; — 2° le cerveau intermédiaire, futures *couches optiques*, creusé du *ventricule moyen*, ou *troisième ventricule* ; — 3° le cerveau moyen, futurs *pédoncules cérébraux* de tous les vertébrés et futurs *tubercules quadrijumeaux* des mammifères, futurs *tubercules bijumeaux* des oiseaux, futurs *lobes optiques* des animaux à sang froid, creusé de l'*aqueduc de Sylvius*; — 4° le cerveau postérieur, future *protubérance* (ventralement) et futur *cervelet* (dorsalement); — 5° l'arrière-cerveau, futur *bulbe rachidien*; ces deux derniers creusés du quatrième ventricule, se continuant en arrière avec le canal épendymaire de la moelle.

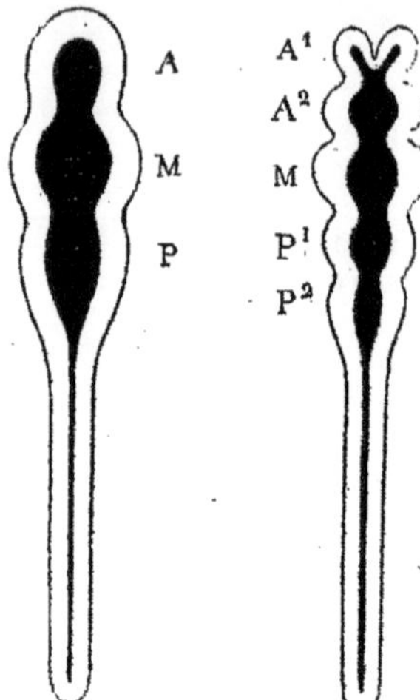


Fig. 249. — Les trois vésicules cérébrales.

Les vésicules cérébrales et leurs subdivisions; A, cerveau antérieur; M, cerveau moyen; P, cerveau postérieur.

Au moment où se creuse la gouttière neurale, une double crête apparaît sur ses bords, la *crête neurale* ou ganglionnaire. Peu à peu cette crête se sépare de l'axe nerveux pour aller constituer à quelque distance une colonne nerveuse dont dériveront les *ganglions spinaux*.

Ces dispositions élémentaires se retrouvent, avec plus ou moins de netteté, chez tous les vertébrés. — Chez les vertébrés supérieurs, elles sont masquées par des inflexions de l'axe du système et par le développement exagéré de certaines parties.

Une première inflexion β se produit au niveau de la base du cerveau antérieur, qui s'infléchit, en haut et en arrière, sur le cerveau intermédiaire; — une seconde α, au niveau de la partie postérieure du cerveau moyen qui se coude en avant.

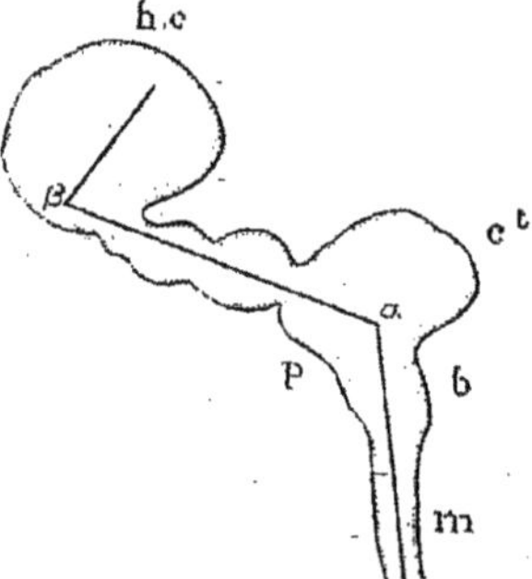


Fig. 250. — Inflexions de l'axe nerveux.

*hc*, hémisphères cérébraux; *c*ᵗ, cervelet; *p*, protubérance; *b*, bulbe; *m*, moelle.

Dans la région de l'arrière-cerveau, la partie ventrale s'épaissit pour constituer le bulbe rachidien; la partie dorsale se raréfie et disparaît, de sorte que la cavité du quatrième ventricule est largement ouverte du côté dorsal. — Dans la région du cerveau postérieur, la partie ventrale constitue la protubérance; les parties latérales, les pédoncules cérébelleux; la partie dorsale, le cervelet; celui-ci se développant considérablement recouvre en grande partie le bulbe en arrière, et les pédoncules cérébelleux sur les côtés. — Dans la région du cerveau moyen, la partie ventrale constitue la portion postérieure des pédoncules cérébraux; la partie dorsale, les tubercules quadrijumeaux. — Dans la région du cerveau intermédiaire, les parties latérales s'épaississent et forment les couches optiques en avant, et les parties antérieures des pédoncules cérébraux en arrière; la partie dorsale pousse un diverticule qui sera la glande pinéale; la partie ventrale forme, entre autres choses, sur la ligne médiane, un diverticule, la tige pituitaire, qui se met en rapport avec un bourgeon pharyngien, pour constituer le corps pituitaire, ou hypophyse.

Le cerveau antérieur s'est d'abord constitué sous forme d'un bourgeon bilobé médian; il se divise ensuite en deux parties symétriques, par un sillon longitudinal, profond. En avant de ce sillon, les deux futurs hémisphères se soudent dans une certaine étendue, et ainsi est constituée la cloison transparente : en réalité, l'accolement n'est pas parfait et il reste dans cette cloison une cavité, dite ventricule de la cloison (ce ventricule n'appartient pas au système épendymaire). Les hémisphères, en se développant, se rejettent en arrière et sur les côtés, de façon à déborder, chez l'homme, toutes les autres parties de l'encéphale. La base des hémisphères s'épaissit, pour constituer les corps striés, qui s'accolent intimement aux couches optiques, dérivées du cerveau intermédiaire. Enfin, les hémisphères, en recouvrant les autres parties de l'encéphale, sans s'accoler à elles, limitent un espace fissuraire, la fente de Bichat. Les deux hémisphères sont réunis, sur la ligne médiane, par le corps calleux, dérivé de la partie médiane du bourgeon hémisphérique bilobé, occupant le fond de la scissure longitudinale interhémisphérique. — Les ventricules latéraux ne restent pas clos : ils communiquent avec le troisième ventricule par les trous de Monro, représentant la cavité de la base des deux lobes du bourgeon primitif, et s'ouvrent en dedans à l'extérieur, par suite de la raréfaction du tissu nerveux qui les limite.

Le système nerveux central est enveloppé et protégé par les méninges qui sont de dehors en dedans, la dure-mère, l'arachnoïde et la pie-mère. Entre l'arachnoïde et la pie-mère, dans l'espace sous-arachnoïdien est le *liquide céphalo-rachidien* (qu'on ne doit pas assimiler à un transsudat). L'espace sous-arachnoïdien communique au niveau du quatrième ventricule, par le trou de Magendie percé dans la pie-mère, avec les cavités ventriculaires de l'encéphale; et c'est ainsi que le liquide contenu dans ces cavités est aussi du liquide céphalo-rachidien.

# CHAPITRE XXXV

## LE SEGMENT PHYSIOLOGIQUE MÉDULLO-BULBO-PROTUBÉRANTIEL, OU MOELLE PHYSIOLOGIQUE

SOMMAIRE. — 1. **Anatomie de la moelle.** — Les sillons superficiels, les nerfs rachidiens. La section de la moelle : substance grise et substance blanche.
2. **Les faisceaux de la moelle.** — Considérations expérimentales, embryologiques et pathologiques. Rattachement du bulbe à la moelle.
3. **La moelle physiologique.**

### 1. *Anatomie de la moelle*

La *moelle anatomique*, c'est-à-dire la partie du système nerveux central contenue dans le canal rachidien, débarrassée de ses enveloppes

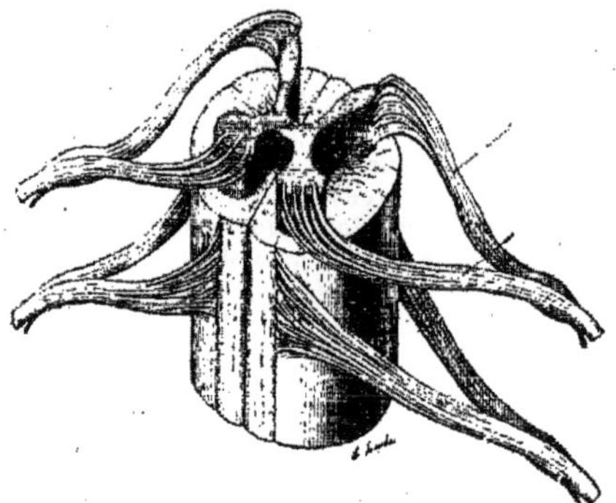

Fig. 251. — Deux paires nerveuses à leur origine. Pour la paire supérieure, la figure montre les rapports des racines avec l'axe gris et la forme cannelée de celui-ci. Pour la paire inférieure, on voit l'émergence des racines antérieures à la surface de la moelle (Morat et Doyon).

(méninges rachidiennes), est constituée par un cylindre, renflé dans les régions cervicale inférieure (au niveau de l'origine des nerfs des membres supérieurs) et lombo-sacrée (au niveau de l'origine des nerfs des membres inférieurs), rétréci dans les régions cervicale supérieure et dorsale. On distingue un *sillon médian antérieur*, peu profond et assez large, et un *sillon médian postérieur*, profond et étroit.

Sur la moelle, s'implantent les *nerfs rachidiens*, par paires, chaque paire correspondant à un espace intervertébral. Les nerfs naissent chacun par deux *racines* : une racine antérieure s'implantant dans la partie antéro-latérale de la moelle par un certain nombre de radicules irrégulièrement disposées; une racine postérieure s'implantant dans la partie postéro-latérale de la moelle par un certain nombre de radicules, disposées régulièrement sur une même ligne parallèle à l'axe de la moelle, de sorte que si on arrache les racines postérieures, on produit un sillon artificiel très étroit, le *sillon collatéral postérieur*, divisant chaque moitié de la moelle en deux portions, une postérieure et une antéro-latérale[1].

Les nerfs, issus de la moelle par deux racines distinctes, se constituent vers le point où ils sortent du canal rachidien, au voisinage du trou de conjugaison. Un peu avant de s'unir à la racine antérieure, la racine postérieure présente un renflement ganglionnaire, dit *ganglion spinal*.

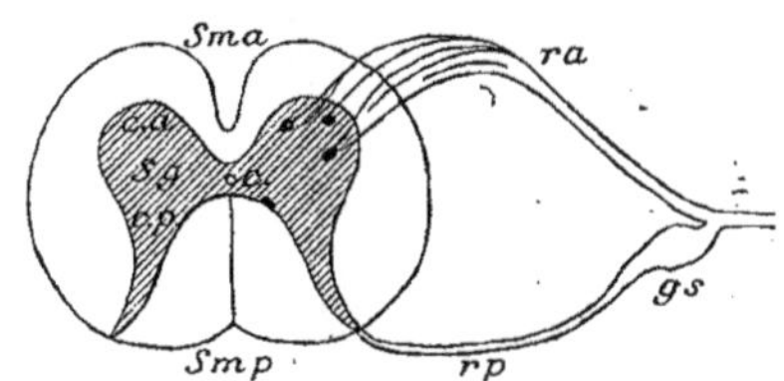


Fig. 252. — Section de la moelle.

*Sg*, substance grise; *e*, canal de l'épendyme; *ca*, corne antérieure; *cp*, corne postérieure; *ra*, racine antérieure; *rp*, racine postérieure; *gs*, ganglion spinal; *Sma*, sillon médian antérieur; *Smp*, sillon médian postérieur.

Sur une section de la moelle, on distingue deux régions: 1° une centrale, de couleur grise, entourant le canal central de la moelle, ou canal de l'épendyme; 2° une périphérique, de couleur blanche.

La substance grise se présente avec la forme générale indiquée dans la figure 252; on y distingue : une partie centrale entourant le canal central, constituant la *commissure grise* de la moelle, et des parties latérales comprenant chacune une portion antérieure et une portion postérieure, la *corne antérieure* et la *corne postérieure*, chaque corne présentant une *tête* et un *col*. La corne antérieure, renflée en forme de massue, est séparée de la surface de la moelle par une zone de substance blanche, à travers laquelle passent, pour s'implanter dans la corne, les radicules des racines antérieures des nerfs rachidiens. La corne postérieure, effilée en pointe, affleure à la surface de la moelle au sillon collatéral postérieur, ligne d'implantation des racines postérieures des nerfs rachidiens. Les deux cornes de chaque moitié de la moelle s'unissent entre elles et à la commissure grise, par leur col.

La commissure grise occupe le fond du sillon médian postérieur : en ce point, on peut atteindre la substance grise sans traverser la substance blanche.

La division de la moelle en deux régions, postérieure et antéro-

1. Dans la région cervicale de la moelle, on distingue, entre le sillon médian postérieur et le sillon collatéral postérieur, un sillon naturel, dit *sillon intermédiaire postérieur*, disparaissant progressivement vers la partie inférieure de la région cervicale, et n'existant pas dans la région dorsale.

latérale, qu'on peut faire extérieurement sur la moelle, se retrouve dans l'intérieur de la moelle. La corne postérieure divise la substance blanche en deux parties, ou *cordons* : le *cordon postérieur* et le *cordon antéro-latéral*. Il n'est pas possible de diviser rigoureusement le cordon antéro-latéral, car la corne antérieure n'atteint pas la surface et présente une tête arrondie. On peut toutefois le diviser approximativement en trois parties : le *cordon antérieur*, situé en dedans des radicules antérieures les plus internes; le *cordon latéral*, situé en dehors et en arrière des radicules antérieures les plus externes, et une zone intermédiaire, entre les cordons antérieur et latéral, traversée par les radicules des racines antérieures des nerfs rachidiens, la *zone radiculaire antérieure*.

Il existe entre les deux moitiés de la moelle, deux commissures : une *commissure grise*, ou postérieure, occupant le fond du

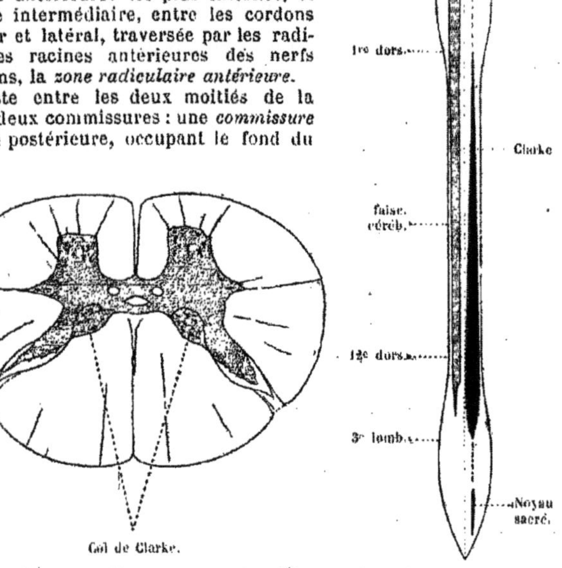


Fig. 253. — Colonne de Clarke ou noyau de Stilling (coupe d'après Charpy).

Fig. 254. — Colonne de Clarke et faisceau cérébelleux direct.

sillon médian postérieur, et une *commissure blanche*, ou antérieure, occupant le fond du sillon médian antérieur.

Les nerfs rachidiens sont constitués par des fibres nerveuses typiques; leurs racines, par des fibres nerveuses à myéline, sans gaine de Schwann; les ganglions spinaux contiennent des corps de neurones qui, chez l'homme et les mammifères tout au moins, sont des cellules en apparence unipolaires (ce sont en réalité des neurones bipolaires, leur prolongement cylindre-axile unique se divisant bientôt en deux cylindres-axes).

Dans la substance grise de la moelle, on distingue des corps de neurones, répandus dans toute la masse, mais plus particulièrement en certains points. Ainsi, dans la corne antérieure, on distingue, sur les coupes, trois amas constitués par de grandes cellules de 70 à 120 μ, à nombreux prolongements protoplasmiques ramifiés, et à prolongement de Deiters se continuant avec un cylindre-axe des radicules antérieures. Dans les cornes postérieures, les cellules plus petites (20 μ) sont irrégulièrement disséminées ; on n'en trouve d'amas qu'à la partie interne du col de la corne postérieure : c'est le *noyau dorsal de Stilling* (sur la coupe), constituant une colonnette, qui n'est d'ailleurs nette que dans la moelle dorsale inférieure et dans la moelle lombaire supérieure, la *colonne vésiculeuse de Clarke.*

## 2. *Les faisceaux de la moelle.*

Les *grandes cellules nerveuses des cornes antérieures* constituent un système anatomo-physiologique. Elles sont en effet *les organes périphériques de la motricité volontaire* : c'est là leur caractéristique physiologique. Au point de vue pathologique, l'inflammation myélitique se localise parfois dans les cornes antérieures seules, sans intéresser les cornes postérieures, les cordons blancs voisins pouvant être, ou n'être pas touchés par l'inflammation. C'est ce qui s'observe dans la paralysie atrophique de l'enfant et dans la paralysie spinale aiguë de l'adulte (lésion aiguë); dans l'atrophie musculaire progressive, type Aran-Duchenne (lésion chronique dans la moelle anatomique) et dans la paralysie labio-glosso-pharyngée (lésion chronique dans le bulbe); enfin dans la sclérose latérale amyotrophique (lésion chronique des cornes antérieures et du cordon latéral adjacent). Les cornes postérieures ne présentent pas de myélites systématiques.

Les fibres de la moelle sont des fibres à myéline, sans gaine de Schwann. On en distingue deux catégories : les *fibres intrinsèques*, faisceaux d'associations, commissures réunissant des niveaux différents de la moelle, et les *fibres extrinsèques*, faisceaux de projection, réunissant la moelle à des régions extramédullaires.

On peut grouper ces fibres en *faisceaux*, en se fondant sur la répartition anatomique des corps des neurones dont elles font partie, et sur la répartition anatomique des fibres elles-mêmes.

Si on sectionne les racines antérieures des nerfs rachidiens, on note une dégénérescence du bout périphérique du nerf; donc le corps du neurone est dans la moelle. Si on sectionne transversalement la moelle, on ne note aucune dégénérescence des nerfs rachidiens issus de la région voisine de la section; donc le corps du neurone est dans la moelle, au niveau de pénétration des radicules. Sur une coupe transversale de la moelle, on peut d'ailleurs voir des cylindres-axes des radicules antérieures se continuer avec des prolongements de Deiters des grandes cellules des cornes antérieures.

Si on sectionne les racines postérieures des nerfs rachidiens en aval du ganglion spinal, on note une dégénérescence du bout

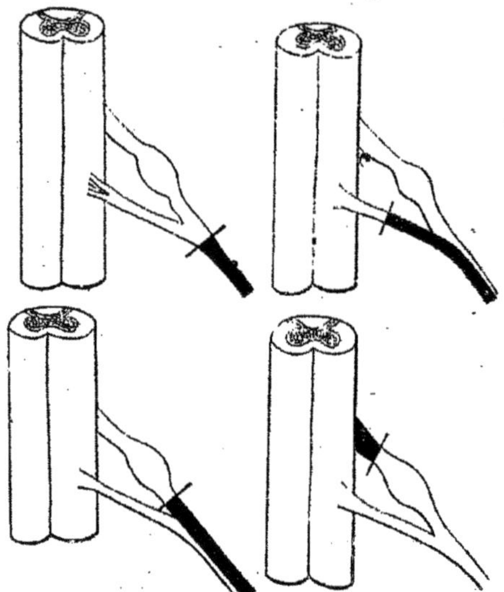

Fig. 255. — Dégénérescences des nerfs rachidiens. — Les parties noires sont dégénérées.

périphérique; si on les sectionne en amont du ganglion spinal, on note une dégénérescence du bout médullaire; donc le corps du neurone est dans le ganglion spinal.

Si on pratique des sections ou des hémi-sections transversales de la moelle, on observe des dégénérescences médullaires. La partie des cordons postérieurs, voisine du sillon médian postérieur, dégénère au-dessus de la section, et ne dégénère pas au-dessous (dégénérescence ascendante); la dégénérescence s'étend depuis la section jusqu'au bulbe, où les fibres dégénérées se terminent au voisinage d'une masse grise, située sur la partie postéro-latérale du bulbe (noyau bulbaire, ou noyau gris du cordon de Goll). Le nombre des fibres dégénérées, au-dessus de la section, est d'autant plus grand que la section a été pratiquée à un niveau plus élevé dans la moelle. Enfin, les mêmes fibres dégénèrent quand on sectionne les racines postérieures des nerfs rachidiens (sans sectionner la moelle) entre le ganglion spinal et la moelle. Ces faits conduisent à considérer un faisceau, dit *faisceau de Goll*, dont les fibres appartiennent à des neurones des ganglions spinaux; ils gagnent la moelle par les racines postérieures et vont se terminer au niveau du noyau bulbaire du cordon de Goll.

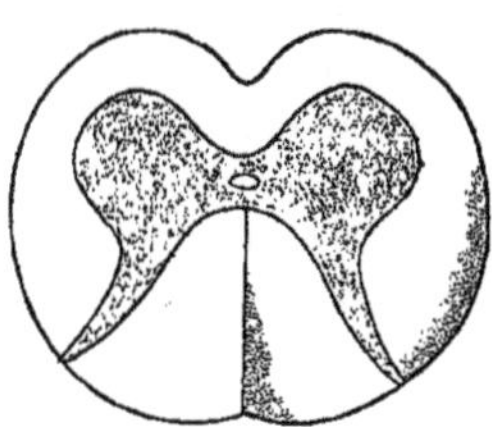

Fig. 256. — Dégénérescence médullaire après une hémi-section à droite. Dégénérescence ascendante : examen de la moelle au-dessus de l'hémi-section. Les zones ponctuées indiquent les zones dégénérées.

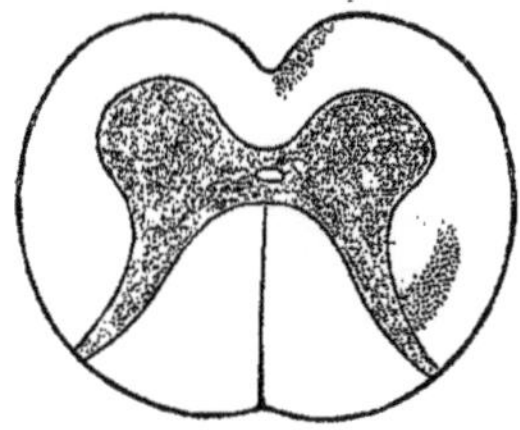

Fig. 257. — Dégénérescence médullaire après une hémi-section à droite. Dégénérescence descendante ; examen de la moelle au-dessous de l'hémi-section. Les zones ponctuées indiquent les zones dégénérées.

Le reste du cordon postérieur, adjacent à la racine postérieure, ne présente pas de dégénérescence, à la suite d'une section ou d'une hémi-section transversales, ou, plus exactement, ne présente pas de dégénérescence étendue : on trouve à quelques millimètres, à quelques centimètres tout au plus, au-dessus et au-dessous de la section, des fibres dégénérées, puis plus rien. On peut donc considérer un faisceau adjacent à la racine postérieure, formé de fibres anastomotiques courtes, ascendantes et descendantes; c'est le *faisceau cunéiforme* ou *faisceau radiculaire postérieur*, ou *faisceau de Burdach*.

Dans les cordons antéro-latéraux, les sections ou hémi-sections transversales de la moelle déterminent des dégénérescences ascendantes et descendantes. Dans le cordon antérieur, les fibres adjacentes au sillon médian antérieur, les fibres *fpd* (fig. 258) sont dégénérées au-dessous de la section (dégénérescence descendante); elles ne sont pas dégénérées au-dessus; le corps du neurone est donc situé en haut, au-dessus de la moelle. Le nombre des fibres dégénérées de cette région *fpd* de la moelle est d'autant plus grand que la section a été pratiquée plus haut. Si la section porte dans les régions dorsale inférieure ou lombo-sacrée, il n'y a pas de fibres dégénérées au voisinage du sillon médian antérieur. Donc, il existe un faisceau distinct, le *faisceau pyramidal direct*, ou *faisceau de Türck*, adjacent au sillon médian antérieur, dont les corps de neurones sont situés au-dessus de la moelle cervicale, et dont les fibres se terminent aux divers étages de la moelle cervicale et de la moelle dorsale supérieure.

Dans le cordon latéral, les fibres occupant la position *fpc* de la figure 258 présentent également la dégénérescence descendante : elles sont dégénérées au-dessous de la section, elles ne sont pas dégénérées au-dessus; le corps du neurone est donc situé en haut, au-dessus de la moelle. Le nombre des fibres dégénérées, en cette région *fpc*, est d'autant plus grand que la section a été pratiquée plus haut; mais on observe toujours des fibres dégénérées dans cette région *fpc*, quelque bas qu'ait été pratiquée la section. Donc il existe un faisceau distinct, le *faisceau pyramidal direct*, situé dans l'épaisseur du cordon latéral, dont les corps de neurones sont situés au-dessus de la moelle et dont les fibres se terminent successivement dans la moelle, depuis la partie supérieure jusqu'à la partie terminale.

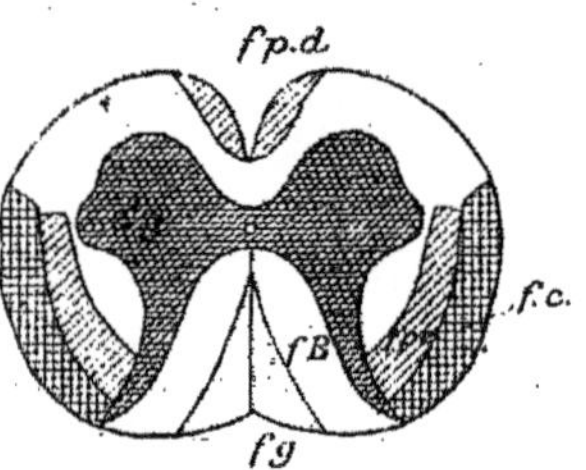


Fig. 258. — Faisceaux de la moelle.

*Sg*, substance grise; *fpd*, faisceau pyramidal direct; *fpc*, faisceau pyramidal croisé; *fc*, faisceau cérébelleux; *fg*, faisceau de Goll; *fB*, faisceau de Burdach.

Les hémi-sections ou sections transversales de la moelle n'entraînent aucune dégénérescence des fibres des nerfs rachidiens; c'est pour cela que nous avons pu dire que les fibres des faisceaux pyramidaux direct et croisé se terminent dans la moelle.

Dans le cordon latéral, des fibres superficielles occupant la région *fc* (fig. 258) dégénèrent au-dessus de la section, et ne dégénèrent pas au-dessous (dégénérescence ascendante). Si la section porte dans la région lombo-sacrée, les fibres dégénérées ascendantes manquent; on ne les trouve que si la section porte dans les régions dorsale et cervicale. La quantité des fibres dégénérées est d'autant plus grande que la section a été pratiquée plus haut dans la région dorsale; à partir de la région cervicale inférieure, le nombre des fibres dégénérées n'augmente pas quand la section est pratiquée à un niveau plus élevé. Quel que soit le niveau de la section, on peut suivre les fibres dégénérées ascendantes dans toute l'étendue de la moelle et dans le pédoncule cérébelleux inférieur, par lequel elles gagnent le cervelet. Donc, il existe un faisceau distinct, le *faisceau cérébelleux direct*, ou *faisceau de Flechsig*, situé à la surface du cordon latéral, apparaissant dans la région dorsale inférieure, augmentant de volume dans toute l'étendue de la seule région dorsale et gagnant le cervelet par le pédoncule cérébelleux inférieur. Ces fibres sont ascendantes; le corps du neurone est situé plus bas. On admet que, nées de ces cellules, les fibres passent presque horizontalement entre la corne postérieure et le faisceau pyramidal croisé, pour gagner la surface du cordon latéral, où elles prennent la direction ascendante[1].

Ainsi sont constitués quatre faisceaux de fibres longues, ou faisceaux de projection : deux faisceaux pyramidaux, descendants; un faisceau de Goll et un faisceau cérébelleux, ascendants. Tout le reste de la substance blanche de la moelle est formé de fibres anastomotiques courtes, faisceaux d'association, ascendantes et descendantes, unissant des régions voisines de la moelle. La dégénérescence consécutive aux sections transversales de la moelle s'y montre au-dessus et au-dessous de la section, sur un espace qui ne dépasse généralement pas quelques millimètres.

L'embryologie confirme la distinction des divers faisceaux. Les éléments nerveux sont d'abord représentés par des cellules arrondies; plus tard, ces cellules deviennent pyriformes, et leur partie effilée ne tarde pas à pousser un prolongement cylindre-axile; plus tard encore, leur surface se hérisse de prolongements protoplasmiques. La myéline se dépose sur le cylindre-axe antérieurement formé : elle apparaît tout d'abord sur la partie de la fibre voisine de la cellule, et de là, se propage peu à peu vers la périphérie. Chez les divers embryons d'une même espèce animale, les mêmes faisceaux de fibres se développent simultanément, et les divers faisceaux se forment dans un ordre remarquablement régulier et constant. Toutes les fibres nerveuses

1. La partie antérieure du faisceau cérébelleux direct est souvent considérée comme constituant un faisceau spécial, le *faisceau de Gowers*, dont la dégénérescence est ascendante comme celle du faisceau cérébelleux direct, mais dont l'origine et la terminaison, encore imparfaitement déterminées d'ailleurs, diffèrent vraisemblablement de celles de ce faisceau.

ayant même origine et mêmes terminaisons, donc mêmes fonctions, se myélinisent en même temps; les fibres nerveuses ayant des connexions anatomiques différentes, donc des fonctions différentes, se myélinisent à des époques différentes.

Les fibres des racines des nerfs rachidiens apparaissent et se développent vers la fin du premier mois de la vie embryonnaire du fœtus humain. Les fibres commissurales du cordon postérieur (faisceau de Burdach) et du cordon antéro-latéral apparaissent et se développent pendant la première moitié du second mois. Les cordons de Goll se constituent vers la fin du second mois : ils sont séparés des cordons de Burdach par un sillon superficiel, qu'on distingue dans toute l'étendue de la moelle, sillon dont on ne retrouve de vestige, chez l'adulte, que dans la région cervicale, où il constitue le sillon intermédiaire postérieur. Plus tard, se forment les faisceaux cérébelleux directs, dans le cours du troisième mois en général; et enfin beaucoup plus tard, vers la moitié ou la fin du cinquième mois, les faisceaux pyramidaux directs et croisés.

Dans les cordons postérieurs, la myélinisation se fait de façon relativement précoce, débutant par les faisceaux de Goll, s'achevant pour tout le cordon postérieur au cinquième mois de la vie intra-utérine. Peu après, la myélinisation se produit dans le cordon antérieur, et plus tard, dans le cordon latéral. Le faisceau cérébelleux direct est myélinisé au septième mois; le faisceau pyramidal croisé ne l'est pas avant la naissance, souvent même quelque temps après la naissance.

Il n'est pas jusqu'à la *pathologie* qui ne vienne confirmer la distinction des divers faisceaux telle que nous venons de l'établir. — A la suite d'hémorragies cérébrales, ayant provoqué une hémiplégie plus ou moins grave, on voit assez souvent se produire une *sclérose descendante des faisceaux pyramidaux* et d'eux seuls. Cette même sclérose limitée aux faisceaux pyramidaux se retrouve, comme lésion unique, dans le tabes dorsal spasmodique. Ces lésions ont pour conséquences : 1° quand elles sont très accentuées, des contractures permanentes (contracture tardive des hémiplémiques), ou intentionnelles ( se révélant dans les mouvements volontaires); 2° quand elles sont moins accentuées, de la parésie musculaire et de l'exagération des réflexes; 3° quand elles sont partielles, c'est-à-dire n'intéressent pas tous les éléments du faisceau, du tremblement intentionnel (se manifestant à l'occasion d'un mouvement volontaire). Ces mêmes symptômes se retrouvent quand la lésion des faisceaux pyramidaux est associée à la lésion d'un autre groupement d'éléments nerveux médullaires, comme c'est le cas lorsque la sclérose envahit à la fois les cordons latéraux et les cordons postérieurs (tabes ataxo-spasmodique), ou lorsque la sclérose envahit à la fois les cordons latéraux et les cornes antérieures (sclérose latérale amyotrophique).

Dans l'ataxie locomotrice progressive, la *sclérose débute toujours par les faisceaux de Burdach* (on a défendu l'opinion que le siège primitif, essentiel, de la lésion est la partie intramédullaire du protoneurone sensitif, ou cellule de ganglion spinal), et si, dans la cours de la maladie, elle envahit tardivement les faisceaux de Goll, elle ne dépasse pas, dans l'ataxie locomotrice pure, les limites du cordon postérieur. Les conséquences de cette lésion sont : 1° des troubles sensitifs (douleurs fulgurantes suivant le trajet des nerfs, paresthésies ou erreurs sensitives, anesthésies, surtout du sens musculaire, et abolition des réflexes tendineux); 2° des troubles moteurs (ataxie dans la marche et dans le maintien de l'équilibre). Ces mêmes phénomènes s'observent quand la lésion des cordons postérieurs est associée à une autre lésion médullaire : nous venons de noter ci-dessus le tabes ataxo-spasmodique correspondant à la sclérose de l'entière substance blanche de la moelle.

### 3. *La moelle physiologique.*

Ces notions anatomiques étant connues, nous constituerons notre moelle physiologique de la façon suivante : la substance grise, les nerfs et les fibres anastomotiques courtes.

Le substance grise de la moelle se prolonge en avant, dans le bulbe, en s'étalant et en se divisant en branches, qui atteignent la protubérance et les parties postérieures des pédoncules cérébraux. Rien n'autorise à séparer ces prolongements du tronc médullaire dont ils proviennent. De cette substance grise bulbo-protubérantielle naissent des nerfs; rien n'autorise à en faire une classe spéciale, distincte des nerfs rachidiens. Nous réunirons dans un même système les systèmes médullaire et bulbo-protubérantiel et nous en ferons notre segment physiologique médullo-bulbo-protubérantiel.

Ce segment est donc constitué : par la colonne de substance grise entourant le canal épendymaire et par ses prolongements encéphaliques; par les fibres anastomotiques, réunissant les divers niveaux de cette colonne grise entre eux; par les nerfs en émanant.

Nous séparons de ce segment les fibres unissant la moelle aux régions hémisphériques et cérébelleuses, et notamment les faisceaux pyramidaux et le faisceau cérébelleux direct.

Au point de vue expérimental, — comme dans la région bulbo-protubérantielle, il existe, à côté des éléments de notre moelle physiologique, des éléments gris, surajoutés, qui compliquent les résultats des vivisections, — on a avantage à étudier d'abord les propriétés de la seule moelle anatomique, et à étendre ensuite les résultats obtenus à l'ensemble du système médullo-bulbo-protubérantiel.

# CHAPITRE XXXVI

## LES RÉFLEXES

SOMMAIRE. — Analyse d'un phénomène réflexe médullaire. Conditions anatomiques du réflexe : intégrité des nerfs et de la moelle. Schéma du réflexe ; arc réflexe et centre réflexe : articulations des neurones et relais des réflexes. La moelle physiologique, organe des réflexes. Lois des réflexes : unilatéralité, symétrie, irradiation, généralisation, adaptation. Excitation des divers éléments de l'arc réflexe. Cylindres-axes et prolongements protoplasmiques : distinction physiologique. Du pouvoir excito-réflexe et de ses variations : strychnine, etc. Centres réflexes médullaires anatomo-physiologiques.
Notes sur la constitution anatomique du bulbe et de la protubérance. Réflexes bulbaires. Centres réflexes anatomo-physiologiques bulbaires et protubérantiels.

De nombreuses réactions motrices, vaso-motrices, sécrétoires, etc., s'accomplissent dans l'organisme sous l'influence d'une excitation à distance et par l'entremise du système nerveux, dans lesquelles ni la sensibilité consciente, ni la motricité volontaire ne jouent le moindre rôle. On les désigne ordinairement sous le nom de *phénomènes réflexes*, ou, tout simplement de *réflexes*.

Pour en faire l'étude physiologique, il convient de fixer tout particulièrement son attention sur les plus simples parmi ces phénomènes, sur ceux qu'on désigne sous le nom de *réflexes de défense*. On étendra ensuite à l'ensemble des réflexes les résultats et les lois obtenus dans leur étude.

Si, chez la grenouille, on sectionne l'axe nerveux entre le bulbe et la moelle, le corps et les membres sont privés de sensibilité et de motricité volontaire.

Une grenouille ainsi préparée étant suspendue, la tête en haut, si on excite un point quelconque de la surface du corps ou des membres, par exemple un point de la patte postérieure, soit par une goutte d'acide, soit par une série de courants d'induction, soit par une compression, on voit la grenouille exécuter des mouvements plus ou moins étendus et généralisés, suivant l'intensité de l'excitant. On prépare, par exemple, des solutions diluées d'acide acétique, contenant 1, 2, 3, 4... *n* centimètres cubes d'acide par litre. On dépose une goutte de la solution la plus diluée (à 0,001 par ex.) sur la membrane interdigitale de la patte postérieure droite : il ne se produit généralement aucune réaction. On lave la patte à l'eau, pour enlever la goutte acide ; on l'essuie, et on y dépose une goutte de la solution suivante de la série. On continue ainsi jusqu'à ce qu'il se produise une réaction. La première réaction observable consiste toujours en un mouvement localisé dans la patte touchée, au voisinage de la région touchée. On recommence l'expérience avec une solution plus forte : il se produit un mouvement plus étendu. Pour une excitation plus forte encore, il se produit des mouvements dans toute l'étendue du membre touché, et des mouvements plus faibles dans le membre symétrique. Puis, l'excitation continuant à croître, les mouvements gagnent les membres antérieurs et l'animal présente une réaction généralisée à toute la portion du corps, qui est encore en relation nerveuse avec la moelle épinière.

Si on répète ces expériences sur une grenouille dont l'axe nerveux a été coupé en avant de la protubérance, la réaction déterminée par une forte excitation est généralisée à tout le corps.

Les réactions que nous venons de décrire sont appelées *réactions réflexes ou phénomènes réflexes.*

Ces réactions réflexes ne sont pas quelconques : on a pu, dans certains cas, en manifester la coordination : ainsi, si on pince la peau d'une cuisse, les deux pattes de la grenouille viennent repousser la pince ; si on dépose une goutte d'acide sur la peau de la cuisse, la patte vient essuyer la peau au point touché ; si on dépose une goutte d'acide sur la peau de la cuisse, le membre ayant été amputé au genou, la grenouille soulève d'abord le moignon, comme elle l'eut fait si le membre avait été entier ; puis la jambe et la patte symétriques viennent essuyer la cuisse.

On peut substituer à l'excitation chimique une excitation électrique ; les résultats sont les mêmes, mais ils sont moins nets, car on ne peut graduer aussi rigoureusement l'intensité de l'excitation, qui dépend du mode d'application des électrodes sur la peau. — On peut employer des excitations mécaniques, mais il est difficile de les graduer et de réaliser avec elles, aussi bien qu'avec les excitations chimiques, les expériences en série.

Les réactions réflexes, provoquées par le dépôt d'une goutte d'acide sur la peau, ne se produisent pas d'emblée avec toute leur intensité. Si on emploie l'excitant minimum, il y a un certain temps perdu, pendant lequel ne se manifeste aucune réaction ; si on emploie un excitant moyen, la réaction se produit d'abord dans le membre intéressé et ne se propage que plus tard aux autres parties du corps; elle est d'abord faible, et n'acquiert que progressivement son intensité maxima. — Ces faits sont encore plus nets, quand on emploie les excitants électriques : une excitation insuffisante pour provoquer une réaction devient suffisante quand elle est répétée: — une excitation qui ne provoque qu'une réaction limitée peut en produire une généralisée quand elle est répétée, il y a *sommation des excitations*. Pour obtenir, au moyen de courants induits, une réaction, il est en général nécessaire d'employer trois ou quatre courants rapprochés.

Pour provoquer des réactions réflexes, il faut que l'excitant agisse avec une certaine brusquerie; si l'excitant, d'abord assez faible pour être inefficace, est augmenté progressivement par degrés insensibles, on peut arriver à des excitations capables de désorganiser les tissus, sans avoir jamais produit de réaction.

Pour que les expériences de réactions réflexes réussissent, certaines conditions anatomiques doivent être réalisées. Les nerfs, qui se rendent dans la partie soumise à l'excitation et dans la partie qui réagit, doivent être en état d'intégrité anatomique (c'est-à-dire n'avoir été ni sectionnés, ni écrasés) et en état d'intégrité physiologique (c'est-à-dire être capables de transmettre l'influx nerveux: n'avoir été, par conséquent, ni refroidis, ni cocaïnés, etc.). En ce qui concerne les racines de ces nerfs, il suffit d'ailleurs qu'on ait conservé intactes les racines postérieures des nerfs sensitifs de la région excitée, et les racines antérieures des nerfs moteurs des muscles réagissant. — La moelle épinière doit être en état d'intégrité anatomique et physiologique, dans la région d'implantation des racines des nerfs qui président aux réflexes : il ne doit y avoir aucune discontinuité anatomique ou physiologique, entre les régions d'origine médullaire des nerfs sensitifs et les régions d'origine des nerfs moteurs intervenant. Il suffit, d'ailleurs, de conserver un tronçon de moelle très limité (les sections passant immédiatement au-dessus et immédiatement au-dessous des insertions des racines d'une paire nerveuse) pour observer des réflexes dans son territoire sensitivo-moteur. Si on sectionne en outre la moelle, suivant son plan de symétrie antéro-postérieur, on note encore des réactions réflexes, limitées au côté excité, dans la zone sensitivo-motrice du fragment médullaire conservé.

........................................................

On peut, en se fondant sur ces observations, faire un *schéma des réflexes*. Une impression périphérique engendre un influx nerveux, qui pénètre dans la moelle, par les racines postérieures; il chemine, par conséquent, dans un neurone des ganglions spinaux. Un influx nerveux sort de la moelle par les racines antérieures; il chemine, par conséquent, dans un neurone des cornes antérieures de la moelle. Comment ces deux neurones communiquent-ils dans la moelle?

Le neurone du ganglion spinal, en pénétrant dans la moelle, donne : 1° des rameaux horizontaux se dirigeant, à travers la substance grise, vers les neurones des cornes antérieures, du même côté et du côté opposé et les entourant de leurs ramifications, sans s'anastomoser avec eux; 2° un rameau descendant court, dont les ramifications, dirigées horizontalement, vont, à travers la substance grise, se terminer au voisinage des neurones des cornes antérieures; 3° un rameau ascendant, remontant dans le cordon de Goll jusqu'au bulle, et dont les ramifications, dirigées horizontalement, vont à travers la substance grise, se terminer au voisinage des neurones des cornes antérieures aux divers étages de la moelle. Donc, un neurone des ganglions spinaux est en rapport, par ses terminaisons, avec les neurones moteurs des divers étages de la moelle. Entre les terminaisons des neurones des ganglions spinaux et les prolongements des neurones moteurs, il n'est pas nécessaire d'imaginer des neurones intermédiaires; il est toutefois possible que de tels neurones interposés existent au moins dans certains, et notamment pour des réflexes généralisés; nous avons indiqué l'existence de neurones anastomotiques dans la moelle : tels sont, par exemple, les neurones dont les cylindres-axes constituent les faisceaux de Burdach, etc.

Peu importe, d'ailleurs, qu'il existe ou non des neurones interposés; nous pouvons admettre que l'influx nerveux centripète chemine dans un neurone de ganglion spinal vers la moelle, et que l'influx nerveux centrifuge chemine dans un neurone de corne antérieure vers la périphérie, sans avoir traversé d'autres neurones. Il y a réflexion de l'influx nerveux; il y a *phénomène réflexe*. L'ensemble des neurones intéressés dans le phénomène constitue l'*arc réflexe*.

On a donné de ce phénomène réflexe un schéma absolument faux, qu'il faut éliminer. On a imaginé que l'arc réflexe le plus simple comprend au moins cinq éléments : un organe périphérique d'impression, une fibre nerveuse centripète, une cellule nerveuse, une fibre nerveuse centrifuge, un organe périphérique de réflexion. La cellule était dite *centre réflexe*, parce que c'était à son niveau que l'influx nerveux se réfléchissait, de centripète devenant centrifuge. — Cette conception est inacceptable, car jamais un corps de neurone n'est en continuité à la fois avec une fibre d'une racine postérieure et une fibre d'une racine antérieure; d'ailleurs, une fibre nerveuse ne peut être considérée comme un élément anatomique distinct du corps de neurone.

Dans tout arc réflexe, il y a à considérer au moins deux neurones : un neurone de ganglion spinal et un neurone de corne antérieure. Donc, l'arc réflexe le plus simple comprend au moins quatre éléments : un organe périphérique d'impression et un organe périphérique de réflexion, réunis par une *chaîne de neurones*, comprenant au moins deux neurones, mais pouvant en contenir plus de deux. Dans le cas d'une chaine à deux neurones, on peut distinguer le premier neurone (ou neurone sensitif), élément des ganglions spinaux, et le second (ou dernier) neurone (ou neurone moteur), élément des cornes antérieures. Dans le cas d'une chaine à plus de deux neurones, on peut encore distinguer le premier neurone, élément des ganglions spinaux, et le dernier neurone, élément des cornes antérieures facilement accessibles à l'expérimentation, parce qu'ils peuvent être préparés sur une grande étendue, et excités par les moyens dont nous disposons : les neurones intermédiaires, neurones de la substance grise médullaire, échappant généralement à nos procédés d'expérimentation.

Où doit-on placer le centre réflexe? c'est-à-

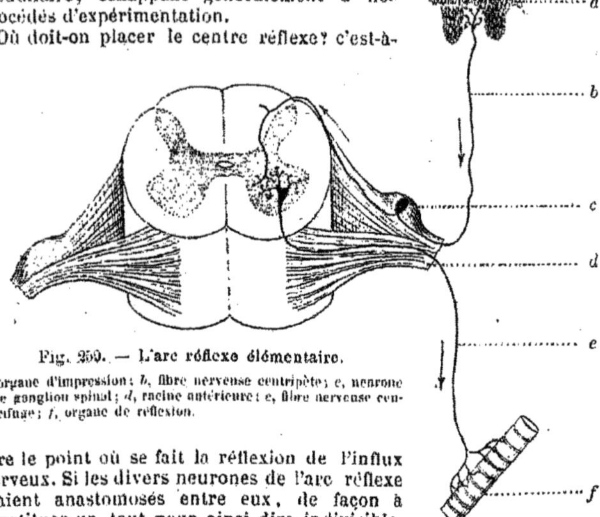


Fig. 259. — L'arc réflexe élémentaire.

a, organe d'impression; b, fibre nerveuse centripète; c, neurone de ganglion spinal; d, racine antérieure; e, fibre nerveuse centrifuge; f, organe de réflexion.

dire le point où se fait la réflexion de l'influx nerveux. Si les divers neurones de l'arc réflexe étaient anastomosés entre eux, de façon à constituer un tout pour ainsi dire indivisible, on pourrait conserver la vieille conception; et, faisant abstraction des cylindres-axes extra-médullaires, considérer comme centre réflexe l'ensemble des neurones entrant en activité. Mais il a été établi que les neurones ne sont pas en continuité de substance, mais seulement en contiguïté : donc l'arc réflexe est formé d'éléments distincts; — d'autre part, on n'a pas le droit de séparer les cylindres-axes des neurones auxquels ils appartiennent. Aussi a-t-on proposé de placer le centre réflexe entre les deux neurones intéressés, dans la substance interposée, puisque c'est à son niveau que l'influx nerveux passe du premier neurone (conduction centripète) dans le second neurone (conduction centrifuge). Toutefois, il nous déplait de considérer comme centre réflexe une région banale, un terrain vague, compris entre les éléments actifs; ce n'est pas là un centre au sens généralement adopté pour ce mot. Comme on a abandonné la vieille conception du réflexe, il faut abandonner l'expression de centre réflexe et lui substituer une autre expression, qui constitue une image plus exacte de la réalité ;

nous proposons l'expression *relai du réflexe.* Cette substitution est d'autant plus nécessaire que, dans le cas, au moins possible, d'un arc réflexe à plus de deux neurones, il est difficile de préciser la place du centre : sera-ce entre le premier et le second, entre le second et le troisième, entre le $n^e$ et le $(n+1)^e$ ? Faudra-t-il donc admettre autant de centres qu'il y a d'espaces interneuroniques? Ce ne serait pas conforme au sens qu'on attribue généralement à l'expression centre. Il faut donc, à l'expression de centres réflexes, substituer l'expression de *relais des réflexes.*

*En résumé*, dans un réflexe analogue à celui que nous avons décrit comme type, on peut considérer un *organe d'impression* et un *organe de réflexion*, réunis par une *chaîne de neurones*; ces neurones présentant entre eux des points de communication par contiguïté, non par continuité; ces points constituant ce que les histologistes appellent les *articulations de neurones*, ce que les physiologistes auront avantage à appeler les *relais des réflexes.*

---

Nous avons étudié un réflexe moteur, chez la grenouille : à une excitation périphérique correspond une réaction motrice. On peut généraliser et considérer comme phénomène réflexe tout phénomène moteur, vaso-moteur, sécrétoire, inhibiteur, etc., produit sous l'influence d'une excitation périphérique et par l'intermédiaire d'une chaîne d'au moins deux neurones.

*La moelle physiologique est, par définition, l'organe des réflexes*; — elle diffère de la moelle anatomique : 1° en ce que les fibres anastomotiques longues, réunissant les divers étages de la moelle anatomique aux parties extramédullaires, cervelet, hémisphères cérébraux, etc., ne font pas partie de la moelle physiologique; 2° en ce que certaines parties du bulbe et de la protubérance, qui prennent part au jeu de phénomènes réflexes, font partie de la moelle physiologique, sans faire partie de la moelle anatomique.

On a exprimé, sous forme de *lois des réflexes*, les faits que nous avons décrits dans l'expérience du réflexe simple typique.

1° L'excitation de la patte par un excitant faible détermine un mouvement de la même patte : *loi de l'unilatéralité des réflexes.*

2° L'excitation de la patte par un excitant plus fort provoque une réaction dans les deux pattes symétriques : *loi de la symétrie des réflexes.*

3° L'excitation de la patte par un excitant encore plus fort provoque des mouvements dans les autres membres : *loi de l'irradiation des réflexes.*

4° L'excitation de la patte par un excitant encore plus fort provoque des mouvements généralisés : *loi de la généralisation des réflexes.*

5° Une excitation insuffisante pour produire un effet déterminé peut devenir suffisante quand elle est répétée : *loi de la sommation des excitations.*

6° Les réflexes sont remarquables par la coordination des réactions et leur adaptation à un but : *loi de la coordination et de l'adaptation des réflexes.*

Nous avons fait l'étude d'un réflexe simple, chez la grenouille décapitée, ou chez la grenouille à moelle cervicale sectionnée. On peut reproduire ces mêmes expériences chez les mammifères; mais, chez eux, la section doit être faite au-dessous des origines du nerf phrénique, sous peine de provoquer la mort de l'animal par asphyxie. D'autre part, chez les mammifères, l'expérience ne doit être faite que plusieurs jours après la section de la moelle, cette opération déterminant une inhibition des phénomènes réflexes, pendant plusieurs jours en général. Chez les seuls mammifères nouveau-nés, l'expérience peut être faite extemporanément, parce que, chez eux, l'effet inhibitoire de la section médullaire n'existe pas.

Si on répète les expériences, décrites chez la grenouille, soit chez l'homme, dans certains cas de myélite transverse, soit chez le chien adulte, huit jours après la section de la moelle cervicale inférieure, soit chez le chat ou le chien nouveau-nés, aussitôt après la section de la moelle cervicale inférieure, ou de la moelle sous-bulbaire (en pratiquant, dans ce dernier cas, la respiration artificielle), on observe toutes les particularités que nous avons précédemment signalées.

— Nous avons provoqué une réaction réflexe par l'intermédiaire du système nerveux, et nous avons étudié la marche de l'influx nerveux. Nous pouvons contrôler nos conclusions, en excitant directement les divers neurones que nous avons signalés.

Ainsi, au lieu d'exciter la peau, on peut exciter le bout central du nerf cutané, ou la racine postérieure correspondante. Les résultats obtenus sont identiques; dans tous les cas, on retrouve les lois de la symétrie, de l'irradiation, etc.

On a cherché à exciter directement les corps des neurones moteurs des cornes antérieures, et, en supposant qu'il en existe, les neurones intermédiaires, c'est-à-dire la substance grise de la moelle.

L'excitation électrique de cette substance grise a été tentée, mais à cause de la diffusion des courants, il est difficile de dire si les résultats observés sont la conséquence de l'excitation de cette substance, ou de l'excitation des cordons blancs adjacents, ou des fibres radiculaires qui les traversent. — Pour exciter la moelle, les physiologistes ont recours à divers procédés, dont les principaux sont : l'échauffement du sang au-dessus de 40°; l'asphyxie partielle; l'anémie médullaire, par ligature de l'aorte, au niveau de sa crosse. Ces diverses actions déterminent, chez le mammifère à moelle cervicale sectionnée, des convulsions musculaires, des vaso-constrictions, des sudations, dans le domaine de l'innervation médullaire. Ces phénomènes se produisent encore quand on a sectionné les racines postérieures; ils ne sont donc pas la conséquence d'une excitation née à la périphérie et transmise à la moelle; ils ne se produisent plus quand on a sectionné les racines antérieures, ils sont donc la conséquence d'une excitation née dans la moelle elle-même.

L'excitation d'un neurone de ganglion spinal détermine une réaction motrice plus ou moins généralisée; l'influx nerveux, cellulipète entre la périphérie et le ganglion spinal, cellulifuge dans la racine postérieure entre le ganglion spinal et la moelle, est cellulipète dans les prolongements protoplasmiques du neurone de la corne antérieure, et cellulifuge dans son prolongement cylindre-axile, contenu dans les racines antérieures. — Ceci posé, excitons une racine antérieure non sectionnée : l'influx nerveux se prolonge dans tous les sens (nous avons démontré précédemment cette conductibilité équivoque), et, par suite, sera cellulipète dans la racine antérieure et cellulifuge dans les prolongements protoplasmiques des neurones des cornes antérieures. Cet influx nerveux sera ainsi amené au voisinage des terminaisons des neurones des ganglions spinaux, qui viennent s'étaler au voisinage des prolongements protoplasmiques des neurones des cornes antérieures. Passe-t-il dans ces neurones des ganglions spinaux? Si oui, se répandant dans toute l'étendue, dans tous les prolongements de ces neurones, il sera par eux amené au voisinage des terminaisons protoplasmiques des neurones des cornes antérieures, aux différents étages de la moelle; et il en déterminera l'excitation, de sorte que l'excitation d'une racine antérieure sectionnée déterminerait une réaction motrice plus ou moins étendue. L'expérience démontre qu'il ne se produit aucune réaction motrice; donc l'influx nerveux n'atteint pas les parties intramédullaires des neurones des ganglions spinaux. Les prolongements protoplasmiques des neurones des cornes antérieures peuvent recueillir des influx nerveux, mais ils ne peuvent en émettre; les prolongements médullaires des neurones des ganglions spinaux peuvent émettre des influx nerveux, ils ne peuvent en recueillir. Il y a entre ces terminaisons nerveuses voisines une différence fondamentale. La terminaison intramédullaire des cellules des ganglions spinaux se comporte donc comme le cylindre-axe des neurones des cornes antérieures : elle possède le pouvoir émissif, elle est *émissive*; les prolongements protoplasmiques des neurones des cornes antérieures se comportent donc comme les terminaisons périphériques des neurones des ganglions spinaux : ils possèdent le pouvoir absorbant ou récepteur, ils sont *récepteurs*. Donc, des deux prolongements cylindre-axiles des neurones des ganglions spinaux, le prolongement médullaire doit être considéré comme équivalent aux prolongements cylindre-axiles des neurones des cornes antérieures, et le prolongement périphérique comme équivalent à leurs prolongements protoplasmiques.

Nous avons établi que tout influx nerveux, engendré en un point quelconque d'une fibre nerveuse, se propage dans cette fibre dans les deux sens; mais cet influx nerveux ne peut passer du neurone dans un autre neurone, qu'au niveau de certains de ses prolongements, (nous les appelons terminaisons cylindre-axiles ou prolongements cylindre-axiles); d'autre part, un influx nerveux venant d'un neurone ne peut pénétrer dans un autre neurone que par certains de ses prolongements (nous les appelons terminaisons protoplasmiques ou prolongements protoplasmiques).

---

Nous avons vu un mouvement réflexe d'une certaine amplitude se produire, comme réponse à une excitation d'une certaine intensité. Étant donnée une excitation d'une certaine intensité, appliquée en un point donné de l'organisme d'un animal donné, la réaction n'est pas toujours identique : elle peut, suivant les conditions physiologiques dans lesquelles est placé l'animal, être augmentée ou diminuée; il peut y avoir, comme on dit encore, *dynamogénie ou inhibition du pouvoir réflexe de la moelle.*

*Le pouvoir réflexe de la moelle est augmenté par la strychnine.* Si on injecte sous la peau d'une grenouille, ou si on dépose à la surface de sa moelle 0 mg. 02 d'un sel de strychnine, des excitations périphériques, insuffisantes chez l'animal normal pour produire des réactions réflexes, deviennent suffisantes pour en provoquer d'énergiques. Avec des doses plus fortes, l'attouchement le plus léger, un souffle sur la grenouille, un choc sur la table sur laquelle elle repose, suffisent pour déterminer des réactions et des convulsions généralisées. Cette action de la strychnine est une action médullaire et non périphérique; en effet, l'excitation du bout périphérique d'un nerf moteur, chez la grenouille strychninée, détermine des réactions qualitativement et quantitativement normales.

*Le pouvoir réflexe de la moelle est diminué par l'opium, par le bromure de potassium, par le chloroforme et l'éther aux doses anesthésiantes.*

Diverses actions, portées sur le système nerveux, modifient l'excitabilité réflexe de la moelle. Une excitation extrêmement énergique, portée sur le bout central d'un nerf sensitif, peut diminuer et même supprimer le pouvoir réflexe de la moelle. — Déterminons, chez une grenouille intacte, l'intensité minima d'un certain excitant qui, appliqué en un point donné du corps, provoque une réaction d'une certaine amplitude; sectionnons l'axe nerveux en arrière des hémisphères cérébraux : l'excitation capable de provoquer la même réaction est plus faible que précédemment; sectionnons l'axe nerveux en arrière des lobes optiques : l'excitation nécessaire est encore plus faible, et ainsi de suite, à mesure que les sections sont portées sur une région plus basse de l'axe nerveux. On peut donc dire, d'une façon générale, que *toute région du système nerveux central exerce normalement une action inhibitrice sur le pouvoir réflexe des régions sous-jacentes.*

On observe des faits de même ordre chez les mammifères : la strychnine exagère le pouvoir réflexe, l'opium le diminue. Les réflexes sont exagérés pendant la période pré-anesthésique de l'envahissement chloroformique, supprimés pendant la période anesthésique. A la suite d'une section transversale de la moelle, les réflexes sont supprimés dans les régions relevant des parties inférieures de la moelle pendant les six à huit premiers jours qui suivent l'opération, ils sont ensuite exagérés. Chez l'homme, on constate une exagération des réflexes pendant le sommeil naturel; on observe cette même exagération surtout dans certaines maladies médullaires (myélites transverses, sclérose en plaques, etc.).

---

Nous avons fait l'étude des réflexes médullaires dans le cas particulier d'une excitation cutanée, provoquant une réaction musculaire, chez un animal dont l'axe nerveux a été sectionné au-dessous et au-dessus du bulbe. Mais il existe des réflexes s'accomplissant normalement, chez l'animal intact, par l'intermédiaire de la moelle épinière. En voici quelques exemples, sur lesquels les physiologistes ont plus particulièrement insisté.

On a étudié, dans la moelle, un centre *cilio-spinal*, présidant à la dilatation de la pupille : il siège entre la sixième paire cervicale et la deuxième paire dorsale; il agit sur la pupille, par l'intermédiaire des deux dernières paires nerveuses cervicales et des deux premières paires dorsales, et des rameaux communicants correspondants, du sympathique cervical et du nerf trijumeau. Ce centre peut être excité par voie réflexe, ou par voie autochtone (asphyxie).

On a décrit un *centre ano-spinal*, présidant aux divers états de contraction et de relâchement du sphincter de l'anus, centre situé au niveau de la région dorsale; cinquième paire dorsale chez le chien; sixième et septième chez le lapin; et un *centre vésico-spinal*, présidant aux divers états de contraction et de relâchement du sphincter de la vessie, centre situé au niveau de la région lombaire inférieure. — On a décrit des centres jouant un rôle dans les phénomènes de l'*érection*, de l'*éjaculation*, des *mouvements de l'utérus*, de la *sécrétion sudorale*, etc.

La connaissance de la position exacte des centres réflexes médullaires présente un grand intérêt pour le pathologiste, en ce qu'elle lui permet de localiser très nettement une lésion de la moelle : la destruction ou l'altération profonde d'une région donnée de la moelle entraînant la suppression des phénomènes réflexes dont les centres sont situés en cette région et l'exagération des phénomènes réflexes dont les centres sont situés au-dessous de cette région.

Les principaux réflexes médullaires retenus par les pathologistes sont les suivants :

*Centres vésicaux* (voir ci-devant p. 402) siégeant au niveau du 4e segment sacré; leur destruction entraîne des troubles de la miction.

*Centres génitaux*, siégeant au niveau du 3e segment sacré; leur destruction supprime l'érection et l'éjaculation chez l'homme.

*Centre du réflexe plantaire.* — Le chatouillement de la plante du pied provoque la flexion de la cuisse sur le bassin, de la jambe sur la cuisse et des orteils sur le métatarse; le centre réflexe correspondant occupe le 5e segment lombaire et les deux premiers segments sacrés.

*Centre du réflexe du tendon d'Achille.* — Un choc sur le tendon d'Achille provoque l'extension du pied sur la jambe; le centre est placé dans le premier segment sacré.

*Centre du réflexe rotulien ou patellaire.* — Un choc sur le tendon rotulien, la jambe étant inerte et pendante, détermine la projection de la jambe en avant; le centre est situé au niveau des 2e, 3e et 4e segments lombaires.

*Centre du réflexe crémastérien.* — Une friction ou une pression brusque sur la peau de la partie supéro-interne de la cuisse, ou mieux au niveau de l'anneau du troisième adducteur, détermine la brusque élévation du testicule; le centre est situé au niveau du 1er et du 2e segments lombaires.

*Centre du réflexe abdominal.* — Rétraction de la paroi abdominale se produisant quand on frictionne légèrement, ou quand on percute la peau de l'abdomen; le centre est situé au niveau des 9e, 10e, 11e et 12e segments dorsaux.

*Centre du réflexe tendineux du biceps brachial.* — Un choc sur le tendon du biceps provoque l'extension de l'avant-bras sur le bras; le centre est situé au niveau du 5e segment cervical.

*Centre cilio-spinal.* — Ce centre préside aux mouvements de dilatation de la pupille : sa suppression entraîne le myosis (contraction pupillaire), son excitation la mydriase (dilatation pupillaire); il est situé au niveau des 7e et 8e segments cervicaux et du 1er segment dorsal.

Nous avons étudié, pour simplifier, les réflexes dans la moelle épinière anatomiquement définie. Mais, au point de vue physiologique, il est des parties, situées en avant de la moelle, dans le bulbe, dans la protubérance et dans les pédoncules cérébraux, qui appartiennent au système médullaire physiologique.

Au niveau du bulbe, les dispositions de la substance grise médullaire changent : au lieu de constituer une colonne unique, entourant le canal central de la moelle, elle se divise en cinq rameaux qui s'étalent sous le plancher du quatrième ventricule. Au bulbe, les cordons latéraux de la moelle se portent en avant, en rejetant en dehors les cornes antérieures qu'ils décapitent; les cordons postérieurs de la moelle se portent en dehors, puis en avant, tout en restant en arrière des cordons latéraux, en rejetant en dehors les cornes postérieures, qu'ils décapitent. Ainsi sont constitués les cinq rameaux de substance grise, issus du tronc commun de la substance grise médullaire : un rameau médian qui continue la portion de substance grise médullaire entourant le canal central, c'est-à-dire la commissure grise et la base des cornes; deux rameaux latéraux qui continuent les cornes antérieures de la moelle; deux rameaux latéraux, situés en dehors des précédents, qui continuent les cornes postérieures de la moelle.

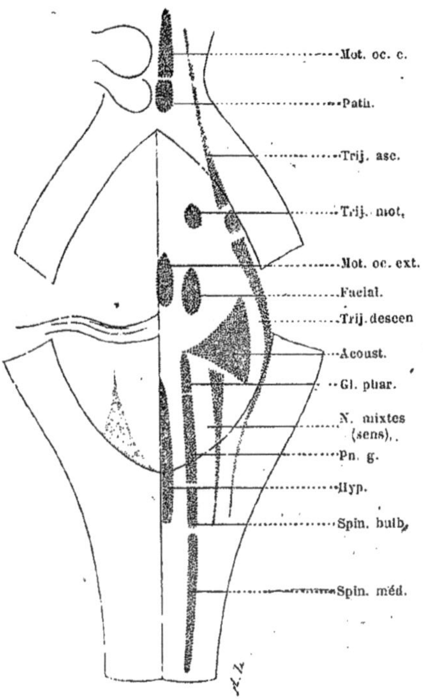

Fig. 260. — Topographie des noyaux des nerfs craniens sur le plancher du 4e ventricule.

Les noyaux moteurs en rouge; les noyaux sensitifs en bleu.

De la colonne grise médiane, dans la portion qui représente le prolongement du col de la corne antérieure, on voit naître successivement, de bas en haut, des fibres de l'hypoglosse (noyau postérieur), du facial, du moteur oculaire externe, du moteur oculaire commun, du pathétique, toutes fibres motrices ou centrifuges. — De la colonne

46*

grise latérale, qui représente le prolongement des cornes antérieures, on voit naître successivement de bas en haut, des fibres de l'hypoglosse (noyau antérieur), du vague, du spinal, du glosso-pharyngien (noyaux moteurs de ces trois nerfs) et du nerf masticateur, branche du trijumeau (noyau moteur du trijumeau), toutes fibres motrices ou centrifuges.

De la colonne grise médiane, dans la portion qui représente le prolongement du col de la corne postérieure, on voit naître successivement, de bas en haut, des fibres du vague, du spinal, du glosso-pharyngien (noyaux sensitifs de ces trois nerfs), de l'acoustique et du trijumeau, toutes fibres sensitives ou centripètes. — De la colonne grise latérale, qui représente le prolongement des cornes postérieures, on voit naître des fibres du trijumeau.

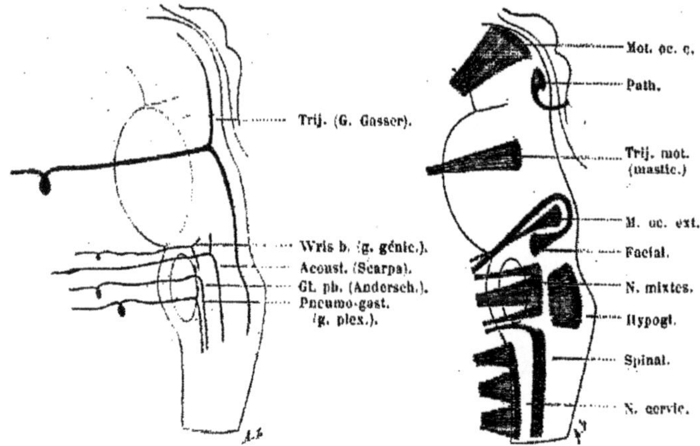


Fig. 261. — Ganglions d'origine des nerfs sensitifs craniens (fig. schématique).

Leurs racines et les branches ascendantes et descendantes de ces racines.

Fig. 262. — Noyaux d'origine des nerfs craniens moteurs (fig. schématique).

Les noyaux sont vus latéralement à travers le tronc cérébral supposé transparent.

(Poirier. Charpy.)

*En résumé*, les nerfs craniens (abstraction faite du nerf olfactif et du nerf optique, qui ne sont pas de véritables nerfs, mais des prolongements du système nerveux central) naissent des prolongements encéphaliques de la substance grise de la moelle; les nerfs moteurs ou les fibres motrices des nerfs mixtes, provenant des prolongements du système antérieur médullaire; les nerfs sensitifs ou les fibres sensitives des nerfs mixtes, provenant des prolongements du système postérieur médullaire. Nous retrouvons donc, dans le bulbe, la protubérance et la partie postérieure des pédoncules cérébraux, la systématisation medullaire.

Au point de vue physiologique, ces prolongements encéphaliques de la substance grise médullaire doivent être rattachés à la substance grise médullaire; les nerfs craniens ne doivent pas être séparés des nerfs rachidiens; les réflexes, qui s'accomplissent par l'intermédiaire des nerfs craniens et du bulbe, ou de la protubérance, ne diffèrent pas des réflexes, qui s'accomplissent par l'intermédiaire des nerfs rachidiens et de la moelle. La disposition anatomique des nerfs est plus compliquée; la disposition intérieure du bulbe est en apparence différente, et de plus, elle est masquée par l'introduction de noyaux gris, étrangers au système médullaire. Mais le fonctionnement physiologique est toujours le même.

Toutefois, l'expérimentation est plus délicate, quand il s'agit des réflexes bulbo-protubérantiels, parce qu'il est plus difficile d'isoler et d'exciter une région déterminée dans le bulbe et la protubérance, ou à leur voisinage, que dans la moelle ou à son voisinage. Mais on peut ramener les réflexes bulbo-protubérantiels au type commun.

Prenons pour exemple le *réflexe labio-mentonnier* du chien. Si, chez un chien anesthésié, on excite mécaniquement la muqueuse de l'espace labio-gingival supérieur, en face de la première incisive supérieure, on observe une contraction du muscle peaucier du menton, se traduisant par un déplacement de la peau de cette région et un redressement des poils qui la recouvrent. On établit, par des expériences de section et d'excitation du nerf sous-orbitaire et du nerf facial, que ce phénomène réflexe se fait par l'entremise de ces deux nerfs. La destruction de la région bulbo-protubérantielle entraîne la suppression de ce réflexe. N'y a-t-il pas analogie avec les réflexes médullaires?

On établirait de même une analogie entre les réflexes médullaires et le réflexe du clignement des paupières, ou *réflexe cornéen* : l'attouchement de la cornée ou l'excitation du nerf trijumeau déterminent le clignement des paupières : l'influx nerveux est transmis par le nerf trijumeau à la région bulbo-protubérantielle, et réfléchi par le nerf facial sur le muscle orbiculaire des paupières.

Parmi les principaux centres bulbaires et protubérantiels, signalons les suivants :

Le *centre du clignement des yeux*, dont nous venons de dire un mot; — le *centre de l'éternuement* : une impression, portée sur la muqueuse nasale, est transmise par le nerf trijumeau au bulbe et de là réfléchie sur les muscles expirateurs; — le *centre de la toux* : une impression, portée sur la muqueuse des voies respiratoires, est transmise par le nerf vague au bulbe et de là réfléchie vers les muscles expirateurs; — le *centre de la succion et de la mastication* : l'influx nerveux centripète chemine par les nerfs centripètes issus de la bouche, trijumeau et glosso-pharyngien; l'influx nerveux centrifuge chemine par le nerf facial (lèvres et buccinateur), le nerf hypoglosse (langue) et le nerf maxillaire inférieur (muscles élévateurs de la mâchoire); — le *centre coordinateur des mouvements des yeux*; — le *centre de la déglutition*, — le *centre de la respiration*, — les *centres accélérateur et modérateur cardiaques*, — les *centres vaso-moteurs*, etc.

Les réflexes bulbo-protubérantiels sont plus complexes que les réflexes médullaires : l'entassement des nerfs issus de ces régions permet cette complexité; mais ils ne diffèrent pas essentiellement des réflexes médullaires. Il n'y a pas lieu de les étudier de façon spéciale, car cette étude se réduit à une question d'anatomie, dans la plupart des cas. Les centres réflexes des grandes fonctions de circulation, de respiration, de déglutition, ont été étudiés en même temps que ces fonctions.

# CHAPITRE XXXVII

## LES VOIES DE LA MOTRICITÉ VOLONTAIRE ET DE LA SENSIBILITÉ CONSCIENTE

SOMMAIRE. — Comment se pose la question de la conduction motrice volontaire et de la conduction sensible consciente.

1. **La loi de Magendie.** Systématisation des racines des nerfs rachidiens : loi de Magendie. Sensibilité récurrente.
2. **Les voies de la motricité volontaire.** Les régions psycho-motrices et les cellules pyramidales. Les faisceaux pyramidaux et leurs trajets. Observations anatomo-pathologiques et expériences physiologiques de sections et d'excitations.
3. **Les voies de la sensibilité consciente.** Les prolongements intramédullaires des neurones des ganglions spinaux : conséquences des hémi-sections médullaires, au point de vue de la conduction de la sensibilité consciente; interprétation des résultats. Sections partielles de la moelle; rôle possible des divers cordons et de la substance grise, dans la conduction sensitive consciente. — Le ruban de Reil et la substance grise bulbo-protubérantielle.

Nous avons étudié le système médullo-bulbo-protubérantiel et les réflexes, c'est-à-dire l'appareil et les phénomènes nerveux de la vie inconsciente. — Un animal, sur lequel on a pratiqué une section transversale complète du système médullo-bulbo-protubérantiel, à un niveau quelconque, conserve sa motricité et sa sensibilité dans toutes les régions du corps, qui reçoivent leurs nerfs moteurs et sensitifs d'un point situé au-dessus de la section; toutes les parties du corps qui reçoivent leurs nerfs moteurs et sensitifs d'un point situé au-dessous de la section sont privées de motricité et de sensibilité. Donc, l'instrument essentiel de la motricité et de la sensibilité est situé au-dessus du système médullo-bulbo-protubérantiel.

Sans doute, un animal, dont les hémisphères cérébraux ont été séparés du reste du corps, peut exécuter des mouvements et réagir aux excitations : la grenouille acérébrée saute et nage, quand on l'y incite; elle réagit, quand on la pince, ou quand on la cautérise; le pigeon acérébré vole, quand on le lance dans l'air, et s'envole, quand on lui pince la patte; le chien, auquel on a fait une section pré-protubérantielle, crie, quand on le pince, et s'approche, quand on le siffle; mais ce sont là des réactions réflexes, automatiques; il n'y a ni *sensation consciente*, ni *motricité volontaire*, sans intervention des hémisphères cérébraux.

### 1. *La loi de Magendie.*

Quelles sont, dans l'axe nerveux cérébro-spinal, les voies par lesquelles les influx nerveux, nés à la périphérie, gagnent le cerveau? Quelles sont les voies par lesquelles les influx nerveux, nés au niveau du cerveau, gagnent la périphérie? *Quelles sont les voies de la sensibilité consciente et de la motricité volontaire?*

En dehors du système nerveux central, ces voies sont représentées par les nerfs périphériques. Ceux de ces nerfs qui naissent de

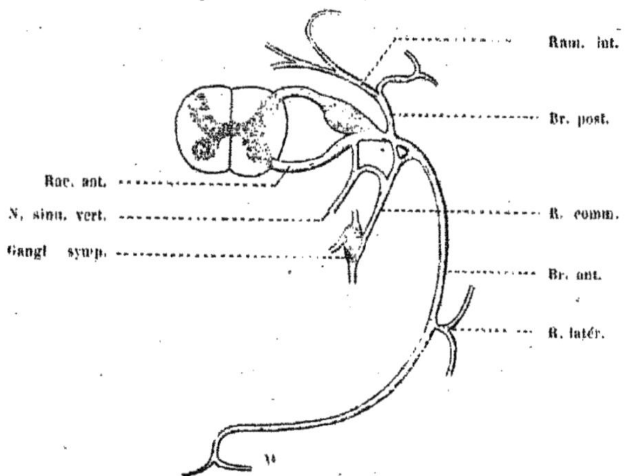


Fig. 263. — Disposition générale d'un nerf rachidien (schéma).

la moelle, les *nerfs rachidiens*, présentent un groupement remarquable de leurs fibres motrices (ou plus généralement centrifuges) et de leurs fibres sensitives (ou plus généralement centripètes), au voisinage immédiat de la moelle. *Les racines antérieures ou ventrales des nerfs rachidiens sont motrices (et plus généralement centrifuges); les racines postérieures ou dorsales sont sensitives (et plus généralement centripètes).* [*Loi de Magendie*[1].]

1. On a souvent appelé cette loi : *loi de Ch. Bell*. Il est pourtant de justice élémentaire de lui donner le nom de Magendie, qui l'a énoncée et démontrée expérimentalement, et non celui de Ch. Bell, qui l'a combattue et repoussée.

On met à nu, chez l'animal en expérience (grenouille, chien, chat, lapin, etc.), la moelle dans une région quelconque, par exemple au niveau de l'origine des nerfs sciatiques : on soulève sur des fils les racines antérieures, et, sur d'autres fils, les racines postérieures correspondantes; on laisse l'animal se réveiller, si l'opération a été faite pendant l'anesthésie; on laisse l'état de choc opératoire se dissiper, si l'opération a été faite sur un mammifère.

Si on sectionne les racines antérieures des nerfs, qui constituent, par leur réunion, le nerf sciatique, en conservant intactes les racines postérieures correspondantes, l'animal ne peut plus exécuter aucun mouvement dans les régions innervées par le nerf sciatique correspondant. — Si on excite le bout central des racines antérieures sectionnées, il ne se produit ni mouvement localisé, ni manifestations de douleur. Si on excite le bout périphérique des racines antérieures sectionnées, il se produit des mouvements localisés dans la zone d'innervation motrice du nerf sciatique correspondant. — Si on pince la patte postérieure, correspondant aux racines antérieures sectionnées, l'animal manifeste la douleur qu'il éprouve, par ses cris et ses contractions généralisées (sauf dans le membre dont les racines antérieures nerveuses ont été sectionnées).

Si on sectionne les racines postérieures des nerfs qui constituent, par leur réunion, le nerf sciatique, en conservant intactes les racines antérieures correspondantes, on constate que l'animal ne manifeste plus de douleur quand on excite le membre correspondant. — Si on excite le bout central des racines postérieures sectionnées, l'animal manifeste la douleur qu'il éprouve, par ses cris et ses contractions généralisées (même dans le membre dont les racines postérieures nerveuses ont été sectionnées). — Si on excite le bout périphérique des racines postérieures sectionnées, il ne se produit ni mouvement localisé, ni manifestation de douleur.

Ces faits établissent la loi de Magendie, telle que nous l'avons énoncée.

Les nerfs craniens ne présentent pas la disposition anatomique très simple des nerfs rachidiens; mais il est toujours possible de déterminer leurs homologies; c'est ainsi que nous considérons comme homologues des racines antérieures ceux de ces nerfs qui, ne présentant pas de ganglions sur leur trajet, sortent des masses grises bulbo-protubérantielles qui continuent en haut les cornes grises antérieures de la moelle (nerf facial, nerfs oculo-moteurs);

et comme homologues des racines postérieures, les nerfs craniens qui, présentant un ganglion sur leur trajet, ganglion trophique pour leurs fibres périphériques (ganglion de Gasser du nerf trijumeau, ganglion d'Andersch du nerf glosso-pharyngien), vont se mettre en rapport avec les masses grises bulbo-protubérantielles qui continuent en haut le système gris postérieur de la moelle.

A ces racines craniennes ainsi définies s'applique rigoureusement la loi de Magendie.

Les choses se passent toujours telles que nous venons de les décrire, chez la grenouille, type des animaux à sang froid; chez le

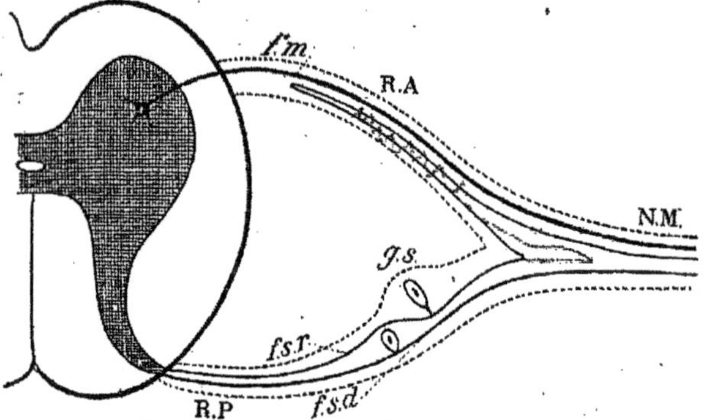


Fig. 264. — Figure schématique destinée à montrer une fibre motrice, une fibre sensitive directe, une fibre sensitive récurrente.

chien, type des animaux à sang chaud, il faut signaler un fait intéressant. En général, chez le chien, surtout chez le chien jeune, vigoureux et bien nourri, *quand le choc opératoire s'est dissipé*, c'est-à-dire quand la sensibilité générale, épuisée par l'opération, a recouvré son acuité normale; l'excitation du bout périphérique de la racine antérieure sectionnée produit une légère réaction douloureuse, à la *condition expresse* que la racine postérieure correspondant à la racine antérieure excitée n'ait pas été sectionnée[1]; donc l'influx nerveux centripète, engendré par l'excitation du bout périphérique de la racine antérieure sectionnée, gagne la moelle par la racine postérieure correspondante.

Si, chez un chien, on sectionne une racine postérieure, entre le

1. C'est sur cette observation qu'on s'appuie pour considérer le nerf facial et le nerf trijumeau craniens comme constituant l'équivalent d'un nerf rachidien. En effet, non seulement ces deux nerfs donnent respectivement la motricité et la sensibilité générale aux mêmes régions superficielles de la face, mais encore le nerf facial présente une sensibilité récurrente grâce aux fibres du nerf trijumeau qu'il reçoit à la périphérie.

ganglion spinal et la périphérie, et si, après un temps suffisant pour que la dégénérescence se soit produite, on examine histologiquement la racine antérieure correspondante, on y trouve des fibres dégénérées, d'autant plus nombreuses qu'on examine cette racine en un point plus voisin de la périphérie, d'autant plus rares qu'on l'examine en un point plus voisin de la moelle, absentes au voisinage immédiat de la moelle. — Ces fibres dégénérées, nées du ganglion spinal, remontent donc plus ou moins haut dans la racine antérieure, puis se réfléchissent vers la périphérie, suivant ainsi un trajet récurrent. Ce sont ces fibres, peu nombreuses d'ailleurs, qui, excitées quand on agit sur le bout périphérique de la racine antérieure, transmettent à la moelle l'influx nerveux, origine des phénomènes de douleur, dans le cas d'excitation du bout périphérique de la racine antérieure sectionnée. Il y a là, comme on dit, *sensibilité récurrente*.

On n'observe jamais de sensibilité récurrente chez la grenouille; on l'observe chez le chien, mais seulement quand l'état de choc est dissipé; dans le cas contraire, on ne l'observe plus, car il ne faut pas oublier qu'il s'agit là d'un phénomène délicat, peu intense, et qui disparait dès que le système nerveux présente une inhibition légère.

Il convient d'apporter une légère restriction à la loi de Magendie. — Les racines postérieures sont essentiellement composées de fibres sensitives ou centripètes; mais cependant elles contiennent aussi une très minime proportion d'éléments centrifuges : on peut le démontrer histologiquement et physiologiquement : — histologiquement, si on sectionne une racine postérieure entre le ganglion spinal et la moelle, on trouve dans le bout central quelques rares fibres saines au milieu d'innombrables fibres dégénérées, et, dans le bout périphérique, quelques rares fibres dégénérées au milieu d'innombrables fibres saines; — physiologiquement, si on excite le bout périphérique de certaines racines postérieures (sixième lombaire par ex. chez le chien), sectionnées entre le ganglion spinal et la moelle, on constate dans le membre postérieur correspondant une légère vaso-dilatation : la racine postérieure considérée contient donc des filets vaso-dilatateurs, d'ailleurs peu nombreux.

### 2. *Les voies de la motricité volontaire.*

L'influx nerveux moteur volontaire naît dans l'écorce grise du cerveau, dans les régions dites psycho-motrices. En effet, la destruction profonde de ces régions par hémorragies, ramollissements, tumeurs, blessures, chez l'homme, entraîne la suppression de la motricité volontaire. L'influx nerveux moteur chemine dans les cylindres-axes des grandes cellules pyramidales des régions psycho-motrices, groupées, chez l'homme, dans la substance grise de la zone péri-rolandique, c'est-à-dire à la surface des circonvolutions frontale et pariétale ascendantes, de leur prolongement, le lobule paracentral, et de leur trait d'union inférieur, l'opercule rolandique. Ces cylindres-axes, qui constituent le *faisceau pyra-*

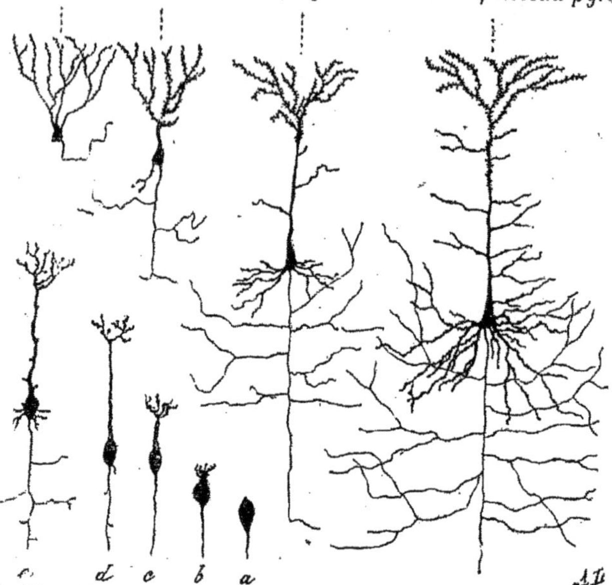


Fig. 265. — Développement phylogénique ou ontogénique de la cellule pyramidale. a, b, c, d, e, phases progressives du développement (d'après Cajal).

*midal*, traversent la substance blanche du centre ovale; passent dans la capsule interne [1], dont ils occupent le genou et les deux tiers antérieurs de la branche postérieure [2]; puis dans le pédon-

1. La capsule interne est cette portion de substance blanche comprise entre le noyau lenticulaire du corps strié, en dehors, le noyau caudé du corps strié, en dedans et en avant, et la couche optique, en dedans et en arrière; on distingue, dans la capsule interne, une région lenticulo-striée ou branche antérieure, et une région lenticulo-optique, ou branche postérieure, réunies au niveau du genou de la capsule interne.

2. La partie tout à fait antérieure du bras postérieur de la capsule interne

cule cérébral, dont ils occupent les 3/5 moyens de l'étage inférieur ou pied, et au niveau desquels ils abandonnent les fibres qui vont se mettre en rapport avec les noyaux d'origine des nerfs moteurs craniens (masticateur, oculo-moteurs, facial, etc.); puis dans la protubérance, où ils cessent de constituer un faisceau groupé, disséminés qu'ils sont au milieu des éléments propres de cette région; puis dans le bulbe, où, réunis de nouveau, ils forment les pyramides antérieures du bulbe; et enfin dans la moelle, où ils constituent les faisceaux pyramidaux directs et croisés. Ces cylindres-axes se terminent aux différents niveaux du système médullo-bulbo-protubérantiel, au voisinage des cellules motrices des cornes antérieures. Ces cylindres-axes présentent un entrecroisement grâce auquel les cylindres-axes, nés dans l'hémisphère droit, se terminent dans la corne antérieure gauche du système médullo-bulbo-protubérantiel. Cet entrecroisement se fait au niveau de la partie postérieure des pédoncules cérébraux et au niveau de la protubérance, pour les cylindres-axes qui vont se terminer en se subdivisant en fibrilles au voisinage des noyaux d'origine des nerfs moteurs craniens, masticateur, facial, oculo-moteurs, etc., — et au niveau des pyramides bulbaires, pour les cylindres-axes qui vont se terminer dans la moelle, au voisinage des neurones moteurs d'origine des nerfs rachidiens. Toutefois, l'*entrecroisement bulbaire*, ou, comme on dit encore, la *décussation bulbaire*, n'est pas totale; il n'y a généralement que les neuf dixièmes des fibres pyramidales qui s'entrecroisent à ce niveau; elles constituent les *faisceaux pyramidaux croisés* de la moelle. Le reste ne s'entrecroise pas, au niveau du bulbe, mais descend dans la moelle directement, en constituant les *faisceaux pyramidaux directs*; on admet, en général, que ces fibres s'entrecroisent dans la moelle à travers la commissure blanche, au voisinage du point où elles se terminent[1].

Ce faisceau pyramidal est la voie centrale de la conductibilité

constitue le faisceau géniculé, qui contient les éléments allant se mettre en rapport avec les noyaux d'origine du nerf facial inférieur et du nerf hypoglosse.

1. Cette description, qui se rapporte à l'homme, correspond à la majorité des cas, mais il y a des exceptions : parfois la décussation bulbaire est totale; parfois elle est considérablement réduite et ne correspond qu'à la dixième partie des fibres du faisceau pyramidal; parfois, et le cas n'est pas rare, elle n'est pas quantitativement symétrique. Chez les animaux, il n'y a pas de fibres pyramidales dans les cordons antérieurs; toutes les fibres pyramidales sont dans les cordons latéraux; mais, chez eux comme chez l'homme, une partie des fibres pyramidales n'a pas subi la décussation bulbaire.

motrice. Cette proposition repose sur les faits d'observation suivants :

A la suite des lésions destructives profondes de la zone psychomotrice de la couche grise hémisphérique, lésions profondes intéressant la couche des grandes cellules pyramidales, on observe une paralysie motrice permanente du côté opposé du corps (des lésions

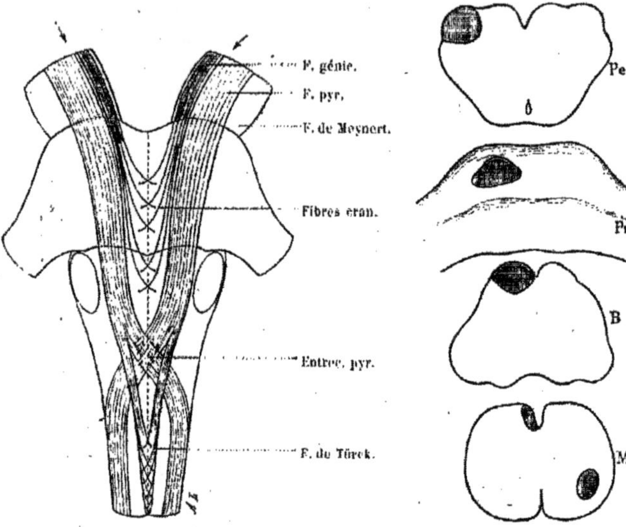


Fig. 266. — Le faisceau pyramidal (d'après Charpy).

Fig. 267. — Les voies motrices (d'après Duval).

M, dans la moelle ; B, dans le bulbe ; Pr, dans la protubérance ; Pe, dans les pédoncules cérébraux. La partie antérieure de la coupe est en haut.

de quelque gravité qu'elles soient, intéressant des parties autres de la couche grise hémisphérique, ne déterminent jamais de paralysies motrices). A la suite de ces lésions destructives, on observe souvent une dégénérescence descendante de certaines fibres, qui, nées au niveau des zones psycho-motrices, traversent l'axe nerveux pour se terminer aux divers étages de la moelle (dans ce cas, on observe généralement de la contracture) ; or, ces fibres dégénérées présentent, avec ses variantes, le trajet que nous avons assigné aux fibres pyramidales.

A la suite d'une lésion profonde et destructive, siégeant en un point quelconque du trajet assigné aux fibres pyramidales, on constate une paralysie motrice; on n'en constate pas, quand la

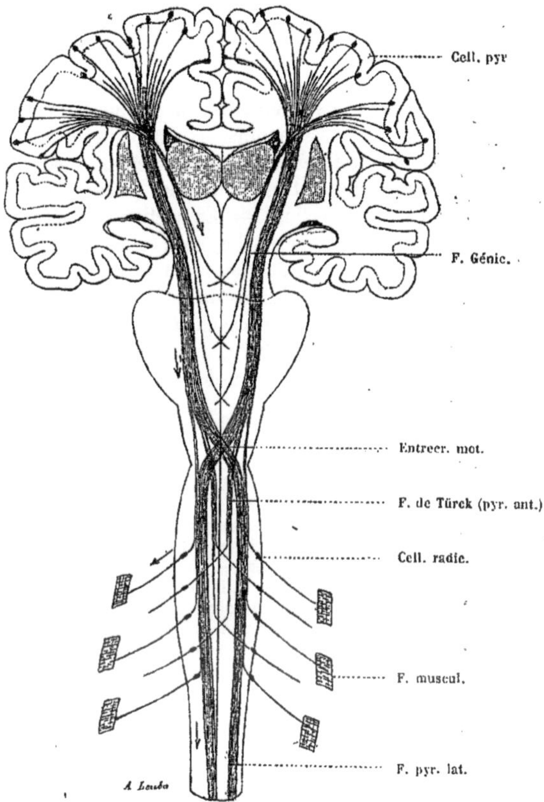


Fig. 268. — Les voies motrices.

lésion, quelles que soient sa nature et sa gravité, siège en dehors de ce trajet dans les centres nerveux. La destruction profonde des centres psycho-moteurs détermine une hémiplégie, siégeant dans la moitié opposée du corps; une lésion profonde des deux tiers antérieurs de la branche postérieure de la capsule interne, ou de l'étage moteur du pédoncule cérébral détermine une hémiplégie siégeant dans la moitié opposée du corps ; les lésions unilatérales protubérantielles peuvent déterminer une paralysie, du même côté dans la sphère du nerf facial et des nerfs oculo-moteurs, du côté opposé dans le reste du corps : c'est le cas, quand la lésion siège en arrière du point d'entrecroisement des fibres pyramidales, allant se terminer au voisinage des noyaux du nerf facial et des nerfs oculo-moteurs ; les lésions unilatérales bulbaires et médullaires déterminent une paralysie des membres, du côté de la lésion.

On est arrivé aux mêmes conclusions, par l'expérimentation chez les animaux, en pratiquant des hémi-sections médullaires, bulbaires, protubérantielles, et en notant les phénomènes paralytiques consécutifs à ces sections. — En sectionnant séparément les divers faisceaux blancs de la moelle, on a constaté que les sections des faisceaux antérieurs, des faisceaux postérieurs et de la substance grise ne déterminent jamais de paralysie motrice volontaire ; tandis que la section des faisceaux latéraux détermine toujours une paralysie motrice volontaire, dans les régions innervées par des nerfs qui quittent la moelle au-dessous de la section.

On a cherché à contrôler les conclusions qu'on tire de ces expériences de sections, par des expériences d'excitations. On a établi que l'excitation des pyramides bulbaires détermine des contractions ; — l'excitation des seuls cordons latéraux de la moelle est chose à peu près impossible, car les fibres radiculaires antérieures, noyées dans leur partie antérieure, sont en même temps excitées ; aussi n'y a-t-il pas lieu de tenir compte de ces expériences d'excitations.
— Nous voyons ainsi intervenir dans les phénomènes moteurs volontaires deux neurones : l'un cortical (cellule pyramidale du cerveau, ou neurone moteur central), l'autre médullaire (neurone des cornes antérieures, ou neurone moteur périphérique) ; et ceci nous permet d'assimiler, au point de vue physiologique, ces phénomènes à des phénomènes réflexes. En effet, nous pouvons considérer la couche grise hémisphérique comme un organe périphérique au niveau duquel se fait l'impression ; l'influx nerveux, engendré dans la cellule pyramidale (comme il est engendré, pour le réflexe ordinaire, dans la cellule des ganglions spinaux), est conduit par cette cellule au voisinage des neurones des cornes antérieures, d'où il est conduit, par ces neurones, à l'organe périphérique de réflexion. *Le phénomène moteur volontaire peut être considéré, dans ce qu'il a de physiologique, comme un phénomène réflexe*, s'accomplissant par l'intermédiaire d'une chaîne de deux neurones, présentant une articulation histologipue, ou un relai physiologique.

Les faits qui viennent d'être exposés permettent de comprendre comment sont associés dans un acte volontaire deux catégories de neurones : des neurones corticaux et des neurones médullo-bulbo-protubérantiels, les premiers appartenant à un *centre cortical* (portion de la zone psycho-motrice), les seconds à un *centre nucléaire* (noyau d'origine d'un nerf moteur). Il convient de ne pas oublier que les neurones du noyau d'origine des nerfs peuvent être soumis à des influences autres que celles qui sont exercées par les neurones pyramidaux ou corticaux : c'est ainsi que, dans les réactions motrices purement réflexes ou émotives, non volontaires, ce sont d'autres neurones qui viennent provoquer l'activité du noyau d'origine du nerf périphérique. Ces considérations présentent un grand intérêt pour le pathologiste, en ce qu'elles lui permettent de comprendre comment, dans certaines paralysies d'origine corticale, les seuls mouvements volontaires sont supprimés, alors que les mouvements réflexes et émotifs sont, ou tout au moins peuvent être conservés (paralysie faciale corticale).

### 3. *Les voies de la sensibilité consciente.*

Les fibres des racines postérieures, voies extramédullaires de la sensibilité consciente, pénètrent dans la moelle et s'y divisent en plusieurs rameaux, dont l'un est descendant, dont l'autre est horizontal, dont le dernier est ascendant. Le rameau descendant est situé dans le faisceau de Burdach. Le rameau ascendant émet des fibres courtes, qui, contenues aussi dans le faisceau Burdach, se terminent dans la moelle, à des niveaux plus ou moins élevés, au contact de la substance grise postérieure. Il émet aussi des fibres longues, qui, groupées dans le cordon de Goll, remontent dans la moelle et s'y terminent à des niveaux plus ou moins élevés, émettant dans toute leur étendue des ramuscules se perdant dans la substance grise médullaire. Parmi ces rameaux ascendants, les plus longs s'étendent jusqu'au bulbe, où ils se terminent au voisinage des noyaux gris, dits noyaux de Goll et de Burdach. Ces faits résultent de l'examen de la moelle, après section des racines postérieures des nerfs rachidiens ; les fibres dégénérées occupent les positions et décrivent les parcours indiqués ; jamais on ne voit ces fibres passer d'un côté de la moelle à l'autre côté.

Il est de toute évidence que l'influx nerveux centripète, amené à la moelle par les neurones des ganglions spinaux, parcourt ces fibres et leurs ramifications. Mais il s'agit de savoir en quel point de ces neurones se produit l'*émission*, la *fuite de l'influx nerveux*, et quels sont les neurones qui le recueillent, pour le conduire au cerveau. Étant donné le nombre considérable de ramifications de ces neurones de ganglions spinaux, aux divers niveaux de la moelle, la solution n'est pas indiquée par l'anatomie. Il faut interroger l'expérience.

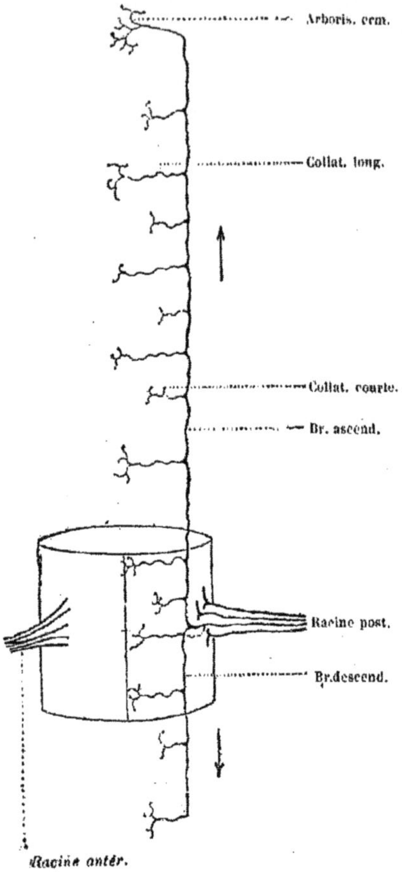

Arboris. term.
Collat. long.
Collat. courte.
Br. ascend.
Racine post.
Br. descend.
Racine antér.

Fig. 269. — Terminaisons intramédullaires du neurone sensitif de ganglion spinal.

1° Si on fait une *hémisection transversale* de la moelle, on constate, au moins chez le singe, le chien et le lapin, qu'il y a conservation, et même exagération (le moindre attouchement devient douloureux) de la sensibilité, dans les régions du corps qui reçoivent leurs nerfs sensitifs d'une partie de la moelle située au-dessous de la section et du côté de la section; et abolition, ou tout au moins diminution de la sensibilité, dans les régions du corps qui reçoivent leurs nerfs sensitifs d'une partie de la moelle située au-dessous de la section et du côté opposé à la section. On a observé des faits de même nature, chez l'homme (hémi-paraplégie croisée, ou syndrome de Brown-Séquard) à la suite d'une hémi-section pathologique ou traumatique de la moelle.

2° Si on pratique une *section longitudinale médiane* de la

moelle, on constate une abolition de la sensibilité dans les deux côtés du corps, dans les régions qui reçoivent des nerfs sensitifs issus de la moelle au niveau de la partie où a été pratiquée la section longitudinale.

Ces faits conduisent à penser que les voies conductrices de la sensibilité s'entrecroisent dans la moelle, au moment même de leur pénétration. S'il en était ainsi les voies conductrices médullaires seraient autres, ou, tout au moins, pourraient être autres que les fibres ascendantes des neurones de ganglions spinaux, puisque celles-ci ne s'entrecroisent pas. Cette conclusion est encore confirmée par l'observation des animaux chez lesquels on a pratiqué une série d'hémi-sections, portant alternativement sur les moitiés droite et gauche de la moelle : ces animaux ne présentent pas d'anesthésie, mais généralement, au contraire, de l'hyperesthésie. Donc, les influx nerveux sensitifs peuvent se propager dans la moelle par des voies autres que les fibres ascendantes des cordons de Goll, sans qu'il soit toutefois possible d'affirmer que ces fibres ascendantes ne jouent aucun rôle dans cette propagation, chez l'animal normal.

Il semble qu'il y ait désaccord entre les expériences d'*hémi-section unique* et les expériences d'*hémi-sections croisées*. Une hémi-section unique supprime la sensibilité du côté opposé du corps, au-dessous de la section; on comprendrait qu'une seconde hémi-section, située à un autre niveau, du côté opposé de la moelle, supprimant la sensibilité du côté opposé du corps, toute sensibilité fût abolie dans les régions inférieures du corps. L'expérience montre que, tout au contraire, la seconde hémi-section rétablit la sensibilité dans les régions, d'où la première l'avait fait disparaître. On est, par là, amené à supposer que les modifications de la sensibilité, consécutives à une seule hémi-section de la moelle, sont la conséquence, non de l'interruption anatomique des voies de la conduction sensitive, mais d'une modification physiologique du pouvoir conducteur de la moelle. Une hémi-section inhibe le pouvoir conducteur de la moelle, pour les impressions sensitives produites à la périphérie, du côté opposé à l'hémi-section et au-dessous de cette hémi-section; elle dynamogénie le pouvoir conducteur, pour les impressions sensitives produites à la périphérie, du côté correspondant à l'hémi-section. Cette conception est appuyée par deux ordres de faits : 1° par la conservation de la sensibilité, dans le cas d'hémi-sections alternes, siégeant à divers niveaux de la moelle (chaque section abolissant, au moins partiellement, les effets inhibiteurs et dynamogéniants d'une hémi-section alterne); 2° par la suppression de l'hyperesthésie, consécutive à une hémi-section unique, au bout de plusieurs semaines.

Les expériences d'hémi-sections alternes sont intéressantes au premier chef, car elles établissent nettement que les voies de la conductibilité sensitive consciente ne sont pas déterminées, de façon inéluctable, dans la moelle, mais peuvent, suivant les conditions, affecter des trajets divers.

On a fait, sur la moelle, des expériences de *sections isolées des divers cordons.*

1° Si on sectionne les *cordons postérieurs* seuls, sans intéresser la substance grise de la moelle, la sensibilité est conservée, au-dessous de la section. Donc, l'influx nerveux sensitif n'emprunte pas nécessairement la voie des cordons postérieurs; ces expériences ne prouvent d'ailleurs pas que cet influx nerveux ne puisse emprunter cette voie, au moins chez l'animal normal: elles prouvent seulement que cette voie n'est pas la seule possible. — On a signalé, à la suite de la section des cordons postérieurs, de l'hyperesthésie au-dessous de la section, mais on ne sait si cette hyperesthésie se produit quand les cordons seuls ont été sectionnés, ou quand la substance grise a été lésée, même légèrement, par l'opération.

2° Si on sectionne les *cordons latéraux* seuls, on a des résultats absolument inconstants. Certains auteurs ont constaté une conservation parfaite de la sensibilité, au-dessous de la section; d'autres ont noté des modifications importantes de la sensibilité : ils ont observé du côté de la section (quand la section porte sur un seul cordon latéral) soit la conservation, soit la diminution de la sensibilité; et, du côté opposé à la section, soit la conservation, soit la diminution, soit l'abolition de la sensibilité; — ils ont observé (quand la section porte sur les deux cordons latéraux) soit la conservation, soit la diminution, soit l'abolition de la sensibilité, dans les régions sous-jacentes du corps. Cette inconstance des résultats prouve que les phénomènes observés sont la conséquence de modifications inhibitrices ou dynamogéniques du pouvoir conducteur de la moelle, et non d'interruptions anatomiques des voies de conduction. La conservation de la sensibilité, au moins dans certains cas, à la suite de la section des deux cordons latéraux, prouve que ces cordons ne constituent pas une voie nécessaire de la conductibilité sensitive.

3° Si on sectionne les *cordons antérieurs* (on intéresse toujours, dans cette opération, les parties voisines de la substance grise), on ne produit aucune modification de la sensibilité. Donc les cordons antérieurs ne constituent pas une voie nécessaire de la conductibilité sensitive.

4° Si enfin, on sectionne la *substance grise*, aussi complètement que possible, en conservant, dans la mesure du possible, les cordons blancs, on constate, en général, une suppression au moins partielle (en général la sensibilité tactile est partiellement conservée) de la sensibilité. — Si, en même temps que la substance grise, on sectionne les cordons postérieurs, on constate une suppression totale de la sensibilité, dans les régions sous-jacentes à la section; quelques résultats discordants ont été signalés; ils s'expliquent, probablement, par la conservation d'une portion limitée de la substance grise, en dehors de la section.

On a prétendu que les voies de la conduction sensitive varient avec la nature de la sensibilité, et on a distingué les sensations de douleur, de toucher, de température (froid et chaud), et de sens musculaire. C'est ainsi que les sensations de douleur et de température se transmettraient par la substance grise de la moelle; les sensations de toucher et de sens musculaire, par les cordons postérieurs. A l'appui de cette opinion, on a signalé les résultats des observations d'animaux ayant subi des sections partielles des diverses parties de la moelle, mais ces résultats n'ont aucune valeur, car ils sont essentiellement discordants. A l'appui de cette opinion, on a surtout fait valoir les résultats de l'observation anatomo-clinique : l'ataxique (lésions des cordons postérieurs) présente des troubles du toucher et du sens musculaire, sans troubles du sens thermique et du sens de la douleur; — le syringo-myélique (lésions de la substance grise) présente des troubles du sens thermique (surtout du sens calorifique, le sens frigorifique pouvant être conservé) et du sens de la douleur, sans trouble du toucher et du sens musculaire. La dissociation des diverses conductibilités sensitives dans la moelle de l'homme es au moins une *vérité clinique*.

— Les expériences d'excitation des diverses régions de la moelle n'ont pas donné d'indications bien précises. On admet que l'excitation de la substance grise et des cordons antéro-latéraux, par les agents mécaniques et électriques, ne provoque pas de douleur. L'excitation des cordons postérieurs produit de la douleur, comme l'excitation des racines postérieures. Après dégénérescence des fibres ascendantes des racines postérieures, consécutive a une section de ces racines, entre le ganglion spinal et la moelle, certains auteurs ont provoqué de la douleur, d'autres n'en ont pas provoqué, en excitant les cordons postérieurs de la moelle.

*En résumé*, les voies médullaires de la sensibilité consciente ne sont pas nécessairement définies. L'anatomie montre que les fibres ascendantes des cordons postérieurs, appartenant aux neurones

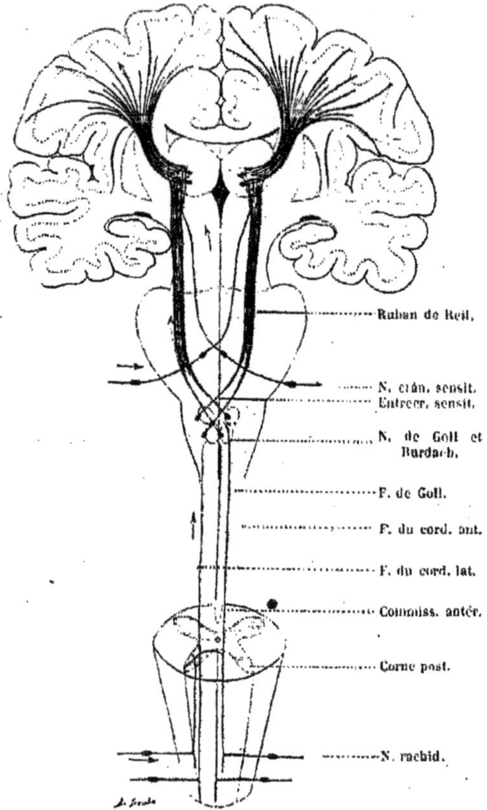


Fig. 270. — Les voies sensitives.

des ganglions spinaux, peuvent servir à cette conductibilité, jusqu'à un niveau plus ou moins élevé, mais ne dépassant pas les noyaux gris bulbaires, dits noyaux de Goll et de Burdach. La physiologie démontre que cette voie anatomique n'est pas nécessaire, et que les influx nerveux sensitifs peuvent cheminer dans la substance grise par des voies non définies, et, par elles, gagner le bulbe.

Sur des coupes du bulbe, convenablement orientées, on peut distinguer des fibres issues des cellules des noyaux gris de Goll et de Burdach, qui se portent en avant, dans la substance grise bulbaire, contournent le canal central, s'entrecroisent sur la ligne médiane avec les fibres du côté opposé, et vont se placer en arrière des pyramides motrices. Ces fibres entrecroisées constituent alors un faisceau médian, connu sous le nom de *ruban médian de Reil*, qui se porte en avant, jusqu'au voisinage des couches optiques, occupant la calotte, ou étage supérieur des pédoncules cérébraux. Les lésions pathologiques des noyaux de Goll et de Burdach, chez l'homme, les destructions expérimentales de ces noyaux chez les animaux, déterminent des dégénérescences des fibres suivant le trajet que nous venons d'indiquer. Mais il faut noter, en outre, que les lésions siégeant au voisinage des couches optiques, dans l'étage supérieur des pédoncules et dans la protubérance, sur le trajet du ruban de Reil, déterminent une dégénérescence de ce ruban, à la fois ascendante vers les couches optiques, et descendante vers les noyaux de Goll et de Burdach. Le ruban de Reil comprend donc un double système de fibres, les unes ascendantes, les autres descendantes, unissant les noyaux gris de Goll et de Burdach aux couches optiques.

Le *ruban de Reil* sert-il à la conduction des influx nerveux sensitifs? C'est possible. En effet, si on pratique une hémi-section de ce ruban, au niveau des pédoncules cérébraux (hémi-section de l'étage pédonculaire supérieur), on constate une hémi-anesthésie croisée, presque totale. Mais ce n'est pas certain, car rien ne prouve que cette hémi-anesthésie n'est pas la conséquence d'une simple inhibition produite sur l'appareil conducteur par la lésion pédonculaire; et cette dernière hypothèse est d'autant plus vraisemblable que cette hémi-anesthésie croisée est essentiellement temporaire, malgré la dégénérescence ascendante du ruban de Reil.

En supposant donc, ce qui n'est pas démontré, que le ruban de Reil joue un rôle dans la conduction des influx nerveux sensitifs, chez les animaux normaux, il est certain que cette voie n'est pas la seule possible, puisque la sensibilité réapparaît chez les animaux qui en présentent la dégénérescence.

D'ailleurs, l'ablation des noyaux gris de Goll et de Burdach, pratiquée chez les animaux, ne détermine pas de troubles sensitifs appréciables; — les observations pathologiques conduisent à la même conclusion.

Quelles sont ces autres voies? Sont-elles définies? Peuvent-elles varier, suivant les circonstances et les nécessités? On ne saurait répondre à ces questions de façon définitive. Nous nous bornerons aux quelques indications suivantes :

Une hémi-section bulbaire, produit en général, chez les mammifères, une hémi-anesthésie croisée, mais cette hémi-anesthésie est temporaire (elle résulte donc d'un phénomène d'inhibition), et, dans certains cas, elle est incomplète, et même, exceptionnellement, elle est peu accentuée. Une hémi-section bulbaire, siégeant à un niveau assez élevé, peut produire une hémi-anesthésie faciale homonyme et une hémi-anesthésie du corps et des membres, croisée, temporaire, comme la précédente. — Une hémi-section des pédoncules cérébraux produit une hémi-anesthésie temporaire, croisée pour le corps, les membres et la face.

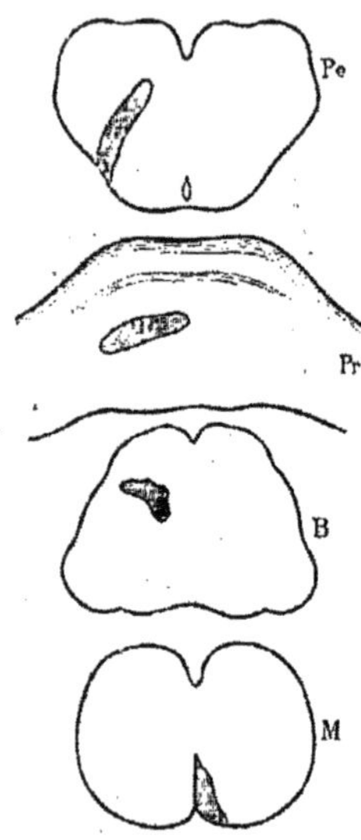


Fig. 271. — Les voies sensitives (d'après Duval).

M, dans la moelle; B, dans le bulbe; Pr, dans la protubérance; Pe, dans les pédoncules cérébraux. La partie antérieure de la coupe est en haut.

Les couches optiques sont en rapport avec l'écorce grise des hémisphères par un double système de fibres, les unes thalamo-corticales, les autres cortico-thalamiques, contenues dans le tiers postérieur de la branche postérieure de la capsule interne. Une lésion pathologique intéressant cette partie de la capsule interne supprime totalement et définitivement la sensibilité dans la moitié opposée du corps.

Nous établirons ultérieurement que la zone cérébrale, qui préside à la sensibilité générale, occupe un espace limité et défini : on l'appelle zone psycho-sensitive, ou mieux psycho-sensitivo-motrice, car elle se confond avec la zone qui préside aux mouvements volontaires, la zone psycho-motrice.

En résumé, du bulbe aux hémisphères cérébraux, le trajet des voies sensitives n'est pas mieux défini que dans la moelle. L'influx nerveux chemine-t-il par le ruban de Reil? C'est possible; ce n'est pas certain. L'influx nerveux se propage-t-il par la substance grise bulbo-protubérantielle, jusqu'aux couches optiques? C'est possible, mais on ne l'a pas convenablement établi. Il est probable que, des couches optiques à la surface hémisphérique, cet influx nerveux chemine par les fibres postérieures de la capsule interne.

Les voies de la sensibilité sont croisées, au moins dans les hémisphères et les capsules internes; dans les pédoncules, la protubérance, le bulbe et la moelle, on ne saurait affirmer si les voies sont croisées ou directes.

# CHAPITRE XXXVIII

## LES FONCTIONS DU CERVEAU (HÉMISPHÈRES CÉRÉBRAUX)

SOMMAIRE. — Un mot d'anatomie.

1. **Le cerveau est l'organe des fonctions psychiques.** Démonstration fondée sur l'anatomie comparée et sur l'anthropologie normale et pathologique. Rapport du développement des hémisphères cérébraux et de l'encéphale. Faits pathologiques.
2. **Les animaux acérébrés** : batraciens, oiseaux, mammifères.

Nous avons vu comment les hémisphères cérébraux se développent, par bourgeonnement de la vésicule cérébrale antérieure, et comment, chez l'homme, ils s'étendent d'avant en arrière et de la ligne médiane sur les côtés, pour recouvrir la totalité des cerveaux moyen et postérieur. Le cerveau (c'est-à-dire la partie dérivée des bourgeons protencéphaliques) est constitué par les deux hémisphères, masses symétriques, séparées, sur la ligne médiane, par la fente interhémisphérique, au fond de laquelle on voit, en écartant ses deux bords, le corps calleux, commissure blanche, étendue d'un hémisphère à l'autre et occupant les deux tiers antérieurs de l'espace interhémisphérique. La surface des hémisphères est constituée par une écorce grise, recouvrant un noyau blanc central; ce dernier est formé de cylindres-axes myélinisés, réunissant entre elles les diverses parties de l'écorce, ou réunissant ces parties aux différents noyaux gris encéphaliques et médullaires. Les corps striés, noyaux gris situés dans la profondeur du cerveau, doivent lui être rattachés, car ils dérivent, comme lui, du bourgeon protencéphalique; les couches optiques dérivent, au contraire, de la vésicule cérébrale antérieure et ne se soudent aux hémisphères que dans le cours du développement.

La surface du cerveau, chez les animaux supérieurs, et en particulier chez l'homme, est couverte de dépressions (*sillons* ou *scissures*) et de saillies mamelonnées et sinueuses (*circonvolutions*).

### 1. *Le cerveau est l'organe des fonctions psychiques*[1].

I. — Dans la série des vertébrés, *le rapport du poids du cerveau au poids du corps* croît, en même temps que croît ce qu'on est convenu d'appeler l'intelligence des animaux.

1. Il est difficile d'apprécier, chez les animaux et même chez l'homme, le déve-

Chez les poissons, le cerveau représente en moyenne 1/6000e du poids du corps ( avec des variations de 1/250e chez la carpe, à 1/37 500e chez le thon). — Chez les batraciens et chez les reptiles, le cerveau est plus développé ; il représente en moyenne 1/1 300e du poids du corps (avec des variations énormes : 1/160e chez le lézard ; 1/380e chez la salamandre ; 1/800e chez la couleuvre ; 1/2 250e chez la tortue grecque ; 1/5 700e chez la tortue marine).

Chez les oiseaux et chez les mammifères, on a donné les nombres suivants, représentant le rapport du poids du cerveau au poids du corps :

| | | | |
|---|---|---|---|
| Ouistiti | 1/28 | Porc | 1/512 |
| Rat des champs | 1/31 | Cheval | 1/648 |
| Homme | 1/40 | Bœuf | 1/750 |
| Souris | 1/43 | Mésange | 1/12 |
| Chauve-souris | 1/48 | Serin | 1/16 |
| Gibbon | 1/48 | Moineau | 1/25 |
| Taupe | 1/93 | Pie | 1/44 |
| Macaque | 1/96 | Perroquet | 1/45 |
| Rat | 1/136 | Choucas | 1/46 |
| Lapin | 1/140 | Aigle | 1/160 |
| Loup | 1/230 | Faucon | 1/202 |
| Ane | 1/254 | Pigeon | 1/91 à 1/217 |
| Mouton | 1/351 | Canard | 1/107 à 1/257 |
| Éléphant | 1/500 | Autruche | 1/1200 |

Ce tableau est intéressant, mais il montre que les relations du poids du cerveau à l'intelligence sont bien vagues, et souvent en défaut. — On peut dire que, d'une façon très générale, notre proposition est exacte, si nous considérons des êtres très éloignés, dans la série zoologique, comme l'homme et la grenouille, comme le singe et le thon, etc. ; mais elle est souvent inexacte, si on compare des êtres zoologiquement voisins.

II. — On a déterminé *le poids absolu du cerveau dans les différentes races humaines*, et on a trouvé les résultats moyens suivants :

loppement plus ou moins grand des fonctions psychiques. — Souvent, chez l'homme, on mesure l'intelligence d'une façon étrange. Un mathématicien distingué, un musicien éminent, sont considérés comme intelligents : nous l'admettons bien volontiers. Mais quel est le plus intelligent des deux ? Si nous prenons, comme critérium de l'intelligence, le raisonnement mathématique, le musicien peut, dans bien des cas, être assimilé à un idiot, et inversement. Ces spécialisations à outrance, sur lesquelles nous jugeons les hommes dits supérieurs, sont sans doute souvent trompeuses, et peut-être serait-il aussi rationnel de considérer comme supérieurs les hommes bien équilibrés, ne brillant d'ailleurs par aucune spécialisation, mais dont l'ensemble des fonctions psychiques est uniformément développé, hommes qu'on range d'ordinaire parmi les hommes moyens.

| | | | |
|---|---|---|---|
| Parisiens | 1 357 g. | Bavarois | 1 372 g. |
| Auvergnats | 1 390 — | Italiens | 1 318 — |
| Bretons | 1 367 — | Nègres | 1 238 — |
| Basques | 1 358 — | Néo-Calédoniens | 1 238 — |
| Anglais | 1 358 — | Bengalis | 1 184 — |

Les cerveaux d'Européens présentent une grande identité; ils sont manifestement plus développés que ceux des hommes des races inférieures.

Pour les hommes d'une même race, placés dans les mêmes conditions de vie matérielle et intellectuelle, les moyennes sont constantes, quand elles portent sur un assez grand nombre d'individus. C'est ainsi qu'en faisant des moyennes de 50 à 60 cerveaux de Parisiens, on a trouvé 1 358 grammes, 1 360 grammes, 1 357 grammes et 1 355 grammes.

En regard de ces moyennes de gens moyens quelconques, on a placé les moyennes de *certains hommes, dits illustres*, ayant brillé, sinon par toutes les facultés intellectuelles, au moins par certaines d'entre elles, et on a trouvé 1 430 grammes, soit environ 70 grammes en plus. Mais il s'agit là d'une moyenne (44 cas); parmi ces cerveaux d'hommes illustres, il y en avait pesant 1 250 grammes et même 1 200 grammes; sur les 44 hommes illustres considérés, 12 avaient des cerveaux d'un poids inférieur à la moyenne des hommes moyens (le cerveau de Gambetta pesait 1 299 grammes).

Sans doute, on a relevé des poids cérébraux énormes chez des hommes à très vaste intelligence : Schiller (1 785 g.), Cuvier (1 829 g.) Cromwell (2 231 g.) et Lord Byron (2 238 g.). — Mais ce sont là des exceptions; les cerveaux des hommes illustres ne dépassent pas la moyenne d'un aussi grand excès.

On peut dire, à la vérité, que le cerveau des hommes qui se distinguent par leurs qualités intellectuelles est plus lourd que le cerveau des hommes moyens; mais c'est là une règle qui comporte de nombreuses et frappantes exceptions.

III. — On a comparé les *cerveaux de l'homme et de la femme* : on a trouvé 1 355 grammes pour l'homme et 1 235 grammes pour la femme, et on a souvent cité ce fait, pour établir la relation indiquée entre le poids du cerveau et l'intelligence, en posant comme principe l'infériorité intellectuelle de la femme. Or, cette infériorité intellectuelle n'est pas démontrée; l'affirmer, c'est tomber dans l'erreur qui confond fonctions psychiques et intelligence, intelligence et spécialisation. Le cerveau de la femme est moins lourd que le cerveau de l'homme, parce que le poids de son corps est plus petit. Sans doute, on a comparé le poids de cerveaux de sujets de même poids total, et on a trouvé comme moyennes :

| | | |
|---|---|---|
| Pour des hommes de 60 à 70 kg. | ..... | 1 386 g. |
| — femmes — | ...... | 1 281 — |
| Pour des hommes de 50 à 60 kg. | ..... | 1 370 — |
| — femmes — | ...... | 1 245 — |

Mais il ne faut pas oublier que les corps d'un homme et d'une femme de 60 kilogrammes ne sont pas équivalents, car l'organisme

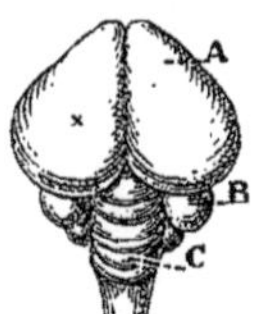

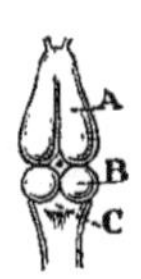

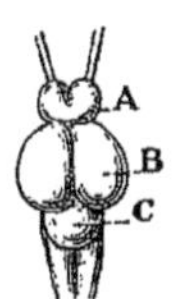


Fig. 272. — A gauche, cerveau de pigeon ; au milieu, cerveau de grenouille ; à droite, cerveau de carpe.

A, hémisphères ; B, lobes optiques ; C, cervelet (d'après Ferrier).

féminin est toujours infiltré d'une quantité beaucoup plus considérable de graisse (qu'il faudrait retrancher du poids du corps) que l'organisme masculin.

IV. — On peut dire que, pour posséder des fonctions psychiques

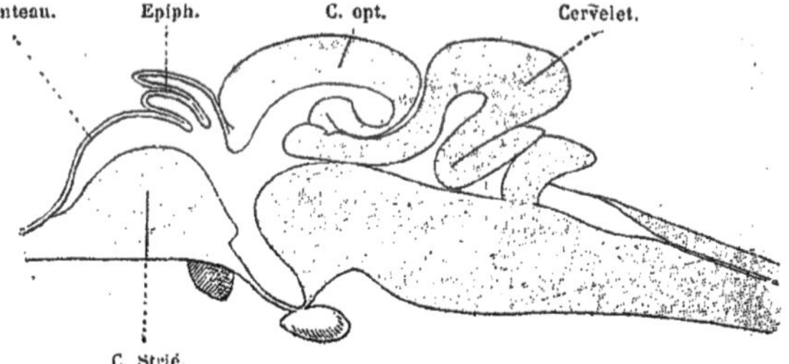


Fig. 273. — Cerveau de poisson osseux (d'après Edinger).

normales, *il faut un minimum de cerveau*, qui, pour l'homme adulte de poids moyen, est de 1 200 grammes environ. — Chez les idiots sans microcéphalie, on a trouvé des poids cérébraux de

1 200 grammes, de 1 150 grammes et même de 975 grammes; mais on a aussi trouvé des idiots dont le cerveau pesait 1 380 grammes et jusqu'à 1 530 grammes. — Chez les microcéphales, chez

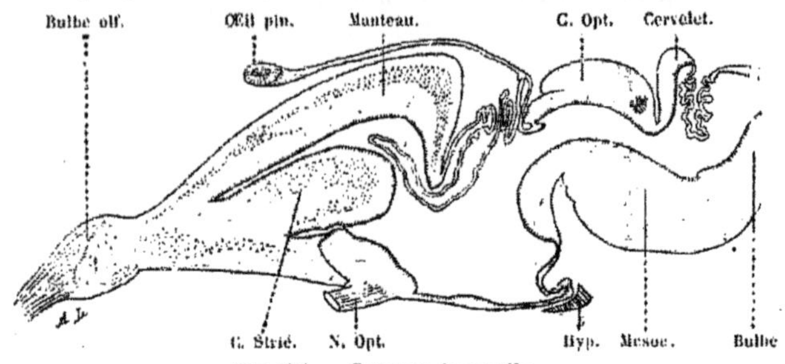


Fig. 274. — Cerveau de reptile.

les sujets dont le cerveau pèse moins de 1 200 grammes, il y a toujours idiotie.

Ces premières considérations ne conduisent pas à des conclu-

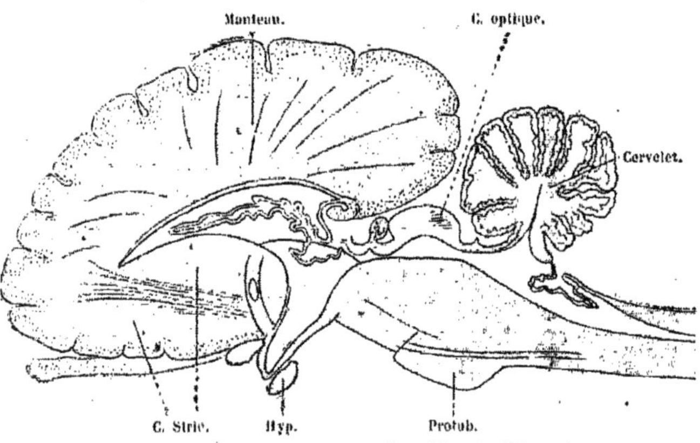


Fig. 275. — Cerveau de mammifère (d'après Edinger).

sions fermes, au sujet des fonctions psychiques du cerveau. Il s'en dégage, toutefois, quelques indications : il faut un certain développement cérébral pour que les fonctions psychiques soient normales; il y a généralement augmentation du développement cérébral chez les hommes dont certaines fonctions psychiques sont particulièrement développées.

V. — On a *comparé le poids du cerveau à celui du reste de l'encéphale, ou à celui des couches optiques*, et on a constaté, en général, que le rapport de ces poids est d'autant plus grand que l'animal est plus élevé dans la série. Ainsi, chez les poissons, le cerveau est plus petit que les lobes optiques; chez la grenouille, le cerveau est un peu plus gros que les lobes optiques; chez le pigeon, les hémisphères sont beaucoup plus développés que les tubercules bijumeaux (homologues des lobes optiques), et s'étendent presque jusqu'au cervelet. Chez le chien, ils sont plus développés encore et commencent à recouvrir le cervelet; chez l'homme, leur développement relatif est maximum, et ils s'étendent sur toute la masse du cervelet.

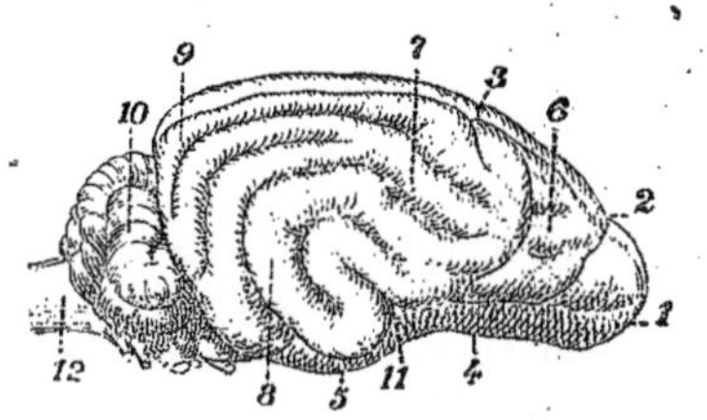

Fig. 276. — Cerveau de chien avec ses circonvolutions nombreuses (d'après Ellenberger et Baum).

Notre proposition est vraie d'une façon générale, mais elle souffre de nombreuses exceptions, quand on examine l'encéphale d'animaux assez voisins.

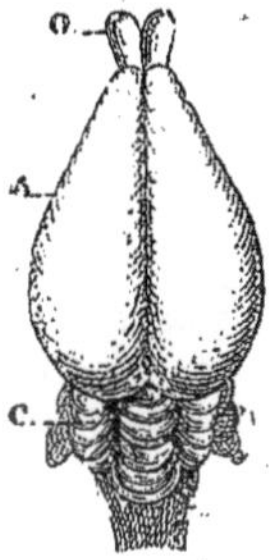

VI. — Certains auteurs ont fait remarquer, à juste titre, qu'il est déplorable de peser le cerveau, c'est-à-dire un mélange de cellules, de fibres, de tissu conjonctif, etc.; ce qu'il faudrait apprécier, c'est la *quantité de tissu nerveux de ce cerveau*, ou mieux encore *la quantité des cellules nerveuses de ce cerveau*. Or les cellules sont dans la couche grise, et celle-ci est d'autant plus abondante, à poids égaux de cerveau et à épaisseur égale de la couche grise, que *le cerveau est plus plissé*. On a précisément signalé le cas du mathématicien Gauss, qu'on considère, à titre de mathématicien, comme très intelligent, — on aurait dû dire, à moins d'indications précises sur son état psychique, très spécialisé, — dont le cerveau était très plissé, tandis que certains idiots

Fig. 277. — Cerveau de lapin sans circonvolution (lissencéphale).

l'ont beaucoup plus lisse que les hommes moyens. Ce sont évidemment des indications intéressantes; mais combien d'exceptions à cette règle, et chez l'homme, et chez les animaux : les ruminants, dont l'intelligence est assurément modeste, ont de très nombreuses circonvolutions.

VII. — Chez l'homme, les lésions des nerfs, de la moelle, du bulbe, du cervelet, des couches optiques, n'altèrent ni la mémoire, ni le jugement, ni la sensibilité, ni la volonté. Ces facultés peuvent, au contraire, être altérées, quand il y a des lésions de la couche grise hémisphérique; ainsi, dans la paralysie générale progressive, on note, entre autres symptômes, des altérations intellectuelles de différents ordres, avec un fond constant de démence; — à l'autopsie, on constate une encéphalite diffuse interstitielle, ayant progressivement conduit à l'atrophie des cellules cérébrales.

Mais il faut remarquer que tous les troubles psychiques ne correspondent pas à une lésion appréciable de la couche grise hémisphérique; il en est, où l'on n'a pu relever aucune lésion corticale; et, d'autre part, il est des lésions corticales énormes, qui ne produisent aucun trouble psychique.

— *En résumé*, nous avons examiné un certain nombre de faits, qui s'accordent assez bien, en général, avec l'idée d'une localisation hémisphérique des fonctions psychiques. Mais ces faits, pris chacun en particulier, sont sujets à des objections qui leur enlèvent toute valeur démonstrative absolue.

Dire que *les hémisphères cérébraux sont les organes des fonctions psychiques*, c'est, en réalité, *énoncer un axiome physiologique*, mais non pas un fait rigoureusement démontré. — Cet axiome est d'ailleurs si solidement admis qu'on a cru pouvoir définir les fonctions psychiques, les fonctions qui ont pour objet tout ce qui a trait à la pensée et pour siège les neurones de l'écorce cérébrale.

### 2. *Les animaux acérébrés.*

Si, chez la grenouille, on sectionne l'axe nerveux, entre les hémisphères et les lobes optiques (faire passer la lame du bistouri suivant le plan tangent au bord antérieur des tympans), ou si, la voute du crâne ayant été enlevée, on extirpe les hémisphères, on observe les faits suivants. La *grenouille acérébrée*, placée sur une table, y reste immobile, accroupie dans l'attitude du repos, tant qu'aucune cause extérieure ne vient l'exciter; elle ne coasse plus, elle ne saisit plus la proie qui passe à sa portée, mais elle fait des mouvements respiratoires réguliers : c'est un automate, sans aucune spontanéité. Mais, cette réserve faite, la grenouille acérébrée se comporte comme une grenouille normale; elle exécute les mêmes actes, quand elle est placée dans les mêmes conditions. Si on lui pince la patte, elle saute devant elle, évitant les obstacles, s'il en existe, en se jetant de côté; si on la met dans l'eau, elle nage, jusqu'à ce qu'elle rencontre un objet résistant, sur lequel elle s'efforce de grimper; si on la place sur le dos, elle se retourne vivement, pour reprendre son attitude normale; si on lui passe le doigt rythmiquement sur le dos, entre les épaules, elle pousse un cri, qu'elle répète chaque fois qu'on renouvelle l'expérience; si on lui introduit de la viande dans la bouche, elle la déglutit; si on la place sur une planchette inclinée, qu'on redresse de plus en plus, on la voit s'efforcer de se maintenir en équilibre, grimper le long de la planchette, de façon à se hisser sur le bord libre, et redescendre du côté opposé, sachant éviter les chutes.

Ce qui caractérise la grenouille acérébrée, c'est donc purement et simplement l'*absence de spontanéité*.

Il convient de noter que les phénomènes spéciaux que présentent les grenouilles acérébrées s'atténuent tardivement, mais nettement, et quelquefois jusqu'à disparaître : alors la grenouille acérébrée fait des mouvement spontanés, passe du sol dans l'eau et inversement, attrape les mouches et les vers dont elle se nourrit, etc., se comporte en un mot comme une grenouille normale.

Les mêmes observations ont été faites, et ont fourni des résultats identiques, chez d'autres batraciens, et en particulier chez les tritons.

Les *poissons acérébrés* diffèrent si peu des poissons normaux, qu'il est impossible de les distinguer les uns des autres. Ils ont des mouvements normaux; ils distinguent les vers des fils rouges qu'on leur présente; ils conservent très vive leur impressionnabilité visuelle. Plus on descend dans l'échelle des vertébrés, moins apparentes sont les conséquences de l'acérébration.

Chez les *serpents* acérébrés, qui peuvent être conservés en vie pendant très longtemps, on note une motilité très nette, mais se manifestant de façon absolument anormale; l'animal ne présente plus le moindre signe de crainte comme le fait le serpent normal. — Le *lézard* acérébré reste au repos alors même qu'on en approche, tandis que le lézard normal fuit; quand on le touche, il grimpe en évitant les obstacles; mais il ne recherche ni ne prend spontanément sa nourriture.

On a pratiqué l'*acérébration chez les oiseaux*, chez la poule, chez le canard, et surtout chez le pigeon, qui supporte admirablement bien l'opération. Le *pigeon acérébré* a l'apparence d'un pigeon normal; il se tient perché, sans gaucherie, et se maintient en équilibre, quels que soient les mouvements imprimés au perchoir. En général, il est immobile et semble sommeiller, mais on le voit parfois secouer ses plumes et les lisser avec son bec: la nuit, il place souvent la tête sous l'aile et dort d'un sommeil normal. Quand on l'excite, soit en le touchant, soit en approchant une lumière de son œil, soit en frappant des mains, il semble s'éveiller, ouvre les yeux, agite les ailes, marche ou s'envole, sait éviter les obstacles les moins apparents et calculer les distances: il vient se poser sans hésitation sur son perchoir, ou sur le dos d'une chaise. Mais il ne vole, ni ne marche spontanément, il ne cherche pas sa nourriture, et, quand on la lui présente, il ne la prend pas : il se laisserait mourir de faim sur un tas de grains, sans y toucher; il conserve les grains qu'on a introduits dans son bec, et ne les déglutit que si on les y enfonce profondément. Il ne s'accouple plus; il roucoule, mais sans regarder la femelle placée à côté de lui; il ne s'occupe plus de ses petits réclamant leur nourriture. C'est un *automate*, merveilleusement organisé sans doute, mais n'ayant *aucune spontanéité*.

On a réussi, exceptionnellement, l'opération de l'acérébration chez le chien, en la pratiquant en plusieurs temps, et, dans quelques cas fort rares, on a conservé l'animal en vie, pendant plusieurs mois (dix-huit mois même dans un cas). Toutefois, ces opérations diffèrent de celles pratiquées chez les autres vertébrés, par deux points : chez le chien, l'acérébration n'a jamais été

1. A la suite de l'ablation du cerveau, chez le lapin, chez le chien, chez le cobaye, on a noté, aussitôt après l'opération, la *rigidité d'acérébration*, caractérisée par des spasmes prolongés de certains groupes de muscles, ayant pour conséquences de l'opistothonos, le renversement de la tête, l'extension des membres. Cet état de contracture dure quelques jours, puis il disparaît, mais on peut toujours le faire réapparaître, chez les acérébrés, par des mouvements passifs, comme on peut toujours le supprimer par l'anesthésie.

absolument totale, et elle a toujours été compliquée d'une ablation, au moins partielle, des couches optiques.

Le *chien acérébré* dormant (car il dort, mais sans présenter les manifestations qui nous font admettre que le chien normal rêve : grognements, mouvements de la queue, etc.), on peut le tirer de son sommeil par un attouchement, ou par un bruit violent. Les mouvements spontanés ont disparu, mais l'animal marche, quand on l'y incite ; son attitude et ses mouvements provoqués sont sensiblement normaux ; on y distingue pourtant quelque indolence et quelque gaucherie. Le chien acérébré conserve bien son équilibre : placé sur le bord d'un plan qu'on incline, il sait se retenir et éviter une chute ; il marche, en évitant les obstacles, mais ses mouvements ont un caractère de nécessité, qui manque aux mouvements, toujours un peu capricieux de l'animal normal. Il aboie et grogne, quand on le pince ; il mord, quand on l'étreint ; mais il n'aboie jamais spontanément, à la vue d'un individu ou d'un animal qui passe ; il ne poursuit plus le chat, son ennemi ; il ne répond par aucun signe aux caresses, aux menaces, aux appels. En général, il ne prend pas sa nourriture, dans les premiers mois qui suivent l'opération ; mais il finit par la prendre dans la suite, quand il est affamé, sans toutefois la rechercher jamais. Il mange la viande trempée dans du lait ; il rejette la viande imprégnée de quinine, mais sans manifester de plaisir ou de dégoût. On n'observe, chez lui, aucune expression de joie, aucune manifestation d'intérêt à ce qui ce passe autour de lui ; c'est toujours la même tristesse désespérante de l'idiot.

*En résumé, les animaux acérébrés sont dépourvus en général de cette spontanéité qui traduit à nos yeux la vie psychique.* Nous en tirons cette conclusion que les hémisphères cérébraux sont les organes des fonctions psychiques (mémoire, association d'idées acquises, réflexion, etc.), sans prétendre d'ailleurs que les fonctions psychiques de l'homme et celles des animaux sont de même nature : c'est là une question de psychologie, que nous n'avons aucune compétence à traiter.

# CHAPITRE XXXIV

## LES LOCALISATIONS MOTRICES OU SENSITIVO-MOTRICES

SOMMAIRE. — Des méthodes d'études : excitation, destruction.

1. **Les expériences d'excitation.** Des localisations motrices; expériences d'excitation de la couche grise hémisphérique et résultats de ces expériences; épilepsie expérimentale. Des centres psycho-moteurs. Conditions de l'expérience d'excitation des centres psycho-moteurs. La substance grise corticale est excitable : excitation comparée de la substance grise et de la substance blanche sous-jacente.
2. **Les expériences d'ablation.** Ablation des régions psycho-motrices et résultats de ces expériences : insensibilité consécutive. De la notion des centres sensitivo-moteurs, et de la nature de ces centres. Expériences d'ablations chez les mammifères jeunes. Des contractures consécutives.
3. **Les faits pathologiques.** Observations anatomo-cliniques chez l'homme : du choix des cas. Conséquences des lésions destructives des zones juxta-rolandiques; conséquences des lésions irritatives des mêmes zones. Existe-t-il chez l'homme des centres sensitivo-moteurs?

Pour étudier les propriétés physiologiques du cerveau, on a recours aux expériences d'excitations et de destructions localisées.

Pour exciter le cerveau, on emploie toujours l'électricité, sous forme de courant interrompu, ou de courant induit; les électrodes sont mousses, pour ne pas léser la surface cérébrale, et afin d'éviter les complications pouvant résulter d'une telle lésion.

Pour enlever des régions limitées du cerveau, on doit recourir au bistouri; le thermocautère, employé par certains expérimentateurs, doit être condamné, car il détermine des lésions irritatives. — Parfois, on a détruit la substance grise sur un espace limité, soit en dirigeant sur sa surface un vigoureux courant d'eau, soit en injectant dans son épaisseur une substance destructive colorée, facile à déceler à l'autopsie. — Enfin on a, au moyen de ligatures artérielles, ou d'injections intra-vasculaires de fines poudres obturantes, supprimé la circulation dans des régions limitées du cerveau.

Les physiologistes se sont divisés en deux groupes : les uns ont admis que toute portion quelconque de la substance grise cérébrale sert, indistinctement, à l'accomplissement de toutes les fonctions psychiques; ils se fondaient surtout sur ce que des destructions pathologiques considérables de la surface cérébrale peuvent exister, sans être accompagnées de troubles psychiques; — les autres, et c'est aujourd'hui la majorité et peut-être l'unanimité, localisent les diverses fonctions psychiques dans des régions limitées, anatomiquement discernables, de la surface cérébrale. Ils se fondent sur les faits de localisations, que nous allons étudier.

### 1. *Les expériences d'excitation.*

On met à nu, *chez le chien*, la substance cérébrale, en trépanant le crâne et incisant la dure-mère, et on explore l'excitabilité de cette substance, en promenant à sa surface des électrodes mousses, recevant les décharges d'induction d'une bobine. L'excitation de la plus grande partie de la surface cérébrale ne provoque pas de réaction motrice; mais on trouve, dans la région antérieure, des points séparés dont l'excitation détermine des réactions motrices. La surface cérébrale se divise ainsi en une zone motrice, ou plus exactement une zone contenant des points moteurs, et en une zone non-motrice.

Les conditions de ces expériences, qui sont délicates, doivent être précisées. On emploie comme électrodes des fils de platine à extrémités mousses recevant les décharges répétées d'une bobine d'induction; on règle la position de la bobine induite, par rapport à la bobine inductrice, de façon que le courant soit juste perçu quand on pose les électrodes sur le bout de la langue; on n'excite la substance cérébrale que pendant un temps ne dépassant pas deux à trois secondes.

On trouve, au niveau de la surface cérébrale antérieure, des régions limitées et séparées les unes des autres, dont l'excitation détermine *des contractions dans un groupe limité de muscles, du côté du corps opposé à l'hémisphère excité.* Chez le chien, par exemple, on a trouvé ainsi des centres moteurs pour les muscles de la face, pour les muscles de la nuque, pour les muscles de la patte antérieure, ou de la patte postérieure, pour les muscles dorsaux.

En répétant l'expérience, on constate que l'excitation des mêmes points produit toujours une réaction motrice dans le même groupe de muscles. Il suffit, d'ailleurs, de déplacer les électrodes d'un à deux millimètres pour ne plus obtenir la réaction motrice, ou pour en obtenir une, dans un autre groupe de muscles.

Si on emploie, pour exciter la surface cérébrale, des courants très faibles (inappréciables au bout de la langue), la réaction motrice ne se produit pas immédiatement; elle se produit (quand les courants ne sont pas trop faibles) avec un retard d'autant plus grand que les courants sont moins intenses : il y a phénomène d'*addition latente* ou de *sommation des excitations.* Ce même phénomène se manifeste même avec des courants sensibles à la langue; une seule décharge d'induction ne provoque généralement pas de réaction motrice; pour devenir efficace, elle doit être répétée.

Les réactions motrices, déterminées par des courants induits sensibles à la langue et répétés, consistent soit en secousses plus ou moins fusionnées, soit en contractions toniques plus ou moins régulières, selon la fréquence des décharges. Tantôt les réactions motrices durent autant que l'excitation; tantôt elles cessent, alors qu'on continue à exciter; tantôt elles persistent quelques instants, alors qu'on cesse d'exciter le cerveau. Ces différences sont en rapport avec l'intensité et la fréquence des décharges et avec le degré d'excitabilité du cerveau.

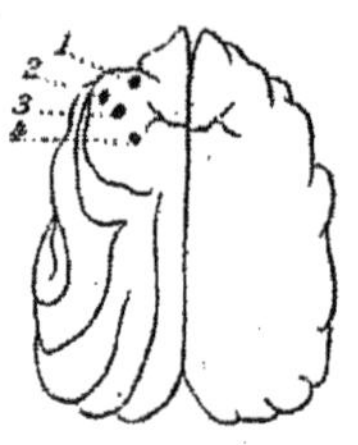


Fig. 278. — Face supérieure du cerveau du chien.

1. Centre des mouvements du tronc. — 2. Centre des mouvements de la patte antérieure. — 3. Centre des mouvements de la face. — 4. Centre des mouvements de la patte postérieure.

Si on excite le cerveau avec des courants intenses et prolongés, on voit les mouvements apparaître dans le groupe des muscles correspondants (monospasme), puis dans tous les muscles du côté opposé à l'hémisphère excité (hémispasme), et enfin dans tous les muscles du corps (épilepsie généralisée).

L'*épilepsie expérimentale* ne se produit que si l'excitation est portée sur un point du cerveau, capable de provoquer des réactions motrices; l'excitation des zones non-motrices du cerveau, quelque intense et quelque prolongée qu'elle soit, ne détermine pas d'épilepsie (à moins que le point excité ne soit assez voisin d'un point moteur, pour que le courant, diffusant dans la substance cérébrale, atteigne ce point moteur). L'excitation épileptisante se propage, dans la substance grise cérébrale, de centre en centre, sans jamais en oublier un; ce n'est que dans le cas d'ablation d'un centre, ou d'isolement de ce centre par un fossé d'incisions, intéressant toute l'épaisseur de la substance grise, que les muscles correspondants ne prennent pas part à l'attaque d'épilepsie généralisée. A la suite d'un premier accès d'épilepsie généralisée, une excitation extrêmement faible d'une zone motrice fait apparaître un second accès.

Pour obtenir des réactions motrices, par excitation des *points moteurs du cerveau* on peut anesthésier l'animal; il importe même de l'anesthésier, pour que les réactions observées ne puissent être considérées comme provoquées par une sensation douloureuse, mais l'anesthésie doit être juste suffisante pour supprimer la sensibilité; en effet, quand on pousse plus loin l'anesthésie, les réactions motrices deviennent de moins en moins nettes et finissent par disparaître : les points moteurs du cerveau sont inexcitables dans l'anesthésie très profonde.

Pour observer des réactions motrices, par excitation des points moteurs du cerveau, il faut que la circulation cérébrale soit parfaitement assurée; s'il y a eu hémorragie, dans le cours de la préparation, l'excitabilité cérébrale est diminuée ou supprimée; elle est également supprimée pendant l'apnée et pendant l'asphyxie; elle est supprimée, quand le cerveau a été contusionné ou comprimé pendant la préparation.

Les points moteurs cérébraux sont excitables électriquement (courants d'induction, courants continus, alternativement fermés et ouverts); ils sont excitables par des agents chimiques (en saupoudrant la surface cérébrale avec de la créatine, de la créatinine, du phosphate acide de potasse, des urates acides, etc., on a provoqué des convulsions généralisées, se répétant pendant assez longtemps) et par des actions mécaniques (toutefois ces dernières ne sont efficaces que dans le cas d'hyperexcitabilité du cerveau).

L'*excitabilité de la substance grise* varie : nous l'avons vue diminuer et disparaître dans l'anesthésie profonde; elle diminue par la réfrigération et disparaît quand sa température est tombée à 4°; elle diminue dans l'asphyxie; elle diminue sous l'influence de la morphine, du chloral, du bromure de potassium; elle augmente sous l'influence de l'inflammation locale; elle augmente sous l'influence de la strychnine; une hémi-section de la moelle augmente l'excitabilité cérébrale du même côté et la diminue du côté opposé.

Tous ces faits, établis chez le chien, ont été généralisés à la suite d'expériences faites sur le singe, le bœuf, le mouton, le lapin, etc. Chez le singe, on a déterminé la position de points moteurs correspondant à des groupes de muscles extrêmement limités, et même à un seul muscle[1] : centre des mouvements de

1. Il apparaît très nettement, dans les expériences faites sur le singe, que les points moteurs cérébraux ne correspondent pas à un groupe de muscles anatomiquement défini, mais à un groupe physiologique de muscles ou de parties de muscles, concourant par leur contraction à l'accomplissement d'un mouvement donné, mouvement de flexion ou d'extension, mouvement d'abduction ou d'adduction, mouvement de rotation.

flexion du pouce, centre des mouvements de flexion de l'index, centre des mouvements de rétraction de l'angle de la bouche, etc. Le *nombre des points excitables distincts* est beaucoup plus grand chez le singe que chez le chien. A mesure qu'on descend

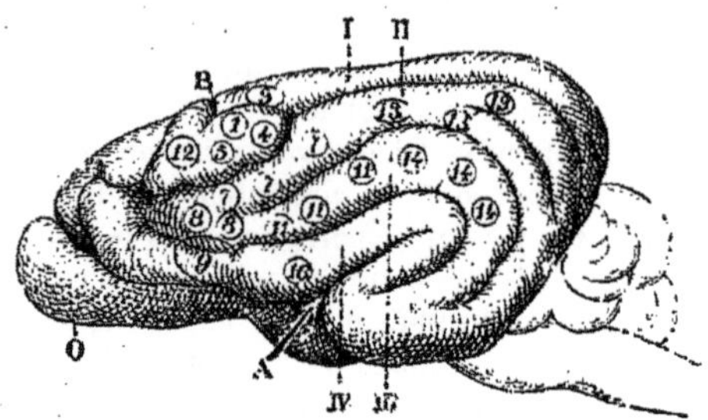

Fig. 279. — Cerveau de chien. Centres sensitivo-moteurs indiqués par des chiffres arabes.

A, scissure de Sylvius; B, scissure cervicale; O, bulbe olfactif. — Les circonvolutions sont notées par les chiffres romains selon le mode de Ferrier.

dans l'échelle des vertébrés, le nombre des points excitables diminue, et, pour les points excitables, le nombre des muscles excités augmente. Chez le singe, il y a plus de points excitables que chez le chien; chez le mouton et le lapin, il y en a autant que

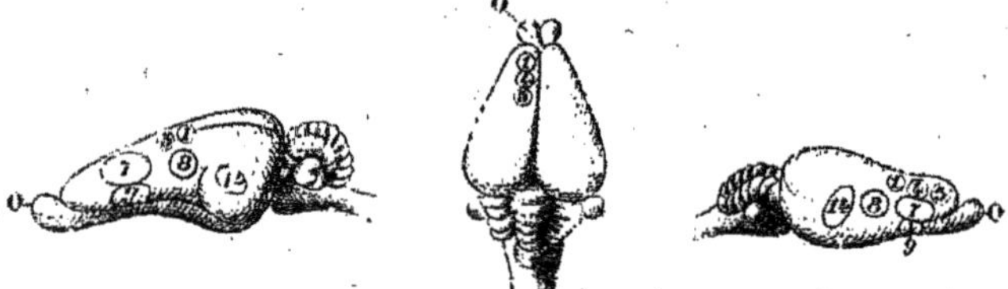

Fig. 280. — A gauche, cerveau de cobaye (hémisphère gauche). Au milieu, cerveau de rat (face supérieure). A droite, cerveau de rat (hémisphère droit).

O, lobe olfactif. Les centres psycho-moteurs sont notés en chiffres arabes.

chez le chien; chez le chien, il y en a plus que chez le bœuf, chez le cobaye et chez le rat; chez le pigeon et chez la grenouille, il n'y a qu'une région excitable et elle est extrêmement limitée; chez les poissons, il n'y en a pas.

Les points moteurs ne sont pas excitables pendant tout le cours du développement, chez un animal donné : si les points moteurs sont excitables, au moment de la naissance, chez le veau, le poulain, le cobaye et, en général, chez les animaux qui savent marcher, ils ne le sont ni chez le chien, ni chez le lapin; chez le lapin, le premier centre excitable (celui des pattes antérieures) n'apparaît qu'au 7e jour; chez le chien, il n'apparaît que du 10e au 12e jour.

— Nous avons parlé d'excitation de la couche grise corticale; mais on pourrait prétendre que, dans les expériences, telles qu'elles ont été faites, l'agent électrique, amené au contact de la substance grise, a diffusé dans la substance blanche sous-jacente, et que c'est à tort que nous parlons d'excitation de la substance grise. — On a fait remarquer que l'excitant électrique est inefficace, quand il est porté sur la substance grise médullaire; la substance grise corticale en différerait-elle donc physiologiquement? — On a fait remarquer que le courant, efficace pour provoquer des réactions motrices, quand il agit sur la substance grise, diffuse réellement dans la substance blanche, où l'on a pu le recueillir et le manifester, au moyen du téléphone. — On a fait remarquer que les fibres de la substance blanche plongent dans l'épaisseur de la substance grise, puisqu'elles sont les cylindres-axes des cellules pyramidales.

Si on enlève au bistouri, ou avec un courant d'eau décortiquant, la substance grise, et si on excite électriquement la substance blanche mise à nu, on détermine, quand les électrodes sont appliquées sur les points directement sous-jacents aux points excitables de la substance grise, les mêmes réactions motrices dans les mêmes territoires musculaires. — Si on pratique des coupes de la substance blanche, perpendiculaires à la direction de ces fibres et de plus en plus profondes, on retrouve, sur chacune de ces coupes, des régions limitées et distinctes, dont l'excitation provoque des mouvements dans des groupes limités de muscles du côté opposé; on peut donc suivre ces faisceaux moteurs dans la profondeur de la substance blanche et jusque dans la capsule interne.

Ces faits démontrent que les réactions motrices, consécutives à l'excitation de la substance grise, pourraient résulter de l'excitation de la substance blanche sous-jacente par des courants diffusés; ils ne démontrent pas qu'il en est réellement ainsi et que la substance grise n'est ni excitée, ni excitable. En étudiant méthodiquement les réactions motrices, on peut établir qu'elles résultent bien de l'excitation de la substance grise. En effet :

1° Des courants juste suffisants pour provoquer des réactions motrices quand ils sont appliqués sur la substance grise, sont inefficaces quand ils sont appliqués sur la substance blanche sous-jacente dénudée; comment supposer que les courants diffusés extrêmement faibles (manifestables par le seul téléphone) pourraient être efficaces. — 2° Si, au moyen d'un couteau enfoncé parallèlement à la surface cérébrale, entre les substances grise et blanche, on pratique une section des fibres blanches sous-jacentes aux points excitables de l'écorce, et si on retire le couteau, on constate que l'excitation de la substance grise est inefficace bien qu'on retrouve au delà de la section les courants diffusés, très faibles, manifestables par le téléphone. — 3° Pendant l'apnée, l'asphyxie, l'anesthésie profonde, l'écorce grise est inexcitable : or, dans ces conditions, le courant diffuse, comme il diffuse chez l'animal normal, dans la substance blanche sous-jacente, et cette substance est restée excitable, ainsi qu'on s'en assure en la dénudant et en l'excitant directement. — 4° Le temps perdu de la réaction motrice (temps qui s'écoule entre l'excitation et la réaction) est plus grand quand l'excitation porte sur la substance grise que quand elle porte sur la substance blanche (1/4 ou 1/3 de sa valeur en plus). — 5° La réaction motrice, consécutive à l'excitation de la substance grise, ne cesse pas en même temps que l'excitation; la réaction consécutive à l'excitation de la substance blanche cesse en même temps que l'excitation. — 6° L'excitation de la substance blanche, quelque intense et prolongée qu'elle soit, ne provoque que des réactions limitées à un groupe de muscles du côté opposé; l'excitation de la substance grise peut déterminer les réactions généralisés de l'épilepsie expérimentale.

Donc, *la substance grise cérébrale est directement excitable*, et c'est elle qu'on excite, quand on applique à sa surface les électrodes de l'appareil d'induction. Cette substance grise se distingue par là de la substance grise médullaire, qui, elle, n'est pas directement excitable.

### 2. *Les expériences d'ablation.*

Si, *chez le chien*, après avoir mis à nu l'écorce cérébrale et déterminé, au moyen d'un courant induit d'intensité suffisante, la position du point dont l'excitation provoque des mouvements de la patte antérieure du côté opposé, on enlève l'écorce en ce point, on constate les faits suivants, qu'il faut distinguer en faits temporaires et en faits définitifs. Pendant les premiers jours qui suivent l'opération, la patte opposée est paralysée, ou tout au moins parésiée, mais cette parésie ne dure que peu de temps; au bout de quelques jours, elle a disparu; c'est donc la conséquence d'un phénomène d'inhibition. Toutefois, après que cette parésie a disparu[1], on peut toujours la faire réapparaître par la morphine, par le chloroforme, par une saignée. Ces phénomènes primitifs étant disparus, l'animal peut marcher, courir, sauter; il n'a donc pas de paralysie; mais s'il accomplit, comme un animal normal, les mouvements d'ensemble, les mouvements automatiques, il présente une certaine inhabileté et une certaine paresse à exécuter les mouvements volontaires avec la patte intéressée. Au repos, sa patte a des positions légèrement anormales : trop portée en dehors ou en dedans, elle repose le plus souvent sur le sol par la face dorsale du pied. L'animal accepte sans les modifier les positions anormales dans lesquelles on a placé cette patte : il la laisse déplacée entre les trois autres; il la laisse pendre dans le vide au bord d'une table sur laquelle on l'a posé. Si on le soulève au-dessus du sol, il laisse pendre sa patte malade, les orteils affectant la forme de griffes; si on le repose sur le sol, il ne parvient généralement pas à retrouver d'emblée son équilibre et tombe souvent sur le côté. En marchant, il soulève sa patte trop ou trop peu, glisse sur le sol, pose mal son pied, manque la marche de l'escalier qu'il monte, manque le but vers lequel il tend, et a peine à se détourner de sa route pour éviter un obstacle. Il ne gratte plus le sol avec sa patte intéressée (sauf quand l'autre patte est retenue); il ne sait plus la tendre au commandement, comme avant l'opération. Si on le place sur une table qu'on incline, il se défend des chutes au moyen des trois autres pattes, celle-là restant inerte, pendante dans le vide. Des faits équivalents, bien que moins nets, ont été observés chez le lapin et le cobaye.

Les faits que nous venons de décrire peuvent-ils être désignés sous le nom de troubles moteurs? Oui à la rigueur, puisque ce sont des positions anormales, ou des mouvements insuffisants. Mais on en fait aujourd'hui, et cela très légitimement nous

1. On note pourtant dans la patte considérée une diminution de tonus musculaire qui ne disparaît pas avec le temps : les mouvements passifs sont toujours plus faciles à imprimer au membre malade qu'au membre correspondant sain.

semble-t-il, des troubles moteurs secondaires : le fait primitif est, d'après les physiologistes d'aujourd'hui, la *perte de ce sens musculaire* qui nous renseigne sur la position de nos membres et de leurs segments par rapport au corps et par rapport les uns aux autres, et sur les déplacements actifs ou passifs qu'ils peuvent subir.

*Chez le singe*, les troubles observés sont superposables à ceux que présente le chien ; ils sont seulement plus accentués, et les troubles primitifs, paralytiques ou parésiques, sans être définitifs, sont plus persistants. Pendant la période des troubles définitifs, le singe laisse pendre le long de son corps son membre intéressé ; s'il peut encore accomplir, sans trop de difficulté, les mouvements automatiques d'ensemble (sauter ou grimper) ; il ne sait plus se servir isolément de sa patte pour l'accomplissement d'un mouvement volontaire : il ne saisit plus un bâton, ou des fruits avec cette patte, etc. Si on a enlevé, chez le singe, les deux centres des pattes antérieures, l'animal ne peut plus s'en servir pour la préhension des aliments et il mange comme le chien, prenant sa nourriture avec la bouche.

*Il se produit donc, sous l'influence de l'ablation des points moteurs du cerveau, des troubles très spéciaux de la motricité volontaire* (qu'on peut appeler *parésie intentionnelle*), *mais non de la motilité pure et simple.*

---

*Ces troubles moteurs sont accompagnés*, et c'est là un *point fondamental*, de *troubles de sensibilité* dans les régions correspondantes.

Si, chez le chien, quelques jours après l'ablation du point moteur de la patte antérieure droite, point situé dans l'hémisphère gauche, on touche, comprime ou écrase, brûle cette patte, l'animal ne réagit pas (à condition qu'il ne la regarde pas) ; tandis qu'il retire vivement l'une quelconque des trois autres pattes, soumises aux mêmes actions.

Les troubles sensitifs sont donc beaucoup plus nets et plus importants que les troubles moteurs, et l'on est en droit de se demander si ces derniers ne sont pas la conséquence des premiers : n'est-ce pas, parce qu'il a perdu la sensibilité tactile et le sens musculaire, que l'animal glisse sur le sol en marchant, manque la marche d'escalier quand il monte, comme s'il ne pouvait plus proportionner l'effort au travail à accomplir? — On enlève, chez un chien, le point moteur des muscles de la face, dans l'hémisphère gauche, par exemple; et quand le choc opératoire est dissipé, on donne un os à ronger au chien : il le saisit, le broie, comme un chien normal, si on le lui a fait prendre du côté gauche de la gueule; mais si on le lui a donné à droite, il ne le broie plus, comme s'il ne le sentait pas entre ses dents et contre sa joue; il n'y a ni paralysie, ni parésie motrice, il y a anesthésie du sens du toucher et du sens musculaire.

Chez le singe, on constate de même une anesthésie tactile et une analgésie totale des membres, dont le point moteur cérébral a été détruit; on peut comprimer, écraser, transfixer, couper les orteils, sans que l'animal réagisse, pourvu qu'il ne regarde pas le membre intéressé, et que la vue ne se substitue pas à la douleur, pour provoquer des mouvements de défense. Si on place des pinces sur le membre intéressé, le singe les y laisse, quelque pressées qu'elles soient; il les enlève quand il les voit. Donc, l'ablation d'un point moteur a fait perdre à l'animal, non pas la motilité et l'énergie des mouvements musculaires, mais, avec les sensations de tact, de contact et de sens musculaire, la sûreté et l'arrangement exact de ces mouvements, dans un but déterminé.

Il serait peut-être toutefois imprudent d'affirmer actuellement que les troubles moteurs sont exclusivement la conséquence des seuls troubles sensitifs et que les points moteurs sont de simples points sensitifs. En effet, les troubles moteurs, observés à la suite des ablations cérébrales diffèrent des troubles moteurs observés à la suite de la section des racines médullaires postérieures (cette section déterminant la suppression des sensations tactiles et musculaires dans les régions correspondantes). D'ailleurs, on peut faire réapparaître par la morphine, le chloroforme et l'anémie, à un moment quelconque, dans les membres considérés, les troubles parétiques qui existent toujours aussitôt après l'opération. — Il y aurait ainsi des points cérébraux à la fois moteurs et sensitifs.

On a prétendu que ces points moteurs et sensitifs ne sont pas absolument superposés, mais seulement voisins et enchevêtrés les uns dans les autres. On a soutenu en effet, que, pour obtenir une anesthésie, à la suite d'une ablation cérébrale localisée, il faut enlever la substance grise plus largement qu'il n'est nécessaire pour provoquer les troubles moteurs. Le fait est exact, si on se borne à examiner l'état de l'animal aussitôt après l'opération; mais, dans le cas où la région n'a pas été largement enlevée, les troubles moteurs s'amendent et disparaissent en partie; ils ne sont définitifs, comme les troubles sensitifs, que si l'ablation a été pratiquée largement. En tous cas, les points moteurs et les points sensitifs d'une même région sont remarquablement voisins, s'ils ne sont exactement superposés.

De cet ensemble de faits, on peut conclure que les points cérébraux, capables de déterminer des réactions motrices dans des groupes limités de muscles, situés du côté opposé du corps, ne doivent pas être appelés, comme on l'a fait longtemps, *points ou centres moteurs*, *points ou centres psycho-moteurs*, mais bien *points ou centres sensitivo-moteurs*, *points ou centres psycho-sensitivo-moteurs*.

Quelques auteurs ont émis l'opinion que, dans l'excitation électrique des points moteurs cérébraux, l'excitation ne porte pas directement sur les éléments moteurs, c'est-à-dire sur les cellules pyramidales, mais sur d'autres cellules, voisines des cellules pyramidales, auxquelles elles transmettraient l'excitation qu'elles auraient reçue elles-mêmes. Il y aurait là un véritable réflexe, s'accomplissant par l'intermédiaire d'une chaîne de trois neurones : un neurone de l'écorce grise, récepteur de l'excitation, primo-neurone du réflexe, un neurone pyramidal de l'écorce grise, et un neurone des cornes antérieures de la moelle, ultimo-neurone du réflexe.

On a montré, en effet, que les lois générales qui régissent les réflexes se retrouvent ici. On constate, dans l'excitation des centres sensitivo-moteurs, des phénomènes de *sommation* des excitations (une excitation inefficace peut devenir efficace quand elle est répétée); et des phénomènes de *généralisation* (épilepsie expérimentale). — La durée du temps perdu de l'excitation des centres psycho-sensitivo-moteurs est plus grande que celle du temps perdu des actions directement motrices; elle est de l'ordre de grandeur des réactions réflexes. — Les conditions qui suppriment les réactions réflexes, sans supprimer les réactions directement motrices suppriment l'excitabilité cérébrale : telles sont, par exemple, l'anesthésie profonde, l'apnée, etc.

Ces notions fondamentales doivent être complétées par quelques notions supplémentaires. — L'ablation d'un centre sensitivo-moteur, pratiquée aussi réduite que possible, détermine des troubles moteurs temporaires, qui ne tardent pas à s'amender et à disparaître. On a supposé que cette restauration peut s'expliquer par la suppléance du centre symétrique; cette explication est inacceptable, car la restauration ne se produit pas, si le premier centre a été largement enlevé; tandis qu'elle se produit, si les deux centres ont été enlevés au minimum. — On a supposé que cette restauration peut s'expliquer par la suppléance d'autres régions cérébrales. Cette explication est inacceptable, puisque la restauration ne se produit pas quand l'ablation a été largement pratiquée. — On doit admettre que l'opération pratiquée est à la fois destructrice et inhibitrice; destructrice pour les portions enlevées, inhibitrice pour les portions voisines, et que la restauration des fonctions est la conséquence de la disparition de l'inhibition de ces portions voisines. Cette interprétation est d'autant plus vraisemblable, qu'à la suite d'une ablation limitée de la couche corticale, on observe souvent, dans les jours qui suivent l'opération, des troubles moteurs plus ou moins étendus, intéressant les membres et la face du côté opposé à la lésion (lésion limitée au centre moteur d'un membre), ou même le membre symétrique; ces troubles ne tardent pas à s'amender et à disparaître.

Les régions anatomiques correspondant aux centres sensitivo-moteurs peuvent, *dans des circonstances spéciales*, être détruites sans provoquer de troubles moteurs. Chez le petit chien ayant moins de trois semaines, l'excitation des futures zones sensitivo-motrices est inefficace. Si, à ce moment, on enlève les deux futures zones sensitivo-motrices largement, on ne produit aucun trouble moteur, et l'animal se développe et grandit, sans en présenter jamais. Ce sont donc des régions autres qui président à la sensitivo-motricité. — Si, de deux chiens d'une même portée, l'un a subi l'ablation unilatérale des zones sensitivo-motrices, à l'âge de quinze jours, tandis que l'autre a été conservé inopéré; on peut enlever au premier, à l'âge de six semaines, la seconde zone sensitivo-motrice, sans provoquer de troubles-moteurs; tandis que l'ablation bilatérale de ces zones, pratiquée au même âge, sur le second chien, provoque des troubles moteurs. — Ce sont là des faits intéressants à enregistrer : ils démontrent que *les régions sensitivo-motrices ne possèdent pas une spécificité absolue.*

Chez le chat, le chien, le lapin, l'ablation des zones sensitivo-motrices ne détermine jamais de contractures musculaires; elle en produit parfois chez le singe. Ces contractures doivent être rangées en deux catégories absolument distinctes. — Dans une première catégorie, on doit ranger des contractures sans raccourcissement musculaire, qui ne se produisent qu'à l'occasion d'un mouvement; les membres au repos ne sont pas contracturés. Ces contractures du singe s'observent toujours dans le membre correspondant au centre enlevé; elles se produisent quand l'ablation du centre a été partielle et quand les bords de la plaie cérébrale sont irrités par des produits septiques déposés pendant l'opération; elles correspondent à une excitabilité exagérée des zones sensitivo-motrices conservées; on peut, en effet, en excitant électriquement, dans ces cas, les bords de la plaie cérébrale, provoquer des mouvements dans les muscles qui sont le siège des contractures observées. — Dans une seconde catégorie, on doit ranger des contractures avec raccourcissement musculaire, qui apparaissent tardivement, quand l'animal s'immobilise dans une attitude invariable; ces contractures ne se produisent pas, quand on force le singe à exécuter des mouvements d'ensemble, ou quand on fait faire des mouvements passifs au membre dont le centre a été détruit.

### 3. *Les faits pathologiques.*

Les études anatomo-cliniques, faites chez l'homme, ont fourni des résultats précieux au point de vue de la doctrine des localisations cérébrales.

On distingue sur la face latérale de l'hémisphère : le lobe frontal, limité par le sillon de Rolando et la scissure de Sylvius en arrière, présentant quatre circonvolutions frontales : 1re, 2e, 3e et frontale ascendante ; — le lobe pariétal, limité par le sillon de Rolando, la scissure de Sylvius et la scissure occipitale, présentant une circonvolution pariétale ascendante, adjacente au sillon de Rolando, un lobule pariétal supérieur et un lobule du pli courbe ; le lobe temporal et le lobe occipital, présentant chacun trois circonvolutions : 1re, 2e, 3e temporales ; 1re, 2e, 3e occipitales.

Pour fournir des résultats précis, les observations anatomo-cliniques doivent porter exclusivement sur les cas où l'on constate à l'autopsie une lésion anatomique unique, destructrice, ancienne et bien limitée (foyer hémorragique ocreux, par exemple).

Au point de vue clinique, on observe : *a*, une *hémiplégie totale* des membres et de la face ; — *b*, une *monoplégie associée* (membre supérieur et face, ou membres supérieur et inférieur) ; — *c*, une *monoplégie pure* (face, ou membre supérieur, ou membre inférieur). A ces troubles cliniques correspondent : *a*, une lésion occupant les circonvolutions limitantes du sillon de Rolando (frontale et pariétale ascendantes) et le lobule paracentral ; — *b*, une lésion occupant la partie inférieure des circonvolutions limitantes (paralysie brachio-faciale), ou leur partie supérieure (paralysie brachio-crurale) ; — *c*, une lésion occupant la partie inférieure des circonvolutions limitantes (monoplégie faciale), leur partie moyenne (monoplégie brachiale), ou leur partie supérieure et le lobule paracentral (monoplégie crurale).

Quand la lésion est peu étendue, la paralysie peut être limitée à un groupe de muscles : on a ainsi observé des paralysies limitées à la jambe, au bras, à la face, aux muscles masticateurs, aux muscles moteurs de l'œil, etc., et on a relevé la position correspondante des lésions corticales.

Quand ces lésions se produisent, la paralysie est d'abord totale; peu à peu, elle s'amende plus ou moins, surtout en ce qui concerne les mouvements associés et automatiques, mais sans jamais disparaître totalement. La restauration ne se produit guère que dans les groupes musculaires dont les centres, non touchés par la lésion, ont été seulement inhibés au moment de l'hémorragie; dans les muscles dont les centres ont été détruits, la restauration est nulle.

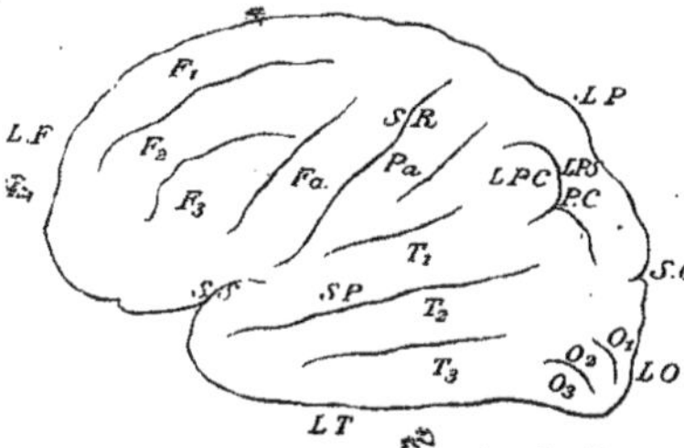

Fig. 281. — Hémisphère gauche de l'homme, face latérale.

$LF$, lobe frontal; $LP$, lobe pariétal; $LO$, lobe occipital; $LT$, lobe temporal; $SS$, scissure de Sylvius; $SR$, sillon de Rolando; $SO$, scissure occipitale; $SP$, scissure parallèle; $PC$, pli courbe; $F_1$, $F_2$, $F_3$ et $Fa$, 1re, 2e, 3e circonvolutions frontales et frontale ascendante; $Pa$, circonvolution pariétale ascendante; $T_1$, $T_2$ et $T_3$, 1re, 2e et 3e circonvolutions temporales: $O_1$, $O_2$ et $O_3$, 1re, 2e et 3e circonvolutions occipitales; $LPS$, lobule pariétal supérieur; $LPC$, lobule du pli courbe.

Certaines lésions irritatives de l'écorce cérébrale (tumeurs syphilitiques, tubercules, esquilles osseuses, etc.), produisent, tantôt des paralysies localisées, tantôt des attaques

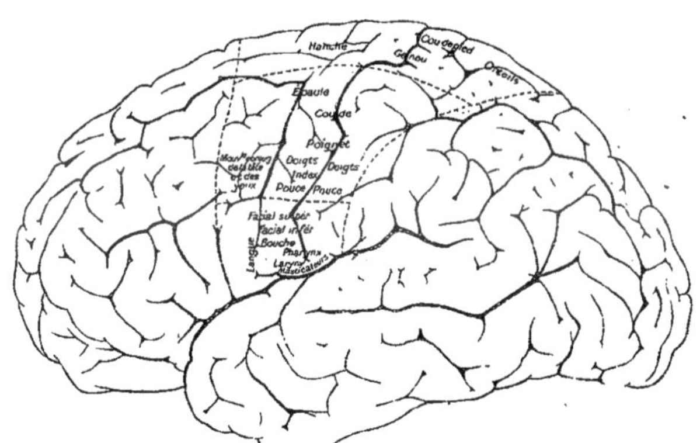


Fig. 282. — La zone corticale motrice de l'homme, hémisphère gauche (imité de Dejerine).

épileptiformes plus ou moins généralisées, commençant toujours par le groupe musculaire correspondant à la zone cérébrale, dans laquelle siège la lésion, et pouvant être suivies d'accidents paralytiques, dans le même groupe musculaire. Enfin, dans certains cas de trépanation, des opérateurs ont pu, en excitant électriquement la surface cérébrale, déterminer des mouvements dans certains groupes musculaires du côté opposé.

Donc, chez l'homme comme chez les animaux, il existe des centres moteurs cérébraux, dont l'excitation détermine des contractions musculaires localisées, et dont la destruction détermine des phénomènes de paralysie dans les muscles correspondants. *Cette paralysie motrice, qu'on observe chez l'homme, lui est spéciale*; nous avons vu la parésie motrice ne se manifester, très réduite, chez le chien, que pendant les quelques jours qui suivent l'opération; nous avons vu la paralysie motrice s'amender et disparaître assez rapidement, chez le singe; *chez l'homme, la paralysie motrice persiste indéfiniment.*

On a recherché les troubles sensitifs, chez l'homme, dans les cas de paralysie motrice d'origine corticale. A cet égard, l'homme diffère encore des animaux. En effet, si, dans quelques cas très rares, il y a à la fois perte de la motilité et de la sensibilité des membres et de la face, à la suite des lésions corticales; si, dans quelques cas moins rares, il y a à la fois perte de la motilité et troubles plus ou moins étendus du toucher et du sens musculaire; *dans la très grande majorité des cas, il n'y a que des troubles moteurs, sans troubles appréciables de la sensibilité.* On ne peut pas supposer que, chez l'homme, les troubles moteurs sont la conséquence des troubles de la sensibilité.

Quand les troubles sensitifs existent, à côté des troubles moteurs, le malade a perdu, en totalité ou en partie, les sensations de contact, de température et de douleur; le sens musculaire est affaibli : le malade n'a pas conscience des mouvements passifs et de la position de ses membres, etc.; les sensations spéciales sont affaiblies ou supprimées, etc. La lésion corticale déterminant l'hémianesthésie siège dans les régions motrices, et rien ne permet de distinguer anatomiquement une lésion qui entraîne la paralysie seule, d'une lésion qui entraîne la paralysie avec anesthésie. Pourquoi dans la majorité des cas, n'y a-t-il qu'hémiplégie sans anesthésie? Nous n'en savons rien. Dans certains cas de lésions irritatives de la zone sensitivo-motrice, on note des hallucinations sensorielles plus ou moins généralisées et débutant en un point du corps déterminé par le siège de la lésion (épilepsie sensorielle), ces hallucinations pouvant être suivies d'anesthésies correspondantes.

*En résumé, l'ablation ou la destruction des points sensitivo-moteurs déterminent, chez l'animal, des troubles essentiellement sensitifs, et très accessoirement, très superficiellement moteurs : ce sont des points sensitifs essentiellement. Chez l'homme* [1], *l'ablation ou la destruction des mêmes points produisent des troubles essentiellement moteurs et très exceptionnellement sensitifs : ce sont des points moteurs essentiellement.*

Quelles que soient les obscurités qui subsistent encore dans ces questions de physiologie cérébrale, la doctrine des localisations motrices est, dès maintenant, définitivement établie.

1. Les zones psycho-motrices de l'homme comprennent toute la région péri-rolandique, c'est-à-dire la circonvolution frontale ascendante et la circonvolution pariétale ascendante, ainsi que le lobule paracentral qui est leur prolongement sur la face interne de l'hémisphère, et l'opercule rolandique qui les unit à leur extrémité inférieure.

Les centres du membre inférieur sont à la partie supérieure de la région péri-rolandique : ils comprennent le lobule paracentral et le quart supérieur des circonvolutions ascendantes ; les centres du membre supérieur occupent les deux quarts moyens des circonvolutions ascendantes ; les centres de la face et de la langue en occupent le quart inférieur ainsi que l'opercule rolandique.

# CHAPITRE XL

## LES LOCALISATIONS SENSORIELLES

SOMMAIRE. — *Les centres corticaux de la vision.*
1. **Les expériences d'ablation.** — Ablations limitées ou étendues, unilatérales ou bilatérales de l'écorce occipitale, chez le chien et chez le singe.
2. **Les faits pathologiques.** — Observations anatomo-cliniques chez l'homme.
3. **Les expériences d'excitation.** — Conséquences de l'excitation électrique du lobe occipital : interprétation du phénomène observé. Parallèle physiologique des sphères occipitale et rolandique.
Un mot sur les *centres corticaux de l'audition.*

### 1. *Les expériences d'ablation.*

*Si on enlève, chez le chien, l'écorce grise d'un lobe occipital* (droit par exemple), l'animal semble ne pas voir de l'œil du côté opposé (gauche, dans le cas choisi). En réalité, la vue n'est pas totalement abolie dans l'œil du côté opposé à la lésion : une observation attentive de l'opéré montre qu'il y a une sorte d'*hémianopsie.* A gauche, les 3/4 externes du champ visuel (et par suite la vision distincte) sont supprimés ; le quart interne (une vision indistincte dans ce quart interne) est conservé. A droite, le quart interne du champ visuel est supprimé ; les 3/4 externes (et par suite la vision distincte) sont conservés. Chez le chien, les fibres du nerf optique gauche, se répandant dans les 3/4 internes de la rétine, correspondant aux 3/4 externes du champ visuel, proviennent de la bandelette optique droite ; et les fibres du même nerf optique gauche, se répandant dans le quart externe de la rétine, correspondant au quart interne du champ visuel, proviennent de la bandelette optique gauche. — Si on enlève, chez le chien, l'écorce grise des deux lobes occipitaux, il y a cécité absolue des deux yeux.

On a prétendu que ces troubles de la vision, consécutifs aux ablations des écorces occipitales, ne sont pas définitifs et peuvent s'amender. A la suite d'une opération unilatérale (écorce occipitale droite), et de l'ablation de l'œil du même côté (œil droit), ou à la suite d'une opération bilatérale, on a vu le chien, inhabile à se diriger pendant les jours qui suivent l'opération, recouvrer peu à peu, et au moins dans une certaine mesure, le pouvoir d'éviter les obstacles. Le fait est exact, mais il ne correspond pas à une restauration de fonction : dans le cas d'ablation occipitale unilatérale, le chien, inhabile à l'origine à se diriger à l'aide du quart de son champ de vision indistincte qui lui reste, a fait peu à peu son éducation et a appris à s'en servir; — dans le cas d'ablation occipitale bilatérale, le prétendu amendement

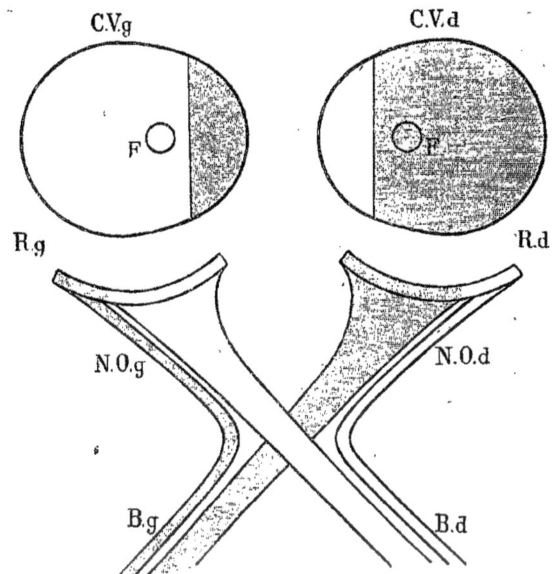


Fig. 283. — Nerfs optiques et bandelettes optiques du chien.

B.d et B.g. bandelettes optiques droite et gauche : N.O.d et N.O.g. nerfs optiques; R.d et R.g. rétines : C.V.d et C.V.g, projections des champs visuels; F, F, points de fixation. Les parties dépendant du lobe occipital gauche sont teintées.

(Figure schématique.)

ne s'observe que si l'ablation a été peu étendue, et en réalité incomplète : dans ce cas, le chien avait conservé une partie de son champ visuel indistinct, dont il ne savait se servir après l'opération, mais qu'il a appris à utiliser dans la suite. Quand l'ablation bilatérale a été assez largement pratiquée, la cécité est totale et définitive.

Si on enlève systématiquement, chez le chien, des zones limitées de l'écorce grise d'un lobe occipital, on constate l'existence de lacunes dans les 3/4 externes du champ visuel de l'œil du côté opposé (l'observation de l'animal est simplifiée, si on enlève l'œil du même côté) ; ces lacunes sont d'autant plus étendues que l'ablation a été plus largement pratiquée, et elles correspondent à des régions déterminées du champ visuel, toujours les mêmes, quand l'ablation a été pratiquée sur les mêmes régions occipitales.

Aux régions antérieures du lobe occipital correspond une lacune dans la partie inférieure du champ visuel ; aux régions postérieures, une lacune dans la partie supérieure ; aux régions moyennes, une lacune dans la partie moyenne (et notamment dans la partie de vision distincte) ; aux régions internes, une lacune dans la partie interne ; aux régions externes, une lacune dans la partie externe du champ. On peut ainsi, en pratiquant une ablation convenable, déterminer une lacune correspondant à la seule vision distincte (on a un scotome central : l'animal se dirige convenablement, mais ne distingue rien nettement) ; ou à la seule vision indistincte (on a un scotome périphérique, une diminution du champ visuel : l'animal distingue nettement les objets, mais a peine à se diriger sans heurter les obstacles latéralement placés).

Les choses se passent donc comme si les rétines se projetaient, géométriquement, sur les lobes occipitaux : les 3/4 internes d'une rétine se projetant sur le lobe occipital du côté opposé, le quart externe sur le lobe occipital du même côté ; les régions inférieures de la rétine se projetant en arrière, les régions supérieures en avant, la tache jaune se projetant au centre du lobe occipital. On a traduit ces faits en disant qu'il existe deux rétines : une *rétine oculaire* et une *rétine cérébrale*, résultant de la projection géométrique de la première sur la couche grise du lobe occipital.

Les fibres de projection se retrouvent dans la partie postérieure de la branche postérieure de la capsule interne, car la section ou la destruction de cette région déterminent la cécité du côté opposé (ou plus exactement la suppression des 3/4 externes du champ visuel de l'œil opposé et du quart interne du champ visuel de l'œil du même côté, c'est-à-dire une sorte d'hémianopsie, analogue à celle qui succède à l'ablation d'une écorce occipitale).

Des expériences de même nature, faites sur le *singe*, ont fourni des résultats en apparence différents, en réalité identiques à ceux obtenus sur le chien. — Si on enlève l'écorce occipitale droite, par exemple, le singe distingue les objets, qu'il dispose de ses deux yeux, ou seulement d'un seul. Mais en étudiant son champ visuel, on reconnaît que le singe opéré est affecté d'*hémianopsie vraie* : la moitié des deux champs visuels, du côté opposé à la lésion (gauche dans l'exemple choisi), est supprimée, donc la moitié des deux rétines du côté de la lésion (droit dans l'exemple choisi) semble avoir perdu son excitabilité. L'animal dispose donc encore de la moitié de son point de fixation et peut distinguer les objets ;

il supplée d'ailleurs à son hémianopsie par des mouvements de la tête, et peut, grâce à eux, éviter les obstacles situés dans la lacune de son champ visuel. Chez le singe, la moitié droite de chaque rétine reçoit ses nerfs de la bandelette droite et inversement. Les choses se passent donc, chez le singe, comme chez le chien; les différences apparentes tenant à ce que, chez le premier, le point

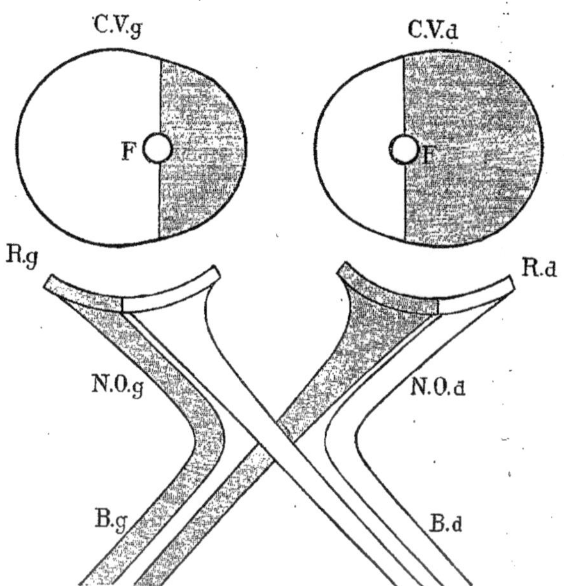


Fig. 284. — Nerfs optiques et bandelettes optiques du singe.

B.d et B.g, bandelettes optiques droite et gauche; N.O.d et N.O.g, nerfs optiques; R.d et R.g, rétines; C.V.d et C.V.g, projections des champs visuels; F, F, points de fixation. Les parties dépendant du lobe occipital gauche sont teintées.
(Figure schématique.)

de fixation est sous la dépendance des deux lobes occipitaux par moitié; tandis que, chez le chien, le point de fixation est sous la dépendance du seul lobe occipital du côté opposé.

Si on enlève, chez le singe, la moitié externe de l'écorce occipitale droite, il y a hémianopsie de l'œil droit (moitié interne du champ visuel), mais l'œil gauche ne présente aucune lacune du champ visuel; — si on enlève la moitié interne de l'écorce occipitale droite, il y a hémianopsie de l'œil gauche (moitié externe du champ visuel); — on enlève la moitié externe de l'écorce occipitale droite et la moitié interne de l'écorce occipitale gauche, l'œil droit est totalement aveugle, l'œil gauche ne présente aucune lacune du champ visuel. — Enfin on peut, chez le singe comme chez le chien, produire des scotomes (central, périphérique, etc.), par ablation de régions limitées des écorces occipitales. Donc, la théorie de la projection occipitale de la rétine est justifiée pour le singe, comme pour le chien.

## 2. *Les faits pathologiques.*

La clinique et l'anatomo-pathologie font connaître des faits de même ordre, *chez l'homme*. On a signalé des cas d'*hémianopsie identique à l'hémianopsie expérimentale* du singe : la moitié du champ visuel des deux yeux est supprimée ; la moitié de la région de fixation est supprimée; le sujet distingue très bien un objet petit qu'il fixe, mais il ne voit que la moitié des objets volumineux; il peut lire et écrire, mais il a peine à ne pas heurter les obstacles situés dans la moitié supprimée de son champ visuel, à moins de compenser cette suppression par un mouvement convenable de la tête et des yeux. Quand ces phénomènes relèvent d'une lésion anatomique corticale et non pas de l'hystérie (chez les hystériques, ils sont assez fréquents), la lésion est située dans le lobe occipital du côté opposé à la moitié supprimée du champ visuel, et, pour préciser sa situation, dans le territoire de la scissure calcarine, à la face interne du lobe occipital. La scissure calcarine est à la vision ce que le sillon de Rolando est à la motricité. La zone visuelle occupe l'écorce de cette scissure calcarine et ses lèvres (coin et lobule lingual).

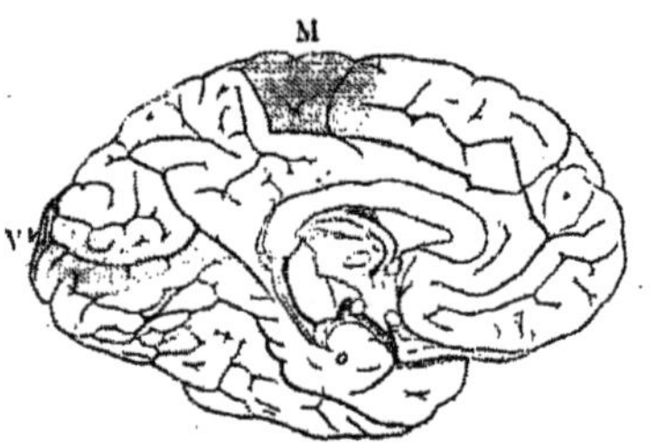

Fig. 285. — Face interne de l'hémisphère gauche.

M, partie supéro-interne de la zone psycho-motrice ; V, zone visuelle entourant la scissure calcarine.

On a signalé, chez l'homme, des cas de scotome central (le sujet peut se déplacer dans la rue, en évitant les obstacles, mais il ne reconnait personne: il ne peut faire quoi que ce soit nécessitant une vision distincte, il ne peut lire, écrire, etc.); — des cas de scotome périphérique, ou rétrécissement du champ visuel (le sujet a peine à se guider dans la rue et à éviter les obstacles, mais il reconnaît les gens, il peut faire tout ce qui nécessite une vision distincte, il peut lire, écrire, etc. : il ressemble à un homme qui aurait, au-devant des yeux, de longs tubes limitant son champ visuel), — et des cas de scotomes partiels. L'étude de ces phénomènes est encore trop imparfaite, pour qu'on la puisse rapporter avec sûreté à une lésion occipitale, dans le cas où l'hystérie ne saurait être indiquée; mais il est vraisemblable que ces phénomènes peuvent relever d'une telle lésion.

On a signalé, chez l'homme, des cas d'*hallucinations visuelles* correspondant à des lésions occipitales irritatives, pouvant précéder l'apparition de scotomes. Le scotome scintillant peut être comparé, dès lors, à l'attaque d'épilepsie jacksonnienne; on peut même déduire le siège de la lésion, de la région du champ visuel dans laquelle se manifestent les hallucinations visuelles (on pourrait dire l'*épilepsie visuelle*), comme on déduit le siège de la lésion psycho-motrice, de la région du corps dans laquelle apparaissent les premières convulsions.

Les troubles visuels, consécutifs aux lésions occipitales, ont une répercussion remarquable sur l'état psychologique du sujet. Dans le cas de cécité accidentelle d'origine périphérique (lésion des yeux, lésions des nerfs, du chiasma, des bandelettes optiques), le sujet peut encore se représenter les objets, en évoquer l'image visuelle, et par suite s'orienter; dans les cas de cécité de cause occipitale double, plus ou moins complète, qu'on a pu observer, les sujets avaient perdu la faculté d'évoquer l'image visuelle (mémoire visuelle) des objets qu'ils connaissaient, et par suite la faculté de s'orienter.

On observe des faits semblables chez le chien. L'animal auquel on enlève les deux yeux peut, sans peine, s'orienter dans les lieux qui lui sont connus; il monte un escalier, il entre dans sa niche, en sort, etc.; l'animal auquel on enlève les écorces occipitales semble avoir perdu le souvenir des lieux qui lui étaient connus; il ne peut rentrer dans sa niche, monter l'escalier, etc.; toutefois, au bout de quelques semaines, l'animal parvient de nouveau à s'orienter; on admet que c'est grâce à l'éducation du sens du tact et à la substitution des images tactiles aux images visuelles.

### 3. *Les expériences d'excitation.*

Un lobe occipital étant mis à nu (la dure-mère enlevée), chez un chien, si on promène à sa surface des électrodes mousses distantes de deux à trois millimètres et communiquant avec les pôles d'une bobine d'induction, on observe les faits suivants [1] : — Si on place les électrodes sur la partie postérieur de la circonvolution II (voir fig. 286) de l'hémisphère droit par exemple, on constate des mouvements associés des yeux : ils se dirigent du côté opposé à l'hémisphère excité (à gauche dans le cas choisi) et en haut ; — en même temps, les paupières supérieures se soulèvent et les pupilles se dilatent. Les choses se passent comme si le chien regardait un objet situé à gauche et en haut. — Si on déplace les électrodes le long de la circonvolution II, d'arrière en avant, on constate que les mêmes phénomènes oculaires se produisent, mais de moins en moins marqués, à mesure qu'on se rapproche du centre *o* du cercle A. — Si on place les électrodes en *o*, on n'observe plus de mouvements des yeux en haut et à gauche ; on note simplement un léger mouvement de convergence des yeux, comme si le chien (dont les deux axes visuels sont fortement divergents) fixait avec les deux yeux un objet situé devant lui. — Si, partant de *o*, on déplace les électrodes d'arrière en avant, le long de la circonvolution II, on voit les yeux se diriger du côté opposé à l'hémisphère excité (à gauche, dans l'exemple choisi) et en bas, et cette déviation s'accentuer, à mesure qu'on s'éloigne de *o* et qu'on se rapproche de la ligne *xy*. — En avant de cette ligne, l'excitation de la surface cérébrale ne produit plus de mouvements associés des yeux ; en F, elle détermine, il est vrai, des mouvements de l'œil du côté opposé, mais ces mouvements, limités à un seul œil, n'ont pas la signification de ceux que nous venons d'analyser. — Si on promène les électrodes sur la surface du cerveau, de dehors en dedans, au niveau du cercle A, suivant *m p*, on constate que l'excitation de la circonvolution II détermine un mouvement horizontal des yeux, vers le côté opposé à l'hémisphère excité (à gauche,

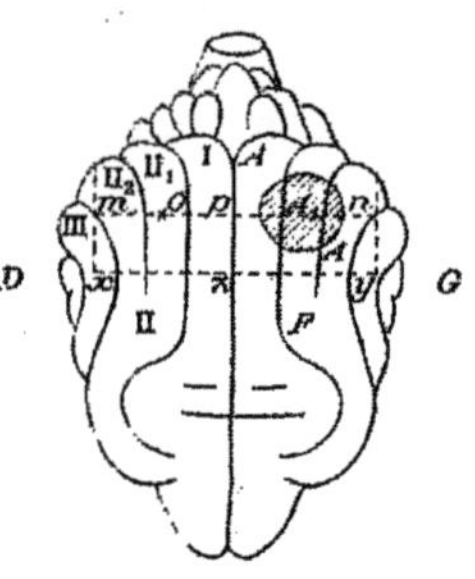

Fig. 286. — Cerveau du chien, face supérieure (d'après Munk).

1. Pour obtenir les résultats ici indiqués, il faut opérer sur un chien non anesthésié, non morphiné, ayant seulement reçu, pendant la durée de la préparation, une quantité minime d'éther ou de chloroforme ; — il faut que la préparation ait été faite sans hémorragie, sans contusion, sans compression de la surface cérébrale.

dans l'exemple choisi), d'autant moins accentué que les électrodes sont plus voisines du point *o*.

L'excitation des faisceaux blancs sous-jacents aux régions grises considérées détermine les mêmes mouvements.

Nous avons dit précédemment comment la rétine oculaire se projette sur l'écorce cérébrale, les points inférieurs de la rétine oculaire, c'est-à-dire les points sur lesquels se fait l'image des objets situés en haut, se projetant sur la partie postérieure du lobe occipital. Or, l'excitation de cette partie postérieure du lobe occipital détermine un mouvement d'élévation des yeux et de la paupière supérieure, identique à celui que ferait le chien, pour fixer avec l'œil du côté opposé au lobe occipital excité, un objet faisant son image sur le point rétinien correspondant au point occipital excité [1]. On est ainsi conduit à admettre que l'excitation électrique d'un point du lobe occipital est équivalente à l'excitation lumineuse du point rétinien correspondant, car on tourne instinctivement les yeux, sans que la volonté intervienne, vers un point lumineux qui apparaît brusquement dans le champ visuel.

Chez certains animaux, et notamment chez le singe et chez le pigeon, on a provoqué, par l'excitation d'un lobe occipital, des mouvements combinés des yeux, de la tête et du cou, comme on en déterminerait, chez l'animal normal en faisant apparaître brusquement une grande lueur dans le champ visuel.

L'analogie est frappante entre la sphère visuelle occipitale et la sphère motrice rolandique : ici et là, une excitation électrique a produit un certain mouvement; ici et là, l'excitation des parties blanches sous-jacentes détermine les mêmes réactions motrices que celle des parties grises qui les recouvrent; ici et là, les sphères excitées sont des sièges d'impressions sensorielles (tactiles et musculaires, ou visuelles); ici et là, la narcose supprime la réaction motrice, avec cette différence qu'il suffit d'une narcose minime pour supprimer la réaction occipitale, et qu'il faut une narcose profonde pour supprimer la réaction rolandique; ici et là, des lésions irritatives peuvent déterminer des hallucinations sensorielles (fourmillements et crampes pré-épileptiques, scotomes scintillants).

Nous avons dit que les mouvements d'un œil, provoqués par l'excitation de la sphère oculo-motrice correspondante F, n'ont pas la même signification physiologique que les mouvements associés des yeux, provoqués par l'excitation de la sphère occipitale A. — En

1. Les mouvements de latéralité observés chez le chien, dans ces expériences, tiennent, à ce que, chez lui, les axes optique et géométrique de l'œil sont extrêmement différents : pour fixer un point situé en avant, le chien doit diriger en dehors l'axe géométrique de l'œil qui fixe.

portant l'excitation dans la sphère F, on a pu, chez le chien et surtout chez le singe, déterminer des mouvements de fermeture ou d'ouverture des paupières de l'œil du côté opposé, des mouvements de rotation du globe de l'œil, une dilatation ou un rétrécissement pupillaire du côté opposé, etc. Ces mouvements sont rigoureusement limités à l'œil du côté opposé à l'hémisphère excité. C'est là une différence fondamentale avec les mouvements provoqués par l'excitation de la sphère occipitale : ceux-ci sont toujours bilatéraux. — Les deux sphères occipitale et rolandique n'acquièrent pas simultanément leur excitabilité, chez les jeunes animaux. Chez les jeunes lapins et chez les jeunes chats de deux jours, les deux sphères sont inexcitables; au 10e jour, la sphère rolandique est excitable, la sphère occipitale ne l'est pas; la sphère occipitale n'est pas excitable avant le 15e jour. Chez le cobaye, elle est excitable au 5e jour; chez le chien, du 25e au 30e jour; chez ces deux espèces, la sphère rolandique est, comme chez les précédentes, excitable avant la sphère occipitale.

Ce n'est pas par l'intermédiaire des sphères rolandiques que se font les mouvements des yeux, à la suite de l'excitation du lobe occipital. — En effet, si on pratique des entailles profondes de la substance grise, qui s'étend entre les deux sphères occipitale et rolandique, on peut provoquer des mouvements associés des yeux par l'excitation de la sphère occipitale. — En effet, si on excite la sphère occipitale jusqu'à production de fatigue (les mouvements des yeux cessent de se produire), on peut provoquer, encore à ce moment, des mouvements dans l'œil du côté opposé, par l'excitation de la sphère rolandique.

---

On a signalé, chez le chien et chez le singe, un centre auditif siégeant, chez le chien, au niveau de la circonvolution III, fig. 286. La destruction de ce centre abolit l'audition dans l'oreille du côté opposé; on s'en assure en observant le chien qui a subi la destruction de ce centre à droite, et la destruction de l'oreille droite : l'animal est complètement sourd. L'ablation des deux centres auditifs détermine une surdité absolue et définitive.

L'excitation électrique de ces mêmes centres détermine des mouvements de la tête et du pavillon de l'oreille, correspondant à ceux que fait l'animal normal, pour écouter un bruit qui vient de se produire brusquement.

L'étude de ce centre auditif n'est qu'amorcée; on peut prévoir que son histoire sera calquée sur celle du centre visuel.

On a de même décrit, chez le chien, un centre olfactif et un centre gustatif : mais la démonstration définitive de leur existence et de leur localisation est encore complètement à faire.

# CHAPITRE XLI

## LES APHASIES. NOTIONS TRÈS ÉLÉMENTAIRES

Sommaire. — Définitions des aphasies. — Aphasie motrice, agraphie, cécité verbale, surdité verbale.

Comme appendice à l'étude des localisations cérébrales, il convient de dire un mot des aphasies [1].

Les neuro-pathologistes définissent les aphasies : un syndrome caractérisé par la diminution ou la perversion de la faculté normale d'exprimer les idées par des signes conventionnels (parole ou écriture), et de comprendre ces signes (parole ou écriture), malgré la persistance d'un degré suffisant d'intelligence, et malgré l'intégrité des appareils sensoriels, nerveux et musculaires, qui servent à l'expression, ou à la perception de ces signes.

L'aphasie peut être totale et porter sur les divers modes d'exprimer et de comprendre les idées, mais elle peut être partielle. Dans une étude élémentaire, les cas d'aphasie simple doivent être seuls retenus : ils sont rares; mais on en trouve cependant d'assez nombreux exemples dans la littérature médicale pour pouvoir les classer et les analyser. On a distingué :

1° L'*aphasie motrice*, caractérisée par la diminution ou la perte de la faculté d'exprimer les idées par la parole; — 2° l'*agraphie*, par l'impossibilité partielle ou totale d'exprimer les idées par l'écriture; — 3° la *cécité verbale*, par l'impossibilité de comprendre les choses écrites; — 4° la *surdité verbale*, par l'impossibilité de comprendre la parole. Ces différentes formes d'aphasie ne sont qu'exceptionnellement pures; en général, elles se combinent entre elles. On les observe chez des sujets qui présentent ou ne présentent pas des paralysies motrices.

L'*aphasie motrice* est rarement absolue; les malades les plus gravement atteints ont, en général, conservé la faculté de prononcer un ou plusieurs mots, inintelligibles ou intelligibles : c'est, par exemple, oui, non, Marie, Tan, Tarapa, Equeuvéqueu, etc.; — les malades moins gravement atteints ont conservé une partie de leur langage; les uns peuvent, par exemple, s'exprimer convenablement, tant qu'ils n'ont pas à prononcer un substantif, mais les substantifs leur font défaut; — d'autres malades ont perdu la faculté de parler spontanément, mais

1. L'étude des aphasies est généralement faite au point de vue psychologique. Le caractère très net de cet ouvrage ne nous permet pas de l'aborder; nous nous bornerons à donner quelques définitions de faits et à montrer les relations des aphasies avec les localisations cérébrales.

peuvent répéter ce qu'on leur dit, en le comprenant (*amnésie verbale*); — d'autres enfin ont conservé la faculté d'exprimer des mots, mais ils les emploient les uns pour les autres (*paraphasie*). L'aphasie peut porter sur une seule langue ou sur plusieurs; sur la parole parlée et non sur la parole chantée, ou sur les deux, etc.

Dans les cas d'aphasie motrice pure, non compliquée de paralysie motrice, non compliquée d'une autre forme d'aphasie, on trouve, à l'autopsie, une lésion siégeant au niveau du pied de la troisième circonvolution frontale gauche; — quand l'aphasie motrice est accompagnée de paralysie, l'hémiplégie est à droite. — On peut, chez certains hystériques hypnotisables, provoquer l'aphasie motrice, en cataleptisant l'hémisphère cérébral gauche.

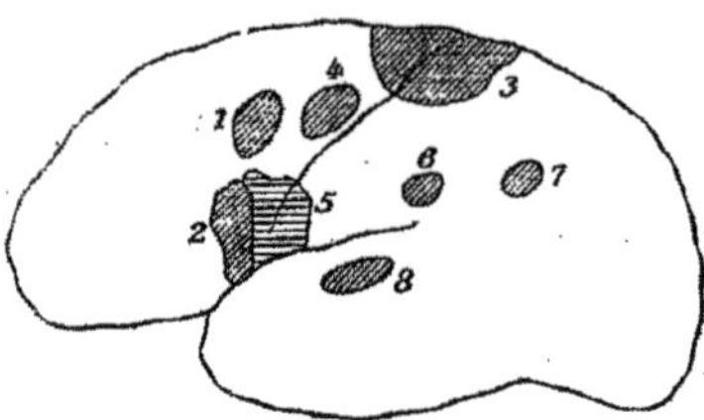


Fig. 287. — Hémisphère gauche de l'homme, face latérale.

Localisations : 1. Agraphie. — 2. Aphasie motrice. — 3. Membre inférieur. — 4. Membre supérieur. — 5. Face. — 6. Cécité verbale. — 7. Hémianopsie. — 8. Surdité verbale.

L'*agraphie* pure est extrêmement rare : le malade, supposé capable d'exécuter les mouvements nécessaires pour écrire, est comme l'individu qui ne sait pas écrire (agraphie totale), ou qui ne sait pas tout écrire (agraphie partielle). Quand l'agraphie est accompagnée de troubles paralytiques, l'hémiplégie est à droite : donc la lésion siège dans l'hémisphère gauche. On l'a placée au pied de la deuxième circonvolution frontale, mais il ne faut admettre cette opinion qu'avec prudence, car le nombre des cas d'agraphie pure, dans lesquels l'autopsie a été faite, est fort limité, et, en général, l'agraphie est accompagnée d'autres troubles aphasiques, dont la lésion peut être confondue avec celle de l'agraphie.

La *cécité verbale* a pour cause une lésion siégeant dans le lobule pariétal supérieur gauche. Le mot écrit n'a pour le malade aucune signification : le malade ressemble à un individu qui ne sait pas lire (dans les cas de cécité verbale totale) ou à un individu qui ne sait pas tout lire (dans les cas de cécité verbale partielle), ou à un individu qui ne sait pas déchiffrer la musique, etc.

La *surdité verbale* a vraisemblablement pour cause une lésion siégeant dans le lobe temporal, peut-être dans la première circonvolution temporale. Le malade est comparable à l'individu qui ne comprend pas une langue étrangère, ou, dans les cas de surdité verbale partielle, à un individu qui comprend mal une langue étrangère.

Nous n'avons pas par là épuisé la question des aphasies, qui est bien l'une des plus touffues et des plus complexes qui se puissent trouver. Mais ce serait méconnaître le caractère très élémentaire que doit conserver ce livre, que d'en entreprendre l'étude de façon plus approfondie.

# CHAPITRE XLII

## LE CERVELET

Sommaire. — Excitation électrique du cervelet et ses conséquences. Des suites des ablations et des lésions du cervelet, particulièrement étudiées chez les oiseaux et les mammifères. De quelques prétendues fonctions du cervelet. Un mot sur la pathologie cérébelleuse. Lésions expérimentales des pédoncules cérébelleux.

Le cervelet, situé en arrière et au-dessus du bulbe et de la protubérance, se rattache au reste du système nerveux central par ses trois paires de pédoncules : les pédoncules cérébelleux antérieurs dirigés

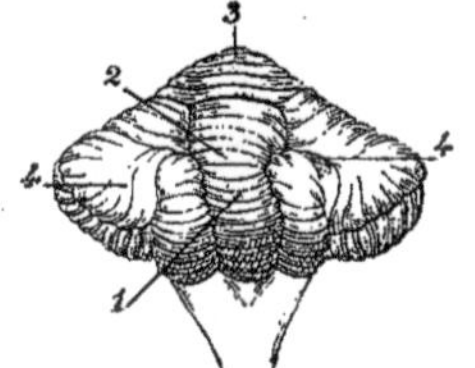


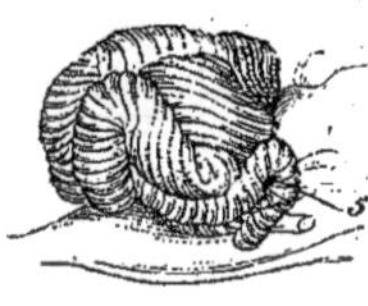


Fig. 288. — Cervelet de chien. A gauche, vu par derrière et en haut. A droite, vu du côté droit.

1, lobe moyen ; 2, sommet postérieur de ce lobe ; 3, extrémité antérieure de ce lobe ; 4, lobes latéraux (d'après Ferrier).

en avant, les pédoncules cérébelleux postérieurs dirigés en arrière, les pédoncules cérébelleux moyens embrassant l'axe nerveux et prenant une part importante à la constitution de la protubérance. On distingue, dans le cervelet de l'homme et des mammifères, trois lobes cérébelleux : un lobe médian, ou vermis, peu développé, et deux lobes latéraux, ou hémisphères cérébelleux, très développés. Sur une coupe du cervelet, on remarque : au centre, de la substance blanche dans laquelle sont logés des noyaux gris ; à la périphérie, de la substance grise plissée à l'infini. Chez les oiseaux, les lobes latéraux sont peu développés, le lobe médian est le plus important ; chez les poissons, les batraciens et les reptiles, le cervelet est réduit au lobe médian.

L'*électrisation du cervelet*, mis à nu, provoque des mouvements de la tête, du corps et des membres, dans des directions différentes, suivant le point excité, avec (chez les mammifères, singe, chat, chien) ou sans (chez les oiseaux, pigeon) mouvements des yeux. Si l'excitation porte sur un lobe latéral, l'animal s'incline et s'incurve du côté excité, et, pour une excitation forte, tombe et roule autour de son axe longitudinal.

Si l'excitation porte sur la partie antérieure, ou sur la partie pos-

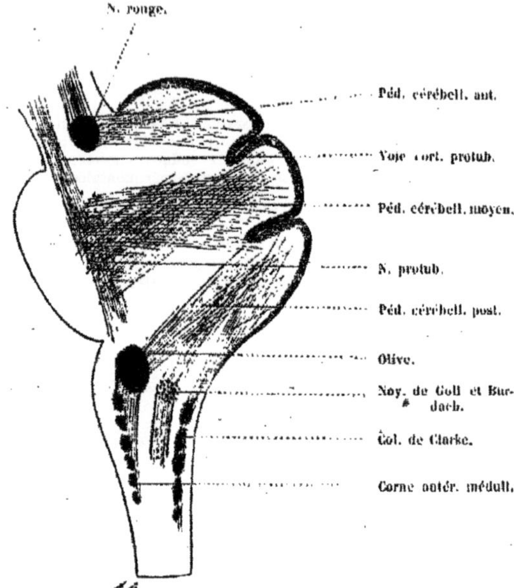


Fig. 289. — Connexions du cervelet avec le cerveau, la protubérance et la moelle (Schéma de Charpy).

térieure du lobe médian, l'animal projette la tête en arrière ou en avant, et, pour une excitation forte, exécute une véritable culbute.

On a décrit, comme phénomènes d'excitation cérébelleuse, chez l'homme, les phénomènes observés, quand on fait passer un courant électrique à travers la tête, en appliquant les électrodes sur les cellules mastoïdiennes. Il se produit du vertige; la tête et le tronc s'inclinent du côté du pôle positif; les objets extérieurs semblent se déplacer vers le pôle négatif; si le sujet ferme les yeux, il lui semble qu'il est entraîné vers le pôle négatif. Mais, dans cette expérience, excite-t-on réellement le cervelet ?

On a pratiqué des *ablations totales* ou *partielles du cervelet*, chez les animaux les plus divers, et on a observé, dans tous les cas, des *troubles de l'équilibration et de la coordination des mouvements*. Le mammifère et l'oiseau ne peuvent ni se tenir debout, ni progresser; le batracien exécute dans l'eau des mouvements désordonnés; le reptile se contourne et se replie de façon étrange, sans parvenir à ramper.

En général, le désordre moteur est d'autant plus grand que les mouvements étaient mieux coordonnés chez le sujet sain : pour l'oiseau qui vole, c'est le vol qui est le plus touché; pour le batracien qui nage, c'est la nage; pour le reptile qui rampe, c'est la reptation.

Si on enlève à un pigeon le cervelet, par tranches successives de plus en plus profondes, on constate qu'il se produit des troubles de l'équilibration de plus en plus graves, à mesure qu'on enlève plus de substance. Quand les deux tiers, ou les trois quarts du cervelet ont été enlevés, la démarche est irrégulière et chancelante, comme celle de l'homme ivre; la station n'est possible que si l'animal s'appuie sur le sol avec les ailes et la queue; le vol est à peu près impossible : si on lance le pigeon en l'air, il fait des mouvements violents et incoordonnés des ailes qui le font tomber lourdement sur le sol après qu'il a exécuté plusieurs culbutes; si on place l'animal sur le dos, it s'agite pour se redresser, mais n'y parvient pas; la préhension des aliments est rendue très difficile par la position anormale de la tête et par l'irrégularité des mouvements intentionnels : en général il faut gaver le pigeon pour l'alimenter. Ces phénomènes sont d'autant plus accentués que l'ablation est plus grande; ils présentent leur maximum d'intensité pour une ablation totale. Il n'est possible d'observer aucune modification de la force musculaire, ou de la sensibilité générale ou spéciale; le pigeon entend, voit, sent, peut réagir, mais les mouvements ne peuvent plus être adaptés au but à atteindre : il y a *déséquilibration absolue*.

Toutefois, ces troubles ne sont pas définitifs : si on conserve les pigeons, pendant plusieurs semaines, ou mieux pendant plusieurs mois, on voit se produire une restauration plus ou moins parfaite de l'équilibration et de la coordination des mouvements.

Chez les mammifères, la division complète du cervelet en deux moitiés symétriques par une incision antéro-postérieure, pratiquée dans le plan médian, ne provoque que des troubles extrêmement peu accentués de l'équilibration. Il en est de même si on fait deux lésions latérales absolument symétriques.

Des lésions unilatérales, par exemple l'ablation d'un hémisphère cérébelleux, ou les lésions bilatérales asymétriques déterminent au contraire des troubles graves. Quand les lésions siègent au niveau du lobe médian, tantôt il se produit une incurvation du corps, soit en avant, soit en arrière, et parfois même des culbutes (quand les lésions sont profondes); tantôt il se produit de simples troubles de la marche et des mouvements associés, sans aucune

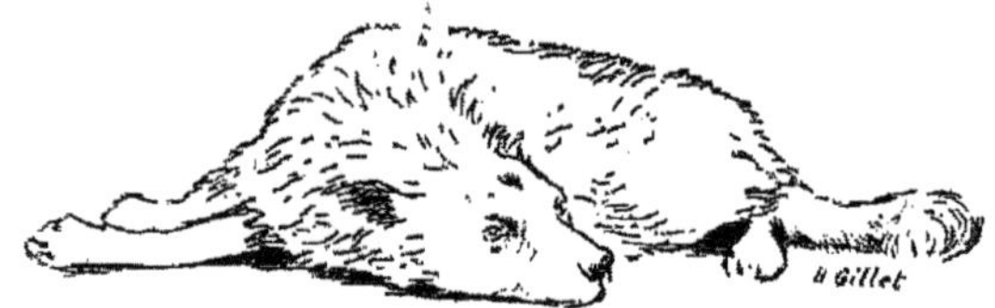


Fig. 290. — Attitude au repos d'un chien ayant subi l'ablation de la moitié gauche du cervelet (d'après Thomas).

paralysie ou parésie musculaire (quand les lésions sont superficielles) : l'animal ressemble à une marionnette vivante. Quand les lésions siègent au niveau des lobes latéraux, elles produisent des phénomènes d'autant plus accentués, qu'elles sont plus plongeantes et plus voisines des pédoncules cérébelleux. On observe, dans le cas de lésions superficielles, une tendance à tomber du côté lésé; dans le cas de lésions profondes, une chute sur le côté lésé et une rotation autour de l'axe longitudinal du corps : la station, et *a fortiori* la marche, sont absolument impossibles.

Dans le cas d'ablation totale, rigoureusement symétrique du cervelet, chez les mammifères, on note, comme chez les oiseaux, des troubles de la marche et de l'équilibration : l'animal s'affaisse sur ses jambes, se traîne sur le sol, chancelle quand il veut marcher, titube et tombe fréquemment; pour se maintenir en équilibre, il doit écarter les pattes au maximum.

En étudiant les manifestations successives, présentées par un mammifère privé soit d'un hémisphère cérébelleux, soit de la totalité de son cervelet, on peut distinguer deux phases successives. Dans une première phase, pendant laquelle les phénomènes d'excitation opératoire s'ajoutent aux phénomènes de déficit, on note une incoordination motrice absolue : l'animal présente des positions anormales des segments du corps; la tête est renversée en arrière, les membres sont raidis en abduction (rigidité d'acérébellation); la station debout et les déplacements sont absolument impossibles, car ils provoquent des convulsions toniques et cloniques; les yeux présentent généralement du strabisme et souvent du nystagmus [1]. Dans une seconde phase, les phénomènes s'améliorent, mais on note un manque de fermeté, d'énergie et de mesure dans les contractions musculaires : la station est possible; la marche se fait, les membres étant dans l'extension et dans l'abduction, accompagnée de secousses et de tremblements (trem-

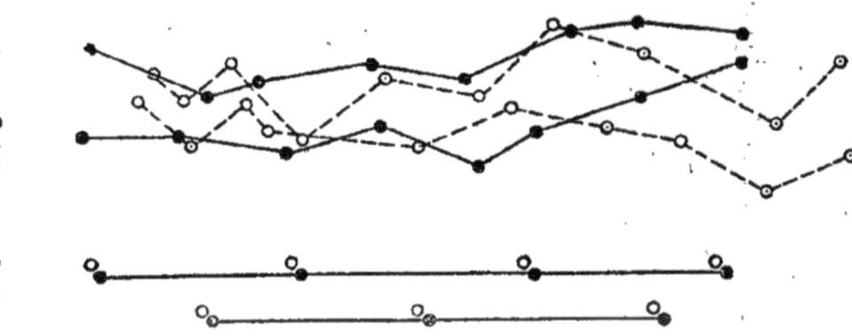

Fig. 291. — Démarche du chien ayant subi l'ablation de la moitié gauche du cervelet, dans la période de restauration de la fonction. — Pattes antérieures en blanc, pattes postérieures en noir. En bas tracé normal. En haut tracé pathologique : écartement exagéré des pattes et démarche irrégulière (d'après Thomas).

blement intentionnel) et présentant une remarquable incoordination musculaire; on dit qu'il y a *ataxie cérébelleuse.*

Tous ces phénomènes peuvent d'ailleurs considérablement s'amender, et l'animal peut finir par recouvrer à peu près complètement son équilibration et sa coordination motrice normales.

On a prétendu, autrefois, que le cervelet joue un rôle important dans la *sensibilité générale.* Cette affirmation est en flagrante contradiction avec tout ce qu'on observe chez les animaux acérébellés et chez les malades à lésions cérébelleuses. L'intelligence, la volonté, la sensibilité, sous toutes leurs formes, sont absolument intactes.

On a prétendu, autrefois, que le cervelet présente quelque rapport avec le *sens génésique.* Il est vrai que la copulation est rendue difficile et souvent même impossible par l'incoordination motrice des acérébellés; mais elle s'accomplit normalement quand ces troubles moteurs se sont amendés (le fait a été observé pour le coq).

1. Quand les deux axes visuels ne sont pas parallèles, on dit qu'il y a *strabisme.* Quand les yeux présentent des mouvements d'oscillations pendulaires, on dit qu'il y a *nystagmus.*

En *pathologie humaine*, on a noté, dans certains cas de lésions cérébelleuses, des troubles qui concordent assez bien avec ceux qu'on observe chez les animaux à la suite de lésions ou d'ablations du cervelet. Il convient, bien entendu, de ne retenir que les cas typiques, ceux dans lesquels la lésion n'intéresse que le cervelet, et ne peut agir sur les organes voisins en les comprimant. On constate des *troubles de l'équilibration*, se produisant quand le sujet marche, quand il se tient debout, quand, assis ou couché, il se lève debout. La marche est celle d'un homme ivre; le sujet progresse les jambes écartées, le corps se balançant de droite à gauche, risquant à chaque instant de tomber en avant ou en arrière; il hésite à soulever les jambes au-dessus du sol, pour ne pas perdre l'équilibre, et, dès lors, il marche en exécutant un mouvement oscillatoire du bassin à peu près caractéristique. La maladie progressant, les symptômes s'aggravent; les titubations, les oscillations exagérées rendent la station et la marche impossibles; le malade doit rester étendu sur un lit; mais, dans cette dernière position, il ne présente que des phénomènes d'incoordination. On a noté accessoirement du vertige.

---

En résumé, nous pouvons conclure, — mais c'est la seule conclusion que nous soyons autorisés à tirer de ces études, — que *le cervelet joue un rôle dans les phénomènes d'équilibration et de coordination des mouvements volontaires*. Notons en passant, que toute incoordination motrice volontaire ne reconnaît pas pour cause un trouble cérébelleux : on sait que l'ataxie locomotrice progressive (où l'incoordination motrice est, ou peut-être extrême), résulte d'une lésion des cordons postérieurs de la moelle

# CHAPITRE XLIII

## LE MÉSOCÉPHALE PHYSIOLOGIQUE

SOMMAIRE. — Expériences et observations physiologiques et pathologiques sur les couches optiques et sur les corps striés. — La capsule interne. — Les pédoncules cérébraux. — Les tubercules quadrijumeaux. — La protubérance. — Les mouvements forcés. — Un mot sur le mésocéphale de la grenouille.

Nous réunissons, dans ce chapitre, les quelques indications que nous possédons sur toutes les parties de l'axe nerveux, autres que la moelle physiologique, les hémisphères cérébraux et le cervelet. Cette réunion nous apparaîtra peut-être inacceptable dans l'avenir; elle est auto-

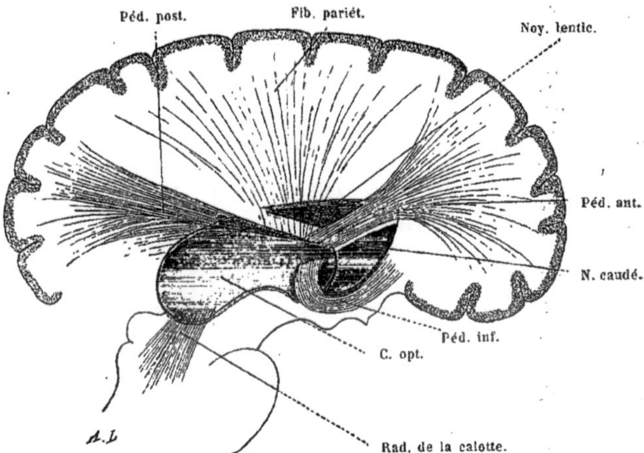


Fig. 292. — Couche optique, corps strié et couronne rayonnante (fig. schématique de Charpy).

risée aujourd'hui par suite de l'obscurité profonde qui règne sur les fonctions physiologiques de ces parties : *notre mésocéphale physiologique est une classe provisoire de rebut.*

Les recherches faites sur les *corps striés et les couches optiques* ont donné des résultats bien incertains et souvent contradictoires. On ne saurait d'ailleurs s'en étonner, étant connue la situation de ces noyaux gris. Profondément situés au milieu de masses blanches, qui ont une importance physiologique énorme (comme la capsule interne), ces noyaux ne peuvent être excités ou enlevés sans que les parties voisines soient en même temps lésées, excitées ou détruites. Les injections interstitielles destructrices et les tumeurs ou lésions pathologiques pourraient seules nous donner des indications sur la physiologie des corps striés et des couches optiques; mais les résultats, absolument discordants, en présence desquels nous nous trouvons, démontrent que rarement ces noyaux peuvent être seuls intéressés par la lésion.

L'*excitation électrique des corps striés*, au moyen d'électrodes bien isolées, enfoncées dans leur substance, ne détermine, en général, ni mouvements, ni phénomènes de sensibilité; on a signalé, par contre, dans quelques cas, la production de contractions généralisées dans le côté opposé du corps; il est vraisemblable que, dans ces cas, l'excitation avait atteint la capsule interne, voisine du corps strié.

L'*extirpation des corps striés* ne peut être pratiquée sans qu'on blesse gravement les parties voisines. Les tentatives qui ont été faites ont fourni des résultats absolument discordants, comme d'ailleurs on pouvait s'y attendre : on a signalé des troubles de motilité et de sensibilité, mais ces troubles ne sont constants, ni qualitativement, ni quantitativement, et trouvent une explication vraisemblable dans les lésions concomitantes de la capsule interne.

La *pathologie humaine* ne fournit aucune donnée précise : on a noté des hémiplégies, à la suite d'hémorragies du corps strié (l'hémiplégie étant du côté opposé à la lésion), mais : ou cette hémiplégie était permanente, et, dans ce cas, l'hémorragie avait intéressé les parties voisines, et notamment la capsule interne: ou elle était essentiellement temporaire, quand l'hémorragie n'avait intéressé que le corps strié.

— Nous n'avons donc aucun renseignement précis sur les fonctions des corps striés; nous n'en avons pas davantage sur celles des couches optiques. L'*excitation des couches optiques* ne provoque aucun mouvement et aucune douleur. — *Leur extirpation ou leur destruction* donnent des résultats essentiellement variables, et on le comprend sans peine, puisque ces opérations ne peuvent être faites qu'en lésant les parties voisines. Les troubles moteurs et sensitifs, observés en *pathologie humaine*, dans les cas de lésions des couches optiques, s'expliquent par l'envahissement ou la compression des parties voisines par la lésion.

On a prétendu que les couches optiques sont, chez les mammifères, un centre coordinateur des mouvements associés de la marche, du saut, etc. On a constaté, en effet, dans certains cas, que ces mouvements associés, possibles après l'ablation de l'écorce hémisphérique, sont impossibles après ablation des hémisphères y compris les couches optiques. Mais on a observé, d'autre part, des cas dans lesquels ces mouvements sont conservés, bien que les couches optiques aient été enlevées.

On a considéré les couches optiques comme jouant un rôle important dans la vision : on a constaté, en effet, dans l'expérimentation physiologique et dans l'observation clinique, au moins pour certains cas, des troubles importants de la vision (dans l'œil opposé), à la suite de lésions siégeant dans la partie postérieure de la couche optique. Mais il ne faut pas oublier que les fibres optiques, qui rampent à la surface de la couche optique, sont généralement englobées dans la lésion.

A la suite de lésions unilatérales des couches optiques, on a signalé des mouvements forcés, mouvements de manège, à rotation vers la lésion, ou en sens inverse. Mais rien ne prouve que ces mouvements soient la conséquence de la lésion des couches optiques, et non pas des lésions généralement concomitantes des parties voisines, et en particulier, des pédoncules cérébraux.

Donc, *il est impossible de formuler aucune proposition sur le rôle possible, ou même vraisemblable, des corps striés et des couches optiques.* Nous devons nous en abstenir prudemment.

---

Les lésions expérimentales des *pédoncules cérébelleux* déterminent des phénomènes intéressants, que nous enregistrerons purement et simplement. La section d'un pédoncule cérébelleux

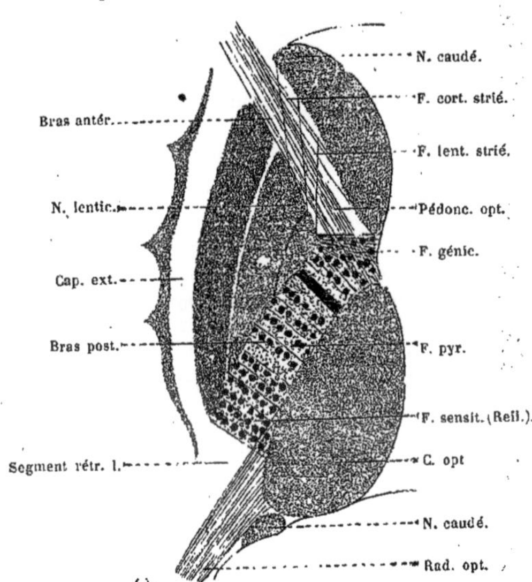


Fig. 293. — Capsule interne gauche, coupe horizontale (Poirier).

moyen provoque une rotation de l'animal autour de son axe longitudinal; vers le côté opéré, si la lésion atteint la partie postérieure du pédoncule; vers le côté opposé, si la lésion atteint la partie antérieure. — Les lésions des pédoncules cérébelleux inférieurs provoquent une incurvation du corps en arc, du côté lésé. — Les lésions des pédoncules cérébelleux supérieurs provoquent une courbure de la colonne vertébrale, dont la concavité est tournée du côté de la lésion.

Nous avons, à maintes reprises, parlé des lésions de la *capsule interne*, et indiqué les troubles moteurs et sensitifs qui en sont la conséquence. Les deux tiers antérieurs du bras postérieur de la capsule interne sont en rapport avec la motricité volontaire; une lésion expérimentale ou pathologique, siégeant à ce niveau, produit une hémiplégie alterne, totale ou partielle, suivant son étendue. Le tiers postérieur du bras postérieur de la capsule interne est en rapport avec la sensibilité consciente; une lésion expérimentale ou pathologique siégeant à ce niveau produit une hémianesthésie alterne, plus ou moins étendue, suivant son développement [1].

---

Les *pédoncules cérébraux* contiennent les conducteurs de la motricité volontaire (étage inférieur) et de la sensibilité générale consciente (étage supérieur); mais ils ne contiennent pas les conducteurs des sensibilités visuelle et olfactive. Une lésion expérimentale ou pathologique, portant sur les pédoncules cérébraux, détermine des *troubles moteurs*, quand elle siège exclusivement dans l'étage inférieur; des *troubles sensitifs*, quand elle siège exclusivement dans l'étage supérieur, des troubles moteurs et sensitifs, quand elle intéresse les deux étages. Les hémiplégies et les anesthésies pédonculaires sont alternes; elles s'observent du côté opposé à la lésion. Toutefois, quand la lésion siège en arrière de la décussation des fibres du nerf oculo-moteur commun, on observe une paralysie des muscles de l'œil, du côté correspondant

1. A ce propos, il faut signaler un fait remarquable, observé en clinique, et dont la signification nous échappe : l'hémi-anesthésie consécutive à une lésion de la partie postérieure de la capsule interne est également, en général, sensorielle; elle intéresse, par exemple, la vision comme la sensibilité générale. Or nous savons, que les lésions corticales unilatérales, capables de déterminer des troubles visuels engendrent l'hémianopsie (suppression de la moitié correspondante des deux champs visuels); les lésions de la capsule interne unilatérales, capables de déterminer des troubles visuels, déterminent l'amblyopie croisée (affaiblissement visuel de l'œil opposé), pouvant aller jusqu'à l'amaurose croisée (suppression de la vue dans l'œil opposé). Pourquoi ces différences? Nous n'en savons rien. Il est inutile d'énoncer les nombreuses hypothèses émises pour en rendre compte : toutes attendent une confirmation valable.

à la lésion; une paralysie de la face, de la langue et des membres, du côté opposé à la lésion. C'est là un caractère important, permettant de distinguer une hémiplégie pédonculaire d'une hémiplégie capsulaire, cette dernière étant en totalité localisée du côté opposé à la lésion. Quand il s'agit d'anesthésie, on distingue les anesthésies pédonculaires, et les anesthésies capsulaires, les premières n'intéressant ni la vision, ni l'olfaction, les dernières les intéressant en général.

Chez les animaux, la section transversale complète d'un pédoncule cérébral provoque, comme effet immédiat (d'excitation), de la douleur et des convulsions dans le côté opposé du corps; et, comme effet définitif (de déficit), l'anesthésie et la paralysie du côté opposé du corps. La section transversale incomplète d'un pédoncule cérébral, ou mieux encore une lésion d'un pédoncule cérébral déterminent un mouvement de manège : l'animal décrit un cercle de rayon plus ou moins grand, dont le centre est situé du côté de la lésion.

---

Les *tubercules quadrijumeaux* sont fort difficilement accessibles; on ne peut les exciter ou les enlever sans intéresser ou sans blesser les parties voisines. Aussi ne possède-t-on à leur sujet que des indications provisoires.

L'ablation des tubercules bijumeaux du pigeon et celle des tubercules quadrijumeaux du chien et du singe déterminent une cécité absolue; l'ablation unilatérale détermine une cécité absolue de l'œil du côté opposé, chez les animaux à décussation complète des fibres du nerf optique (pigeon et lapin), et une hémianopsie (suppression du champ visuel des deux yeux, du côté opposé à la lésion) chez les animaux à décussation partielle des fibres du nerf optique (chien).

Si on sectionne l'axe nerveux, en avant des tubercules quadrijumeaux ou bijumeaux, l'animal suit encore des yeux une lumière et les réflexes pupillaires (rétrécissement de la pupille, sous l'influence de la lumière et de l'accommodation) sont conservés ; — si on sectionne l'axe nerveux, en arrière des tubercules quadrijumeaux ou bijumeaux, l'animal ne suit plus des yeux une lumière, et les réflexes pupillaires (sous l'influence de la lumière, mais non sous l'influence de l'accommodation) sont abolis. En clinique, on constate, dans l'ataxie locomotrice progressive et dans la paralysie générale, la suppression des réflexes pupillaires à la lumière, avec conservation des réflexes pupillaires à l'accommodation (signe d'Argyll-Robertson), sans qu'il soit possible de déterminer le rôle de tubercules quadrijumeaux dans l'établissement de ce signe pathologique.

On a prétendu que l'excitation électrique des tubercules quadrijumeaux chez les animaux détermine des mouvements (contraction ou dilatation) pupillaires. Il semble toutefois résulter d'expériences récentes que ces phénomènes pupillaires se produisent seulement quand l'excitation atteint par diffusion les noyaux d'origine des nerfs oculo-moteurs communs.

---

Nous avons fait rentrer, dans notre système médullaire physiologique, la *protubérance*. Nous rappellerons simplement ici que toute lésion paralysante, siégeant en avant de la protubérance, détermine une paralysie de la face et des membres du côté opposé, tandis qu'une lésion paralysante de la protubérance détermine une paralysie de la face et de la langue du même côté, et une paralysie des membres du côté opposé, ou, comme on dit, une *hémiplégie croisée*.

Un animal qui a subi une section protubérantielle de l'axe nerveux, peut encore se tenir debout et marcher (s'il a conservé son cervelet); il ne peut ni se tenir debout, ni marcher, s'il a subi une section pré-bulbaire. — L'animal qui a subi une section inter-bulbo-protubérantielle pousse un cri bref, unique, sans expression, quand on l'excite; le cri est plus prolongé et comme plaintif, quand la section est faite immédiatement en avant de la protubérance; il est plus expressif, il est répété, quand la section est faite en avant des tubercules quadrijumeaux.

---

Nous avons signalé, çà et là, la production de *mouvements forcés*. L'animal (lapin, p. ex.), qui a subi une lésion du mésocéphale, a tendance à donner à son corps une certaine position et à exécuter continuellement un certain mouvement, comme s'il y était contraint. Il en est de même, chez l'homme, sans que toutefois les phénomènes soient, à beaucoup près, aussi nets chez lui que chez le lapin.

On distingue des *mouvements de manège*, l'animal tournant en rond comme dans un manège; des *mouvements en rayon de roue*, l'animal tournant autour de son train postérieur immobilisé;

et des *mouvements de rotation autour de l'axe* longitudinal ou de l'axe transversal du corps (culbutes).

Ces mouvements sont généralement temporaires et peuvent passer d'un type à l'autre; on peut les considérer comme la conséquence des phénomènes d'irritation du système nerveux. On les a observés à la suite de la section incomplète, soit d'un pédoncule cérébral, soit de la protubérance, soit des pédoncules cérébelleux, en général de toutes les parties qui constituent le mésocéphale.

On ne connaît pas l'explication de ces phénomènes.

La grenouille dont on a enlevé les hémisphères cérébraux par une section pré-tympanique (rasant en avant la membrane du tympan visible à la surface de la tête) se comporte presque comme une grenouille normale; il ne lui manque que la spontanéité. Elle exécute les mouvements les plus compliqués quand elle est excitée : elle saute, elle nage, elle se retourne quand on la met sur le dos: elle grimpe, quand on la pose sur une planchette qu'on redresse; le mâle tient la femelle enlacée pendant l'accouplement; il coasse, quand on lui tiraille la peau du dos, etc. — Si, par une section médio-tympanique, on sépare les lobes optiques des régions sous-jacentes, la grenouille se tient encore sur ses pattes dans une position normale; elle se retourne encore, quand on la met sur le dos; mais elle ne saute plus quand on l'excite; elle se contente de ramper comme un crapaud; mais elle ne grimpe plus sur la planchette qu'on incline, elle se laisse lourdement retomber sur le sol. — Si, par une section post-tympanique (rasant en arrière la membrane du tympan), on sépare la protubérance des régions sous-jacentes, et mieux encore, si on sépare le bulbe de la moelle, la grenouille est flasque; elle ne se tient plus sur ses pattes : elle ne saute plus quand on l'excite; elle ne se retourne plus quand on la met sur le dos.

Nous noterons enfin que ces diverses parties du mésocéphale, qui semblent jouer un rôle important dans la *station* et dans la *locomotion*, fonctionnent vraisemblablement comme centres réflexes. Une condition nécessaire à l'accomplissement de ces divers mouvements combinés, c'est la conservation de la peau; une grenouille sans hémisphères ne peut plus sauter, si on l'a dépouillée. On sait que, chez l'homme lui-même, l'équilibre n'est assuré, dans le cas de diminution, ou de suppression de la sensibilité cutanée, ou du sens musculaire, que par la vue. C'est ainsi que l'ataxique ne peut se tenir debout, et encore moins marcher, quand il se trouve plongé dans l'obscurité, ou quand il a les yeux fermés (signe de Romberg).

# CHAPITRE XLIV

## LES NERFS PÉRIPHÉRIQUES

Sommaire. — Le nerf trijumeau. — La branche ophtalmique, troubles trophiques; le nerf maxillaire supérieur; le nerf maxillaire inférieur, sensibilité générale et sensibilité spéciale; le nerf masticateur; les ganglions périphériques du trijumeau.

Le nerf facial. — Le facial moteur; la corde du tympan; les paralysies faciales périphériques.

Notions sommaires sur *le nerf glosso-pharyngien*, sur *le nerf vague* (double vagotomie) et sur *le nerf spinal*. *Le nerf hypoglosse*, moteur de la langue.

Les nerfs, tels qu'ils sont décrits dans les traités d'anatomie ne représentent pas des individus physiologiques : même les nerfs rachidiens, dont la constitution est la plus simple, reçoivent, pendant leur trajet de la moelle à la périphérie, des anastomoses sympathiques, qui viennent compliquer leur structure et multiplier leurs fonctions; quant aux nerfs craniens, ils échangent entre eux et avec les systèmes autonomes, des anastomoses si nombreuses et d'un trajet souvent si déconcertant que leur étude anatomique et physiologique est bien l'une des questions les plus difficiles qui se rencontre en physiologie.

Dans ce chapitre, nous étudierons les propriétés des nerfs tels qu'ils sont constitués anatomiquement à partir de leur origine apparente.

L'étude spéciale des nerfs périphériques est du ressort de l'anatomie physiologique : les fonctions des nerfs dépendent, en effet, des organes dans lesquels ils se terminent. Un nerf musculaire est moteur, un nerf glandulaire est sécrétoire, un nerf vasculaire est vaso-moteur, etc. Aussi nous bornerons-nous à donner quelques indications sommaires sur quelques-uns des nerfs périphériques[1].

1. L'étude des nerfs sensoriels et des nerfs oculo-moteurs sera faite dans les chapitres qui traitent des organes des sens.
L'étude des nerfs rachidiens relève essentiellement de l'anatomie.

## *Le nerf trijumeau.*

— Le nerf *trijumeau* naît des parties antéro-latérales de la protubérance, par deux racines distinctes : une racine volumineuse, ou racine sensitive, sur le trajet de laquelle est placé un gros ganglion (ganglion de Gasser), centre trophique équivalent aux ganglions spinaux des nerfs rachidiens, et une racine plus petite, ou racine motrice, ou nerf masticateur, qui s'accole au ganglion, sans contracter aucune relation intime avec lui. Dans l'intérieur du bulbe et de la protubérance les fibres de la racine sensitive se terminent dans les masses grises sensitives du système médullo-bulbo-protubérantiel, sur une très grande étendue. Les fibres de la racine motrice naissent des neurones des masses grises motrices du système médullo-bulbo-protubérantiel; à leur voisinage, viennent se terminer des fibres, issues de l'écorce hémisphérique du côté opposé, et étendues de ce centre à la protubérance, par la capsule interne et les pédoncules cérébraux, au niveau de la partie postérieure desquels elles se sont entre-croisées avec les fibres symétriques, issues de l'autre hémisphère. Au niveau du ganglion de Gasser, le trijumeau reçoit des filets d'origine sympathique, par l'intermédiaire du plexus carotidien.

Le trijumeau se divise en trois branches : le nerf ou branche ophtalmique, le nerf maxillaire supérieur et le nerf maxillaire inférieur.

— La *branche ophtalmique* (on dit quelquefois la branche ophtalmique de Willis) est le nerf de *sensibilité* de la peau du front, de la paupière supérieure, de la racine et du lobule du nez, de la conjonctive et de la cornée, des voies lacrymales, des sinus frontaux, de la partie antérieure de la muqueuse nasale. — La section de ce nerf, dans l'orbite, abolit la sensibilité de toutes ces parties; elle détermine en outre des *troubles trophiques* [1] importants du globe de l'œil, troubles qu'on a plus spécialement étudiés chez le lapin : au bout d'un temps plus ou moins long, la cornée s'opacifie et devient le siège d'une kératite, parfois ulcéreuse; la conjonctive s'enflamme; parfois les troubles vont jusqu'à la fonte de l'œil par perforation cornéenne et issue du cristallin et des humeurs. Les physiologistes ne sont pas d'accord sur la cause de ces phénomènes; les uns les considèrent comme démontrant l'existence, dans le trijumeau, de fibres trophiques, présidant à la

1. On a noté, chez l'homme, non pas toujours, mais au moins parfois, des troubles trophiques à la suite d'altérations du nerf trijumeau. Ces troubles sont d'ailleurs beaucoup moins graves que ceux observés par les physiologistes sur le lapin : notamment, après la section chirurgicale du trijumeau dans le crâne, ces troubles ne se produisent qu'exceptionnellement; et, quand ils se produisent, ils sont peu accentués et généralement temporaires.

nutrition normale des organes dans lesquels elles se terminent; les autres les rapportent à la sensibilité de l'œil et à l'impossibilité, qui en résulte pour l'animal, de le protéger contre les chocs, les poussières, etc. (L'œil étant insensible, le clignement ne se produit plus; les larmes étant taries par la section du nerf, le lavage de la surface conjonctivale de l'œil est supprimé.) Ces troubles

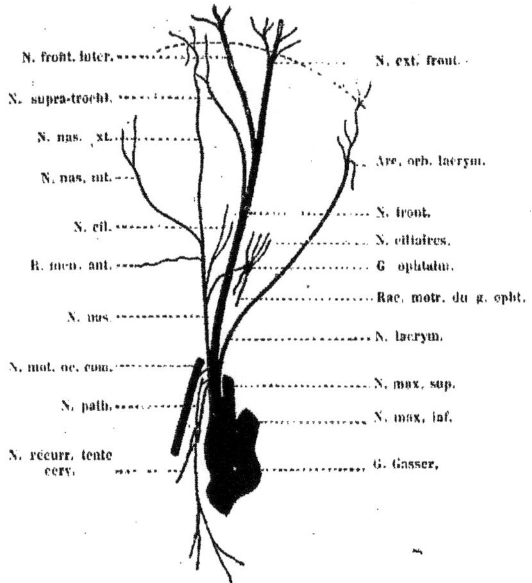


Fig. 294. — Schéma du nerf ophtalmique et de ses branches (Morat-Doyon).

trophiques ne se produisent généralement plus, à la suite de la section du nerf ophtalmique, si on dispose au-devant de l'œil un verre de montre, ou l'oreille du lapin, ou les paupières réunies par une suture; ce qui semble bien établir que ce sont les agents extérieurs qui sont la cause déterminante des troubles trophiques, Sans doute, ces troubles ne se produisent pas à la suite de l'ablation de la glande lacrymale (suppression des larmes) et de la section du nerf facial (suppression du clignement); mais il est possible que la vaso-dilatation oculaire consécutive aux sections du nerf ophtalmique (et qu'on n'observe pas à la suite d'une section du nerf facial) soit une condition nécessaire de la production des troubles trophiques. — Les faits actuellement connus sont insuffisants pour établir l'existence de fibres directement trophiques. Le nerf ophtalmique contient des filets sécrétoires pour la glande lacrymale, des filets irido-dilatateurs, des filets vasomoteurs de l'iris, de la choroïde et de la rétine, filets contenus dans le trijumeau anatomique, mais provenant d'une autre origine que les fibres propres du trijumeau.

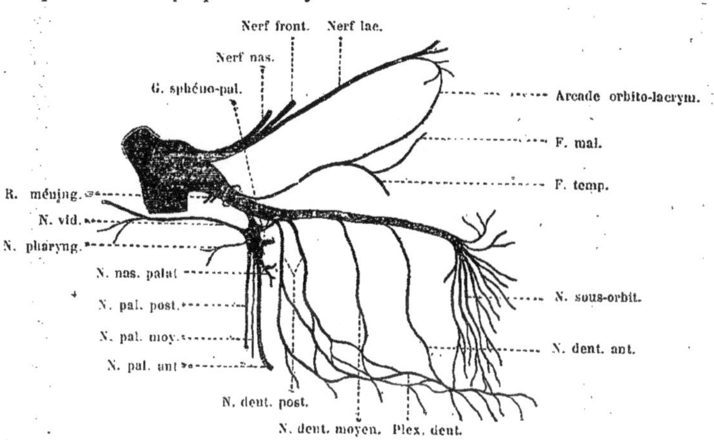


Fig. 295. — Schéma du nerf maxillaire supérieur et de ses branches (Morat-Doyon).

— Le *nerf maxillaire supérieur* donne la *sensibilité* à la peau de la paupière inférieure, de la pommette, de l'aile du nez, de la lèvre supérieure ; aux muqueuses du nez, du pharynx, du palais, de la gencive et de la lèvre supérieure, du sinus maxillaire ; et aux dents de la mâchoire supérieure. Sa section détermine l'insensibilité de ces parties et des *troubles trophiques* (la muqueuse nasale devient rouge, saignante, fongueuse), sur la cause desquels on n'est pas définitivement fixé. — Le nerf maxillaire supérieur contient des fibres sécrétoires et vaso-motrices destinées à la muqueuse nasale et à la muqueuse palatine. Il joue un rôle secondaire important dans l'odorat, en maintenant normale, par son action trophique, la structure des voies nasales, et en les humidifiant, par l'intermédiaire de ses fibres sécrétoires. — Il est la voie centripète des excitations qui sont à l'origine de la déglutition, de l'éternuement, etc.

Le nerf *maxillaire inférieur* donne la *sensibilité générale* à la peau des joues, des tempes, de la lèvre inférieure, du menton, de la partie antérieure du pavillon de l'oreille; aux muqueuses des joues, de la lèvre inférieure, du plancher buccal, de la gencive inférieure et aux dents de la mâchoire inférieure; il donne la *sensibilité tactile et gustative* à la pointe de la langue. Sa section

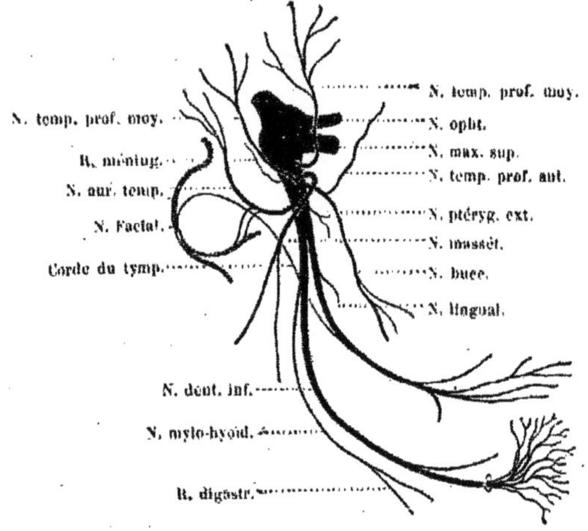


Fig. 296. — Schéma du nerf maxillaire inférieur (Morat-Doyon).

détermine l'insensibilité de toutes ces parties. Il préside à la sécrétion des glandules buccales par des fibres qui lui sont propres. et de la glande sous-maxillaire par des fibres qu'il reçoit du nerf facial, par la corde du tympan. Il contient les fibres vaso-motrices des organes dans lesquels il se rend. Il est la voie centripète des excitations qui sont à l'origine de la salivation, de la succion, de la mastication, etc. — Enfin, il contient les fibres motrices de la racine motrice du nerf trijumeau, du *nerf masticateur* : ces fibres allant innerver les muscles temporal, masséter, ptérygoïdiens interne et externe, ventre antérieur du digastrique, mylo-hyoïdien, péristaphylin externe, c'est-à-dire le groupe des muscles masticateurs.

La section des deux nerfs maxillaires inférieurs rend la mastication impossible. La section d'un seul nerf maxillaire inférieur n'a pour conséquence en général que des troubles modérés de la mastication, les muscles masticateurs du côté sain suffisant à assurer les mouvements essentiels d'élévation de la mâchoire, qui interviennent dans la mastication; toutefois la mâchoire est déviée du côté sain et les dents portent à faux : chez le lapin, par suite de cette déviation, les incisives ne se correspondant plus exactement, l'usure due au frottement ne se produit que sur une incisive supérieure, et une inférieure; les autres incisives s'allongent démesurément.

A chacune des trois grandes branches issues du ganglion de Gasser est annexé un ganglion : ganglion ophtalmique annexé à la branche ophtalmique de Willis, ganglion sphéno-palatin ou ganglion de Meckel annexé au nerf maxillaire supérieur, et ganglion otique annexé au nerf maxillaire inférieur. Ces ganglions ne sont pas d'ailleurs des dépendances uniquement du nerf trijumeau; ils sont encore en rapport avec d'autres nerfs : si le ganglion ophtalmique reçoit une racine sensitive du nerf ophtalmique de Willis, il en reçoit encore une, motrice, du nerf moteur oculaire commun et une, sympathique, du plexus carotidien; si le ganglion sphéno-palatin reçoit une racine sensitive du nerf maxillaire supérieur, il en reçoit encore une, motrice, du nerf facial par le nerf grand pétreux, et une, sympathique, du plexus carotidien; si le ganglion otique reçoit une racine sensitive du nerf maxillaire inférieur, il en reçoit encore une, motrice, du nerf facial par le nerf petit pétreux, du nerf glosso-pharyngien par le rameau de Jacobson et une, sympathique, du plexus intercarotidien sympathique. Donc on ne doit pas attribuer *a priori* au nerf trijumeau plutôt qu'à l'un de ces autres nerfs les propriétés que présentent les rameaux efférents de ces ganglions : l'expérimentation doit intervenir pour fixer la véritable origine des fibres périphériques.

Rappelons que le ganglion ophtalmique donne les nerfs ciliaires destinés à la cornée, à la conjonctive, au muscle ciliaire (muscle de l'accommodation) et au sphincter de l'iris; — que le ganglion sphéno-palatin donne les nerfs palatins, les nerfs sphéno-palatins et le nerf pharyngien, qui fournissent l'innervation sensitive, glandulaire et vaso-motrice à une partie des fosses nasales et de la muqueuse palatine et pharyngée supérieure et l'innervation motrice aux muscles péristaphylin interne et palato-staphylin; — que le ganglion otique donne des rameaux moteurs pour le muscle péristaphylin externe et le muscle interne du marteau et des rameaux sensitifs destinés à la caisse du tympan (voir pour la signification de ces ganglions, chap. XLV, p. 828).

### *Le nerf facial.*

Le nerf facial est *essentiellement* un nerf *moteur* : c'est le nerf des muscles peauciers du crâne, de la face et du cou. Ces muscles président aux mouvements de la peau du crâne (occipital, frontal, auriculaires), de l'orifice palpébral (orbiculaire des paupières et

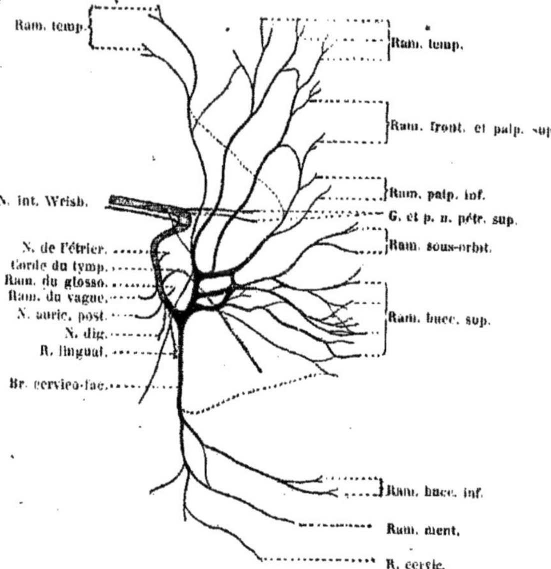


Fig. 297. — Schéma du facial (dessin de Cunéo).

sourcilier), de l'aile du nez (triangulaire du nez, myrtiforme, dilatateur des narines), des lèvres et des parties voisines des joues (grand et petit zygomatiques, releveurs superficiel et profond de la lèvre supérieure, canin, risorius de Santorini, triangulaire des lèvres, carré du menton, orbiculaire des lèvres, houppe du menton, buccinateur), de la peau du cou (peaucier du cou).

D'une part, ces muscles interviennent dans l'expression de la face (la joie, la tristesse, la haine, la colère, et en général tous les sentiments qui se manifestent par les modifications de la physionomie, sont traduits par des combinaisons de contractions de ces muscles); et, d'autre part, ils jouent un rôle plus ou moins important dans les fonctions sensorielles, soit en protégeant les organes des sens, soit en concourant à leur adaptation à percevoir les excitations extérieures (ils président à l'occlusion des paupières et au clignement, aux mouvements des lèvres et des joues et à l'occlusion de la bouche, aux mouvements des narines et (au moins chez certains animaux) du pavillon de l'oreille.

Le nerf facial innerve en outre le ventre postérieur du muscle digastrique et le muscle stylo-hyoïdien, et, par là, est un élévateur de l'os hyoïde et de la base de la langue; le muscle stylo-glosse (partiellement) et le muscle glosso-staphylin, et, par là, joue un rôle, très réduit d'ailleurs, dans les mouvements de la langue; le muscle de l'étrier, et, par là, intervient dans l'audition.

Le nerf facial est un nerf moteur; à côté de la preuve anatomique que nous venons d'en donner, en voici les preuves physiologiques. Sa section expérimentale ou traumatique et sa destruction pathologique entraînent la paralysie des muscles dans lesquels il se rend, sans modifier la sensibilité générale de son territoire de distribution. Son excitation pathologique ou expérimentale provoque la contraction des muscles dans lesquels il se distribue.

Exclusivement moteur à son origine, le nerf facial renferme à la périphérie des éléments sensitifs : si, par exemple, après l'avoir sectionné au delà de sa sortie du trou stylo-mastoïdien, on excite son bout central ou son bout périphérique, on provoque des réactions douloureuses : il possède donc des éléments de sensibilité directe et des éléments de sensibilité récurrente, qu'il a empruntés, soit dans le rocher, soit hors du rocher, aux nerfs avec lesquels il échange des anastomoses, et notamment, pour les éléments de sensibilité directe, au nerf vague, et, pour les éléments de sensibilité récurrente, au nerf trijumeau périphérique.

C'est encore à ses anastomoses avec les nerfs voisins que le nerf facial emprunte les fibres glandulaires ou vaso-motrices qu'on peut déceler au moins dans certains de ses segments.

— Parmi les branches du nerf facial, il en est une qui doit retenir particulièrement l'attention du physiologiste, c'est la *corde du tympan*. Née du tronc du nerf facial dans le rocher, la corde du tympan traverse l'oreille moyenne, contenue dans la membrane du tympan, dont elle sous-tend, comme une corde, le tiers supérieur de la circonférence et va s'unir au nerf lingual, branche du nerf maxillaire inférieur. Cette corde contient des filets centrifuges et des filets centripètes.

Les filets centrifuges sont : les uns des nerfs sécrétoires destinés aux glandes sous-maxillaire et sublinguale, les autres des nerfs vaso-dilatateurs destinés à ces mêmes glandes et à la partie de la langue innervée par le nerf lingual (face inférieure, pointe, bords,

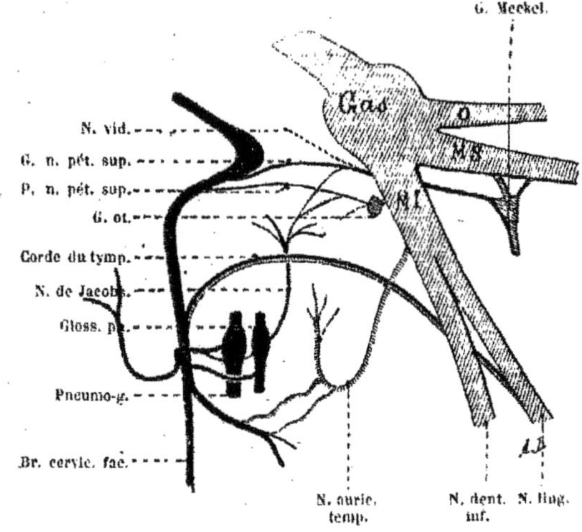


Fig. 298. — Schéma des anastomoses du nerf facial avec le nerf trijumeau, le nerf glosso-pharyngien et le nerf pneumogastrique. Nerfs pétreux superficiels et profonds (Poirier-Charpy).

Les couleurs ne symbolisent pas des fonctions, mais des groupements nerveux purement anatomiques.

et deux tiers antérieurs de la face supérieure); on le démontre facilement : en effet le réflexe sécrétoire de la glande sous-maxillaire, à la suite du dépôt d'acide sur la langue, ne se produit plus quand la corde a été sectionnée dans la caisse du tympan ; en effet, aussi, l'excitation du nerf lingual ne détermine plus ni sécrétion ni vaso-dilatation dans les régions indiquées quand on a préalablement sectionné la corde dans l'oreille moyenne et attendu la dégénérescence de son bout périphérique.

Les filets centripètes de la corde sont des filets gustatifs provenant des deux tiers antérieurs de la surface supérieure de la langue, filets dont nous ferons l'étude dans le chapitre de la gustation.

On admet généralement que la corde ne contient pas de filets de sensibilité générale, en se fondant sur ce que la section du nerf lingual au-dessus de son union avec la corde du tympan (celle-ci étant intégralement conservée) supprime complétement la sensibilité générale des deux tiers antérieurs de la face supérieure de la langue. Mais il y a des opinions discordantes sur ce point.

— Le nerf facial peut être sectionné ou altéré, soit après sa sortie du trou stylo-mastoïdien par les traumatismes les plus divers, soit dans son trajet à l'intérieur du rocher par des fractures de ce dernier. Quand la destruction porte sur la partie périphérique du nerf facial, on note les faits suivants : — 1° L'expression de la face (joie ou douleur, indignation, surprise, colère, etc.) est supprimée du côté de la section; les traits sont déviés du côté sain par la contraction tonique des muscles de ce côté, cette contraction tonique n'étant plus compensée par celle des muscles symétriques; et, cette déviation, déjà très manifeste pendant le repos, s'accentue pendant les mouvements de la parole, du rire, etc.; la commissure labiale du côté sain est tirée en haut et en dehors; elle paraît, du côté malade, attirée en bas et en dedans; la moitié paralysée de la face paraît projetée en avant. — 2° L'occlusion des paupières et le clignement sont supprimés du côté paralysé, même pendant le sommeil; l'orifice palpébral étant plus ouvert de ce côté, du fait de la tonicité du releveur de la paupière supérieure non compensée par la tonicité de l'orbiculaire, l'œil paraît plus gros; souvent on constate du larmoiement, parce que les larmes ne sont plus poussées par le clignement vers les points lacrymaux et que ceux-ci, rejetés en dehors par suite de la paralysie du muscle de Horner, sont mal disposés pour recueillir les larmes. — 3° Les mouvements des lèvres et de la joue sont altérés : la joue est flasque; la commissure des lèvres est entr'ouverte; conséquemment le malade fume la pipe en respirant; il ne peut souffler dans un instrument à vent pour en jouer; la salive s'écoule hors de la bouche; les aliments s'accumulent dans le sillon compris entre la gencive inférieure et la joue; la parole est confuse et indistincte, la prononciation des lettres labiales étant particulièrement difficile. — 4° Les mouvements des narines sont supprimés : le malade ne peut plus flairer, et l'odorat est, de ce fait, fort émoussé.

Quand la destruction porte sur la partie du nerf facial contenue dans le rocher, aux phénomènes ci-dessus décrits s'ajoutent des phénomènes supplémentaires. On note alors une gêne de la déglutition due à la paralysie des muscles digastrique, stylo-hyoïdien, glosso-staphylin et pharyngo-staphylin (le mouvement de soulèvement de la base de la langue en haut et en arrière, et, par suite, le rétrécissement de l'isthme du gosier sont diminués). Selon que la rupture du nerf facial siège en amont (et c'est le cas le plus fréquent, la lésion se produisant en général entre le second et le troisième coude du facial) ou en aval de l'origine de la corde du tympan, on observe ou on n'observe pas les phénomènes consécutifs à la section de celle-ci, en particulier les troubles gustatifs et sécrétoires; mais ces symptômes doivent être recherchés avec soin, car ils ne s'imposent pas à l'attention : la section de la corde entraîne la suppression de la gustation dans la demi-pointe de la langue du côté correspondant et la suppression ou tout au moins la diminution considérable de la sécrétion de la glande sous-maxillaire correspondante (la glande ne sécrète plus que par action du sympathique).

Notons enfin, pour parachever cette description, que, si la destruction du nerf facial siège très haut sur son parcours, le malade présente une sensibilité auditive exagérée (le malade est péniblement impressionné par tous les sons, mais plus particulièrement par les sons graves), due à la paralysie du muscle de l'étrier innervé par une branche du nerf facial (l'étrier, dans ces conditions, est devenu extrêmement mobile et transmet violemment au labyrinthe les mouvements qui lui sont communiqués).

L'*irritation* du nerf facial provoque des convulsions toniques ou cloniques, locales ou étendues, directes ou réflexes. C'est ce qui se produit dans le tic convulsif de la face, dans le blépharospasme (convulsion tonique de l'orbiculaire des paupières) et le clignotement convulsif (convulsion clonique).

## *Le nerf glosso-pharyngien.*

Le *nerf glosso-pharyngien* fournit la *sensibilité générale* aux muqueuses de la partie postérieure de la langue, de l'amygdale, de la trompe d'Eustache et de la caisse du tympan (par le ganglion otique auquel il fournit des fibres), du pharynx et de la face antérieure de l'épiglotte; et la *sensibilité gustative* à la face postérieure de la langue (à toute la partie située en arrière du V lingual). Il donne des fibres vaso-motrices à la langue et sécrétoires à la glande parotide. Il est la voie centripète d'excitations qui déterminent les nausées et le vomissement (par action portée au niveau de l'arrière-bouche).

Il est la voie centripète des excitations qui, produites par le bol alimentaire au début de la déglutition déterminent : 1° la suspension de la respiration (apnée de déglutition); 2° l'arrêt de l'onde de contraction œsophagienne provoquée par une déglutition antérieure (voir p. 253, déglutitions répétées).

On admet que le nerf glosso-pharyngien contient des fibres motrices, peu nombreuses d'ailleurs, dès son origine apparente : en excitant le tronc de ce nerf à sa sortie du trou déchiré, on provoque la contraction du muscle stylo-pharyngien et du constricteur inférieur du pharynx; en l'excitant dans le crâne, chez l'animal qui vient d'être sacrifié et pendant les quelques instants pendant lesquels il conserve son excitabilité (l'excitation du nerf glosso-pharyngien n'est pas réalisable chez l'animal vivant, et il faut pratiquer, pour atteindre le nerf, de trop grands délabrements pour songer à le faire sinon sur l'animal sacrifié), on obtient les mêmes résultats moteurs.

Le nerf glosso-pharyngien est donc un nerf mixte sensitif (et sensoriel) et moteur : mais pourtant, il est beaucoup plus sensitif que moteur; il est essentiellement, sinon exclusivement, sensitif.

## *Le nerf vague.*

Le *nerf vague* ou *pneumo-gastrique* est un nerf mixte.

Il donne la sensibilité à la muqueuse des voies aériennes depuis l'épiglotte jusqu'aux dernières ramifications bronchiques (la sensibilité des voies aériennes est extrême dans la région sus-glottique du larynx, et, quand elle est mise en jeu par l'introduction d'une goutte de liquide ou d'une particule solide dans ce vestibule laryngé, elle détermine une toux expulsive très violente; — cette sensibilité est, au contraire, très obtuse dans la région sous-glottique de l'appareil respiratoire). Il donne la sensibilité au tube digestif depuis la base de la langue jusqu'au cæcum, et aux glandes annexes, notamment aux voies biliaires (cette sensibilité ne se manifeste pas par une sensation perçue dans les conditions de fonctionnement normal de l'appareil digestif; mais c'est elle qui se traduit par les douleurs plus ou moins vives de la crampe d'estomac, de la colique d'intestin, de la colique hépatique). Il transmet aux centres bulbaires des impressions nées au niveau des poumons dans l'inspiration, impressions qui, en inhibant le centre respiratoire, déterminent l'expiration (voir chap. XVI, p. 352); — des impressions nées au niveau de l'origine de l'aorte, impressions qui (conduites par le nerf vague ou par le nerf dépresseur, rameau séparé du nerf vague sur une certaine étendue), en inhibant le centre tonique vasculaire déterminent une vaso-dilatation générale et une chute de la pression artérielle (voir chap. V. p. 153); — des impressions nées au niveau de l'estomac, impressions qui provoquent par voie réflexe le phénomène, très complexe dans son mécanisme, du vomissement (voir chap. XIII, p. 264); etc.

Il innerve les muscles du tube digestif, du pharynx au cæcum, et ceux du larynx (par le nerf laryngé supérieur, il innerve le muscle crico-thyroïdien; après section de ce nerf, il y a laxité des cordes vocales et raucité de la voix; — par le nerf récurrent, il innerve tous les autres muscles du larynx; après section de ce nerf, il y a aphonie).

Le nerf vague joue un rôle fondamental dans toutes les grandes fonctions organiques : nous avons noté (chap. IV, p. 91), sa fonction cardio-modératrice; (chap. XVI, p. 352), sa fonction respiratoire; (chap. XIII), son rôle dans la progression des matières, alimentaires; (chap. VIII, p. 198), son rôle dans la sécrétion du suc gastrique; nous noterons (chap. LIV, p. 937), son rôle dans la phonation.

La section d'un seul nerf vague, pratiquée au niveau du cou, ne détermine pas d'accidents graves, ni même notables; la *double vagotomie cervicale*, au contraire, provoque des accidents graves et entraîne la mort.

La mort peut être précoce ou tardive : elle est précoce chez les animaux jeunes (chiens, lapins, etc.); elle est tardive chez les animaux adultes. La mort précoce résulte de l'asphyxie consécutive à l'oblitération presque complète de la glotte par les cordes vocales paralysées, cordes vocales qui, plus développées relativement chez le jeune que chez l'adulte, réalisent chez lui une oblitération incompatible avec l'hématose suffisante : la mort se produit alors presque aussitôt après l'opération. Cette interprétation est justifiée par le fait que les animaux jeunes résistent aussi longtemps que les adultes à la double vagotomie, si on a pratiqué, chez eux, la trachéotomie pour assurer la ventilation pulmonaire.

— Chez l'adulte, la mort est tardive : le lapin ne survit généralement pas au delà de vingt-quatre heures; le chien résiste plus longtemps, généralement deux à quatre jours, parfois un mois et même plus. Quelle est la cause de la mort tardive? La question est difficile à résoudre et a donné lieu à bien des discussions.

On admet actuellement que deux causes peuvent intervenir, qui sont capables de provoquer la mort. Souvent, à l'autopsie des animaux morts à la suite de la double vagotomie, on constate une pneumonie : cette pneumonie a été engendrée par des corps étrangers (notamment par des particules alimentaires), qui ont pénétré, par suite de troubles de la déglutition, dans les voies respiratoires non défendues par leur exquise sensibilité chez l'animal vagotomisé. Mais la mort se produit encore en dehors de l'apparition de toute pneumonie : on a invoqué pour l'expliquer maintes raisons (modifications du rythme respiratoire, modifications du rythme et des caractères de la contraction cardiaque, etc.), il semble que la cause de la mort soit à chercher dans les troubles digestifs consécutifs à la section des deux nerfs vagues, surtout dans les troubles gastriques. En effet, on a pu conserver indéfiniment en vie, à la suite de la double vagotomie, des animaux chez lesquels on avait pratiqué l'œsophagostomie et la gastrostomie : en nourrissant les animaux par la fistule œsophagienne, on évitait toute pénétration de particules alimentaires dans les voies respiratoires et la pneumonie qui en résulte; grâce à la fistule gastrique, on s'assurait que les aliments ingérés subissaient les transformations normales, et au besoin on évacuait par cette fistule les restes d'une digestion gastrique, qui, en se prolongeant, aurait permis aux fermentations microbiennes de produire des substances toxiques.

La mort par double vagotomie est donc, selon les animaux et selon les circonstances, provoquée par asphyxie consécutive à la paralysie de la glotte, ou par pneumonie consécutive à la pénétration dans le poumon de particules alimentaires, ou par intoxication digestive consécutive aux fermentations produites dans l'estomac dont la sécrétion et la motricité sont profondément altérées.

## *Le nerf spinal.*

Le *nerf spinal* ou *accessoire de Willis* est formé de deux parties distinctes : une partie correspondant aux origines bulbaires du nerf, qu'il serait sans doute plus sage de considérer comme une branche aberrante du nerf vague, dans lequel elle se jette (branche interne du spinal), et une partie correspondant aux origines médullaires du nerf, qu'on désigne sous le nom de branche externe du spinal et qui constitue le vrai spinal.

Le nerf spinal est exclusivement moteur : c'est là une proposition fondée sur des raisons anatomiques (origine réelle dans la colonne grise motrice, absence de ganglion trophique) et des raisons physiologiques (arrachement des racines, section du nerf, excitation).

La branche interne du spinal amène au nerf vague des fibres destinées à tous les muscles du larynx (ces muscles reçoivent en outre des fibres contenues dans le tronc fondamental du nerf vague), qu'elles abordent par le nerf laryngé supérieur et par le nerf récurrent. La section ou la destruction d'un nerf spinal ou simplement de sa branche interne produit la raucité de la voix; la section ou la destruction des deux nerfs spinaux, ou simplement de leurs branches internes, produit l'aphonie.

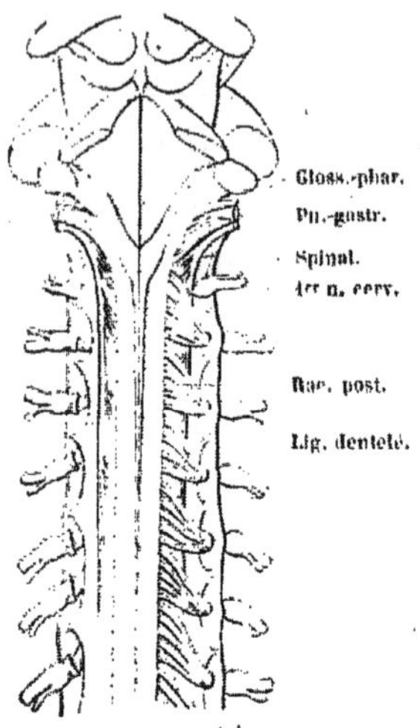

Fig. 299. — Origines apparentes des nerfs glosso-pharyngien, pneumogastrique et spinal (Poirier-Charpy).

La branche externe du spinal se rend aux muscles trapèze et sterno-mastoïdien, auxquels elle fournit une innervation complémentaire de celle qu'ils reçoivent des nerfs cervicaux.

Le nerf spinal est donc bien un nerf accessoire, accessoire du nerf vague dans l'innervation du larynx, accessoire des nerfs cervicaux dans l'innervation des muscles trapèze et sterno-mastoïdien. Mais son rôle ne se superpose pas simplement au leur. Il préside en effet tout particulièrement aux mouvements du larynx qui jouent un rôle dans la phonation, tandis que le nerf vague préside aux mouvements qui jouent un rôle dans l'immobilisation thoracique, en suspendant l'expiration, ainsi que cela se produit dans la parole et dans l'effort : la section de la branche externe du spinal chez les animaux ne supprime pas la phonation, mais les cris sont alors plus brefs et l'animal est plus vite essoufflé.

## *Le nerf hypoglosse.*

C'est essentiellement le nerf moteur de la langue.

La langue est constituée par une masse charnue, formée de nombreux muscles enchevêtrés, dont les fibres affectent les directions les plus diverses, s'insérant, d'une part, sur les organes voisins, os hyoïde, apophyses styloïdes, apophyses génis supérieures, pharynx, palais, amygdale, épiglotte, et se terminant, d'autre part, soit sur les cloisons fibreuses contenues dans la profondeur de la langue, soit en se mélangeant avec celles des muscles symétriques. Grâce à cette musculature complexe, la langue présente les mouvements les plus variés, se projetant en avant hors de l'orifice buccal, ou se rétractant vers le pharynx, s'abaissant sur le plancher de la bouche ou s'appliquant contre le palais, se portant à droite ou à gauche, se creusant en gouttière ou se bombant en dos d'âne, se tordant sur son axe, s'effilant ou s'épaississant, etc.

Les mouvements multiples de la langue, qui résultent de la combinaison des contractions et des relâchements de ses muscles propres sont sous la dépendance exclusive du nerf hypoglosse : ce nerf est par conséquent un élément anatomique des appareils de la phonation, de la succion, de la mastication, de la déglutition (et, pourrait-on dire, de la gustation, puisque les mouvements de la langue aident à mieux percevoir les saveurs) toutes fonctions dans lesquelles la langue joue un rôle moteur important.

Le nerf hypoglosse est un nerf moteur. A la démonstration anatomique de cette proposition, reposant sur l'origine réelle du nerf dans un noyau bulbaire du système moteur, sur l'absence de ganglion sur son trajet et sur sa distribution dans les muscles de la langue, on peut ajouter la démonstration physiologique, reposant sur les conséquences de sa section et de son excitation : la section unilatérale supprime les mouvements propres de la moitié correspondante de la langue ; la section bilatérale supprime tous les mouvements propres de la langue ; — l'excitation du bout périphérique du nerf hypoglosse, en un point quelconque de son trajet, du bulbe rachidien à la langue, détermine des contractions des muscles de la langue.

Le nerf hypoglosse ne prend aucune part à la sensibilité générale ou à la sensibilité spéciale de la langue : on en a pour preuve anatomique, la non-existence de filets nerveux dérivés du nerf hypoglosse dans la muqueuse linguale, et pour preuves physiologiques, la conservation intégrale de toutes les sensibilités de la langue, gustative, tactile, dolorifique, calorifique, après la double section des nerfs hypoglosses, et la suppression de ces diverses sensibilités après la double section des nerfs linguaux et des nerfs glosso-pharyngiens, les nerfs hypoglosses étant conservés intacts.

Si le nerf hypoglosse est exclusivement moteur au niveau de son origine apparente, son pincement, au niveau de l'anse qu'il forme avant d'aborder la langue, détermine une douleur assez vive (chat et chien) pour provoquer des cris plaintifs : il contient donc, à la périphérie des fibres sensitives, et comme ces fibres ne se rendent pas à la muqueuse linguale, il faut admettre qu'elles fournissent l'innervation sensitive profonde de la langue.

De même, le nerf hypoglosse périphérique contient des filets vaso-constricteurs pour les artères linguales (les vaso-dilatateurs correspondants sont contenus dans le nerf lingual), filets qui ne se trouvent pas dans les racines du nerf.

Ces fibres sensitives et vasculaires sont fournies au nerf hypoglosse par les anastomosés qu'il présente avec le ganglion cervical supérieur du sympathique, avec le nerf vague, avec l'anse anastomotique des deux premiers nerfs cervicaux, avec le nerf lingual, et enfin, par l'intermédiaire de sa branche descendante, avec la branche descendante interne du plexus brachial, dérivée, comme on sait, des deuxième et troisième paires cervicales. Les fibres vasculaires du nerf hypoglosse proviennent du sympathique ; ses fibres sensitives, des nerfs cervicaux.

Ces anastomoses avec les premiers nerfs cervicaux amènent encore au nerf hypoglosse des fibres motrices, destinées, non pas aux muscles de la langue, mais à des muscles sous-hyoïdiens. Du nerf hypoglosse partent des filets pour les muscles thyro-hyoïdien et génio-hyoïdien, et, de sa branche descendante, des filets pour les muscles sterno-hyoïdien, sterno-thyroïdien et omo-hyoïdien, tous muscles n'appartenant pas à la langue, mais pouvant agir indirectement sur la langue, en agissant sur l'os hyoïde, avec lequel la langue présente d'intimes connexions.

La section ou la destruction pathologique d'un nerf hypoglosse suppriment les contractions des muscles correspondants de la langue, sans supprimer les mouvements de la langue, qui sont alors produits par la seule contraction des muscles du côté sain ; ces mouvements sont évidemment anormaux : quand la langue est projetée hors de l'orifice buccal, sa pointe est déviée, et déviée du côté de la section (on sait que, pour les muscles de la face, la déviation est du côté opposé à la section du nerf facial), en raison des dispositions anatomiques des muscles génio-glosses.

La section des deux nerfs hypoglosses supprime tous les mouvements propres de la langue (excepté pourtant ceux qui dépendent des muscles stylo-glosse et glosso-staphylin, partiellement innervés par le nerf facial); mais n'immobilise pas complètement la langue qui peut être passivement entraînée par la contraction des muscles péri-linguaux, et notamment par la contraction des muscles hyoïdiens. Toutefois les diverses fonctions dans lesquelles la langue intervient activement, et notamment la mastication, la formation du bol alimentaire, la déglutition, sont en général profondément altérées, sinon totalement supprimées.

# CHAPITRE XLV

## LES SYSTÈMES SYMPATHIQUES OU AUTONOMES

SOMMAIRE. — 1. **Le grand sympathique** : conception générale du système sympathique : les fibres des rameaux communicants blancs ou fibres précellulaires; les cellules des ganglions sympathiques et les fibres post-cellulaires. De la méthode nicotinique. Ganglions vertébraux et ganglions prévertébraux; ganglion étoilé et ganglions cervicaux. — *a. Le sympathique cervical* : conséquences oculaires, vaso-motrices, sécrétoires et pilo-motrices de sa section et de son excitation; les fibres pré- et post-cellulaires. — *b. La chaîne fondamentale* du sympathique. — *c. Les ganglions prévertébraux*, ganglion étoilé, plexus solaire, ganglion mésentérique inférieur.
2. **Les systèmes autonomes complémentaires** : systèmes mésencéphalique, bulbaire et sacré.

### 1. *Le grand sympathique.*

Il existe, comme on sait, une longue chaîne nerveuse formée de ganglions et de connectifs, située sur les côtés de la colonne vertébrale, de la base du crâne au coccyx, *la chaîne sympathique*. Des ganglions de cette chaîne partent des cordons nerveux généralement très grêles, qui, soit en se fusionnant avec les nerfs rachidiens, soit en accompagnant les artères, soit en suivant un trajet qui leur est propre, s'en vont innerver les fibres musculaires lisses des vaisseaux sanguins et des organes viscéraux et les glandes digestives, cutanées et autres : on trouve souvent, sinon toujours, sur le trajet de ces nerfs des ganglions nerveux, condensés ou dissociés en plexus, ce qui ne se présente pas pour les nerfs rachidiens.

On avait appelé tout d'abord ce système nerveux complémentaire *le système sympathique*; on l'a ensuite appelé *le système nerveux de la vie végétative* ou *le système nerveux viscéral*; plusieurs physiologistes proposent de l'appeler *le système nerveux autonome* ou plus exactement *les systèmes autonomes* (car ils en distinguent quatre), ne prétendant pas, en employant cette expression, que le système sympathique soit tout à fait indépendant du système cérébro-spinal, mais simplement qu'il n'en représente pas une pure et simple émanation.

Pour établir les relations existant entre le système nerveux cérébro-spinal et le système sympathique, on a recouru à diverses méthodes. Les dissections ont établi qu'entre les nerfs rachidiens et les ganglions correspondants de la chaîne sympathique s'étend un rameau nerveux, le *rameau communicant*, qui fut considéré jadis comme représentant une racine du système sympathique. L'étude des dégénérescences de ces rameaux communicants sectionnés a montré qu'ils contiennent à la fois des fibres (généralement myélinisées) dont les corps cellulaires sont dans la moelle, fibres qui représentent les racines du sympathique, et qui constituent ce qu'on nomme le *rameau communicant blanc*; — et des fibres (généralement sans myéline) dont les corps cellulaires sont dans les ganglions, fibres qui représentent des branches du sympathique et qui constituent ce qu'on nomme le *rameau communicant gris*.

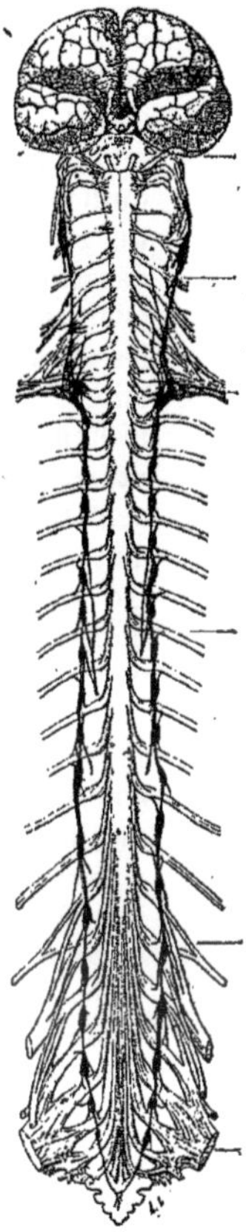

Fig. 300. — Le grand sympathique et ses rapports avec les nerfs rachidiens.

Cette étude des dégénérescences dans le sympathique a révélé d'autre part les faits suivants : 1° *les fibres des rameaux communicants blancs* ne se terminent pas, ou ne s'épuisent pas (tout au plus, et d'ailleurs exceptionnellement, y abandonnent-elles quelques fibrilles terminales) dans le ganglion correspondant; elles le traversent simplement, passent dans la chaîne sympathique, qu'elles suivent sur une certaine longueur (les rameaux communicants des six premières paires dorsales remontent dans la chaîne sympathique; les rameaux communicants des derniers nerfs rachidiens à partir du onzième nerf dorsal jusqu'au troisième nerf lombaire[1] descendent dans la chaîne; les rameaux communicants des septième, huitième, neuvième et dixième paires dorsales contiennent des éléments ascendants et des éléments descendants), les unes se terminant dans un ganglion de la chaîne, au contact d'une ou de plusieurs des cellules qu'il renferme, ou dans plusieurs ganglions successifs; les autres quittant cette chaîne, pour aller finir dans un ganglion périphérique, mais aucune ne dépassant le système des ganglions pour aller se mettre elle-même en rapport avec les éléments musculaires lisses ou glandulaires des organes périphériques. Ces fibres afférentes ont été appelées *préganglionnaires* ou *précellulaires*, ces mots ne devant pas être pris dans un sens trop strict, ainsi qu'il résulte de ce qui vient d'être dit. On n'a pas déterminé la position rigoureuse de leurs cellules trophiques dans la moelle; on sait seulement qu'elles sont situées dans la corne antérieure de substance grise, au niveau de l'origine de la racine rachidienne antérieure par laquelle elles quittent la moelle. — 2° Les *cellules des ganglions sympathiques* émettent un prolongement cylindre-axile généralement sans myéline, qui constitue le nerf sympathique proprement dit: ce sont ces prolongements qu'on trouve dans le rameau communicant gris et dans les filets qui s'étendent des ganglions à la périphérie. Toute fibre née d'une cellule nerveuse de ganglion gagne toujours et en totalité la périphérie; là seulement elle se termine, en se subdivisant en fibrilles, qui se mettent en rapport avec les éléments anatomiques des tissus; nulle part elle ne se met en rapport avec une cellule de

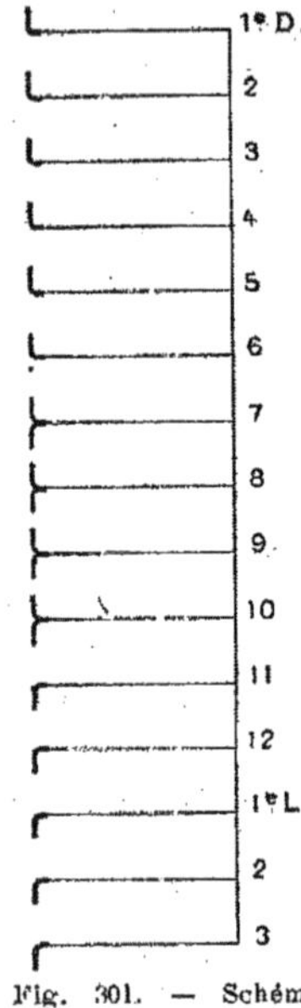

Fig. 301. — Schéma destiné à montrer la direction suivie par les fibres précellulaires dans la chaîne sympathique.

1. Le dernier rameau communicant correspond chez l'homme au 2e ou au 3e nerf lombaire; chez le chien au 3e ou au 4e; chez le chat au 4e ou au 5e; chez le lapin au 5e ou au 6e. Pour tous les animaux de laboratoire, comme pour l'homme, le 1er rameau communicant blanc correspond à la 1re paire dorsale.

ganglion sympathique. Ces fibres efférentes, ces fibres sympathiques proprement dites, ont été appelées *post-ganglionnaires* ou *post-cellulaires*.

Ces faits ont été contrôlés à l'aide de méthodes physiologiques, et notamment à l'aide de la *méthode nicotinique*. On a constaté

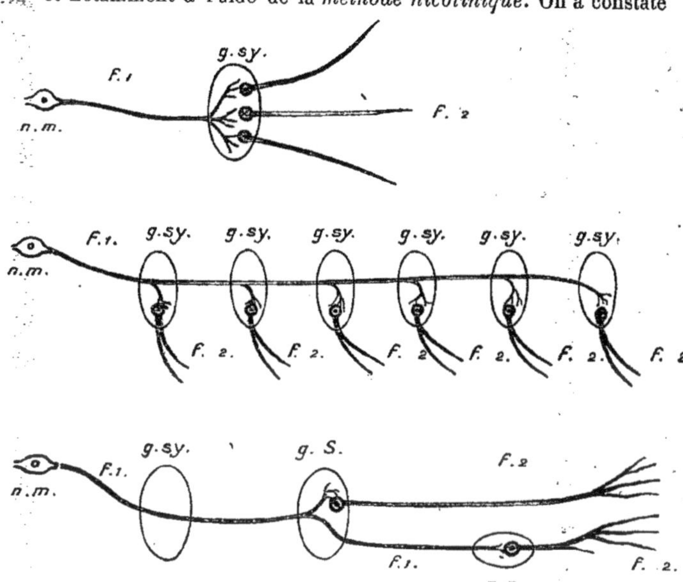


Fig. 302. — Modes divers de terminaison des fibres précellulaires.
*n.m.*, neurone médullaire; *g.sy.*, ganglion de la chaîne fondamentale; *g.s.*, ganglion solaire; *g.p.*, ganglion périphérique; $f_1$, fibres précellulaires; $f_2$, fibres post-cellulaires.

tout d'abord que l'injection intraveineuse de nicotine, chez le lapin, supprime les effets divers bien connus de l'excitation du sympathique cervical, sans supprimer aucun des effets consécutifs à l'excitation d'un nerf cérébro-spinal, moteur ou sensitif. On a constaté ensuite que l'application d'une solution de nicotine sur un ganglion sympathique supprime, ou diminue tout au moins, les effets de l'excitation des nerfs sympathiques qui sont en amont de ce ganglion, sans modifier les effets de l'excitation des nerfs sympathiques qui sont en aval du ganglion (donc entre le ganglion et la périphérie), et on en a tiré cette conclusion que la nicotine n'agit pas sur les troncs nerveux, mais bien sur la substance interposée, dans le ganglion, entre les terminaisons du neurone de rameau communicant blanc et les origines du neurone de ganglion sympathique (comme le curare n'agit ni sur le nerf ni sur le muscle, mais bien sur la substance de la plaque terminale interposée). Cette méthode permet donc de déterminer, presque aussi sûrement que la méthode des dégénérescences, les lieux de terminaison des fibres précellulaires et les lieux d'origine des fibres post-cellulaires[1].

Les ganglions sympathiques peuvent être réunis en deux groupes distincts; les ganglions de la chaîne fondamentale, ou *ganglions vertébraux* (ou ganglions latéraux), et les ganglions aberrants, ganglions périphériques ou *ganglions prévertébraux* (ou ganglions collatéraux).

Les ganglions vertébraux émettent tous des nerfs sympathiques, rameaux communicants gris, qui vont rejoindre les nerfs rachidiens et les accompagnent jusqu'à la périphérie, où ils se terminent dans les vaisseaux des membres et dans les glandes et les bulbes pileux de la peau. Les ganglions prévertébraux ne présentent pas de rapports avec les nerfs rachidiens et tous les rameaux issus de leurs cellules sont distribués aux viscères.

— Dans sa partie supérieure, le sympathique présente des dispositions particulières, aberrantes, que les considérations précédentes permettent toutefois d'interpréter.

A la partie supérieure de la chaîne sympathique thoracique, se trouve le *ganglion premier thoracique* ou *ganglion étoilé* : il reçoit deux ou trois rameaux communicants, dérivés des deux ou trois premiers nerfs dorsaux; il correspond donc à la fusion des deux ou trois premiers ganglions sympathiques dorsaux. Il émet des rameaux communicants gris, allant s'unir aux deux ou trois premiers nerfs rachidiens dorsaux, et des rameaux communicants.

1. La méthode nicotinique a été vivement attaquée de divers côtés. Les résultats qu'elle fournit, généralement (mais non pourtant toujours) nets chez le chat et chez le lapin, ne le sont guère chez le chien; d'ailleurs, la nicotine ne paraît pas agir avec la même activité sur tous les ganglions sympathiques, et, pour un ganglion donné, sur toutes les variétés de fibres qu'il émet. Malgré ces objections, il convient de retenir les résultats que cette méthode a permis d'obtenir, parce qu'ils ont été confirmés par la *méthode de la mort tardive des fibres sympathiques* : on a constaté que, sur un animal qui vient d'être sacrifié, l'excitabilité des fibres précellulaires disparaît avant l'excitabilité des fibres post-cellulaires ou sympathiques, ce qui permet de déterminer le lieu de terminaison des premières et le lieu d'origine des secondes.

gris, qui, groupés dans le nerf vertébral, vont se perdre dans les cinq derniers nerfs rachidiens cervicaux : il est donc de ce fait ganglion vertébral. D'autre part, il est souvent le lieu d'origine d'un ou de plusieurs nerfs accélérateurs destinés au cœur, et, de ce fait, il est ganglion prévertébral.

Le ganglion étoilé est en rapport par les deux branches de

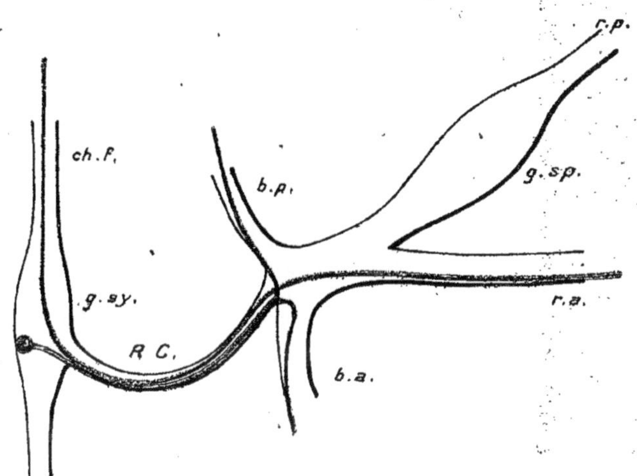


**Fig. 303. — Fibres précellulaires et fibres post-cellulaires.**

*r.p.*, racine postérieure du nerf rachidien ; *r.a.*, racine antérieure du nerf rachidien, contenant une fibre précellulaire dessinée en rouge ; *b.a.* et *b.p.*, branches antérieure et postérieure du nerf rachidien contenant des fibres post-cellulaires dessinées en bleu ; *g.sp.*, ganglion spinal ; *g.sy.*, ganglion sympathique ; R. C., rameau communicant formé par l'union du rameau blanc et du rameau gris ; *ch.f.*, chaîne fondamentale du sympathique contenant une fibre précellulaire.

*l'anneau* ou *anse de Vieussens* (entre lesquelles passe l'artère sous-clavière) avec le *ganglion cervical inférieur*. Ce dernier ganglion n'émettant pas de rameau communicant gris, et donnant naissance à des filets destinés au cœur a la signification d'un ganglion prévertébral.

Enfin, le *ganglion cervical supérieur*, qui émet trois rameaux communicants gris destinés aux nerfs des trois premières paires cervicales est un ganglion vertébral ; mais il se distingue des ganglions vertébraux de la chaîne thoracique en ce qu'il ne reçoit pas directement de rameau communicant blanc. Les ganglions sympathiques sacrés et coccygiens sont d'ailleurs dans les mêmes conditions : ils fournissent des rameaux communicants gris destinés aux nerfs rachidiens correspondants, mais ne reçoivent pas directement de rameaux communicants blancs, puisque ceux-ci ne dépassent pas la région lombaire, comme il a été précédemment indiqué.

Comme ganglions prévertébraux typiques, il convient de citer le *ganglion du plexus solaire* et le *ganglion mésentérique inférieur*.

— Grâce aux dispositions anatomiques qui permettent d'atteindre facilement, d'exciter et de sectionner le cordon sympathique cervical, nous possédons sur cette partie du système des renseignements multiples et particulièrement bien établis.

L'excitation du *cordon cervical sympathique* détermine des phénomènes oculaires, vaso-moteurs, sécrétoires et pilo-moteurs. — Les phénomènes oculaires sont les suivants : 1° dilatation pupillaire par contraction des fibres radiales; 2° rétraction de la membrane nictitante chez les animaux qui en possèdent une; 3° ouverture de l'orifice palpébral et projection en avant du globe de l'œil par contraction des fibres lisses qu'on sait exister dans les paupières et dans les membranes de l'orbite; 4° vaso-constriction de la conjonctive et de l'iris; 5° exagération de la sécrétion lacrymale. — Les phénomènes vaso-moteurs sont des vaso-constrictions de la peau et des muqueuses de la tête, y compris les muqueuses linguale, pharyngée et laryngée, et des glandes, notamment des glandes salivaires; le phénomène est très manifeste pour l'oreille du lapin (voir chap. v, p. 133), très net pour les glandes salivaires, assez difficile à manifester pour la langue. (On a établi que, chez le chien tout au moins, le sympathique cervical contient, à côté des vaso-constricteurs, des vaso-dilatateurs, de telle sorte que, souvent sinon toujours, son excitation provoque une vaso-dilatation de la muqueuse des lèvres, du palais, des gencives et de la joue du côté correspondant (voir chap. v, p. 147). — Les phénomènes sécrétoires se manifestent pour toutes les glandes muqueuses de la tête, pour les glandes sudoripares de la face (chez les animaux qui en possèdent), pour les glandes salivaires (voir chap. vii, p. 177). — Les phénomènes pilo-moteurs se présentent chez les animaux dont le bulbe pileux est muni de fibres lisses assez fortes pour en provoquer le hérissement (chat, hérisson, etc.); ces phénomènes, faciles à observer directement, doivent être signalés moins à cause de leur valeur pratique que des services qu'ils ont rendus aux expérimentateurs dans leurs études sur la constitution et les distributions du système sympathique.

Dès lors, la section du sympathique au niveau du cou provoquera des modifications, au moins dans les manifestations qui relèvent d'une tonicité de ces cordons. C'est ainsi qu'on note alors un rétrécissement pupillaire, un rétrécissement de l'orifice palpébral, une rétraction du globe de l'œil, une vaso-dilatation générale de la moitié correspondante de la tête avec élévation de sa température.

Tous les éléments contenus dans le sympathique cervical sont des éléments précellulaires, provenant tous des six premières paires dorsales par les rameaux communicants blancs correspondants[1]; ils traversent tous les ganglions sympathiques dorsaux, le ganglion étoilé, le ganglion cervical inférieur, sans y abandonner de ramifications terminales; tous finissent dans le ganglion cervical supérieur (l'injection intraveineuse de nicotine ou l'application de nicotine sur le ganglion cervical supérieur du chat suppriment toutes les actions du sympathique cervical).

Les fibres post-cellulaires issues du ganglion cervical supérieur gagnent les organes auxquels elles sont destinées, en s'accolant aux nerfs craniens, qu'elles atteignent en passant dans les plexus nerveux carotidiens, branche ophtalmique de Willis (pour les fibres destinées à l'iris, aux muscles lisses et aux vaisseaux de l'œil), nerfs maxillaires supérieur et inférieur, nerf glosso-pharyngien (pour les vaisseaux et les glandes de la base de la langue), nerf vague, pour les vaisseaux et les glandes du pharynx et du larynx, qu'elles atteignent par les rameaux pharyngiens et par le nerf laryngé supérieur). Notons enfin que des fibres sympathiques gagnent les trois premières paires cervicales par les rameaux communicants gris issus du ganglion cervical supérieur et se répartissent aux tissus contenus dans leur territoire de distribution.

La *chaîne fondamentale du sympathique* fournit à l'innervation sympathique des téguments des membres et du tronc : elle préside donc aux phénomènes vaso-moteurs, sécrétoires (sudation)

1. Les nerfs destinés aux dilatateurs de la pupille et aux vaisseaux de l'iris proviennent des 1re et 2e (accessoirement de la 3e) p. dorsales; les nerfs destinés aux fibres lisses de l'orbite des 1re, 2e et 3e, accessoirement 4e et 5e p.; les nerfs destinés à la glande sous-maxillaire des 2e et 3e, accessoirement 1re, 4e et 5e p.; les nerfs destinés aux vaisseaux superficiels de la tête des 2e, 3e et 4e, accessoirement 1re et 5e p.; les nerfs pilo-moteurs des 4e, 5e 6e et accessoirement 7e p.

et pilo-moteurs dont ils sont le siège. Les éléments précellulaires sont contenus dans les rameaux communicants blancs qu'on trouve de la première paire dorsale à la troisième paire lombaire chez l'homme; comme il a été dit ci-devant, les fibres précellulaires des six premières paires dorsales remontent dans la chaîne sympathique pour se terminer dans un ou plusieurs ganglions situés plus haut; les fibres précellulaires des deux dernières paires dorsales et des paires lombaires descendent dans la chaîne sympathique pour se terminer dans un ou plusieurs ganglions situés plus bas, les fibres précellulaires des paires intermédiaires se divisent en fibres ascendantes et en fibres descendantes. Les éléments post-cellulaires sont contenus dans les rameaux communicants gris, qui, accolés aux rameaux communicants blancs, avec lesquels ils forment une unité anatomique, gagnent les nerfs rachidiens, pour se distribuer avec eux à la périphérie. Ces rameaux communicants gris débordent, en haut et en bas, les rameaux communicants blancs : nous en avons signalé trois qui naissent du ganglion cervical supérieur et gagnent les trois premiers nerfs cervicaux; — nous en pouvons signaler cinq, qui, groupés dans le nerf vertébral issu du ganglion étoilé, gagnent les cinq derniers nerfs cervicaux; or nous savons que le premier rameau communicant blanc est le premier dorsal; — nous en pouvons signaler qui naissent des derniers ganglions lombaires, des ganglions sacrés et du ganglion coccygien, et gagnent les nerfs rachidiens correspondants; or nous savons que le dernier rameau communicant blanc est le troisième lombaire chez l'homme, le cinquième lombaire chez le chat et le lapin.

Les *ganglions prévertébraux du sympathique* sont représentés par le ganglion étoilé dont nous nous sommes déjà occupés, par le plexus cœliaque ou solaire, par le ganglion mésentérique inférieur.

Le *ganglion étoilé*, dont le ganglion cervical inférieur peut être considéré comme une partie séparée, fournit les nerfs accélérateurs du cœur (les fibres précellulaires dérivent des 2e, 3e, et 4e, accessoirement des 1re et 5e p. dorsales) et les nerfs vasculaires des poumons (les fibres précellulaires dérivent des 3e, 4e, et 5e, accessoirement des 6e et 7e p. dorsales); il préside donc à l'innervation sympathique des viscères thoraciques, ou au moins à une partie de cette innervation, car nous y verrons intervenir des éléments dérivés du système autonome bulbaire et amenés par le nerf vague.

— Le *plexus cœliaque ou solaire* comprend les ganglions prévertébraux qui président, pour une part, à l'innervation sympathique des viscères abdominaux, la distribution et les groupements de ces ganglions variant suivant les espèces et suivant les individus; on distingue parfois dans ce grand plexus, des ganglions cœliaques, des ganglions mésentériques supérieurs, des ganglions rénaux, ainsi nommés d'après les artères sur l'origine desquelles ils reposent. Les fibres précellulaires proviennent de la moelle par les rameaux communicants blancs, de la cinquième paire dorsale à la troisième paire lombaire, et gagnent les ganglions du plexus solaire par les nerfs splanchniques (grands splanchniques, issus des 6e, 7e, 8e et 9e ganglions sympathiques dorsaux; petits splanchniques, issus des 10e, 11e et 12e ganglions sympathiques dorsaux). Les fibres post-cellulaires gagnent les organes en suivant les artères qui leur sont destinées.

Le plexus solaire préside aux phénomènes vaso-moteurs viscéraux (estomac, intestin, rein, rate, foie, pancréas), aux phénomènes de sécrétion des glandes digestives, aux phénomènes moteurs du tube digestif. Notons soigneusement que le sympathique n'est pas seul à participer à la constitution du plexus solaire, et, par suite, aux innervations sus-indiquées : le plexus solaire reçoit des fibres précellulaires du système autonome bulbaire par l'intermédiaire du nerf vague.

— Le *ganglion mésentérique inférieur*, qu'il serait sans doute juste de considérer comme faisant partie du plexus solaire, préside à l'innervation sympathique des viscères abdominaux inférieurs et des viscères pelviens (côlon, organes génitaux internes, vessie). Ses fibres précellulaires dérivent des trois premières paires lombaires. Notons encore soigneusement que les viscères abdominaux inférieurs et pelviens reçoivent une partie de leur innervation du système autonome sacré, que nous séparons du sympathique proprement dit.

## 2. *Les systèmes autonomes complémentaires.*

A côté du système sympathique fondamental, que nous venons d'étudier, nous placerons trois systèmes autonomes complémentaires, que quelques auteurs font rentrer dans le sympathique, sans raisons suffisantes, nous semble-t-il. Ce sont le système autonome mésencéphalique, le système autonome bulbaire et le système autonome sacré.

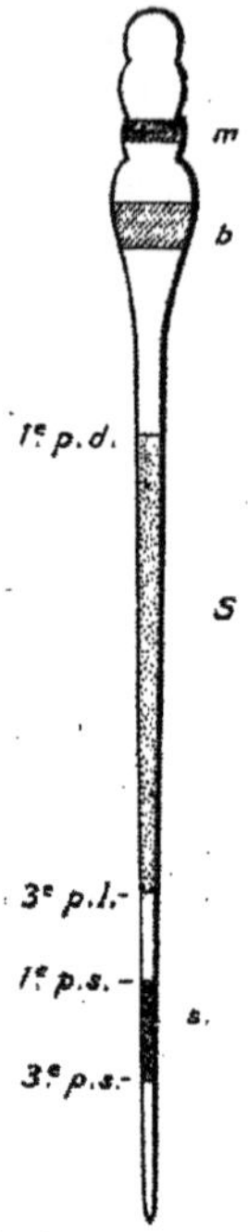

Fig. 304. — Les origines médullaires des systèmes autonomes. — Schéma d'après Langley.

*m*, origine du système autonome mésencéphalique ; *b*, origine du système autonome bulbaire ; S, origine du grand sympathique de la première paire dorsale (1e *p. d.*) à la troisième paire lombaire (3e *p. l.*) ; *s*, origine du système autonome sacré, de la première (1e *p. s.*) à la troisième paire sacrée (3e *p. s.*).

Le *système autonome mésencéphalique* comprend des fibres qui, nées dans la région des tubercules quadrijumeaux antérieurs, passent dans le nerf moteur oculaire commun et vont se terminer dans le ganglion ophtalmique. A ces fibres précellulaires, font suite les fibres post-cellulaires issues des cellules du ganglion ophtalmique, qui vont, par les nerfs ciliaires innerver le sphincter de l'iris et le muscle ciliaire. Notons que l'iris reçoit une partie de son innervation du sympathique (irido-dilatateurs) et une partie du système autonome mésencéphalique (irido-constricteurs).

Le *système autonome bulbaire* fournit des fibres aux nerfs maxillaires supérieur et inférieur, branches du nerf trijumeau et au nerf vague, fibres qui vont se terminer, non dans les organes périphériques, mais dans des ganglions ou au voisinage de cellules nerveuses, d'où partent les filets nerveux destinés à la périphérie.

Dans le domaine du nerf trijumeau, les ganglions sphéno-palatin, otique, sous-maxillaire et sublingual représentent des éléments de ce système autonome : les fibres du nerf trijumeau qui y viennent finir sont des fibres précellulaires, car leur action sur les organes périphériques est supprimée par la nicotine. On a fait plus particulièrement l'étude du ganglion sous-maxillaire. Les fibres précellulaires lui sont fournies par le nerf lingual, qui les a reçues du nerf facial par la corde du tympan ; le nerf facial les a reçues du nerf de Wrisberg ; ces fibres se terminent soit dans le ganglion sous-maxillaire, soit au voisinage des cellules nerveuses disséminées dans la glande sous-maxillaire elle-même, cellules qui représentent une poussière ganglionnaire.

Les fibres post-cellulaires sont celles qu'émettent soit les cellules du ganglion, soit les cellules disséminées, fibres qui vont se mettre en rapport avec les cellules sécrétantes de la glande, ou avec les fibres musculaires lisses de ses vaisseaux. — On admet que les fibres précellulaires des ganglions sphéno-palatin et otique arrivent à ces ganglions par le nerf grand pétreux superficiel pour le premier, par le nerf petit pétreux superficiel pour le second, les deux nerfs pétreux les ayant empruntées au nerf facial et au nerf glosso-pharyngien. Leurs fibres post-cellulaires, sécrétoires et vaso-motrices sont destinées : celles du ganglion sphéno-palatin aux muqueuses nasale, palatine, buccale supérieure, gingivale supérieure, pharyngée supérieure; celles du ganglion otique aux muqueuses de la lèvre inférieure, de la joue, de la gencive inférieure, et à la parotide. Notons que toutes ces régions reçoivent également des fibres post-cellulaires issues du sympathique au niveau du ganglion cervical supérieur.

On trouve des éléments équivalents dans le domaine du nerf vague : ce sont les nerfs cardiaques (modérateurs), les nerfs bronchiques, les nerfs moteurs de l'œsophage, de l'estomac, de l'intestin, les nerfs sécrétoires de l'estomac et du pancréas, les nerfs vaso-moteurs des viscères abdominaux. Le nerf vague contient des fibres précellulaires, car ses actions viscérales sont supprimées par la nicotine. Les fibres post-cellulaires naissent : pour le cœur, des éléments nerveux contenus dans sa masse; pour les bronches, des cellules nerveuses disséminées dans leurs parois; pour les divers segments du tube digestif, des neurones contenus dans les plexus qui s'irradient dans leurs parois. Notons encore ici que le nerf vague n'assure pas seul l'innervation de ces divers organes; le sympathique y participe au même titre que lui.

Enfin le *système autonome sacré* est constitué par des fibres issues de la moelle sacrée, contenues dans les nerfs érecteurs, se terminant dans le plexus hypogastrique, dont les cellules émettent des fibres post-cellulaires destinées au côlon et aux organes pelviens. L'excitation des nerfs érecteurs produit une forte contraction de la vessie, une contraction des fibres musculaires du côlon descendant, du rectum et de l'anus, etc., et tous ces phénomènes ne se produisent plus chez l'animal nicotinisé, ce qui démontre bien la nature précellulaire des fibres autonomes des nerfs érecteurs. Notons, comme nous l'avons fait précédemment, que ces organes reçoivent aussi des rameaux issus du système sympathique.

# CHAPITRE XLVI

## L'ANESTHÉSIE

SOMMAIRE. — 1. **Physiologie générale des anesthésiques.** — L'action des anesthésiques est générale, progressive, temporaire. Principe des périodes; principe de l'excitation pré-paralytique.
2. **Anesthésie chirurgicale.** — Tableau de l'anesthésie chirurgicale. La loi des tensions. Mélanges titrés. Chloroforme ou éther.
3. **Accidents de l'anesthésie chirurgicale.** — Action du chloroforme et de l'éther sur la muqueuse des premières voies respiratoires et conséquences. Action du chloroforme et de l'éther sur la mécanique cardiaque et respiratoire : syncopes respiratoires et cardiaques; syncopes primitives et secondaires. Des procédés permettant d'éviter les accidents de l'anesthésie : économie de l'anesthésique, anesthésie mixte.
4. **Procédés d'administration des anesthésiques.** — Procédé par sidération; procédé dosimétrique. Méthode des mélanges titrés.
5. **Anesthésie mixte.** — Les méthodes morphine-chloroforme, chloral-chloroforme, atropo-morphine-chloroforme. Analyse et critique de ces méthodes.
6. **Protoxyde d'azote.** — Conditions de l'anesthésie par le protoxyde d'azote.
7. **Analgésie.** — Définition de l'analgésie; l'analgésie de retour.
8. **Anesthésie locale. Cocaïne.** — Anesthésie locale par réfrigération ou par cocaïnisation. Analgésie conjonctivale. Analgésie des muqueuses et de la peau par injections interstitielles. Précautions à prendre dans la pratique des injections interstitielles. La cocaïne n'est pas un curare sensitif. Un mot sur la rachicocaïnisation.

On appelle *anesthésiques* des agents capables de supprimer la sensibilité sans troubler gravement le jeu des fonctions vitales. Leur étude peut donc être rattachée à celle du système nerveux central. Les plus importants sont le *chloroforme*, l'*éther*, le *chlorure d'éthyle* le *protoxyde d'azote*.

### 1. *Physiologie générale des anesthésiques.*

Les anesthésiques suppriment la sensibilité; toutefois ils n'agissent pas exclusivement sur les organes de la sensibilité; leur *action* est générale et porte non seulement sur tous les éléments du système nerveux, mais encore sur tous les éléments anatomiques: elle est *générale*, mais *progressive*; ajoutons : elle est *temporaire*.

*a.* **L'action des anesthésiques est générale.** — Les *anesthésiques* peuvent agir sur tous les éléments organisés vivants et sur tous leurs modes d'activité physiologique : ils arrêtent les mouvements protoplasmiques de l'amibe et du leucocyte, les mouvements ciliaires du protozoaire et des cellules vibratiles, les contractions rythmiques des cœurs de batraciens, extraits de l'organisme, les mouvements des feuilles de la sensitive, la germination des graines, l'assimilation chlorophyllienne, les fermentations[1], etc. On peut dire par conséquent que les anesthésiques sont les *réactifs de la vie*.

*b.* **L'action des anesthésiques est progressive.** — Si nous limitons notre étude à la physiologie spéciale de l'homme et des vertébrés, nous constatons que l'action des anesthésiques est générale[2], mais, — et c'est là le point fondamental, grâce auquel l'anesthésie chirurgicale est possible, — cette action se manifeste successivement, pour des proportions croissantes d'anesthésique, sur les divers tissus. Les anesthésiques n'ont pas une action spécifique sur le système nerveux, mais ils ont une action *primitive sur le système nerveux*. Dans le système nerveux lui-même, les différentes parties ne sont pas atteintes simultanément, mais successivement, pour des proportions croissantes d'anesthésique, et dans un ordre constant. C'est grâce à cette action progressive, se manifestant d'abord sur les éléments des hémisphères cérébraux, organes de la sensibilité consciente et de la motricité volontaire, que les anesthésiques peuvent servir au chirurgien. Encore une fois, l'anesthésie chirurgicale n'est pas la seule action possible des anesthésiques, c'est leur action primitive.

Dans la hiérarchie nerveuse, il faut placer : en première ligne les hémisphères cérébraux, instruments des fonctions psychiques et notamment de la sensibilité consciente; en deuxième ligne, la moelle épinière, conductrice des impressions sensitives et des impulsions motrices, et centre de la tonicité musculaire; en troisième ligne, le bulbe, organe central des fonctions de respiration et de circulation.

Donc, dans une première phase de l'action des anesthésiques, il y a suppression des fonctions hémisphériques, et par suite insensibilité; dans une deuxième phase, il y a suppression des conductibilités médullaires, et par suite anesthésie complète sans réflexes; puis suppression de la tonicité musculaire, et par suite résolution musculaire; dans une

1. C'est là l'origine de la méthode chloroformique, employée en chimie physiologique pour étudier les propriétés diastasiques des liquides de l'organisme. En saturant ces liquides de chloroforme, par agitation avec une quantité convenable de ce corps, on suspend toutes les transformations chimiques qui seraient liées à la présence actuelle d'un élément vivant, microbe ou cellule, tout en laissant possible les transformations chimiques produites par les diastases.

2. La démonstration de cette généralité d'action sur les divers tissus de l'organisme des vertébrés n'est possible que pour les animaux à sang froid, ou pour leurs tissus séparés de l'organisme. En effet chez les vertébrés supérieurs les anesthésiques suspendent la respiration et provoquent par conséquent la mort (tandis que chez les vertébrés à sang froid la respiration cutanée persiste, suffisante pour entretenir la vie) avant qu'ait été atteinte la dose capable d'agir sur un tissu autre que le système nerveux. On admet que la démonstration de la généralité d'action des anesthésiques faite chez les vertébrés à sang froid, est applicable aux vertébrés à sang chaud.

troisième phase, il y aurait suppression des fonctions bulbaires, et par suite arrêt de la respiration, et consécutivement arrêt du cœur. C'est là le *principe des périodes ou des phases successives de l'anesthésie.*

*c.* **L'action des anesthésiques est temporaire.** — Lorsque l'agent anesthésique est éliminé de l'organisme, les fonctions supprimées réapparaissent progressivement: il ne reste aucune trace permanente de l'anesthésie [1].

---

Pour comprendre les manifestions successives de l'action des agents anesthésiques, et tout spécialement du chloroforme et de l'éther, il faut encore énoncer le *principe de l'excitation préparalytique.* L'anesthésique qui, à une dose déterminée, supprime une fonction, commence toujours, à dose moindre, par l'exalter : *l'excitation précède et annonce la paralysie* [2].

## 2. *L'anesthésie chirurgicale.*

Les vapeurs anesthésiques (éther ou chloroforme), entraînées par l'air d'inspiration dans les alvéoles pulmonaires, pénètrent dans le sang et se répandent dans toute l'économie, qu'elles imprègnent. Conformément au dernier principe énoncé, les premiers phénomènes observés sont des phénomènes d'excitation hémisphérique; il y a du délire, des rêves, des hallucinations sensorielles, des idées désordonnées, qui se manifestent par les expressions passionnées de la physionomie et par la volubilité et les indiscrétions du langage; les oreilles tintent, on entend des cloches, un sifflet, etc. A cette ivresse, succède un sommeil plus profond que le sommeil naturel, sommeil sans perceptions, sans conscience et sans rêves, dont le réveil sera sans souvenirs. — La moelle épinière, organe de la conductibilité centripète, se prend à son tour : la sensibilité à la douleur, un moment exagérée, dispa-

1. Il convient de noter pourtant que dans le cas du chloroforme et de l'éther, le sujet anesthésié peut présenter pendant quelques jours ou tout au moins pendant quelques heures des accidents divers (nausées, vomissements, céphalalgie, etc.); et la connaissance de ces faits nous oblige à faire quelques réserves touchant la rigueur de la proposition C.

2. Cette proposition ne s'applique pas à l'anesthésie par le protoxyde d'azote, cet agent ne déterminant jamais d'excitation préparalytique d'aucune sorte. C'est pour nous une raison impérieuse de distinguer nettement parmi les anesthésiques ceux qui se rattachent au chloroforme et à l'éther (excitants d'abord paralysants ensuite) et le protoxyde d'azote (exclusivement paralysant).

raît la première, puis la sensibilité tactile (sensibilité médullaire, c'est-à-dire capable de provoquer des manifestations réflexes, sans provoquer de manifestations conscientes), disparaît d'abord aux membres et au tronc, puis à la face, puis à la muqueuse nasale, enfin à la conjonctive. Cet envahissement progressif constitue un guide précieux et sûr, permettant de suivre pas à pas l'envahissement anesthésique. — Mais l'envahissement sensitif médullaire est loin d'être achevé, qu'a déjà commencé l'envahissement moteur; c'est d'abord la période d'excitation, caractérisée par une agitation convulsive de tous les muscles, et, en particulier, des muscles respiratoires, par des mouvements désordonnés des yeux, par une contraction énergique des muscles masticateurs, etc.; c'est ensuite la période de détente : les mouvements cessent, la résolution musculaire est complète. — Tous les réflexes sont à ce moment abolis, mais tous les réflexes n'ont pas disparu simultanément : le dernier qui subsiste est le réflexe oculo-palpébral (fermeture des paupières provoquée par l'attouchement de la conjonctive). Au moment où ce réflexe disparaît, l'anesthésie chirurgicale est réalisée.

Il faut maintenir rigoureusement l'anesthésie à ce point sans le dépasser; autrement le bulbe serait touché à son tour et la vie serait menacée : entre la *dose anesthésique* et la *dose mortelle*, il y a un territoire dans lequel il faut rigoureusement se maintenir.

Si on augmentait la dose d'anesthésique, on verrait se produire les phénomènes bulbaires, d'abord les phénomènes d'excitation, puis les phénomènes de paralysie. Le bulbe préside aux mouvements de la respiration et au fonctionnement de l'appareil modérateur du cœur. Pendant la phase d'excitation, il se produirait une exagération des mouvements respiratoires et un ralentissement du rythme cardiaque, pouvant aller, mais n'allant pas nécessairement jusqu'à l'arrêt du cœur. L'*arrêt du cœur* par excitation de son centre modérateur, tel est le grand danger que peut faire courir à l'anesthésié l'*excitation bulbaire*. Pendant la phase de paralysie, l'appareil modérateur cardiaque cesse de fonctionner, et le cœur reprend son rythme primitif; le centre respiratoire cesse de fonctionner, les mouvements respiratoires se font de moins en moins amples et de moins en moins fréquents, puis cessent totalement. L'*arrêt de la respiration* par paralysie du centre respiratoire, tel est le grand danger que fait infailliblement courir à l'anesthésié la *paralysie bulbaire*.

L'éther et le chloroforme arrivent dans les alvéoles pulmonaires à l'état de vapeurs, mélangées à l'air respiratoire. C'est une loi générale de physiologie que *l'action des gaz et des vapeurs sur l'être vivant est réglée par leur tension partielle dans le sang*. Donc, le caractère actuel et l'intensité des phénomènes anesthésiques observés dépendent de la tension des vapeurs anesthésiques dans le sang et dans les tissus.

Si un animal respire un mélange gazeux, renfermant une certaine proportion de chloroforme ou d'éther, il se fait, à travers la paroi alvéolaire, un équilibre de tensions entre la vapeur anesthésique, contenue dans l'air alvéolaire, et la même vapeur, dissoute dans le sang. De même, à la périphérie, à travers la paroi des capillaires, il s'établit un équilibre de tensions entre les vapeurs anesthésiques, dissoutes dans le sang, et les mêmes vapeurs anesthésiques, dissoutes dans les tissus. Quand ces équilibres sont réalisés, l'absorption des vapeurs anesthésiques, au niveau du poumon, est arrêtée définitivement si la tension de ces vapeurs dans l'air alvéolaire reste constante [1]. Si on augmente la tension des vapeurs anesthésiques dans l'air inspiré, une nouvelle quantité de ces vapeurs passe dans le sang et de là dans les tissus, jusqu'à ce que soit réalisé un nouvel équilibre de tensions, auquel correspondent des phénomènes anesthésiques d'une certaine intensité. Si on diminue la tension des vapeurs anesthésiques dans l'air inspiré, une certaine quantité de ces vapeurs quitte le sang et les tissus pour passer dans l'air alvéolaire, jusqu'à ce que soit réalisé un nouvel équilibre de tensions, auquel correspondent des phénomènes anesthésiques d'une certaine intensité.

En faisant inspirer des mélanges d'air et de chloroforme contenant 4 p. 100 de chloroforme (c'est-à-dire 4 g. de chloroforme pour 100 l. d'air), on ne parvient pas à produire l'anesthésie, quelque prolongée qu'en soit l'administration. Avec des mélanges

1. On a admis pendant longtemps qu'une fois l'anesthésie réalisée par le chloroforme, il n'en pénètre plus à travers les alvéoles pulmonaires, pourvu, bien entendu, que la tension du chloroforme n'augmente pas dans les alvéoles. L'administration de chloroforme au sujet, à partir du moment où l'anesthésie est obtenue, n'aurait d'autre but que de maintenir constante cette tension chloroformique alvéolaire. — On sait aujourd'hui que ces propositions ne sont pas rigoureusement exactes, parce qu'une partie du chloroforme absorbé est constamment décomposée dans l'organisme et qu'il faut la remplacer constamment pour maintenir l'anesthésie au degré primitivement atteint : donc du chloroforme pénètre constamment dans l'économie durant toute l'anesthésie, même si sa tension reste constante dans les alvéoles.

à 6 p. 100, on détermine lentement l'anesthésie; mais on peut la maintenir, une fois qu'elle est établie. Avec des mélanges à 8 p. 100, on anesthésie en dix à quinze minutes; on anesthésie en quatre à cinq minutes avec des mélanges à 10 p. 100.

— Les uns emploient le *chloroforme*, les autres *l'éther*. Ces deux agents si on les compare au seul point de vue physiologique ont une action très sensiblement égale; les différences se ramènent aux deux seuls points : 1° l'action de l'éther est plus lente et plus graduée; — 2° l'éther produit une vaso-dilatation cutanée; le chloroforme, une vaso-constriction cutanée[1].

1° L'éther ayant une action plus lente et plus graduée, allonge la durée de l'établissement de l'anesthésie et en dissocie les phases. C'est un avantage au point de vue de l'étude physiologique de l'anesthésie; — au point de vue chirurgical, il y a là des avantages et des inconvénients : c'est un inconvénient, parce que la période d'agitation pré-paralytique est allongée; la phase de l'établissement de l'anesthésie est plus agitée et plus bruyante qu'avec le chloroforme, qui raccourcit et quelquefois supprime la période d'agitation; — c'est un avantage, car la syncope cardiaque bulbaire ne se produit pas aussi brusquement qu'avec le chloroforme : avec l'éther, la syncope est précédée d'un ralentissement progressif; avec le chloroforme, la syncope se manifeste pour ainsi dire d'emblée; — c'est un inconvénient car la syncope secondaire respiratoire survient plus inopinément qu'avec le chloroforme; avec l'éther, en effet, la respiration s'atténue lentement, de sorte que cette atténuation peut passer inaperçue; avec le chloroforme, elle se produit assez rapidement pour être facilement notée. Remarquons, en insistant sur cette remarque, que l'agitation durant la période de l'envahissement anesthésique n'est qu'un ennui sans grande importance, et que la syncope respiratoire, — d'ailleurs évitable, si l'on surveille le malade comme il convient, — peut être combattue efficacement par la respiration artificielle; tandis que la syncope cardiaque est toujours un accident mortel, contre lequel

1. On a souvent insisté sur le danger de manipuler l'éther au voisinage d'un foyer, d'un bec de gaz allumé, d'un thermo-cautère en activité; les vapeurs d'éther pouvant aller s'enflammer à distance et provoquer une explosion. Il suffit de connaître le fait pour prendre les indispensables précautions. On notera en particulier que les vapeurs d'éther, qui sont très lourdes (leur densité est environ le double de la densité de l'air) se répandent dans les parties basses de la salle où l'on opère, et que c'est dans ces régions basses qu'il faut particulièrement éviter de placer des flammes.

nous sommes totalement désarmés. Dès lors, il faut conclure que l'anesthésie par l'éther est, d'une façon générale, moins dangereuse que l'anesthésie par le chloroforme.

2° Dans les opérations superficielles, l'éther, vaso-dilatateur périphérique, détermine théoriquement un gaspillage du sang; le chloroforme, vaso-constricteur périphérique, l'économise. Pratiquement, le chirurgien peut facilement éviter le gaspillage du sang, en assurant par les moyens appropriés l'hémostase du champ opératoire.

Ces différences signalées, l'éther et le chloroforme sont deux anesthésiques équivalents. Si, en effet, on fait respirer à un sujet un mélange d'air et de vapeur d'éther et de chloroforme, dans lequel la tension de la vapeur de chacun des deux anesthésiques a une valeur égale à la moitié de la valeur de sa tension anesthésique, on obtient l'anesthésie. Les deux anesthésiques ajoutent donc rigoureusement leurs actions; ils peuvent se remplacer l'un l'autre en tout ou en partie; ils sont donc équivalents.

Les considérations d'ordre physiologique que nous venons d'indiquer ne sont pas les seules dont le chirurgien doit tenir compte pour fixer, dans un cas donné, son choix sur l'éther ou sur le chloroforme. Il se souviendra en particulier que l'éther exagère plus que le chloroforme les sécrétions, notamment les sécrétions salivaires et bronchiques, et que l'éther exerce sur les poumons une action irritative (provoquant des inflammations plus ou moins graves) plus intense que le chloroforme.

On a proposé, pour atténuer les inconvénients respectifs de l'éther et du chloroforme, d'utiliser des mélanges de ces deux corps, ou des mélanges de ces deux corps et d'alcool, en proportions diverses. Toutes ces questions d'ordre pratique relèvent de l'appréciation du chirurgien.

### 3. *Les accidents de l'anesthésie chirurgicale.*

Avant d'atteindre les alvéoles pulmonaires, les vapeurs d'éther ou de chloroforme peuvent, en agissant comme irritants sur la muqueuse des premières voies respiratoires, déterminer d'importantes réactions réflexes, dans le domaine de la circulation et de la respiration. Les vapeurs anesthésiques provoquent ces phénomènes, soit par les impuretés [1] qu'elles peuvent contenir, soit par elles-mêmes, quand, inhalées trop brusquement, elles surprennent, pour ainsi dire, la muqueuse, ou quand l'excitabilité du sujet est exagérée.

L'irritation des muqueuses nasale et laryngée provoque un ralentissement plus ou moins marqué du cœur et de la respiration, pouvant aller, mais n'allant pas nécessairement, jusqu'à la syncope cardiaque ou respiratoire (que pour distinguer des autres syncopes nous appellerons : *syncopes réflexes* ou *syncopes primitives*). Le point de départ de ces réflexes est la muqueuse nasale ou la muqueuse laryngée. En effet, ces ralentissements respiratoire et cardiaque, ou ces syncopes, ne se produisent jamais quand on fait pénétrer l'air chloroformé, même quand il est saturé de chloroforme, par une canule trachéale, donc au delà du larynx. Les voies centripètes du réflexe sont les rameaux nasaux du nerf trijumeau : la syncope cardiaque résulte d'une réflexion de l'influx centripète par les fibres du nerf vague; la syncope respiratoire résulte d'une inhibition du centre respiratoire.

A côté de ces accidents primitifs, les plus importants, parce qu'ils peuvent conduire à la mort, on peut signaler la toux, l'exagération de la sécrétion salivaire, fréquente chez l'homme, constante chez le chien (les voies centripètes du réflexe sécrétoire sont les nerfs de la muqueuse bucco-pharyngienne ; la voie centrifuge est constituée par la corde du tympan, par le nerf lingual, puis par le filet tympanique de la glande sous-maxillaire).

Ces phénomènes réflexes se produisent avec d'autant plus de facilité, au début de la chloroformisation, que le chloroforme exagère, à ce moment, le pouvoir excito-réflexe des centres, qu'il supprimera ensuite.

Cette première période étant dépassée, on assiste à l'envahissement progressif du système nerveux par l'anesthésique. Il faut fixer particulièrement l'attention sur les phénomènes cardiaques et respiratoires, qui peuvent se manifester pendant l'envahissement.

Si l'administration de l'anesthésique est poussée trop brusquement; si, par exemple, une inhalation trop rapide se produit pendant les premières périodes du sommeil anesthésique, on constate tout d'abord une accélération (on a observé parfois, chez l'homme, 150 à 160 battements, très petits), puis un ralentissement et enfin

1. Il est nécessaire de n'employer que des produits dont la pureté a été chimiquement établie, — et de ne point employer des produits de préparation ancienne, car ils s'altèrent assez rapidement.

on peut parfois constater une syncope cardiaque, dite *syncope secondaire* ou *bulbaire*, précédant en général, lorsqu'elle se produit, l'arrêt de la respiration.

L'explication de ces phénomènes résulte des faits suivants, établis pour le chien : on observe, chez le chien, comme chez l'homme, l'accélération et parfois la syncope cardiaques; mais, chez le chien à nerfs vagues sectionnés, ou supprimés par l'atropine (les effets modérateurs du nerf vague ne se manifestent pas chez l'animal atropiné) on n'observe que l'accélération et le ralentissement consécutif, on n'observe jamais la syncope finale. Donc l'accélération primitive résulte de l'excitation des centres accélérateurs, puisqu'elle se produit en dehors de toute intervention possible de l'appareil modérateur (les nerfs vagues ayant été sectionnés, l'inhibition de l'appareil modérateur est absolue). Le ralentissement consécutif résulte, pour une part tout au moins, de la parésie ou de la paralysie des centres accélérateurs, puisqu'il se produit en dehors de toute intervention possible de l'appareil modérateur. Enfin, la syncope finale quand elle se produit résulte de l'excitation des centres modérateurs, puisqu'elle ne se produit que si l'intervention de l'appareil modérateur est possible.

Quand la chloroformisation est poussée trop loin, il se produit une parésie, puis une paralysie du centre respiratoire, déterminant une *syncope respiratoire secondaire*, ou *apnée toxique*. Les mouvements respiratoires deviennent petits, superficiels, et cessent avant que le cœur se soit arrêté.

— *En résumé*, les accidents de l'anesthésie sont : 1° des syncopes primitives ou réflexes, respiratoires ou cardiaques; 2° des syncopes secondaires ou bulbaires, respiratoires ou cardiaques.

Pour éviter les *syncopes primitives*, il faut diminuer, dans la mesure du possible, l'excitation des premières voies respiratoires : il faut donc employer des produits purs, ne contenant pas de vapeurs plus irritantes que l'anesthésique lui-même; il faut, aussi et surtout, graduer l'administration de l'anesthésique, en faisant respirer au sujet des mélanges, d'abord pauvres, puis progressivement et lentement enrichis : si on emploie la compresse, il faut y verser peu de chloroforme, la promener devant le nez, en laissant l'air pénétrer largement avec peu d'anesthésique; on doit condamner de façon absolue le procédé par sidération, car il réalise les conditions *optima* de la production des syncopes primitives; on devrait recommander l'usage des mélanges titrés, progressivement croissants, si l'instrumentation compliquée qu'ils nécessitent ne les rendait à peu près impraticables. — Il faut, au moins dans certains cas, diminuer l'excitabilité réflexe du sujet en le soumettant à l'action de la morphine ou du chloral, avant de l'anesthésier. — Quelques physiologistes ont même proposé d'atropiner le sujet; et cette recommandation est théoriquement excellente, puisque l'atropine, en supprimant physiologiquement l'appareil modérateur cardiaque, supprime la syncope cardiaque primitive; toutefois elle n'a pas été acceptée généralement par les chirurgiens, qui redoutent, chez l'homme, les accidents que risque de provoquer l'atropine à la dose où elle supprime l'action modératrice des nerfs vagues.

Si la syncope primitive se produit : ou elle est cardiaque et alors elle est irrémédiable [1]; — ou elle est respiratoire, et alors elle peut être vaincue par la respiration artificielle, l'inhibition du centre respiratoire n'étant pas définitive.

Pour éviter la *syncope secondaire cardiaque*, il faut supprimer les à-coups de l'envahissement anesthésique, et, pour cela, employer une méthode d'administration se rapprochant, autant que possible, de la méthode des mélanges titrés. Si l'on pouvait sans inconvénient soumettre le sujet à l'action de l'atropine, on éviterait sûrement cette syncope cardiaque, car l'atropine, en supprimant l'appareil modérateur cardiaque, supprimerait la syncope cardiaque secondaire comme la syncope cardiaque primitive; mais nous venons de dire que les chirurgiens ne se sont pas cru autorisés à recourir à l'atropine. Quand cette syncope s'est produite, elle est irrémédiable.

Pour éviter la *syncope secondaire respiratoire*, il faut graduer l'administration de l'anesthésique, et pour cela employer une méthode se rapprochant, autant que possible, de la méthode des mélanges titrés. Il faut suivre attentivement la marche de l'anesthésie par l'observation des phénomènes précédemment décrits (p. 832), et diminuer la dose d'anesthésique, quand le réflexe oculo-palpébral disparaît. Il faut enfin supprimer l'administration de l'anesthésique, quand la respiration faiblit et quand le cœur se ralentit. — Quand cette syncope respiratoire s'est produite, on la combat efficacement par la respiration artificielle, qui permet

1. L'arrêt du cœur provoqué par l'excitation expérimentale du nerf vague est essentiellement temporaire; l'arrêt du cœur provoqué par l'excitation du centre modérateur bulbaire est définitif.

l'élimination de l'excès d'anesthésique et la restauration des fonctions respiratoires.

*En résumé* le grand danger des anesthésiques est la syncope cardiaque primitive ou secondaire, car elle est irrémédiable; or toute syncope cardiaque résulte de l'intervention de l'appareil modérateur. Comme cet appareil est supprimé fonctionnellement par l'atropine, on peut, par l'emploi de cet alcaloïde, supprimer tout accident irrémédiable de l'anesthésie.

Mais l'homme supporte mal l'atropine; les médecins prudents n'en donnent que quelques fractions de milligramme, et ils redoutent d'autant plus cet alcaloïde, que la sensibilité de l'homme à son action varie d'un sujet à l'autre. — On peut remédier dans une certaine mesure à ces inconvénients de l'atropine en lui associant la morphine, qui diminue un peu la toxicité de l'atropine. — Si on ne veut pas employer l'atropine, pour paralyser le système modérateur du cœur, il faut pratiquer sévèrement l'*économie de l'anesthésique*; c'est-à-dire il faut, pendant les premières périodes, donner l'anesthésique à dose très modérée et augmenter progressivement la dose; il faut, pendant l'anesthésie réalisée, maintenir une certaine saturation d'anesthésique, sans la dépasser. On peut facilement réaliser l'économie de l'anesthésique par la méthode des mélanges titrés. On peut aussi réaliser l'économie de l'anesthésique en lui associant la morphine ou le chloral : l'*anesthésie mixte*, ainsi pratiquée, diminue l'excitabilité réflexe du sujet et la dose anesthésiante de l'anesthésique.

### 4. Les procédés d'administration des anesthésiques.

Dans la pratique chirurgicale, on a employé deux procédés d'administration des anesthésiques : le *procédé par sidération* et le *procédé dosimétrique*.

Dans le *procédé par sidération*, ou *par doses massives*, on fait respirer un air saturé d'anesthésique : la compresse, chargée d'anesthésique, recouvre la face, de sorte que l'air ne peut pénétrer qu'en la traversant (il peut contenir 20 à 30 p. 100 de chloroforme); les phases primaires de l'anesthésie sont supprimées à peu près complètement, l'anesthésie est totale en deux à trois minutes. On l'entretient par doses intermittentes faibles. — Ce procédé est absolument condamnable : il peut réussir, et il réussit fréquemment, mais il est essentiellement dangereux, car il réalise les meilleures conditions, pour provoquer les syncopes primaires et secondaires, respiratoires et cardiaques.

Dans le *procédé dosimétrique*, on verse sur la compresse placée devant le nez une goutte d'anesthésique ; le sujet fait une inspiration : on laisse tomber une goutte et ainsi de suite. On réalise ainsi, d'une façon assez satisfaisante, un mélange titré. Si l'anesthésie tarde à se produire (plus de dix à douze min.), on verse deux gouttes au lieu d'une. Pour entretenir l'anesthésie, il suffit de verser deux à trois gouttes d'anesthésique par minute. On distingue une *dose anesthésique* (une à deux gouttes par inspiration) et une *dose d'entretien* (deux à trois gouttes par min.). C'est la méthode de choix, dans laquelle sont réalisées, dans la mesure imposée par la pratique, les conditions les plus favorables pour éviter les accidents.

La méthode dosimétrique est la forme, approximative sans doute, mais commode et pratique, pour réaliser sans instrumentation spéciale la *méthode des mélanges titrés*, car on ne peut songer à faire entrer dans la pratique les appareils encombrants ou compliqués auxquels on a recours pour appliquer rigoureusement cette dernière méthode. Le plus simple de ces appareils, mais non le moins encombrant, est constitué par un simple gazomètre de 150 litres, dans lequel on fait passer de l'air, qui, barbotant dans une quantité mesurée de chloroforme ou d'éther (10 cm$^3$ par ex.. soit 15 g. de chloroforme), se charge des vapeurs anesthésiques et constitue le mélange titré (on l'appelle mélange à 10 p. 100 : il contient 10 g. de chloroforme pour 100 l. d'air). Les chirurgiens ont adopté depuis plusieurs années divers appareils permettant d'obtenir assez exactement (mais non pourtant rigoureusement) et assez simplement des mélanges chloroformés approximativement titrés et de se rapprocher, plus qu'on ne le saurait faire dosimétriquement, des mélanges exactement titrés. — En étudiant l'action des mélanges titrés sur les animaux, on a noté la régularité parfaite de l'anesthésie, l'absence d'excitation exagérée, la suppression des syncopes primitives ou secondaires.

Les physiologistes ont établi que, quel que soit le mélange employé, la mort se produit toujours, quand l'administration de l'anesthésique a été suffisamment prolongée : la durée seule de la survie varie avec le titre du mélange. Le mélange à 4 p. 100, qui ne produit jamais l'anesthésie, entraîne la mort en neuf à dix heures : le mélange à 6 p. 100, qui diminue seulement la sensibilité, sans produire l'anesthésie, entraîne la mort en six à sept h. ; le mélange à 8 p. 100, qui provoque l'anesthésie avec quelque lenteur, tue en quatre à cinq h. ; le mélange à 10. p. 100, qui anesthésie en quelques min., tue en trois h. ; la mort se produit en deux h. avec le mélange à 12 p. 100 ; en quarante min. avec le mélange à 15 p. 100 ; en trente min. avec le mélange à 20 p. 100 ; en trois min. avec le mélange à 30 p. 100. — Nous insistons sur ce fait important de la mort par doses faibles, sans suppression de la sensibilité.

### 5. *L'anesthésie mixte.*

Nous avons parlé incidemment des méthodes d'*anesthésie mixte ou combinée* et indiqué les avantages qu'elles présentent.

Si, chez l'homme, on injecte sous la peau 15 à 20 mg. de morphine, et si, vingt à trente minutes plus tard, on administre l'anesthésique, on peut déterminer l'anesthésie avec une importante économie de l'anesthésique : la morphine, en effet, déprime les hémisphères cérébraux, et les prépare en quelque sorte à subir l'influence des anesthésiques. Il ne se produit plus d'excitation pré-anesthésique (excitation si violente chez les alcooliques et chez les nerveux) ; il ne se produit plus d'excitation efficace des premières voies respiratoires, donc plus de syncopes primitives. Il ne doit plus se produire d'accidents par saturation chloroformique, puisque l'anesthésie s'obtient avec des proportions (tensions) moindres d'anesthésique. Enfin, la mort tardive par administration prolongée d'anesthésique se produit moins rapidement, puisque l'anesthésie est engendrée avec des doses moindres.

On a prétendu que cette *méthode morphine-chloroforme*, ou *morphine-éther*, prédispose aux arrêts progressifs de la respiration, celle-ci s'affaiblissant par degrés insensibles, de sorte qu'on arrive à la syncope respiratoire finale, sans en avoir été averti par un phénomène frappant ; c'est possible mais non certain. D'ailleurs, il importe peu ; la syncope respiratoire n'est pas irrémédiablement mortelle : la respiration artificielle en a facilement raison. Il suffit, du reste, d'être prévenu de cette possibilité pour l'éviter, car il suffit de surveiller la respiration ; et c'est là un devoir impérieux dans toute anesthésie, fût-elle sans morphine. On a prétendu que cette méthode mixte provoque un refroidissement rapide et dangereux. Le fait est possible, mais il n'est pas propre à cette méthode, il se produit dans toute anesthésie, du fait de la résolution musculaire. On l'évite en protégeant par de bonnes couvertures l'anesthésié contre le rayonnement. — On a proposé de substituer, dans cette méthode mixte, le chloral[1] à la morphine : on fait ingérer au sujet, une heure avant l'anesthésie, de 2 à 5 grammes de chloral par la voie gastrique. La *méthode chloral-chloroforme* est-elle équivalente à la méthode morphine-chloroforme? Non; en effet, le seul danger irrémédiable de l'anesthésie est la syncope cardiaque : or le chloral, par son action sur le cœur, prédispose à cette syncope. Sans doute, le chloral n'introduit pas un élément très dangereux dans l'anesthésie, car il permet l'économie de l'anesthésique, mais la morphine ne présente aucun danger et ne prédispose pas aux syncopes cardiaques; elle est donc préférable au chloral. On a prétendu que la morphine prédispose, plus que le chloral, aux syncopes respiratoires : c'est là une affirmation hypothétique, mais fût-elle vérifiée, son importance serait minime, puisqu'on a facilement raison, par la respiration artificielle, des syncopes respiratoires. Le chloral a donc un avantage problématique et un désavantage certain; il faut préférer la morphine. Enfin, le chloral, en produisant une vaso-dilatation superficielle,

1. On a parfois employé le *chloral* comme anesthésique, surtout dans la physiologie vétérinaire, chez le cheval. — Chez l'homme, le chloral est surtout utilisé comme *hypnotique* et *hyposthénisant*. Administré par voie gastrique, à la dose de 2 grammes, il provoque le sommeil, mais non l'anesthésie; il ne provoque l'anesthésie qu'à la dose de 6 grammes au minimum; mais en général, à cette dose, il détermine des vomissements, et ne produit pas toujours des effets anesthésiques suffisants. Pour anesthésier au moyen du chloral, il faut l'injecter dans les veines; chez l'homme, on a injecté de 4 à 10 grammes de chloral, en solution aqueuse à 25 p. 100; on obtient ainsi le sommeil, puis rapidement l'anesthésie. Mais l'injection doit être poussée avec une extrême lenteur, pour éviter deux sortes d'accidents : poussée sans précautions, l'injection pourrait produire des caillots sanguins et des embolies, d'une part, et, d'autre part, déterminer une syncope cardiaque mortelle, dont le point de départ serait l'excitation de l'endocarde par le chloral (action réflexe transmise aux centres bulbaires par les filets centripètes issus de l'endocarde et réfléchie par les nerfs vagues sur le cœur, qui s'arrête en diastole). — Si l'injection est faite avec prudence, il se produit simplement un ralentissement du cœur : ce ralentissement se produit, comme la syncope, par l'intervention de l'appareil modérateur, déterminée par l'excitation de l'endocarde par le chloral; il résulte aussi pour une part de la vaso-dilatation générale, qui s'observe dans la chloralisation.

L'emploi du chloral, comme anesthésique, présente donc les inconvénients suivants : introduction de la solution de chloral dans une veine; possibilité de syncopes cardiaques et d'embolies, gaspillage du sang (vaso-dilatation). *Le chloral ne doit pas être employé comme anesthésique chez l'homme.*

prédispose aux hémorragies et ne permet pas, comme la morphine, l'économie du sang.

On a enfin proposé la *méthode atropo-morphine-chloroforme*. Nous avons dit comment l'atropine, en supprimant l'appareil modérateur cardiaque, supprime toute syncope cardiaque, donc tout accident irrémédiable de l'anesthésie. Toutefois, l'emploi de la méthode atropine-chloroforme sans morphine n'est pas à conseiller, car l'atropine ne permet pas l'économie du chloroforme, et elle provoque souvent une excitation extrême, plus bruyante peut-être que dangereuse, mais que le chirurgien tient avec raison à éviter. En associant à l'atropine la morphine, on supprime cette excitation et on peut réaliser l'économie du chloroforme. La méthode atropo-morphine-chloroforme a fait ses preuves en chirurgie physiologique et, au moins au dire de certains, en chirurgie humaine.

Chez le chien, quand on n'emploie pas les mélanges titrés, et qu'on n'a pas recours à une dosimétrie rigoureuse, on a 30 p. 100 d'accidents mortels; on n'a jamais d'accidents quand on emploie la méthode atropo-morphine-chloroforme. Environ vingt minutes avant de pratiquer l'anesthésie, on injecte, sous la peau du chien, 1 centigramme de chlorhydrate de morphine et 1 milligramme de sulfate d'atropine, en solution aqueuse, pour 1 kilogramme d'animal. Il suffit alors, pour provoquer l'anesthésie totale, de quelques inspirations de chloroforme; il suffit, pour l'entretenir, de quelques inspirations (quelques gouttes sur une compresse) de quart d'heure en quart d'heure [1]. On réalise ainsi une double économie de chloroforme, économie de la tension, économie de la quantité absolue. En chirurgie humaine, on injecte, vingt à trente minutes avant de faire respirer le chloroforme, 1 cm$^3$ 1/2 d'une solution contenant pour 10 centimètres cubes d'eau, 10 centigrammes de chlorhydrate de morphine et 5 milligrammes de sulfate d'atropine.

La méthode atropo-morphine-chloroforme présente tous les avantages de la méthode morphine-chloroforme, et des avantages qui lui sont propres. On a reproché à la morphine de prédisposer aux syncopes respiratoires; de provoquer un état dépressif, pouvant conduire au collapsus; d'augmenter les effets nauséeux du

1. Dans ces conditions, l'animal conserve son réflexe oculo-palpébral (il ne le perd qu'aux instants où on lui fait respirer du chloroforme); mais il est parfaitement insensible et peut être opéré sans réagir.

chloroforme : l'adjonction d'atropine supprime ces inconvénients[1].

On a reproché à cette méthode son atropine, ses 0 mg. 75 d'atropine, dose capable de provoquer une excitation bruyante, chez certains sujets; mais la morphine associée diminue les effets excitants de l'atropine; ces effets ne se produisent pas dans la pratique, quand on emploie le mélange précédent, à la dose indiquée. On a proposé de réduire la dose d'atropine à 0 mg. 20 ou 0 mg. 30; l'atropine, à cette dose, paralyse-t-elle le système modérateur cardiaque, le parésie-t-elle suffisamment pour éviter tout danger de syncope? C'est possible, mais on n'en sait rien. A quoi sert de réduire la dose d'atropine, puisque la dose indiquée a été employée des centaines de fois sans aucun inconvénient? On a reproché enfin à la méthode atropo-morphine-chloroforme de ne pas permettre un réveil complet et immédiat. C'est là un reproche qu'on peut adresser à toutes les méthodes d'anesthésie mixte. Mais est-ce bien un inconvénient? Ce sommeil post-opératoire n'est-il donc pas réparateur et ne constitue-t-il pas plutôt un avantage?

### 6. *Le protoxyde d'azote.*

Le *protoxyde d'azote*, ou *gaz hilarant*, peut être considéré comme le premier anesthésique entrevu, car c'est en le respirant qu'on a observé, pour la première fois, une insensibilité au moins partielle.

Le protoxyde d'azote est inapte à entretenir l'hématose normale; placé dans une atmosphère de protoxyde d'azote pur, un animal meurt avec les symptômes de l'asphyxie : ce gaz traverse la paroi alvéolaire et se dissout dans le plasma sanguin, mais ne peut suppléer l'oxygène dans les combustions organiques.

Si donc on veut employer ce gaz comme anesthésique, il ne faut pas le faire inspirer pur, il faut le mélanger avec une proportion d'oxygène suffisante pour entretenir l'hématose. Or, en

1. Quelques chirurgiens injectent à leur malade une faible dose d'atropine avant l'anesthésie par l'éther ou par le chloroforme, afin de diminuer et de tarir les sécrétions salivaires et bronchiques provoquées par ces agents, et dont les inconvénients sont manifestes (gêne respiratoire produite par l'écoulement de salive dans le pharynx et dans les voies respiratoires, gêne opératoire dans les interventions sur la cavité buccale).

faisant respirer à un animal des mélanges de protoxyde d'azote et d'oxygène contenant, pour 1 volume d'oxygène 1, 2, 3, 4 et 5 volumes de protoxyde d'azote, on ne parvient pas à déterminer l'anesthésie. Le protoxyde d'azote n'est anesthésique que s'il est inspiré pur, c'est-à-dire si sa tension est égale à une atmosphère. Aucun mélange de protoxyde d'azote et d'oxygène, contenant de l'oxygène à une tension suffisante pour entretenir l'hématose, n'est anesthésique. On semble ainsi acculé à ce dilemme : *ou anesthésier le sujet et l'asphyxier, ou ne pas l'asphyxier et ne pas l'anesthésier.*

Il est toutefois un cas où le protoxyde d'azote peut être employé pur, sans difficulté, c'est quand on veut obtenir une anesthésie de très courte durée; il suffit, en effet, de trente à quarante secondes au maximum pour anesthésier un homme, en lui faisant respirer du protoxyde d'azote pur; comme l'homme supporte sans inconvénients la privation d'oxygène pendant une minute et demie et plus, on peut maintenir le sujet sous l'influence de l'anesthésique pendant ce temps; on dispose donc, une fois l'anesthésie obtenue, de quarante à cinquante secondes au minimum, et c'est souvent suffisant pour faire de rapides opérations (art dentaire).

En ce qui concerne l'anesthésie prolongée, il est possible de résoudre la difficulté, qui paraît tout d'abord insurmontable. Le problème se pose ainsi : faire respirer du protoxyde d'azote à une tension d'une atmosphère, pour obtenir l'anesthésie; faire respirer de l'oxygène à une tension de 1/5 d'atmosphère, pour entretenir l'hématose. Il suffit, dès lors, de faire respirer un mélange de 5 parties de protoxyde d'azote et de 1 partie d'oxygène, sous la pression totale de 1 atmosphère + 1/5 d'atmosphère (soit environ 912 millimètres de mercure). Dans ces conditions, on obtient, chez le chien, en une à deux minutes, une anesthésie totale : le réflexe oculo-palpébral a disparu, l'insensibilité est parfaite, la résolution musculaire est absolue. Supprime-t-on l'administration du mélange anesthésique : après trois ou quatre inspirations à l'air libre, l'animal a recouvré sa sensibilité et sa motilité normales. Des essais ont été faits chez l'homme; ils ont donné les plus brillants résultats : l'anesthésie totale se produit, sans phase d'excitation importante, en trente ou quarante secondes; l'anesthésie est d'une remarquable régularité; il suffit de quelques respirations à l'air libre pour obtenir le retour complet de la sensibilité, de la motilité, de la volonté, de l'intelligence. Le seul inconvénient de la méthode, — il est malheureusement sérieux, au point de vue pratique, et ne permettra jamais de l'utiliser couramment, — réside dans la nécessité de faire respirer au sujet des gaz comprimés. Il faut que le sujet et les opérateurs soient enfermés dans une chambre pouvant supporter une pression de 1 atm. 1/5. Ce n'est vraiment pas réalisable dans la pratique courante.

Le protoxyde d'azote ne doit pas être considéré comme un anesthésique physiologiquement équivalent à l'éther et au chloroforme. Nous avons noté ci-dessus qu'il ne provoque pas l'excitation préparalytique. D'ailleurs, on n'obtient pas l'anesthésie quand on fait respirer à un sujet un mélange composé d'air, de protoxyde d'azote et de chloroforme dans lequel le protoxyde d'azote a une tension égale ou supérieure à une demi-atmosphère et le chloroforme une tension égale à la demi-tension anesthésique. Le protoxyde d'azote et le chloroforme (ou l'éther) n'ajoutent donc pas leurs effets anesthésiques. Nous avons vu ci-devant que l'éther et le chloroforme au contraire ajoutent leurs actions.

### 7. *L'analgésie.*

A côté de l'anesthésie, se place un phénomène remarquable, qui s'en distingue nettement : c'est l'*analgésie*. L'analgésie typique est la perte de la seule sensibilité à la douleur, toutes les autres sensibilités étant conservées intactes. Il n'est pas certain que cette analgésie typique ait jamais été réalisée. Dans certains cas, on a observé une perte de la sensibilité de la douleur, avec suppression ou diminution de plusieurs sensibilités spéciales, avec conservation ou avec atténuation légère des facultés psychiques d'intelligence et de volonté; c'est là ce qu'on appelle de coutume l'analgésie. Le sujet voit, entend, juge, répond convenablement aux questions posées, sent le contact du couteau, mais n'en ressent aucune douleur. Pathologiquement, l'analgésie s'observe dans un certain nombre d'affections, et notamment dans l'hystérie; physiologiquement, elle s'observe dans le cours de l'anesthésie. La loi générale de l'envahissement progressif de l'organisme, dans l'anesthésie, est incompatible avec la production de l'analgésie. En réalité, on n'observe pas l'analgésie pendant la période de l'envahissement anesthésique, quand on emploie l'éther ou le chloroforme seuls (les quelques exceptions, très exceptionnelles, signalées sont peut-être attribuables à l'hystérie). Toutefois, on a noté assez souvent l'analgésie du début de l'anesthésie, quand on emploie la méthode mixte morphine-chloroforme.

Mais c'est surtout après l'anesthésie, pendant la période de retour à l'état normal, que se manifeste l'analgésie. Si, en effet, pendant l'envahissement anesthésique, les hémisphères sont touchés avant la moelle, il semble que, pendant l'élimination de l'anesthésique, ils soient débarrassés avant la moelle. Souvent, et pour une période de quelques minutes, on observe une restauration au moins partielle des fonctions intellectuelles, sans restauration de la sensibilité à la douleur. C'est ce qu'on appelle l'*analgésie de retour*. On peut même se demander si l'analgésie, exceptionnellement observée pendant l'envahissement anesthésique, n'est pas la conséquence d'une restauration au moins partielle des fonctions nerveuses, par suite d'une administration insuffisante de l'anesthésique, l'anesthésie reculant au lieu de progresser.

### 8. *L'anesthésie locale. La cocaïne.*

L'*anesthésie locale* consiste à rendre insensible une région limitée du corps, sans l'altérer ou la modifier de façon définitive. On a recours pour la déterminer soit à la *réfrigération*, soit à la *cocaïnisation*.

1° On sait qu'un froid très vif engourdit les membres et les rend incapables de recueillir les impressions du contact et de la douleur. Dans la pratique chirurgicale, on a ainsi refroidi les téguments pour accomplir des opérationssuperficielles, et on a eu recours à cet effet soit à des applications de glace ou de mélanges réfrigérants, soit à des pulvérisations d'éther, ou de bromure d'éthyle, ou de chlorure de méthyle.

2° La cocaïne — on a recours dans la pratique au chlorhydrate de cocaïne, qu'on désigne couramment, pour simplifier, sous le nom incorrect de cocaïne — est le *type le plus parfait des anesthésiques locaux*.

Plusieurs autres substances ont été proposées, pour produire l'analgésie locale, mais presque toutes sont inférieures à la cocaïne, car presque toutes commencent par engendrer de la douleur et finissent par produire de l'hyperémie; le chlorhydrate de cocaïne ne produit ni douleur, ni hyperémie; il détermine une analgésie parfaite des tissus qu'il imprègne et une constriction des vaisseaux qu'ils contiennent.

Si on fait tomber à la surface de la conjonctive 7 à 8 gouttes d'une solution de chlorhydrate de cocaïne à 1/200[e], dans l'espace de quelques minutes, on obtient, au bout d'un quart d'heure, une insensibilité cornéenne et conjonctivale parfaite, persistant au moins dix minutes (accompagnée de dilatation pupillaire). — Si on badigeonne une muqueuse avec la solution de chlorhydrate de cocaïne, on produit, selon la concentration de cette solution, soit une diminution (solutions à 1 p. 100), soit une suppression (solutions à 5 p. 100) de la sensibilité. Il est d'ailleurs préférable, si l'on veut obtenir des résultats constants, de substituer aux badigeonnages des injections intramuqueuses. C'est également aux injections intradermiques qu'on doit avoir recours pour insensibiliser les téguments cutanés, la peau n'étant pas perméable aux solutions de chlorhydrate de cocaïne.

Les injections intramuqueuses et intradermiques de chlorhydrate de cocaïne doivent être pratiquées avec une grande prudence, afin d'éviter les accidents de l'empoisonnement cocaïnique[1] qui se manifesteraient si le sel injecté pénétrait dans le sang et diffusait rapidement dans toute l'économie.

La crainte des accidents cocaïniques a fait substituer la *stovaïne* à la cocaïne. La zone maniable de cette substance serait, au dire de ceux qui en recommandent l'emploi, plus étendue que celle de la cocaïne.

Avec la cocaïne les précautions nécessaires se résument dans les quatre points suivants :

1° *Dose faible* : on ne doit pas injecter plus de 10 centigrammes de chlorhydrate de cocaïne; — 2° *solution étendue* : on ne doit pas employer de solutions contenant plus 2 p. 100 de sel; il vaut même mieux employer la solution à 1 p. 100; — 3° *injection intradermique traçante* : on doit pousser l'injection dans l'épaisseur du derme qui la retient bien et non dans le tissu cellulaire sous-cutané qui la laisse facilement diffuser; on doit pousser le piston en même temps qu'on enfonce l'aiguille pour éviter

1. L'empoisonnement cocaïnique, provoqué par l'injection intravasculaire, ou par la diffusion rapide dans l'organisme, d'une quantité suffisante de chlorhydrate de cocaïne présente deux phases successives : une phase d'*excitation*, une phase de *collapsus*. La phase d'excitation est marquée par trois symptômes principaux : excitation cérébrale (sorte d'ivresse, loquacité, hilarité, hallucinations visuelles et auditives, subdélirium), constriction vasculaire (pâleur livide des mains et de la face), convulsions (tremblements, crises tétaniformes, etc.). La phase de collapsus est marquée par des vertiges, de l'angoisse précordiale, de la défaillance. La mort peut être la terminaison de ces accidents.

d'injecter une quantité appréciable dans une veine rencontrée par l'aiguille; — 4° *restriction de la circulation* : on doit, si possible, poser une bande d'Esmarch pour ralentir la circulation et réduire la diffusion du chlorhydrate de cocaïne au minimum.

On a résolu le même problème (suppression des accidents de la cocaïnisation) d'une façon très élégante, en ajoutant à la solution injectée une petite quantité d'*adrénaline*[1]. On sait que cette substance détermine une vaso-constriction intense, en agissant directement sur les petits vaisseaux. Sous l'influence de l'injection sous-cutanée de la solution de cocaïne-adrénaline, il se produira donc une anémie locale considérable, grâce à laquelle la solution ne sera résorbée qu'avec une extrême lenteur, ce qui présente un double avantage : écarter les accidents généraux puisqu'ils proviennent de la pénétration trop rapide de la cocaïne dans les vaisseaux; réaliser avec des doses moindres et prolonger pendant plus longtemps l'analgésie locale, puisque la cocaïne restera immobilisée pendant plus longtemps au point d'injection. Notons incidemment que la vaso-constriction adrénalique a encore comme avantage de rendre presque complètement exsangue le champ opératoire.

L'injection intradermique de chlorhydrate de cocaïne détermine, et détermine exclusivement, une insensibilité de la région dans laquelle a été poussée la solution. Cette action, en apparence spécifique de la cocaïne sur la sensibilité, avait fait admettre que l'action de ce corps se manifeste exclusivement sur les terminaisons nerveuses sensitives. De même que le curare à dose convenable agit exclusivement sur les terminaisons nerveuses motrices, de même la cocaïne agirait exclusivement sur les terminaisons sensitives : la cocaïne serait un *curare sensitif*. Cette conception est inexacte; si, en injection intradermique, elle ne détermine que des phénomènes d'insensibilité, c'est que seuls ces phénomènes

1. On emploiera par exemple le mélange suivant :

| | |
|---|---|
| Sol. de chlorhydrate de cocaïne à 1 p. 100 . . | 10 cm³ |
| Sol. mère d'adrénaline. . . . . . . . . . . . | X gouttes. |

La solution mère d'adrénaline ayant elle-même la composition suivante :

| | |
|---|---|
| Chlorhydrate d'adrénaline . . . . . . . . . | 1 g. |
| Eau salée physiologique . . . . . . . . . . . | 1 000 g. |
| Chlorétine . . . . . . . . . . . . . . . . . | 5 g. |

(L'addition de chlorétine a pour but de maintenir la solution limpide.)

peuvent se manifester dans ces conditions. Mais la cocaïne, aux doses et aux concentrations employées, peut agir sur tous les éléments nerveux, moteurs ou sensitifs, et, à des doses et concentrations convenables, sur tous les éléments cellulaires. Injectée dans la gaine d'un tronc nerveux quelconque, ou déposée à sa surface, la cocaïne à la dose de 5 à 10 milligrammes par exemple, en supprime pour un temps l'excitabilité et la conductibilité spécifiques. Injectée dans les veines, la cocaïne, aux mêmes doses, peut provoquer des phénomènes d'excitation, précurseurs des phénomènes de collapsus, que provoqueraient des doses plus élevées. Déposée à la surface des centres nerveux, hémisphères, bulbe, moelle, la cocaïne supprime temporairement leur activité physiologique. La cocaïne agissant sur tous les éléments du système nerveux (on peut même démontrer qu'à dosecon venable elle agit sur toutes les formes du protoplasma et sur tous les modes de son activité) n'est donc pas un curare sensitif.

— Depuis quelques années, certains chirurgiens se sont efforcés d'obtenir par la *rachicocaïnisation* ou par la *rachistovaïnisation* une anesthésie partielle, plus étendue en surface et en profondeur que celle que permettent de réaliser les injections intradermiques.

Au moyen d'une longue aiguille de platine iridié, qu'ils enfoncent dans l'espace sous-arachnoïdien, en passant entre deux vertèbres lombaires, ils font pénétrer dans cet espace 1 centimètre cube d'une solution de chlorhydrate de cocaïne à 2 p. 100. Au bout de cinq à dix minutes, le sujet sent des picotements, des fourmillements, de l'engourdissement des pieds et des jambes; puis la sensibilité à la douleur — mais non la sensibilité au contact, dans les conditions de quantité et de concentration ci-dessus indiquées — disparaît pour un temps variant de une heure à une heure et demie. L'analgésie débute par l'extrémité des membres inférieurs, elle remonte progressivement jusqu'à la racine de ces membres, qu'elle dépasse, pour envahir au moins toute la région sous-ombilicale du tronc. L'analgésie est totale et existe dans les organes profonds comme dans les organes superficiels; — elle permet de pratiquer toutes opérations chirurgicales sur les membres inférieurs, dans le bassin, et en général sur toute la moitié sous-diaphragmatique du corps[1]. La contractilité volon-

1. On a proposé récemment de faire des *rachistovaïnisations supérieures*, en injectant la solution au niveau de la moelle cervicale inférieure : on obtient, dans ces conditions, une analgésie généralisée, permettant de faire des opérations sur

taire est conservée, dans les conditions de quantité et de concentration ci-dessus indiquées et adoptées par les chirurgiens dans la pratique de la rachicocaïnisation.

L'étude expérimentale méthodique de la rachicocaïnisation n'est pas encore suffisamment parfaite pour qu'on puisse nettement préciser quels sont les éléments nerveux touchés par la cocaïne; il semble pourtant, qu'aux doses indiquées et dans les conditions généralement adoptées, l'action de la cocaïne porte exclusivement sur les racines postérieures sensitives; la rachicocaïnisation serait alors équivalente à la section des racines postérieures, section d'ailleurs incomplète, puisque la sensibilité au contact n'est pas supprimée.

A dose plus forte, la rachicocaïnisation détermine une suppression de toutes les fonctions médullaires et est équivalente à une section transversale de la moelle.

La rachicocaïnisation n'est pas toujours une opération absolument inoffensive. Souvent l'opéré accuse un malaise léger, avec une certaine anxiété respiratoire et une légère pesanteur épigastrique, avec des nausées et des vomissements, avec de la pâleur de la face et des mains. Quelquefois même, les accidents revêtent un caractère de gravité extrême. Ces accidents sont évidemment dus pour une part à la diffusion trop rapide de la cocaïne dans l'organisme; mais vraisemblablement, pour une part aussi, à la rachicocaïnisation elle-même, cette opération déterminant des modifications importantes de la tension et du pouvoir osmotique du liquide céphalo-rachidien.

Nous ne croyons pas qu'il y ait avantage à substituer la rachicocaïnisation à la chloroformisation; les deux méthodes comportent des accidents légers et graves; ils ne sont ni moins fréquents ni moins graves, bien au contraire, dans la rachicocaïnisation. Mais il peut incontestablement se présenter, dans la pratique, des con-

le cou, sur la face, sur la langue : les chirurgiens qui ont adopté cette pratique ajoutent à la stovaïne qu'ils emploient de la strychnine pour supprimer l'action que pourrait exercer la stovaïne sur les centres bulbaires des fonctions de respiration et de circulation. Les résultats auraient été favorables chez l'homme. Nous estimons, en nous basant sur des expériences faites chez les animaux, que le procédé est éminemment dangereux, car la strychnine ne s'oppose en aucune façon à l'action que la cocaïne exerce sur les centres bulbaires, et notamment à son action sur le centre respiratoire et sur le centre vaso-tonique. Pratiquer une rachistovaïnisation supérieure, avec ou sans strychnine, c'est s'exposer à provoquer l'arrêt respiratoire et la chute profonde de la pression artérielle. On doit condamner sans réserve la rachistovaïnisation supérieure.

ditions qui feront préférer la rachicocaïnisation à la chloroformisation : au médecin d'apprécier.

Il importe d'insister sur les faits suivants : 1° on peut régler beaucoup plus rigoureusement la pénétration du chloroforme dans l'organisme que celle de la cocaïne ; — 2° si un accident vient à se produire, on peut, par la respiration artificielle, débarrasser l'organisme du chloroforme qui l'imprègne ; on ne peut le débarrasser aussi rapidement de la cocaïne qu'il contient.

# CHAPITRE XLVII

## GÉNÉRALITÉS SUR LES SENSATIONS

Sommaire. — Sensation, appareil sensoriel, organe des sens. Organes des sens et organe hémisphérique; principe des énergies spécifiques. Excitant adéquat : grandeurs de l'excitant compatibles avec la sensation. Jugements sensoriels : qualité, extérioration, intensité des sensations. Loi psycho-physique de Fechner.

À certaines impressions périphériques correspondent des phénomènes psychologiques, connus sous le nom de *sensations*. Nous en distinguons plusieurs catégories irréductibles, dont les principales sont : les sensations *visuelles*, *auditives*, *gustatives*, *olfactives*, *tactiles*, *thermiques*, *douloureuses*, etc.

Les phénomènes psychologiques de la sensation sont généralement précédés de phénomènes physiologiques, s'accomplissant dans un ensemble de parties, qui constitue l'*appareil sensoriel*.

Dans tout appareil sensoriel, on peut distinguer trois parties : un *organe périphérique*, un *appareil conducteur*, un *organe hémisphérique*. — L'organe périphérique d'impression est généralement muni de parties annexes, constituant avec lui l'*organe des sens*, grâce auxquelles certaines excitations peuvent seules impressionner l'appareil sensoriel. L'organe hémisphérique de réception, partie généralement localisable de l'écorce cérébrale, peut être considéré comme l'instrument de la spécificité des sensations. C'est grâce à l'œil que seules les impressions lumineuses agissent normalement sur l'appareil sensoriel visuel; c'est grâce au centre visuel hémisphérique, que l'activité de l'appareil sensoriel visuel engendre une sensation visuelle.

Si l'organe des sens n'éliminait pas toutes les excitations de qualités diverses, sauf une seule, nous aurions une même sensation visuelle pour des excitations que nous rangeons dans des classes distinctes (son, chaleur, pression, etc.) : nous en avons une preuve dans ce fait que toute action portée sur le nerf optique détermine, quelle qu'elle soit (pression, excitation électrique, section), une sensation visuelle. — Si le nerf, qui va de l'organe des sens à un centre sensoriel hémisphérique, pouvait être mis en rapport avec un autre centre sensoriel, le caractère de la sensation serait changé : si, par exemple, les nerfs optiques aboutissaient au centre acoustique, et si les nerfs acoustiques aboutissaient au centre optique, nous verrions le tonnerre et nous entendrions l'éclair. D'ailleurs, chez l'homme normal, une même vibration de l'éther provoque une sensation visuelle, ou une sensation thermique, et par suite détermine l'activité du centre sensoriel visuel ou du centre sensoriel thermique (*Principe des énergies spécifiques de J. Müller*).

On appelle *excitant adéquat* d'un appareil sensoriel celui pour lequel est adapté l'organe des sens; on appelle excitant hétérologue tout excitant qui peut agir indifféremment sur les divers appareils sensoriels.

L'excitant doit avoir une certaine intensité, au-dessous de laquelle il est inefficace. Le minimum d'intensité efficace est dit *seuil de l'excitation*. — Au delà d'une certaine intensité de l'excitation, le caractère propre de la sensation disparaît et fait place à une sensation douloureuse (sensations d'aveuglement, d'assourdissement, de brûlure, etc.).

Dans certaines circonstances, des sensations peuvent être perçues, sans que l'excitant adéquat soit intervenu; elles peuvent résulter d'une excitation quelconque d'une région quelconque de l'appareil sensoriel : elles ont toujours le caractère spécifique des sensations produites par l'intervention de l'excitant adéquat : ce sont des *hallucinations*.

Les sensations permettent de porter des *jugements sensoriels*. Nous distinguons des *qualités de sensations* : sensation visuelle, auditive, etc.; elles dépendent exclusivement de la zone hémisphérique mise en activité. — Nous rapportons la sensation et sa qualité à l'organe des sens qui a été impressionné, et, de plus, nous l'*extériorisons*, c'est-à-dire nous rapportons la cause de notre sensation à l'objet extérieur qui est la source de l'excitation. Nous extériorisons même les sensations produites par un excitant, agissant en un point quelconque de l'appareil sensoriel, et, de ce fait, nous portons un faux jugement (sensation rapportée à un doigt, après amputation du bras, etc.). — Nous considérons enfin des *intensités* de nos sensations. Parmi les causes qui déterminent des sensations plus ou moins intenses, deux sont d'ordre physiologique : une sensation peut être augmentée par accroissement de l'excitabilité de l'appareil sensoriel, ou par accroissement de l'intensité de l'excitant.

Les physiologistes ont recherché quel rapport existe, à excitabilité égale, entre l'excitation et la sensation : ils ont établi que *la sensation croît en progression arithmétique, quand l'excitation croît en progression géométrique*, ou, en d'autres termes, que *la sensation est le logarithm de l'excitation (loi psycho-physique de Fechner)*.

Si on place sur la main un poids de 10 grammes, on sent une certaine pression; si on ajoute à ce poids un poids supplémentaire de 1 gramme ou de 2 grammes, par exemple, on ne perçoit aucune augmentation de la sensation; on n'en perçoit une que si on ajoute un poids supplémentaire d'au moins 3 g. 3. Ce poids de 3 g. 3 est le plus petit accroissement de l'excitant, capable de produire le plus petit accroissement de la sensation : le rapport de ce poids supplémentaire au poids primitif est de 1/3. — Si on avait placé sur la main un poids de 20 grammes, et, en général un poids de $n$ grammes, il eût fallu ajouter 6 g. 6 et en général 0,33 $n$ grammes, pour produire une augmentation de la sensation; le rapport du poids supplémentaire au poids primitif étant toujours 1/3.

*Pour que la sensation croisse de façon appréciable, il faut que l'excitation augmente d'une même fraction de sa valeur première* : cette fraction est appelée *constante proportionnelle (loi de Weber)*.

Cette loi a été vérifiée pour les sensations de pression, pour les sensations visuelles et pour les sensations auditives; la valeur de la constante proportionnelle variant selon la sensation considérée (elle est, pour la pression 1/3; pour le son 1/3; pour la lumière 1/100, etc.) et selon la qualité de cette sensation (elle est égale à 1/150 pour la lumière blanche, 1/100 pour la lumière violette, 1/286 pour la lumière verte, etc.). La valeur de la constante proportionnelle varie, d'ailleurs, quand les excitations sont faibles ou fortes; la loi de Weber n'est donc vraie que pour des excitations qui ne diffèrent pas beaucoup les unes des autres : c'est une loi-limite.

Ceci posé, prenons, pour unité d'excitation, la valeur de l'excitation, au seuil de l'excitation. A ce moment, la sensation est infiniment petite, nous la considérons comme nulle :

$$\text{Excitation} = 1$$
$$\text{Sensation} = 0.$$

Donnons à l'excitation un accroissement égal à la constante proportionnelle $c$, et prenons pour unité de sensation la valeur de la sensation correspondante :

$$\text{Excitation} = 1 + c$$
$$\text{Sensation} = 1.$$

Supposons qu'en partant de ce second état, on soit dans les mêmes conditions qu'en partant du premier, et que la nouvelle sensation diffère de la première d'une valeur égale à la valeur de la première.

D'après la loi de Weber, l'augmentation de l'excitation doit être égale au produit de la valeur de cette excitation, par la constante proportionnelle soit $(1+c)c$ ; l'excitation sera donc devenue $1+c+(1+c)c$, soit $(1+c)^2$.

$$\text{Excitation} = (1+c)^2$$
$$\text{Sensation} = 2.$$

En répétant le même raisonnement, on établira la relation générale :

$$\text{Excitation} = (1+c)^n$$
$$\text{Sensation} = n.$$

Donc, les valeurs successives de l'excitation sont les termes successifs d'une progression géométrique de raison $1+c$ ; les valeurs successives de la sensation sont les termes successifs d'une progression arithmétique de raison 1. Les deux séries de valeurs constituent un système de logarithmes.

# CHAPITRE XLVIII

## LA VISION

Sommaire. — 1. **L'anatomie de l'œil.** — Notions sommaires sur la constitution de l'œil : membranes et milieux de l'œil ; annexes de l'œil.

2. **L'appareil dioptrique oculaire.** — Notions sur la réfraction et sur les lentilles. Œil normal et œil réduit. Œil emmétrope et œil amétrope (myope et hypermétrope). Aberration de sphéricité et de réfrangibilité. Astigmatismes régulier et irrégulier. Vision entoptique.

3. **L'accommodation et son mécanisme.** — Pouvoir accommodateur et ses variations avec l'âge (presbytie). Terrain d'accommodation chez l'emmétrope et l'amétrope.

4. **L'iris.** — Les mouvements de l'iris et leur innervation. — Un mot sur l'ophtalmoscopie.

5. **La rétine et sa structure** : conception schématique. Points remarquables : papille et tache jaune. La rétine est la partie sensible de l'œil ; la membrane de Jacob est la partie sensible de la rétine. Des excitants de la rétine. De l'excitabilité des diverses régions de la rétine : point de fixation et tache aveugle. Vision directe et vision indirecte De l'acuité visuelle. Champ visuel normal et son rétrécissement. Optogrammes : pourpre rétinien. Modifications rétiniennes diverses sous l'influence de la lumière. — Nerfs, chiasma, bandelettes optiques.

6. **Les conditions de la sensation** : la lumière doit avoir une certaine longueur d'onde, une certaine durée, une certaine intensité. — **Durée de la sensation** : persistance des sensations visuelles. Images consécutives, positives et négatives. Phénomènes d'irradiation et de contraste simultané.

7. **Les sensations de couleurs.** — Radiations simples ; mélanges de radiations ; couleurs. Des qualités des sensations de couleurs : ton, saturation, intensité. Mélange de couleurs. Théories des sensations de couleurs. Dyschromatopsie.

8. **Les mouvements de l'œil.** — Les trois positions de l'œil. Mouvements associés des deux yeux. Les muscles de l'œil et leur action. Mécanisme régulateur des mouvements de l'œil. Innervation des muscles de l'œil. Vision binoculaire ; points correspondants ; diplopie homonyme et diplopie croisée. Horoptère. Strabisme et diplopie. Champ visuel binoculaire. Jugements visuels.

9. **Les annexes.** — Les paupières et la glande lacrymale.

Les sensations visuelles sont produites : normalement, par l'action de la lumière sur l'œil ; anormalement, par toute excitation mécanique, physique, chimique, de l'appareil sensoriel visuel. Les physiciens considèrent la lumière comme une vibration de l'éther. Les vibrations de l'éther sont plus ou moins rapides ; elles sont perçues comme lumière, si elles sont comprises entre 435 000 000 000 et 764 000 000 000 par seconde. Les vibrations moins nombreuses et plus nombreuses, qu'on peut dissocier par le prisme (régions infra-rouges et ultra-violettes du spectre), ne sont pas perçues comme lumière.

## 1. *L'anatomie de l'œil.*

*L'œil, organe de la vision*, comprend essentiellement une *membrane impressionnable*, la rétine; un *appareil dioptrique*, destiné à faire converger la lumière sur la rétine, constitué par les milieux transparents de l'œil; un *appareil d'accommodation*, destiné à rendre cette convergence possible, quelle que soit la distance de l'objet lumineux à l'œil; un *appareil de direction*, constitué par les muscles de l'œil, destiné à diriger l'axe optique de l'œil vers l'objet; des *appareils de protection*, appartenant, les uns au globe de l'œil (membranes d'enveloppe), les autres aux régions voisines (paupière, orbite).

L'œil est logé dans l'*orbite*, cavité osseuse, divisée par l'aponévrose orbitaire en deux parties : une antérieure, contenant le globe de l'œil, et une postérieure, contenant les muscles de l'œil, le nerf optique, les vaisseaux de l'œil et une masse cellulo-adipeuse, englobant ces parties et formant coussinet au globe de l'œil.

Si on traverse l'œil, suivant son axe antéro-postérieur : on rencontre : *l'orifice palpébral, la conjonctive, la cornée, l'humeur aqueuse, l'orifice iridien ou pupille, le cristallin*, contenu entre les deux membranes cristalloïdes, antérieure et postérieure, *l'humeur vitrée, la membrane hyaloïde, la rétine, la choroïde, la sclérotique et l'aponévrose orbitaire.*

La *sclérotique*, fibreuse, résistante, opaque, enveloppe l'œil sur sa plus grande étendue. Percée en arrière (à 3 mm. en dedans et 1 mm. au-dessous de l'axe optique de l'œil) d'un orifice par lequel pénètre le nerf optique, elle enchâsse en avant la cornée; elle se continue, en arrière, avec la gaine du nerf optique; sur elle s'insèrent en avant les tendons des muscles de l'œil. — La *cornée* complète, en avant, l'enveloppe externe de l'œil; elle est sensiblement sphérique, comme la sclérotique, mais appartient à une sphère de moindre rayon; elle est transparente, comme la conjonctive qui la recouvre. — La *choroïde*, pigmentaire et vasculaire, recouvre toute la face interne de la sclérotique; dans l'équateur antérieur de l'œil, elle change de structure et se dédouble; sa partie externe, qui constitue le *muscle ciliaire*, va s'insérer sur la sclérotique, au voisinage de son bord cornéen; sa partie interne, qui constitue le *corps ciliaire*, formé de replis ou *procès ciliaires*, flotte librement le long du bord du cristallin. — La *rétine* est la membrane impressionnable (sa description sera faite ultérieurement); dans l'équateur antérieur de l'œil, elle est purement conjonctive; elle se réfléchit en avant du cristallin, constituant, avec le feuillet antérieur de dédoublement de la membrane hyaloïde, la membrane *cristalloïde antérieure*. — La *membrane hyaloïde*, transparente, tapisse la surface de la rétine et entoure l'humeur vitrée : en avant, elle se dédouble en deux feuillets, limitant la loge qui contient le cristallin. L'*humeur vitrée* est un tissu muco-conjonctif, formé d'une substance fondamentale, englobant des cellules : l'*humeur aqueuse* est un liquide sans cellules. — Dans l'humeur aqueuse flotte librement, au voisinage immédiat du cristallin, l'*iris*, diaphragme percé de la pupille, muni de fibres musculaires concentriques et radiées, adhérant au muscle ciliaire par sa périphérie. — Le *cristallin* est une lentille biconvexe, plus convexe en arrière qu'en avant, formée de couches concentriques, dont l'indice de réfraction est d'autant plus grand qu'elles sont plus profondes.

A l'œil sont annexés les paupières, la glande lacrymale, les muscles de l'œil. — Les *paupières* sont des replis musculo-cutanés, tapissés en arrière par la *conjonctive*, qui, se repliant sur elle-même au pourtour de l'orifice de l'orbite, s'applique sur la face antérieure de l'œil, en recouvrant la cornée. — Les larmes, sécrétées par la *glande lacrymale* et déversées dans le cul-de-sac conjonctival supéro-interne, sont reprises par l'appareil des *canaux lacrymaux*, au voisinage de l'angle interne de l'œil et conduites dans les fosses nasales. — Les *muscles moteurs du globe de l'œil* s'insèrent, d'une part, sensiblement au niveau du méridien vertical et transversal de l'œil, et, d'autre part, sur les parties fixes aponévrotiques et osseuses de la chambre postérieure de l'orbite.

L'œil faisant converger les rayons lumineux sur la rétine peut être étudié en tant qu'appareil optique. On a déterminé les rayons de courbure et les situations respectives des surfaces des milieux réfringents, l'indice de réfraction de ces milieux, la force réfringente de l'appareil, etc.; on a montré qu'à cet *œil réel* on peut substituer, pour la commodité des constructions d'images et des calculs, un *œil réduit*, optiquement équivalent à l'œil normal. Ce sont là des questions de physique pure, qu'il n'y a pas lieu de développer ici. Voici quelques indications sommaires et simplement approximatives [1].

| | |
|---|---|
| Diamètre antéro-postérieur de l'œil. . . . . . . . . | 22mm,0 |
| Rayon de courbure de la cornée (face antérieure). . | 7 ,8 |
| — — de la face antérieure du cristallin. | 10 ,0 |
| — — — postérieure — . | 6 ,0 |
| Distance de la face antérieure de la cornée à la face antérieure du cristallin. . . . . . . . . . . . . . | 3 ,6 |
| Épaisseur du cristallin. . . . . . . . . . . . . . | 3 ,6 |
| — de l'humeur vitrée . . . . . . . . . . . | 14 ,6 |
| Indice de réfraction de la cornée . . . . . . . . . . | 1 ,337 |
| — — de l'humeur aqueuse . . . . . | 1 ,337 |
| — — moyen du cristallin . . . . . . | 1 ,437 |
| — — de l'humeur vitrée. . . . . . . | 1 ,336 |

A cet œil réel, on peut substituer un œil réduit, formé d'une substance réfringente homogène, dont la face antérieure, surface d'une sphère de 5 millimètres de rayon, est placée à 3 millimètres en arrière de la face antérieure de la cornée, ayant un indice de réfraction égal à celui de l'humeur aqueuse, soit sensiblement 1,33. La force réfringente de l'œil est de 60 dioptries [2]. Pour être emmétrope, l'œil doit avoir une longueur antéro-postérieure de 22 millimètres.

1. Il existe pour un certain nombre de ces valeurs des variations individuelles assez grandes. Ainsi le rayon de courbure de la face antérieure du cristallin varie de 7,8 à 12,6 millimètres; le rayon de courbure de sa face postérieure varie de 5,3 à 8,5 millimètres : l'épaisseur de la chambre antérieure varie de 2,9 à 4,1 millimètres; l'épaisseur du cristallin varie de 3,0 à 4,4 millimètres, etc. La valeur des indices de réfraction des milieux transparents de l'œil est beaucoup plus constante.

2. On prend comme unité de force réfringente (*dioptrie*), la force réfringente

## 2. *La dioptrique oculaire.*

*Dans l'œil normal au repos, l'image des objets à l'infini* (c'est-à-dire des objets éloignés) *se fait sur la rétine.* Pour le démontrer, on enlève un œil de lapin de l'orbite, on l'enchâsse dans l'ouverture d'une chambre noire, et on décolle en arrière un lambeau de la sclérotique, sans léser la rétine : on voit l'image d'une lumière éloignée, placée devant l'œil, se faire sur la rétine. — Chez l'homme, la même démonstration peut se faire ; le sujet

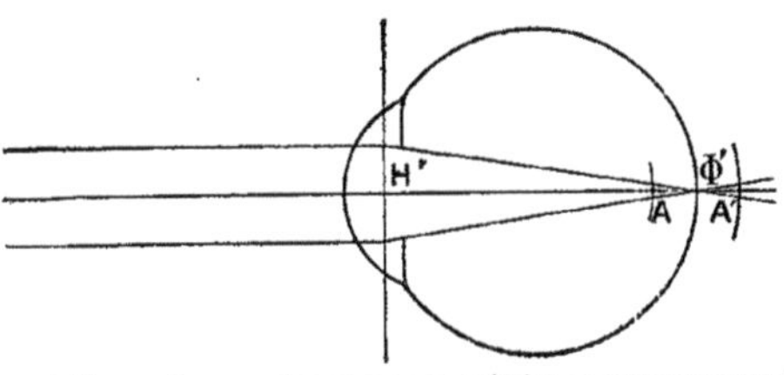


Fig. 305. — Œil emmétrope : les rayons parallèles convergent sur la rétine.

regardant un objet éclairé, placé très loin devant lui, on voit, au moyen de l'ophtalmoscope, l'image de cet objet sur le fond de l'œil formé par le plan rétinien. On appelle *ligne de direction du regard*, la ligne menée de l'objet à son image rétinienne.

L'œil peut donc être assimilé à une chambre noire photographique. Comme dans ce dernier appareil, une même mise au point peut être bonne pour des points éloignés, quelle que soit leur position. Mais, si l'objet se rapproche, l'image ne se faisant plus sur la plaque sensible, ou sur la rétine, la mise au point doit être changée ; le photographe change la longueur de son appareil, mais on conçoit qu'il pourrait changer la force réfringente de ses lentilles ; l'œil pourrait, théoriquement, changer sa longueur, ou sa force réfringente : en fait, il ne change pas sa longueur, il change sa force réfringente.

Dans l'œil normal, ou *emmétrope*, *au repos*, l'image des

d'une lentille de verre ordinaire, ayant un mètre de distance focale ; une lentille a une force réfringente de $n$ dioptries, quand elle est équivalente à $n$ lentilles de 1 dioptrie ; sa distance focale (la lentille étant supposée en verre ordinaire) est $\frac{1}{n}$ mètre.

objets éloignés se fait sur la rétine; mais il est des yeux, dits *amétropes*, pour lesquels il n'en est pas ainsi : la rétine n'est pas au point, l'image des objets éloignés se fait, l'œil étant au repos,

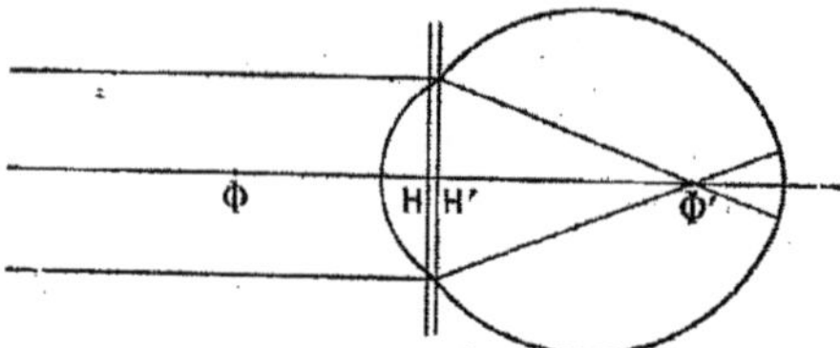


Fig. 306. — Œil myope : les rayons parallèles convergent en avant de la rétine.

tantôt en avant de la rétine (l'œil est *myope*, la force réfringente est trop grande pour la longueur), tantôt en arrière de la *rétine*

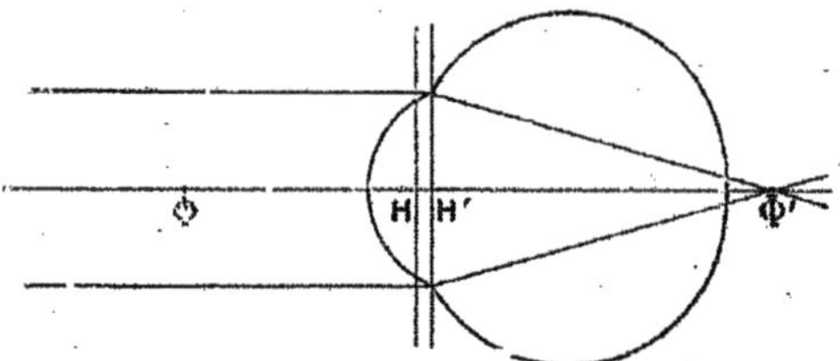


Fig. 307. — Œil hypermétrope : les rayons parallèles convergent en arrière de la rétine.

(l'œil est *hypermétrope*, la force réfringente est trop faible pour la longueur). Dans l'un et l'autre cas, un point lumineux se

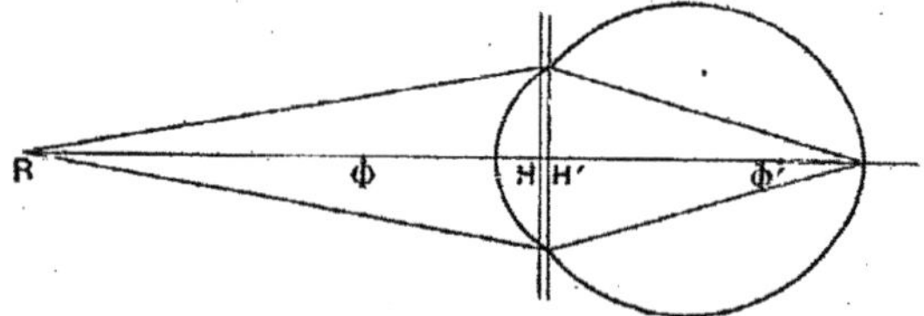


Fig. 308. — Œil myope : les rayons issus d'un point peu éloigné peuvent converger sur la rétine.

projette sur la rétine suivant un cercle, et l'image est floue et nuageuse.

On peut remédier à ces défauts, et transformer l'œil amétrope en œil emmétrope, au moyen de lentilles, divergentes pour l'œil myope, convergentes pour l'œil hypermétrope, ayant une force réfringente de $n$ dioptries, $n$ variant suivant l'œil considéré; on dit qu'il y a myopie ou hypermétropie de $n$ dioptries quand l'amétropie est corrigée par une lentille divergente, ou convergente de $n$ dioptries.

A mesure que l'objet se rapproche de l'œil, l'image s'éloigne

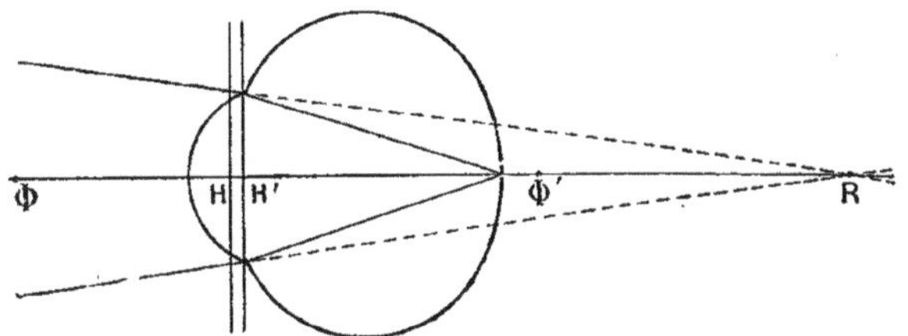


Fig. 309. — Œil hypermétrope : seuls les rayons convergents hors de l'œil peuvent converger sur la rétine.

de la cornée; pour l'œil myope, elle se rapproche donc de la rétine, et elle se fait sur la rétine, quand l'objet est suffisamment

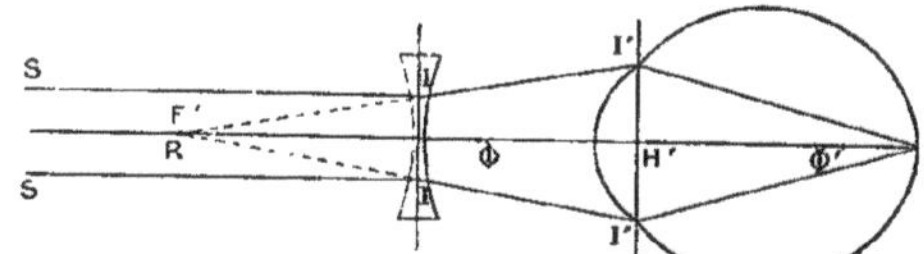


Fig. 310. — Correction de la myopie par une lentille divergente.

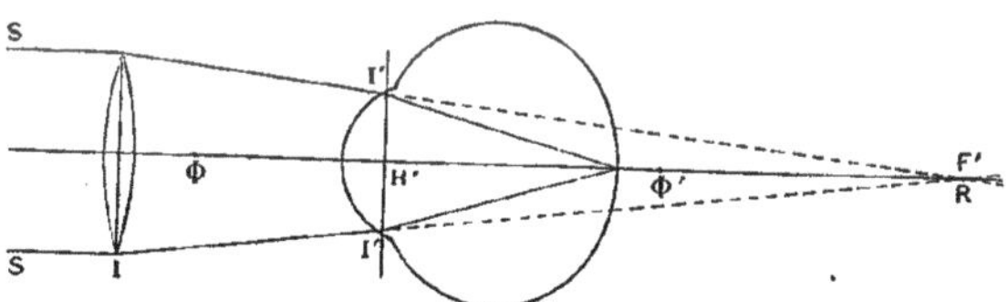


Fig. 311. — Correction de l'hypermétropie par une lentille convergente.

rapproché : à ce moment, l'œil myope au repos est au point; pour l'œil hypermétrope, quelle que soit la position de l'objet, l'image ne se fait jamais sur la rétine, car cette image, étant déjà en arrière de la rétine pour les objets éloignés, s'éloigne de la rétine à mesure que l'objet se rapproche de l'œil; l'œil hypermétrope au repos n'est jamais au point.

L'œil emmétrope quand il est en contact avec l'air devient amétrope quand il est en contact avec l'eau, dont la réfringence est plus grande que celle de l'air; il devient hypermétrope, car le pouvoir réfringent d'un appareil dioptrique est d'autant moindre, toutes autres conditions égales, que l'indice de réfraction du milieu ambiant est plus grand. Donc, l'œil humain plongé dans un milieu plus réfringent que l'air, devient hypermétrope, s'il était emmétrope; devient plus hypermétrope, s'il était hypermétrope; peut devenir moins myope, emmétrope ou hypermétrope, s'il était myope. Inversement, les animaux aquatiques, supposés emmétropes dans l'eau, deviennent myopes dans l'air : chez eux, le pouvoir réfringent de l'œil est plus grand que celui des animaux aériens (leur cristallin est beaucoup plus convexe).

On a établi que l'amétropie ne dépend ni de modifications de la composition chimique des humeurs et des tissus de l'œil, altérant leur indice de réfraction, ni de changements de courbure des surfaces réfringentes, mais de l'allongement (myope) ou du raccourcissement (hypermétrope) de l'œil.

L'œil présente, comme les appareils d'optique, des *aberrations de sphéricité et de réfrangibilité.*

Les physiciens démontrent que des rayons lumineux, issus d'un point et tombant sur une surface sphérique, ne convergent en un point, que si la portion utilisée de surface sphérique correspond à un angle au centre très petit; dans le cas contraire, les rayons marginaux convergent en un point plus rapproché de la surface sphérique que les rayons centraux. Or, la cornée a un petit rayon de courbure; elle correspond à une calotte sphérique, ayant un grand angle au centre; donc les rayons qui tombent sur les bords de la cornée, et ceux qui tombent au centre ne convergent pas au même point. Toutefois cette aberration de sphéricité est, pour l'œil, plus théorique qu'importante, car elle est, dans une large mesure, compensée par les dispositions suivantes : 1° la surface antérieure de la cornée n'est pas sphérique, mais ellipsoïdale, la courbure diminuant à mesure qu'on s'approche des bords; — 2° la face antérieure du cristallin est ellipsoïdale, sa face postérieure est paraboloïdale, les courbures diminuant à mesure qu'on s'approche des bords; 3° l'indice de réfraction des couches centrales du cristallin est plus grand que celui des couches périphériques, et les rayons de courbure des faces sont plus petits pour les couches centrales que pour les couches périphériques. Ces dispositions compensent, au moins partiellement, l'aberration de sphéricité. En outre, l'iris, qui constitue un diaphragme, élimine les rayons marginaux, et cela d'autant plus que la pupille est plus rétrécie, ce qui se produit lorsque l'œil est plus éclairé; l'aberration de sphéricité est donc d'autant mieux supprimée que l'éclairement est plus vif; un éclairement intense est donc une condition de vision très distincte, puisque la vision est d'autant plus distincte que la convergence des rayons issus d'un point est plus parfaite.

L'œil n'est pas un appareil achromatique; en le traversant, la lumière blanche est décomposée et les diverses radiations chromatiques, issues d'un même point, ne convergent pas à la même distance de la cornée; les radiations violettes, plus réfrangibles, convergent plus près de la cornée; si donc les rayons violets convergent sur la rétine, les autres rayons donnent sur la rétine des cercles d'autant plus grands qu'ils sont moins réfrangibles; au centre de l'image rétinienne, les diverses radiations se superposent en quantité d'autant plus grande qu'elles sont plus réfrangibles; à la périphérie, les rayons rouges subsistent seuls; l'image rétinienne, blanche au centre, est entourée d'un anneau périphérique rouge. On démontrerait de même que, si les rayons rouges convergent sur la rétine, l'image rétinienne est entourée d'un anneau périphérique violet. Si les rayons médio-spectraux convergent sur la rétine, les couleurs moins réfrangibles et les couleurs plus réfrangibles se superposent autour de cette image centrale, et donnent des teintes variables, selon leur nature et leurs proportions. La position des images violette et rouge, correspondant à un même point lumineux, diffère de 0 mm. 60 environ. En fait, ce manque d'achromatisme de l'œil ne donne lieu à aucun trouble visuel important.

— On appelle *astigmatisme* un défaut de réfraction de l'œil, caractérisé par ce qu'après réfraction oculaire, des rayons monochromatiques, issus d'un même point, ne convergent pas en un point. On distingue l'*astigmatisme régulier*, dû à une irrégularité des courbures de la cornée, dans ses différents méridiens, et l'*astigmatisme irrégulier*, dû à un manque d'homogénéité des milieux réfringents de l'œil.

Les physiciens démontrent que, dans l'astigmatisme régulier, l'œil peut être assimilé à un système dioptrique, composé d'une lentille biconvexe à surfaces sphériques, et d'une lentille cylindrique (fragment de cylindre de révolution, découpé par un plan parallèle à l'axe); cet astigmatisme peut être corrigé par un verre cylindrique convenablement choisi. L'astigmatisme irrégulier n'est pas corrigeable par un verre : il reconnait généralement pour cause la différence de réfringence et le non-centrage des divers secteurs du cristallin.

— Enfin, les milieux transparents de l'œil ne sont pas toujours d'une transparence parfaite; les parties moins transparentes peuvent, dans des conditions convenables, porter ombre sur la rétine, et donner lieu aux phénomènes de la *vision entoptique*. — Si, par exemple, on fait traverser l'œil par un faisceau de rayons tombant parallèlement sur la rétine (il suffit de placer. à 13 mm. en avant de la cornée, un écran percé d'un petit trou et vivement éclairé par derrière), le sujet voit comme taches dans le champ visuel, les poussières déposées sur la conjonctive pré-cornéenne, les débris cellulaires de l'humeur vitrée, les défauts de structure du cristallin (*phénomènes entoptiques extrarétiniens*). — Si on éclaire l'œil obliquement, le sujet voit, dans son champ visuel, l'ombre portée sur la partie sensible par les vaisseaux rétiniens (*phénomènes entoptiques intrarétiniens*).

Nous avons étudié l'appareil dioptrique de l'œil, à l'état statique (repos); il faut le considérer à l'état dynamique; deux questions sont à examiner : l'*accommodation* et les *mouvements de l'iris*.

### 3. *L'accommodation.*

Dans l'œil emmétrope au repos, l'image des objets éloignés se fait sur la rétine; à mesure que l'objet se rapproche de l'œil, l'image s'éloigne de la cornée et tend à se faire en arrière de la rétine; un point lumineux suffisamment rapproché de l'œil ne donne plus une image punctiforme sur la rétine, mais un cercle lumineux plus ou moins grand, et la vision cesse d'être distincte. Toutefois, le déplacement de l'image est trop petit pour qu'il en résulte un trouble visuel appréciable, tant que l'objet est à plus de 65 mètres de l'œil; mais, en deçà de cette distance, il se produit un trouble visuel.

| Distance de l'objet à l'œil. | Distance de l'image en arrière de la rétine. | Diamètre du cercle de diffusion sur la rétine. |
|---|---|---|
| ∞ | $0^{mm}$,000 | $0^{mm}$,000 |
| $65^{m}$ | 0 ,005 | 0 ,001 |
| 25 | 0 ,010 | 0 ,002 |
| 6 | 0 ,050 | 0 ,011 |
| 3 | 0 ,100 | 0 ,020 |
| 0 ,75 | 0 ,400 | 0 ,060 |
| 0 ,18 | 1 ,660 | 0 ,300 |
| 0 ,08 | 3 ,400 | 0 ,600 |

L'œil au repos ne peut donc voir distinctement que les objets situés au delà de 65 mètres. Pour tous les objets plus voisins, l'œil se modifie, de façon à faire converger sur sa rétine les rayons issus de l'objet; il cesse alors de voir distinctement les objets éloignés. Si, à travers une voilette placée à une petite distance devant l'œil (30 cm. p. ex.), on regarde un objet éloigné (placé à 20 m. p. ex.), on ne voit pas à la fois distinctement les mailles de la voilette et l'objet : ou bien on voit distinctement l'objet et les fils de la voilette sont flous; ou bien on voit distinctement les fils de la voilette et l'objet éloigné apparaît flou. On appelle *accommodation*, le pouvoir que possède l'œil de former sur la rétine l'image d'objets situés à des distances variables.

Dans la vision à l'infini il n'y a pas accommodation, l'œil est au repos. En effet : 1° quand on ouvre brusquement les yeux, fermés depuis longtemps, on distingue les objets éloignés, mais non les objets voisins; 2° la vision des objets éloignés se fait sans fatigue; il y a fatigue et sensation d'effort dans la vision des objets rapprochés; 3° quand on paralyse l'appareil accommodateur par l'atropine, les objets éloignés seuls sont vus distinctement.

L'accommodation peut théoriquement se produire, soit par un changement de longueur de l'œil (accommodation de la chambre noire photographique), soit par un changement de réfringence de l'appareil dioptrique de l'œil; et dans cette seconde hypothèse, le changement de réfringence pourrait reconnaître pour cause un changement de courbure de la surface de la cornée, un changement de courbure des surfaces du cristallin, ou un changement du pouvoir réfringent d'un ou de plusieurs des milieux transparents de l'œil.

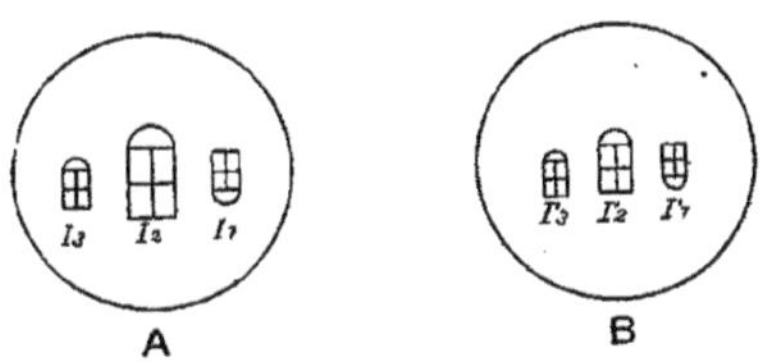


Fig. 312. — Les images de Purkinje. — A, l'œil étant au repos; B, l'œil accommodant. — En allant de gauche à droite, on observe l'image cornéenne, droite; l'image cristallinienne antérieure, droite; l'image cristallinienne postérieure, renversée. — L'image cornéenne ne varie pas dans l'accommodation; l'image cristallinienne antérieure est considérablement réduite; l'image cristallinienne postérieure est très légèrement reduite.

On peut admettre, d'emblée, que l'accommodation est essentiellement un phénomène cristallinien, car il n'y a pas accommodation chez les sujets dont le cristallin a été enlevé. On démontre, au moyen de la mensuration des *images de Purkinje*, que l'accommodation résulte, exclusivement, d'un changement de courbure des surfaces du cristallin et surtout de la surface antérieure.

Quand on place devant un œil un objet lumineux (flamme d'une bougie, p. ex.), on distingue trois images sur cet œil : deux images droites, l'une petite et très éclairée, l'autre plus grande et moins éclairée, et une image renversée. Ces images résultent de la réflexion que subit la lumière, au niveau des surfaces de séparation de deux milieux d'inégale réfringence, c'est-à-dire sur la surface antérieure de la cornée (non sur la surface postérieure, car la cornée a le même indice de réfraction que l'humeur aqueuse) et sur les surfaces cristalliniennes antérieure et postérieure. La surface cornéenne et la surface cristallinienne antérieure sont assimilables à des miroirs convexes, et donnent des images droites; la cornée, dont le rayon de courbure est plus petit que celui du cristallin, donnant la petite image; la surface cristallinienne postérieure est assimilable à un miroir concave et donne l'image renversée.

Les physiciens ont imaginé un appareil, dit *ophtalmomètre*, pour mesurer la grandeur de ces images; ce qui leur a permis de calculer les rayons de courbure et les positions des surfaces réfléchissantes. En mesurant la grandeur de ces images sur un œil n'accommodant pas, ou sur un œil accommodant pour une faible distance, ils ont constaté que l'image cornéenne n'est pas modifiée, et que les images cristalliniennes, surtout l'image cristallinienne antérieure, sont diminuées. Donc, dans l'accommodation, il n'y a aucune modification cornéenne. Comme les modifications de courbure du cristallin suffisent à rendre compte de l'accommodation, il n'y a pas lieu de supposer qu'il se produit dans l'œil une modification autre que celle du cristallin.

Le tableau ci-dessous fait connaître les modifications de l'œil au repos et accommodant au maximum :

| | Œil au repos. | Œil accommodant au maximum. |
|---|---|---|
| Rayon de courbure de la cornée | 7mm,8 | 7mm,8 |
| Rayon de courbure de la face antérieure du cristallin | 10 ,0 | 6 ,0 |
| Rayon de courbure de la face postérieure du cristallin | 6 ,0 | 5 ,5 |
| Distance de la face antérieure du cristallin, en arrière de la face antérieure de la cornée | 3 ,6 | 3 ,2 |
| Distance de la face postérieure du cristallin, en arrière de la face antérieure de la cornée | 7 ,2 | 7 ,2 |
| Épaisseur du cristallin [1] | 3 ,6 | 4 ,0 |

1. Cet épaississement du cristallin est facile à mettre en évidence : supposons qu'on examine de profil un œil qui n'accommode pas, on distingue très nettement l'iris qui est sensiblement plan; supposons que l'œil accommode ensuite au maximum, on constate très nettement que la partie centrale de l'iris est projetée en avant comme si elle était poussée par un corps placé en arrière : l'iris a alors une forme tronc-conique. — Dans l'accommodation, le plan postérieur du cristallin n'est pas déplacé; l'augmentation d'épaisseur de cet organe se traduit par un déplacement en avant de son pôle antérieur.

Il y a, dans l'accommodation, *bombement du cristallin*. Sous quelle influence se fait ce bombement? A l'état de repos, le cristallin est aplati entre les cristalloïdes; en effet, si on l'extrait de sa loge, il augmente d'épaisseur. Pour qu'il y ait accommodation, il suffit donc que l'aplatissement cristallinien (c'est-à-dire la tension des cristalloïdes) soit diminué dans une mesure convenable. Le muscle ciliaire est l'agent de cette modification pendant l'accommodation chez le vivant : fixées en avant sur l'angle iridocornéen, perdues en arrière dans la choroïde, les fibres du muscle ciliaire, en se contractant, attirent en avant les cristalloïdes, en déterminent le relâchement, et permettent ainsi à l'élasticité cristallinienne de se manifester par le bombement de l'organe.

Le muscle ciliaire est donc le muscle accommodateur; son nerf, le nerf moteur oculaire commun, est le nerf accommodateur. On peut le démontrer expérimentalement : en excitant la partie intracranienne du nerf moteur oculaire commun, on détermine un bombement du cristallin. L'appareil nerveux présidant à l'accommodation comprend d'ailleurs à côté du nerf moteur oculaire commun, nerf moteur, un nerf inhibiteur — le frein à côté du moteur, comme dans tous les appareils organiques délicats et précis : — on a montré, en effet, que, sous l'influence d'excitations portées sur le sympathique cervical, on provoque un relâchement du muscle ciliaire et consécutivement un aplatissement du cristallin.

Les modifications accommodatrices du cristallin ne sont pas sous la dépendance de la volonté : on ne peut accommoder sans regarder un objet rapproché. Le point d'origine du réflexe accommodateur est la rétine, et ses voies de transmission sont le nerf optique d'une part, le nerf moteur oculaire commun, et accessoirement le sympathique cervical, d'autre part [1].

La *grandeur de l'accommodation* peut s'exprimer en dioptries, car les modifications des courbures du cristallin sont équivalentes, optiquement, à l'introduction d'une lentille convergente sur le trajet des rayons lumineux. La grandeur de l'accommodation, pour un œil accommodant pour un objet rapproché donné, est égale à la valeur en dioptries d'une lentille qui permettrait de voir distinctement le même objet sans accommoder.

1. Le réflexe accommodateur comprend toujours un élément pupillaire : la pupille se rétrécit pendant l'accommodation.

L'œil emmétrope voit donc distinctement les objets situés au delà de 65 mètres sans accommoder, et les objets plus rapprochés en accommodant; la grandeur de l'accommodation augmente à mesure que l'objet est plus rapproché, jusqu'à un certain maximum, correspondant, pour l'homme de vingt ans, à une distance de 10 centimètres environ. La vision distincte est pour lui possible entre l'infini (*punctum remotum*) et 10 centimètres (*punctum proximum*).

Le *pouvoir accommodateur* de l'œil est représenté par la force réfringente supplémentaire de l'œil, du fait de l'accommodation : il est égal, exprimé en dioptries, à la différence des puissances réfringentes de l'œil au repos et de l'œil accommodant au maximum. Il varie très régulièrement, pour chaque individu, avec l'âge; il diminue depuis dix ans jusqu'à soixante-dix et soixante-quinze ans, âge auquel il est nul. Il est sensiblement le même pour tous les individus du même âge.

| | Pouvoir accommodateur en dioptries. | Distance du punctum proximum. |
|---|---|---|
| Age 10 ans . . . . . . . . . | 14 dioptries | 7 centimètres |
| — 15 — . . . . . . . . . | 12 — | 8 — |
| — 20 — . . . . . . . . . | 10 — | 10 — |
| — 30 — . . . . . . . . . | 7 — | 14 — |
| — 40 — . . . . . . . . . | 4 — | 25 — |
| — 50 — . . . . . . . . . | 2,5 — | 40 — |
| — 60 — . . . . . . . . . | 1 — | 100 — |
| — 75 — . . . . . . . . . | 0 — | 6 500 — |

On dit qu'il y a *presbyopie* ou *presbytie*, quand le punctum proximum est plus éloigné que 25 à 30 centimètres : il y a donc presbytie à partir de quarante ans environ. La presbytie n'est pas un fait pathologique, puisqu'elle est générale; c'est le résultat d'une évolution physiologique. La cause de cette diminution du pouvoir accommodateur n'est pas dans le muscle ciliaire, car on ne connaît pas de muscle qui perde ses propriétés à partir d'un âge aussi précoce; elle est dans le cristallin, qui se durcit progressivement, des couches profondes vers les couches périphériques, et perd ainsi son élasticité. A vingt-cinq ans, il y a déjà un noyau central dur; à soixante-quinze ans, le cristallin est fixé en totalité et complètement insensible à l'action du muscle ciliaire.

On remédie à la presbytie par une lentille convexe, suppléant à l'insuffisance d'accommodation. A quarante ans, le pouvoir accommodateur est de 4 dioptries; pour permettre à l'homme de quarante ans de voir à 7 centimètres il faut une lentille de 10 dioptries : grâce à cette lentille, l'homme de quarante ans a le même punctum proximum que l'enfant de dix ans.

Dans le cas d'un œil amétrope, le pouvoir accommodateur est le même que dans le cas d'un œil emmétrope, chez des sujets de même âge. Mais, par suite de l'amétropie, les limites de la vision distincte, avec et sans accommodation, le *terrain d'accommodation* est différent.

Un emmétrope de trente ans voit, sans accommodation, de l'infini à 65 mètres, et en accommodant, de 65 mètres à 14 centimètres; il dispose d'un pouvoir accommodateur de 7 dioptries; son terrain d'accommodation est compris entre 14 centimètres et 65 mètres, son terrain de vision entre 14 centimètres et l'infini. A soixante-quinze ans, l'emmétrope ne voit plus directement en deçà de 65 mètres : il a autour de lui un vide visuel de 65 mètres.

Un myope de trente ans, — supposons une myopie de 1 dioptrie, c'est-à-dire que le myope ait un œil équivalent à un œil emmétrope, muni d'une lentille convergente de 1 dioptrie, — dispose de 7 dioptries pour l'accommodation: son punctum remotum est à 1 mètre de l'œil, son punctum proximum à 12 cm. 5. Le terrain de vision et le terrain d'accommodation sont compris entre 12 cm. 5 et 1 mètre. A soixante-quinze ans, ce myope ne voit plus distinctement que les objets situés à 1 mètre de son œil; le monde visuel n'existe plus pour lui qu'entre deux sphères très voisines l'une de l'autre, et ayant des rayons de 1 mètre environ.

Un hypermétrope de trente ans, — supposons une hypermétropie de 3 dioptries, c'est-à-dire que l'hypermétrope ait un œil équivalent à un œil emmétrope, muni d'une lentille divergente de 3 dioptries, — dispose de 7 dioptries pour l'accommodation; pour voir à l'infini, il accommode de 3 dioptries; il dispose encore de 4 dioptries, lui permettant de voir à 25 centimètres, par accommodation maxima. Son terrain d'accommodation et son terrain de vision sont compris entre 25 centimètres et l'infini. A soixante-quinze ans, l'hypermétrope ne voit plus rien distinctement; il ne voit même plus rien distintement beaucoup plus tôt, dès que son pouvoir accommodateur est moindre que son hypermetropie.

Nous avons parlé uniquement de vision distincte, dans laquelle l'image d'un point est un point sur la rétine. Mais la vision est encore possible, floue sans doute, quand, à un point, correspond sur la rétine un petit cercle. Il n'y a pas de limite précise entre le terrain de vision et le terrain de non-vision; entre les deux, existe un terrain de vision confuse.

— L'*acuité visuelle* est le pouvoir que possède l'œil de distinguer deux objets distincts. C'est, à la fois, une fonction de l'appareil dioptrique et une fonction de la rétine. Elle a comme condition, qu'à un point lumineux corresponde une image punctiforme sur la rétine, et cette condition dépend de l'appareil dioptrique; elle dépend, en outre, de la rétine et de la région de la rétine sur laquelle se fait l'image, car deux images rétiniennes distinctes, objectivement, ne donnent pas nécessairement deux images psychiques distinctes.

### 4. L'iris.

L'*iris* est un diaphragme : 1° il élimine les rayons marginaux et empêche les imperfections de l'image rétinienne; 2° il règle la quantité de lumière qui pénètre dans l'œil. Son orifice, la *pupille*, a des dimensions variables, grâce à l'existence d'un double système de fibres musculaires : des fibres circulaires, constituant le sphincter de la pupille, innervées par le nerf moteur oculaire commun; des fibres radiées, constituant le dilatateur de la pupille, innervées par le sympathique.

Si on sectionne le nerf moteur oculaire commun, il se produit une dilatation pupillaire peu considérable; si on excite le bout périphérique de ce nerf, il se produit une constriction pupillaire intense.

Si on sectionne le sympathique cervical, ou si on arrache le ganglion cervical supérieur, ou le ganglion cervical inférieur, ou le ganglion premier thoracique, il se produit une constriction pupillaire peu considérable; si on excite le sympathique cervical, ou la branche antérieure de l'anneau de Vieussens, il se produit une dilatation pupillaire intense.

Le trajet des *fibres irido-dilatatrices* a été déterminé, de la moelle à l'iris, par des expériences de sections et d'excitations. Elles quittent la moelle par les racines antérieures des quatre dernières paires cervicales et des six premières paires dorsales; elles convergent vers le ganglion premier thoracique : les fibres cervicales par le nerf vertébral, les fibres dorsales par les rameaux communicants et les ganglions sympathiques dorsaux correspondants; elles remontent, par la branche antérieure de l'anneau de Vieussens et par le sympathique cervical, jusqu'au ganglion cervical supérieur. Là, quittant les fibres vaso-motrices, qui accompagnent la carotide, elles gagnent, par un filet spécial, le ganglion de Gasser et la branche ophtalmique du trijumeau, d'où elles atteignent l'iris par les nerfs ciliaires.

On a considéré ces fibres dilatatrices, tantôt comme fibres motrices des muscles radiés de l'iris, tantôt comme fibres inhibitrices des nerfs irido-constricteurs. Nous acceptons la première opinion, parce que ces fibres sympathiques possèdent une légère tonicité (leur section détermine toujours une faible contraction pupillaire; or les fibres inhibitrices ne possèdent généralement aucune tonicité); — et surtout parce qu'un secteur iridien, obtenu par deux incisions radiales, coupant les fibres constrictives, se contracte radialement, quand on sectionne le sympathique [1].

1. Toutes les fibres irido-dilatatrices ne suivent pas le trajet indiqué, car la section du nerf trijumeau au-dessus du ganglion de Gasser, en un point où ces

La pupille se contracte quand l'œil est plus fortement éclairé qu'il n'était, et le rétrécissement est d'autant plus grand que la lumière est plus intense. C'est là un réflexe, dont la voie centripète est représentée par le nerf optique; la voie centrifuge, par le nerf moteur oculaire commun : en effet, la contraction pupillaire ne se produit pas si le nerf optique a été sectionné; elle se produit sous l'influence de l'excitation mécanique, physique, chimique du nerf optique, ou de son bout central. Le centre réflexe paraît localisé dans les tubercules quadrijumeaux antérieurs, car le réflexe disparaît à la suite de leur destruction; il subsiste, au contraire, après l'ablation des hémisphères cérébraux (et dans les cas pathologiques de cécité corticale). La lumière agissant sur un seul œil, la contraction pupillaire est double, chez l'homme, et en général chez les animaux à décussation incomplète des fibres optiques (chien, chat, etc.); elle est limitée au côté éclairé, chez les animaux à décussation complète (lapin, cheval, hibou, etc.).

La pupille se dilate, quand on excite fortement un nerf sensitif quelconque; c'est là un réflexe dont la voie centrifuge est le sympathique (car il ne se produit plus après sa section), dont le centre est la région médullaire cervico-dorsale, d'où proviennent les fibres irido-dilatatrices (*centre cilio-spinal*) : les mêmes phénomènes se produisant après section sous-bulbaire de la moelle. Ce centre peut fonctionner autochtoniquement : sous l'influence de l'asphyxie, en effet, on note une dilatation pupillaire, qui se produit même si on fait la section sous-bulbaire de la moelle, mais qui ne se produit plus si on a sectionné le sympathique cervical.

La pupille se contracte pendant l'accommodation pour les objets rapprochés; la contraction est bilatérale, alors même que l'accommodation est unilatérale. Dans l'ataxie locomotrice et dans la paralysie générale, le réflexe pupillaire à l'accommodation est conservé; le réflexe pupillaire à l'éclairement est supprimé (signe d'Argyll-Robertson). Les deux réflexes pupillaires à l'accommodation et à l'éclairement sont donc régis par deux arcs réflexes distincts.

fibres sympathiques ne sont pas contenues, provoque un rétrécissement pupillaire. Il en est des irido-dilatateurs comme des vaso-moteurs de la face; ils ont une origine principale dans le sympathique et dans la moelle, et une origine accessoire dans le nerf trijumeau et dans l'encéphale.

On désigne sous le nom de *mydriatiques* certaines substances qui dilatent la pupille (le type est l'*atropine*), et de *myotiques* certaines substances qui la contractent (le type est l'*ésérine*). Leur action est périphérique, car elle se produit même après la section de toutes les fibres nerveuses iridiennes. Ces mêmes substances agissent, par un mécanisme inconnu, sur le muscle ciliaire, l'atropine pour le paralyser, comme elle paralyse le sphincter de la pupille, et supprimer toute accommodation; l'ésérine, pour le contracter au maximum, comme elle contracte le sphincter de la pupille, et provoquer l'accommodation maxima.

Il convient de citer parmi les mydriatiques la cocaïne, et parmi les myotiques la muscarine.

---

Une partie des rayons lumineux qui pénètrent dans l'œil est absorbée par la choroïde; le reste est réfléchi sur les membranes de l'œil et rejeté au dehors, par la cornée. Sans doute, nous voyons le fond de l'œil noir, à travers la pupille, et ce fait semble éliminer la possibilité d'une réflexion lumineuse sur le fond de l'œil; mais il ne faut pas oublier que les rayons, ainsi réfléchis, suivent rigoureusement le trajet des rayons incidents, et, par suite, viennent converger au point lumineux dont ils proviennent. Pour être vus par l'observateur, ils devraient donc provenir, soit de la rétine observée, soit d'un point situé en arrière de la rétine de l'observateur, ce qui est impossible dans l'observation directe. Mais on voit le fond de l'œil rouge, chez l'albinos, dont la sclérotique transparente laisse tomber, sur le fond de l'œil, des rayons obliques, qui se réfléchissent suivant une direction différente de la direction incidente.

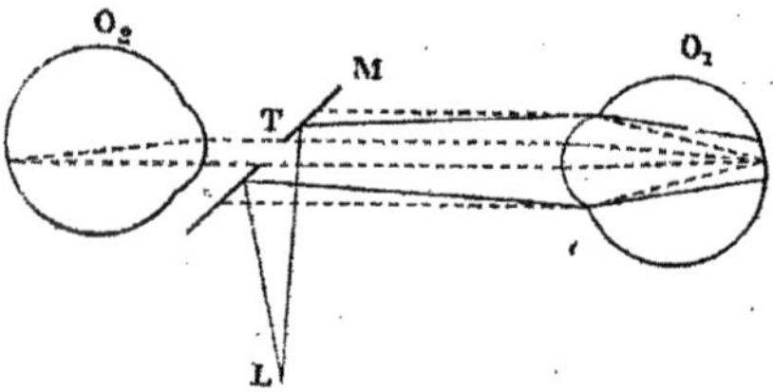

Fig. 313. — Schéma de l'ophtalmoscopie.

$O_1$, œil observé; $O_2$, œil observateur; M, miroir plan percé d'un trou T; L, lumière.

Si on dispose, devant l'œil observé, un miroir plan ou concave, percé d'un petit trou en son centre, des rayons issus d'une lumière latérale pourront être projetés sur la rétine; si le miroir est plan, et si l'œil observé n'accommode pas, il ne se fera pas une image de la lumière sur la rétine, mais une nappe lumineuse l'éclairera. La rétine éclairée sera source lumineuse, et si l'œil n'accommode pas, les rayons issus de cette rétine sortiront de l'œil parallèlement: la portion traversant le trou du miroir, en arrière duquel est placé l'œil de l'observateur, sera recueillie sur cet œil et permettra à l'observateur n'accommodant pas de voir le fond de l'œil de l'observé. Cette dispostion, la plus simple de toutes (mais non la seule), permet de distinguer le fond de l'œil, rose, traversé par les vaisseaux rétiniens, issus d'un disque blanchâtre qui est la papille, point de pénétration du *nerf optique*. Pour les détails de l'*ophtalmoscopie*, on se rapportera aux traités spéciaux.

En examinant les yeux de certains mammifères, on y voit des irisations (tapis de l'œil); dans la région correspondante de l'œil, la choroïde n'est pas pigmentée; la lumière pénètre dans cette choroïde, et, comme sa couche moyenne est striée, il en résulte des irisations. Le tapis est jaune chez le rat, bleuâtre chez le chien, violet chez le cheval, vert chez le bœuf.

## 5. *La rétine*.

*La partie impressionnable de l'œil est la rétine*, membrane de structure complexe dans laquelle on distingue généralement 10 couches, qui sont (voir fig. 315), en partant de la membrane hyaloïde : 1° la *membrane limitante interne*; — 2° la *couche des fibres du nerf optique*, constituée par l'étalement des fibres du nerf optique, fibres sans myéline, dont la couche est de moins en moins épaisse, à mesure qu'on s'écarte du point de pénétration du nerf optique (papille); — 3° la *couche des cellules nerveuses multipolaires*, cellules de 30 µ, présentant un cylindre-axe en continuité avec une fibre du nerf optique, et des prolongements protoplasmiques étendus vers la couche suivante; — 4° la *couche réticulée interne* (ou granulée interne, ou moléculaire interne), en apparence formée de fines granulations, en réalité constituée par un fin réseau fibrillaire; — 5° la *couche granuleuse interne*, constituée par des grains, ou noyaux, dont les uns semblent nus, dont les autres sont nettement recouverts d'une couche protoplasmique; — 6° la *couche réticulée externe* (ou granulée externe, ou moléculaire externe), semblable à la couche n° 4; — 7° la *couche granuleuse externe*, composée de deux sortes de cellules, les unes, dites *grains des cônes*, placées au voisinage immédiat de la limite externe de cette couche, se continuant hors de cette couche par un cône, et vers le centre de l'œil par un prolongement se ramifiant dans la couche n° 6; les autres dites *grains de bâtonnets*, placées dans les parties moyenne et interne de cette couche, se continuant vers la périphérie et vers le centre de l'œil par un fin prolongement : le prolongement externe se continue avec un bâtonnet, le prolongement interne se résout en fibrilles dans la couche n° 6; — 8° la *membrane limitante externe*, traversée par le système des cellules des cônes et des bâtonnets; — 9° la *couche des cônes et des bâtonnets*, ou *membrane de Jacob*, formée de deux sortes d'éléments, en communication à travers les orifices de la membrane limitante externe, avec les éléments de la couche n° 7. Les *bâtonnets* sont des cylindres droits de 55 µ sur 2 µ, se terminant carrément vers l'intérieur, dans lesquels on distingue une partie interne granuleuse et une partie externe d'apparence homogène, mais dissociable par les réactifs histologiques en lamelles superposées généralement rosées. Les *cônes* sont en forme de bouteilles de 35 µ à 40 µ, élargis à leur base, qui se continue avec un grain de cône, amincis vers l'extérieur, comprenant un segment interne, ou corps du cône, large de 7 µ, et un segment externe, ou pointe du cône d'apparence homogène, décomposable par les réactifs histologiques en lamelles superposées incolores; — 10° la *couche des cellules pigmentaires*, qui envoient dans la couche n° 9 des digitations, ou traînées, recouvrant l'extrémité des bâtonnets.

Ces diverses couches sont formées d'un enchevêtrement d'éléments nerveux ou sensitifs, et d'éléments conjonctifs ou de soutien. L'élément conjonctif est représenté par la *fibre radiée de Müller*, longue cellule qui s'étend de la limitante interne à la limitante externe, ces deux membranes étant constituées par des épaississements cuticulaires de cette fibre radiée. Son noyau situé dans la couche n° 5, est représenté par les éléments en apparence nus de cette couche. Ces cellules sont hérissées de prolongements qui, s'enchevêtrant avec ceux des cellules voisines, constituent une véritable charpente conjonctive. — Les éléments nerveux sont au nombre de trois : 1° les *cellules visuelles* représentées par des éléments que nous avons séparés dans notre description : grains de cônes et cônes, grains de bâtonnets et bâtonnets, et qui constituent, en réalité, un élément unique, dans lequel on peut distinguer un corps cellulaire contenu dans la couche n° 7, et deux prolongements, un externe (cône ou bâtonnet), qui sort par les trous de la limitante externe, l'autre interne, se dirigeant vers la couche n° 6, où il se termine par un pied étalé, portant quelques ramifications (cône), ou par une boule, sans ramifications (bâtonnet); — 2° les cellules qu'on peut appeler *neurones sensitifs périphériques*, représentées par les cellules à gros noyau entouré de protoplasma, de la couche n° 5, avec un prolongement externe, se terminant dans la couche n° 6, autour des terminaisons des cellules visuelles, et un prolongement interne qui va se ramifier dans la couche n° 4; — 3° les cellules qu'on peut appeler *neurones sensitifs centraux*, cellules multipolaires, qui, par leurs prolongements protoplasmiques, se terminent dans la couche n° 4, au contact des prolongements des neurones sensitifs périphériques, et par leurs prolongements cylindre-axiles se continuent avec une fibre du nerf optique. En résumé, nous trouvons dans la rétine trois couches d'éléments nerveux, séparées par deux zones d'articulations [1].

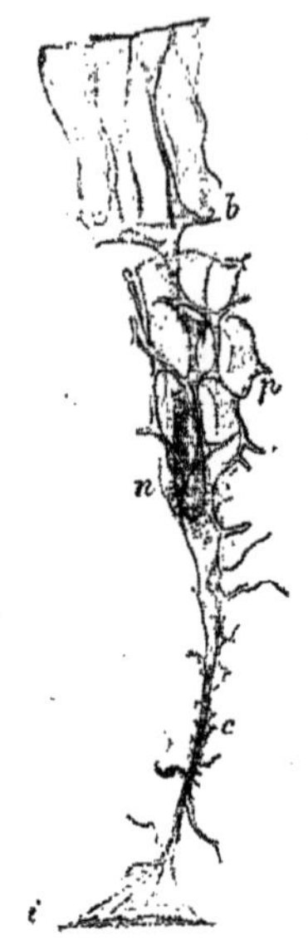

Fig. 314. — Fibre de Müller.

*e*, bord cuticulaire, formant la limitante externe. La portion comprise entre *e* et *b* correspond aux grains de cônes et de bâtonnets, ou cellules visuelles : *p*, expansions membraneuses, au niveau de la couche granuleuse interne : *c*, portion correspondant à la couche granulée interne, et aux couches sous-jacentes (jusqu'à celle des fibres du nerf optique); *i*, pied de la cellule, correspondant à la limitante interne : *n*, noyau de la cellule (Ranvier).

1. Signalons incidemment l'existence de cellules anastomotiques, établis-

La constitution de la rétine n'est pas la même dans toutes ses parties. On distingue en particulier deux points remarquables, la *papille* et la *tache jaune*. Si on projette les éléments oculaires sur un plan de front, la projection de la papille est un cercle tangent aux traces des plans diamétraux horizontal et antéro-postérieur de l'œil, dans l'angle inféro-interne formé par ces deux traces; la projection de la tache jaune est une ellipse dont le centre est situé à 3 mm. 5 en dehors de la trace du plan diamétral antéro-postérieur, et sur la trace du plan diamétral horizontal. Au niveau de la papille, il n'existe aucun élément autre que les fibres du nerf optique; la choroïde manquant à ce niveau, la papille parait nacrée. Au niveau de la tache jaune, la rétine présente une excavation; les fibres du nerf optique s'arrêtent au pourtour de cette excavation, dans laquelle les sept premières couches de la rétine se réduisent à presque rien; on n'y trouve guère que des bâtonnets vers le bord, que des cônes au centre. A mesure qu'on s'éloigne de cette tache jaune, pour se diriger vers le pourtour de la rétine, les éléments nerveux disparaissent progressivement au profit des éléments conjonctifs; dans la région ciliaire de la rétine, il n'y a plus d'éléments nerveux.

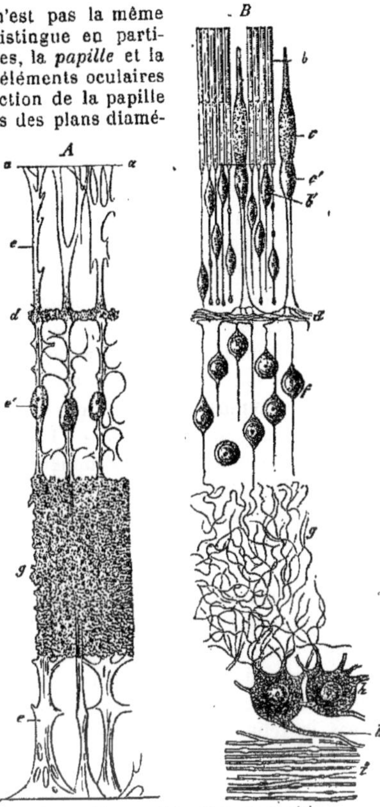

Fig. 315. — Coupe schématique de la rétine.

En A. Ses éléments de soutien. — *a*. Membrane limitante externe; *e*, fibres de Müller avec leurs noyaux ($e'$); *d*, manière dont les prolongements latéraux de cette fibre prennent part à la formation de la couche granulée externe; *g*, mêmes dispositions pour la couche granulée interne; *l*, membrane limitante externe.

En B. Les éléments nerveux et sensoriels de la rétine. — *b*, bâtonnet; *c*, cône; $b'$, graine de bâtonnet; $c'$, grain de cône; *d*, couche granuleuse externe; *f*, couche granuleuse interne; *g*, couche granulée interne; *h*, couche des cellules nerveuses; $h'$, prolongements cylindre-axiles de ces cellules, allant former la couche des fibres nerveuses (*i*).

sant des communications, les unes entre les prolongements issus des cellules visuelles dans la couche n° 6, les autres entre les prolongements issus des neurones sensitifs centraux dans la couche n° 4.

*La partie sensible de l'œil est la rétine*; en effet : 1° la rétine est la seule partie de l'œil qui renferme des éléments nerveux et sensoriels spéciaux; 2° l'image réelle des objets extérieurs se fait sur la rétine.

Dans la rétine, les éléments impressionnables par la lumière sont les *cônes* et les *bâtonnets*; en effet : 1° les cônes et les bâtonnets sont la partie terminale de l'appareil nerveux rétinien; or, dans tout organe des sens, l'impression se fait à la périphérie de l'appareil nerveux; — 2° la papille n'est pas impressionnée par la lumière; la tache jaune est la partie la plus sensible de l'œil; or, la papille ne contient ni cônes, ni bâtonnets; la tache jaune ne contient que des cônes et des bâtonnets; — 3° en éclairant un œil de façon que les rayons tombent sur la rétine parallèlement, les vaisseaux rétiniens sont vus par cet œil comme une ombre; or, ces vaisseaux sont contenus dans les couches internes de la rétine, jusques et y compris la couche granuleuse interne; donc la partie impressionnable est en dehors. — La disposition de la rétine est pour nous surprendre, car la lumière doit traverser (excepté au niveau de la tache jaune) toutes les couches de la rétine pour arriver aux parties sensibles.

*L'excitant normal de la rétine est la lumière*; l'œil est disposé de façon à éliminer les autres excitants : les milieux de l'œil sont opaques aux radiations calorifiques; l'orbite protège l'œil contre les actions mécaniques. Toutefois, on peut, par un coup, ou par une pression exercée sur l'œil, provoquer des sensations lumineuses, faire apparaître dans le champ visuel des *phosphènes*. — Il est d'ailleurs probable qu'en agissant ainsi on excite le nerf optique et non pas la rétine. Si on excite le nerf optique mécaniquement (section ou pression), électriquement, ou chimiquement, on provoque des sensations lumineuses.

*L'excitabilité des diverses régions de la rétine* n'est pas la même. On distingue trois régions : 1° *la papille* (punctum cæcum), inexcitable; 2° *la tache jaune* (macula lutea), point de fixation, excitable au maximum; 3° *le reste de la rétine*, dont l'excitabilité diminue à partir de la tache jaune jusqu'au voisinage de l'équateur de front, où elle est nulle.

On peut se rendre facilement compte de l'existence d'une lacune du champ visuel monoculaire, correspondant à la papille. Si, avec l'œil droit, on fixe le point A de la fig. 316, l'œil étant à 30 centimètres et sur la direction de la perpendiculaire en A au plan du papier, la tache T n'est pas vue, bien que le cadre de la figure soit vu dans toute son étendue. — Si, avec l'ophtalmoscope, on projette sur la papille seule l'image d'une flamme, le sujet ne voit pas cette flamme. Le diamètre de la papille est de 1 mm. 8, ce qui correspond, dans le champ visuel, à un cône ayant 6° d'angle au sommet : à 2 mètres de distance, une tête humaine peut n'être plus vue (expérience du décapité). La tache jaune est à 7 millimètres de la papille, ce qui correspond à une distance angulaire de 12° environ. La lacune du champ visuel monoculaire est donc sur une ligne faisant un angle de 12° avec l'axe de fixation.

Normalement, nous n'avons conscience de cette lacune ni dans la vision binoculaire, ni dans la vision monoculaire. Dans la vision binoculaire, la lacune n'existe plus, parce que la lacune d'un champ visuel

Fig. 316.

ne coïncide pas avec celle de l'autre champ visuel. Dans la vision monoculaire, plusieurs causes nous empêchent d'en avoir conscience : la lacune est dans le champ vision indistincte; or, nous ne fixons généralement notre attention que sur le champ de vision distincte; — d'ailleurs, dans nos sensations, il y a un élément psychologique, un jugement, une interprétation des impressions physiologiques, dans laquelle nous faisons, pour ainsi dire, abstraction de la lacune. Quant à prétendre, comme on l'a fait, que nous devrions voir une tache noire correspondant à cette lacune, c'est oublier qu'il y a une différence absolue entre la sensation de noir et l'absence de sensation.

La tache jaune est le point où se font les images dans la vision distincte : elle a 2 millimètres de diamètre horizontal et 0 mm. 8 de diamètre vertical, ce qui correspond environ à des distances angulaires de 4° et 2°. L'excavation centrale a un diamètre de 0 mm. 2, ce qui correspond à la distance angulaire très petite de 0°,4, soit 24'.

— A la question de l'excitabilité rétinienne se rattache en partie la question de *l'acuité visuelle* (faculté de distinguer, comme sensations distinctes, deux sensations résultant de deux impressions distinctes, en deux points rétiniens voisins). L'acuité visuelle se mesure par l'angle visuel minimum sous lequel deux objets (deux étoiles, p. ex.) distincts sont vu isolés. En supposant la mise au point parfaite, l'acuité est fonction rétinienne : en général, deux points situés à une distance angulaire de 1' sont vus isolés, mais certaines personnes, dont l'acuité visuelle est excellente, voient encore isolés des points dont la distance angulaire est de 30″; quand deux points, situés a une distance angulaire de 1′, ne sont pas vus isolément, l'acuité visuelle est inférieure à la normale. L'angle visuel de 30″ correspond, sur la rétine, à environ 4 μ, c'est-à-dire au diamètre d'une terminaison de cône. On peut donc admettre que, normalement, sont vus isolés les points dont l'image rétinienne se fait sur deux éléments sensibles distincts. L'acuité visuelle n'a cette valeur que dans la partie de la rétine servant à la vision distincte; elle est infiniment moindre dans le reste de la rétine.

— On appelle *champ visuel* l'ensemble des points vus par un œil immobile. Ce champ comprend à peu près tout l'hémisphère de l'espace situé au-devant de nous; il est un peu réduit, en dedans et en haut, par les bords du nez et de l'arcade sourcilière.

On peut le représenter, soit par un cône ayant pour sommet le centre du système dioptrique oculaire et pour directrice la limite de la zone rétinienne, sur laquelle se font les images engendrant des sensations visuelles; soit par la trace de ce cône sur une sphère ayant pour centre le centre du système dioptrique de l'œil. Dans la pratique, on projette cette sphère et la trace du cône sur un plan de front. On obtient ainsi un graphique représentatif du champ visuel.

Le champ visuel présente des rétrécissements, ou des lacunes, dans certains cas pathologiques. On a noté l'hémiopie (suppression d'un demi-champ visuel, droit ou gauche), dans certains cas de lésions corticales, hémisphériques, occipitales, ou d'altérations d'une bandelette optique, ou dans certains cas d'hystérie; on a noté le rétrécissement du champ visuel, plus ou moins accentué, dans certains cas d'hystérie : on a noté des lacunes du champ visuel dans certains cas de lésions restreintes de l'écorce occipitale (scotome central, scotome périphérique, scotomes divers).

— *Les éléments de la membrane de Jacob, cônes et bâtonnets, subissent certaines modifications remarquables sous l'influence de la lumière.*

Si on enlève, dans l'obscurité, ou à la lumière du sodium, l'œil d'une grenouille ou d'un lapin préalablement conservés à l'obscurité, on constate que la rétine (il convient, pour le voir nettement, d'arracher la couche périphérique des cellules pigmentaires) est rose. Si, étalant cette rétine rose, on l'expose à la lumière directe, ou diffuse, on la voit progressivement pâlir et devenir tout à fait blanche, en un temps plus ou moins long (de 10 sec., à la lumière solaire, à 30 sec. et plus à la lumière diffuse) selon l'éclairement. Si on enlève, dans l'obscurité, la rétine d'un animal préalablement exposé à la lumière, on la trouve absolument blanche. Ces rétines blanches ou blanchies à la lumière, redeviennent roses à l'obscurité, même dans l'œil séparé de l'organisme, même dans la rétine isolée et étalée, pourvu que la couche pigmentaire de la rétine n'ait pas été enlevée (elles restent blanches dans les parties où cette couche a été arrachée). Si on maintient, en face d'une fenêtre vivement éclairée, l'œil d'un animal (dont la pupille a été dilatée par l'atropine) préalablement maintenu à l'obscurité, et si on le sacrifie, la rétine étalée dans une chambre obscure présente une image de la fenêtre, les parties non transparentes de la fenêtre étant rouges, les parties transparentes étant blanches; c'est ce qu'on appelle un *optogramme*. On peut fixer, pour un temps assez long, cet optogramme, en plongeant la rétine dans une solution d'alun à 4 p. 100.

On constate que la coloration rose est localisée dans le segment externe des seuls bâtonnets. On peut en extraire le pigment, au moyen d'une solution aqueuse à 2 1/2 p. 100 de sels biliaires: on obtient une liqueur rose qui blanchit à la lumière, sans se régénérer à l'obscurité. Cette substance est connue sous le nom de *pourpre rétinien*, *érythropsine* ou *rhodopsine*.

Doit-on faire jouer aux transformations du pourpre rétinien un rôle dans l'impression visuelle? Ce n'est pas certain. En effet : 1° le pourpre rétinien n'existe que dans les bâtonnets, les cônes n'en contiennent pas; or, il n'y a que des cônes au point de fixation; 2° le pourpre rétinien n'existe pas chez tous les animaux; il manque chez de nombreux oiseaux (poule, pigeon, par exemple), chez certains reptiles (caméléon, par exemple) et chez quelques mammifères nocturnes (chauve-souris, par exemple), 3° un animal voit, alors que son pourpre rétinien a disparu sous l'influence de la lumière.

Mais il est possible que le pourpre rétinien ne soit que l'une des substances contenues dans la membrane de Jacob, et que nous reconnaissons grâce à sa coloration et à sa décoloration; il est possible qu'il existe d'autres substances analogues, incolores, mais pourtant modifiables par la lumière. Ce n'est là qu'une hypothèse, mais elle n'est pas invraisemblable. En effet : 1° le pourpre rétinien n'est pas identique dans toutes les espèces, où il existe : le pourpre rétinien des mammifères, des oiseaux et des amphibiens est rose, il présente une bande d'absorption dans le vert; celui des poissons est plus violet, il présente une bande d'absorption dans le jaune vert : 2° si, sur des yeux d'animaux à sang froid, durcis pour l'examen histologique, on pratique des colorations au moyen de l'éosine ou de la fuchsine acide, on constate que des globules ovoïdes contenus dans les cônes fixent la couleur si l'œil provient d'un animal conservé quelques heures à l'obscurité et si toutes les préparations ont été faites à l'obscurité; tandis qu'ils restent incolores si la rétine a été ensoleillée.

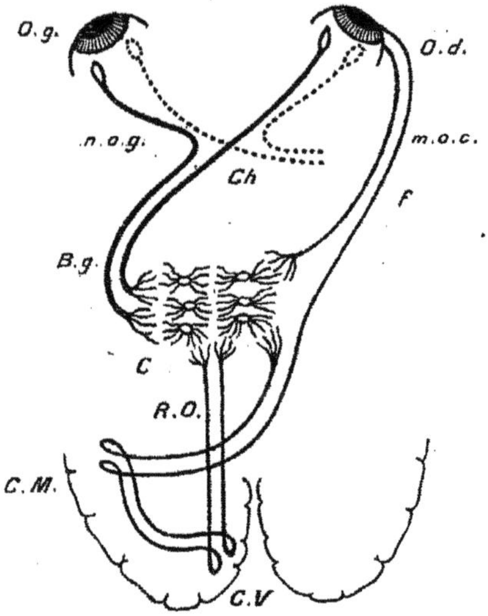

Fig. 317. — Nerfs optiques. — Réflexes iridiens d'après Grasset.

O.*g* et O.*d*., œil gauche et œil droit; *Ch*., chiasma; B.*g*., bandelette optique gauche ou nerf hémioptique gauche; C., centres réflexes optiques; R.o., radiations optiques; C.V., centres psycho-sensoriels ou centres visuels; C.M., centres moteurs de l'iris et des paupières; *f*., nerf facial; *m.o.c*., nerf moteur oculaire commun.

Sous l'influence de la lumière, l'article externe des cônes se raccourcit; il s'allonge à l'obscurité (cet effet se produit, même dans l'œil préservé de l'action de la lumière, quand l'autre œil est vivement éclairé; il ne résulte donc pas de l'action directe de la lumière sur les cônes). Enfin, sous l'influence de la lumière, on voit les granulations pigmentaires des cellules pigmentaires de la couche externe de la rétine descendre vers la membrane limitante externe et l'atteindre quand l'éclairement est vif; dans l'obscurité, ces granulations remontent dans le corps de la cellule.

— Les fibres des nerfs optiques, dont les corps de neurones sont dans la rétine, se dirigent vers le chiasma : là se produit un entre-croisement total ou partiel, selon les espèces considérées : il est total, chez les oiseaux; il est partiel, chez l'homme, le chien, le rat. Les bandelettes optiques [1], qui semblent continuer en arrière les nerfs

1. Les cliniciens désignent parfois les bandelettes optiques sous le nom de *nerfs hémioptiques* droit et gauche; et cette dénomination est parfaitement jus-

optiques, sont formées, chez l'homme et les animaux à chiasma incomplet, de fibres provenant du nerf optique du même côté et de fibres provenant du nerf optique du côté opposé. La destruction d'une bandelette optique (droite, p. ex.), chez l'homme, produit une hémianopsie vraie : le champ visuel des deux yeux est supprimé du côté opposé à la lésion (hémianopsie gauche); donc, la bandelette considérée contient les fibres issues des deux demi-rétines du même côté (droit, par ex.). La section d'une bandelette optique, chez le chien, produit des phénomènes analogues; toutefois l'entre-croisement est moins complet : il ne correspond qu'au quart interne de la rétine; les fibres issues des trois quarts externes ne sont pas entre-croisées; il y a hémianopsie (à condition de ne pas donner au mot un sens trop rigoureusement étymologique). La section sagittale du chiasma produit, chez le chien, dans chaque œil, la suppression du quart externe du champ visuel, car elle intéresse les fibres issues du quart interne de chaque rétine. On peut suivre les fibres des bandelettes optiques (grâce aux dégénérescences, consécutives à la section des nerfs optiques, où à l'énucléation oculaire [1]), et on les voit contourner les pédoncules cérébraux, pour se mettre en rapport avec les tubercules quadrijumaux antérieurs, le corps grenouillé externe, la couche optique et la substance grise qui recouvre le troisième ventricule; on ne les suit pas au delà. Les impressions sont reprises à ce niveau par d'autres neurones, dont les uns, neurones des tubercules quadrijumeaux et des corps genouillés externes, les ramènent à la périphérie pour parfaire des réflexes; dont les autres, neurones des pulvinars et des corps genouillés externes, les conduisent, par leurs cylindres-axes (radiations optiques), en traversant la partie postérieure de la branche postérieure de la capsule interne et en longeant la face interne des ventricules occipitaux, jusqu'à la sphère visuelle, qui, chez l'homme, occupe, à la face interne du lobe occipital, la région de la scissure calcarine.

Le nerf optique est une voie centripète de réflexes : son excitation, physiologique ou expérimentale, détermine un rétrécissement pupillaire (réflexion par le nerf moteur oculaire commun), une occlusion des paupières (reflexion par le nerf facial), et une sécrétion des larmes (réflexion par le nerf lacrymal, branche du nerf trijumeau), etc.

## 6. *Les conditions de la sensation.*

Une vibration lumineuse, agissant sur la rétine, détermine une sensation lumineuse, si elle remplit trois conditions : 1° avoir une certaine *longueur d'onde*; 2° avoir une certaine *durée*; 3° avoir une certaine *intensité*.

tifiée puisque les fibres provenant des moitiés gauches des deux rétines sont toutes contenues dans la bandelette optique gauche et inversement.

1. Après double section des nerfs optiques, toutes les fibres des bandelettes optiques ne dégénèrent pas; ces bandelettes contiennent donc des fibres anastomotiques, non issues des rétines.

On ne perçoit de sensation lumineuse que pour les vibrations dont la longueur d'onde est comprise entre 0 mm. 00080 (derniers rayons rouges visibles) et 0 mm. 00038 (derniers rayons violets visibles). Les rayons infra-rouges n'impressionnent pas la rétine, bien qu'ils atteignent la rétine, n'étant que partiellement absorbés par les milieux de l'œil. Les rayons ultra-violets, au contraire, sont en totalité absorbés par les milieux de l'œil et plus spécialement par le cristallin; s'ils atteignaient la rétine, ils l'impressionneraient; on en a pour preuve la sensation lumineuse perçue par les yeux sans cristallin, quand on y fait arriver un faisceau de rayons ultra-violets. — La durée de l'impression lumineuse ne doit pas être infiniment petite, pour produire une sensation; la durée minima varie d'ailleurs avec l'intensité de la lumière; si on voit un éclair, dont la durée ne dépasse pas 0 sec. 000001, on ne voit pas des lumières faibles de même durée. La sensation augmente d'intensité avec la durée de l'impression, jusqu'à ce que cette durée atteigne 0 sec. 05. — Enfin la lumière doit avoir une certaine intensité, extrêmement faible d'ailleurs, car on perçoit encore une lueur qui ne correspond qu'à 0,000001 de l'éclairement moyen du jour moyen, cette intensité appréciable variant d'ailleurs selon les conditions physiologiques.

Si on produit un phénomène lumineux extrêmement court (étincelle électrique, par exemple), la sensation lumineuse dure plus longtemps que le phénomène et elle présente, pendant sa durée, des variations d'intensité : l'étincelle semble d'abord augmenter d'éclat, jusqu'à un certain maximum, puis elle diminue et disparaît.

Il est impossible de dire si cette persistance de la sensation, qu'on a appelée, peut-être imprudemment, *persistance des impressions rétiniennes*, a sa cause dans le phénomène physiologique rétinien, ou dans le phénomène physiologique cortical, ou dans le phénomène psychologique de la sensation.

On doit rapporter à cette persistance des impressions rétiniennes divers phénomènes de physiologie amusante : le cercle de feu tracé par un charbon incandescent, etc. On peut analyser ces phénomènes, au moyen de disques rotatifs, sur lesquels on a tracé des secteurs alternativement blancs et noirs. Si, devant un tel disque tournant, on a disposé un écran percé d'une fente, à travers laquelle on regarde, on voit alternativement blanc et noir quand la rotation est lente; si la rotation s'accélère, la sensation produite par le secteur blanc persiste encore pendant une partie du temps de passage du secteur noir, et on voit blanc plus longtemps qu'on ne voit noir; si la rotation s'accélère encore, la sensation blanche persiste pendant toute la durée du passage du secteur noir; il y a seulement diminution de l'intensité de la sensation blanche pendant le passage du secteur noir (papillotement); enfin, si la rotation est très rapide, la sensation blanche est continue et constante. La vitesse de rotation d'un même disque, pour laquelle la sensation devient constante, est d'autant plus petite que l'éclairement du disque est plus grand : la persistance des impressions rétiniennes est donc d'autant plus grande, que ces impressions sont plus intenses. Disons, pour fixer les idées approximativement, que la durée de l'impression rétinienne est d'environ 0 sec. 33 pour une impression extrêmement courte, correspondant à un éclairement de jour moyen.

A ce groupe de phénomènes se rattache le phénomène des *images consécutives positives*, qui se produit quand une lumière vive a impressionné la rétine pendant quelque temps. Si on fixe une lumière de lampe et si on place vivement la main entre les yeux et la lampe, on voit la lumière pendant quelques instants. Si on regarde une fenêtre éclairée, puis un écran noir, on voit encore, pendant quelques instants, l'image de la fenêtre projetée sur l'écran. — En général, il se produit. dans ces conditions, le phénomène des *images consécutives négatives* : si, après avoir regardé pendant assez longtemps une fenêtre très vivement éclairée, on regarde un écran faiblement éclairé, on voit, pendant quelques instants, l'image intervertie de la fenêtre, les parties éclairées paraissant obscures, les parties obscures paraissant claires. Ce n'est pas là un phénomène de persistance des impressions rétiniennes, mais un phénomène de fatigue rétinienne, les parties de la rétine impressionnées par une vive lumière, ne possédant plus au même degré que les autres parties la faculté de percevoir la lumière émise par l'écran faiblement éclairé.

Si on regarde deux cercles, ou deux carrés de mêmes dimensions, l'un noir sur fond blanc, l'autre blanc sur fond noir, le cercle ou le carré blanc paraît plus grand que le noir. C'est un phénomène d'*irradiation*. On a prétendu que ce phénomène est la conséquence d'une accommodation imparfaite, les points situés sur le bord de la figure blanche, se projetant sur la rétine en cercles, empiéteraient sur le noir. C'est là une hypothèse, purement et simplement. Il est tout aussi vraisemblable que l'accommodation soit parfaite et que l'impression se produise dans la rétine, non seulement dans la partie recouverte par l'image, mais encore dans les parties immédiatement voisines : n'avons-nous pas signalé l'existence de cellules anastomotiques, situées en avant des cellules de cônes et de bâtonnets, et les faisant communiquer entre elles. Enfin, rien ne prouve que l'irradiation soit un phénomène rétinien et non un phénomène cérébral. Abstenons-nous donc, prudemment, de toute interprétation.

Quand deux objets, l'un fortement, l'autre faiblement éclairé, sont juxtaposés, le premier paraît plus éclairé que s'il était seul, le second moins éclairé. C'est là un phénomène de *contraste simultané*, dont il n'est pas possible d'indiquer la cause. Est-il rétinien, cérébral, ou psychique? On l'ignore.

## 7. *Les sensations de couleurs.*

Pour qu'une vibration de l'éther produise une sensation lumineuse, il faut qu'elle ait une certaine longueur d'onde (donc une certaine vitesse de vibration). On a prétendu que les vibrations non contenues dans l'échelle de visibilité sont absorbées par les milieux réfringents de l'œil : on a vérifié cette absorption, mais une absorption partielle pour les radiations infra-rouges. Si donc nous ne voyons pas les radiations infra-rouges, c'est que la rétine n'est pas impressionnée par elle.

Entre les limites de visibilité, toutes les radiations ne produisent pas les mêmes sensations. Le prisme permet de dissocier la lumière blanche en une infinité de radiations de longueurs d'onde différentes. L'œil divise cette infinité de radiations en plusieurs catégories : on a coutume d'en considérer sept : rouge, orangé, jaune, vert, bleu, indigo et violet[1]. L'œil, appareil moins sensible que le prisme, ne sépare pas toutes les radiations simples; il n'en fait qu'un nombre limité de groupes.

La lumière solaire est formée d'un nombre infini de *radiations de longueurs d'onde différentes*, au point de vue objectif; au point de vue subjectif, elle est formée d'un certains nombre de *couleurs*.

Les radiations isolées par le prisme, *radiations simples* ou *couleurs simples*, produisent des *sensations colorées simples*.

La plupart de nos sensations colorées sont *composées* : elles correspondent à plusieurs radiations lumineuses simples, que le prisme peut dissocier, mais que l'œil ne distingue pas.

Le mélange de couleurs simples donne des sensation colorées, qu'on peut grouper en deux classes : les unes sont de même nature que les sensations produites par les radiations simples (bleues, vertes, etc.); — les autres ont des caractères propres qui les distinguent des radiations simples (blanc, pourpre, etc.).

Quand, en mélangeant deux couleurs spectrales simples, on obtient une sensation blanche, on dit que les couleurs sont *complémentaires*; tels sont les groupes suivants : rouge et bleu ver-

1. On pourrait en distinguer un plus grand nombre, car l'œil voit plusieurs verts, plusieurs rouges, dans le spectre : toutefois, entre ces différents verts et rouges, les différences sont moindres qu'entre un rouge et un jaune.

dâtre ; orangé et bleu cyanique ; jaune et indigo ; jaune verdâtre et violet. Le vert n'a pas de couleur complémentaire simple, mais on peut lui trouver une couleur complémentaire composée, le pourpre, résultant du mélange du rouge et du violet.

On distingue trois qualités des sensations colorées : le ton, la saturation, l'intensité. — Le ton, correspondant à la nature de la sensation colorée, dépend de la longueur d'onde (équivalent à la hauteur du son). Une sensation rouge et une sensation bleue sont des sensations de tons différents ; deux sensations rouges, alors même qu'elles sont produites par des radiations de longueurs d'onde différentes, sont des sensations de même ton. — La *saturation* d'une couleur correspond à sa pureté ; elle dépend de la quantité plus ou moins grande de lumière blanche qu'elle contient. Une couleur est saturée, quand elle ne contient pas de lumière blanche : les couleurs spectrales et le pourpre sont saturés. En ajoutant à ces différentes couleurs saturées, du blanc en quantité convenable, on peut dégrader le ton et obtenir progressivement tous les degrés de saturation. Une couleur est *pâle* quand elle contient beaucoup de blanc, donc quand elle est peu saturée. — L'*intensité* d'une couleur dépend de l'amplitude des vibrations lumineuses[1]. Une couleur intense est dite *claire* ou *lumineuse* ; une couleur peu intense est dite *sombre*. Dans le langage, on doit opposer les expressions clair et sombre, quand il s'agit d'intensité, et les expressions pâle et saturé, quand il s'agit de pureté.

Le mélange de deux couleurs spectrales non complémentaires ne donne généralement pas de sensation nouvelle (une seule exception doit être notée, le pourpre) ; elles donnent des sensations de même ton que les couleurs simples, mais moins saturées, donc équivalentes à des sensations produites par un mélange d'une couleur simple et de blanc. Les couleurs spectrales et le pourpre sont, pour ces raisons, appelés *couleurs fondamentales*.

Le mélange de plus de deux couleurs ne donne pas de sensations nouvelles. On peut, en mélangeant en quantités convenables trois couleurs suffisamment éloignées dans le spectre, obtenir (ce qui n'est pas possible avec deux couleurs) toutes les couleurs possibles, mais aucune des couleurs ainsi obtenues n'est saturée. L'œil ne décompose pas, comme le prisme, une couleur composée

1. Des différences d'intensité peuvent produire des sensations qualitativement différentes : telles sont les sensations des blancs, des gris et des noirs, qui correspondent à de simples différences d'intensité.

en ses constituants : une même sensation colorée peut correspondre à des mélanges de radiations différentes, en proportions différentes.

Le champ visuel des diverses couleurs n'a pas la même étendue. A la périphérie du champ visuel, les objets sont vus, sans qu'on en perçoive la couleur, ce n'est qu'en rapprochant l'objet de l'axe de fixation, que sa couleur est perçue. En déplaçant l'objet coloré, depuis les limites du champ visuel jusqu'à son centre, et en déterminant la position pour laquelle la couleur est perçue, on a établi que le champ visuel diminue du blanc au bleu, au rouge et au vert. Il est difficile de donner des nombres, car les champs visuels, pour une même couleur, sont d'autant plus étendus que la couleur est plus intense : le tableau suivant ne représente donc que des indications approximatives.

| | Blanc. | Bleu. | Rouge. | Vert. |
|---|---|---|---|---|
| En dehors. . . . . . . . . . | 70°-88° | 65° | 60° | 40° |
| En dedans. . . . . . . . . . | 50 -60 | 60 | 50 | 40 |
| En haut. . . . . . . . . . . | 45 -55 | 45 | 40 | 32 |
| En bas . . . . . . . . . . . | 65 -70 | 60 | 50 | 35 |

Plusieurs hypothèses ont été proposées, pour expliquer les sensations colorées. Telles sont :

*Théorie de Young-Helmholtz.* — La rétine contient trois sortes d'éléments, respectivement excitables plus particulièrement, mais non exclusivement, par les rayons rouges, verts et violets. Chaque couleur spectrale excite tous les éléments, mais avec une intensité maxima pour l'un d'eux ou pour deux d'entre eux. Les rayons rouges excitent énergiquement les éléments n° 1 et faiblement les éléments n° 2 et n° 3; il en résulte la sensation rouge. Les rayons jaunes excitent fortement les éléments n° 1 et n° 2, et faiblement les éléments n° 3; il en résulte la sensation jaune, etc. La lumière blanche excite fortement tous les éléments; il en résulte la sensation blanche. — Une couleur excitant les trois éléments peut être considérée comme formée : de blanc, qui excite les trois éléments avec la même intensité, et d'une couleur surajoutée, excitant seulement deux éléments; il y a sensation de couleur non saturée.

*Théorie d'Hering.* — La sensation visuelle est le résultat de modifications chimiques rétiniennes : la rétine renferme trois substances distinctes, qui se détruisent, ou qui se forment, sous l'influence des diverses radiations colorées. L'une de ces substances se détruit sous l'influence de la lumière blanche, et se forme en l'absence de lumière : à son assimilation correspond la sensation de noir; à sa désassimilation, la sensation de blanc; toute la gamme des blancs, gris et noirs, correspondant à des phénomènes concomitants d'assimilation et de désassimilation, en proportions variables. Des deux autres substances, l'une se détruirait par le rouge, et se formerait par le vert; l'autre se détruirait par le jaune et se formerait par le bleu.

Il n'y a pas lieu de discuter ici ces théories; ce ne sont pas, d'ailleurs, des explications, mais simplement des hypothèses, permettant uniquement de cataloguer les sensations colorées.

Certaines personnes ne distinguent que des différences d'intensité entre deux couleurs, qui, pour la majorité des hommes, présentent des différences de tons : c'est ce qu'on appelle la *cécité des couleurs*, ou *dyschromatopsie*. Ce défaut passe souvent inaperçu, car les sujets désignent par deux noms différents des couleurs qui ne diffèrent pour eux que par leur intensité; — on le met en évidence, soit en faisant examiner au sujet des radiations spectrales pures, non accompagnées des radiations voisines, soit en lui faisant trier un tas d'écheveaux de soies de couleurs et de teintes différentes.

On a signalé, exceptionnellement, des cas de cécité totale des couleurs, ou *achromatopsie* : le spectre ne présente plus de couleurs, mais seulement un maximum d'éclairement au niveau du jaune. Pour de tels sujets, le monde n'est pas une peinture, c'est une phothographie.

Le plus souvent, il y a cécité partielle des couleurs et on en distingue deux catégories principales : la cécité pour le bleu-jaune. et la cécité pour le rouge-vert. — Dans le cas de cécité pour le bleu-jaune, le spectre solaire est dichromatique, formé uniquement de rouge et de vert, l'extrémité violette est généralement supprimée : on dit encore qu'il y a *érythrochloropie*. — Dans le cas de cécité pour le rouge-vert, le spectre solaire est dichromatique, formé uniquement de jaune et de bleu. On a distingué deux formes de la cécité pour le rouge-vert : 1° la cécité pour le vert (*xanthocyanopie*), ou cécité pour le rouge-vert, à spectre non raccourci : il y a confusion du vert clair et du rouge foncé; dans le spectre, le jaune et le bleu s'accolent; 2° la cécité pour le rouge (*daltonisme* ou *anérythroblepsie*), ou cécité pour le rouge-vert, à spectre raccourci : le rouge spectral est incolore, le jaune s'accole au bleu.

On a observe des phénomènes de dyschromatopsie dans certaines névroses, dans certaines maladies du système nerveux et dans certaines intoxications; l'ingestion de santonine produit la cécité pour le violet : on voit tout jaune (après une phrase transitoire, dans laquelle on a vu tout violet).

Dans le champ visuel de l'œil normal, les couleurs ne sont pas vues à la périphérie, mais seulement dans la partie centrale : dans la partie moyenne, le bleu et le jaune sont vus, le rouge et le vert ne sont pas vus. Le champ visuel comprend donc trois zones : une centrale, dans laquelle toutes les couleurs sont vues; une périphérique, dans laquelle aucune couleur n'est vue (achromatopsie); une moyenne dans laquelle le bleu et le jaune seuls sont vus (dyschromatopsie, cécité pour le rouge-vert).

## 8. *Les mouvements de l'œil.*

*L'œil est mobile dans l'orbite.* Tous ses mouvements ont lieu autour d'un point fixe, dit *centre de rotation de l'œil*, situé, pour l'œil emmétrope, à environ 13 mm. 5 en arrière du sommet de la cornée, sur l'axe optique de l'œil.

Pour analyser ces mouvements, on peut imaginer que l'œil possède trois axes de rotation : 1° un axe antéro postérieur, ou axe visuel, passant par la tache jaune, le centre de rotation, le sommet de la cornée (*ligne du regard*); — 2° un axe transversal horizontal, perpendiculaire à la ligne du regard, au centre de rotation ; — 3° un axe vertical, perpendiculaire au plan des deux premiers, au centre de rotation.

On appelle *plan du regard*, le plan déterminé par la ligne du regard et la ligne qui unit les centres de rotation des deux yeux (*ligne de base*). L'observation montre que les deux plans du regard sont confondus : les deux lignes du regard sont parallèles, quand le sujet regarde à l'infini. Le plan médian de la tête, qui passe par le milieu de la ligne de base, coupe le plan du regard, suivant la ligne médiane du plan du regard.

La position d'un œil peut être définie par deux angles : l'angle ascensionnel du regard et l'angle de déplacement latéral. Supposons la ligne du regard, horizontale et parallèle à la ligne médiane du plan du regard (l'œil regardant l'infini en face). Si l'œil tourne autour de l'axe transversal, la ligne du regard est élevée ou abaissée d'un angle, appelé *angle ascensionnel du regard* (considéré comme positif quand la ligne du regard s'élève, comme négatif quand elle s'abaisse). Si l'œil (regardant l'infini en face) tourne autour de son axe vertical, la ligne du regard est déviée, à droite ou à gauche, d'un angle appelé *angle de déplacement latéral* (considéré comme positif quand la ligne du regard est déviée à droite, comme négatif quand elle est déviée à gauche). L'œil pouvant être amené dans une position quelconque, par deux mouvements de rotation autour de l'axe transversal et de l'axe vertical, sa position peut toujours être définie par les deux angles considérés.

L'œil peut se déplacer environ de 40° en dehors, de 45° en dedans, de 45° en haut et de 55° en bas, avec des variations individuelles.

Enfin, il se produit des mouvements de roue, quand l'œil tourne autour de son axe antéro-postérieur : ces mouvements se produisent quand le sujet incline la tête ; ils sont compensateurs de cette inclinaison. La position de l'œil ayant exécuté un mouvement de roue, est définie par son angle de rotation autour de l'axe antéro-postérieur.

On a coutume de distinguer trois positions de l'œil : — 1° les *positions primaires* : la ligne du regard est horizontale et parallèle à la ligne médiane du plan du regard ; — 2° les *positions secondaires* : positions de l'œil, quand la ligne du regard s'est élevée ou abaissée, tout en restant dans le plan sagittal de l'œil, ou quand elle est écartée à droite ou à gauche, tout en restant dans le plan horizontal ; — 3° les *positions tertiaires*, résultant de la combinaison des deux mouvements d'élévation et d'écartement.

Les mouvements des deux yeux sont toujours associés, de telle sorte que les deux lignes du regard se dirigent vers le point fixé. Aussi ne pouvons-nous jamais élever un œil et abaisser l'autre, et si nous pouvons parfois les faire converger (comme cela a lieu dans la vision proximale), nous ne pouvons jamais les faire diverger.

Ces mouvements sont produits par les contractions des *six muscles de l'œil* : quatre muscles droits et deux muscles obliques. Les muscles droits s'insèrent : en arrière, sur l'aponévrose orbitaire, vers le fond de l'orbite ; en avant, sur la sclérotique, dans l'hémisphère antérieur de l'œil, non loin du méridien transversal ; les droits interne et externe sur le méridien horizontal, les droits supérieur et inférieur sur le méridien vertical antéro-postérieur. Le grand oblique, après s'être réfléchi sur une poulie fibreuse, fixée à la partie supéro-interne du bord de l'orbite, s'insère sur la sclérotique, dans l'hémisphère postérieur de l'œil et en dehors; le petit oblique s'insère sur la paroi inférieure de l'orbite, et sur la sclérotique, dans l'hémisphère antérieur de l'œil et en dehors.

On considère, pour chaque muscle, son *plan de traction*, déterminé par le centre de rotation de l'œil et la ligne qui joint les deux insertions du muscle, et l'*axe de rotation*, autour duquel il entraîne le globe de l'œil; c'est la perpendiculaire au plan de traction, par le centre de rotation.

Pour les *muscles droits interne et externe*, le plan de traction est sensiblement confondu avec l'équateur horizontal de l'œil; l'axe de rotation est donc l'axe vertical de l'œil : ils attirent la cornée en dedans ou en dehors. — Pour les *muscles droits supérieur et inférieur*, le plan de traction est vertical, l'axe de rotation est horizontal et fait un angle d'environ 20° avec l'axe transversal de l'œil : ils attirent la cornée en haut et un peu en dedans (droit supérieur), ou en bas et un peu en dehors (droit inférieur). — Pour les *muscles obliques*, l'axe de rotation est horizontal, et fait un angle de 60° avec l'axe transversal de l'œil : le grand oblique attire la cornée en bas et en dehors; le petit oblique, en haut et en dehors.

Quand tous les muscles de l'œil sont au repos, la ligne du regard est horizontale; les deux lignes du regard se coupent en avant de l'œil à environ 40 centimètres, les yeux sont convergents.

Dans les mouvements de l'œil interviennent un, deux ou trois muscles. Le tableau suivant résume cette question :

| | Direction du regard. | Muscles actifs. |
|---|---|---|
| | — | — |
| 1 muscle | en dedans. . . . . . . | D. Int. |
| | en dehors. . . . . . . | D. E. |
| 2 muscles | en haut. . . . . . . . | D. S. — P. O. |
| | en bas . . . . . . . . | D. Inf. — G. O. |
| 3 muscles | en dedans et en haut . | D. Int. — D. S. — P. O. |
| | en dedans et en bas. . | D. Int. — D. Inf. — G. O. |
| | en dehors et en haut. . | D. E. — D. S. — P. O. |
| | en dehors et en bas . . | D. E. — D. Inf. — G. O. |

Ces muscles sont innervés : le droit interne, le droit supérieur, le droit inférieur et le petit optique, par le nerf moteur oculaire commun; — le grand oblique, par le nerf pathétique; — le droit externe, par le nerf moteur oculaire externe.

Les mouvements des yeux sont sous la dépendance d'un mécanisme nerveux complexe, grâce auquel des muscles divers, innervés par des nerfs différents, entrent en jeu avec une intensité différente, pour diriger les lignes du regard des deux yeux vers le point fixé. Ce mécanisme n'est pas soumis à la volonté, car si nous pouvons diriger le regard où il nous plaît, nous ne pouvons diriger les lignes du regard des deux yeux vers deux points différents. Le même mécanisme préside, en même temps, à l'accommodation cristallinienne et à la contraction pupillaire d'accommodation [1].

1. Les mouvements conjugués des yeux et plus particulièrement les mouvements à droite et à gauche sont généralement accompagnés de mouvements de

Le nerf *moteur oculaire commun* naît d'un noyau gris, situé sur le prolongement de la corne antérieure de la moelle, au-dessous de l'aqueduc de Sylvius; il préside aux mouvements de quatre des muscles de l'œil : droit supérieur, droit interne, droit inférieur, petit oblique; il donne des fibres au releveur de la paupière supérieure, au muscle ciliaire et au sphincter de la pupille. La paralysie complète de ce nerf a pour conséquences : 1° le prolapsus de la paupière supérieure dû à l'action tonique de l'orbiculaire des paupières (ptosis); 2° l'immobilité à peu près complète du globe de l'œil; 3° le strabisme en dehors et en bas par suite de la tonicité non compensée du muscle droit externe et du muscle grand oblique (avec diplopie consécutive); 4° la saillie, en avant, du globe de l'œil (par action du muscle grand oblique non compensée); 5° la dilatation pupillaire (mydriase); 6° l'incapacité pour la pupille de se contracter par la lumière; 7° l'impossibilité d'accommoder. — L'excitation de ce nerf produit les phénomènes inverses, notamment une élévation exagérée de la paupière supérieure (lagophtalmie spasmodique), etc.

Le nerf *pathétique* naît d'un noyau gris, situé sur le prolongement de la corne antérieure de la moelle, au niveau de l'aqueduc de Sylvius. Il innerve le muscle grand oblique. Sa paralysie influe légèrement sur les mouvements de l'œil, en dedans et en bas, et produit un léger strabisme en dehors et en haut.

Le nerf *moteur oculaire externe* naît, en avant du nerf facial, de la même colonne grise que les nerfs précédents; il innerve le muscle droit externe; sa paralysie produit le strabisme convergent (avec diplopie consécutive).

Quand on fixe un point avec les deux yeux, les deux images se font sur les taches jaunes : on ne voit qu'un objet, bien qu'il y ait deux images. Les taches jaunes qui possèdent cette propriété, que les images semblables qu'elles recueillent ne déterminent qu'une sensation, sont dites *points rétiniens identiques ou correspondants*. Il existe dans les deux rétines une infinité de points identiques deux à deux. Il suffit, pour les déterminer, de supposer qu'on porte l'œil droit sur l'œil gauche, en le déplaçant parallèlement à lui-même de façon que les méridiens horizontal et vertical antéro-postérieur des deux yeux soient superposés : dans cette position, les points identiques des deux rétines se recouvrent.

Supposons, en effet, que les yeux soient dans la position primaire (regardant l'infini en face), tous les points à l'infini sont vus simples; or, ces points font précisément leurs images respectives

rotation de la tête. Cette rotation est assurée par la contraction de deux groupes de muscles : 1° le splénius, le grand et le petit droits postérieurs de la tête, le grand oblique, qui font tourner la tête de leur côté; 2° le sterno-mastoïdien et le trapèze qui la font tourner du côté opposé. — Ces muscles reçoivent leur innervation des nerfs cervicaux et accessoirement, pour les derniers, du nerf spinal.

sur les points rétiniens qui se recouvrent dans les yeux disposés comme nous venons de le dire. — Si on fixe un point A (fig. 318) assez rapproché de l'œil, deux points voisins M et M' sont vus simples, comme le point A : la figure montre que leurs images se font sur deux points correspondants, définis comme nous venons de le faire.

Toutes les fois que les deux images se font en des points autres, il y a *diplopie*. Si, par exemple, on fixe un point O (fig. 319), il est vu simple; mais des points A et B, plus éloignés ou plus rap-

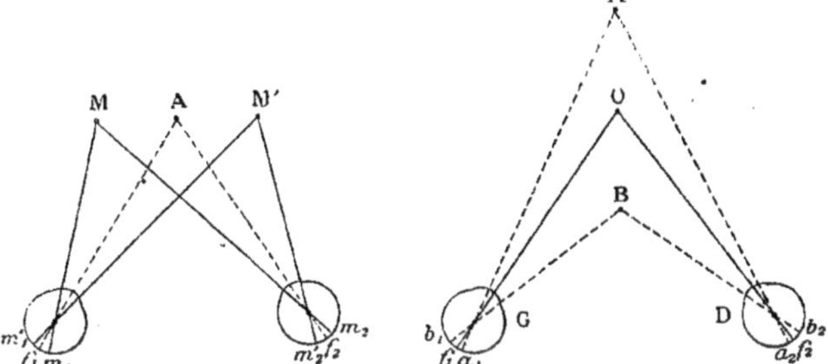


Fig. 318. — Points rétiniens correspondants.

Fig. 319. — Horoptère et diplopie.

prochés, sont vus doubles; c'est là un fait d'observation : leurs images se font en des points non correspondants, ainsi qu'il apparait clairement dans la figure. La diplopie est dite homonyme quand, des deux images vues, celle de droite correspond à l'œil droit, celle de gauche correspond à l'œil gauche; c'est le cas pour le point A; si, en effet, l'œil droit fixait A, une image qui se ferait en $a$, dans l'œil gauche, correspondrait à un point situé à gauche de A. La diplopie est croisée quand, des deux images vues, celle de droite correspond à l'œil gauche et inversement : c'est le cas pour le point B. Pratiquement, on place un écran devant un œil et on voit laquelle des deux images disparait.

On appelle *horoptère* l'ensemble des points de l'espace qui font leur image sur des points correspondants des deux rétines, dans une position déterminée des yeux. La forme de l'horoptère varie avec cette position; c'est là une question de géométrie que nous n'avons pas à développer. Dans la position primaire des yeux, l'horoptère est le plan vertical à l'infini. Dans la fixation d'un point peu éloigné, l'horoptère est un cylindre vertical, ayant pour trace, sur le plan horizontal, un cercle passant par les centres optiques des deux yeux et par le point visé.

Nous voyons la plupart des objets doubles, car l'horoptère est toujours très limité. Si nous n'avons pas conscience de cette diplopie, c'est que notre attention n'est normalement fixée que sur le point que nous regardons. Pratiquement, on ne parle de diplopie que dans le cas où l'image d'un objet se fait dans un œil sur la tache jaune, dans l'autre œil en dehors de la tache jaune. Ce sera, par exemple, le cas quand il y a paralysie ou contracture des muscles d'un œil, ou même d'un seul muscle (quand il y a strabisme).

Le *champ visuel binoculaire* est plus étendu que le champ visuel monoculaire, car le champ visuel de chaque œil est plus étendu en dehors qu'en dedans. Si les deux moitiés gauches rétiniennes sont paralysées, il y a suppression des demi-champs visuels droits : il y a donc hémianopsie (demi-cécité) droite, hémiopie (demi-vision) gauche.

Les sensations visuelles fournissent les éléments des *jugements visuels*, grâce auxquels nous apprécions la direction, la distance, les déplacements, les dimensions des objets.

---

## 9. *Les annexes.*

A l'œil, sont annexées les *paupières* et la *glande lacrymale*.

Les *paupières* sont closes par l'abaissement de la paupière supérieure, sous l'influence de la contraction du muscle orbiculaire des paupières, innervé par le nerf facial. Ce muscle se contracte sous l'influence de la volonté, ou sous l'influence d'une action réflexe : il se produit, selon que la contraction est soutenue ou de courte durée, l'occlusion de l'orifice palpébral (comme dans le sommeil), ou le *clignement*. Le clignement se manifeste sous l'influence d'une vive lumière (action transmise aux centres par le nerf optique), ou du contact d'un corps étranger avec la conjonctive, etc. L'ouverture de l'orifice palpébral résulte de l'abaissement passif de la paupière inférieure, et du soulèvement actif de la paupière supérieure (muscle releveur de la paupière, innervé par le nerf moteur oculaire commun).

Les *larmes*, sécrétées par la glande lacrymale (de structure assez semblable à celle des glandes parotides), se déversent, par plusieurs canaux, au-dessus de la commissure externe des paupières, dans le cul-de-sac conjonctival supérieur. Le clignement de l'œil (qui se produit sous l'influence de la sécheresse de la conjonctive), les étale à la surface conjonctivale, d'où elles s'écoulent par les points lacrymaux, le sac lacrymal et le canal nasal, dans les fosses nasales. — La sécrétion des larmes est sous la dépendance des filets nerveux issus, les uns du nerf trijumeau, les autres du sympathique cervical, qui les reçoit de la moelle dorsale supérieure et les transmet au nerf trijumeau. Le nerf lacrymal provient du rameau orbitaire du nerf maxillaire supérieur. La sécrétion des larmes est un phénomène réflexe : elle est normalement déterminée par l'excitation de filets conjonctivaux, sous l'influence de la dessiccation de la conjonctive, mais elle peut être déterminée par diverses autres actions, par exemple par des actions portées sur la muqueuse nasale, etc.

# CHAPITRE XLIX

## L'AUDITION

SOMMAIRE. — Un mot sur les vibrations sonores.

1. **L'oreille.** — Oreille externe, caisse du tympan, chaîne des osselets. Transmission des vibrations dans l'oreille externe et dans l'oreille moyenne. Rôle des cellules mastoïdiennes et de la trompe d'Eustache. — Oreille interne : labyrinthes membraneux et osseux; vestibule (utricule et saccule); canaux semi-circulaires; limaçon; taches et crêtes acoustiques; organe de Corti; branches vestibulaire et cochléaire du nerf auditif.
2. **Les qualités du son.** — Bruits et sons. Les qualités du son : intensité (acuité auditive), hauteur, timbre. Sons simples et sons composés: son fondamental et harmonique. Consonances et dissonances; battements.
3. **Les canaux semi-circulaires.** — Lésions des canaux semi-circulaires; mouvements de la tête. Mouvements compensateurs des yeux.

Par l'audition, nous prenons connaissance de certaines vibrations des molécules du milieu ambiant, vibrations que nous désignons sous le nom de *sons*.

Les physiciens ont montré que les corps solides, liquides et gazeux peuvent engendrer des vibrations sonores; ce sont des mouvements oscillatoires des molécules du corps sonore, se transmettant de proche en proche aux molécules voisines. Ces oscillations sont longitudinales ou transversales, selon qu'elles se font dans la direction ou perpendiculairement à la direction de propagation. Elles durent un certain temps, de sorte qu'on peut considérer une série de molécules, qui, au même moment, occupent la même position, par rapport à leur position d'équilibre; la plus courte distance qui sépare ainsi deux molécules occupant la même position est dite *longueur d'onde* : la longueur d'onde est égale au rapport de la vitesse de propagation au nombre des vibrations, dans l'unité de temps.

La vibration sonore la plus simple est une vibration pendulaire : on l'appelle *vibration simple*. On distingue son *amplitude*, c'est-à-dire l'écartement maximum des molécules vibrantes de leur position d'équilibre; sa *durée de vibration*, sa *forme de vibration*. — Les *vibrations composées* sont formées par la combinaison de plusieurs vibrations pendulaires; elles peuvent affecter une infinité de formes différentes. Quand, dans une vibration composée, l'une des composantes a une intensité manifestement plus grande que les autres, elle est dite *vibration fondamentale*; les autres sont dites *vibrations harmoniques*.

Les vibrations sonores sont longitudinales; elles se propagent dans l'air avec une vitesse de 333 mètres par seconde à 0°, et de 340 mètres à 15°; dans l'eau à 4°, elles se propagent avec une vitesse de 1 430 mètres, environ par seconde.

En général, les vibrations de l'air ne se communiquent pas aux corps solides; il y a toutefois une exception remarquable. Les corps solides, en vibrant, donnent un son propre; quand ce même son, produit en dehors d'eux, leur est transmis par l'air, ils entrent en vibration. Si on dispose d'une série de corps solides (on emploie de coutume des sphères creuses), accordés pour une série de sons, on peut analyser facilement un son simple ou complexe. De tels appareils sont dits *résonateurs*.

## 1. *L'oreille.*

L'appareil auditif de l'homme comprend un appareil de transmission des sons et un appareil d'impression par les sons : l'appareil de transmission est constitué par l'oreille externe et l'oreille moyenne; l'appareil d'impression, par l'oreille interne.

L'*oreille externe* comprend le pavillon de l'oreille et le conduit auditif externe fibro-cartilagineux, prolongement du pavillon de l'oreille, logé dans le conduit auditif osseux, ménagé dans l'épaisseur du rocher.

L'*oreille moyenne* est représentée par la caisse du tympan et ses dépendances. La *caisse du tympan* est une poche membraneuse, contenue dans une loge osseuse, creusée elle-même dans le rocher; elle s'étend du conduit auditif externe à l'oreille interne; elle communique avec la portion nasale du pharynx (par la trompe d'Eustache), et avec les cellules mastoïdiennes, creusées dans l'os temporal; elle constitue une cavité lenticulaire biconcave de 3 à 5 millimètres de diamètre, de 1 à 2 millimètres d'épaisseur.

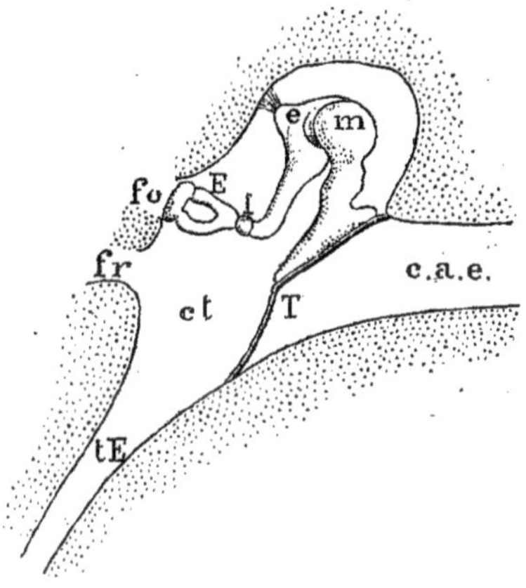

Fig. 320. — Schéma de l'oreille moyenne.

*c.a.e*, conduit auditif externe; T, membrane du tympan; *ct*, caisse du tympan; *tE*, trompe d'Eustache; *fr*, fenêtre ronde; *fo*, fenêtre ovale; *m*, marteau; e, enclume; *l*, lenticulaire; E, étrier.

La caisse du tympan est limitée, du côté de l'oreille externe, par une membrane ovalaire (son grand axe, dirigé d'arrière en avant, et de haut en bas, a 10 mm.; son petit axe, perpendiculaire au précédent, a 8 mm.), obliquement tendue au fond du conduit auditif externe (celui-ci a environ 3 cm. de longueur), avec la paroi postéro-supérieure duquel elle forme un angle obtus. Cette membrane, dite *membrane du tympan*, est conique, à sommet interne, à base externe (angle au sommet égal à 125° environ); elle est formée par une lame moyenne fibreuse, dans laquelle est logé le nerf, dit corde du tympan, recouverte extérieurement par l'épithélium du conduit auditif externe, intérieurement par l'épithélium de la caisse du tympan, dépendance de l'épithélium de la muqueuse nasale, avec lequel il se continue par la trompe d'Eustache.

La paroi interne de la caisse du tympan présente de nombreuses irrégularités, parmi lesquelles il suffit de signaler les suivantes. En face de la saillie interne de la membrane du tympan, on distingue, sous la muqueuse de la paroi interne de la caisse, une saillie osseuse, le promontoire; au-dessus du promontoire, on distingue dans la paroi osseuse un orifice, la *fenêtre ovale* (1 mm. 5 sur 3 mm.); au-dessus et en arrière du promontoire, on distingue dans la paroi osseuse un orifice, la *fenêtre ronde* (1 mm. 5 de diamètre); — ces deux orifices sont comblés par une lame fibreuse, recouverte, de part et d'autre, par la muqueuse de l'oreille moyenne et de l'oreille interne.

Entre les deux parois interne et externe de la caisse du tympan, s'étend une *chaîne d'osselets* : marteau, enclume, lenticulaire, étrier, articulés entre eux, suspendus à la partie supérieure de la caisse par des ligaments et recouverts par la muqueuse de l'oreille moyenne. Le marteau est en partie logé dans l'épaisseur de la membrane du tympan, avec laquelle il fait corps, et est relié à la paroi interne de la caisse par le muscle interne du marteau : ce muscle, en se contractant, attire en dedans le marteau et la membrane du tympan (muscle tenseur de la membrane du tympan). L'étrier s'appuie par sa base sur la membrane fibreuse de la fenêtre ovale; un muscle, fixé sur son col et sur la paroi interne de la caisse, applique plus énergiquement cette base sur la fenêtre ovale, en se contractant.

Toutes ces parties (oreille externe et oreille moyenne) transmettent la vibration sonore à l'oreille interne. Le pavillon ne joue pas un rôle essentiel dans l'audition proprement dite, car on entend bien quand il est supprimé, ou quand ses cavités sont comblées avec de la cire, ou quand on introduit un tube dans le conduit auditif externe; mais il joue vraisemblablement un rôle dans l'appréciation de la direction du son; on éprouve en effet une certaine difficulté à localiser le son dans ces diverses circonstances.

La membrane du tympan vibre sous l'influence des sons; on peut le démontrer au moyen de leviers légers, dont une extrémité repose sur la membrane du tympan, dont l'autre extrémité, libre, les amplifie et peut les inscrire sur un cylindre tournant. La membrane du tympan vibre pour tous les sons, et c'est là un caractère qui la distingue des membranes tendues ordinaires, car ces dernières ne peuvent vibrer que pour des sons correspondant à un nombre déterminé de vibrations, ou à ses multiples.

Les vibrations de la membrane du tympan peuvent être transmises à l'oreille interne, soit par l'air de la caisse et la fenêtre ronde, soit par la chaîne des osselets et la fenêtre ovale. La véritable transmission physiologique se fait par la chaîne des osselets essentiellement : en effet quand la membrane du tympan est crevée et que les vibrations sonores gagnent directement la fenêtre ronde par l'air, l'audition, sans être totalement supprimée, est considérablement réduite. Les dispositions de l'oreille interne conduisent d'ailleurs à penser que la réception des sons se fait par la fenêtre ovale, la fenêtre ronde constituant une soupape de sûreté, déplacée par les mouvements de la périlymphe.

On admet que la chaîne des osselets se meut dans son ensemble, tournant autour du point d'insertion de l'enclume, sur le paroi de la caisse. Quand la membrane du tympan est repoussée, la base de l'étrier comprime plus énergiquement la membrane fibreuse de la fenêtre ovale. On se rend compte, par l'observation de la chaîne des osselets, que l'amplitude des vibrations est diminuée dans le rapport de 3 à 1 (l'amplitude des déplacements de la membrane du tympan ne dépasse jamais 0 mm. 10; donc, l'amplitude des déplacements de la membrane de la fenêtre ovale ne dépasse jamais 0 mm. 03), mais la force vive est augmentée dans la proportion inverse 1 à 3; il faut tenir compte en outre, dans l'appréciation de la force vive, de la différence des surfaces de la membrane du tympan et de la fenêtre ovale (la membrane du tympan a 7 mm. sur 9 mm.; la membrane de la fenêtre ovale a 1 mm. 5 sur 3 mm.); cette force vive se trouve, de ce fait, augmentée dans le rapport des deux surfaces considérées c'est-à-dire dans le rapport de 63 à 4,5 ou de 14 à 1.

On a parfois admis que les vibrations sonores peuvent se transmettre à l'oreille interne par les os du crâne, sans passer par la membrane et la caisse du tympan. Si on fait vibrer un diapason, et si, au moment où l'on cesse d'en percevoir le son, on applique sa tige contre les dents, ou sur le crâne, on perçoit de nouveau le son; n'est-ce pas là une démonstration de la possibilité de cette transmission directe? En aucune façon, car on peut démontrer, au moyen de fins leviers reposant sur la membrane du tympan, que, dans cette expérience, cette membrane vibre; et on peut établir que cette vibration de la membrane du tympan est essentielle, car l'expérience ne réussit pas chez les sujets dont les membranes du tympan sont détruites.

— Les *cellules mastoïdiennes*, annexées à l'oreille moyenne, ont parfois été considérées comme constituant une boîte de résonance; il est peu probable qu'il en soit ainsi, si les vibrations sonores sont transmises à l'oreille interne par la chaîne des osselets et non par l'air de la caisse. Sans être exactement fixé sur leur fonction, on peut admettre qu'en augmentant la capacité de l'oreille moyenne, les cellules mastoïdiennes jouent un rôle important pour maintenir sensiblement constante la pression dans cette cavité, et la rendre à peu près indépendante des oscillations de la membrane du tympan, sous l'influence des vibrations sonores, ou sous l'influence des variations de la pression atmosphérique (les cellules mastoïdiennes sont très développées chez les oiseaux qui passent rapidement d'un niveau atmosphérique à un autre).

— La *trompe d'Eustache* est normalement fermée : en effet, on n'entend pas normalement les bruits de la tête (mouvements du voile du palais, de la langue, de la respiration), tandis qu'on les entend pendant le bâillement et la déglutition, alors que la trompe est largement ouverte. Cette trompe sert au rétablissement de la pression normale dans la caisse du tympan ; c'est là une condition indispensable à une bonne audition, car la vibration d'une membrane se fait d'autant mieux que la pression est moins différente de part et d'autre. Quand, fermant le nez et la bouche, par un violent effort d'expiration, on comprime de l'air dans la caisse du tympan, les sons sont moins bien entendus.

L'*oreille interne* ou *labyrinthe membraneux*, est logée dans une cavité osseuse de même forme, le labyrinthe osseux creusé dans le rocher. Entre les labyrinthes membraneux et osseux est un liquide, dit *périlymphe* ; dans l'intérieur du labyrinthe membraneux est un liquide, dit *endolymphe*.

Le labyrinthe membraneux comprend : une *partie centrale*, dite *vestibule*, composée de deux cavités ; une cavité inférieure, sphéroïde, le *saccule*, et une cavité supérieure, ovoïde, l'*utricule*, communiquant l'une avec l'autre par un étroit canal, dit *canal endo-lymphatique* ; — et des *annexes* : une annexe du saccule, le *canal cochléaire* du limaçon, communiquant avec le saccule par un canal rétréci, le canal de Hensen ; et des annexes de l'utricule, les trois *canaux semi-circulaires*, communiquant avec l'utricule par cinq orifices distincts ; ce sont des canaux arciformes, présentant une ampoule à l'une de leurs extrémités, au voisinage immédiat de l'utricule ; deux des canaux semi-circulaires ont une extrémité non-ampullaire commune, et un orifice utriculaire commun (ce qui réduit à cinq le nombre de ces orifices).

— Le *saccule*, entouré de toutes parts par la périlymphe, est situé en face de la fenêtre ovale ; la fenêtre est comblée par la base de l'étrier et par la membrane fibreuse, qui unit cette base au pourtour osseux de la fenêtre. L'*utricule* est également entouré, de toutes parts, par la périlymphe. L'utricule et le saccule présentent, l'un et l'autre, une tache ou macule acoustique ; au niveau de ces taches, se distribuent des fibres nerveuses, issues du rameau vestibulaire du nerf acoustique.

— Les *canaux semi-circulaires* membraneux sont logés dans les canaux semi-circulaires osseux, dont ils sont séparés, sur la plus grande partie de leur surface, par la périlymphe ; ils adhèrent à cette paroi osseuse au niveau de leur convexité et de leurs ampoules. Dans chaque ampoule, on distingue une crête acoustique, qui reçoit des fibres nerveuses, issues du rameau vestibulaire du nerf acoustique. Les canaux semi-circulaires sont perpendiculaires entre eux : on en distingue un horizontal, un saggital-vertical et un frontal vertical.

— Le *limaçon*, long de 25 à 30 millimètres, comprend le *canal cochléaire*, diverticule du saccule, et deux rampes appartenant aux espaces périlymphatiques.

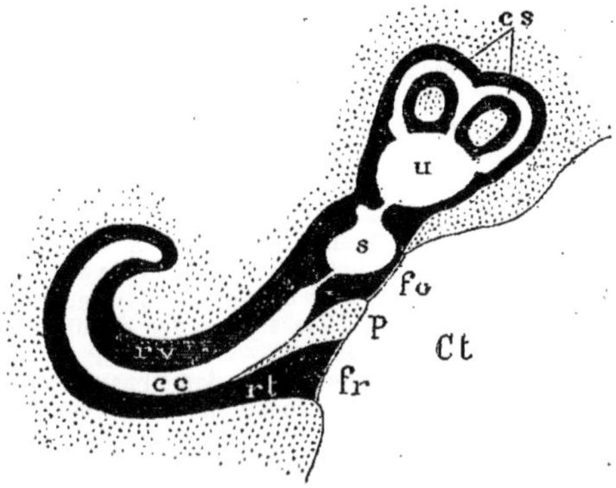

Fig. 321. — Schéma de l'oreille interne.

*Ct*, caisse du tympan; *fr*, fenêtre ronde; *p*, promontoire; *fo*, fenêtre ovale; *s*, saccule; *u*, utricule; *cs*, canaux semi-circulaires; *cc*, canal cochléaire; *rv*, rampe vestibulaire; *rt*, rampe tympanique.

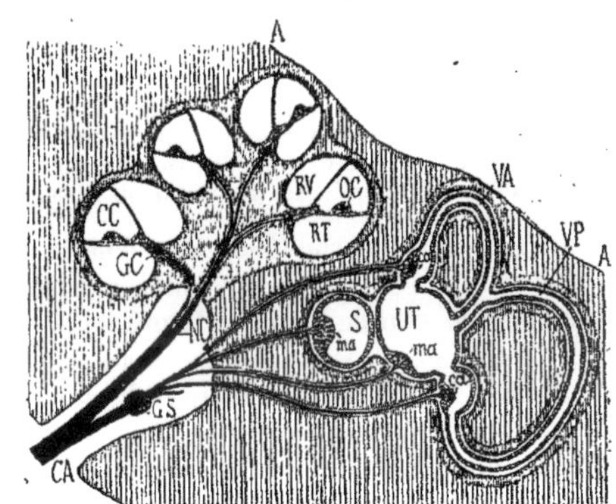


Fig. 322. — Schéma de l'oreille interne.

CA, conduit auditif interne; RT, rampe tympanique; RV, rampe vestibulaire: CC, canal cochléaire; OC, organe de Corti; GC, ganglion de Corti; S, saccule; UT, utricule; VA et VP, deux canaux semi-circulaires; *ma* et *ca*, macules et crêtes auditives; GS, ganglion de Scarpa sur la branche vestibulaire du nerf auditif; GC, ganglion de Corti dans le canal de Rosenthal (dans la lame spirale osseuse du limaçon).

Le limaçon osseux est représenté par un canal, creusé dans le rocher, décrivant deux tours et demi de spire et présentant, dans son étendue, une crête ou rampe osseuse s'étendant jusque vers le milieu de la cavité (lame spirale osseuse). Cette lame osseuse se continue avec la lame spirale membraneuse, ou membrane basilaire. La cavité du limaçon est ainsi divisée en deux étages, inférieur et supérieur. L'étage inférieur, qui constitue la *rampe tympanique*, se termine à la partie inférieure au niveau de la fenêtre ronde, dont la membrane limite inférieurement la cavité de cette rampe. L'étage supérieur est divisé, par la membrane de Reissner, en deux parties : une partie supéro-interne plus vaste, la *rampe vestibulaire*, qui se continue inférieurement avec les espaces périlymphatiques entourant le saccule, et supérieurement avec la rampe tympanique, au niveau du sommet du limaçon, ou hélicotrème (ces deux rampes appartiennent au système des espaces périlymphatiques); et une partie inféro-externe, plus rétrécie, le *canal cochléaire*, dépendance du labyrinthe membraneux, avec lequel il communique par le canal de Hensen; ce canal cochléaire loge l'organe de Corti, dans lequel se terminent les fibres de la branche cochléaire du nerf acoustique.

Au niveau des *taches* et des *crêtes acoustiques*, l'épithélium est modifié: on y distingue : 1° des cellules basales, arrondies et situées dans la profondeur; 2° des cellules de soutien, fusiformes, traversant toute l'épaisseur de l'épithélium, présentant une partie moyenne nucléée, et deux extrémités rétrécies; 3° des cellules acoustiques, piriformes, ne s'enfonçant pas dans toute l'épaisseur de l'épithélium, terminées par un gros cil libre dans l'endolymphe, contenues entre les cellules de soutien. Les rameaux du nerf vestibulaire, au voisinage de ces taches, perdent leur myéline, pénètrent entre les cellules de soutien, et se terminent, à la surface des cellules acoustiques, par un réseau plexiforme adjacent.

L'*organe de Corti*, reposant sur la lame basilaire du canal cochléaire, n'est qu'une longue crête acoustique, constituée sur le type général des crêtes acoustiques.

Le *nerf acoustique* se divise en deux branches : la branche vestibulaire et la branche cochléaire. — La *branche vestibulaire* donne : un rameau sacculaire, un rameau utriculaire et trois rameaux ampullaires, destinés chacun à une ampoule de canal semi-circulaire. Cette branche vestibulaire porte un ganglion (ganglion de Scarpa), immédiatement avant de se diviser en rameaux. — La *branche cochléaire* pénètre dans la columelle du limaçon osseux, et émet d'innombrables ramuscules qui traversent la lame spirale osseuse, pour aborder la membrane basilaire; c'est au bord de la lame osseuse, au voisinage immédiat de la membrane basilaire, que ces ramuscules présentent un petit ganglion (ganglion de Corti). L'ensemble de ces petits ganglions représente un ganglion disséminé, étalé dans tout l'ensemble du bord de la lame spirale, dans un petit canalicule, dit canal de Rosenthal.

Les vibrations sonores conduites à la fenêtre ovale se transmettent à la périlymphe, et en particulier à la périlymphe de la rampe vestibulaire, puis de la rampe tympanique du limaçon; les vibrations, se propageant dans la rampe vestibulaire, de la base au sommet, et dans la rampe tympanique, du sommet à la base, viennent agir sur la fenêtre ronde, qui fait office de soupape de sûreté. Il est vraisemblable que les vibrations se transmettent aussi à l'endolymphe, à travers les parois du labyrinthe membraneux.

### 2. *Les qualités du son.*

Les vibrations sonores sont, les unes périodiques et régulières (telles sont les vibrations produites par la sirène tournant tous ses orifices ouverts); les autres apériodiques et irrégulières (telles sont les vibrations produites par la sirène tournant avec quelques-uns de ses orifices bouchés, sans ordre régulier). Aux premières correspondent les *sensations de sons musicaux*; aux secondes, les *sensations de bruit*.

L'oreille permet de reconnaître trois qualités du son : l'intensité, la hauteur, le timbre. On ne peut donner de ces qualités une définition physiologique, ce sont des qualités psychologiques des sons; mais on peut indiquer à quels caractères des vibrations sonores elles correspondent.

L'*intensité du son* dépend de l'amplitude de la vibration; elle varie donc, pour un même son, proportionnellement au carré de la distance du corps sonore à l'oreille. L'oreille apprécie assez mal des différences d'intensité sonore : il faut que le rapport des intensités de deux sons soit plus petit que 3/4 ou plus grand que 4/3, pour qu'on puisse apprécier une différence d'intensité. — La loi psycho-physique a été vérifiée pour les sensations acoustiques.

L'*acuité auditive* est la faculté plus ou moins grande qu'on a de percevoir un son peu intense. Pour la comparer chez diverses personnes, on détermine la distance maxima à laquelle une montre peut être placée de l'oreille de ces personnes, sans que son tic-tac cesse d'être entendu.

Comme sensation auditive minima, on a indiqué le bruit produit par une sphère de liège de 1 milligramme, tombant de 1 millimètre de haut sur une plaque de verre, à 5 centimètres de l'oreille.

La *hauteur du son* dépend du nombre de ses vibrations. Deux sons de même hauteur correspondent à un même nombre de vibrations, quelle que soit leur intensité. De deux sons d'intensité différente, le son le plus aigu correspond à un nombre plus grand de vibrations; le son le plus grave correspond à un nombre moindre de vibrations.

L'oreille apprécie des différences de hauteurs extrêmement minimes, mais cette faculté varie d'une oreille à l'autre; elle est accrue par l'habitude; elle varie suivant le nombre absolu des vibrations des sons considérés. Pour des sons correspondant à un nombre de vibrations compris entre 120 et 1 000, l'oreille, quand elle a été exercée, apprécie généralement une différence de 1 vibration; au-dessous de 100 vibrations; elle n'apprécie que des différences d'au moins 2 à 3 vibrations; au-dessus de 10000 vibrations, elle n'apprécie que des différences d'au moins 100 vibrations.

Les diverses oreilles diffèrent d'aptitude à percevoir les sons très aigus, ou les sons très graves. En général, on perçoit un son, quand il correspond à au moins 32 vibrations simples par seconde, et quand il ne correspond pas à plus de 20 000, 30 000, 40 000 (cette limite supérieure est extrêmement variable selon les sujets considérés). Cela représente 11 ou 12 octaves.

Le *timbre* est une qualité des sons, qui nous permet de distinguer diverses catégories de sons de même hauteur et de même intensité : on distingue, par exemple, le timbre de la flûte, du violon, de la clarinette, de la voix, etc.

Les physiciens ont établi que le diapason et la tige vibrante exécutent des vibrations pendulaires simples, auxquelles correspond un son simple ; ce son simple possède un certain timbre qui est toujours le même. — Les instruments de musique, la voix humaine, exécutent des vibrations, composées de plusieurs vibrations simples, auxquelles correspondent des sons composés de plusieurs sons simples. Parmi ces sons composants, il en est un qui prédomine par son intensité et qui donne au son sa hauteur : c'est le *son fondamental* ; les autres constituent les *harmoniques*. Ces harmoniques varient de nombre et d'intensité selon l'appareil producteur du son. On a établi que les nombres de vibrations du son fondamental et des harmoniques sont proportionnels aux termes de la série naturelle des nombres : 1, pour le son fondamental ; 2, 3, 4, 5, 6, etc., pour les harmoniques. En général, quand le son fondamental est accompagné d'harmoniques nombreuses, intenses et surtout élevées, le timbre est *aigre* (trompette, clarinette) ; quand il est accompagné d'harmoniques peu nombreuses, peu intenses et surtout peu élevées, le timbre est *doux* (flûte).

Les physiciens analysent les sons au moyen des résonateurs, sphères creuses vibrant sous l'influence d'un seul son, qu'elles peuvent recueillir dans un mélange et amplifier. On a pu, au moyen de ces appareils, analyser les sons de timbres différents et les décomposer en leurs harmoniques. On a pu, d'autre part, en mélangeant les diverses harmoniques ainsi reconnues, faire la synthèse des divers timbres.

Connaissant la hauteur et l'intensité des harmoniques d'un son quelconque, on peut établir la courbe de la vibration vraie, correspondant à tel ou tel timbre. *Le timbre dépend de la forme de la courbe de la vibration sonore.*

La plupart des physiologistes admettent que l'oreille analyse les sons musicaux de timbres différents : elle les décomposerait en leur son fondamental et en leurs harmoniques, comme le peut faire une batterie de résonateurs. Avec une attention suffisante, on aurait pu, d'ailleurs, au dire de certains, dans une certaine mesure et dans certains cas tout au moins, avoir conscience de cette analyse et reconnaître, à côté du son fondamental, une ou quelques harmoniques. Si cette opinion était confirmée, l'oreille différerait donc de l'œil, car celui-ci ne décompose jamais une couleur composée en ses constituants simples.

On a imaginé que l'organe de Corti était formé d'un grand nombre de petites pièces, capables chacune de vibrer pour une seule vibration simple d'une hauteur déterminée, la sensation du timbre résultant de l'entrée en jeu de diverses pièces de ce clavier. C'est une hypothèse ingénieuse ; ce n'est qu'une hypothèse.

On distingue des *consonances* et des *dissonances* : deux sons impressionnant simultanément l'oreille peuvent produire une sensation agréable ou une sensation plus ou moins désagréable. Ces phénomènes dépendent du rapport du nombre des vibrations des deux sons considérés : quand ce rapport est 2/3, ou 3/4, ou 4/5 ou 1/2, il y a consonance ; il y aurait dissonance pour des rapports égaux à 10/11, à 15/16, etc.

Si deux sons diffèrent d'une vibration par seconde, il y a, une fois par seconde, un silence, et une fois par seconde une superposition des vibrations ; il en résulte alternativement une diminution et une augmentation du son : c'est ce qu'on appelle un *battement*. Quand les deux sons diffèrent de $n$ vibrations par seconde, le phénomène du battement se répète $n$ fois par seconde. — Quand les battements sont peu nombreux, ils sont perçus comme de véritables secousses ; quand ils augmentent de nombre, ils cessent d'être perçus comme secousses, mais ils sont perçus comme dissonances et ces dissonances sont de plus en plus désagréables à mesure que le nombre des battements se rapproche de 33 par seconde (on observe, p. ex., le maximum de dissonance pour deux sons correspondant à 300 et 333 vibrations) ; au delà de 33 battements par seconde les dissonances sont de moins en moins désagréables, à mesure qu'augmente le nombre des battements ; à partir de 100 battements par seconde, il n'y a plus dissonance, il y a consonance.

.................................................................................................

Nos sensations auditives nous permettent de porter des *jugements auditifs*. Nous apprécions, par exemple, le temps écoulé entre deux sons : nous reconnaissons la nature, la direction de la distance du corps sonore.

### 3. *Les canaux semi-circulaires.*

Si on incise les *canaux semi-circulaires membraneux*, on ne provoque pas de troubles graves de l'audition, mais des *troubles de l'équilibration* essentiellement dans la tête, accessoirement dans le corps; ces troubles sont surtout marqués, quand l'animal se déplace. Si, par exemple, on incise le canal horizontal (chez le pigeon, la poule, la grenouille, le chien, le lapin, etc.), il se produit une oscillation de la tête horizontalement, de droite à gauche et de gauche à droite; en général, une oscillation de la tête dans le plan du canal incisé. Ces phénomènes doivent être rapportés à une excitation des canaux semi-circulaires, car ils se produisent quand, sans les inciser, on excite les canaux dénudés, soit par des chocs, soit par la chaleur, soit par l'électricité, soit par des solutions salines. — La section de tous les canaux semi-circulaires produit, au moins pendant les premières semaines qui suivent l'opération, des troubles intenses de l'équilibration céphalique.

On n'a pas fourni d'explication satisfaisante de ce phénomène. On a parfois considéré les canaux semi-circulaires comme les organes d'un sens spécial, dit *sens de l'espace*, permettant à l'animal de se rendre compte de la position de la tête et de ses déplacements; les nerfs ampullaires seraient des *nerfs du sens de l'espace*.

Quand nous faisons des mouvements actifs ou passifs de la tête ou du corps, il se produit des *mouvements compensateurs des yeux*, ayant pour résultat de maintenir immobile l'axe de la vision, comme si les yeux étaient suspendus à la Cardan. Or, la section des parties entourant l'aqueduc de Sylvius, au niveau des tubercules quadrijumeaux, ou la section des nerfs auditifs, ou la destruction des labyrinthes membraneux, abolit ces mouvements compensateurs. On peut, dès lors, se demander si ces mouvements ne seraient pas la résultante d'un réflexe, né au niveau des canaux semi-circulaires, et si le défaut d'équilibration et la sensation de vertige, notés chez l'homme dans le cas de lésions de ces diverses parties, ne seraient pas la conséquence d'un trouble des mouvements compensateurs des yeux.

Ajoutons, enfin, que l'excitation du canal semi-circulaire horizontal détermine un *nystagmus* horizontal (mouvement oscillatoire des yeux de droite à gauche et de gauche à droite); l'excitation du canal semi-circulaire transversal détermine un nystagmus vertical; l'excitation du canal semi-circulaire antéro-postérieur détermine un nystagmus diagonal. L'excitation du nerf auditif détermine des mouvements rythmiques de rotation du globe de l'œil.

Bornons-nous à ces quelques indications; la question du rôle des canaux semi-circulaires est pleine d'obscurités; on n'a guère, jusqu'ici, émis à leur sujet que des opinions aussi hypothétiques que nombreuses.

# CHAPITRE L

## LE SENS DU TOUCHER ET LE SENS DE LA TEMPÉRATURE

Sommaire. — La peau.
1. **Le sens du toucher** : sensations de contact, de pression, de douleur. Conditions de ces sensations. Variétés des sensations de contact. Minimum perceptible et ses variations suivant les régions. Acuité des sensations de contact et de pression. Différences de pressions appréciables.
2. **Le sens de la température** : sens calorifique et sens frigorifique; distribution différente dans la peau. Acuité, conditions des sensations thermiques.

On réunissait autrefois, sous le nom de sens du toucher, un certain nombre de sens nettement différents (tact proprement dit, sens de la température, etc.), ayant ce caractère commun d'avoir pour organe la peau.

La peau comprend deux couches superposées, le *derme* et l'*épiderme*. Le derme est constitué par un réseau de fibres élastiques et de fibres conjonctives, englobant, dans les parties profondes, des amas de cellules adipeuses, et, dans les parties superficielles, de nombreuses papilles, dont quelques-unes contiennent des corpuscules du tact. L'épiderme comprend une couche profonde, le corps muqueux de Malpighi, et une couche superficielle cornée.

La peau renferme d'innombrables terminaisons nerveuses; les fibres nerveuses s'y ramifient et s'y terminent par des extrémités renflées et étalées au voisinage de cellules plus ou moins modifiées et groupées, pour constituer des corpuscules souvent compliqués : corpuscules de Grandry, de Messner, de Krause, de Pacini.

Les sensations tactiles et les sensations thermiques sont dissociées dans diverses circonstances physiologiques ou pathologiques. Si on comprime progressivement un nerf superficiel, tel que le cubital, on constate que, pour une pression convenable, il y a suppression de la sensibilité thermique et conservation de la sensibilité tactile dans le territoire de distribution du nerf. — Dans la syringomyélie, il y a de même suppression de la sensibilité thermique et conservation de la sensibilité tactile, — d'où le nom de *dissociation syringomyélique* donné à ce phénomène.

### 1. *Le sens du toucher.*

Les sensations tactiles sont provoquées par des actions mécaniques (contact, traction) s'exerçant sur la peau, ou sur les muqueuses.

Si un corps solide repose sur la peau, la pression qu'il exerce sur une surface déterminée de la peau varie avec son poids, la surface d'application restant constante. Pour une pression infiniment petite, il n'y a pas de sensation, mais si on augmente progressivement la pression (c'est-à-dire le poids du corps), il arrive un moment où quelque chose est perçu : on dit alors qu'il y a, pour cette valeur minime de la pression exercée, *sensation de contact*; si on augmente encore la pression, la sensation prend un caractère nouveau et devient *sensation de pression*; enfin, pour des valeurs très grandes de la pression, il se produit une *sensation de douleur*.

Ces trois catégories de sensations sont bien distinctes, car on peut les dissocier dans certains cas : ainsi, seule la sensation de douleur est perçue, même pour des pressions faibles, par la peau dont l'épiderme a été enlevé par un vésicatoire; ainsi, seules les sensations de douleur et de pression sont perçues, au niveau des cicatrices, avec destruction de la couche papillaire du derme.

La pression exercée sur la peau peut être répartie uniformément (comme c'est le cas pour une pression exercée par un liquide), ou irrégulièrement (comme c'est le cas pour une pression exercée par un corps solide).

Dans ce dernier cas, les sensations tactiles sont particulièrement nettes et précises : on sent mieux un corps rugueux qu'un corps poli; le doigt, recouvert d'un enduit de paraffine molle, se moulant sur les objets touchés, ne fournit qu'une sensation émoussée. L'inégalité de la pression, aux divers points de la peau, paraît donc être une condition favorable à la sensibilité tactile; en fait, on trouve des crêtes papillaires multiples, dans les parties de la peau plus spécialement adaptées au toucher.

Quand on plonge un doigt dans un liquide (eau, mercure, etc.), la sensation de pression est tout particulièrement perçue au niveau de la surface du liquide; la partie du doigt immergée subit une pression égale en tous ses points; la partie du doigt située au niveau de la surface subit une pression différente, selon qu'on la considère un peu au-dessus et un peu au-dessous de la surface : il se produit une sensation de constriction, qui se déplace, quand on enfonce le doigt, ou quand on le retire.

La sensation de contact peut changer de nature : on distingue fort bien du bois, un métal, un corps gras, un liquide, un souffle, un corps rugueux, un corps poli, etc.

L'intensité de la sensation est accrue, quand l'étendue de la région impressionnée augmente (la pression restant la même pour une même surface); elle est accrue, quand la pression augmente (la surface de contact restant la même).

La sensibilité tactile varie d'une région à l'autre : on a déterminé le poids minimum, capable de provoquer une sensation de contact, quand il repose sur une surface cutanée de 9 millimètres carrés; on a trouvé :

| | | |
|---|---|---|
| Au front, aux tempes, au nez et aux joues. . . . . | 2 | mg. |
| A la paume de la main . . . . . . . . . . . . . . . | 3 | — |
| Aux paupières, aux lèvres, au ventre . . . . . . . | 5 | — |
| A la face palmaire de l'index . . . . . . . . . . . | 15 | — |

La finesse de la sensibilité tactile diminue régulièrement des doigts au coude; elle est plus grande à la face palmaire qu'à la face dorsale de la main, plus grande au bord radial qu'au bord cubital du bras.

Quand deux régions de la peau se touchent, la sensation de contact est perçue au niveau de la région la plus sensible.

L'*acuité du tact* (pour les sensations de contact, tout au moins) peut se mesurer par la distance à laquelle peuvent être rapprochées deux pointes, appliquées sur la peau, sans donner une sensation unique : des appareils appelés *æsthésiomètres*, compas spéciaux, permettent de faire de telles déterminations. On a trouvé les résultats suivants :

| | |
|---|---|
| Pointe de la langue. . . . | 1mm,1 |
| Face palmaire de la troisième phalange . . . . . | 2 ,2 |
| Bord rouge des lèvres. . . | 4 ,5 |
| Face palmaire de la deuxième phalange. . . | 4 ,5 |
| Face dorsale de la troisième phalange. . . . . . . . | 6 ,7 |
| Bout du nez . . . . . . . | 6 ,7 |
| Bord cutané des lèvres . . | 9 ,0 |
| Joue et paupière. . . . . | 11mm,2 |
| Pommette. . . . . . . . . | 15 ,7 |
| Face interne des lèvres. . | 20 ,3 |
| Partie inférieure du front. | 22 ,5 |
| Dos de la main . . . . . | 31 ,5 |
| Face antérieure du cou . | 33 ,7 |
| Sacrum, av.-bras, jambe. | 40 ,5 |
| Nuque, dos . . . . . . . | 54 ,1 |
| Cuisse. . . . . . . . . . . | 67 ,6 |

Les sensations de contact ne sont perçues isolément que si elles se succèdent à un certain intervalle, d'ailleurs extrêmement petit : il suffit que le choc soit répété moins de quarante fois par seconde ; une roue dentée, dont les dents touchent la peau quarante fois par seconde, donne une sensation continue.

La sensibilité au contact varie avec l'état de la peau (épaisseur, dureté de l'épiderme, refroidissement, anémie, etc.), elle augmente avec l'exercice, avec l'attention.

A la sensation de contact succède la sensation de pression, et à celle-ci la sensation de douleur, sans qu'il soit possible de dire quand cesse la sensation de contact, et quand commence la sensation de pression ; quand cesse la sensation de pression, et quand commence la sensation de douleur. D'ailleurs, une même pression s'exerçant sur une même étendue de peau peut produire, suivant les régions, une sensation de contact, une sensation de pression ou une sensation de douleur.

Voici quelques renseignements numériques se rattachant à la perception des pressions :

1° Distance minima à laquelle deux pressions sont perçues distinctes (acuité tactile) :

| | | | |
|---|---|---|---|
| Au dos . . . . . . | 4 à 6mm | A l'avant-bras. . . | 0,5 à 1,0 |
| A la poitrine . . . | 0mm,8 | Au dos de la main. | 0,3 à 0,6 |
| Au ventre. . . . . | 1,5 à 2mm | A la paume . . . . | 0,1 à 0,5 |
| A la joue . . . . . | 0,4 à 0,6 | A la jambe . . . . | 0,8 à 2,0 |
| Au bras. . . . . . | 0,6 à 0,7 | A la plante du pied. | 0,8 à 1,0 |

2° Différences de pressions appréciables :

*a*. Au front, aux lèvres, aux joues, aux tempes, au dos de la langue . . . . . . . . . . . . . . 1/40e à 1/30e

*b*. A la face dorsale des phalanges, de la main, de l'avant-bras, du bras . . . . . . . . . . . . 1/20e à 1/10e

3° Quantité à ajouter à 1 gramme, pour percevoir une augmentation de pression :

| | |
|---|---|
| A la troisième phalange des doigts, au dos du pied. . . . . . . . . . | 0g,500 |
| A la troisième phalange et à la deuxième phalange . . . . . . . . | 0g,800 |
| Au genou . . . . . . . . | 1 ,500 |
| A l'avant-bras . . . . . | 1 ,000 |
| Au sternum, etc.. . . . | 3 ,000 |

## 2. *Le sens de la température.*

Les sensations de température sont de deux espèces : on peut distinguer des sensations de *chaleur* et des sensations de *froid*.

Ces sensations, qui se produisent au niveau de la peau ou des muqueuses (au voisinage des orifices naturels), reconnaissent pour cause soit une brusque variation de température de la surface du corps, soit une radiation calorifique intense (froid) ou réduite (chaud). Quand les sensations thermiques sont très intenses, elles changent de caractère, pour devenir sensations douloureuses (brûlures au-dessus de 53°, ou au-dessous de + 3°).

Les organes de la sensibilité thermique ne sont pas les mêmes que ceux de la sensibilité tactile, et ils diffèrent pour la sensibilité calorifique et pour la sensibilité frigorifique. En effet, l'acuité des diverses régions de la peau ne varie pas parallèlement, pour les sensations tactiles et pour les sensations thermiques. D'autre part, en explorant minutieusement les diverses sensibilités cutanées, dans une région déterminée de la peau, on trouve des points très limités, dont l'excitation (thermique, mécanique ou électrique) ne produit qu'une sensation de chaleur ; on en trouve d'autres, dont l'excitation ne produit qu'une sensation de froid. On distingue ainsi des *points chauds* et des *points froids*. L'attouchement léger de ces points de température n'est pas senti : ces points sont insensibles à l'action d'une pression légère, d'une piqûre, etc.

La distance qui doit séparer deux points voisins, sur lesquels on fait agir le froid ou le chaud, doit être, pour produire deux sensations distinctes, au moins égale à :

| | | | | |
|---|---|---|---|---|
| 0mm,8 | pour le froid | et 4mm,0 à 5mm,0 | pour le chaud | au front. |
| 2 ,0 | — | et 4 ,0 à 5 ,0 | — | à la poitrine. |
| 2 à 3mm | — | et 3 ,0 à 5 ,0 | — | au dos de la main. |
| 0 ,8 | — | et 2 ,0 | — | à la paume. |
| 2 à 3mm | — | et 3 ,0 à 4 ,0 | — | à la cuisse et à la jambe. |

La plus petite différence de température appréciable, entre deux corps à températures différentes, appliqués sur la peau, est, à la température moyenne de l'air :

| | | | |
|---|---|---|---|
| A la poitrine. . . . . . | 0°,4 | Au pied . . . . . . . . | 0°,4 |
| Au dos. . . . . . . . . | 0 ,9 | A la cuisse. . . . . . . | 0 ,5 |
| Au dos de la main . . . | 0 ,3 | A la jambe. . . . . . . | 0 ,6 |
| A la paume . . . . . . | 0 ,4 | A la joue . . . . . . . | 0 ,6 |
| Aux doigts, au bras . . | 0 ,2 | A la tempe. . . . . . . | 0 ,3 |

Cette propriété d'apprécier les différences de températures varie avec la température des objets considérés : elle est maxima entre 27° et 33° ; elle est submaxima entre 33° et 37° ; elle est moindre entre 14° et 27°, etc.

La sensibilité thermique dépend de la température propre de la peau. Il se produit une sensation calorifique quand la peau perd moins de chaleur qu'elle n'en perdait, donc quand sa radiation diminue ; il se produit une sensation frigorifique, quand la peau perd plus de chaleur qu'elle n'en perdait, donc quand sa radiation augmente. L'intensité de la sensation est sous la dépendance de la variation calorifique. Cette variation, et par suite l'intensité de la sensation, changent, pour une même température du corps touchant la peau, avec le pouvoir conducteur de ce corps pour la chaleur : ainsi, d'un morceau de métal ou d'un morceau de bois, à la même température, c'est le métal qui paraît ou plus chaud (dans le cas de sensation calorifique), ou plus froid (dans le cas de sensation frigorifique) que le bois. La main étant dans l'air à 17°, et n'y percevant aucune impression thermique, a une sensation de froid quand on la plonge dans l'eau à 18°, parce que le rayonnement calorifique est augmenté. Ces faits et autres semblables démontrent que *notre sens thermique n'est pas un sens thermométrique, mais un sens calorifique*, permettant d'apprécier, non des variations de température, mais des variations de rayonnement calorifique.

Il existe un zéro de température au point de vue sensoriel : un corps est à ce zéro quand il ne produit aucune sensation thermique, ni calorifique, ni frigorifique. Ce zéro n'est pas fixe, il varie constamment : il dépend de la température de la peau, de l'état de sa surface, de la nature du corps en contact, et des phénomènes thermiques qui se sont accomplis au niveau de la peau, dans les périodes qui ont précédé l'essai. D'une façon générale, il est voisin de 31° à 32°.

# CHAPITRE LI

## LA GUSTATION

Sommaire. — Muqueuse gustative ; nerfs et bourgeons gustatifs, excitation de la muqueuse gustative. Conditions de l'excitation et excitabilité de la muqueuse. Nature de la substance sapide. Quatre saveurs fondamentales. Sensibilité gustative des diverses régions de la langue. Sensations gustatives, tactiles et olfactives.

L'appareil gustatif est localisé dans la muqueuse de la base, de la pointe, des bords et de la partie moyenne de la face dorsale de la langue : la face inférieure de la langue, le voile du palais, la luette, les piliers antérieurs, etc., ne jouent aucun rôle dans la gustation.

La langue doit sa sensibilité gustative aux papilles caliciformes et fungiformes qui existent à sa surface : en effet, si on dépose une substance sapide entre deux papilles, on ne provoque pas de sensation ; — la sensation gustative est, d'ailleurs, d'autant plus nette et intense que la substance sapide est en contact avec un plus grand nombre de papilles. Ces papilles reçoivent des filets nerveux des deux nerfs *glosso-pharyngien* (base de la langue) et *lingual*, branche du nerf trijumeau (pointe de la langue).

*Quels sont les nerfs du goût?*

On a cherché à résoudre cette question par l'expérimentation et par la clinique. On a sectionné, chez les animaux, les nerfs qui abordent la langue, et on a observé les modifications consécutives du goût. On a noté, chez les malades, les troubles du goût correspondant à des lésions des nerfs de la langue. — Les expériences sur les animaux (chiens) ne sauraient fournir que des renseignements grossiers; de ce qu'un animal mange des aliments qui ne sont généralement pas acceptés par un animal de même espèce, il ne faut pas conclure que le goût est aboli : en effet, il y a, au point de vue gustatif, des différences entre les divers sujets d'une même espèce ; un animal affamé peut manger des substances qu'il dédaigne quand il est rassasié ; enfin la gustation peut être diminuée, sans être totalement abolie. — En général, il ne faut conclure à la suppression du goût, chez un animal, que dans le cas où il mange sans difficulté (n'étant pas affamé) des substances pour lesquelles il manifestait, avant la vivisection, une répulsion invincible.

Les observations cliniques sont préférables, car elles permettent de connaître, dans toutes ses particularités, la modification du goût, consécutive à une lésion donnée (diminution ou suppression; suppression dans telle région de la langue et conservation dans telle autre; suppression pour une catégorie de saveurs, conservation pour une autre, ou suppression pour toutes, etc.).

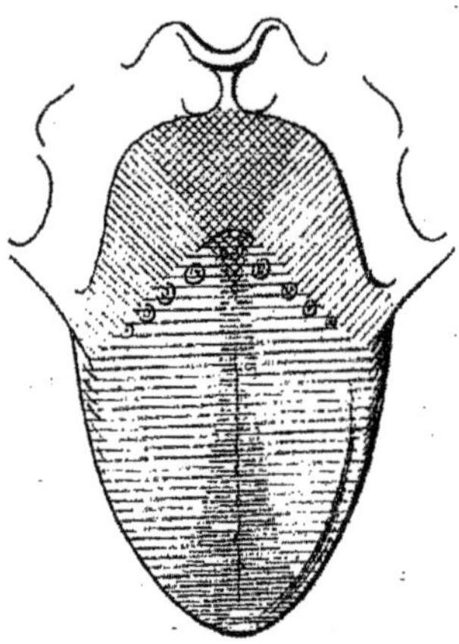

Fig. 323. — Innervation de la langue. Les hachures obliques correspondent au territoire du nerf glosso-pharyngien; les hachures transversales au territoire du nerf lingual.

Le nerf hypoglosse, moteur, ne joue aucun rôle dans la gustation. — *Le tiers postérieur de la langue reçoit son innervation gustative du nerf glosso-pharyngien; les bords et la pointe de la langue la reçoivent du nerf lingual.*

D'innombrables expériences ont été faites pour déterminer le trajet des fibres gustatives contenues dans le nerf lingual; il existe toutefois à ce sujet quelques désaccords entre les physiologistes, au moins sur des points de détail. — Voici les données essentielles. Les fibres gustatives du nerf lingual lui sont fournies, exclusivement suivant les uns, essentiellement suivant les autres, par la corde du tympan, branche du nerf facial. En effet, la section du nerf facial, immédiatement au-dessus de l'origine de la corde du tympan, entraîne la suppression ou tout au moins la diminution incontestable du sens gustatif dans les deux tiers antérieurs de la langue; or le nerf facial n'a de rapport anatomique avec la langue que par la corde du tympan et par le nerf lingual, donc les fibres gustatives du nerf facial gagnent le nerf lingual par la corde du tympan. D'ailleurs, la section du nerf facial au-dessous du point d'émission de la corde du tympan ne produit aucun changement dans le sens gustatif. On arrive à la même conclusion par des expériences directes : 1° la section de la corde du tympan au niveau du tympan supprime ou tout au moins atténue considérablement la gustation dans la partie correspondante de la langue, chez l'homme et chez les animaux; — 2° l'excitation du bout supérieur de la corde du tympan sectionnée détermine chez le chien une sécrétion de la glande sous-maxillaire du côté opposé, donc une sécrétion réflexe, au même titre que l'excitation gustative de la langue; — 3° l'excitation expérimentale ou pathologique de la corde du tympan au niveau du tympan, chez l'homme, provoque des sensations gustatives (amertume, goût métallique), que le sujet localise dans les bords, la pointe et les deux tiers antérieurs de la face supérieure de la langue.

Les auteurs ne sont pas d'accord sur la part qui revient à la corde du tympan dans la sensibilité gustative de la pointe de la langue. Pour les uns, toutes les fibres gustatives de la langue antérieure appartiennent à la corde du tympan, et ils s'appuient pour l'affirmer sur des expériences dans lesquelles la section des deux nerfs glosso-pharyngiens et des deux cordes du tympan, avec conservation des deux nerfs linguaux, abolit complètement la sensibilité gustative. — Pour les autres, une partie seulement des fibres gustatives de la langue antérieure passe par la corde du tympan, le reste appartenant en propre au nerf trijumeau (nerf lingual), et ils s'appuient pour l'affirmer sur des observations dans lesquelles la double section des cordes du tympan diminue sans l'abolir la gustation dans les deux tiers antérieurs de la langue. Il n'est pas possible actuellement de décider en faveur de l'une ou de l'autre opinion.

Ces fibres gustatives de la corde du tympan appartiennent-elles en propre au nerf facial? Ce n'est pas vraisemblable *a priori*, puisque le nerf facial, à son origine, dérive d'un noyau gris uniquement moteur. N'oublions pas que le nerf facial est accompagné, depuis son origine apparente bulbaire jusqu'à l'aqueduc de Fallope, dans toute la longueur du conduit auditif interne, par le nerf intermédiaire de Wrisberg, lequel se jette, au niveau du second coude du nerf facial, dans le ganglion géniculé. La présence de ce ganglion peut suggérer l'idée que le nerf de Wrisberg est une racine sensitive du nerf facial, équivalente aux racines postérieures des nerfs rachidiens et portant comme celles-ci son ganglion trophique. Ne serait-ce pas le nerf de Wrisberg qui fournit à la corde du tympan les filets gustatifs qu'elle contient?

Le ganglion géniculé du nerf facial a une structure histologique tout à fait comparable à celle des ganglions spinaux; comme le nerf facial proprement dit est moteur, ce ganglion ne saurait lui appartenir; il appartient donc au nerf de Wrisberg.

De ce nerf de Wrisberg, nous ne devons pourtant pas faire une racine sensitive du nerf facial, parce que ce dernier emprunte au nerf trijumau sa sensibilité récurrente. Nous en faisons une racine aberrante du nerf glosso-pharyngien. Cette conception met sous la dépendance du nerf glosso-pharyngien l'entière sensibilité gustative, celle du tiers postérieur par le nerf glosso-pharyngien lui-même, celle des deux tiers antérieurs par cette racine aberrante, le nerf de Wrisberg.

Nous ne devons pas nous dissimuler que cette conclusion n'est pas à l'abri de toute attaque, car il n'est pas certain que toutes les fibres gustatives de la corde du tympan dérivent du nerf de Wrisberg, et qu'il n'en vienne pas quelques-unes du nerf trijumeau par l'intermédiaire des nerfs pétreux. La question des nerfs du goût n'est pas encore totalement liquidée.

Le nerf glosso-pharyngien semble présider surtout à la gustation de l'amer; le nerf lingual à la gustation du doux, de l'acide et du salé.

Les fibres gustatives se terminent dans des organes ovoïdes, les *bourgeons gustatifs*, irrégulièrement disséminés sur les papilles fungiformes de la langue et sur les bords de la dépression circulaire qui entoure les papilles caliciformes. Ces bourgeons du goût sont situés dans l'épithélium pavimenteux, dont ils occupent toute l'épaisseur; par leur extrémité profonde, ils sont en rapport avec le tronc du nerf; par leur extrémité superficielle, ils affleurent à la surface de l'épithélium au niveau d'un orifice, dit pore du goût, creusé dans cette surface et par lequel sortent les prolongements des cellules gustatives du bourgeon. — Ce bourgeon est constitué par deux sortes de cellules : les unes, *cellules de soutien*, disséminées dans son épaisseur, et lui formant un revêtement continu, sont des éléments fusiformes à noyau ovalaire médian; les autres, *cellules gustatives*, uniquement contenues dans l'intérieur du bourgeon, sont formées d'un corps contenant le noyau, recouvert d'une mince couche protoplasmique et de deux prolongements : l'un, externe, dirigé vers le pore gustatif, et émettant un bâtonnet qui traverse ce pore; l'autre, interne, dirigé vers la base du bourgeon, mais ne se mettant pas, comme on l'a prétendu longtemps, en communication directe avec une fibre nerveuse. Les fibres nerveuses, au niveau du bourgeon gustatif, se divisent en fibrilles, qui pénètrent dans le bourgeon et s'y divisent en ramifications entourant les cellules gustatives. La section du nerf glosso-pharyngien ou du nerf lingual détermine la dégénérescence de ces fibres, puis l'atrophie des bourgeons du goût, dans le tiers postérieur, ou dans les deux tiers antérieurs de la langue.

Si on applique sur la langue les deux pôles d'un courant électrique continu, on perçoit : à l'anode, une saveur acide; à la cathode, une saveur âcre ou alcaline. Quelques auteurs ont pensé que ces saveurs résultaient de l'excitation des organes du goût par le courant continu : il est plus vraisemblable qu'elles sont la conséquence de la décomposition électrolytique, produite par le courant : des substances acides étant libérées à l'anode, et des substances alcalines à la cathode.

Les excitations mécaniques ou thermiques de la langue ne déterminent aucune sensation de goût.

Les terminaisons gustatives ne sont excitées que par les *substances* dites *sapides*. Pour qu'une substance soit sapide, il faut qu'elle soit liquide, ou soluble dans les liquides buccaux; mais toute substance liquide, ou soluble dans les liquides buccaux n'est pas nécessairement sapide; et de deux substances solubles dans les liquides buccaux, la plus sapide n'est pas nécessairement la plus soluble. Il faut noter que certaines substances dissoutes dans le sang provoquent des sensations gustatives (sans être déposées sur la langue) : l'ictérique perçoit une sensation amère; le chien, auquel on injecte de la coloquinte dans les veines, fait les mêmes mouvements de dégoût que le chien qui l'a reçues ur la langue.

La sensibilité gustative de la langue dépend de la région considérée : elle est plus grande au niveau du tiers postérieur qu'au niveau de la pointe. Elle dépend du nombre des papilles touchées par la substance sapide : la sensation est d'autant plus intense, ou mieux perçue, que la solution sapide est étalée sur un plus grand espace. Elle dépend, vraisemblablement, de la pénétration plus ou moins parfaite de la liqueur sapide dans la profondeur du fossé de circonvallation des papilles; quand on déplace la langue, en l'appliquant fortement contre le palais, on perçoit mieux les saveurs. Elle dépend de l'état de l'appareil nerveux : elle est diminuée ou supprimée par le froid (glace ou eau glacée), ou par la chaleur (eau à 42° et plus, agissant pendant une demi-minute).

La sensibilité gustative dépend de la nature de la substance sapide. A concentrations égales, les solutions de sucre, de sel marin, d'aloès, de quinine, sont de mieux en mieux perçues, du sucre à la quinine, dans l'ordre indiqué. Si, par exemple, on introduit dans la bouche 20 centimètres cubes de solutions de plus en plus diluées de ces substances, on perçoit encore une saveur, d'ailleurs minime, avec les solutions suivantes :

| | | | |
|---|---|---|---|
| Sucre à 1 p. 100 . . . . . . . . | soit, pour 20$^{cm3}$,, | 200 | mg. |
| Sel marin à 1/500° . . . . . . . | — | 40 | — |
| Aloès à 1/800 000° . . . . . . . | — | 0,025 | — |
| Sulfate de quinine à 1/1 000 000°. | — | 0,020. | — |

Mais on peut encore éprouver une sensation gustative avec de moindres volumes des mêmes solutions, par conséquent avec des quantités de substances moindres en valeur absolue, si on déplace le liquide sapide dans la bouche.

On distingue généralement quatre espèces de saveurs : le *doux*, l'*amer*, le *salé* et l'*acide*.

Une même substance sapide ne se perçoit pas également dans les diverses régions de la langue : le lait, le beurre, l'huile, le pain, la viande, etc., ne sont perçus, comme corps sapides, que par le tiers postérieur de la langue. Nombre de sels métalliques donnent un goût acide, ou salé, ou piquant, ou styptique à la partie postérieure de la langue. Le sel marin a partout la même saveur. Le tartre est insapide à la pointe, il donne à la base un goût métallique.

A la suite de la paralysie du nerf lingual, les saveurs sucrées ne sont plus perçues, mais les saveurs amères restent perçues; aussi a-t-on considéré le nerf lingual, comme le nerf des sensations de doux, et le nerf glosso-pharyngien comme le nerf des sensations d'amer.

Quand deux substances sapides agissent simultanément sur la muqueuse linguale, il ne se produit pas de goût mixte : l'une ou l'autre des deux substances est perçue par le goût; quelquefois l'une, puis l'autre, mais non les deux simultanément.

Certaines sensations tactiles de la langue (astringentes), ou certaines sensations thermiques (moutarde, menthe poivrée), sont souvent confondues avec des sensations gustatives. Il en est de même pour certaines sensations olfactives : le goût de vanille n'est qu'une fausse sensation gustative, c'est une sensation olfactive, car on ne perçoit pas le goût de vanille quand on a le nez bouché.

# CHAPITRE LII

## L'OLFACTION

SOMMAIRE. — La muqueuse olfactive, les fibres nerveuses, le bulbe, les bandelettes olfactives. Le nerf de l'olfaction. — Excitants de la muqueuse olfactive. Conditions de l'excitation. Excitabilité de la muqueuse olfactive; fatigue olfactive. Sensations olfactives, tactiles et gustatives.

L'appareil olfactif comprend une partie limitée de la muqueuse des fosses nasales, la *région olfactive*, caractérisée par sa structure et par son innervation (nerf olfactif; le reste de la muqueuse nasale

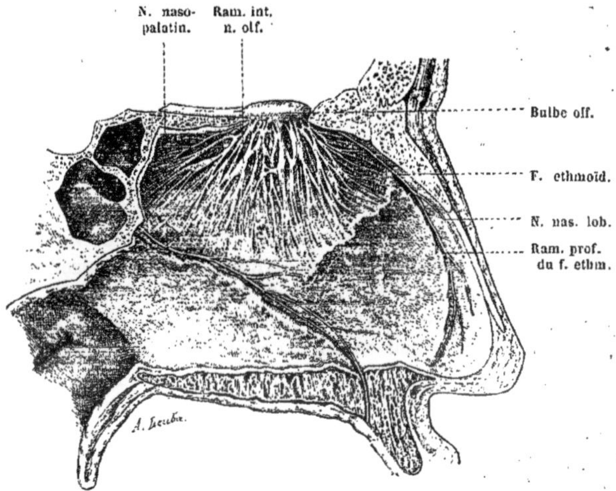


Fig. 324. — Rameaux du nerf olfactif. Cette figure ne représente que les rameaux se distribuant à la face interne de la fosse nasale (d'après Hirschfeld).

constitue la région respiratoire). La région olfactive correspond à la partie supérieure de la cloison nasale, au cornet supérieur et à une partie du cornet moyen; on la reconnaît à sa coloration jaunâtre, chez l'homme; à sa coloration brunâtre, chez le cobaye, le lapin, le chien, etc.

Dans la région respiratoire, l'épithélium est cylindrique, stratifié, recouvert de cils vibratiles. Dans la région olfactive, on distingue, dans l'épithélium, trois sortes de cellules : des *cellules basales*, sphériques, à contours irréguliers, à noyaux arrondis, formant une couche dans la profondeur; 2° des *cellules de soutien*, occupant toute l'épaisseur de l'épithélium et présentant : une partie moyenne, munie d'un noyau ovalaire, une partie profonde, irrégulière, adjacente aux cellules basales, et une partie superficielle, sans plateau cuticulaire et sans cils, vacuolaire et remplie de mucigène; 3° des *cellules olfactives*, occupant toute l'épaisseur de l'épithélium, constituées par une partie médiane renflée, contenant un gros noyau rond, recouvert d'une mince couche protoplasmique et par deux parties périphériques effilées : une partie profonde, fine et variqueuse, se continuant sans interruption avec une fibre du nerf olfactif, et une partie superficielle, tige protoplasmique, s'insinuant entre les cellules de soutien, pour atteindre la surface de la muqueuse et la dépasser, sous forme d'un bâtonnet clair et homogène, différant des cils proprement dits par la lenteur et l'irrégularité de ses mouvements.

Les fibres nerveuses olfactives, prolongements de la partie profonde des cellules olfactives (fibres sans myéline), traversent la lame criblée de l'ethmoïde et pénètrent dans le bulbe olfactif, où elles se terminent par des ramifications, au voisinage de neurones du bulbe olfactif, dits *cellules mitrales*. Ces cellules mitrales présentent un prolongement, dirigé vers les hémisphères, et contenu dans la bandelette olfactive (improprement appelée nerf olfactif); après section de la bandelette olfactive, la dégénérescence se fait vers les hémisphères.

La destruction des lobes olfactifs, chez les animaux, ou leur dégénérescence, chez l'homme, suppriment l'odorat.

La muqueuse olfactive n'est pas excitée (aucune sensation d'odeur ne se produisant) par les agents mécaniques (attouchements ou chocs), calorifiques (eau froide, ou eau chaude introduites dans les fosses nasales), ou électriques. Elle n'est excitée que par certaines substances, qu'on désigne, à cause de cette propriété, sous le nom de ***substances odorantes***, ou ***odeurs***. Ces substances, déposées en masse sur la muqueuse olfactive, ne déterminent pas de sensation d'odeur; elles n'en produisent que lorsqu'elles sont à l'état de gaz ou de vapeurs, ou peut-être aussi de gouttelettes liquides, ou de particules solides extrêmement fines. Mais toutes les substances gazeuses, ou réduites à l'état de gouttelettes ou de particules extrêmement fines, ne produisent pas de sensation d'odeur. Il est impossible d'indiquer la caractéristique objective des odeurs.

La sensation d'odeur ne se produit que si la substance odorante est apportée par un courant d'air en mouvement, dirigé d'avant en arrière et de bas en haut, venant se briser sur la muqueuse olfactive. En effet : 1° si on approche de l'orifice des narines un corps odorant volatil, et si on respire exclusivement par la bouche, on ne perçoit aucune odeur, bien que, certainement, des particules odorantes aient pénétré par diffusion dans l'air des fosses nasales, et soient venues au contact de la muqueuse olfactive; 2° si on aspire par la bouche une vapeur odorante, et si on l'expulse par les fosses nasales, il ne se produit aucune sensation d'odeur, ou seulement une sensation très réduite; 3° les sensations d'odeur sont d'autant plus nettes et plus intenses, pour une même vapeur, contenue dans la même proportion dans le milieu ambiant, que les inspirations sont plus brusques, et plus répétées : c'est pour cela qu'on flaire quand on veut sentir.

Pour que les odeurs soient perçues, il faut encore que la muqueuse olfactive présente un certain degré d'humidité : on ne sent pas quand la muqueuse est sèche; mais la muqueuse ne doit pas être trop humide; si on introduit, dans les fosses nasales, de l'eau contenant une substance odorante (eau de Cologne, p. ex.), on ne perçoit aucune odeur; il y a plus, le simple contact très court de l'eau avec la muqueuse olfactive lui fait perdre pour un certain temps sa sensibilité olfactive.

La sensibilité de la muqueuse olfactive dépend de la nature de la substance odorante. Pour certaines substances, elle est extrême. Si on admet que la sensation se produit quand 50 centimètres cubes d'air, contenant l'odeur, ont été aspirés, on perçoit des sensations odorantes, avec les quantités suivantes des substances suivantes :

| | | |
|---|---|---|
| Brome . . . . . . . . . . . . . . . . . | 1/600° | de mg. |
| Hydrogène phosphoré. . . . . . . . . | 1/500 000° | — |
| Hydrogène sulfuré . . . . . . . . . . | 1/700 000° | — |
| Musc. . . . . . . . . . . . . . . . . | 1/2 000 000° | — |
| Mercaptan . . . . . . . . . . . . . . | 1/460 000 000° | — |

La sensibilité de la muqueuse olfactive pour une odeur déterminée, dépend essentiellement du temps pendant lequel l'odeur a agi sur la muqueuse. Très bien perçue au début, l'odeur ne tarde pas à ne plus provoquer de sensation : il y a fatigue rapide de l'appareil olfactif, pour une odeur déterminée (mais non pour les autres odeurs); mais il y a aussi réparation rapide de cet appareil, dès que l'odeur cesse d'agir sur la muqueuse. L'odeur est d'autant mieux perçue qu'elle agit de façon plus intermittente (on renifle pour mieux percevoir les odeurs).

La sensibilité de la muqueuse olfactive, ou, pour parler plus exactement, la faculté plus ou moins grande de percevoir des odeurs de plus en plus diluées, varie d'une espèce animale à l'autre. On peut dire qu'en général cette faculté est d'autant plus développée que la muqueuse olfactive est plus étendue (le chien, qui est remarquable à cet égard, a une muqueuse olfactive extrêmement développée en surface).

Il est impossible de classer les sensations d'odeurs, en les rapportant à une qualité physique ou chimique de l'excitant, comme on peut classer les sensations visuelles ou auditives, en les rapportant à une qualité mécanique des vibrations qui les engendrent.

Quand deux odeurs agissent à la fois sur la muqueuse olfactive, on ne perçoit que l'une d'elles, soit l'une, soit l'autre, suivant leur intensité; il ne se produit jamais de sensation composée.

On a distingué des odeurs *aromatiques* (laurier), *fragrantes* (lis), *ambrosiaques* (ambres), *alliacées* (ail), *fétides* (valériane), *vireuses* (solanées) et *nauséeuses* (courge).

Il n'est pas toujours facile de distinguer une sensation d'odeur d'une sensation tactile; l'ammoniaque, par exemple, qui n'agit que sur les terminaisons nasales du nerf trijumeau, et qui produit ses effets réflexes ordinaires (larmoiement, picotement, etc.) après destruction du bulbe olfactif, a été parfois considérée comme une odeur, à tort d'ailleurs. De même, on confond parfois les sensations d'odeur et les sensations gustatives : le chloroforme, inspiré par les fosses nasales, produit une sensation d'odeur, qu'on interprète, souvent, comme une sensation gustative : ne dit-on pas une odeur douce?

Les excitations olfactives ne déterminent aucun phénomène réflexe : l'éternuement a sa cause dans une excitation du nerf trijumeau et non du nerf olfactif.

# CHAPITRE LIII

## L'ÉQUILIBRATION

SOMMAIRE. — *L'équilibration* est une fonction complexe : elle comprend un élément sensitif, l'orientation, et un élément moteur, l'équilibre. Parallèle de l'équilibration et de la vision.

1. **De l'orientation en général.** — Le sens des attitudes segmentaires; le sens de l'orientation subjective; le sens de l'orientation objective. — Les voies du sens musculaire ou voies kinesthésiques; les voies auditives, les voies visuelles. — Les voies extrinsèques, les voies intrinsèques.
2. **Du sens musculaire ou kinesthésique en particulier.** — La notion de position des membres. Les sensations de résistance, de poids, d'allégement. La sensation des mouvements passifs. La sensation des mouvements actifs et accessoirement les sensations de résistance, de poids, de fatigue.
3. **De l'équilibre.** — Conditions d'un équilibre. Station verticale. Éléments physiologiques de la station debout.
4. **Des troubles de l'équilibration.** — Troubles de l'orientation, troubles de l'équilibre.
5. **L'appareil nerveux de l'équilibration.** — Appareil d'orientation, appareil d'équilibre, centres d'équilibration.
6. **Du vertige.** — Notions sommaires et générales.

L'*équilibration* est une fonction grâce à laquelle nous nous maintenons en équilibre soit dans le repos (station debout, station assise), soit dans l'activité (marche, course, saut, etc.).

Cette fonction est complexe : elle comprend deux éléments distincts, un élément centrifuge et un élément centripète; elle résulte en effet de la combinaison de deux fonctions élémentaires, l'*orientation* qui nous renseigne sur la position et l'état des divers segments du corps et du corps tout entier, considérés soit en eux-mêmes, soit par rapport au monde extérieur, et l'*équilibre* qui est la conséquence d'un ensemble de contractions et de relâchements musculaires harmoniquement combinés.

Cette association de deux fonctions élémentaires nettement distinctes, concourant à un but précis, s'observe d'ailleurs dans divers cas : c'est ainsi que, dans la vision, nous pouvons distinguer des phénomènes sensoriels et des phénomènes moteurs; les phénomènes sensoriels sont produits par l'action de la lumière sur la rétine; les phénomènes moteurs résultent de ces phénomènes sensoriels et se traduisent par des mouvements du globe de l'œil qui prend une direction déterminée, de l'iris qui se contracte, du cristallin, qui se bombe, tous mouvements ayant pour but, ou tout au moins pour conséquence, de permettre à la vision, phénomène essentiel, de s'accomplir plus parfaitement.

Nous pourrions assurément voir sans que ces phénomènes moteurs s'accomplissent, mais verrions-nous aussi bien? Nous aurions certes des sensations visuelles, plus ou moins parfaites, plus ou moins complètes, mais verrions-nous comme nous voyons? Assurément non. De même, nous pourrions sans doute nous maintenir en équilibre par des efforts musculaires convenablement accomplis sans être renseignés sur l'état de nos muscles et sur la position de notre corps ou de ses segments, mais nous maintiendrions-nous en équilibre aussi parfaitement que nous nous y maintenons et sans plus d'efforts? Assurément non.

D'ailleurs, la pathologie nous renseigne sur ce qu'est la vision quand les muscles de l'œil sont paralysés, quand la pupille est inerte, quand le cristallin est immobilisé : le malade a bien des sensations visuelles, mais, à proprement parler, il ne voit pas. La pathologie nous renseigne également sur ce qu'est l'équilibre sans orientation : quand le sens de la position du corps ou de ses segments n'existe plus, quand les renseignements complémentaires que fournissent l'œil et l'oreille interne viennent à manquer, le malade peut bien, dans des conditions déterminées et en y prêtant une attention extrême, se maintenir imparfaitement en équilibre, mais cet équilibre est bien instable et le plus petit incident suffit à le troubler.

### De l'orientation en général.

On peut distinguer trois éléments dans l'orientation :

1° Le *sens des attitudes segmentaires*, grâce auquel nous savons quelle est la position des divers segments de nos membres les uns par rapport aux autres, ou la position des membres par rapport au tronc : nous savons par exemple si l'avant-bras est fléchi sur le bras ou étendu sur le bras, s'il est en pronation ou en supination.

2° Le *sens de l'orientation subjective*, grâce auquel nous savons quelle position notre corps occupe dans l'espace : nous savons si nous sommes debout, couchés ou penchés en avant, en arrière ou de côté,

3° Le *sens de l'orientation objective*, grâce auquel nous savons quelle position occupent dans l'espace les objets qui nous entourent, les uns par rapport aux autres.

L'orientation est une fonction sensorielle, et comme toute fonction sensorielle, elle a ses voies nerveuses centripètes, qu'on peut grouper en trois catégories :

*a.* Les *voies du sens musculaire ou voies kinesthésiques*[1], grâce auxquelles nous prenons connaissance de la position des segments des membres, de l'état de contraction, de tonus, de repos des muscles, et, — quand ces voies s'associent aux voies de la sensibilité tactile, — de l'existence, de la forme, de l'étendue, du poids, la distance et de la résistance des objets extérieurs.

*b.* Les *voies auditives*, représentées par les deux racines du nerf auditif, le nerf cochléaire et le nerf vestibulaire, par l'entremise desquels nous prenons connaissance de la direction et de la distance des objets sonores (*nerf cochléaire*), ou des changements d'état des canaux semi-circulaires (*nerf vestibulaire*), changements d'état aptes à nous fournir (on l'admet tout au moins), des renseignements sur la position de la tête par rapport aux trois plans directeurs de l'espace.

*c. Les voies optiques*, qui comprennent à la fois les *voies visuelles* (nerf optiques), nous renseignant sur la position des segments du corps et des divers objets qui nous entourent, et les *voies kinesthésiques d'origine oculaire* (appareil moteur du globe de l'œil, appareil moteur d'accommodation), nous renseignant sur la position des objets par rapport à nous.

On peut encore grouper autrement les voies de l'orientation : on peut en effet distinguer :

α. les *voies extrinsèques*, représentées par les nerfs sensoriels, nerfs tactiles, nerfs cochléaires, nerfs optiques, voies qui ne servent pas exclusivement, ni même essentiellement, à l'orientation;

β. les *voies intrinsèques*, représentées par les nerfs kinesthésiques généraux, par les nerfs vestibulaires et par les nerfs kinesthésiques oculaires, voies qui sont propres à l'orientation.

1. Les termes employés pour distinguer cette fonction sont multiples : kinesthésie, sens musculaire, conscience musculaire, sensation ou sentiment d'activité musculaire, sens du mouvement, sens stéréognosique, sens de la force, sens de l'innervation, faculté locomotrice, sens de l'énergie frontale motrice, toucher actif, etc.

### *Du sens musculaire ou kinesthésique en particulier.*

Que les nerfs sensoriels puissent nous fournir des renseignements utiles à l'orientation, c'est incontestable. La vue nous permet de repérer très exactement la position des divers objets, notre position par rapport à eux et la position des divers segments de notre corps. L'audition nous fournit des renseignements moins nombreux, moins précis, moins fréquents que la vue; mais pourtant, à défaut de la vue surtout, elle peut nous renseigner au moins approximativement et exceptionnellement. Que les canaux semi-circulaires jouent un rôle dans l'orientation, cela résulte des observations cliniques chez les malades présentant des lésions de ces organes, et des expériences physiologiques faites sur les animaux dont ces organes ont été enlevés ou blessés.

Mais qu'est-ce que ce *sens musculaire* ou cette *kinesthésie* dont nous avons parlé? Existe-t-il vraiment?

Les adversaires de son existence font remarquer que ces renseignements sont souvent si imprécis qu'il serait peut-être sage de se demander si nous ne nous illusionnons pas en admettant leur existence.

Les partisans de son existence lui rapportent : 1° la notion de position des membres; 2° la sensation de résistance, d'allégement, de poids (sans soupeser); 3° la sensation des mouvements passifs; 4° la sensation des mouvements actifs de déplacement volontaire, de poids (en soupesant), de fatigue.

1° Avons-nous la *notion de position des membres et de leurs segments* au repos, sans contractions musculaires, sans déplacements actifs ou passifs? Oui, quand nous les voyons, ou, en l'absence de la vue, quand nous les touchons; mais, indépendamment de la vue et du toucher, avons-nous la notion de leurs positions? Supposons que nous attirions l'attention d'un sujet sur un objet quelconque, et qu'entre temps, sans qu'il ait pu les suivre des yeux, nous ayons fait accomplir à l'un de ses membres des mouvements passifs, destinés à les amener dans une position nouvelle; supposons que, cette opération accomplie, nous continuions pendant quelque temps encore à retenir l'attention du sujet sur un objet sans aucun rapport avec la position de ses membres puis que, brusquement, nous lui demandions de vouloir bien, sans s'aider de la vue, ou du toucher, et sans les contracter, nous renseigner sur la position du membre déplacé et de ses segments, soit en décrivant cette position, soit en l'imitant avec le membre symétrique, soit en allant toucher un point du membre qu'on lui a désigné; — nous constaterons que le sujet commettra quelques erreurs dans ses appréciations, mais que pourtant il ne se trompera pas grandement sur la position des divers segments de son membre. Supposons encore que, nous réveillant la nuit, nous nous demandions où sont situées telles ou telles parties de nos membres, encore complètement inertes; — nous y parviendrons approximativement, mais pourtant en commettant de très évidentes erreurs de détail.

Nier l'existence de ce sens des attitudes est commettre une erreur incontestablement. D'ailleurs, certains malades, porteurs de lésions du système nerveux central, commettent sur la position de leurs membres de telles erreurs, que leur énormité suffit à démontrer, envers et contre les objections théoriques, l'existence d'un sens des attitudes chez l'homme normal.

2° Il est incontestable que nous avons des *sensations de résistance, de poids* (sans soupeser) *et d'allégement*, les membres étant dans le repos le plus absolu.

3° Nous avons à l'état normal la *sensation des mouvements passifs* imprimés à nos membres ou à nos segments de membres, quand nos yeux sont fermés et que nous ne nous aidons pas du toucher pour les connaître.

La physiologie ne nous renseigne pas sur le siège de ces sensations; par contre, la clinique nous le fait assez exactement connaître. Ce n'est pas la peau, car dans certaines maladies du système nerveux (hémi-paraplégie type Brown-Séquard par exemple) il peut y avoir insensibilité absolue des téguments et conservation de la notion des mouvements passifs. Ce ne sont pas les muscles, car dans certaines atrophies musculaires poussées jusqu'à la perte de l'excitabilité électrique, la notion des mouvements passifs est conservée. Ce sont donc vraisemblablement les articulations qui sont le siège de cette sensation : cette conclusion se trouve d'ailleurs cliniquement justifiée : on a noté, chez certains ataxiques, des lésions articulaires graves, comportant par exemple un écartement très net des surfaces articulaires; dans ce cas, il y a perte de la sensation des mouvements passifs, tandis que cette sensation persiste normale chez les ataxiques dont les surfaces articulaires glissent normalement les unes sur les autres.

4° Nous avons *la sensation des mouvements actifs* que nous exécutons. On peut juger du degré de précision de cette sensation par les essais suivants pratiqués chez un sujet dont les yeux sont fermés. On le prie d'exécuter avec un segment de membre le plus petit mouvement qu'il lui est possible de lui imprimer (seuil du mouvement actif) : on reconnaît que jamais ce mouvement n'est infiniment petit; son amplitude varie d'ailleurs avec l'articulation mobilisée. On demande au sujet de faire un mouvement quelconque, puis de le refaire semblable au premier, soit avec le même membre, soit avec le membre symétrique : ici encore, on note des inexactitudes, mais elles ne dépassent pas certaines limites. On demande au sujet d'exécuter avec les membres symétriques, et en même temps, des mouvements en tout semblables. On lui demande enfin d'aller avec un doigt toucher une partie du corps qu'on lui a désignée. Tous ces actes sont accomplis avec une assez grande précision; en tous cas, il ressort très nettement des nombreux essais qui ont été faits, que nous avons des notions beaucoup plus précises de nos mouvements actifs que de nos mouvements passifs, et que la position de nos membres et de nos segments de membres, si difficile à apprécier sainement quand ils sont en résolution, devient beaucoup plus nette quand nous en contractons les muscles.

A cette sensation des mouvements actifs se rattachent la *sensation de résistance active* (on fait donner par le sujet au dynamomètre une pression égale à celle qu'il a donnée quelques instants auparavant) et la *sensation de poids* (en soupesant), cette dernière étant beaucoup plus précise que la sensation de poids (sans soupeser), dont nous avons précédemment signalé l'existence.

On rattache enfin à la sensation des mouvements actifs *la sensation de fatigue musculaire*, difficile à définir, mais connue de chacun de nous, qui l'avons tous éprouvée à la suite d'un travail musculaire intense ou prolongé.

### De l'équilibre.

L'équilibre résulte de contractions et de relâchements musculaires, harmonisés pour maintenir le corps dans une position déterminée, soit pendant le repos (debout, assis, accroupi, couché), soit pendant les déplacements du corps (marche, course, saut).

Pour qu'un corps soit en équilibre dans une position quelconque, il faut que la verticale menée par son centre de gravité passe dans le polygone de sustentation, c'est-à-dire dans le polygone formé par l'ensemble des points par lesquels le corps repose sur le sol.

Si le centre de gravité d'un corps ayant une forme constante et rigide reste toujours le même, il varie au contraire à chaque instant pour les corps présentant des déformations : c'est le cas du corps humain ; à l'occasion d'un mouvement quelconque d'un segment du corps, le centre de gravité se déplace. Le centre de gravité du corps humain est fixe quand le sujet garde l'immobilité, sa position dépendant d'ailleurs de la position d'immobilité ; le centre de gravité du corps humain est mobile et perpétuellement mobile quand le sujet se déplace.

Dans la station verticale, dans la position dite du soldat sans arme. le centre de gravité se trouve au niveau de la partie supérieure et antérieure du corps de la seconde vertèbre lombaire, et la verticale passant par le centre de gravité rencontre le sol au niveau de la ligne transversale passant elle-même en avant des apophyses des cinquièmes métatarsiens.

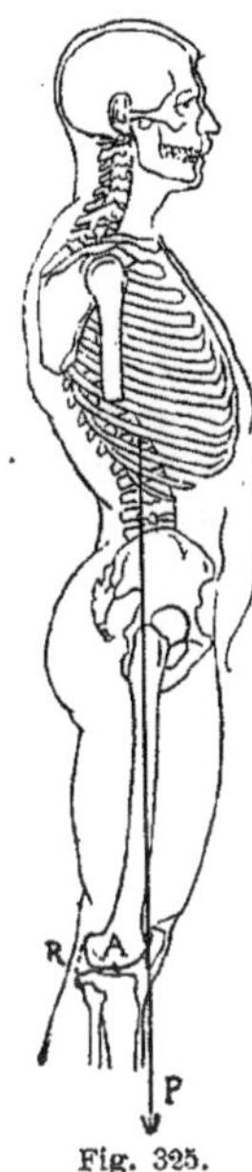

Fig. 325.

Dans la station verticale, chacun des segments du corps, tête, tronc, cuisses et jambes, est en équilibre grâce à des actions musculaires et à des résistances ligamenteuses. La verticale passant par le centre de gravité de la tête est en avant de la ligne de sustentation de la tête, c'est-à-dire en avant de la ligne qui réunit les deux condyles; donc la tête tomberait en avant si les muscles de la nuque, et accessoirement les ligaments de cette région, ne la maintenaient droite. De même, tous les segments sus-indiqués ne se maintiennent en équilibre stable dans la station debout que grâce à l'intervention des muscles et des ligaments articulaires, muscles du dos ou de l'abdomen, muscles pelvi-fémoraux, muscles de la cuisse et de la jambe. D'où il résulte que

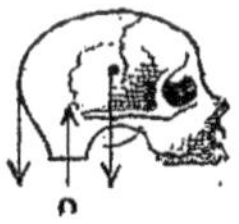

Fig. 326.

l'équilibre, dans la station debout, résulte d'interventions physiologiques actives, réglées par le système nerveux.

Pour toutes les autres positions du corps, l'analyse révèlerait également des interventions musculaires, diverses selon les positions adoptées, ayant toutes pour objet de compenser l'action de la pesanteur, et se composant avec elle, de façon à donner naissance à une force passant par la ligne de sustentation soit du corps tout entier soit de chacun de ses segments.

La station normale n'est donc possible que grâce à une harmonieuse combinaison de contractions ou de tonicités musculaires dans toutes les parties du corps. Comment sont réglées ces contractions et ces tonicités? La volonté n'y préside pas de coutume, et si elle peut intervenir pour régler un équilibre, elle ne le fait qu'exceptionnellement. L'équilibre est la résultante d'un réflexe, d'un réflexe très complexe, les impressions kinesthésiques, visuelles, labyrinthiques se transmettant aux centres nerveux de l'équilibration, et se réfléchissant vers la périphérie pour régler l'état de la musculature. L'équilibre est en conséquence rompu aussi bien quand les voies de l'orientation sont altérées que quand ses voies propres ne peuvent normalement fonctionner.

Notons que, dans toutes les modifications de la station, et *a fortiori* dans tous les mouvements accomplis (changement de position des segments du corps en repos, marche, saut, course, natation, etc.), les contractions et tonicités musculaires doivent constamment se modifier et affecter des combinaisons nouvelles pour répondre à chaque instant aux besoins nouveaux de l'organisme [1].

## *Des troubles de l'équilibration.*

L'analyse physiologique de l'équilibration est bien imparfaite et nous ne connaîtrions sans doute que bien peu de choses sur son appareil nerveux, si la clinique ne nous avait renseignés sur les éléments essentiels qui prennent part à sa constitution. Les troubles de l'équilibration sont extrêmement fréquents dans les maladies du système nerveux; on peut même dire, en règle générale, que toute affection du

1. L'étude spéciale des lois de la station, l'analyse de la marche, de la course, du saut et des conditions et mécanismes de leur accomplissement, relèvent plus de l'anatomie que de la physiologie. Il suffira ici d'avoir établi l'intervention d'énergies musculaires dans leur réalisation, pour qu'on se rende compte facilement des troubles profonds que présentent ces diverses fonctions quand sont altérées, pathologiquement ou expérimentalement, les voies centripètes de l'orientation, les voies centrifuges de l'équilibre et les centres de l'équilibration.

système nerveux central comporte un élément de déséquilibration. Ce n'est pas le lieu de faire ici cette étude de la déséquilibration qui relève de la pathologie; nous n'en retiendrons que les éléments fondamentaux, parce qu'ils ont permis, mieux que les expériences physiologiques, de fixer les éléments nerveux de la fonction d'équilibration.

— Les *troubles de l'orientation* peuvent être rangés en trois catégories [1] :

α. *Par diminution ou par suppression des sensations kinesthésiques, soit par hypesthésies ou par anesthésies.* — Nous avons noté ci-devant diverses modalités du sens musculaire et fait remarquer combien imprécises sont les indications qu'il fournit chez l'homme normal. Ces indications deviennent bien plus imprécises chez le malade; parfois même elles manquent totalement. Tel ataxique croit avoir perdu complètement un membre et ne le retrouve qu'en s'aidant de la vue ou du toucher; tel autre est inhabile à se rendre compte si l'on a chargé son bras d'un poids de 1 kilogramme et plus, ou si on l'a déchargé; tel hystérique a perdu à tel point la sensation de fatigue musculaire qu'il maintient ses membres pendant des heures dans des positions étrangères, que l'homme sain ne saurait conserver au delà de quelques minutes.

β. *Par exagération des sensations kinesthésiques, soit par hyperesthésies ou hyperalgésies.* Signalons les crampes ou contractures douloureuses qu'on observe fréquemment chez les hémiplégiques, les sensations de fatigue précoce et exagérée que présentent les ataxiques à l'occasion des mouvements et les parkinsoniens à l'occasion du repos, etc.

γ. *Par perversion des sensations kinesthésiques, soit par paresthésie.* — Telles sont les erreurs de localisation : une piqûre faite à la cuisse sera localisée à la jambe; une piqûre unique sera perçue comme piqûres multiples, etc.

— *Les troubles de l'équilibre* peuvent aussi être rangés en trois catégories; mais chaque catégorie comprend elle-même deux sections, selon que le sujet est au repos ou accomplit des mouvements.

α. *Par hypokinésie ou par akinésie.* — Telles sont, dans le mouvement, les abasies paralytiques, imperfections ou impossibilité de la marche, résultant de l'inertie des muscles d'un membre ou de certains groupes de muscles. Telles sont, dans le repos, les astasies des hystériques, impossibilité de se tenir debout au repos.

β. *Par hyperkinésie.* — Tels sont les faits de mouvements forcés que nous avons signalés ci-devant (p. 798) et ceux qu'on observe en clinique (propulsion des parkinsoniens). Tels sont les faits de raideurs notés dans les états cataleptiques et dans les contractures.

γ. *Par parakinésie.* — Dans cette catégorie, nous devons faire rentrer tous les tremblements pathologiques, tremblements du tonus, tremblements intentionnels, etc.

L'analyse anatomo-clinique de tous ces faits pathologiques, beaucoup mieux que les études physiologiques, a permis de déterminer les éléments essentiels de l'appareil nerveux de l'équilibration.

1. Nous ne considérerons ici que les troubles relevant du sens musculaire.

### *L'appareil nerveux de l'équilibration.*

L'appareil nerveux de l'équilibration est bien l'un des plus touffus et des plus complexes qui se puissent imaginer. — Nous le diviserons en trois segments : appareil d'orientation, appareil d'équilibre et centres d'équilibration.

— L'*appareil d'orientation* comprend : les voies optiques, représentées par le nerf optique, élément sensoriel, et les nerfs kinesthésiques de l'œil, filets dérivés du nerf trijumeau, gagnant la périphérie musculaire, iridienne ou ciliaire : — les voies acoustiques, représentées par les deux branches du nerf auditif, le nerf cochléaire, nerf sensoriel, et le nerf labyrinthique en rapport avec les canaux semi-circulaires; les voies kinesthésiques générales.

Ces dernières voies, pas plus que les voies de la sensibilité générale, ne sont pas parfaitement connues et ne sont peut-être pas rigoureusement fixes. Elles sont représentées, de la périphérie à la moelle, par les nerfs sensitifs : elles gagnent donc la moelle par les racines postérieures des nerfs rachidiens. Puis elles suivent, ou tout au moins peuvent suivre, deux voies distinctes : 1° la voie des cordons postérieurs de Goll et de Burdach, pour aller se terminer dans les noyaux gris correspondants du bulbe; 2° la voie des faisceaux cérébelleux directs pour gagner le cervelet. Ces voies sont-elles confondues dans la moelle avec les voies de la sensibilité générale? La pathologie répond non; parce qu'il est possible de constater cliniquement, à la suite de lésions médullaires, la dissociation des phénomènes de sensibilité générale et de kinesthésie : certains ataxiques ont conservé la sensibilité générale et perdu le sens musculaire; chez les malades présentant le syndrome de Brown-Séquard, (hémi-paraplégie croisée à la suite de lésion unilatérale de la moelle), on note des troubles de sensibilité générale dans le membre inférieur du côté opposé à la lésion et des troubles de motilité et de kinesthésie dans le membre inférieur du côté de la lésion.

On admet que les impressions kinesthésiques, parvenues aux noyaux bulbaires de Goll et de Burdach, cheminent alors vers l'écorce cérébrale par le ruban médian de Reil, le pédoncule cérébral et la partie postérieure du bras postérieur de la capsule interne, les voies kinesthésiques étant, dans ce trajet encéphalique, intimement unies aux voies de la sensibilité générale. On admet que, dans l'écorce cérébrale, les éléments kinesthésiques ne sont plus rigoureusement superposés aux éléments de sensibilité générale : les éléments de sensibilité générale occupant la zone périrolandique (circonvolution frontale ascendante, circonvolution pariétale ascendante et lobule paracentral), les éléments kinesthésiques occupant la même région, mais en plus une grande partie du lobe pariétal.

On admet que les impressions kinesthésiques, parvenues au cervelet, gagnent l'écorce cérébrale par un chemin complexe, représenté par des fibres des pédoncules cérébelleux supérieurs, allant au noyau rouge, et, de là, soit directement, soit par les couches optiques, à la couronne rayonnante et au cerveau (mêmes zones périrolandique et pariétale que ci-devant).

— L'*appareil d'équilibre* est représenté par toutes les voies nerveuses de la contraction et du tonus musculaires; c'est-à-dire 1° par le faisceau pyramidal, qui, partant de la zone périrolandique, gagne la moelle épinière, où il se termine, à divers niveaux, au contact des grandes cellules motrices des cornes antérieures de la substance grise, après avoir traversé la substance blanche du centre ovale, les deux tiers antérieurs du bras postérieur de la capsule interne, les trois cinquièmes moyens du pied du pédoncule cérébral, la protubérance annulaire, la pyramide bulbaire antérieure (entre-croisement) et le cordon latéral (faisceau pyramidal croisé) ou le cordon antérieur (faisceau de Türck, ou pyramidal direct) de la moelle épinière; — 2° par le faisceau cérébelleux descendant, qui, des noyaux centraux du cervelet, gagne la moelle par les pédoncules cérébelleux inférieurs, et se termine au voisinage des grandes cellules motrices de la moelle; — 3° et enfin par le faisceau rubro-spinal, ou faisceau de Monakow, qui sort du noyau rouge pour gagner la moelle, et, par elle, les cellules motrices des cornes antérieures, comme les deux autres faisceaux.

— Les *centres d'équilibration* sont multiples : leur connaissance dérivant actuellement beaucoup plus des observations anatomo-cliniques, que des recherches physiologiques, nous nous contenterons d'en donner la liste. Ce sont les masses grises du cervelet et l'écorce cérébelleuse, le noyau rouge, les noyaux gris protubérantiels, l'écorce cérébrale dans les zones périrolandique et pariétale. Tous ces centres sont en rapport, d'une part avec la périphérie sensitive par les voies de l'orientation, d'autre part avec la périphérie motrice par les voies de l'équilibre, et enfin entre eux par les faisceaux interposés.

Cette longue nomenclature des éléments nerveux de la fonction d'équilibration nous fait saisir la complexité de l'appareil et la multiplicité de ses instruments et nous laisse deviner des suppléances possibles quand l'un ou l'autre des éléments du système vient à manquer. L'ataxique, par exemple, ne dispose pas, comme l'homme sain, de l'entière sensibilité kinesthésique, les cordons postérieurs de sa moelle étant profondément altérés par la sclérose, et son équilibre en est gravement atteint. Toutefois, quand il peut suppléer par des sensations visuelles aux sensatiens kinesthésiques absentes, il réussit à garder un équilibre, précaire assurément, mais pourtant réel. Qu'on prive l'ataxique considéré de la vue, dont il se sert, suivant la belle image d'un clinicien, comme de béquilles, qu'on le mette à l'obscurité, qu'on lui ferme les yeux, et le déséquilibre se manifeste avec toute sa gravité, entraînant la titubation ou la chute (signe de Romberg : l'ataxique, dans la position du soldat sans armes, tombe quand il ferme les yeux).

La présence d'éléments d'orientation et d'équilibre dans toutes les parties du système nerveux central, ou à peu près, nous rend compte de la présence presque constante de troubles d'équilibration dans les maladies du système nerveux central.

## *Du vertige.*

Donner du vertige une définition rigoureuse est chose difficile. Nous savons reconnaître le vertige sans doute, mais nous ne pouvons pas plus le définir que nous ne définissons une odeur ou une saveur. Quand nous voulons rendre compte de ce que nous éprouvons dans le vertige, nous disons que les objets qui nous environnent semblent tourner ou se déplacer autour de nous, ou que nous-mêmes paraissons être entraînés, nous déplaçant par rapport aux objets environnants.

L'analyse, très délicate à faire, des causes et des conditions du vertige a conduit à distinguer dans le vertige deux éléments relevant respectivement de la fonction d'orientation et de la fonction d'équilibre. Dans le vertige, il y a une sensation de désorientation, sensation fausse de déplacement relatif du corps ou des objets environnants. Dans le vertige, il y a une sensation de déséquilibre, qui s'ajoute toujours à la sensation de désorientation.

L'équilibre normal est un phénomène réflexe s'accomplissant par l'intermédiaire de l'appareil nerveux dont nous avons tracé les grandes lignes; tant que cet appareil suffit à sa tache, il n'y a pas vertige. A partir du moment où l'appareil nerveux de l'équilibration manifeste quelque fatigue, le vertige se produit. Nous pourrions donc définir le vertige, la sensation de la fatigue de l'appareil nerveux de l'équilibration.

L'étude du vertige relevant de la pathologie et non de la physiologie, il nous suffira d'avoir noté ces quelques points généraux.

# CHAPITRE LIV

## LA VOIX HUMAINE

SOMMAIRE. — Le larynx : comparaison avec un tuyau sonore à anche. Conditions de la production de la voix. Intensité, hauteur, timbre de la voix. La parole articulée. Voix chuchotée et voix articulée. Voyelles et consonnes.

Le *larynx* est la partie supérieure, modifiée, de la trachée; il comprend une base, le cartilage cricoïde, supportant le cartilage thyroïde et les cartilages aryténoïdes. Le cartilage thyroïde s'articule, par ses petites cornes, avec les parties latérales du cartilage cricoïde, et peut exécuter un mouvement d'avant en arrière, autour d'un axe passant par ces articulations. Les cartilages aryténoïdes, à cheval sur le bord postérieur du cartilage cricoïde, tout près de la ligne médiane, peuvent exécuter des mouvements de déplacement latéral, de déplacement antéro-postérieur et de rotation autour d'un axe vertical. Ces cartilages aryténoïdes portent deux apophyses inférieures : une postéro-externe, l'apophyse musculaire : une antéro-interne, l'apophyse vocale. Les *cordes vocales* sont des replis membraneux de la muqueuse laryngée, présentant, sur leur bord libre, un faisceau de fibres élastiques très dense, s'insérant en arrière sur l'apophyse vocale des cartilages aryténoïdes et en avant dans la concavité du cartilage thyroïde (il s'agit des cordes vocales inférieures, les seules qui jouent un rôle dans la voix).

La *voix* résulte des vibrations des cordes vocales inférieures, déterminées par l'air chassé des poumons par l'action des muscles expirateurs. Les modifications de la voix, qui conduisent à la *parole*, ou *langage articulé*, résultent, d'une part, de modifications des cordes vocales; d'autre part, de résonances se produisant dans les parties supérieures de l'arbre aérien, pharynx, nez et bouche. L'émission de la voix, ou *phonation*, met en jeu des muscles expirateurs, des muscles du larynx, du pharynx, de la bouche, des lèvres, etc.

On peut comparer l'*appareil vocal* à un *tuyau à anche*; on peut distinguer trois parties : une soufflerie avec porte-vent, une anche vibrante, un tuyau de résonance. — La *soufflerie* est constituée par le thorax et le poumon; le *porte-vent*, par les bronches, la trachée et la partie inférieure du larynx, l'*anche* est constituée par les cordes vocales inférieures : elle diffère des anches des tuyaux sonores en ce qu'elle peut varier de longueur, d'épaisseur, de largeur et de tension ; le *tuyau sonore* est constitué par les cavités supérieures à la glotte : larynx supérieur, pharynx, fosses nasales, cavité buccale; les cordes vocales ne donneraient qu'un son extrêmement faible s'il n'était renforcé dans cet appareil de résonance.

Dans un appareil à anche membraneuse, la hauteur du son dépend : 1° de la longueur de la lame vibrante (le nombre des vibrations est en raison inverse de la longueur de la lame); 2° de la tension de la lame vibrante (le nombre des vibrations est proportionnel à la racine carrée du poids tenseur); 3° accessoirement et secondairement, de l'intensité du courant d'air (cette dernière cause produit surtout une augmentation de l'intensité du son, mais comme la tension de la membrane augmente à mesure qu'augmente l'amplitude de ses vibrations, elle détermine secondairement une augmentation du nombre des vibrations).

Le timbre du son est indépendant de la membrane vibrante; il dépend uniquement des résonances qui peuvent se produire, soit dans le porte-vent, soit dans le tuyau sonore, et grâce auxquelles certaines harmoniques sont renforcées.

Pour que la voix se produise, il faut : 1° que les cordes vocales soient tendues: 2° que le courant d'air expiré ait une certaine pression.

Les cordes vocales sont tendues par la contraction des muscles crico-thyroïdiens et thyro-aryténoïdiens; c'est là une question de pure anatomie.

L'air expiré est soumis à une certaine pression : on le constate en mettant un manomètre en rapport avec la trachée, pendant que le sujet parle; cette pression varie avec la hauteur du son : on a noté une pression de 160 millimètres d'eau pour des sons de hauteur moyenne; 200 millimètres et plus, pour des sons élevés; — dans la voie chuchotée, la pression est beaucoup moindre : on a noté une pression de 38 millimètres d'eau. Cette pression ne peut être atteinte que si la glotte (espace compris entre les cordes vocales inférieures) est à peu près complètement fermée, aussi peut-on constater le rapprochement des cordes vocales pendant la phonation (si on écarte ces cordes vocales, ou si on ouvre largement la trachée pendant la phonation, la voie est supprimée); ce rapprochement se fait par la contraction des muscles thyro-aryténoïdiens et crico-aryténoïdiens.

Les muscles du larynx, qui interviennent dans la phonation, sont innervés par le nerf récurrent, branche du nerf vague, sauf le muscle crico-thyroïdien (tenseur des cordes vocales), qui est innervé par le nerf laryngé supérieur, également branche du nerf vague. La section du nerf récurrent supprime la voix; la section du nerf laryngé supérieur l'altère.

On peut connaître les modifications qui se produisent dans le larynx, lors de la phonation, au moyen du laryngoscope, petit miroir qu'on introduit dans le pharynx pour y réfléchir la lumière d'une lampe et pour recueillir l'image du larynx éclairé. On distingue très nettement la glotte : pendant la respiration calme, c'est un orifice losangique; pendant la respiration profonde, c'est un orifice plus large, presque circulaire; les bords de cet orifice, les cordes vocales, apparaissent relâchées et épaisses, en dehors de toute phonation. Si le sujet prononce une voyelle, A, par exemple, on voit les bords libres des cordes vocales se porter en dedans, se tendre et vibrer; ce sont alors deux minces lamelles translucides, dont les bords rectilignes et presque tranchants limitent une fente linéaire.

L'*intensité de la voix* dépend de l'amplitude des vibrations des cordes vocales; elle dépend, par conséquent, de la force du courant d'air expiré, donc de la puissance d'expiration du sujet. La voix laryngée est d'ailleurs puissamment renforcée par les résonances qui se produisent dans les régions sous-glottiques et sus-glottiques.

La *hauteur de la voix* dépend : 1° de la tension des cordes vocales, c'est-à-dire de la contraction plus ou moins grande des muscles tenseurs de ces cordes ; 2° de leur longueur (la voix est plus élevée chez la femme et chez l'enfant, dont les cordes vocales sont plus courtes, que chez l'homme) ; 4° de la pression du courant d'air.

L'ensemble des sons de hauteurs différentes, que peut émettre un sujet, l'*étendue de la voix*, est en moyenne de deux octaves à deux octaves et demi, pour la voix chantée, et d'un demi-octave pour la voix parlée. Cette étendue correspond à des régions différentes de l'échelle musicale, suivant les sujets. C'est ainsi qu'on distingue les voix de :

| | | |
|---|---|---|
| Soprano pouvant donner de. . . . . . | 1 056 à 264 | vibrations doubles. |
| Mezzo soprano pouvant donner de . . | 880 à 247 | — |
| Contralto . . . . . . . . . . . . . . . | 704 à 198 | — |
| Ténor. . . . . . . . . . . . . . . . . | 495 à 148 | — |
| Baryton. . . . . . . . . . . . . . . . | 352 à 110 | — |
| Basse . . . . . . . . . . . . . . . . . | 297 à 82 | — |

Pour chaque voix, quelle qu'elle soit, les résonances se font : pour les sons les plus graves, dans les parties inférieures de l'appareil aérien (voix de poitrine) ; pour les sons les plus élevés, dans les parties supérieures de cet appareil (voix de tête ou de fausset).

Le *timbre de la voix* dépend du nombre et de l'intensité des harmoniques. Le son laryngé est complexe ; on a pu y distinguer, au moyen des résonateurs, six et même huit harmoniques, à côté du son fondamental. Ce son laryngé est totalement modifié, au point de vue du timbre, par les résonances des cavités aériennes, grâce auxquelles telles ou telles harmoniques sont renforcées.

La *parole* se compose de sons musicaux et de bruits produits dans le tube additionnel (pharynx, nez et bouche), se combinant, ou ne se combinant pas avec des sons laryngés. Dans la parole à haute voix, le son laryngé existe, on dit qu'il y a *voix articulée* ; dans la parole à voix basse, le son laryngé n'existe pas, on dit qu'il y a *voix chuchotée*.

Les cavités sus-laryngés jouent dans la phonation le rôle d'appareil de résonance ; elles jouent un rôle essentiel dans la parole. Ces cavités comprennent des parties fixes (cavités nasales) et des parties mobiles (langue, lèvres, voile du palais). Les parties fixes sont des appareils de résonance et de renforcement ; les parties mobiles produisent, par leurs modifications, les divers modes d'articulation.

Les modifications de forme des parties mobiles sont : tantôt de simples changements de forme, sans interruption de la colonne aérienne du tube additionnel, tantôt de véritables occlusions, qui arrêtent momentanément le courant d'air. Ces modifications se font surtout, mais non exclusivement, à certains niveaux, *régions d'articulation* ; ce sont : l'isthme du gosier, l'espace compris entre la pointe de la langue et les arcades dentaires, l'orifice labial.

Les sons articulés comprennent des *voyelles* et des *consonnes*.

Dans la parole chuchotée, les voyelles sont les sons musicaux possédant une hauteur déterminée et un timbre caractéristique, sons produits dans la cavité buccale, qui prend une forme spéciale (dite cavité vocale) pour chacune d'elles. Ces sons fondamentaux sont à peu près les mêmes, pour une même voyelle, à tous les âges, et chez tous les individus. — Les diphtongues sont produites quand, pendant l'émission d'un son, la cavité vocale passe de la forme correspondant à une voyelle, à la forme correspondant à une autre voyelle.

Dans la voix articulée, la cavité vocale renforce le son harmonique, correspondant à la voyelle, contenu dans la voix produite par les cordes vocales.

Chaque voyelle a un timbre particulier; on peut, d'ailleurs, modifier légèrement ce timbre en les prononçant, les fosses nasales fermées par le voile du palais, ou les fosses nasales ouvertes dans le pharynx : dans ce dernier cas, on dit que les voyelles sont nasillées (il y a *nasillement*).

Les *consonnes* sont des bruits produits en divers points du tube additionnel. On peut les distinguer :

1° D'après leurs *propriétés acoustiques*, selon qu'elles peuvent être articulées seules (ce sont les *liquides*, m, n, l, r, s); ou seulement avec des voyelles (ce sont les *muettes*).

1° D'après le *mécanisme de leur formation* : selon qu'elles sont *explosives* (le courant d'air écarte brusquement des parties, préalablement rapprochées, en un point du tube additionnel, ou le courant d'air est brusquement interrompu, — les fosses nasales étant, dans tous les cas, fermées); *continues* (le tube additionnel est rétréci en un point, l'émission du son se prolonge tant que dure le passage de l'air, — les fosses nasales étant fermées); *vibrantes* (le courant d'air fait vibrer les bords du rétrécissement du tube additionnel, — les fosses nasales étant fermées); et *nasales* (les fosses nasales communiquant avec le pharynx, la cavité buccale étant fermée en avant).

3° D'après la région où elles se produisent, c'est-à-dire d'*après la région d'articulation* : on distingue ainsi les *labiales* (entre les lèvres), les *linguales* (entre la langue et la voûte palatine), les *gutturales* (entre la langue et le voile du palais).

# CHAPITRE LV

## LES SUBSTANCES TOXIQUES. QUELQUES DÉFINITIONS

SOMMAIRE. — Qu'est-ce qu'une substance toxique? Dose toxique; voie de pénétration; espèce animale. Actions électives; actions successives. Antagonistes vrais et pseudo-antagonistes. Accumulation, accoutumance, immunité, anaphylaxie.

On pourra définir une *substance toxique* toute substance qui, introduite dans l'organisme, y produira des lésions anatomiques ou des troubles fonctionnels.

Si un homme respire un air souillé de vapeurs de chlore, il se produit une irritation des muqueuses des voies respiratoires, pouvant être assez grave pour provoquer des hémorragies; le chlore est une substance *toxique*.

Si un homme est mordu par un serpent venimeux (Crotale adamantin par exemple), qui lui inocule une certaine quantité de venin, il se produit une altération profonde des tissus dans la région d'inoculation (toxicité anatomique), pouvant déterminer des nécroses étendues, et des troubles légers ou graves des grandes fonctions organiques, engendrant, suivant leur intensité, la maladie ou la mort (toxicité physiologique).

Si un homme ingère quelques centigrammes d'émétique, il ne tardera pas à éprouver des nausées et à présenter des vomissements; l'émétique est une substance toxique.

Toutefois la définition que nous venons de donner est seulement une définition provisoire, une définition sommaire, une définition imparfaite. L'analyse physiologique, dont nous allons indiquer les grandes lignes, nous conduira à introduire dans la définition de la substance toxique divers compléments indispensables.

— Il faut tout d'abord fixer des doses, car une même substance peut être à dose faible inerte, à dose moyenne médicamenteuse, à dose forte toxique.

Injecté sous la peau à la dose de 1 centième de milligramme, le sulfate d'atropine ne produira chez l'homme adulte aucune modification appréciable; injecté à la dose de 1/4 de milligramme, il diminuera la salivation et la sudation et pourra remplir un office médicamenteux; injecté à la dose de 5 milligrammes, il tuera le sujet.

Ingéré à la dose de 1 centimètre cube par un homme adulte, l'alcool à 50 p. 100 ne produira aucun effet manifeste; ingéré à la dose de 20 centimètres cubes, il produira de l'excitation et pourra servir à ce titre en thérapeutique; ingéré à la dose de 500 centimètres cubes, il tuera le sujet.

On peut dire d'une façon générale que tous les médicaments sont, ou plus exactement peuvent devenir (à doses fortes) des substances toxiques. On distinguera dès lors : la *dose médicamenteuse*, qui produit des modifications de l'organisme compatibles avec la santé; la *dose toxique*, qui produit des modifications assez graves pour qu'on les puisse considérer comme morbides; la *dose mortelle*, qui produit la mort.

— Il faut ensuite tenir compte de la *voie d'introduction* : voie digestive, voie sous-cutanée, voie intraveineuse.

Si on injecte sous la peau d'un homme quelques centimètres cubes d'une solution de chlorhydrate de cocaïne à 1 p. 100, on ne produit pas d'accidents généraux, mais seulement une analgésie locale; si on les injecte dans les veines, on détermine une agitation violente, une pâleur extrême des téguments, de troubles cardiaques; on peut invoquer la mort.

Si, chez le lapin, on fait passer dans le tube digestif 1 centimètre cube d'une solution de venin de Vipère de Russell à 1 p. 100, on n'observe aucun accident; si on l'injecte sous la peau, on reconnaît aux attitudes prises par l'animal un état de malaise, qui ne persiste d'ailleurs que peu de temps (et dans les jours suivants des lésions locales légères); si on l'injecte dans les veines, on provoque une mort foudroyante par thrombose veineuse généralisée.

— Il faut enfin distinguer entre les *espèces animales*.

La chèvre mange sans inconvénient le tabac : la nicotine n'a pas sur elle l'action toxique qu'elle possède chez l'homme. Le porc mange, sans en souffrir, les feuilles de la belladone, qui sont un poison violent pour l'homme; le chien supporte les injections de sulfate d'atropine à la dose de 1 milligramme par kilogramme sans en mourir : il suffit, comme on sait, de quelques milligrammes de cet alcaloïde pour tuer sûrement un homme vigoureux.

Il y a un très grand intérêt à étudier physiologiquement les substances toxiques, car cette étude conduit aux applications thérapeutiques, par la connaissance qu'elle nous permet d'acquérir de leurs actions électives et de leurs actions successives.

Parmi les substances toxiques, il en est qui agissent sur tous les êtres vivants, sur toutes les cellules vivantes, sur tous les modes d'activité de ces cellules. Nous avons vu que les anesthésiques, et notamment le chloroforme et l'éther, sont ainsi des poisons universels. Le fluorure de sodium à 1 p. 100 en fournit un troisième exemple.

— Mais d'autres substances manifestent des *actions électives* sur certains tissus et sur certaines activités de ces tissus.

Le *curare* agit sur les seules terminaisons des nerfs moteurs dans les muscles striés et provoque une paralysie d'origine périphérique, par modification de la plaque terminale dans les muscles soumis à l'action de la volonté.

La *nicotine* agit sur les ganglions du système sympathique et des systèmes nerveux autonomes, en interrompant les communications existant normalement à leur niveau entre les fibres précellulaires et les fibres post-cellulaires.

La *strychnine* agit sur le système nerveux médullaire, en exagérant son pouvoir excito-réflexe : son action se localise donc vraisemblablement sur la substance interposée entre les terminaisons cylindre-axiles des neurones des ganglions spinaux et les origines protoplasmiques des grandes cellules motrices des cornes antérieures de la substance grise médullaire.

L'*atropine*, comme les substances que nous venons de signaler, possède une action élective, mais cette action élective est multiple : elle agit sur les glandes, et plus particulièrement sur les glandes salivaires, les soustrayant à l'action normalement exercée sur elles par les nerfs sécréteurs; elle agit sur les fibres musculaires lisses circulaires de l'iris, les soustrayant à l'action normalement exercée sur elles par les filets iridiens dérivés du nerf moteur oculaire commun; elle agit sur le cœur, le soustrayant à l'action modératrice exercée sur lui par le nerf vague.

— Nous avons d'autre part, dans l'étude que nous avons faite des anesthésiques, noté soigneusement l'*action progressive* de ces agents, action intéressant d'abord les hémisphères cérébraux, puis la moelle épinière, puis le bulbe rachidien, plus tard seulement les autres tissus. De sorte qu'on peut dire qu'à une tension donnée, relativement faible, les anesthésiques ont une action élective sur les hémisphères cérébraux; à une tension plus grande, une action élective sur le système nerveux, etc. En général, l'action élective est le premier degré de l'action progressive. Mais on a coutume de réserver l'expression action élective aux cas où cette action se manifeste seule, parce qu'elle détermine des troubles incompatibles avec la vie, avant d'avoir touché un second tissu, et d'appliquer l'expression action progressive aux cas où plusieurs manifestations se succèdent avant que la vie soit définitivement compromise.

— On rapproche souvent, dans les études toxicologiques, soit les substances possédant une même action élective, éther et chloroforme par exemple, soit les substances ayant des actions électives opposées, les *substances antagonistes*, l'atropine et la pilocarpine par exemple.

Deux substances sont considérées comme *antagonistes vraies*, quand, employées à doses convenables (doses physiologiquement équivalentes), elles exercent sur les mêmes tissus des actions diamétralement opposées. La *strychnine et la morphine* sont des antagonistes, parce que la seconde diminue le pouvoir excito-réflexe de la moelle, que la première exagère. La *pilocarpine et l'atropine* sont des antagonistes, parce qu'elles agissent, l'une et l'autre, sur les mêmes tissus, sur les mêmes éléments de ces tissus, et, sur chaque élément, de façon diamétralement opposée : l'atropine provoque une dilatation pupillaire, la pilocarpine détermine le resserrement de la pupille dilatée par l'atropine, l'atropine supprime la sécrétion de la glande sous-maxillaire, la pilocarpine la fait réapparaître et l'exagère chez l'animal atropiné; l'atropine paralyse l'appareil modérateur du cœur, la pilocarpine lui rend son activité.

— Il faut nettement distinguer ces antagonistes vrais des *faux antagonistes*, ceux-ci pouvant simplement se compenser l'un l'autre, en agissant sur deux éléments anatomiques d'un système physiologique complexe.

La *strychnine* exagère le pouvoir excito-réflexe de la moelle et son introduction dans l'organisme provoque des réactions réflexes exagérées (secousses violentes et convulsions); — le *curare*, en diminuant, sans la supprimer, à une dose convenable, l'action des nerfs sur les muscles, diminuera la réaction musculaire de l'animal strychniné, et masquera ainsi, sans la supprimer réellement, l'action de la strychnine. Le curare et la strychnine sont de faux antagonistes, ou, si l'on veut, des *pseudo-antagonistes*.

---

La toxicologie comporte encore diverses notions importantes qu'il convient tout au moins de définir : l'*accumulation*, *l'accoutumance*, *l'immunité*, *l'anaphylaxie*.

— Un grand nombre de substances toxiques, prises à doses médicamenteuses, ne tardent pas à produire des accidents graves, alors que le traitement était tout d'abord inoffensif. C'est ce qui se produit dans les traitements par la *digitale*, par l'*arsenic*, par le *mercure*; les effets toxiques résultent de ce que les substances ci-dessus désignées ne sont pas détruites dans l'économie et n'en sont éliminées qu'avec une extrême lenteur. Si le traitement est continué au delà des limites fixées par l'expérience, la quantité de substance médicamenteuse accumulée dans l'organisme peut devenir telle, que des accidents se produisent. Il y alors *accumulation toxique*.

— Certaines substances médicamenteuses, telles par exemple que la *morphine*, peuvent être supportées par les sujets qui en font un usage continu, à des doses plusieurs fois mortelles pour les sujets normaux, sans en subir de dommage immédiat. Alors que, chez le sujet normal, une injection sous-cutanée de 10 centigrammes de morphine provoquerait sûrement la mort, les morphinomanes supportent parfois jusqu'à 1 gramme de morphine sans en être incommodés. Il y a là *accoutumance toxique*. Nous disons accoutumance et non pas immunité, parce que la morphinomanie comporte une *déchéance chronique* de l'organisme, déchéance qui ne se manifeste pas dans les cas où l'on observe une véritable immunité.

— On sait que divers microbes, le bacille de la diphtérie, le bacille du tétanos en particulier, agissent sur l'organisme par des poisons qu'ils sécrètent, par des *toxines*. Or, si on injecte à plusieurs reprises sous la peau d'un animal une toxine, à dose non mortelle, on fait apparaître chez lui un état d'*immunité* relative, grâce auquel l'animal préparé peut supporter, sans en souffrir, l'injection d'une dose de toxine mortelle pour un animal neuf. Cet état d'immunité, dite *immunité active*, ne se traduit pas par l'apparition d'antitoxines dans les humeurs. Mais si la préparation d'immunisation est prolongée pendant longtemps, les humeurs de cet animal en état d'*hyperimmunité* possèdent des propriétés antitoxiques (ou contiennent des *antitoxines*), et injectées en quantité convenable chez un animal neuf, lui confèrent, pour quelques jours, une *immunité passive*, dont le degré varie avec la quantité de sérum injectée et avec le degré d'hyperimmunité de l'animal producteur du sérum (disons avec la richesse du sérum en antitoxine).

— Enfin il convient de signaler l'*anaphylaxie*. Si on injecte dans les veines d'un lapin neuf 1/4 de milligramme de *venin de Vipère de Russel* en solution dans l'eau salée, on ne provoque qu'un malaise passager. Si on injecte la même quantité de la même solution du même venin dans les veines d'un lapin qui a reçu préalablement en injections sous-cutanées, à sept jours d'intervalle, quatre ou cinq fois, 1/5 de milligramme de ce venin, on provoque des accidents très graves, souvent même la mort Non seulement, dans ce cas, les injections préparatoires n'ont pas immunisé l'animal contre la substance injectée, mais, bien au contraire, elles l'ont sensibilisé à son action toxique.

Si on injecte sous la peau ou dans les veines d'un lapin neuf du *sérum de cheval*, il ne se produit aucun accident, ni local ni général, ni primitif ni tardif. Mais si on fait ces mêmes injections chez un lapin qui a reçu, à sept jours de distance, quatre ou cinq injections sous-cutanées de sérum de cheval, on note : si l'injection est faite sous la peau, des lésions locales plus ou moins graves, pouvant aller jusqu'à la nécrose et à la gangrène; on note : si l'injection est faite dans les veines, des troubles graves de la respiration et de la circulation, pouvant provoquer une mort presque foudroyante, ou, après un rétablissement temporaire et apparent, une cachexie lentement mortelle. Il y a eu anaphylaxie.

Toutes ces notions fondamentales auraient besoin sans doute d'être développées; mais ce serait faire œuvre de toxicologiste. Il était toutefois nécessaire de noter ici, au moins sommairement, ces quelques définitions, car la physiologie a souvent recours à des actions médicamenteuses ou toxiques pour interpréter les grands faits biologiques qu'elle étudie.

# TABLE ANALYTIQUE

Aberrations de l'œil, 864.
Absorbables (Substances), 275.
Absorption (Causes de l'), 290.
Absorption cellulaire, 3.
Absorption cutanée, 292.
Absorption des graisses, 285.
Absorption des hydrocarbones, 284.
Absorption des protéines, 278.
Absorption digestive, 274.
Absorption (Voies de l'), 276.
Accélérateurs (Nerfs), 99.
Accidents de l'anesthésie, 836.
Accommodateur (Pouvoir), 870.
Accommodation, 866.
Accommodation (Grandeur de l'), 869.
Accommodation (Terrain d'), 871.
Accouchement, 653.
Accoutumance toxique, 944.
Accumulation toxique, 944.
Acérébrés (Animaux), 756.
Achromatopsie, 889.
Acide carbamique, 542.
Acide carbonique de la lymphe, 316.
Acide carbonique du sang, 295.
Acide chlorhydrique, 189.
Acide hippurique, 561.
Acide lactique, 191.
Acide ornithurique, 562.
Acide oxalique, 547, 561.
Acide oxalurique, 547, 561.
Acide parabanique, 547.
Acide phénacéturique, 562.
Acides-aminés, 535.
Acides (Empoisonnement par les), 552.
Acide urique, 397, 537, 553.
Acoustique (Nerf), 902.
Acromégalie, 618.
Actions électives, 942.
Actions progressives, 942.
Acuité auditive, 903.
Acuité du tact, 909.
Acuité visuelle, 871.
Acuponcture du cœur, 58.
Adaptation des réflexes (Lois de l'), 722.
Adhérence des leucocytes, 25.
Adrénaline, 38, 624, 850.
Aéropléthysmographe, 328.
Aérotonomètres, 297.
Æsthésiomètres, 909.
Agastres (Animaux), 207.
Agraphie, 786.
Aiguilles thermo-électriques, 487.
Air Alvéolaire, 293.
Air complémentaire, 331.
Air confiné, 309.
Air de réserve, 331.
Air expiré (Toxicité de l'), 304.
Air résidual, 331.
Air respiratoire, 331.
Akinésies, 931.
Albumineuses (Substances), 6.
Albuminoïdes, 6.
Albumoïdes, 6.
Alcool, 206.
Alcool-aliment, 615.
Alexine, 39.
Aliments, 274.
Alimentaire (Ration), 593, 605.
Alimentaire (Statistique), 595.
Alimentation pratique, 609.
Aliments chimiques, 586.
Aliments (Composition des), 608.
Aliments d'épargne, 572.
Aliments minéraux, 586.
Aliments nécessaires, 580.
Aliments physiologiques, 586.
Aliments ternaires, 583.
Aliments toniques, 611.
Allaitement, 644.
Allantoïde, 652.
Allantoïne, 548, 560.
Allégement (Sensation d'), 927.
Alloxane, 547.
Alloxurique (Basses), 554.

Alvéoles pulmonaires, 293.
Amaigrissement azoté, 570, 594.
Amaigrissement carboné, 594.
Amétrope (Œil), 862.
Amibe, 2, 4.
Amiboïdes (Mouvements) du leucocyte, 25.
Ammoniacaux (Corps), 544.
Ammoniacaux (Sels), 528, 533, 551.
Ammoniaque, 305, 528.
Amnésie verbale, 786.
Amylolytique (Diastase) du foie, 432.
Anaérobies (Microbes), 312.
Analgésie, 847.
Analgésie de retour, 848.
Anaphylaxie, 945.
Anélectrotonus, 697.
Anémie, 19, 589.
Anérythoblepsie, 889.
Anesthésie, 830.
Anesthésie (Accidents de l'), 836.
Anesthésie chirurgicale, 832.
Anesthésie locale, 848.
Anesthésie mixte, 842.
Anesthésies, 830, 931.
Anesthésique (Dose), 841.
Anesthésique (Économie de l'), 840.
Anesthésiques, 830.
Anesthésiques (Physiologie générale des), 830.
Angles du regard, 890.
Anhématie, 19.
Anhémoglobinémie, 580.
Animaux acérébrés, 756.
Animaux agastres, 207.
Animaux sans pancréas, 222, 416, 618.
Anneau de Vieussens, 99, 823.
Annexes de l'œil, 894.
Ano-spinal (Centre), 726.
Anoxyhémie, 305.
Anse de Henle, 384.
Anse de Vieussens, 99, 823.
Antagonistes (Substances), 913.
Antitoxines, 915.
Anus (Sphincters de l'), 271.
Apeptique (État), 194.
Aphasie, 785.
Aphasie motrice, 785.
Apnée, 360.
Apnée fœtale, 367.
Apnée toxique, 838.
Appareil de Pettenkofer et Voit, 372.
Appareil de Regnault et Reiset, 370.
Appareil d'Hanriot et Richet, 374.
Appareil nerveux extracardiaque, 90.
Appareil nerveux intracardiaque, 86.
Appareil neuro-musculaire, 684.
Appareil sensoriel, 854.
Appareil vocal, 936.
Appétit, 581.
Arc réflexe, 719.
Arginase, 237.
Arrêt du cœur, 92.
Arsenic, 944.
Artères, 104.
Artérielle (Circulation), 104.
Artérielle (Contractilité), 105, 132.
Artérielle (Élasticité), 105.
Artérielle (Pression), 116.
Articulation des neurones, 721.
Arythmie, 91.
Ascension du Faulhorn, 454.
Asphyxie, 365.
Asphyxique (Sang), 313.
Aspiration cardiaque, 158.
Aspiration thoracique, 160.
Assimilables (Substances), 275.
Assimilation cellulaire, 3.
Astigmatisme, 865.
Ataxie cérébelleuse, 791
Atropine, 95, 103, 177, 524.
Atropo-morphine-chloroforme, 844.
Attitudes segmentaires (Sons des), 924.
Auditif (Centre), 784.
Auditif (Nerf), 902.
Audition, 896.
Auriculo-ventriculaires (Valvules), 67.
Autochtonisme du centre respiratoire, 343.
Automatisme du centre respiratoire, 343.
Autonomes (Systèmes), 818.
Autonomie du cœur, 82.
Avalanche (Phénomène de l'), 697.
Azote (Cycles de l'), 528.
Azote (Déficit d'), 564.
Azote du sang, 295.
Azotée (Élimination), 565.
Azoté (Equilibre), 563.
Azote fécal, 564.
Azoté (Jeûne), 567.
Azote (Minimum d'), 607.
Azote (Non-élimination pulmonaire d'), 381.
Azote total, 564.
Azote urinaire, 564.

Bain-calorimètre, 465.
Bain froid, 500.
Bandelettes optiques, 883.
Base du cœur, 83.
Bases alloxuriques, 554.
Bases xanthiques, 554.
Basophiles (Leucocytes), 24.
Bathmotropes (Nerfs), 103.
Bâtonnets, 875.
Battage du sang, 36.
Battement, 905.
Battements du cœur (Nombre des), 69.
Belladone, 941.

Besoin d'uriner, 403.
Bile, 223, 288.
Biliaire (Écoulement), 229.
Biliaire (Excrétion), 231.
Biliaires (Canules), 225.
Biliaire (Sécrétion), 226.
Biliaires (Fistules), 225.
Biliaires (Pigments), 223.
Biliaires (Sels), 224.
Bilirubine, 16.
Bol alimentaire (Formation du), 245.
Branche ophtalmique de Willis, 801.
Bruits, 903.
Bruits de la déglutition, 253.
Bruits du cœur, 71.
Bulbaire (Excitation), 833.
Bulbaire (Paralysie), 833.
Bulbaire (Système autonome), 828.
Bulbe rachidien, 727.
Burdach (Faisceau de), 711.

Cage thoracique, 317.
Caillot sanguin, 33.
Caillot sanguin (Rétraction du), 29.
Caisse du tympan, 897.
Calorifiques (Nerfs), 485.
Calorifiques (Phénomènes) de la contraction musculaire, 479, 672.
Calorimètres, 464.
Calorimétrie indirecte, 476.
Canal cholédoque, 230.
Canal de l'épendyme, 703.
Canaux semi-circulaires, 900, 906.
Canules biliaires, 225.
Canules gastriques, 186.
Capacité vitale, 331.
Capillaire (Circulation), 155.
Capillaire (Pouls), 165.
Capillaire (Pression), 156.
Capillaires, 155.
Capillaires (Élasticité des), 157.
Capsulaire (Extrait), 103.
Capsulectomie, 621.
Capsule interne, 736, 796.
Capsules surrénales, 620.
Carbamates, 542.
Carbamique (Acide), 542.
Carbamique (Empoisonnement), 542.
Carbone (Cycles du), 526.
Cardiaque (Aspiration), 158.
Cardiaque (Circulation), 169.
Cardiaque (Muscle), 75.
Cardiaque (Pompe), 68.
Cardiaque (Pulsation), 69.
Cardiaque (Révolution), 58.
Cardiaque (Rythme), 56, 69.
Cardiaques (Réflexes), 100.
Cardio-accélérateur (Centre), 102.
Cardiographes, 70, 77.
Cardiographique (Appareil), 70.
Cardiographique (Méthode), 61.
Cardiographiques (Sondes), 61.
Cardiographiques (Tracés), 62.
Cardio-modérateur (Centre), 102.
Cardio-pneumatique (Mouvement), 159.
Caryocinèse, 3.
Castration, 642.
Cathélectrotonus, 697.
Cécité des couleurs, 889.
Cécité verbale, 786.
Cellule, 1.
Cellule histologique, 5.
Cellule physiologique, 5.
Cellules mastoïdiennes, 899.
Cellules migratrices, 27.
Cellules nerveuses, 678.
Cellulose (Digestion de la), 242.
Centre ano-spinal, 726.
Centre auditif, 784.
Centre cardio-accélérateur, 102.
Centre cardio-modérateur, 102.
Centre cilio-spinal, 725, 873.
Centre coordinateur des mouvements des yeux, 730.
Centre de gravité, 929.
Centre de la déglutition, 257.
Centre de la mastication, 730.
Centre de la succion, 730.
Centre de la toux, 729.
Centre de l'éjaculation, 726.
Centre de l'érection, 726.
Centre de l'éternuement, 729.
Centre de rotation de l'œil, 839.
Centre du clignement des paupières, 729.
Centre du vomissement, 265.
Centre expirateur, 342.
Centre phrénique, 320.
Centre respiratoire, 333.
Centres psycho-moteurs, 760.
Centres psycho-sensitivo-moteurs, 770.
Centres réflexes, 719.
Centres respiratoires accessoires, 339.
Centres sudoripares, 522, 726.
Centre vaso-constricteur, 140.
Centre vaso-dilatateur, 154.
Centre vaso-moteur, 144.
Centre vaso-tonique, 140.
Centre vésico-spinal, 403.
Centre visuel, 776.
Centrifuges (Neurones), 690.
Centripètes (Neurones), 690.
Céphalo-rachidien (Liquide), 705.
Cérébelleuse (Ataxie), 791.
Cérébelleux direct (Faisceau), 713.
Cérébrale (Circulation), 170.
Cerveau, 750.
Cervelet, 787.
Chaînes de neurones, 719.
Chaîne des osselets, 898.

Chaîne fondamentale du sympathique, 824, 825.
Chaleur animale, 464.
Chaleur (Sensation de), 914.
Champ visuel, 880.
Champ visuel binoculaire. 894.
Champ visuel des couleurs, 888.
Chaux (Sels de), 587.
Chiasma, 882.
Chimiotaxisme, 25.
Chimique (Sécrétion) du suc gastrique, 202.
Chloral, 843.
Chloral-Chloroforme, 843.
Chlorhydrique (Acide), 189.
Chloroforme, 830.
Chlorose, 590.
Chlorure de sodium, 586.
Choc du cœur, 69.
Cholagogues, 227.
Cholécysto-intestinale (Fistule), 280.
Cholédoque (Canal), 230.
Chronophotographie du cœur, 56.
Chronotropes (Nerfs), 103.
Cicatriciel (Tissu), 27
Ciliaire (Muscle), 869.
Cilio-spinal (Centre), 725, 873.
Circulation artérielle, 104.
Circulation capillaire, 155.
Circulation cardiaque, 169.
Circulation cérébrale, 170.
Circulation coronaire, 169.
Circulation (Durée de la), 166.
Circulation embryonnaire, 652.
Circulation fœtale, 652.
Circulation lymphatique, 171.
Circulation oculaire, 171.
Circulation pulmonaire, 166.
Circulation rénale, 385.
Circulations locales, 166.
Circulation veineuse, 157.
Claquement des valvules sigmoïdes, 73.
Clignement (Centre du), 720.
Clou hémostatique, 38.
Coagulation du sang, 33.
Coagulation intravasculaire, 37.
Cocaïne, 848.
Cocaïne-adrénaline, 850.
Cocaïnique (Intoxication), 849.
Cocaïnisation bulbaire, 338.
Cochléaire (Nerf), 902.
Coefficient de ventilation pulmonaire, 332.
Coefficient thermique, 476.
Cœliaque (Plexus), 827.
Cœur, 54.
Cœur (Arrêt du), 92.
Cœur autonome, 82.
Cœur (Bruits du), 71.
Cœur (Choc du), 69.
Cœur (Débit du), 74.
Cœur (Inexcitabilité périodique du), 79.
Cœur (Mort apparente du), 83.
Cœur (Pointe du), 75.
Cœur (Poisons du), 103.
Cœur (Silences du), 73.
Cœur (Travail du), 74.
Colorimètres, 20.
Colostrum, 653.
Combinaisons ferrugineuses, 588.
Commissures médullaires, 708.
Communicants (Rameaux), 819.
Compression, 310.
Conditionnels (Réflexes), 182.
Conductibilité du neurone, 683.
Conductibilité équivoque, 690.
Cônes, 875.
Consommation de luxe, 603.
Consommation énergétique, 597.
Consommation organique du sucre, 442.
Consonances, 905.
Consonnes, 939.
Constante proportionnelle, 856.
Contact (Sensation de), 908.
Contractilité, 2.
Contractilité artérielle, 105, 132.
Contractilité musculaire, 658.
Contraction cardiaque (Nature de la), 81.
Contraction musculaire (Production de chaleur dans la), 480, 672.
Contracture, 666.
Coordination des réflexes (Loi de la), 722.
Corde du tympan, 175, 807.
Cordes vocales, 936.
Cordons médullaires, 708.
Cornes médullaires, 707.
Coronaire (Circulation), 169.
Coronaires, 169.
Corps ammoniacaux, 544.
Corps jaunes, 643, 648.
Corps striés, 798.
Cortical (Centre), 700.
Côtes, 318.
Couches optiques, 793.
Couleurs, 885.
Couleurs complémentaires, 886.
Couleurs composées, 886.
Couleurs fondamentales, 887.
Couleurs (Saturation des), 887.
Couleurs simples, 886.
Couleurs (Ton des), 887.
Courant de repos du muscle, 672.
Courant de repos du neurone, 693.
Craniens (Nerfs), 801.
Créatinine, 561.
Crétinisme, 635.
Cristallin, 867.
Cul-de-sac fundique, 187.

Cul-de-sac pylorique, 187.
Cunéiforme (Faisceau), 711.
Curare 660, 942.
Curare sensitif, 850.
Cycles de l'azote, 528.
Cycles du carbone, 526.
Cylindre-axe, 679.
Cyrtomètres, 322.

Daltonisme, 889.
Débit du cœur, 74.
Décussation bulbaire, 737.
Défécation, 271.
Déficit d'azote, 564.
Dégénérescence rétrograde, 680.
Dégénérescence wallérienne, 681.
Déglutition, 245.
Déglutition (Bruits de la), 253.
Déglutition (Centre de la), 257.
Délivrance, 653.
Dépresseur (Nerf), 153.
Dépression, 305.
Désassimilation des protéines, 531.
Destruction de l'hémoglobine, 16.
Destruction des hématies, 15.
Dextrine, 206.
Diabète, 444, 618.
Diabète du jeûne, 444.
Diabète grave, 446.
Diabète léger, 444.
Dialyseur, 7.
Diapédèse, 27, 41, 156.
Diaphragme, 319.
Diastase glycolytique, 620.
Diastases, 6.
Diastase saccharifiante du foie, 432.
Diastases endocellulaires, 7.
Diastases exocellulaires, 7.
Diastases microbiennes, 240.
Diastases pancréatiques, 213.
Diastasiques (Phénomènes), 7.
Diastole, 56.
Dicrotisme, 130.
Diffusion, 7.
Digestibilité des aliments, 606.
Digestion aseptique, 240.
Digestion des aliments, 610.
Disgestion gastrique, 207.
Digestion intestinale dans l'estomac, 209.
Digitale, 944.
Dilution du sang, 17.
Dioptrique oculaire, 861.
Diplopie, 893.
Direction du regard, 861.
Dissociation syringomyélique, 745, 907.
Dissonances, 905.
Distribution des températures, 492.
Distribution du travail du cœur, 97.
Division caryocinétique, 3.
Division cellulaire, 3.
Dose anesthésique, 833, 841.
Dose d'entretien d'anesthésie, 841.
Dose médicamenteuse, 941.
Dose toxique, 941.
Dosimétrique (Méthode), 941.
Douleur (Sensation de), 908.
Dromotropes (Nerfs), 103.
Duodénale (Fonction), 238.
Duodénale (Sécrétion, 236.
Duodénum, 236.
Durée de la circulation, 166.
Dynamique (Pression), 110.
Dynamogénie du pouvoir réflexe de la moelle, 724.
Dyschromatopsie, 889.
Dyspnée, 365.

Eau, 581.
Eau pulmonaire (Élimination d'), 303.
Échanges gazeux cutanés, 381.
Échanges gazeux des tissus, 312.
Échanges gazeux (Grandeur des), 369. 377.
Échanges gazeux pulmonaires, 293, 299.
Échauffement (Lutte contre l'), 508.
Économie de l'anesthésique, 840.
Écoulement biliaire, 229.
Ectopie cardiaque, 57.
Effort respiratoire, 324.
Éjaculation, 650.
Éjaculation (Centre de l'), 726.
Élasticité artérielle, 105.
Élasticité musculaire, 657, 672.
Élasticité des capillaires, 157.
Élasticité des hématies, 12.
Élasticité pulmonaire, 323.
Électriques (Organes), 675.
Électriques (Phénomènes) de la contraction musculaire, 673.
Électriques (Poissons), 675.
Électrodes impolarisables, 685.
Électrotonus, 697.
Élévateurs des côtes (Musles), 321.
Embryonnaire (Circulation), 652.
Emmétrope (Œil), 861.
Empoisonnement acide, 552.
Empoisonnement carbamique, 542.
Empoisonnement phosphoré, 413.
Endolymphe, 900.
Énergétique (Valeur) des aliments, 598.
Énergie chimique libérée (Mesure de l'), 470.
Énergies spécifiques (Principe des), 855.
Engraissement azoté, 570, 594.
Engraissement carboné, 594.
Entéro-hépatique (Circulation), 233.
Entérokinase, 221, 237.
Entoptiques (Phénomènes), 865.
Entre-croisement bulbaire, 737.
Entretien (Ration d'), 569.

Éosinophiles (Leucocytes), 24.
Épaississement du muscle, 668.
Épargne (Aliments d'), 572.
Épilepsie expérimentale, 762.
Épilepsie visuelle, 781.
Équilibration, 923.
Équilibration (Appareil nerveux de l'), 932.
Équilibration (Centre de l'), 930.
Équilibration (Troubles de l'), 906, 930.
Équilibre, 928.
Équilibre (Appareil nerveux de l'), 930.
Équilibre azoté, 563.
Équilibre azoté (Ration d'), 569.
Équilibre nutritif, 593.
Érecteurs (Nerfs), 650, 820.
Érection, 650.
Érection (Centre de l'), 650, 726.
Érepsine, 237.
Érythrechloropie, 889.
Érythrocytes, 10.
Érythropsine, 881.
Ésérine, 874.
Espace (Sens de l'), 906.
Estomac, 181.
Estomac (Mouvements de l'), 258.
Estomac (Non-digestion de l'), 207.
Étendue de la voix, 933.
Éternuement (Centre de l'), 720.
Éther, 830.
Êtres vivants (Caractères des), 5.
Évacuation gastrique, 261.
Évaporation pulmonaire, 509.
Excitabilité de la substance grise, 763.
Excitabilité du neurone, 683, 696.
Excitabilité musculaire, 660.
Excitant adéquat, 855.
Excitant hétérologue, 855.
Excitants cellulaires, 3.
Excitants du centre respiratoire, 341.
Excitants du muscle, 658.
Excitants du neurone, 681.
Excitants inefficaces du cœur, 70.
Excitants naturels, 700.
Excitation bulbaire, 833.
Excitation préparalytique (Principe de l'), 832.
Excitation (Seuil de l'), 665.
Excrétion biliaire, 231.
Expérience des circulations croisées, 348.
Expérience du foie lavé, 429.
Expériences de Stannius, 86.
Expiration, 322.
Extensibilité musculaire, 657.
Extériorisation des sensations, 855.
Extrait de viande, 206.

Facial (Nerf), 806.
Faim, 580.
Faisceau cérébelleux direct, 713.
Faisceau cunéiforme, 711.
Faisceau de Burbach, 711.
Faisceau de Goll, 711.
Faisceau de Türck, 712.
Faisceaux médullaires, 709.
Faisceaux pyramidaux, 712, 737.
Fatigue des vaso-constricteurs, 134.
Fatigue du muscle, 670.
Fatigue du neurone, 698.
Fatigue (Sensation de), 928.
Faux-antagonistes, 913.
Fécondation, 650.
Fenêtre ovale, 898.
Fenêtre ronde, 898.
Fer, 588.
Fer (Sels de), 590.
Ferments nitreux, 528.
Ferments nitriques, 528.
Ferrugineux (Composés), 588.
Ferrugineux (Dépôts), 588.
Fibre de Müller, 876.
Fibre musculaire, 655.
Fibre nerveuse, 678.
Fibres médullaires, 709.
Fibres post-cellulaires, 821.
Fibres précellulaires, 820.
Fibrine, 31.
Fibrineferment, 35.
Fibrinogène, 31.
Fièvres, 514.
Filtration rénale, 387.
Fistules biliaires, 225.
Fistules cholécystiques, 225.
Fistules cholécysto-intestinales, 289.
Fistules d'Eck, 540.
Fistules gastriques, 186.
Fistules intestinales, 234.
Fistules pancréatiques, 211.
Fistules salivaires, 173.
Fixation d'azote, 529.
Fluorure de sodium, 7.
Fœtale (Circulation), 652.
Foie, 223.
Foie lavé (Expérience du), 429.
Foie (Rôle glyco-formateur du), 427.
Fonction duodénale, 238.
Fonction glomérulaire, 398.
Fonction hémoglobinique, 30.
Fonction iléale, 238.
Fonction parathyroïdienne, 636.
Fonctions psychiques, 750.
Fonction thyroïdienne, 636.
Fonction tubulaire, 398.
Formation des hématies, 29.
Formation des leucocytes, 30.
Fréno-sécrétoires (Nerfs), 201.
Fréno-sudoraux (Nerfs), 525.
Fréno-trophiques (Nerfs), 205.
Frisson, 502.

Froid (Sensation de), 911.
Fruits, 612.
Fundiques (Glandes), 185.

Ganglion cervical inférieur, 823.
Ganglion cervical supérieur, 823.
Ganglion de Gasser, 801.
Ganglion étoilé, 823, 826.
Ganglion géniculé du facial, 915.
Ganglion mésentérique inférieur, 824, 827.
Ganglion ophtalmique, 805.
Ganglion optique, 805, 829.
Ganglion premier thoracique, 823.
Ganglions cardiaques, 86.
Ganglions lymphatiques, 30, 43.
Ganglion solaire, 824.
Ganglion sphéno-palatin, 805, 829.
Ganglions spinaux, 707.
Ganglions prévertébraux, 823.
Ganglions sympathiques, 818.
Ganglions vertébraux, 823.
Gaspillage (Substances de), 576.
Gastrique (Digestion), 207.
Gastrique (Évacuation), 261.
Gastriques (Canules), 186.
Gastrique (Sécrétion), 196.
Gastriques (Fistules), 186.
Gastrique (Suc), 184.
Gastrographique (Méthode), 258.
Gastrographiques (Sondes), 258.
Gastro-sécrétine, 203.
Gaz de la lymphe, 316.
Gaz du sang, 295.
Gélatine, 571, 575.
Généralisation des réflexes (Loi de la), 722.
Génération spontanée, 5.
Gigantisme, 618.
Glandes à sécrétion interne, 617.
Glandes fundiques, 185.
Glandes gastriques, 185.
Glandes génitales, 642.
Glandes intestinales, 234.
Glandes lacrymales, 894.
Glandes (Production de chaleur par les), 479.
Glandes pyloriques, 185.
Glandes salivaires, 172.
Glandes sudoripares, 418.
Glandes vasculaires sanguines, 617.
Globules blancs, 23.
Globules du pus, 27.
Globules du sang, 10.
Globules nains, 11.
Globules rouges, 10.
Globules rouges (Volume des), 31.
Globulicide (Pouvoir) du sérum, 38.
Globulins, 28.
Globulolyse, 9, 14.
Glomérulaire (Fonction), 398.
Glosso-pharyngien (Nerf), 354, 810, 914.
Glycémie, 442.
Glycogène, 419.
Glycogénèse, 418, 427.
Glycolytique (Diastase), 620.
Glyco-sécrétoires (Nerfs), 434.
Glycose du sang, 427.
Glycosurie alimentaire, 444.
Glycosurie du jeûne, 444.
Glycosurie hépatique, 444.
Goitres, 628.
Goll (Faisceau de), 711.
Goût (Nerfs du), 913.
Graisses, 6.
Graisses (Origine des), 406.
Graisses (Synthèse intestinales des), 286.
Grand sympathique, 818.
Greffe pancréatique, 619.
Greffes, 691.
Greffe thyroïdienne, 637.
Gros intestin (Mouvement du), 270.
Gustation, 913.
Gymnote, 675.

Hallucinations, 855.
Hallucinations visuelles, 781.
Harmoniques, 904.
Hauteur de la voix, 933.
Hauteur du son, 903.
Hémataréomètres, 297.
Hématies, 10.
Hématies (Adhérence des), 13.
Hématies (Changement de volume des), 13.
Hématies (Destruction des), 15.
Hématies (Dissociation des), 14.
Hématies (Élasticité des), 12.
Hématies (Formation des), 29.
Hématies (Nombre des), 19.
Hématies (Numération des), 17.
Hématies primaires, 12, 15, 29.
Hématies (Propriétés physiologiques des), 15.
Hématies (Propriétés physiques des), 12.
Hématies (Qualité des), 19.
Hématies secondaires, 12, 15, 29.
Hématies (Viscosité des), 13.
Hématimètres, 18.
Hématiniques (Acides), 16.
Hématoblastes, 28.
Hématocrite, 32.
Hématogène, 16, 590.
Hématoïdine, 16.
Hématolyse, 9, 14.
Hématolytique (Pouvoir) du sérum, 38.
Hématopoïèse, 29.
Hématoscope, 22.
Hémautographie, 65, 131.
Hémianopsie, 778.

Hémioptiques (Nerfs), 882.
Hémiparaplégie croisée, 742, 927.
Hémipermdabilité, 8.
Hermi-perméable (Membrane), 8.
Hémiplégie croisée, 778
Hémiplégies, 772.
Hémi-sections médullaires, 742.
Hémisphères cérébraux, 750.
Hémodromographes, 124.
Hémodromomètres, 124.
Hémodromométrique (Méthode), 136.
Hémoglobine, 12, 16.
Hémoglobine (Dosage de l'), 20.
Hémoglobine du sang (Quantité de l'), 22.
Hémoglobinique (Fonction), 30.
Hémoglobinique (Valeur), 22.
Hémolyse, 9, 14.
Hémolytique (Pouvoir) du sérum, 38.
Hémophilie, 38.
Hémorragies, 37.
Hémostase, 38.
Hémostatique (Clou ou paquet), 38.
Hépatique (Glycosurie), 441.
Hippurique (Acide), 561.
Hirudine, 208.
Histologiques (Phénomènes) de la contraction musculaire, 671.
Homéothermes, 490.
Hormones, 644.
Horoptère, 893.
Humoral (Mécanisme), 645.
Humus, 520.
Hydraulique (Pression), 110.
Hydrocarbones, 6.
Hydrocèle (Liquide d'), 31.
Hydrodynamique, 107.
Hydrogène arsénié, 224.
Hydrostatique (Pression), 110.
Hyperalgésie, 931.
Hyperesthésies, 931.
Hyperglobulie des altitudes, 19.
Hyperglycémie, 133, 443.
Hyperimmunité, 945.
Hyperleucocytose, 21.
Hypermétrope (Œil), 862.
Hyperthermies fonctionnelles, 516.
Hypertoniques (Solutions), 14.
Hypnotiques, 843.
Hypodermiques (Injections), 292.
Hypoglosse (Nerf), 815.
Hypoglycémie, 135, 443.
Hypokinésies, 931.
Hypophyse, 618.
Hypophysine, 103.
Hypothermie, 516.
Hypotoniques (Solutions), 14.
Hypotonus cardiaque, 93.

Ictère, 221.
Iléale (Fonction), 238.
Iléale (Sécrétion), 237.
Images consécutives, 885.
Images de Purkinje, 867.
Immunité, 944.
Inanition, 578, 602.
Individualité du neurone, 679.
Inexcitabilité périodique du cœur (Loi de l'), 79.
Infatigabilité des nerfs, 699.
Inflexions de l'axe nerveux, 704.
Influx nerveux, 683.
Inhibition du pouvoir réflexe de la moelle, 724.
Injections hypodermiques, 292.
Injections intradermiques, 849.
Injections intramuqueuses, 849.
Injections intrapéritonéales, 292.
Inotropes (Nerfs), 103.
Inspiration, 321.
Insuffisance surrénale, 623.
Intensité de la voix, 937.
Intensité des sensations, 855.
Intensité d'une couleur, 887.
Intensité du son, 903.
Intercostaux (Muscles), 322.
Intestinales (Fistules), 234.
Intestinal (Suc), 234.
Intestin grêle, 234.
Intestin (Mouvements de l'), 265.
Intoxication carbonique, 309.
Intoxication cocaïnique, 849.
Intoxication par l'oxygène, 316.
Intoxication phosphorée, 413.
Intrapéritonéales (Injections), 292.
Inuline, 205.
Invertine, 237.
Iode, 637.
Iodothyrine, 103, 637.
Iodurées (Préparations), 640.
Irido-dilatateurs (Nerfs), 872.
Iris, 872.
Irradiation, 885.
Irradiation des réflexes (Loi de l'), 721.
Irritabilité, 2.
Isodynames (Quantités), 463.
Isodyname (Théorie), 461.
Isodynamie des aliments, 605.
Isoglycosiques (Quantités), 463.
Isoglycosique (Théorie), 461.
Isotoniques (Solutions), 14.

Jeûne, 565.
Jeûne azoté, 567.
Jeûne chloré, 191.
Jeûne protéique, 567.
Jeûne salin, 581,
Jugements auditifs, 906.
Jugements sensoriels, 855.
Jugements visuels, 894.

Kinesthésique (Sens), 926.
Kinesthésiques (Sensations), 931.
Kinesthésiques (Voies), 925, 932.

Labyrinthe, 900.
Lacrymale (Glande), 894.
Lactate d'ammoniaque, 559.
Lactation, 653.
Lait, 611, 653.
Lait maternel, 612.
Langage articulé, 936.
Langue (Mouvements de la), 244, 815.
Laquage du sang, 14.
Larmes, 894.
Laryngés (Nerfs), 354, 937.
Laryngoscope, 937.
Larynx, 936.
Lavage du sang, 399.
Lécithines, 6.
Légumes, 612.
Leucocytes, 23.
Leucocytes (Chimiotaxisme des), 25.
Leucocytes de la lymphe, 44.
Leucocytes des ovipares, 37.
Leucocytes (Division des), 27.
Leucocytes (Excitants des), 25, 35, 37.
Leucocytes (Formation des), 30.
Leucocytes mononucléaires, 23.
Leucocytes (Mouvements des), 24.
Leucocytes (Nombre des), 24.
Leucocytes (Numération des), 27.
Leucocytes (Origine des), 24.
Leucocytes polynucléaires, 23.
Leucocytes (Propriétés des), 24.
Leucocytes (Structure des), 23.
Leucocythémie, 553.
Ligatures de Stannius, 86
Ligne de base, 890.
Ligne du regard, 889.
Limaçon, 901.
Lingual (Nerf), 804.
Liquide céphalo-rachidien, 705.
Liquide de Locke, 58.
Liquide de Ringer, 58.
Liquide d'hydrocèle, 34.
Lobes occipitaux, 776.
Localisations motrices, 760.
Localisations sensorielles, 776.
Lochies, 653.
Locomotion, 799.
Loi de l'intestin, 264.
Loi de Magendie, 732.
Loi de Waller, 681.
Loi de Weber, 856.
Loi psycho-physique de Fechner, 856.
Lois des réflexes, 721.
Lutte contre l'échauffement, 508.
Lutte contre le refroidissement, 496.
Lymphagogues, 52.
Lymphatique (Circulation), 171.
Lymphatique (Plasma), 44.
Lymphatiques (Ganglions), 30, 43.
Lymphatique (Système), 43.
Lymphe, 44.
Lymphe (Leucocytes de la), 44.
Lymphémie, 24.
Lymphe (Quantité de la), 44.
Lymphe (Sécrétion de la), 48.
Lymphocytes, 23.
Lymphocythémie, 44.
Lymphogénèse, 43.
Lymphoïdes (Tissus), 30.

Macérations de tissus, 37.
Macrophages, 26.
Macula lutea, 878.
Maladie d'Addison, 623.
Malaptérure, 675, 692.
Mal des ballons, 308.
Mal des montagnes, 308.
Mammaires (Glandes), 653.
Manomètres, 110.
Manométrique (Méthode), 76, 135.
Masse du sang, 40.
Masticateur (Nerf), 804.
Mastication, 244.
Mastication (Centre de la), 730.
Maxillaire inférieur (Nerf), 801.
Maxillaire supérieur (Nerf), 803.
Mécanique respiratoire, 317.
Mécanisme humoral, 645.
Mécanisme nerveux, 644.
Médicamenteuse (Dose), 941.
Médicamenteuses (Substances), 941.
Médication thyroïdienne, 638.
Mélanges titrés, 841.
Mélangeur de Potain, 18.
Mélanodermie, 623.
Membrane du tympan, 897.
Membrane hémi-perméable, 7.
Ménopause, 643.
Menstruation, 649.
Mercure, 914.
Mérotomie (Expériences de), 4, 681.
Mésencéphalique (Système autonome), 828.
Mésocéphale physiologique, 793.
Méthode cardiographique, 61.
Méthode colorimétrique, 20.
Méthode de Pettenkofer et Voit, 371.
Méthode de Regnault et Reiset, 369.
Méthode des mélanges titrés, 841.
Méthode d'Hanriot et Richet, 374.
Méthode gastrographique, 258.
Méthode hématoscopique, 21.
Méthode manométrique, 76, 135.
Méthode manométrique double, 135.
Méthode nicotinique, 821.

Méthode pléthysmographique, 136.
Méthode radiographique, 260.
Méthode thermométrique. 137.
Microbicide (Pouvoir) du sérum, 39.
Microbicide (Rôle) du suc gastrique. 207.
Microorganismes et digestion, 210.
Microphages. 26.
Miction. 402.
Minérales (Matières), 6.
Minimum d'azote, 607.
Mode de réaction cellulaire. 2.
Modératrices (Fibres) des vagues. 92.
Moelle. 706.
Moelle osseuse, 31.
Moelle physiologique, 715.
Mononucléaires (Leucocytes), 23.
Monoplégies. 772.
Morphine, 842. 944.
Morphine-chloroforme, 842.
Morphine-éther. 842.
Mort, 5.
Mort apparente, 4.
Mort apparente du cœur, 83.
Mort oculaire commun (Nerf), 892.
Mort oculaire externe (Nerf), 892.
Motrices (Localisations), 760.
Motricité volontaire (Voies de la), 731, 735.
Mouvement cardio-pneumatique, 150.
Mouvement ciliaire, 2.
Mouvements actifs (Sens des), 928.
Mouvements amiboïdes des leucocytes, 25.
Mouvements antipéristaltiques, 271.
Mouvements cellulaires, 2.
Mouvements compensateurs des yeux. 906.
Mouvements conjugués des yeux, 891.
Mouvements de la langue. 244, 815.
Mouvements de la mâchoire. 244.
Mouvements de l'estomac, 258.
Mouvements de l'intestin grêle. 265.
Mouvements de l'œsophage, 250.
Mouvements des yeux, 889.
Mouvements des yeux (Centre des). 730.
Mouvements du gros intestin. 270.
Mouvements du pharynx, 247.
Mouvements du tube digestif, 243.
Mouvements forcés, 798.
Mouvements passifs (Sens des). 927.
Mouvements pendulaires de l'intestin. 267.
Mouvements péristaltiques, 267. 270.
Mouvements respiratoires. 317.
Mouvement vibratile, 2.
Mucus gastrique, 189.
Multiplication cellulaire, 3.
Murmure vésiculaire, 326.
Muscarine, 330, 874.
Muscida vomitoria (Larve de), 418.
Muscle, 655.
Muscle cardiaque, 75.
Muscle ciliaire, 869.
Muscles de l'œil, 890.
Muscles (Élasticité des), 657, 672.
Muscles élévateurs des côtes, 321.
Muscles (Excitabilité des), 660.
Muscles (Excitants des), 658.
Muscles (Extensibilité des), 657.
Muscles (Fatigue des), 670.
Muscles intercostaux, 322.
Muscles lisses, 677.
Muscles surcostaux. 321.
Muscles (Production de chaleur par les). 479.
Muscles scalènes, 321.
Muscles sterno-mastoïdiens, 321.
Musculaire (Sens), 926.
Mydriatiques, 874.
Myélhémie, 24.
Myéline, 679.
Myéline (Segmentation de la), 681, 683.
Myélocytes, 23.
Myogramme, 662.
Myographes, 662.
Myographiques (Pinces). 668.
Myope (Œil), 862.
Myotiques, 874.
Myxœdème, 629.
Myxomycètes, 2.

Nature de la contration cardiaque, 81.
Nausée. 264.
Nécessité de la nutrition, 1.
Nerf dépresseur. 153.
Nerf de Wrisberg, 915.
Nerfs calorifiques, 185.
Nerfs craniens, 801.
Nerfs du goût, 913.
Nerfs érecteurs, 650, 829.
Nerfs fréno-sécrétoires, 204.
Nerfs fréno-sudoraux, 525.
Nerfs fréno-trophiques, 205.
Nerfs glyco-sécrétoires, 434.
Nerfs irido-dilatateurs, 872.
Nerfs périphériques, 800.
Nerfs rachidiens. 707, 732.
Nerfs sécrétoires. 178.
Nerfs sudoripares, 519.
Nerfs trophiques, 180, 205.
Nerfs vasculaires, 132.
Nerfs vaso-constricteurs, 132.
Nerfs vaso-dilatateurs, 146.
Nerfs vaso-moteurs, 132.
Nerf tympanique, 175.
Nerveux (Mécanisme), 644.
Neuro-musculaire (Appareil), 684.
Neurone, 679.
Neutrophiles (Leucocytes), 24.

Nicotine, 821, 942.
Nicotinique (Méthode), 821.
Nitrates, 528.
Nitreux (Ferments), 528.
Nitriques (Ferments), 528.
Nitro-monade, 529.
Nœud vital, 336.
Nouveau-né (Alimentation du), 612.
Noyau, 1.
Noyau rouge, 933.
Numération des hématies, 17.
Numération des leucocytes, 27.
Nutrition (Nécessité de la), 4.
Nystagmus, 906.

Objective (Orientation), 925.
Observation d'Aselli, 285.
Observation directe (Méthode de l') des vaso-constriteurs, 135.
Observation du cœur en place, 56.
Oculaire (Circulation), 171.
Odeurs, 920.
Odorantes (Substances), 920.
Œil, 859.
Œil amétrope, 862.
Œil emmétrope, 861.
Œil hypermétrope, 862.
Œil (Mouvements de l'), 889.
Œil myope, 862.
Œil presbyte, 870.
Œil réduit, 860.
Œil réel, 860.
Œsophage (Mouvements de l'), 250.
Œsophagographiques (Sondes), 251.
Œsophagotomie, 197.
Œuf, 647.
Œuf fécondé, 652.
Œufs, 611.
Oléagineuses (Graines), 439.
Olfaction, 919.
Onde contractile du muscle, 668.
Onde nerveuse, 683.
Onkomètres, 136.
Ophtalmique (Branche) de Willis, 801.
Ophtalmomètre, 868.
Ophtalmoscope, 874.
Opothérapie, 638.
Opothérapie thyroïdienne, 638.
Optogramme, 881.
Oreille, 897.
Oreille externe, 897.
Oreille interne, 900.
Oreille moyenne, 897.
Organe de Corti, 902.
Organes des sens, 854.
Organes électriques, 675.
Organes producteurs de chaleur, 479.
Organes urinaires, 383.
Organisation cellulaire, 5.
Orientation, 924.
Orientation (Appareil nerveux de l'), 932.
Orientation objective (Sens de l'), 925.
Orientation subjective (Sens de l'), 924.
Orientation (Troubles de l'), 931.
Origine de la chaleur animale, 478.
Ornithine, 562.
Ornithurique (Acide), 562.
Oscillations de température, 491.
Osmose, 290.
Osselets (Chaîne des), 898.
Ostéomalacie, 588.
Ostéoporose, 587.
Ovaire, 642, 648.
Ovariennes (Greffes), 643.
Ovariotomie, 642.
Ovulation, 648.
Oxalique (Acide), 547, 560.
Oxalurique (Acide), 547, 560.
Oxydations et travail musculaire, 451.
Oxydations (Siège des), 313.
Oxygène-aliment, 592.
Oxygène de la lymphe, 316.
Oxygène de la salive, 316.
Oxygène dissociable (Dosage de l'hémoglobine par l'), 22.
Oxygène du sang, 295.
Oxygène (Toxicité de l'), 310.
Oxyhémoglobine, 295.

Pain, 610.
Pancréas, 210, 618.
Pancréatique (Digestion), 222.
Pancréatiques (Diastases), 222.
Pancréatique (Sécrétion), 213.
Pancréatiques (Fistules), 211.
Pancréatiques (Greffes), 619.
Pancréatique (Suc), 210.
Papier-filtre, 7.
Papille, 878.
Paquet hémostatique, 38.
Parabanique (Acide), 547.
Parabiose, 619.
Parakinésies, 931.
Paralysie bulbaire, 833.
Paralysie faciale, 809.
Paralysies, 772.
Paralytique (Salive), 183.
Paraphasie, 786.
Parathyroïdes, 627.
Parathyroïdiennes (Fonctions), 636.
Parchemin-dialyseur, 7.
Paresthésies, 931.
Parole, 938.
Parotidienne (Salive), 174, 180.
Phatétique (Nerf), 892.
Patte galvanoscopique, 675.
Paupières, 894.
Peau, 907.
Pédoncules cérébelleux, 786, 795.
Pédoncules cérébraux, 796.

Pendulaires (Mouvements) de l'intestin. 267.
Pepsine. 193.
Pepsinogène, 195.
Peptogènes, 194.
Peptone de Witte, 123.
Peptonisation et absorption, 279.
Percussion, 326.
Percuteurs, 326.
Périlymphe, 900.
Période réfractaire du cœur, 79.
Période sensible du cœur, 79.
Périodes successives de l'anesthésie (Principes des), 832.
Péristaltiques (Mouvements), 267, 270.
Perméabilité cellulaire, 7.
Persistance des impressions rétiniennes, 884.
Pesanteur et circulation veineuse, 161.
Petite circulation, 166.
Phagocytes, 26.
Phagocytose, 26.
Pharynx (Mouvements du), 247.
Phénacéturique (Acide), 562.
Phénographe, 328.
Phénomène de Cheyne-Stokes, 330.
Phénomène de l'escalier, 78.
Phénomène des bandes, 22.
Phénomènes électriques du cœur, 81.
Phénomènes entoptiques, 885.
Phénomènes réflexes, 716.
Phlorétine, 137.
Phlorhizine, 137.
Phonation, 936.
Phosphènes, 878.
Phosphore, 562, 576, 943.
Phosphoré (Empoisonnement), 413.
Phrénique (Nerf), 321.
Pigments biliaires, 223.
Piles de monnaie, 13.
Pilocarpine, 103, 524.
Pilo-moteurs (Nerfs), 824.
Pinces myographiques, 668.
Pipettes d'Hayem, 18.
Piqûre glycosurique, 133.
Placenta, 652.
Plaie et coagulation du sang, 37.
Plan du regard, 890.
Plaques de Peyer, 30.
Plaquettes sanguines, 28.
Plasma de la lymphe, 44.
Plasma du sang, 31.
Plasma (Volume du), 31.
Plaque terminale, 656.
Plateau systolique, 65.
Plessimètres, 326.
Pléthysmographes, 136.
Pleural (Vide), 325.
Pexus cœliaque, 827.
Plexus solaire, 827.
Pluricellulaires (Êtres), 2.
Pneumogastrique, (Nerf), 91, 811.
Pneumographie, 327.
Poids (Sensation de), 927.
Poïkilopnée, 364.
Poïkilothermes, 516.
Pointe du cœur, 75, 83.
Points chauds, 911.
Points froids, 911.
Points moteurs cérébraux, 762.
Points rétiniens correspondants, 892.
Poisons du cœur, 103.
Poissons électriques, 675.
Polycholie, 224.
Polynucléaires (Leucocytes), 23.
Polypnée, 363, 509.
Pompe cardiaque, 68.
Position des yeux, 890.
Post-cellulaires (Fibres), 821.
Post-ganglionnaires (Fibres), 821.
Pouls artériel, 128.
Pouls capillaire, 165.
Pouls veineux, 164.
Poumons, 323.
Pourpre rétinien, 881.
Pouvoir accommodateur, 870.
Pouvoir émissif des neurones, 690.
Pouvoir excito-réflexe de la moelle, 724.
Précellulaires (Fibres), 820.
Précurseurs de l'urée, 534.
Préganglionnaires (Fibres), 820.
Préhension, 243.
Premier mouvement respiratoire, 366.
Presbyopie, 870.
Presbytie, 870
Pression artérielle, 110.
Pression barométrique, 305.
Pression capillaire, 156.
Pression (Sensation de), 908.
Pression veineuse, 163.
Présure, 206.
Principe de l'excitation préparalytique, 832.
Principe des énergies spécifiques, 855.
Principe des périodes de l'anesthésie, 832.
Procédé dosimétrique, 841.
Procédé par sidération, 840.
Profibrine ferment, 36.
Propepsine, 195.
Prosécrétine, 217.
Protéides (Absorption des), 284.
Protéines, 6, 582.
Protéines (Absorption des), 278.
Protéolytique (Action) du suc gastrique, 207.
Protéoses, 123, 574.
Protéoses (Absorption des), 280.

Protoplasma, 1.
Protoxyde d'azote, 845.
Protrypsine, 219.
Protubérance, 798.
Pseudo-antagonistes (Substances), 944.
Pseudopodes, 2.
Pseudopodes des leucocytes, 25.
Psychique (Sécrétion) du suc gastrique, 200.
Psychiques (Fonctions), 750.
Puberté, 618.
Pulmonaire (Aspiration), 160.
Pulmonaire (Circulation), 166.
Pulmonaire (Élasticité), 323.
Pulsation cardiaque, 69.
Punctum cæcum, 878.
Punctum proximum, 871.
Punctum remotum, 871.
Pupille, 872.
Purines, 555.
Pus, 27.
Pus (Globules du), 27.
Pylore, 261.
Pyloriques (Glandes), 185.
Pyramidal (Faisceau), 712, 737.
Pyroliques (Composés), 16.

Qualité des hématies, 19.
Qualité des sensations, 855.
Quantité des hématies, 17.
Quotients respiratoires, 875.

Rachicocaïnisation, 851.
Rachidiens (Nerfs), 707, 732.
Rachistovaïnisation, 851.
Rachitisme, 588.
Racines nerveuses, 732.
Radiations optiques, 883.
Radiographique (Méthode), 260.
Rameaux communicants, 819.
Rate, 220, 641.
Ration alimentaire, 593, 605.
Ration d'entretien, 569.
Ration d'équilibre azoté, 569.
Rayons Röntgen, 57.
Réactifs de la vie, 831.
Réactions cellulaires, 3.
Réactions réflexes, 717.
Réactions vitales, 2.
Réchauffement (Types de), 503.
Récurrents (Nerfs), 812, 937.
Réflexe cornéen, 729.
Réflexe labio-mentonnier, 729.
Réflexes, 716.
Réflexes cardiaques, 100.
Réflexes conditionnels, 182.
Réflexes crémastériens, 726.
Réflexes (Lois des), 721.
Réflexes patellaires, 726.
Réflexes plantaires, 726.
Réflexes rotuliens, 726.
Réflexes salivaires, 180.
Réflexes vaso-moteurs, 145, 152.
Reflux dans l'estomac, 209.
Réfrigération (Analgésie par), 848.
Refroidissement du bulbe, 337.
Refroidissement (Lutte contre le), 496.
Regard (Angle ascensionnel du), 890.
Regard (Angle de déplacement latéral du), 890.
Regard (Ligne du), 889.
Regard (Plan du), 890.
Régénération du neurone, 682.
Régions d'articulation, 938.
Régulation glycémique, 442.
Régurgitation, 265.
Rein, 383.
Relais des réflexes, 721.
Repas fictif, 197.
Repos du cœur, 63.
Reproduction, 647.
Réserve (Éléments de), 6.
Réserves énergétiques, 4.
Résidu respiratoire, 331.
Résistance à l'échauffement, 508.
Résistance au froid, 496.
Résistance globulaire, 14.
Résistance (Sensation de), 927.
Résonateurs, 904.
Respiration, 293, 316, 369.
Respiration des tissus, 312.
Respiration périodique, 330.
Respiratoire (Centre), 333.
Respiratoire (Rythme), 330.
Respiratoires (Mouvements), 317.
Respiratoires (Types), 329.
Retard compensateur du cœur, 80.
Rétine, 875.
Rétine cérébrale, 778.
Rétraction du caillot sanguin, 29.
Révolution cardiaque, 58.
Rhizopodes, 4.
Rhodopsine, 881.
Rigidité d'acérébration, 758.
Rigidité musculaire, 670.
Ruban de Reil, 747.
Rythme cardiaque, 56, 69.
Rythme respiratoire, 330.

Saccule, 900.
Sacré (Système autonome), 828.
Salivaires (Fistules), 173.
Salivaires (Glandes), 172.
Salive, 172.
Salive paralytique, 183.
Salive parotidienne, 174.
Salive sous-maxillaire, 174.
Salive sympathique, 177.
Salive tympanique, 177.

Sang, 10.
Sang asphyxique, 313.
Sang (Coagulation du), 33.
Sang décalcifié, 36.
Sang des ovipares, 37.
Sang (Laquage du), 14.
Sang (Masse du), 40.
Sang oxalaté, 36.
Sang paraffiné, 34.
Sang (Pression du), 110.
Sang refroidi, 34.
Sang (Transfusion du), 39.
Sang (Vitesse du), 121.
Sapides (Substances), 916.
Saturation d'une couleur, 887.
Schéma des réflexes, 719.
Scissure calcarine, 780.
Scotomes, 780.
Secousse, 662.
Sécrétine, 216, 227, 230.
Sécrétion biliaire, 226.
Sécrétion cellulaire, 2.
Sécrétion de la lymphe, 48.
Sécrétion duodénale, 236.
Sécrétion gastrique, 196.
Sécrétion gastrique chimique, 202.
Sécrétion gastrique psychique, 200.
Sécrétion iléale, 237.
Sécrétion interne (Glandes à), 617.
Sécrétion pancréatique, 213.
Sécrétion rénale, 387.
Sécrétoires (Nerfs), 178.
Sections des cordons médullaires, 741.
Sections médullaires, 741.
Segmentation de la myéline, 681, 683.
Segmentation de l'œuf, 652.
Sel marin, 587.
Sels ammoniacaux, 528, 533, 551.
Sels biliaires, 224.
Sels de chaux, 587.
Sels de fer, 590.
Sels minéraux, 581.
Semi-circulaires (Canaux), 900, 906.
Sensations, 854.
Sensations auditives, 896.
Sensations d'allégement, 927.
Sensations de chaleur, 911.
Sensations de contact, 908.
Sensations de couleurs, 886.
Sensations de douleur, 908.
Sensations de froid, 911.
Sensations de poids, 927.
Sensations de pression, 908.
Sensations de résistance, 927.
Sensations (Extériorisation des), 855.
Sensations gustatives, 913.
Sensations (Intensité des), 856.
Sensations olfactives, 919.
Sensations (Qualité des), 855.
Sensations tactiles, 907.
Sensations thermiques, 911.
Sensations visuelles, 858.
Sens de la température, 911.
Sens de l'espace, 906.
Sens des attitudes segmentaires, 924.
Sens du toucher, 903.
Sensibilisatrice (Substance), 40.
Sensibilité consciente (Voies de la), 741.
Sensibilité récurrente, 734.
Sens kinesthésique, 926.
Sens musculaire, 926.
Sens (Organe des), 854.
Sensoriel (Appareil), 854.
Sensorielles (Localisations), 776.
Sensoriels (Jugements), 855.
Sérum, 34.
Sérum d'anguille, 39.
Sérum (Toxicité du), 39.
Seuil de l'excitation, 665, 855.
Sidération (Procédé par), 840.
Sigmoïdes (Valvules), 67, 73.
Signe d'Argyll-Robertson, 798.
Signe de Romberg, 799.
Silences du cœur, 73.
Sinus veineux, 87.
Soif, 582.
Solaire (Plexus), 827.
Sommation des excitations, 718.
Sondes cardiographiques, 61.
Sondes œsophagographiques, 251.
Sondes gastrographiques, 258.
Sondes thermo-électriques, 187.
Son fondamental, 904.
Sons, 902.
Sons musicaux, 903.
Souffles, 326.
Soufre, 562.
Sous-maxillaire (Glande), 172.
Sous-maxillaire (Salive), 174.
Spermatozoïdes, 647.
Sperme (Formation du), 649.
Sphincters de l'anus, 271.
Sphincters de la vessie, 402.
Sphincter vatérien, 226.
Sphygmogramme, 129.
Sphygmographes, 128.
Sphygmoscopes, 112.
Spinal (Nerf), 813.
Spirométrie, 327, 331.
Splanchniques (Nerfs), 354, 827.
Splénectomie, 641.
Station, 799.
Statistique alimentaire, 505.
Stentor, 4.
Stéthographe, 327.
Stéthoscope, 326.
Stovaïne, 849.
Stroma globulaire, 12.
Strychnine, 340, 721, 852.
Subjective (Orientation), 924

Substance grise (Excitabilité de la), 763.
Substances absorbables, 275.
Substances antagonistes, 943.
Substances assimilables, 275.
Substances médicamenteuses, 941.
Substances toxiques, 940.
Succagogues (Substances), 203.
Succion, 243.
Succion (Centre de la), 730.
Suc fundique, 187.
Suc gastrique, 184.
Suc intestinal, 234.
Suc pancréatique, 210.
Suc pylorique, 187.
Sucre (Consommation intraorganique du), 442.
Sucre du sang, 427.
Sucre urinaire, 391.
Suc thyroïdien, 638.
Sudation, 518.
Sudoripares (Centres), 522, 726.
Sudoripares (Glandes), 518.
Sudoripares (Nerfs), 519.
Sueur, 518.
Surcostaux (Muscles), 321.
Surdité verbale, 786.
Surrénale (Insuffisance), 623.
Surrénales (Capsules), 620.
Sutures nerveuses, 682.
Symétrie des réflexes (Loi de la), 721.
Sympathique (Nerf), 818.
Synchronisme des oreillettes, 64.
Synchronisme des ventricules, 63.
Syncopes anesthésiques, 837.
Syndrome de Brown-Séquard, 742.
Synthèse intestinale des graisses, 286.
Syringomyélique (Dissociation), 745, 907.
Système autonome bulbaire, 828.
Système autonome mésencéphalique, 828.
Système autonome sacré, 828.
Système nerveux central, 703.
Systèmes autonomes, 818.
Systèmes autonomes complémentaires, 827.
Système sympathique, 818.
Systole, 56.

Tache jaune, 878.
Tachypnée, 363.
Télégraphe musculaire, 663.
Température animale, 487.
Température constante, 490.
Température critique, 508.
Température du sang, 492.
Température (Distribution des), 492.
Température (Sens de la), 911.
Tension des gaz du sang, 296.
Ternaires (Substances), 583.
Testicule, 648.
Terrain d'accommodation, 871.
Tétanie, 630.
Tétanomoteur, 684.
Tétanos, 666.
Thalassicola, 4.
Théorie de Bowman, 393.
Théorie de l'anhydridation, 422.
Théorie de l'épargne, 422.
Théorie de Ludwig, 393.
Théorie des couleurs, 888.
Théorie d'Helmholtz, 888.
Théorie d'Hering, 888.
Théorie isodyname, 461.
Théorie isoglycosique, 461.
Thermo-électriques (Aiguilles), 487.
Thermo-électriques (Sondes), 487.
Thermogénèse, 469.
Thermomètres, 487.
Thermométrique (Méthode), 137.
Thermo-régulateur (Mécanisme), 512.
Thoracomètres, 323.
Thrombine, 35.
Thrombogène, 36.
Thrombokinase, 36.
Thymus, 617.
Thyroïdectomie, 630.
Thyroïdes, 626.
Thyroïdiennes (Fonctions), 636.
Thyroïdiennes (Greffes), 637.
Thyroïdiennes (Préparations), 639.
Thyroïdine, 103, 637.
Timbre de la voix, 938.
Timbre du son, 904.
Tissu cicatriciel, 27.
Tissu musculaire, 655.
Tissus (Respiration des), 312.
Ton d'une couleur, 887.
Toniques (Aliments), 611.
Tonus musculaire et chaleur, 481.
Tonus respiratoire des tubercules quadrijumeaux, 353.
Tonus respiratoire des vagues, 352.
Torpille, 675.
Toucher (Sens du), 908.
Toux (Centre de la), 729.
Toxicité de l'air expiré, 304.
Toxicité de l'oxygène, 310.
Toxines, 944.
Toxique (Accoutumance), 944.
Toxique (Accumulation), 944.
Toxique (Dose), 941.
Toxiques (Substances), 940.
Tracés cardiographiques, 62.
Transfusion du sang, 39.
Transpiration insensible, 518.
Travail du cœur, 74.
Travail musculaire, 450.
Tributyrine, 406.
Trijumeau (Nerf), 801.
Trompe d'Eustache, 900.

Trophiques (Nerfs), 180, 205.
Trophiques (Troubles), 801, 803.
Trypsine, 219.
Trypsinogène, 219.
Trypsinogénèse, 219.
Tube digestif (Mouvements du), 243.
Tubercules bijumeaux, 703, 797.
Tubercules quadrijumeaux, 353, 703, 797.
Tubes contournés, 384.
Tubes de Pitot, 126.
Tubulaire (Fonction), 398.
Türck (Faisceau de), 712.
Tympan, 897.
Tympanique (Nerf), 175.
Types respiratoires, 329.

Unicellulaires (Êtres), 2.
Uniformité du travail du cœur, 80.
Unilatéralité des réflexes (Loi de l'), 721.
Urates, 386, 553.
Urée, 386, 534.
Urée (Origine de l'), 534.
Uretères, 401.
Uricolytiques (Diastases), 537.
Urinaires (Organes), 383.
Urique (Acide), 386, 553.
Utricule, 900.

Vagotomie double, 812.
Vague (Nerf), 91, 198, 352, 355, 811.
Valvules, 161.
Valvules auriculo-ventriculaires, 67.
Valvules sigmoïdes, 67, 73.
Valvules veineuses, 161.
Variation négative du muscle, 675.
Variation négative du neurone, 693.
Vasculaires (Nerfs), 132.
Vaso-constricteur (Centre), 140.
Vaso-constricteurs (Nerfs), 132.
Vaso-dilatateur (Centre), 154.
Vaso-dilatateurs (Nerfs), 146.
Vaso-moteur (Centre), 140.
Vaso-moteurs (Nerfs), 132.
Veines, 157.
Veineuse (Circulation), 157.
Veineuse (Pression), 163.
Veineux (Pouls), 164.
Veinosité du sang, 315.
Venins, 941, 945.
Ventilation pulmonaire, 317.
Ventilation pulmonaire (Coefficient de), 332.
Ventricules cérébraux, 705.
Ver-à-soie, 125.
Vératrine, 103.
Vertébral (Nerf), 823.
Vertige, 934.
Vésicaux (Centres nerveux), 403.
Vésico-spinal (Centre), 403.
Vésicule ombilicale, 652.
Vésicules cérébrales, 703.
Vessie urinaire, 402.
Vestibulaire (Nerf), 902, 925.
Vestibule, 900.
Viande, 611.
Vide pleural, 325.
Vie d'ensemble, 2.
Vie élémentaire, 2.
Viscosité des hématies, 13.
Vision, 858.
Vision entoptique, 865.
Visuel (Centre), 776.
Vitales (Réactions), 2.
Vitaux (Phénomènes), 7.
Vitesse de l'influx nerveux, 694.
Vitesse du sang, 124.
Vivants (Caractères des êtres), 5.
Voies biliaires, 229.
Voies de l'absorption, 276.
Voies de la motricité volontaire, 735.
Voies de la sensibilité consciente, 741.
Voies kinesthésiques, 925, 932.
Voies pyramidales, 712, 737.
Voix articulée, 938.
Voix chuchotée, 938.
Voix (Étendue de la), 938.
Voix humaine, 936.
Voix (Intensité de la), 937.
Voix (Timbre de la), 938.
Volume des hématies, 11.
Volumes des globules et du plasma 31.
Vomissement, 264.
Vomissement (Centre du), 265.
Voyelles, 938.

Wallérienne (Dégénérescence), 681.
Waller (Loi de), 681.
Wrisberg (Nerf de), 915.

Xanthiques (Bases), 554.

Zéro vital, 508.

765-17. — Coulommiers. Imp. Paul BRODARD. — 12-18.

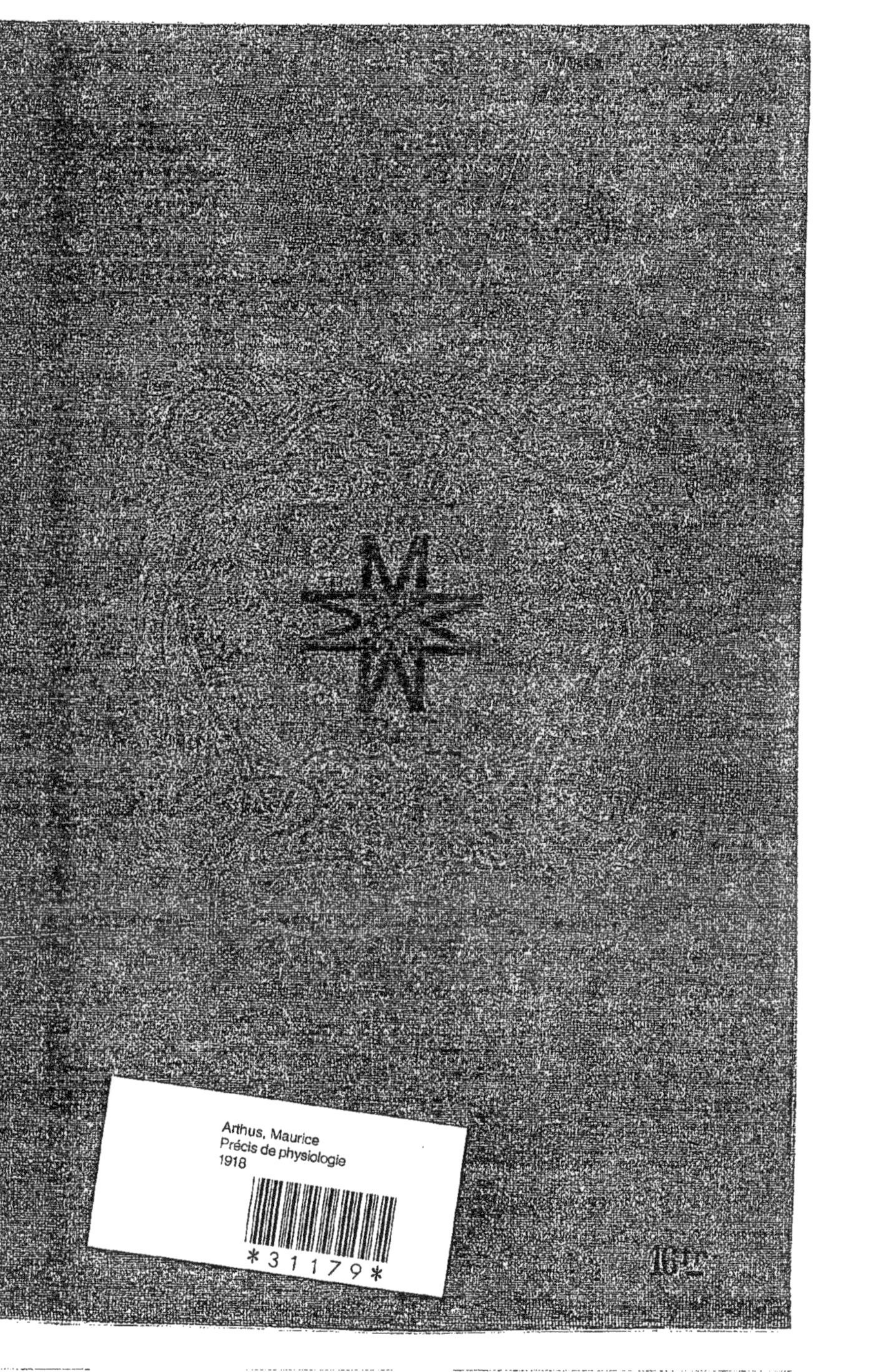
M

www.ingramcontent.com/pod-product-compliance
Ingram Content Group UK Ltd.
Pitfield, Milton Keynes, MK11 3LW, UK
UKHW021104220726
13924UKWH00005B/2233